"十二五"普通高等教育本科国家级规划教材

国家卫生和计划生育委员会"十二五"规划教材
全国高等医药教材建设研究会"十二五"规划教材
全国高等学校教材

供8年制及7年制("5+3"一体化)临床医学等专业用

医学统计学

Medical Statistics

第3版

主　　编　颜　虹　徐勇勇

副 主 编　赵耐青　杨土保　王　彤

编　　者（以姓氏笔画为序）

马　骏（天津医科大学）　　　　　　　陈　峰（南京医科大学）

王　彤（山西医科大学）　　　　　　　陈平雁（南方医科大学）

王乐三（中南大学湘雅医学院）　　　　易　东（第三军医大学）

尹　平（华中科技大学同济医学院）　　赵耐青（复旦大学公共卫生学院）

田考聪（重庆医科大学）　　　　　　　郝元涛（中山大学公共卫生学院）

毕育学（西安交通大学医学部）　　　　贺　佳（第二军医大学）

刘启贵（大连医科大学）　　　　　　　夏结来（第四军医大学）

宇传华（武汉大学公共卫生学院）　　　凌　莉（中山大学公共卫生学院）

李　康（哈尔滨医科大学）　　　　　　徐勇勇（第四军医大学）

李晓松（四川大学华西公共卫生学院）　郭秀花（首都医科大学）

杨土保（中南大学湘雅医学院）　　　　颜　虹（西安交通大学医学部）

沈其君（宁波大学医学院）　　　　　　薛付忠（山东大学公共卫生学院）

学术秘书

赵亚玲（西安交通大学医学部）

人民卫生出版社

图书在版编目（CIP）数据

医学统计学 / 颜虹, 徐勇勇主编. —3 版. —北京：人民卫生出版社, 2015

ISBN 978-7-117-20504-7

Ⅰ. ①医…　Ⅱ. ①颜…②徐…　Ⅲ. ①医学统计－统计学－医学院校－教材　Ⅳ. ①R195.1

中国版本图书馆 CIP 数据核字（2015）第 061808 号

| 人卫社官网 | www.pmph.com | 出版物查询，在线购书 |
| 人卫医学网 | www.ipmph.com | 医学考试辅导，医学数据库服务，医学教育资源，大众健康资讯 |

医学统计学

第 3 版

主　　编：颜　虹　徐勇勇

出版发行：人民卫生出版社（中继线 010-59780011）

地　　址：北京市朝阳区潘家园南里 19 号

邮　　编：100021

E - mail：pmph @ pmph.com

购书热线：010-59787592　010-59787584　010-65264830

印　　刷：人卫印务（北京）有限公司

经　　销：新华书店

开　　本：850×1168　1/16　印张：33

字　　数：908 千字

版　　次：2005 年 8 月第 1 版　　2015 年 7 月第 3 版
　　　　　2022 年 8 月第 3 版第 10 次印刷（总第 21 次印刷）

标准书号：ISBN 978-7-117-20504-7/R·20505

定　　价：78.00 元

打击盗版举报电话：010-59787491　E-mail：WQ @ pmph.com
（凡属印装质量问题请与本社市场营销中心联系退换）

为了贯彻教育部教高函〔2004-9 号〕文,在教育部、原卫生部的领导和支持下,在吴阶平、裘法祖、吴孟超、陈灏珠、刘德培等院士和知名专家的亲切关怀下,全国高等医药教材建设研究会以原有七年制教材为基础,组织编写了八年制临床医学规划教材。从第一轮的出版到第三轮的付梓,该套教材已经走过了十余个春秋。

在前两轮的编写过程中,数千名专家的笔耕不辍,使得这套教材成为了国内医药教材建设的一面旗帜,并得到了行业主管部门的认可(参与申报的教材全部被评选为"十二五"国家级规划教材),读者和社会的推崇(被视为实践的权威指南、司法的有效依据)。为了进一步适应我国卫生计生体制改革和医学教育改革全方位深入推进,以及医学科学不断发展的需要,全国高等医药教材建设研究会在深入调研、广泛论证的基础上,于 2014 年全面启动了第三轮的修订改版工作。

本次修订始终不渝地坚持了"精品战略,质量第一"的编写宗旨。以继承与发展为指导思想:对于主干教材,从精英教育的特点、医学模式的转变、信息社会的发展、国内外教材的对比等角度出发,在注重"三基"、"五性"的基础上,在内容、形式、装帧设计等方面力求"更新、更深、更精",即在前一版的基础上进一步"优化"。同时,围绕主干教材加强了"立体化"建设,即在主干教材的基础上,配套编写了"学习指导及习题集"、"实验指导 / 实习指导",以及数字化、富媒体的在线增值服务(如多媒体课件、在线课程)。另外,经专家提议,教材编写委员会讨论通过,本次修订新增了《皮肤性病学》。

本次修订一如既往地得到了广大医药院校的大力支持,国内所有开办临床医学专业八年制及七年制("5+3"一体化)的院校都推荐出了本单位具有丰富临床、教学、科研和写作经验的优秀专家。最终参与修订的编写队伍很好地体现了权威性,代表性和广泛性。

修订后的第三轮教材仍以全国高等学校临床医学专业八年制及七年制("5+3"一体化)师生为主要目标读者,并可作为研究生、住院医师等相关人员的参考用书。

全套教材共 38 种,将于 2015 年 7 月前全部出版。

全国高等学校八年制临床医学专业国家卫生和计划生育委员会规划教材编写委员会

名誉顾问

韩启德　桑国卫　陈　竺　吴孟超　陈灏珠

顾　问（按姓氏笔画排序）

马建辉　王　辰　冯友梅　冯晓源　吕兆丰　闫剑群　李　虹
李立明　李兰娟　杨宝峰　步　宏　汪建平　张　运　张灼华
陈国强　赵　群　赵玉沛　郝希山　柯　杨　桂永浩　曹雪涛
詹启敏　赫　捷　魏于全

主任委员

刘德培

委　员（按姓氏笔画排序）

丁文龙　于双成　万学红　马　丁　马　辛　丰有吉　王　杉
王兰兰　王宁利　王吉耀　王宇明　王怀经　王明旭　王建安
王建枝　王庭槐　王海杰　王家良　王鸿利　尹　梅　孔维佳
左　伋　冯作化　刘艳平　江开达　安　锐　许能锋　孙志伟
孙贵范　李　和　李　霞　李甘地　李明远　李桂源　李凌江
李继承　杨　恬　杨世杰　吴　江　吴忠道　何　维　应大君
沈　铿　张永学　张丽霞　张建中　张绍祥　张雅芳　陆　林
陈　红　陈　杰　陈孝平　陈建国　欧阳钦　尚　红　罗爱静
金征宇　周　桥　周　梁　赵旭东　药立波　柏树令　姜乾金
洪秀华　姚　泰　秦　川　贾文祥　贾弘禔　贾建平　钱睿哲
徐志凯　徐勇勇　凌文华　高兴华　高英茂　诸欣平　黄　钢
龚启勇　康德英　葛　坚　雷健波　詹希美　詹思延　廖二元
颜　虹　薛辛东　魏　泓

4

	学科名称	主审	主编	副主编
1	细胞生物学(第3版)	杨恬	左伋 刘艳平	刘佳 周天华 陈誉华
2	系统解剖学(第3版)	柏树令 应大君	丁文龙 王海杰	崔慧先 孙晋浩 黄文华 欧阳宏伟
3	局部解剖学(第3版)	王怀经	张绍祥 张雅芳	刘树伟 刘仁刚 徐飞
4	组织学与胚胎学(第3版)	高英茂	李和 李继承	曾园山 周作民 肖岚
5	生物化学与分子生物学(第3版)	贾弘禔	冯作化 药立波	方定志 焦炳华 周春燕
6	生理学(第3版)	姚泰	王庭槐	闫剑群 郑煜 祁金顺
7	医学微生物学(第3版)	贾文祥	李明远 徐志凯	江丽芳 黄敏 彭宜红 郭德银
8	人体寄生虫学(第3版)	詹希美	吴忠道 诸欣平	刘佩梅 苏川 曾庆仁
9	医学遗传学(第3版)		陈竺	傅松滨 张灼华 顾鸣敏
10	医学免疫学(第3版)		曹雪涛 何维	熊思东 张利宁 吴玉章
11	病理学(第3版)	李甘地	陈杰 周桥	来茂德 卞修武 王国平
12	病理生理学(第3版)	李桂源	王建枝 钱睿哲	贾玉杰 王学江 高钰琪
13	药理学(第3版)	杨世杰	杨宝峰 陈建国	颜光美 臧伟进 魏敏杰 孙国平
14	临床诊断学(第3版)	欧阳钦	万学红 陈红	吴汉妮 刘成玉 胡申江
15	实验诊断学(第3版)	王鸿利 张丽霞 洪秀华	尚红 王兰兰	尹一兵 胡丽华 王前 王建中
16	医学影像学(第3版)	刘玉清	金征宇 龚启勇	冯晓源 胡道予 申宝忠
17	内科学(第3版)	王吉耀 廖二元	王辰 王建安	黄从新 徐永健 钱家鸣 余学清
18	外科学(第3版)		赵玉沛 陈孝平	杨连粤 秦新裕 张英泽 李虹
19	妇产科学(第3版)	丰有吉	沈铿 马丁	狄文 孔北华 李力 赵霞

5

	学科名称	主审	主编	副主编
20	儿科学(第3版)		桂永浩 薛辛东	杜立中 母得志 罗小平 姜玉武
21	感染病学(第3版)		李兰娟 王宇明	宁 琴 李 刚 张文宏
22	神经病学(第3版)	饶明俐	吴 江 贾建平	崔丽英 陈生弟 张杰文 罗本燕
23	精神病学(第3版)	江开达	李凌江 陆 林	王高华 许 毅 刘金同 李 涛
24	眼科学(第3版)	葛 坚 王宁利	黎晓新 姚 克 孙兴怀	
25	耳鼻咽喉头颈外科学(第3版)		孔维佳 周 梁	王斌全 唐安洲 张 罗
26	核医学(第3版)	张永学	安 锐 黄 钢	匡安仁 李亚明 王荣福
27	预防医学(第3版)	孙贵范	凌文华 孙志伟	姚 华 吴小南 陈 杰
28	医学心理学(第3版)	姜乾金	马 辛 赵旭东	张 宁 洪 炜
29	医学统计学(第3版)		颜 虹 徐勇勇	赵耐青 杨土保 王 彤
30	循证医学(第3版)	王家良	康德英 许能锋	陈世耀 时景璞 李晓枫
31	医学文献信息检索(第3版)		罗爱静 于双成	马 路 王虹菲 周晓政
32	临床流行病学(第2版)	李立明	詹思延	谭红专 孙业桓
33	肿瘤学(第2版)	郝希山	魏于全 赫 捷	周云峰 张清媛
34	生物信息学(第2版)		李 霞 雷健波	李亦学 李劲松
35	实验动物学(第2版)		秦 川 魏 泓	谭 毅 张连峰 顾为望
36	医学科学研究导论(第2版)		詹启敏 王 杉	刘 强 李宗芳 钟晓妮
37	医学伦理学(第2版)	郭照江 任家顺	王明旭 尹 梅	严金海 王卫东 边 林
38	皮肤性病学	陈洪铎 廖万清	张建中 高兴华	郑 敏 郑 捷 高天文

经过再次打磨，备受关爱期待，八年制临床医学教材第三版面世了。怀纳前两版之精华而愈加求精，汇聚众学者之智慧而更显系统。正如医学精英人才之学识与气质，在继承中发展，新生方可更加传神；切时代之脉搏，创新始能永领潮头。

经过十年考验，本套教材的前两版在广大读者中有口皆碑。这套教材将医学科学向纵深发展且多学科交叉渗透融于一体，同时切合了环境 - 社会 - 心理 - 工程 - 生物这个新的医学模式，体现了严谨性与系统性，诠释了以人为本、协调发展的思想。

医学科学道路的复杂与简约，众多科学家的心血与精神，在这里汇集、凝结并升华。众多医学生汲取养分而成长，万千家庭从中受益而促进健康。第三版教材以更加丰富的内涵、更加旺盛的生命力，成就卓越医学人才对医学誓言的践行。

坚持符合医学精英教育的需求，"精英出精品，精品育精英"仍是第三版教材在修订之初就一直恪守的理念。主编、副主编与编委们均是各个领域内的权威知名专家学者，不仅著作立身，更是德高为范。在教材的编写过程中，他们将从医执教中积累的宝贵经验和医学精英的特质潜移默化地融入到教材中。同时，人民卫生出版社完善的教材策划机制和经验丰富的编辑队伍保障了教材"三高"（高标准、高起点、高要求）、"三严"（严肃的态度、严谨的要求、严密的方法）、"三基"（基础理论、基本知识、基本技能）、"五性"（思想性、科学性、先进性、启发性、适用性）的修订原则。

坚持以人为本、继承发展的精神，强调内容的精简、创新意识，为第三版教材的一大特色。"简洁、精练"是广大读者对教科书反馈的共同期望。本次修订过程中编者们努力做到：确定系统结构，落实详略有方；详述学科三基，概述相关要点；精选创新成果，简述发现过程；逻辑环环紧扣，语句精简凝练。关于如何在医学生阶段培养创新素质，本教材力争达到：介绍重要意义的医学成果，适当阐述创新发现过程，激发学生创新意识、创新思维，引导学生批判地看待事物、辩证地对待知识、创造性地预见未来，踏实地践行创新。

坚持学科内涵的延伸与发展，兼顾学科的交叉与融合，并构建立体化配套、数字化的格局，为第三版教材的一大亮点。此次修订在第二版的基础上新增了《皮肤性病学》。本套教材通过编写委员会的顶层设计、主编负责制下的文责自负、相关学科的协调与蹉商、同一学科内部的专家互审等机制和措施，努力做到其内容上"更新、更深、更精"，并与国际紧密接轨，以实现培养高层次的具有综合素质和发展潜能人才的目标。大部分教材配套有"学习指导及习题集"、"实验指导 / 实习指导"以及"在线增值服务（多媒体课件与在线课程等）"，以满足广大医学院校师生对教学资源多样化、数字化的需求。

本版教材也特别注意与五年制教材、研究生教材、住院医师规范化培训教材的区别与联系。①五年制教材的培养目标:理论基础扎实、专业技能熟练、掌握现代医学科学理论和技术、临床思维良好的通用型高级医学人才。②八年制教材的培养目标:科学基础宽厚、专业技能扎实、创新能力强、发展潜力大的临床医学高层次专门人才。③研究生教材的培养目标:具有创新能力的科研型和临床型研究生。其突出特点:授之以渔、评述结合、启示创新,回顾历史、剖析现状、展望未来。④住院医师规范化培训教材的培养目标:具有胜任力的合格医生。其突出特点:结合理论,注重实践,掌握临床诊疗常规,注重预防。

以吴孟超、陈灏珠为代表的老一辈医学教育家和科学家们对本版教材寄予了殷切的期望,教育部、国家卫生和计划生育委员会、国家新闻出版广电总局等领导关怀备至,使修订出版工作得以顺利进行。在这里,衷心感谢所有关心这套教材的人们!正是你们的关爱,广大师生手中才会捧上这样一套融贯中西、汇纳百家的精品之作。

八学制医学教材的第一版是我国医学教育史上的重要创举,相信第三版仍将担负我国医学教育改革的使命和重任,为我国医疗卫生改革,提高全民族的健康水平,作出应有的贡献。诚然,修订过程中,虽力求完美,仍难尽人意,尤其值得强调的是,医学科学发展突飞猛进,人们健康需求与日俱增,教学模式更新层出不穷,给医学教育和教材撰写提出新的更高的要求。深信全国广大医药院校师生在使用过程中能够审视理解,深入剖析,多提宝贵意见,反馈使用信息,以便这套教材能够与时俱进,不断获得新生。

愿读者由此书山拾级,会当智海扬帆!

是为序。

中国工程院院士
中国医学科学院原院长　　刘德培
北京协和医学院原院长
二〇一五年四月

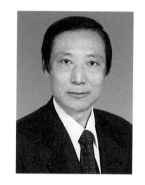

颜虹,博士,教授,博士生导师,现任西安交通大学副校长兼医学部主任,任教育部公共卫生与预防医学类教学指导委员会副主任委员、中华预防医学会卫生统计专业委员会名誉主任委员、中国卫生信息学会健康统计专业委员会副主任委员、世界卫生组织亚太地区公共卫生科学理事会成员、《中华预防医学杂志》副总编辑。系享受国务院特殊津贴专家、全国优秀教师、卫生部有突出贡献中青年专家和美国中华医学会杰出教授奖获得者。

从事医学统计学教学与科研工作 36 年,主要研究领域为慢性病预防控制、人群健康评价、卫生管理统计。主持国家自然科学基金重点项目及面上项目、"十一五"国家科技支撑计划重大项目课题及卫生部、联合国儿童基金会、欧盟、美国中华医学基金会资助项目等 20 余项。发表论文及向卫生部、陕西省人民政府、联合国儿童基金会等递交大型调查报告 200 余篇(部),其中 SCI 收录论文 83 篇。预防新生儿低出生体重、死亡及促进婴儿智力发育的研究成果在 *British Medical Journal*、*International Journal of Epidemiology* 及 *Pediatrics* 等国际著名期刊发表。曾获陕西省科技进步一等奖。主编、副主编国家规划教材 5 部。培养的学生已有 75 人获得博士、硕士学位,指导的一篇博士论文获 2011 年全国百篇优秀博士论文提名。

颜 虹

徐勇勇,教授,博士生导师,第四军医大学卫生统计学教研室主任。中国卫生信息学会常务理事、中国卫生信息学会卫生信息标准专业委员会主任委员、中华预防医学会卫生统计学专业委员会副主任委员、解放军医学会卫生信息学专业委员会副主任委员、第六届全国统计教材编审委员会副主任委员。

自 1974 年起从事医学统计学、卫生统计学的教学与科研工作,主要研究领域为医学统计方法、卫生统计调查、健康测量和卫生信息标准。近五年主编(副主编)中华医学统计百科全书《医学研究与临床统计设计分册》《世界卫生组织世界卫生统计指标精选》等专著 2 部,主编(副主编)医学本科生、研究生医学统计学教材 4 部。主持国防部、科技部、卫生部、国家自然科学基金课题 6 项,制定多项军队和国家标准。发表 SCI 论文 12 篇,总影响因子 24.04 分。中国军人医学与心理选拔系统及标准研究成果获 2010 年度国家科技进步一等奖(排名第二)。1992 年起享受政府特殊津贴,1993 年被国务院学位办批准为第五批博士生导师,1998 年被评为全国优秀教师,2002 年获全军育才奖"金奖"。

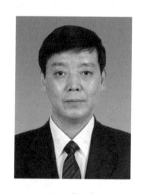

徐勇勇

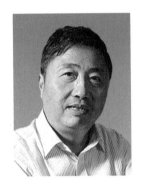

赵耐青

赵耐青，教授，博士生导师，现任职复旦大学公共卫生学院生物统计教研室。上海市预防医学会卫生统计专业委员会主任委员、中华预防医学会卫生统计专业委员会副主任委员、中国卫生信息学会卫生统计教育专业委员会副主任委员、现场统计研究会生物医学统计分会副理事长、国家食品药品监督局药品评审中心专家数据库成员、中国医学数学会副理事长、中国卫生信息学会常务理事、中国卫生信息学会卫生统计理论与方法专业委员会常务理事、国际临床流行病工作网成员、上海市统计学会理事。负责国家自然科学基金面上项目 2 项、科技部重大专项子课题 2 项、973 子课题 1 项、863 子课题 2 项。在国内外杂志上发表论文 200 余篇。

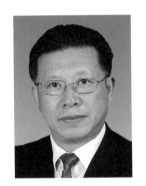

杨土保

杨土保，教授，博士生导师，现任中南大学公共卫生学院党委书记。教育部全科医学教学指导委员会委员，国家精品资源共享课《医学（卫生）统计学》负责人，中国卫生信息学会统计理论与方法专业委员会常委，湖南省卫生统计学、流行病学、肿瘤防治、公共卫生与预防医学教育等专业委员会副主任委员，《中国老年学杂志》等 4 种杂志编委。加拿大渥太华大学和美国华盛顿大学访问学者。承担《卫生统计学》、《医学科学研究与设计》等 4 门课程教学工作。参与编写国家规划教材 10 余部。主持各级科研项目 10 余项。发表研究论文 90 余篇，其中 SCI 论文 20 余篇。获得省部级科研成果奖 3 项，并被评为湖南省高校青年骨干教师和湖南省"121"人才工程第三层次人才。

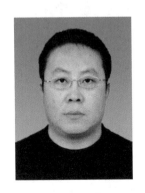

王彤

王彤，教授，博士生导师。现任山西医科大学公共卫生学院院长，兼任中华预防医学会卫生统计学专业委员会副主任委员，中国卫生信息学会理事，中国卫生信息学会卫生统计学教育委员会副主任委员、统计理论与方法委员会常务委员，国际生物统计学会中国分会常务理事，国家食品药品监督管理局新药审评专家。主持国家自然科学基金项目 2 项，国家统计局重点项目、教育部重点项目等各类课题 9 项，科研鉴定 6 项，获省部级科研奖励 12 项，国内外发表论文 100 余篇，主编十一五重点图书、规划教材（数字）各 1 部，规划教材副主编 4 部，参编 40 余部，副主译英文著作 1 部，国家版权局计算机软件著作权注册 1 部，获山西省首届高校优秀青年学术带头人、山西省高校"131"工程第三层次人才等称号。

　　《医学统计学》这本教材在广大读者的呵护下，于 2005 年 8 月首次出版，2010 年 8 月再版，现在将要第 3 次出版。本教材的第 1 版和第 2 版共发行六万余册，并于 2014 年被遴选为教育部"十二五"普通高等教育本科国家级规划教材。据反馈信息显示，本教材被全国 35 所医学院校用于临床医学长学制（八年制和七年制）、临床医学五年制、预防医学本科生及医学各专业硕士和博士研究生的教学中，也被许多学校和科研机构的教师及研究人员作为参考书，得到了广泛好评。当然，读者亦反映本书尚存在篇幅较长、个别地方有文字和印刷错误等问题。

　　鉴于教材第 1 版和第 2 版得到的肯定与鼓励，我们团队继续承担了第 3 版教材的修订和完善工作。

　　经过 10 年的发展，该教材已形成了自己的风格并趋于成熟，统计理论与方法体系较为完整，内容较为丰富，结构较为合理，既便于教学和培养学生的统计思维与能力，又便于学生进行自我学习与实战训练。因此，第 3 版教材的修订中，我们秉承继承创新、纠错补新的原则，保持第 2 版教材的基本结构与内容。在纸质版教材的基础上，增编了网络增值服务（多媒体课件与在线课堂）和配套教材《医学统计学学习指导及习题集》。第 3 版教材的主要修订如下：

　　1. 调整了部分章节的内容，使结构更合理、内容更完备。例如，第十六章"观察性研究常用统计设计方法"中，增加了对非概率抽样方法的介绍；第二十五章"meta 分析"中，增加了对 meta 分析报告规范、meta 分析偏倚考察的 NOS 量表和 QUADAS 工具的介绍。

　　2. 撤换或修改了第 2 版中个别重复、不当或应选用随机分组资料而未选用的例题、案例和习题，力求采用最新并合理的科研案例和数据。例如，更新了例 3-17、例 4-7、例 4-9、例 4-10、例 6-1、例 6-3、例 6-4、例 6-5、例 6-6、例 6-7、例 10-8、例 16-4、例 25-7、第四章思考与练习的简答题 2 和计算分析题 2、第六章思考与练习的计算分析题 1、第十一章思考与练习的简答题 1、3、4、5 和案例 6-1，修改了例 8-3、第八章思考与练习的计算分析题 1 和 3 及例 16-6 的问题，对例 21-1 进行了修改完善，删除或替换了第十五章和第十六章中重复的习题。

　　3. 删减纸质教材字数，删除了第 2 版中每一章后面的英文"Summary"和"课后阅读文献"，精练了部分正文文字，并删减了部分内容。例如，第四章删减了 1 个例题，第十章删除了思考与练习的计算分析题 8，第十一章删除了思考与练习的简答题 6，第二十一章删除了思考与练习的计算分析题 2 和 3，第二十三章删除了思考与练习的简答题 6、7 和计算分析题 3，删除了案例 12-2、15-5、15-6 和 16-2，删除了第十七章有关反应变量 - 动态随机分组的内容和例题 17-3 及临床试验中的动态设计的相关内容和例题。累计删减 2 万余字。

　　修订后的纸质教材依然保持第 2 版 26 章的章节总量及章节顺序，即：第一章为绪论，包括医学统计学的定义和重要的基本概念等；第二章简要介绍实验性研究统计设计和观察性研究统计设计的基本内容，具体的常用统计设计方法在第十五章、第十六章和第十七章中详细讨论；第三章和第十九章为统计描述，前者介绍最基本的统计描述方法，后者为多变量统计描述；第四章介绍随机变量的概率分布，它是统计学中极为重要的基本概念，是统计推断的理论基础；第五章为参数估计；第六章至第十章介绍常用的假设检验方法；第十一章和第十二章讨论简单线性回归与线性相关；第十四章介绍临床测量误差与诊断试验评价；第十三章、第十八章至第二十四章主要介绍多因素分析方法；第二十五章是 meta 分析；第二十六章为数据处理与分析时应注意的问题。

4. 增编网络增值服务（多媒体课件与在线课堂），将第2版教材中的"Summary"、"课后阅读文献"和附赠光盘中的例题数据、统计软件运行程序和结果等内容一并纳入多媒体课件与在线课堂；并提供与纸质教材相配套的多媒体课件和视频、建议参考的网站等内容，以顺应信息化发展的潮流和网络学习的需求，为读者提供更丰富、更精彩和形式多样的学习内容。需要指出的是，由于时间和条件的限制，多媒体课件与在线课堂尚无法实现统一规范的制作要求。

5. 增编配套教材《医学统计学学习指导及习题集》，在《医学统计学学习指导及习题集》中提出纸质教材的"教学要求"和"内容要点"，提供纸质教材各章的"案例讨论"和"思考与练习"的参考答案，并参照已往国家执业医师考试的题型和要求新编部分习题，供学生练习和参考。

综上所述，第3版教材最大的变动是从原来的单纯纸质教材发展成为一套立体式教材，即以纸质教材为主，辅以多媒体课件与在线课堂和《医学统计学学习指导及习题集》，三位一体，互为补充，相辅相成。

在第3版之际，我谨在此表达对同道们由衷的感激之情！本教材凝结着全国20所院校24位编委的心血和智慧，没有他们就没有这本教材。此次编写，我们的团队力量加强，徐勇勇教授与我共同担任纸质教材主编，赵耐青教授、杨土保教授、王彤教授为副主编。王彤教授还领衔编写了网络增值服务（多媒体课件与在线课堂），毕育学副教授牵头编写了《医学统计学学习指导及习题集》，一大批中青年教师参与其中，增添无尽之活力。全体编委除完成自己负责编写的章节外，还对修改稿进行了认真的互审互评，主编、副主编通览全书，以"齐、清、定"的要求交出最终稿件。西安交通大学医学部卫生统计学专业的全体同事在本教材编写过程中给予了支持。毕育学副教授、党少农副教授、李强副教授、曾令霞副教授、赵亚玲讲师、王全丽讲师、康轶君高级实验师、肖生彬讲师、申远讲师及裴磊磊讲师为本书做了大量的案头工作，赵亚玲讲师、谢红高级实验师还协助完成了大量事务性工作，陈宇、曹蕾、董敏、张若、陶雅丽、杨雪、周静、李超、屈鹏飞、米白冰、杨姣梅、高婉君、常玲、孙伟、孙超、黄歆然、李照青、戴亚欣、马超然、虞荣斌、袁淑怡等博士研究生和硕士研究生对书稿的数据和文字进行了认真的核对与校对。我们要感谢"老编委"孙振球教授在第1版和第2版中所做的重要贡献，感谢骆福添教授、柳青教授、王伟教授、张家放教授、张强教授、丁守銮教授在第一版中的辛勤笔耕。最后，我谨代表编委会对所有关心和支持本教材的人士致以衷心感谢！

限于本人的水平，教材难免还有不足和错漏之处，恳请广大读者和同行不吝赐教。

颜　虹

2015 年 4 月于西安

目　录

第一章 绪 论

第一节 医学统计学

在医学科学研究和医疗卫生实践中,无不碰到数量问题。如病历中记录的新生儿出生体重、孕妇的妊娠月份、患者的血压值、乙肝患者的乙型肝炎病毒表面抗原浓度、失血性休克患者的输血量等。又如医学研究中用有效率评价一个药物疗效,用生存率分析肝移植患者的存活情况,用均数分析多个社区 35 岁至 50 岁男子的血清胆固醇水平等。描述这些观测值需要用统计方法,用指标进行评价与分析也需要用统计方法。可见,统计方法让人们从数量角度认识事物。

作为一门学科,统计学(statistics)是如何定义的呢?统计学家 Pagano 指出:"The study of statistics explores the collection, organization, analysis, and interpretation of numerical data"。Kirkwood 教授认为:"Statistics is the science of collecting, summarizing, presenting, and interpreting data, and of using them to estimate the magnitude of associations and test hypotheses"。简言之,统计学就是关于数据收集、整理、分析、表达和解释的普遍原理与方法。

关于统计学的应用范围,Pagano 认为:"The concepts of statistics may be applied to a number of fields that include business, psychology, and agriculture. When the focus is on the biological and health sciences, we use the term biostatistics"。由此,可以这样认为:将统计学原理与方法应用在生物医学科学研究中,就衍生出了医学统计学(medical statistics)或更广义地称为生物统计学(biostatistics)。

医学统计学已经广泛地应用在医学科学研究中。在文献复习与研究设计、实验或观察实施、数据收集与记录、资料整理与分析、结果表达与解释、报告撰写与论文发表等环节无不涉及统计问题。对于一个临床试验研究,如果没有统计学规范,没有周密的统计设计、严格的对照设置、恰当的样本含量估算、正确的统计分析、合理的统计学解释,很难想象这个试验研究能得到学术上的认可。

早在 18 世纪中叶,英国医生 Lind 使用设立对照组的统计学思想进行临床试验研究。此后 200 余年,统计学在医学研究中的应用越来越广泛深入。英国统计学家 Fisher 在 20 世纪 20 年代创立的实验设计与相应统计方法在医学研究中的成功使用,标志着医学统计学发展日臻成熟。尤其是计算机的问世,为现代医学统计学的快速普及应用发挥了不可估量的作用。我国的医学统计学始于 20 世纪初,发展于 20 世纪中期。李光荫教授、许世瑾教授、薛仲三教授、郭祖超教授等是我国医学统计学的奠基人。目前,我国已形成了一支老、中、青相结合的医学统计学专家队伍,医学统计工作者与医生、临床医学研究人员、生物医学研究人员的良好互动与切磋,使得统计学渗透到医学研究的各个领域。

第二节 统计学中的几个基本概念

一、总体与样本

统计学的总体(population)是指根据研究目的确定的、全部同质个体(individual)的某个(或某些)变量值。这里的个体又称观察单位(或研究单位),可以是一个社区、一个特定人群、一个人、一份血样、一个器官、一个细胞、一个基因、一个蛋白质等。例如,欲了解某时某地 3 岁男童的身高情况,其总体应是某时该地全部 3 岁男童的身高值。又如,研究原发性高血压患者的收缩压情况,其总体则是全部原发性高血压患者的收缩压值。两个例子比较,前者的总体可称为有限总体(finite population),因为个体的数量是有限的、可以确定的。后者的总体则称为无限总体(infinite population),因为个体的数量是无限的,没有时间、空间的限定,由个体组成的那个全体只是理论上存在。

科学研究的目的是要阐明总体特征和规律,然而在实际工作中多数情况下没有必要或不可能对总体中的每一个体进行观测。科学的办法是进行抽样(sampling)研究,即从总体中抽取一部分有代表性的个体,这些个体的观测值就构成样本(sample)。对该样本做深入研究,利用获得的样本信息进行统计推断,阐明总体特征和规律。医学研究中的抽样研究多采用随机(random)抽样研究方法。为了使样本对总体有足够的代表性,要求样本必须是从总体中随机抽取,且样本中的个体要足够多。统计学上把刻画总体特征的指标称为参数(parameter),把刻画样本特征的指标称为统计量(statistic)。上述例子中某时某地全部 3 岁男童身高值的平均水平,即总体均数就是参数,而样本的平均水平,即样本均数就是统计量。上述抽样研究过程可通过图 1-1 示意。

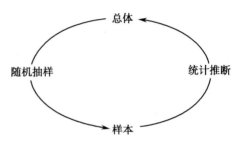

图 1-1　抽样研究过程示意图

二、同质与变异

总体中的各个体具有同质性(homogeneity)。这里,同质是一个相对的概念。如上述某时某地全体 3 岁男童身高值的这个总体中,每个 3 岁男童身高虽有高有低,但由于规定了同时间、同地区、同年龄和同性别,它们具有大同小异的同质特点。

尽管某时某地全体 3 岁男童身高这一总体中的每个 3 岁男童身高具有同质性,但每个 3 岁男童身高有高有低,参差不齐。即使同一总体中同一个体的血压和心率等,也可能在不同时间出现不同的水平。我们把这种因个体差异引起的现象称为变异(variation)。变异是生物界的基本特点,也是生物界随机现象产生的根本原因。统计学就是通过对变异的研究来探索生物随机现象内在规律的科学。

还是用 3 岁儿童身高的问题来举例。在比较某时某地 3 岁男童身高与女童身高的差异时,会发现两个样本平均水平不同,能不能就此推断该地 3 岁男童与女童身高不等?如果再从 3 岁男童与女童总体中分别抽取多个样本,也会发现这些男童身高样本均数间有差异,女童身高样本均数间有差异。同一总体内,因个体差异而身高有别。那么,不同样本间,男女身高均数的不等是什么原因引起?能不能推断说两个总体本质有别?正确运用统计学就可以回答这些问题。

三、变量与资料

根据研究目的,对研究对象的某个或某些特征(亦称研究指标或项目)实施观测,这些特征(指标或项目)称为变量(variable),变量的观测值(即变量值)构成数据或资料(data)。表 1-1 列举了在 4 个医院接受治疗的肺结核患者有关指标的观察与测量结果,表头部分是变量,表体部分为数据。

根据不同的原则和理解,统计资料有不同的分类方法。本书把资料分为计量资料(measurement data,或 quantitative data)、计数资料(count data,或 qualitative data)和等级资料(ordinal data)。统计方法的选择与资料类型有关,换句话说不同类型的资料要用不同的统计方法去分析。因此,有必要了解统计资料的类型。

Notes

表 1-1 肺结核治疗部分病例的观测结果

患者编号	医院	年龄（岁）	性别	体重（kg）	痰涂片	痰培养	皮试直径（mm）	6个月后存活
001	A	68	F	56.4	阳性	阴性	18	是
002	B	63	M	74.5	阳性	阴性	16	是
003	D	65	F	57.3	阳性	阳性	21	否
004	C	70	F	65.6	可疑	阳性	28	否
005	B	52	M	81.2	阴性	阳性	7	是
006	A	46	M	58.8	阴性	阴性	12	是
007	C	44	M	67.7	阳性	阳性	15	是
⋮	⋮	⋮	⋮	⋮	⋮	⋮	⋮	⋮
100	D	43	M	66.4	可疑	阳性	14	是

计量资料指对每个观察单位某个变量用测量或其他定量方法准确获得的定量结果，一般有计量单位。如表 1-1 中体重（kg）、皮试直径（mm）和年龄（岁）资料等。又如某患者脉搏次数（次 / 分钟）、白细胞计数（10^9/L）、一个儿童两周内腹泻发生次数（次 / 两周）等。

计数资料，亦称分类资料（categorical data），指将观察单位按某种属性分组计数的定性观察结果。二分类资料（binary data，或 dichotomous data）是最常见的一种计数资料。表 1-1 中的性别资料就是典型的二分类资料，一类观察值为男性（male），另一类观察值为女性（female）。为了便于录入计算机，可将男性编码（code）为 1，女性编码为 2。再如表 1-1 中 6 个月后存活资料，其观察结果不是存活就是死亡，也是二分类资料。

相对于二分类资料，就医地点、民族、药物种类、患者血型等都属于无序多分类资料。如表 1-1 中医院（就医地点）的观察结果是 A、B、C、D，其特点是这些观察"值"没有数值大小关系，没有顺序关系。计算机录入代码可以是 1、2、3、4，这些代码只起标识作用，没有数量大小关系。二分类和无序多分类资料又称为名义资料（nominal data）。

等级资料（有序资料）指将观察单位按某种属性的不同程度或次序分成等级后分组计数的观察结果，特点是具有半定量性质。表 1-1 中痰涂片的结果为阴性、可疑、阳性三种，其中可疑的情形是介于阳性与阴性结果之间。它的特点是阴性、可疑、阳性分类间的次序不可改变。所以，分类间体现出大小顺序关系时，分类资料就成为等级资料。临床研究中等级资料较为多见，如尿蛋白的临床检验结果为 −、±、+、++、+++ 五个等级。五个等级的尿蛋白量从无到有，从少到多。由于等级分类不能用数据大小精确表示，且往往受评价者、被评价者的主观因素影响，所以等级资料的准确性和客观性不如计量资料。

为了研究需要或数据分析方便，有时需要对资料进行转换。一般是将计量资料转化为二分类资料或等级资料。例如，血红蛋白水平为计量资料，但根据联合国儿童基金会推荐的贫血判断标准（2001 年），孕妇血红蛋白水平低于 110g/L 为异常，可将孕妇分为正常与贫血两类，形成二分类资料。如果按 110g/L、70g/L、40g/L 水平划分，还可把血红蛋白水平转换为正常、轻中度贫血、重度贫血、极重度贫血四类，形成等级资料。

第三节 医学统计工作的基本步骤

医学研究的基本步骤包括立题、设计、实验（或调查）、实验结果的收集与记录、资料整理和资料分析等。与此相适应，医学统计工作的基本步骤包括统计设计、收集资料、整理资料和分析资料。

Notes

一、统 计 设 计

科研设计（design）是课题研究的方案，包括专业设计和统计设计两部分内容。专业设计主要考虑专业方面的需要，如研究对象的选择，实验技术与方法的确定，实验设备与试剂的要求等。统计设计则要制定出统计研究方法的类型，抽样方法或实验对象分配方案，对照设置方式，研究对象数量估计等。统计设计强调了如何保证按研究目的要求，获得可靠的研究结果。

二、收 集 资 料

收集资料（data collection）就是通过合理可靠的手段与渠道获得研究所需的原始数据。收集资料的方式依据研究目的与设计要求确定，通常采用专门手段收集资料，如专题调查和专项实验。许多情况下，可通过统计报表、统计年鉴、经常性工作记录和数据库等收集资料，如传染病报表、疾病监测报表、医院年度统计报表、住院病历、国家卫生部编制的卫生统计年鉴、美国国家生物技术信息中心建立的网上基因数据库等。应用常规性资料时，要特别注意资料的"口径"和指标的定义，以及资料的质量。无论何种手段收集的资料，都应强调它的准确性和完整性。由于计算机的应用，加之研究的问题越来越复杂，涉及的变量越来越多，获得的数据越来越庞大浩瀚，因此建立好统计数据库显得越来越重要。在大型研究中，往往要设置专门人员从事数据管理工作。

三、整 理 资 料

整理资料（data sorting 或 data processing）是指对收集到的原始资料去伪存真、归类整理汇总的过程。人们习惯把去伪存真的方法叫数据净化（data cleaning），即对原始数据进行检查、核对、纠错、改正。检查与核对一般按照逻辑检查（logical check）和统计检查（statistical check）进行。根据逻辑关系、常识和专业背景知识，不难对所研究的资料进行检查与核对。如 10 岁儿童是不可能结婚的，正常成年男子的身高一般不会低于 140cm 或高于 200cm，人的体温一般不可能高于 42℃，否则，有理由对数据产生怀疑，并进行深入核查，有足够理由时可予以纠正。统计核查可以根据数据间的关联性进行，如在检查儿童体重的同时考察儿童的身高，就比单独检查体重有效得多。

四、分 析 资 料

分析资料（data analysis）是对资料的统计分析（statistical analysis），包括统计描述（statistical description）与统计推断（statistical inference）两方面的内容。前者指用恰当的样本统计量、统计表与统计图等描述与刻画资料的数量特征及其分布规律；后者又包括两部分内容：一是参数估计（parameter estimation），即用样本统计量估计总体参数；二是假设检验（hypothesis testing）或称显著性检验（significance test），即用样本统计量对总体参数或分布的特定假设进行检验，进而对该假设的成立与否作出推断。

第四节　有关统计法规

统计学"statistics"一词源于国家"state"，拉丁语中"statisticus"就是治国术的意思，德语的"statistik"是指政治科学。从统计或统计方法诞生千百年以来，就打上了自然科学与社会科学的双重烙印。统计在经济社会发展和政府决策中的作用越来越重要，由各国官方制定的统计法规越来越多。统计法规规范了统计工作。

Notes

现代医学统计法规的典型例子是美国因"反应停"引起胎儿畸形事件后,于 1962 年制定的药物修正案。它规范了临床试验方案,强调了生物统计在新药临床试验中的作用,规范了生物统计方法。

为了有效、科学地组织统计工作,保障统计资料的准确性和及时性,发挥统计在了解国情国力、指导国民经济和社会发展中的重要作用,我国在 1963 年由国务院发布了《统计工作试行条例》。1983 年 12 月 8 日第六届全国人民代表大会常务委员会第三次会议通过了《中华人民共和国统计法》(以下简称《统计法》),1984 年 1 月 1 日起施行。1996 年 5 月 15 日根据第八届全国人民代表大会常务委员会第十九次会议《关于修改〈中华人民共和国统计法〉的决定》对《统计法》作出了修订,目前施行的就是修订后的《统计法》。《统计法》赋予统计机构和统计人员依法独立行使下列职权的权利和义务:

1. **统计调查权** 调查、收集有关资料,召开有关调查会议,检查与统计资料有关的原始记录和凭证。统计调查对象应依照《统计法》和国家有关规定,如实提供统计资料和情况,不得虚报、瞒报、拒报、迟报,不得伪造、篡改。

2. **统计报告权** 将统计调查取得的统计资料和情况加以整理、分析,向上级领导机关和有关部门提出统计报告。任何单位或者个人不得阻挠和扣压统计报告,不得篡改统计资料。

3. **统计监督权** 根据统计调查和统计分析,对国民经济和社会发展情况进行统计监督,检查国家政策和计划的实施,考核经济效益、社会效益和工作成绩,检查和揭露存在的问题,检查虚报、瞒报、伪造、篡改统计资料的行为,提出改进工作的建议。统计机构和统计人员依照本法规定独立行使统计调查、统计报告、统计监督的职权,不受侵犯。

为加强对我国卫生统计工作的组织和指导,充分发挥卫生统计在多层次决策和管理中的信息、咨询与监督作用,更好地适应我国卫生改革与发展的需要,卫生部根据《中华人民共和国统计法》及其《实施细则》,1985 年 4 月 8 日颁布了《卫生部关于进一步加强卫生统计工作的意见》,1989 年 1 月 18 日颁布了《全国卫生统计工作制度(试行)》,1992 年 6 月 20 日颁布了《全国卫生统计工作管理办法》,1999 年 2 月 25 日第三次修订了《全国卫生统计工作管理办法》。新版本共分八章三十三条,从卫生统计机构及其职责、卫生统计人员、卫生统计调查和统计报表制度、卫生统计资料的管理和公布等方面对卫生统计工作提出了明确的要求。

随着我国加入 WTO,拥有我国自主知识产权的新药的研究与开发迫在眉睫。为保证药物临床试验过程规范,结果科学可靠,保护受试者的权益并保障其安全,国家食品药品监督管理局根据《中华人民共和国药品管理法》、《中华人民共和国药品管理法实施条例》,参照国际公认原则,多次修订了《药品临床试验管理规范》。目前实施的是 2003 年 8 月 6 日颁布的《药物临床试验质量管理规范》。它规定了临床试验全过程的标准,包括方案设计、组织实施、监查、稽查、记录、分析总结和报告。其中很多条款涉及统计方法,比如在试验方案中要包括试验设计的类型、随机化分组方法及设盲的水平、根据统计学原理计算所需的病例数、统计分析计划、统计分析数据集的定义和选择等,并明确提出临床试验各阶段均需有生物统计学专业人员参与。

第五节 案 例

案例 1-1 着手撰写一份研究计划书,所选的研究问题应关系人类健康。简述立题依据、研究背景、研究目的、研究内容、研究方法和需要的资料,如何获得和分析资料,用什么方法表达和展示结果等。请保留这份作业,在学完本书后再翻阅。看看届时会发现什么问题?如何修改?并总结学习本书的收获。

小　结

1. 统计学是关于数据收集、整理、分析、表达和解释的普遍原理与方法,将其应用于生物医学研究中,就衍生出了医学统计学。

2. 总体是指根据研究目的确定的、同质的全部研究单位的变量值。样本是指从总体中随机抽取的一部分有代表性的个体观测值。可对样本进行深入研究,利用样本统计量推断总体参数,阐明总体特征与规律。

3. 变异是由个体差异引起的,是生物医学研究对象的基本特点。统计学就是通过对变异的研究来探索生物随机现象内在规律的科学。

4. 统计资料分为计量资料、计数资料和等级资料。统计方法的选用不仅与研究目的有关,而且与资料类型有关。了解资料类型有助于合理选用统计分析方法。

5. 一般把统计工作分为四个基本步骤,即统计设计、收集资料、整理资料和分析资料。

思考与练习

简答题

1. 统计学在医学研究中发挥什么作用?

2. 从表 1-1 中找出尚未在第二节三中述及的一个二分类资料。

3. 西部农村 A、B 两县,每年各约有 2000 名婴儿出生,一位研究者分别从两县县医院的出生记录中获得 50 名儿童的出生体重,A 县 50 名儿童平均出生体重为 2980g,B 县 50 名儿童平均出生体重为 3055g。请评价下列说法是否正确,为什么?

(1)B 县儿童平均出生体重高于 A 县。

(2)B 县县医院的这 50 名儿童的平均出生体重高于 A 县县医院的这 50 名儿童。

(3)B 县县医院儿童的平均出生体重高于 A 县县医院。

（颜　虹）

Notes

第二章　医学研究统计设计概述

第一节　医学研究设计

一、医学研究的目的与意义

科学研究是人类探索自然界未知领域中物质运动及其规律的认识活动,在这一过程中创新知识,更新技术,推动社会进步和发展,为人类服务。医学科学研究主要是以人体为研究对象,揭示生命运动规律、疾病发生发展的机制,探索有效防治疾病、促进人群健康的方法、手段和技术的实践活动。

二、医学研究的基本步骤

一个完整的医学研究课题,必须包括如下步骤:①建立科学假说,提出拟探索和解决的医学问题以及明确而具体的目标;②查阅文献,并对文献进行综述、评价;③拟定研究设计方案和技术路线,准备必要的信息及条件保障;④实施研究计划;⑤收集、整理、分析研究所得信息和资料;⑥对研究结果进行解释,对提出的假说进行评价,并据此向更高更深的层次探索。

医学研究从立题、设计、实施到评价,均需用到统计学的思维和方法。因此,医学科学工作者必须学习统计学。大型的复杂的医学研究课题最好有统计学专业人员自始至终的参与。

三、医学研究的选题与立项

选题和立题的过程就是建立假说的过程。假说是根据已知的科学事实和科学理论,对准备研究的课题提出一种假定的解释。凡是以客观的事实和科学理论为基础,能够揭示问题内在特征和规律的奥秘,就是科学的假说。实际工作中,研究者根据专业知识和经验,以及从大量文献中得到的启示,对本领域某问题提出理论假设,并据此立题。整个研究设计就是围绕着如何验证假说而进行的。

爱因斯坦说:"提出问题比解决问题更重要。"科研过程就是提出问题、解决问题的过程。问题来自实践工作,来自人类对未知的追求,来自现有理论与现实的矛盾,来自不同理论体间的矛盾。

提出的问题是否可以立项,取决于该问题的科学性和可行性。例如:是否符合当地政府科学发展战略的要求,是否符合人民群众对健康问题的迫切愿望,是否有助于阐明生命现象的本质,能否解决医学科学中防病治病的关键问题或关键技术,能在多大程度上推动学科的发展,有限的经费和资源是否能解决等。

医学研究课题切忌过大或过于笼统。一个包罗万象,内容抽象,可行性差的研究方案是不可取的,也是难以得到资助的。搞科研要"有所为,有所不为"。特别是刚刚加入科研行列者,应遵循先易后难,由小到大,由浅入深,不断积累,循序渐进的选题原则。

四、医学研究计划的拟定

任何一项研究,在明确研究目的之后,首先应该考虑的问题就是如何实施,这需要制订一份周密的研究计划(protocol),良好的设计是使研究结论具有科学性的重要保证。

研究设计有属于专业方面的,也有属于统计学方面的。从统计学角度来讲,研究设计的基本内容包括:确定设计类型,确定研究总体及样本,估计样本量(sample size),拟定观察指标及测量方法,资料的可靠性及质量控制,数据的管理及统计分析计划等。

应当指出,任何一个研究设计必须以医学理论为指导,贯彻辩证唯物主义的观点与方法,严格遵循统计学原则,恰当地运用研究设计技术,而不是把研究设计的一些形式生搬硬套。

一个周密的研究设计应该做到用较少的人力、物力、财力和时间,最大限度地获得丰富而可靠的信息资料。为此必须:

1. 合理安排研究因素,提高研究质量。如规定实验组的条件,设置适当的对照组,选择研究方法等。

2. 严格控制非处理误差,使研究结果保持较好的可靠性和稳定性。如对混杂因素的控制和处理,对不同来源变异的控制与分析,保持必要的随机性和均衡性等。

3. 正确估计样本量,通过较少的观察例数,获取尽可能丰富的信息。如采用定量指标,选择线性或非线性回归分析,为使用高效率设计创造条件等。

研究设计如果存在缺陷,就可能造成不必要的浪费,足以减损研究结果的价值。尤其在医学科学飞速发展的今天,对客观事物的认识越来越深,研究中考虑的因素也越来越多,所用的指标越来越多样化,对结果的精确度的要求也越来越高,因而,对相应的研究设计方法亦提出了较高的要求。

五、医学研究的分类

医学研究的类型很多,不同的分类标准有不同的研究类型。从研究的目的来看,医学研究设计可以分为探索性研究(exploratory study)与验证性研究(confirmatory study);从研究的指标来看,可以分为单因素研究与多因素研究;从研究的对象来看,可分为以正常人群为基础的调查研究或社区干预试验、以患者为基础的临床试验和以动物或其他实验材料为基础的动物实验;从研究的时限来看,可以分为前瞻性研究(prospective study)、回顾性研究(retrospective study)和横断面研究(cross-sectional study);根据医学研究过程的不同发展阶段,联合国科教文组织又把医学科研分为三大类:即基础研究、应用研究、发展研究;从研究是否对研究对象施加干预(intervention),可以分为实验性研究(experimental study)与观察性研究(observational study)。

实验性研究是对研究对象人为施加干预的研究。研究者通过随机分组,对不同处理组的研究对象施加不同的干预,从而比较不同干预措施间的效果。

观察性研究是对研究对象不加任何干预措施,在完全"自然状态"下观察、记录各研究对象的特征,描述现象的本质,比较不同环境条件下疾病的发生、发展。

观察性研究与实验性研究的最大区别是:不能对研究对象进行完全随机分组,不能按照研究者的主观意愿对研究对象进行干预,只能被动观察;观察性研究中的随机化多指随机抽样,实验性研究中的随机化多指随机分组。

第二节　实验性研究统计设计概念

实验性研究,又称干预性研究(interventional study),是对研究对象人为给予干预措施的研究,并对干预效果进行评价。例如,在关于健康教育能否预防小学生近视的研究中,将小学生随机分为试验组和对照组,对试验组的小学生给予有关预防近视的健康教育,对照组则只是每天做一次眼保健操,不进行健康教育。观察一段时间后,比较两组小学生视力下降的发生情况。

一、实验设计的基本要素

医学研究包括三个基本组成部分，即处理因素（treatment，study factor）、实验单位（experiment unit）或实验对象（experiment subject）和实验效应（effect）。

1. 处理因素　研究者根据研究目的欲施加或观察的，能作用于实验对象并引起直接或间接效应的因素，称为处理因素，又称实验因素。

处理因素可以是实验者主观施加的某种外部干预（或措施），如使用或不使用某种药物等；也可以是客观存在的，如观察培养基在空气中的污染程度与季节的关系，"不同季节"就是该实验的"处理因素"，而"季节"这个处理不是人为施加的而是客观存在的。

医学研究中，除了"处理因素"对实验结果产生影响外，还有一些"非处理因素"（又称干扰因素或混杂因素，confounding factor）也会对研究结果产生影响。例如不同季节制作培养基的条件，培养基放置的位置和时间等。这些因素均可影响污染程度，它们混杂于"季节"这一处理因素之中，起了干扰作用。在非处理因素中，有的是可以控制的，有的不可控的。因此在确定处理因素的同时，根据专业知识与实验条件，尽可能找出对研究结果产生影响的非处理因素，并加以控制。

在同一个研究中，处理因素应该标准化，即研究过程中所施加的处理因素应该自始至终保持一致，不能因任何原因中途改变。

2. 实验对象　是指接受处理并作为实验观察对象的基本单位，又称研究对象，是处理因素作用的客体，与统计分析中的一个观察值对应。根据不同的研究目的，实验对象可以是人、动物，可以是某个器官、血清、细胞，也可以是其他实验材料等。

在实验进行前必须对研究对象的条件作明确的规定，以确保实验对象的同质性（homogeneity）。所有满足条件的研究对象就是研究之总体，参与实验的研究对象就是样本。只有当样本具有代表性时，所得研究结果才具有普遍性和推广价值。

在临床试验中，受试对象除确定适应证外，还要严格规定纳入标准（inclusion criteria）与排除标准（exclusion criteria），既要确保研究对象的同质性，同时还要考虑受试对象的安全，特别是对孕产妇、婴幼儿、儿童。

例如，研究某药对高血压患者的疗效，理论上，所有高血压患者都应是受试对象，实际上，为了保证研究对象的同质性，排除混杂因素对结果的干扰，研究对象的选择需要有限定条件，例如只选30～65岁原发性高血压患者，且排除继发性高血压、心肺肾功能不全者。

3. 实验效应　是处理因素作用于受试对象的反应（response）或结果（outcome）。一般通过实验指标（即变量）来表达。

所选指标应能反映处理因素的效应，如果指标选择不当或测定指标的方法不当，未能准确地反映处理因素的作用，那么获得的研究结果就缺乏科学性。因此实验指标和测定方法的选择事关研究的成败。选择指标的依据是：指标应具有客观性、有效性和准确性。

（1）客观性：观察指标有主观指标与客观指标之分，客观指标是借助仪器等进行测量来反映研究对象的客观状态或观察结果，如体温、心率、白细胞计数、尿胆红素等均属客观指标。实验研究中应以客观指标为首选指标。主观指标是由患者回答或医生定性判断来描述观察结果，如痛感、愉快、麻木、头晕、好转等均为主观指标。主观指标易受观察者和被观察者（如果受试对象是人）的心理因素影响，含有主观上的认识，往往带有随意性、偶然性，有时难以保证指标的真实与稳定，甚至可能出现误判，故在研究设计中仅可作为辅助指标。例如临床试验中"疼痛程度"这个指标虽然可用阈值表达，但它既可能受患者的耐受性影响，又可能受医生对患者的关爱程度的影响。因此医学研究中应尽量选用客观的、定量的指标来反映实验效应。

（2）有效性：包括灵敏度（sensitivity）与特异度（specificity）两个方面。灵敏度是指某处

Notes

因素存在时所选指标能反映出一定的效应；特异度是指某处理因素不存在时所选指标不显示处理效应。特异度高的指标最易揭示处理因素的作用，不易受混杂因子干扰，减少假阳性率。例如甲种胎儿球蛋白（AFP）对于原发性肝癌就是比较特异的指标。又如铅中毒后血液中的锌卟啉增高，用该指标诊断铅中毒的灵敏度较高，但锌卟啉增高不都是铅中毒引起的，其他重金属的增加也可使锌卟啉增高，故特异度较低。因此，所选指标或方法应同时具有较高的灵敏度与特异度。

（3）准确性：包括效度（validity）与信度（reliability）两个方面。效度又称准确度（accuracy），是指观测值与真值的接近程度，主要受系统误差影响。信度又称精密度（precision），是指相同条件下对同一对象的某指标进行重复观察时，观测值与其均值的接近程度，主要受随机因素的影响。医学研究中，如果某一结果有多种观察指标，或某一指标有多种测定方法，则在设计时应尽量选择效度和信度均较高者作为观察指标或测定方法。

医学研究中有些现象的评价本身是主观的，但可以将其等级化或量化。如评价脑卒中者的语言表达情况，将其设为 5 个等级：①正常；②基本可交谈，但有表达困难；③交谈费力，严重表达困难；④只能回答是或不是；⑤不能言语。这样就构成了一个语言表达能力的等级指标。从而提供一个相对客观的评价标准，达到将主观指标尽量客观化的目的。

医学研究中有些现象仅用一个指标是很难全面评价的，这时可以将该问题分解为若干子问题，对每个子问题用一个指标就研究对象的某一个方面进行评价，然后再对这些指标进行综合，构成一个复合指标（composite variable）。医学研究中的量表（rating scale）就是一种复合指标。例如，在评价急性脑梗死早期治疗后患者临床神经功能缺损与改善情况，采用欧洲脑卒中评分量表（The European Stroke Scale，ESS），该量表包括：患者意识水平、理解力、语言表达能力、视野、……、步行能力等 14 个方面，每个方面均考虑了其权重，以 14 个指标的总和作为 ESS 评分，总分为 100 分。

简而言之，一个研究中所选观察指标应遵循少而精的原则。

实验研究的优点为：不但能较好地控制重要的非处理因素（即混杂因素）的影响，使比较组间具有均衡性和可比性，还能将多种实验因素包括在较少次数的实验中，达到高效的目的。其缺点为：当样本量较少时不能保证非处理因素在各组的均衡性。

二、实验设计的基本原则

实验设计（experiment design）是以 RA Fisher 为主在 20 世纪 30 年代发展起来的。所谓实验设计就是将处理分配给实验对象的方法。好的实验设计应能有效控制随机误差，避免或减少非随机误差，以较少的实验对象取得较多而可靠的信息，达到经济、高效之目的。为此，实验设计必须遵循如下三个基本的统计学原则。

1. 对照原则   有比较才能鉴别。设立对照（control）的目的是衬托处理因素的效应。所设立的对照组必须与实验组达到均衡一致（balance），均衡是指各对比组之间除处理因素不同外，其他重要的、可控制的非处理因素的分布尽量保持一致。例如，不同对比组实验对象在性别、年龄及健康状况上应保持一致。在临床试验中，还应考虑到病情、病程以及过去接受治疗的情况等对效应的影响。医学研究中对照组的设置必须具备三个条件：

（1）对等（homogeneity）：除研究因素外，对照组具备与实验组对等的一切因素。

（2）同步（synchronization，concurrent）：设立对照组与实验组之后，在整个研究进程中始终处于同一空间和同一时间。

（3）专设（purpose-design）：任何一个对照组都是为相应的实验组专门设立的。一般不得借用文献上的记载或以往研究的、其他研究的资料作为本研究之对照组。

上述三个条件均是为了保证对照组与实验组间的均衡可比（comparability），以充分发挥对

Notes

照组应有的作用。对照组设立后,应对各对比组的基线(baseline)情况进行比较,以检验其均衡性。

2. **随机原则**　随机(random)是为了保证样本的代表性,保证各处理组间在大量不可控制的非处理因素的分布方面尽量保持均衡可比而采取的一种统计学措施。因此,在实验对象的抽样、分组以及实验实施过程中均应遵循随机化(randomization)原则。随机应体现在如下几个方面:

(1)抽样随机(random sampling):每一个符合条件的研究对象参加研究的机会相同,即总体中每个个体有相同的机会被抽到样本中来,从而保证所得到的样本具有代表性,以使研究结论具有普遍意义。在现场调查研究中,尤其要注意抽样的随机性。

(2)分组随机(random allocation):每个实验对象分配到不同处理组的机会相同,从而保证各处理组间实验对象尽可能均衡一致,以提高组间的可比性。在对比性实验研究中尤其要注意研究对象分组的随机性。

(3)实验顺序随机(random order):每个研究对象先后接受处理的机会相同。是为了平衡实验顺序对结果的可能影响。

3. **重复原则**　重复(replication)是指在相同实验条件下进行多次研究或多次观察,以提高实验的可靠性与科学性。广义地讲,重复包括:

(1)结论的重复。确保实验的重现性,以提高实验的可靠性。一个不可重复的研究是没有科学性的。特别是在病因学研究中,研究因素是病因的条件之一是结论可以在不同地区、不同人群、不同时间重复观察到。

(2)用多个实验对象进行重复。避免把个别情况误认为普遍情况,把偶然性或巧合的现象当作必然的规律现象,通过一定数量的重复,使结果具有稳定性,使假设检验达到预定的功效。这里所指的"一定数量"实际上就是样本量。第十五章至第十六章将详细介绍不同研究设计时样本量的估计方法。

(3)同一实验对象的重复观察。保证观察结果的精度。例如,在测量血压时,一般测量3次,以3次的平均作为最终观察值。

从概率论可知,实验对象重复次数愈多,从样本计算出的频率或平均数等统计量就愈接近总体参数。但观察次数也不能太多,否则不仅造成浪费,而且难于控制实验条件,造成实验结果的可靠性差。统计设计的任务之一就是根据研究者提供的有关总体的参数的估计值,正确估计样本量,既要使统计学结论达到一定的可信度,又不至于造成不必要的浪费。

实验设计的方法和技巧很多,但任何设计都必须遵循以上三个基本原则。

三、实验设计的基本内容

一个完整的医学研究课题设计,必须包括如下内容:拟探索和解决的医学问题以及明确而具体的目标;科学假说及其依据;设计方案和技术路线;必要的信息及条件保障。研究方案应定得具体而明确,既要可信,又要切实可行。

从统计学角度来讲,研究设计的基本内容包括:建立假说,确定设计类型,确定研究总体及样本,拟定观察指标及测量方法,资料的可靠性及质量控制,数据的管理及统计分析计划等。

1. **建立假说**　建立假说实际上是选题和立题的过程。研究者根据专业知识,自己的经验,以及文献中得到的启示,对本领域某问题提出理论假设。整个研究设计就是围绕着如何验证假说而进行的。研究中要正确对待主要研究问题和次要研究问题,主要问题就是本次研究要解决的问题,次要问题是进一步补充和完善本次研究的结果,或为下一个研究提供立题依据。

例如,研究某药对高血压患者的降压效果,主要问题是:该药是否有效?或与安慰剂对照组比,服药4周后,试验组患者血压下降值是否大于对照组患者血压的下降值?次要问题是:高

Notes

血压患者服用该药后血压的波动情况,受试者的依从性如何? 是否继发心脏病、脑血管病? 是否增加了治疗成本,有哪些不良反应等。

可见,主要问题非常重要,研究中必须围绕主要问题进行各种试验的安排,拟定研究计划,估计样本量,并采取有效的措施控制各种非处理因素的干扰,以确保本次研究的结果对主要问题作出确切的回答。不能试图通过一次试验解决或回答很多问题,或在没有明确主要问题和次要问题的情况下盲目开始试验,更不能在试验结束后依据得到的试验结果再去归纳出迎合研究者主观愿望的所谓主要问题和次要问题。

2. **确定设计类型**   研究者在设计时,需根据研究目的、现有资源(人力、物力、财力)和时间要求,以及研究问题的特殊性等选择合适的设计类型。一般来说,从科学论证强度来看,前瞻性研究比回顾性研究强,随机对照研究比非随机对照研究强,纵向研究比横断面研究强,采取区组控制的设计比完全随机的设计强。另一方面,科学论证性强的设计,操作起来往往相对较复杂。

3. **确定研究对象的范围和数量**   研究对象的范围就是研究总体(study population)。统计学中对研究总体的要求是同质性,对临床试验来说还要考虑伦理性(ethic)。因此,研究者在计划中要明确研究对象的范围。

在临床试验中,受试对象除确定适应证外,还要严格规定纳入标准与排除标准,其目的除确保研究对象的同质性外,还要从伦理上充分考虑受试对象的安全,如果是孕产妇,还要考虑到胎儿或哺乳期婴儿的安全性。

例如,在研究国家一类新药神经生长因子(NFG)对中毒性周围神经病患者的安全性及有效性时,适应证为:正己烷中毒性周围神经病,发病 6 个月内。其试验方案中规定入组标准为:①年龄 16～60 岁,性别不限;②有密切接触化学品正己烷史,接触前无任何周围神经病的临床表现;③有以下两项周围神经病临床表现者:A. 双侧肢体远端主观感觉异常(包括:发麻、冷/热感和(或)感觉过敏、自发疼痛等);B. 双侧肢体远端客观感觉减退(包括:痛、触觉和(或)振动觉);C. 肢体远端肌力减退,伴或不伴肌肉萎缩;D. 肌腱反射减退或消失;④电生理改变:肌电图显示神经源性损害或神经电图显示有两支神经以上的神经波幅降低或传导速度减慢;⑤患者在知情同意书上签字。排除标准为:①其他原因所致的周围神经病(如糖尿病,GBS 等);②亚临床神经病;③心、肝、肾等重要脏器有明显损害或功能不全及中枢神经病变者;④其他原因所致的肌无力、肌萎缩;⑤过敏体质或有过敏病史者;⑥半年内参加过或正在参加其他临床研究的病例;⑦妊娠期妇女。

确定研究对象的数量就是确定样本量。样本量太少,检验效能低,不易得出明确的结论;样本量太大,不仅增加研究成本,而且耗时、费力,研究人员的增加,不易控制实验误差。因此,样本量的确定在研究设计中是一个非常关键的问题。样本量一般根据主要观察指标来确定,样本量估计所用参数由研究者根据文献或经验提出。

四、偏倚与控制

医学研究的结果除了有抽样误差(sampling error)外,还可能受到非处理因素的干扰,导致研究结果出现偏差,称为偏倚(bias)或系统误差。按研究的过程,偏倚分为三类,即选择性偏倚(selection bias):由于纳入研究对象或分组不当,使样本缺乏代表性,研究对象缺乏同质性,组间缺乏可比性而产生的偏倚;测量性偏倚(measurement bias):在研究过程中由于测量仪器未校准、操作不规范、对结果的判断伴有主观性等方面的原因而引起的偏倚;混杂性偏倚(confounding bias):在资料分析阶段,由于某些非处理因素与试验因素对效应指标的共同作用,使统计分析结果产生偏倚,从而影响结论。

可见,偏倚可能来自研究过程中的任何一个环节。由于偏倚是系统误差,而非抽样误差,

Notes

没有规律，故偏倚一旦产生，往往事后无法纠正或弥补，必然造成研究结果不同程度的歪曲。因此，对偏倚的控制必须贯穿于研究的全过程，例如，严格规定和控制研究对象的纳入和排除标准，采取随机化方法等，控制选择性偏倚；严格质量控制标准，采用盲法等手段控制测量性偏倚；采用合理的分层、对照，多因素分析方法，减少混杂性偏倚的干扰。防患于未然，有效地避免偏倚的出现，最大限度地控制偏倚对研究结果的干扰。

五、实验设计的随机化分组

随机分组的方法很多，普通用的抽签法、抛硬币或掷骰子法就是一种最简单的随机化方法。在科学实验中随机化是通过随机数（random number）实现的。

1. **随机数及其产生**　随机数是个概念，而不是指某些具体的数。这里所说的随机数是指来自均匀分布的随机数。获得随机数的方法一般有两种，即随机数字表，和计算机的随机数发生器。

（1）随机数字表：如附表 1，这是一个由 0～9 十个数字组成的 50 行 50 列的数字表。说这些数字是随机的，是因为十个数字出现的频率近似相同（等概率性，equal probability），出现的次序也没有规律（无序性）不能根据目前的结果预测下一个数字。

欲获得随机数，则事先根据研究之性质确定随机数的位数，然后任意指定行和列，按事先确定的方向和方法读取随机数。如欲产生 10 个 0～999 的随机数，则取 3 位数，按从上往下的方法读取随机数。今任意指定 20 行 26 列，依次读取的数字为：762，200，208，047，807，548，759，376，354，895。

（2）计算机随机数发生器：大多数具有编程功能或数字计算功能的软件都可以获得计算机随机数发生器产生的随机数。计算机产生的随机数是（0，1）上均匀分布（uniform distribution）的随机变量，即取值在 0 到 1 之间（不包括 0 和 1 本身），在一次抽样中每个 0～1 之间的所有实数均有相同机会被抽到。产生一个随机数即是在（0，1）上无数个实数中随机抽取一个数。

欲获得随机数，一般需事先指定一个种子数（seed），相当于在随机数字表上指定行和列。今在 SAS（9.1 版本）中指定种子数为：20 041 211，产生 10 个随机数：0.888 91，0.639 08，0.281 27，0.985 10，0.721 15，0.883 90，0.177 69，0.003 98，0.585 77，0.306 17。因计算机产生的随机数是在 0～1 之间，若要得到 0～999 的随机数，则将每个数乘以 1000 并取整即可：888，639，281，985，721，883，177，003，585，306。同一软件用相同种子数所产生的随机数是一样的（统计学上称为重现性），不同软件所得结果可能不同。这种随机数是用数学方法计算出来的，因此，严格地讲，它们不是真正意义上的随机数，因而称为伪随机数（pseudo-random number）。伪随机数具有随机数的性质，即等可能性，无序性。但是伪随机数在一定的条件下可以重现，这一特点使得科学研究中使用伪随机数进行随机化更严谨、科学。

若无特殊说明，本书下面所述随机数均是指计算机产生的随机数。

2. **随机分组**　随机分组就是将实验对象按相同的概率分配到预先设定的几个处理组中。随机化是避免分组偏性的技巧之一。其目的是：

（1）保证各处理组的实验对象在各种（已知的或未知）特征方面相同或相近，即非处理因素在各组达到均衡。例如，临床试验中通过随机化分组，使试验组和对照组的患者间在年龄、性别、病情严重程度、用药史等方面相近，以使两组间具有可比性。又如，实验小鼠是按体重编号，通过随机化分组可以打破实验对象因体重不同而不同的生理状态，以控制系统误差。

（2）避免研究者主观因素对分组的干扰。研究者有意或无意的选择性分组，会破坏组间的均衡性。例如，将病情轻的或慢性患者分至中药治疗组，将病情重的或急性患者分至西药组，从而导致两组不具有可比性。

（3）随机性是统计学推断的理论基础。

Notes

1）完全随机分组：

例2-1   欲将合乎实验要求的实验动物20只，随机分配为A，B两组。

首先将动物从1至20编号。取种子数为20 050 101，用SAS软件在计算机上产生对应的20个随机数，按随机数的大小顺序，前10个小的随机数对应于A组，后10个较大的随机数对应于B组。即得分配方案（表2-1）。

表2-1   20个实验对象的随机分组

编号	随机数	从小到大排序	分组
1	0.206 15	7	A
2	0.727 77	13	B
3	0.719 35	12	B
4	0.039 06	2	A
5	0.768 07	16	B
6	0.759 54	15	B
7	0.262 54	9	A
8	0.743 39	14	B
9	0.254 67	8	A
10	0.082 82	3	A
11	0.091 27	4	A
12	0.866 38	18	B
13	0.125 43	5	A
14	0.550 40	10	A
15	0.004 43	1	A
16	0.997 81	20	B
17	0.904 58	19	B
18	0.783 01	17	B
19	0.144 67	6	A
20	0.624 11	11	B

2）随机排序：

例2-2   如有5个动物要先后接受处理，请用随机排列的方法决定实验对象接受处理的顺序。

先对实验动物进行编号：1，2，3，4，5。取种子数为8888，在SAS软件中产生5个随机数：0.947 32，0.148 50，0.638 43，0.535 16，0.203 71。从小到大排列是：第2个随机数0.148 50，第5个随机数0.203 71，第4个随机数0.535 16，第3个随机数0.638 43和第1个随机数0.947 32。因此实验的顺序依次为2，5，4，3，1。

3）随机化区组：随机化分组虽然提高了各组的均衡性，但并不一定能保证各组的均衡性，尤其是在样本量较少时。此时可先对可能影响实验结果的非处理因素进行分层，即区组化（blocking），然后在每一层内进行随机化，这种方法称为分层随机化（stratified randomization），或随机区组（random blocking）。例如，为了保证实验组与对照组动物的性别比例相同，分别对雄性动物和雌性动物施行随机化分组。又如，在多中心临床试验中，患者是按中心分层进行随机化的；如果患者的入组率不大，从开始试验到所有病例入组完毕需要半年以上时间，则需分段随机，使每一段内试验组和对照组的病例数相等，以抵消季节因素对结果的影响，提高试验组

Notes

与对照组的均衡性。

在区组设计中,实验对象是按区组进行随机化的。

例 2-3   现有来自 6 个不同窝别的雄性小鼠各 5 只,共 30 只。欲将 30 只小鼠随机分配到 A、B、C、D、E 5 个处理组中去。要求每个处理组 6 只,且来自不同的窝别。

这里,6 个窝别即 6 个区组,将每个区组中的 5 只小鼠从 1~5 编号。记 X_{ij},表示第 i 个窝别的第 j 只小鼠。这时,可利用随机排序法分别对每一区组内的 5 个对象排序,依次将它们分配到 5 个处理组中。取种子数为 12345,在 SAS 软件中产生 6 组随机数,每组 5 个,并按从小到大顺序排列,并依次分入 A、B、C、D、E 各组。结果见表 2-2。

表 2-2   区组随机化分配方案

区组号	处理				
	A	B	C	D	E
1	X_{12}	X_{14}	X_{15}	X_{11}	X_{13}
2	X_{24}	X_{22}	X_{25}	X_{23}	X_{21}
3	X_{33}	X_{32}	X_{31}	X_{34}	X_{35}
4	X_{45}	X_{43}	X_{42}	X_{44}	X_{41}
5	X_{52}	X_{54}	X_{51}	X_{55}	X_{53}
6	X_{62}	X_{61}	X_{63}	X_{65}	X_{64}

（4）随机数的保存:为了保证实验的可靠性,研究中所用随机化方法、随机数以及产生随机数的软件程序、种子数等均应有记录。如果是用随机数字表获得的随机数,必须说明所用随机数表、起始页、起始行、起始列及获取方法。特别是在新药的临床试验中,随机数必须具有重现性,产生随机数的参数及程序应与分组方法一起密封保存,以备检查。

第三节   观察性研究统计设计概念

观察性研究又称调查研究（survey）,或非实验性研究（non-experimental study）。观察性研究中对研究对象不施加任何干预措施,是在完全"自然状态"下对研究总体中的全部或部分研究对象已客观存在的特征、状态进行观察、比较和分析,通过调查资料所提供的信息对相应总体的特征作出数量描述或统计推断。

一、普查和抽样调查

从调查的范围来看,观察性研究可分为普查（census）、抽样调查（sampling survey）和典型调查（typical survey）。

1. 普查   亦称全面调查（overall survey）,是指在特定时间范围内,对研究总体中的每一个成员逐个进行调查,如我国的五次人口普查。理论上只有普查才能获得总体参数,且没有抽样误差,但往往非抽样误差比较大。普查的目的是全面了解研究总体的在某一特定时点的分布与特征,如年中人口数,时点患病率等。通过普查,可以发现总体中的全部病例,以便及早发现,及时治疗;通过普查,可以了解人群健康水平,建立生理标准;普查的同时,可以普及医学知识,使所有调查对象从中受益。

2. 抽样调查   是从总体中随机抽取一定数量的具有代表性的观察对象组成样本,根据样本提供的信息,采用统计学方法推断总体的特征。抽样调查比普查涉及的观察对象数少,因而节省人力、物力、财力和时间,并易于获得较为深入细致的资料。有许多医学问题只能作抽样

Notes

调查,如药物疗效观察、药品质量检查等。要使得样本具有代表性,首要的条件就是针对不同总体的特点选择合理的随机化抽样方法。抽样调查是挪威统计学家凯尔(A. N. Kiaer)于1895 年正式提出的,并指出:调查结果的准确性不取决于调查对象的多少,而取决于调查的方法。

3. 典型调查   亦称个案调查,是指有意识地选择若干典型的人或单位进行深入研究的一种非全面调查。例如通过个别典型病例,研究其病理损害等。由于典型调查没有遵循随机抽样的原则,所得资料不能用于估计总体参数。典型调查常作为普查或抽样调查的补充,分别从不同角度说明问题。

例2-4   全国人口普查。

新中国成立后,我国政府分别在 1953 年、1964 年、1982 年、1990 年、2000 年、2010 年进行了6 次全国人口普查,每次普查都是以普查当年 7 月 1 日 0 时作为标准时刻,在此时刻以前(哪怕仅数分钟前)的出生者应计入人口总数,在此时刻以前的死亡者应从人口总数中扣除;反之,在此时点以后发生的出生者均不应统计在内。

6 次普查的我国人口数分别为:60 194 万、72 307 万、103 188 万、116 002 万、129 533 万、133 281 万,见图 2-1。从发展趋势来看,新中国成立以来,我国人口增长几乎是呈直线上升的,2000 年后的增长幅度有所减缓。

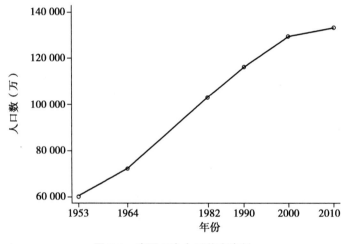

图2-1   我国 5 次人口普查资料

例2-5   全国高血压抽样调查。

1991 年 8 月至 1991 年 10 月,在我国 30 个省、直辖市、自治区进行了抽样调查。按省、直辖市、自治区为自然层,第一阶段在各省进行随机抽样,选取各省的市与县的调查点;第二阶段抽样是非随机的,由各市县协调抽样落实到区和乡,但原则上要求达到所抽的点在经济、人口和文化各方面处于居中水平,对该市或县有一定的代表性;第三阶段是对市与县,以居委会和自然村为群,进行随机整群抽样。这种抽样即为多阶段不等比例分层整群抽样。

共选调查点 274 个居委会和自然村,对年龄在 15 岁以上的城乡自然人群 950 356 人(男449 350 人,女 501 006 人,应答率为 89.15%)进行了高血压的抽样调查。

高血压的诊断标准为 SBP≥140mmHg 或 DBP≥90mmHg;或血压虽未达上述水平但在调查前二周连续服用降压药者。按以上标准估计出全国 15 岁以上人群高血压患病粗率为 13.58%(男 14.38%,女 12.85%)。若按 1990 年全国人口普查年龄构成校正则标化患病率为 11.26%(男12.15%,女 10.32%)。

调查结果表明:30～34 岁时的患病率为 4.64%,35～44 岁、45～54 岁、55～64 岁、65～74

Notes

岁以及 75 岁以上各组的患病率分别为 8.22%、18.0%、29.4%、41.9% 和 51.2%。可见，患病率随年龄增长而增加，35 岁以后增加幅度较快，表明在 35 岁以前即应开始对高血压进行预防。性别间的差异较规律地表现出 44 岁以前男性高于女性，45～59 岁两性相似，但 60 岁以后则各年龄组的女性患病率高于男性。

从上述两个例子中，可初步认识到观察性研究的主要特征：

（1）没有人为地对调查对象施加任何干预，而是客观地观察记录了每个调查对象的性别、年龄和所在地区等特征，观察是"被动"的。

（2）在例 2-5 中，被调查者是否有高血压家族史、是否吸烟、是否饮酒等影响因素已客观存在，不能像实验性研究那样对研究对象进行随机分组、并给予某种处理。

（3）观察对象居住的区域是自然形成的，不同地区人口年龄构成可能不同，会影响高血压总患病率，因此，在比较不同地区高血压患病率时，年龄就是混杂因素，但研究者又不能用随机化分组方法平衡两地人群的年龄构成以消除其对高血压患病率的影响；统计分析时通常借助于标准化法、分层分析、多因素统计分析等方法来控制。

（4）由于调查研究多采用问卷（questionnaire）调查，容易产生误差和偏倚，所以调查过程中的质量控制显得尤为重要。

正是这几个方面的特征，使得调查研究与实验研究以及其他研究方法相区别。

二、随机抽样方法

在医学研究中大多数情况无法对总体进行全面研究，例如对流经某城市的河水污染状况进行评价，是无法采集所有河水进行检验的。又如在评价某新药治疗老年性白内障的疗效，也无法收集所有的老年白内障患者进行临床治疗试验。此外，许多情况下也没有必要进行全面调查或试验，一个小样本的抽样调查结果可能比一个大规模的普查能更准确地估计人群总体指标值。

常用的抽样方法有单纯随机抽样（simple random sampling）、系统抽样（systematic sampling）、分层抽样（stratified sampling）和整群抽样（cluster sampling）。

1. 抽样的基本概念

（1）抽样总体：指研究结果要推论之全部个体的集合。总体中将逐个测量的个体称为抽样的基本单位或元素。例如计划在某地区进行儿童脊髓灰质炎的免疫接种率调查，该地区居民中所有 0～7 岁儿童是研究的总体，每个儿童则是一个基本单位。

（2）样本：是从总体中随机抽取的有代表性的一部分个体的集合。例如从以上地区随机抽取 1000 名儿童，则为样本。

（3）抽样框架（sampling frame）：在实际的研究中，为保证总体中的每个个体都有机会被抽取到，抽样前必须定义抽样框架。所谓抽样框架是对总体中每个个体的基本特征进行定义，并详细列出清单。如总体中所有人的姓名、编号（如身份证号）、电话、地址，所属省、地、县（市）、区、街道（村）等，这样的清单构成了抽样框架。抽样就是基于这个清单进行的。抽样设计可能为两个或多个阶段，如某地区抽样调查先以乡（村）为单位抽样，再对家庭抽样，最后对家庭中每个成员进行调查。这时不同阶段的抽样框架可以不同。在不同抽样框架中列出的单位称抽样单位。多阶段抽样的最后一个抽样单位称计数单位，计数单位可以不等于基本单位。

2. 单纯随机抽样　单纯随机抽样（simple random sampling）是指所有抽样的基本单位有同等的概率被抽取的抽样方法。一般步骤为先将调查总体的全部基本单位编号，从而形成抽样框架，再用抽签或随机数字等方法在抽样框架中随机抽取部分基本单位组成样本。

例 2-6　某年级有学生 100 人，欲抽取 10 人参加某科目考试，作为该科目教学质量考评参考。为使该 10 名学生能代表该年级的知识掌握水平，采取单纯随机抽样。方法是：先将 100 个学生编为 0～99 号，然后用附表的随机数字，从任意一个随机数字开始（比如从第一行第一列的两位数 22 开始），横向（也可以纵向）依次读取 10 个随机数字（每个都是两位数，有相同者跳过）：22、17、68、65、81、68、95、23、92、35。于是编号为这 10 个者被抽中。

这种抽样的优点是简单直观、均数（或比率）及标准误的计算简便；缺点是总体较大时，难以对总体中的个体一一编号，且样本分散，不易组织调查。

3. **系统抽样**　系统抽样（systematic sampling）又称机械抽样，是按照某种顺序给总体中的各个体编号，然后随机地抽取一个编号作为第一调查个体，其他的调查个体则按照某种确定的规则抽取。最简单也是最常用的系统抽样是等距抽样，即先将总体的全部个体按与研究现象无关的特征排序编号，根据需要的样本量大小，机械地依次每隔若干号码抽取一个个体组成样本。抽取的样本编号为：

$$i, i+k, i+2k, i+3k, \cdots, i+(n-1)k$$

其中 i 为随机抽取的第一个编号，k 为抽样间隔，n 为样本量。如要在 1000 名新生中抽取 200人作样本，其抽样间隔为 1000/200＝5；若随机抽取的第一号为 2，则抽取的个体号依次为 2，7，12，17，22，27，…。

系统抽样的优点是易于理解，简便易行；容易得到一个有代表性的样本。系统抽样特别适合抽样对象已经有现成的抽样框架，例如学生有学号，职工有工作证号，居民有街道门牌号等。缺点是当总体的观察个体按顺序有周期趋势或单调增（减）趋势时，容易抽取明显偏倚的样本。抽样误差可按单纯随机抽样方法估计。

4. **分层抽样**　分层抽样是先将总体全部个体按某种特征分成若干层，再从每一层内随机抽取一定数量的个体合起来组成样本。如调查某县农村妇女下生殖道感染情况，可按乡镇经济发展水平分层（如好、中、差三层），再在各层中对各乡镇作随机抽样。分层抽样的方式一般有等比例抽样（proportional sampling）与最优抽样（optimal sampling）。其中，等比例分配就是各层中抽取的比例与该层在总体中的比例相同，即 $n_i/n = N_i/N$。其中，n_i 为从各层中抽出的样本数，n 为总的样本量，N_i 为各层具有的个体数，N 为总的个体数。

分层随机抽样的优点是合理地设计分层可以使样本具有较好的代表性，减少抽样误差，可以对不同层进行独立分析；但分层不合理也可使样本的代表性欠佳。

5. **整群抽样**　先将总体分成若干群体，形成一个抽样框；从中随机抽取几个群体组成样本；对抽中群体的全部个体进行调查，称为整群抽样。如调查某县农村儿童贫血状况，可将乡镇看作抽样单位；再随机抽取几个乡镇；对抽到的乡镇中全部儿童进行调查。

"群"的大小有一定的相对性，可以是居民小组、村、乡、镇、甚至区、县等自然区划，也可以是人为划分的一定人群。划分群时，每群的单位数可以相等，也可以不等，但一般相差不要太大，比如较小的两个自然村可以合并为一个"群"，使得各群的人数相差不太大。如果各群的单位数相差悬殊时，可以采用按比例整群抽样方法。

整群抽样的优点是便于组织，节省经费，容易控制调查质量。缺点是样本例数一定时，一般抽样误差大于单纯随机抽样，另外由于整群抽样存在一定的内部相关，所以整群抽样的统计推断方法一般不同于简单随机抽样。

6. **基本抽样的综合运用**　上面介绍了四种常用的基本抽样方法，这些方法都有一个共同特点，就是按照概率原则来抽取样本，因此统称为概率抽样。它们各有优缺点（表 2-4），可单独使用，也可几种方法联合使用，在大规模的抽样调查中，常常是将整个抽样过程分成若干个阶段进行，各阶段采用不同的基本抽样方法，称为多阶段抽样（multi-stage sampling），也称为复杂抽样（complex sampling）。

例 2-7　2002 年中国居民营养与健康状况调查的抽样方案。首先将中国分成六类经济类

Notes

型地区,即大城市、中小城市、一类农村、二类农村、三类农村、四类农村。抽样过程分四个阶段,第一阶段分层从六类地区用系统抽样方法抽取 132 个县 / 区,第二阶段从抽取的县 / 区用按比例整群抽样方法抽取 3 个乡 / 街道,第三阶段从抽取的乡 / 街道用按比例整群抽样方法抽取 2 个村 / 居委,第四阶段从抽取的村 / 居委用整群抽样方法抽取 90 户。

按比例整群抽样步骤如下:

将样本县中所有乡镇 / 街道按人口数从小到大排序,如下表。

表 2-3　某县按比例整群抽样表

编号	乡镇名称	人口数	累计人口数	是否抽取
1	城关镇	18 000	18 000	
2	红旗镇	19 500	37 500	是
3	小关镇	22 010	59 510	
⋮	⋮	⋮	⋮	
9	涌安镇	25 413	238 838	
10	西冲镇	26 445	265 283	是
⋮	⋮	⋮	⋮	
14	太平镇	28 700	458 025	
15	西朗镇	28 987	487 012	是
⋮	⋮	⋮	⋮	
18	东乡镇	29 620	604 740	
19	东平镇	31 500	636 240	

计算抽样间隔,按下式计算:

$$抽样间隔 = \frac{总人口数}{需抽取的乡镇数} = \frac{636\,240}{3} = 212\,080$$

随机抽取第一个乡镇。采用纸币法,随机抽取一张纸币,取纸币号码最后 6 位数(与抽样间隔位数相同),作为种子数。如果纸币 6 位数大于抽样间隔,则以种子数除以抽样间隔的余数为种子数额。例如抽取纸币的号码为 AL54246445,最后 6 位数为 246445,大于抽样间隔,取余数为 34365 为种子数,第一个人口累计数大于 34365 的红旗镇被抽取为第一个样本镇。将种子数加抽样间隔即为下一抽取乡镇的人口累计数判定值。依此类推,抽取其他乡镇。

表 2-4　四种基本抽样方法比较

	单纯随机抽样	系统抽样	整群抽样	分层抽样
优点	简单直观,是其他抽样的基础;均数(或比率)及标准误计算简便。	简便易行;易得到按比例分配的样本。	便于组织;节省经费;容易控制调查质量。	抽样误差小;对不同层可采用不同抽样方法;可对不同层独立进行分析。
缺点	不适合从例数较多的总体抽样;样本分散,难以组织调查。	如果抽样间隔与抽样对象的某特征分布吻合,易产生偏差。	抽样误差较大;群间变异越大,抽样误差越大。	需要掌握对抽样对象的分层特征。抽样工作量大
适用范围	主要用于小样本的情形。	适合抽样对象有某种顺序编号的情形。	适合抽样总体很大的情况。	主要用于控制重要混杂因素影响。

第四节   案   例

案例 2-1   《丹栀逍遥散治疗混合性焦虑抑郁障碍的临床研究》(河南中医 2004 年第 24 卷第 8 期第 62 页)欲观察丹栀逍遥散治疗混合性焦虑抑郁障碍的临床疗效,以某西药作为对照组。将 64 例符合入组和排除标准的病例按诊疗次序交替分组,即单号为中药组,双号为西药组。

请讨论该分组方法是否随机?

案例 2-2   《单宫颈双子宫畸形 28 例人工流产分析》(中国实用妇科与产科杂志 1999 年 3 月第 15 卷第 3 期 172 页)通过回顾分析某院 1990 年 1 月至 1998 年 3 月期间 28 例单宫颈双子宫畸形早孕人工流产的结果,发现人流术前先给予米索前列醇素制剂可使流产更容易、安全,减少患者痛苦且可避免并发症的发生。而文中两组的分组方法为:所有病例按就诊先后顺序分组,1995 年 10 月以后为 A 组,1995 年 10 月以前为 B 组。A 组(米索组)于术前 3 小时顿服米索 $600\mu g$ 或术前 1 小时后穹窿放置米索 $200\mu g$,然后进行人工流产吸宫术,共 14 例;B 组(对照组)单纯采用常规流产术机械扩张宫颈后吸宫。作者认为该法"符合随机分配法则"。

请讨论对照组的设置是否合适?

案例 2-3   《用 24 小时食管 pH 监测法诊断食管原性胸痛》(中华外科杂志 1995 年 33 卷第 2 期第 69 页)一文中,作者对 30 例疑为食管原性胸痛患者的 24 小时食管 pH 监测,其中 16 例昼夜均异常,8 例白天异常,2 例夜里异常,18 例胸痛与酸暴露相关。得出食管 pH 监测是诊断胃食管反流所致的食管原性胸痛的有效方法之结论。

请讨论:该文结果是否成立?

案例 2-4   《强骨胶囊治疗原发性骨质疏松症临床试验》(中药新药与临床药理,2004 年 15 卷第 4 期 284 页)目的是观察强骨胶囊与骨松宝颗粒对骨质疏松症患者的疗效及安全性。原文共收集骨质疏松症患者共 307 例,其中试验组 162 例使用强骨胶囊,对照组 93 例使用骨松宝颗粒,其余为开放组 52 例。但对开放组患者的特征、所用药物、用药方法、观察方法、是否设盲等没有交代。

请讨论:三组间是否具有可比性?

小   结

1. 一项医学研究(设计)的基本内容包括:提出假说,确定研究类型,确定研究对象的范围和数量,计划的实施与质量控制,数据管理,统计分析,结果与结论。

2. 研究设计包括三个基本要素:处理因素、实验对象和实验效应。

3. 研究设计必须遵循:对照、随机、重复的基本原则。研究中所设立的对照组应尽可能达到对等、同步、专设的条件;随机包括三方面的内容,即随机抽样、随机分组和随机实验顺序;重复是指研究结果的重复、观察对象的重复、和观察指标的重复。

4. 观察性研究包括普查和抽样调查。随机抽样包括完全随机抽样,系统抽样,分层抽样和整群抽样。实际工作中的抽样都是这些基本抽样方法的综合运用。

思考与练习

简答题

1. 研究设计的作用是什么?

2. 研究设计的基本内容是什么?

3. 实验研究设计中应遵循的基本原则是什么？

4. 实验研究设计中为什么要设立对照？设立对照时应注意什么？

5. 随机化的含义是什么？随机化的目的是什么？

6. 区组化的目的是什么？

（陈　峰）

Notes

第三章 统 计 描 述

统计分析包括统计描述（statistical description）和统计推断（statistical inference）两部分。统计描述是统计推断的基础，它的作用是通过计算数据分布特征的基本统计量或绘制统计表、统计图，来了解样本观察值的分布情况，为进一步进行统计推断打下基础。

第一节 频 数 分 布

对于一个需要研究的实际问题，依据设计方案收集到数据后，首先要了解数据的分布范围、集中位置以及分布形态等特征。对于大样本数据，可以通过编制频数分布表（frequency distribution table）了解资料的分布情况，以便根据资料分布情况选择合适的统计方法作进一步统计分析。

一、计量资料的频数分布

1. 频数分布表　编制频数分布表本质上就是把资料的取值范围分割成若干个互不相交的组段，统计每个组段内的观察值个数作为对应的频数，由各个组段的范围及其频数构成最基本的频数分布表。

例 3-1　某医生收集某地区 162 例健康成年男性血清总胆固醇（mmol/L）资料，测定结果如下，试编制频数分布表。

5.53	4.34	5.60	3.55	4.13	3.93	4.20	4.35	4.31
4.81	5.80	4.08	4.90	4.92	3.94	**6.34**	4.89	4.16
3.05	4.50	4.48	3.62	4.52	3.97	4.11	4.37	5.26
4.98	**2.72**	5.39	3.75	3.70	4.94	3.90	6.10	4.56
4.39	4.09	3.76	4.82	4.69	4.02	4.54	3.78	5.33
4.44	4.53	4.50	3.79	4.28	4.53	4.55	5.20	4.49
5.57	4.21	4.88	4.44	4.96	4.70	4.57	4.45	4.33
3.53	4.84	4.10	3.84	5.11	4.45	5.65	4.47	5.01
4.21	4.56	3.89	4.73	4.86	5.10	4.67	5.40	3.22
4.98	3.52	4.11	3.82	3.59	5.02	4.66	5.23	5.05
4.23	4.68	4.90	5.00	4.75	2.96	4.74	4.35	4.71
4.85	5.25	4.25	5.14	4.29	3.39	4.72	3.43	5.08
5.17	4.96	5.21	4.27	6.12	4.91	5.43	4.93	4.87
4.46	4.26	4.76	4.69	4.79	5.22	4.61	4.78	4.24
4.51	4.71	4.56	3.86	4.45	5.29	4.50	4.72	4.00
4.54	4.20	5.30	5.18	5.73	4.97	4.66	5.49	4.37
5.34	4.68	3.66	4.38	5.41	4.53	5.07	4.78	4.69
4.71	5.03	5.37	5.68	5.83	5.93	4.62	6.01	5.77

计量资料频数分布表的编制步骤如下：

（1）计算全距（range，R）：全距是一组资料的最大值（Max）与最小值（Min）之差。本例 R=Max−Min=6.34−2.72=3.62（mmol/L）。

（2）确定组段数与组距：根据样本数的多少，选择适当的组段数，如果组段数过少会导致资料分布不太清晰，反之组段数过多会导致个别组段的频数太少甚至频数为0，以致资料分布出现较多的大幅度波动，所以如果样本量在100左右时，通常取8～15组为宜。确定组距时通常采用一个较为简单的方法，即组距≈全距/组段数。例如，本例全距R=3.62，如果取组段数=10，则组距=3.62/10=0.362≈0.35，以0.35作为本例的组距。

（3）确定组段的上下限：每一个组段的起点和终点，分别称为该组段的下限和上限；第一组段必须包括最小值，最后一组段必须包括最大值。本例，最小值为2.72，组距定为0.35，则第一组段的下限可取为2.70，上限为2.70+0.35=3.05，组中值为（2.70+3.05）/2=2.875。通常情况下，前一组的上限亦为后一组的下限。分组应尽量采用等组距，如果采用不等组距会使频数表所表述的频数分布不能代表资料的分布。本例，从第一组段开始，各组段依次记作：2.70～，3.05～，3.40～，3.75～，4.10～，4.45～，4.80～，5.15～，5.50～，5.85～，6.20～6.55，共11个不重叠的组段。注意，最后一组段包含最大值，且一般情况下应包含该组段的上限，其余各组段区间左闭右开，即包含下限，不包含上限。本例各组段划分结果列在表3-1的第1列。

（4）计算各组段频数（frequency）：即计算各组段内观察值的个数。本例各组段的频数列在表3-1的第2列。

（5）计算各组段频率（percent）：即计算各组段频数与总观察值个数之比，一般用百分数表示。本例各组段的频率列在表3-1的第3列。

（6）计算累计频数（cumulative frequency）和累计频率（cumulative percent）：累计频数是由上至下将频数累加；累计频率是由上至下将频率累加。其结果列在表3-1的第4列和第5列。

表 3-1　162例成年男性血清总胆固醇（mmol/L）频数分布表

组段（mol/L） （1）	频数 （2）	频率（%） （3）	累计频数 （4）	累计频率（%） （5）
2.70～	2	1.23	2	1.23
3.05～	3	1.85	5	3.09
3.40～	8	4.94	13	8.02
3.75～	16	9.88	29	17.90
4.10～	27	16.67	56	34.57
4.45～	45	27.78	101	62.35
4.80～	29	17.90	130	80.25
5.15～	18	11.11	148	91.36
5.50～	9	5.56	157	96.91
5.85～	4	2.47	161	99.38
6.20～6.55	1	0.62	162	100.00
合计	162	100.00	—	—

从表3-1可以看出，中间五个组段内集中了较多的观察值，而两端组段含有较少的观察值。

2. **频数分布图**　除了频数分布表以外，频数分布图也可以直观地描述计量资料的频数分布。图3-1是表3-1对应的频数分布图，称为直方图（histogram）。图中的横坐标为各组段的下限值，横坐标的起点位置与纵坐标位置一致。

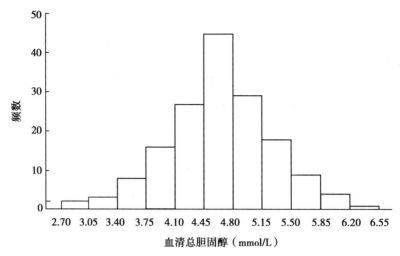

图 3-1   162 例健康成年男性血清总胆固醇频数分布图

二、计数资料和等级资料的频数分布

1. 频数分布表   计数资料和等级资料又可称为分类资料或定性资料,二者编制频数分布表的方法类似。

对于计数资料,编制频数分布表的方法是直接计算出每一个观察值的频数和频率,以及累计频数和累计频率,然后将它们列在一个表中。例如,表 3-2 给出的是某年级 120 名大学生性别的频数分布表。

表 3-2   120 名大学生性别的频数分布表

性别	频数	频率(%)	累计频数	累计频率(%)
男	50	41.67	50	41.67
女	70	58.33	120	100.00
合计	120	100.00	—	—

对于等级资料,如果类别数不多,可以按计数资料频数分布表的方法编制,即直接计算出每一个观察值的频数、频率、累计频数和累计频率,然后将它们按照取值的顺序列在一个表中。如果类别数较多,则可先按照观察值的顺序合并成较少的组,然后分别计算各组的频数和频率;再按顺序列在一个表中。

例 3-2   对某地 35 名大学生作了心理抑郁状况检查,其检测评分结果分别为:5,5,5,5,4,4,4,4,3,3,3,3,3,2,2,2,2,2,2,2,2,2,1,1,1,1,1,1,1,0,0,0,0,0。试绘制这 35 名大学生心理抑郁状况的频数分布表。

表 3-3 给出的是 35 名大学生心理抑郁状况的频数分布表。

表 3-3   35 名大学生心理抑郁状况的频数分布表

心理抑郁状况分组	频数	频率(%)	累计频数	累计频率(%)
正常组(0 或 1)	12	34.28	12	34.28
临界组(2 或 3)	15	42.86	27	77.14
抑郁组(4 或 5)	8	22.86	35	100.00
合计	35	100.00	—	—

2. 频数分布图   表 3-2 资料若绘制频数分布图,则如图 3-2 给出的就是这 120 名大学生性别的频数分布图,称为条图(bar chart)。

Notes

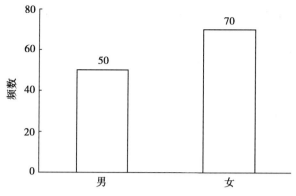

图 3-2   120 名大学生性别的频数分布图

例 3-2 的等级资料绘制频数分布图,则如图 3-3 给出的就是这 35 名大学生心理抑郁状况的频数分布图,也为条图。

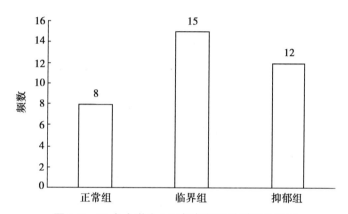

图 3-3   35 名大学生心理抑郁状况的频数分布图

三、频数分布表的作用

对计数资料和等级资料来说,频数分布表清楚地显示了各分类观察值出现的频率大小,为资料的描述提供了数据基本特征,便于作进一步的统计推断分析。

对计量资料来说,频数分布表的作用有:

1. 揭示计量资料的分布特征   从频数分布表 3-1 上可以看出,虽然健康成年男性血清胆固醇值有高有低,但过高或过低的人是少数,而居中者为多数,且以 4.45~4.80(mmol/L) 为中心,呈现基本对称分布形状。

2. 描述计量资料分布的集中趋势和离散趋势   由表 3-1,一方面可以看出成年男性血清胆固醇值介于 2.72(mmol/L) 和 6.34(mmol/L) 之间,但是主要集中在 3.75~5.50(mmol/L) 范围内,尤其以 4.45~4.80(mmol/L) 之间的人数最多。

3. 易于发现数据中的特大或特小的可疑值   例如,有时在频数分布表的两端,出现连续几个组段的频数为 0 后,又出现个别极端值,使人怀疑这些数据是否正确,需要检查核对以决定取舍。

四、频数分布图的作用

频数分布图可以比频数分布表更直观地揭示数据分布类型。数据的分布类型可分为对称分布(symmetric distribution)和偏态分布(skewed distribution)两种。例如,图 3-1 基本呈对称分布。偏态分布包含右偏态和左偏态两种。右偏态分布(right-skewed distribution),也称为正

Notes

偏态分布（positive- skewed distribution），即频数集中位置偏向数值小的一侧。左偏态分布（left-skewed distribution），也称为负偏态分布（negative-skewed distribution），即频数集中位置偏向数值大的一侧。例如，图 3-4A 和图 3-4B 显示的是两种偏态分布。

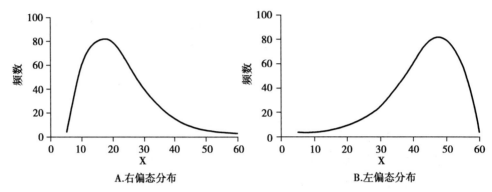

A.右偏态分布   B.左偏态分布

图 3-4 右偏态分布和左偏态分布示意图

第二节 计量资料的统计描述

从数据的频数分布表和频数分布图可以看出样本观察值的分布情况，但是无法从中得到数据特征的准确信息，为此需要计算相应的统计指标。对计量资料进行统计描述，常从集中趋势（平均水平）和离散趋势（变异程度）两个方面进行描述。

一、集中趋势的描述

集中趋势（central tendency）指的是一个计量资料的大多数观察值所在的中心位置。描述集中趋势的主要统计指标有算术均数、几何均数和中位数，这些指标也称为位置度量指标。

1. 算术均数   算术均数（arithmetic mean），简称为均数（mean），它等于一个指标变量所有观察值的和除以观察值的个数。算术均数描述了一个变量所有观察值的平均水平。

一般地，总体均数用希腊字母 μ 表示，样本均数用符号 $\overline{X}$ 表示。如果用 n 表示样本量，X_i 表示个体观察值，则均数的计算公式如下：

$$\overline{X} = \frac{1}{n}\sum_{i=1}^{n} X_i \tag{3-1}$$

这里，Σ（希腊字母，读作 sigma）是求和符号。公式（3-1）表示从 X_1 加到 X_n，再除以 n。

例 3-3   某人调查了 15 名女大学生的腰围（cm），其测定值为：71.0，73.5，81.0，72.5，76.5，75.5，76.0，69.0，76.5，72.5，79.5，74.0，66.0，69.0，73.0，计算这 15 名大学生腰围的样本均数。

按公式（3-1），可以得到

$\overline{X} = (71.0 + 73.5 + 81.0 + 72.5 + 76.5 + 75.5 + 76.0 + 69.0 + 76.5 + 72.5 + 79.5 + 74.0 + 66.0 + 69.0 + 73.0)/15 = 73.7（cm）$

即这 15 名大学生腰围的样本均数是 73.7cm。

如果研究者所收集到是频数表形式的资料，则可以用每个组段的组中值 =（上限 + 下限）/2 作为对应组段中各个数据的近似值，计算均数可以用下列公式：

$$\overline{X} = \frac{\Sigma f_i X_{Mi}}{\Sigma f_i} = \frac{\Sigma f_i X_{Mi}}{n} \tag{3-2}$$

公式（3-2）亦称为均数的加权计算公式。式中，f_i 为第 i 组段的频数，X_{Mi} 为对应组段的组中值。

例 3-4   根据例 3-1 得到的频数分布表 3-1，计算 162 例健康成年男性血清总胆固醇值的样

Notes

本均数。

先计算各组的组中值 X_{Mi}，它等于各组的上限加下限之和除以 2，再计算各组的和 f_iX_{Mi}，结果列在表 3-4 中。

表 3-4　加权法计算成年男性血清总胆固醇的均数

组段（mmol/L） （1）	频数（f_i） （2）	组中值（X_{Mi}） （3）	f_iX_{Mi} （4）=（2）(3)
2.70～	2	2.875	5.750
3.05～	3	3.225	9.675
3.40～	8	3.575	28.600
3.75～	16	3.925	62.800
4.10～	27	4.275	115.425
4.45～	45	4.625	208.125
4.80～	29	4.975	144.275
5.15～	18	5.325	95.850
5.50～	9	5.675	51.075
5.85～	4	6.025	24.100
6.20～6.55	1	6.375	6.375
合计	162	—	752.050

根据公式（3-2），这 162 名健康成年男性血清总胆固醇值的样本均数为

$$752.050/162 \approx 4.64（mmol/L）$$

一般地，算术均数适用于频数分布对称的数据。例如，图 3-1 显示成年男性血清总胆固醇值的频数分布图是基本对称的，所以，在例 3-4 中计算得到的均数 4.64mmol/L 很好地描述了这个变量的中心位置。大多数正常人的生理、生化指标，如身高、体重、胸围、血红蛋白含量、白细胞计数等都适宜用均数来描述其集中趋势。

有时数据中存在极端值（outlier），也称为离群值或异常值，即与样本中其他点相差较大的值（极端值的计算公式可查阅有关参考资料）。在有极端值的情况下，或资料分布明显呈偏态分布时，算术均数不能较好地描述一个变量的中心位置。

2. 几何均数　几何均数（geometric mean，G）等于一个变量的所有 n 个观察值乘积的 n 次方根。其计算公式如下：

$$G = \sqrt[n]{X_1 X_2 ... X_n} = \log^{-1}\left(\frac{1}{n}\sum_{i=1}^{n}\log X_i\right) \tag{3-3}$$

公式（3-3）中的 $\log X_i$ 表示对 X_i 求对数，其计算可以采用以 10 为底数（记为 lg），也可以采用以自然数 e 为底数（记为 ln）。该公式中的 $\log^{-1}$ 是取以 10 为底数或以 e 为底数的反对数。注意，当观察值中有小于或等于零的数据时，不能计算几何均数。

如果数据是以频数表给出，同样可以用组中值近似频数表中的各个数据，用公式（3-4）来计算几何均数。公式（3-4）也称为几何均数的加权公式。

$$G = \log^{-1}\left[\frac{\Sigma f_i \log X_{Mi}}{\Sigma f_i}\right] = \log^{-1}\left[\frac{\Sigma f_i \log X_{Mi}}{n}\right] \tag{3-4}$$

例 3-5　某医院测得 10 个某种传染患者的白细胞计数（$\times 10^3$），测量值为：11，9，35，5，9，8，3，10，12，8。计算这 10 个观察值的几何均数。

采用以 10 为底的对数，按公式（3-3），可以得到

$$G = \lg^{-1}\left[(\lg 11 + \lg 9 + \lg 35 + \lg 5 + \lg 9 + \lg 8 + \lg 3 + \lg 10 + \lg 12 + \lg 8)/10\right]$$
$$= \lg^{-1}[0.955\,54] = 9.027$$

Notes

即 10 个患者的白细胞计数的几何均值是 9.027（×10³）。根据公式（3-1）可以得知其算术均数是 11（×10³），两者有所不同。

一般而言，几何均数适合于取对数后资料呈近似对称分布的资料。图 3-5A 和图 3-5B 分别是将图 3-4A 和图 3-4B 的横坐标数据取对数后得到的频数分布图。比较图 3-4A 和图 3-4B 可见看出，只有右偏态数据经过对数转换后才呈现对称分布。因此，几何均数通常适用于右偏态分布数据。医学研究中经常遇到比例数据，如抗体滴度。这样的数据在大多数情况下呈右偏态分布，因此通常采用几何均数来描述其集中趋势。

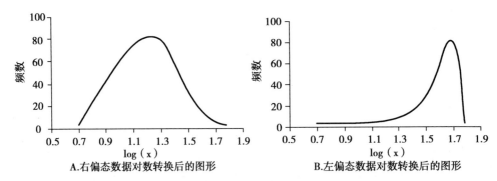

图 3-5　右偏态数据和左偏态数据对数转换后的图形

例 3-6　某研究者收集了 10 例类风湿关节炎患者血清中某抗体滴度，其测定值为：1:10，1:20，1:40，1:80，1:80，1:160，1:160，1:320，1:320，1:640，计算其平均抗体滴度。

采用以 10 为底的对数，按公式（3-4），可以得到：

$$G = \lg^{-1}\left[(\lg10 + \lg20 + \lg40 + 2\times\lg80 + 2\times\lg160 + 2\times\lg320 + \lg640)/10\right]$$
$$= \lg^{-1}(1.9934) = 98.49$$

所以这 10 个患者的平均抗体滴度是 1:98.49。

3. 中位数　中位数（median, M）指的是在按"从小到大顺序"排列后，位置居于中间的数值，记为 M。其计算公式如下：

$$n\ \text{为奇数时}, M = X_{(n+1)/2} \tag{3-5}$$

$$n\ \text{为偶数时}, M = \frac{1}{2}(X_{n/2} + X_{n/2+1}) \tag{3-6}$$

频数表资料的中位数也可以用后面介绍的第 50 百分位数的方法计算。

例 3-7　根据例 3-3 给出的数据，计算这 15 名女大学生腰围的中位数。

将 15 个数据由小到大排列，即：

66.0　69.0　69.0　71.0　72.5　72.5　73.0　73.5　74.0　75.5　76.0　76.5　76.5　79.5　81.0

因为 $n=15$ 是奇数，最中间的数据为第 8 个数据 73.5（cm），正如公式（3-5）所示，中位数 $M=X_{(15+1)/2}=X_8=73.5$（cm）。它的算术均数为 73.7（cm）。由于该数据呈对称分布，所以算术均数和中位数很接近。

例 3-8　根据例 3-5 给出的数据，计算这 10 个患者的白细胞计数（×10³）的中位数。

将数据由小到大排列：3，5，8，8，9，9，10，11，12，35。

因为 $n=10$ 是偶数，最中间的数据为第 5 个数据 9 和第 6 个数据 9，因此取其平均数 9 为中位数，同样正如公式（3-6）所示，中位数 $M=(X_{10/2}+X_{10/2+1})/2=(X_5+X_6)/2=(9+9)/2=9$。即这 10 个患者的白细胞计数的中位数是 9（×10³）。另外计算出其算术均数是 11（×10³），几何均数是 9.027（×10³），可以看出三种不同的指标值有很大区别。

中位数的主要作用：①因为中位数对极端值不敏感，所以当数据中有极端值或含不确定值

Notes

的资料,数据呈偏态分布或分布类型未知时,均宜采用中位数来描述集中趋势;②当数据呈对称分布时,均数和中位数接近;当数据呈右偏态分布时,均数大于中位数;当数据呈左偏态分布时,均数小于中位数。因此也可以根据中位数和均数的差别大小,粗略判断数据的分布类型。

例3-9 101名正常人的血清肌红蛋白含量(μg/ml)数据见表3-5,求算术均数、几何均数和中位数,并分析最好采用哪一指标描述其集中趋势。

表3-5 101名正常人的血清肌红蛋白含量的频数分布表

肌红蛋白含量(μg/ml)	组中值	频数	累计频数
0~	2.5	1	1
5~	7.5	2	3
10~	12.5	4	7
15~	17.5	6	13
20~	22.5	7	20
25~	27.5	9	29
30~	32.5	13	42
35~	37.5	23	65
40~	42.5	34	99
45~50	47.5	2	101

该数据的算术均数、几何均数和中位数分别为:

$$\overline{X} = (1 \times 2.5 + 2 \times 7.5 + 4 \times 12.5 + 6 \times 17.5 + 7 \times 22.5 + 9 \times 27.5 + 13 \times 32.5 + 23 \times 37.5$$
$$+ 34 \times 42.5 + 2 \times 47.5)/101 = 33.69 (\mu g/ml)$$

$$G = \lg^{-1}\big[(1 \times \lg 2.5 + 2 \times \lg 7.5 + 4 \times \lg 12.5 + 6 \times \lg 17.5 + 7 \times \lg 22.5 + 9 \times \lg 27.5 + 13 \times \lg 32.5$$
$$+ 23 \times \lg 37.5 + 34 \times \lg 42.5 + 2 \times \lg 47.5)/101\big]$$

$$= \lg^{-1}[1.4949] = 31.26 (\mu g/ml)$$

$M = X_{(101+1)/2} = X_{51}$ 即排序后第51个人所对应的血清肌红蛋白含量,X_{51} 在表3-5中位于"35~40"组段,近似用该组段的组中值37.5表示,即 $M \approx 37.5 (\mu g/ml)$。

因为算术均数小于中位数,所以数据呈左偏态分布。图3-6进一步证实,该数据明显呈左偏态分布,因此算术均数和几何均数都不能很好地描述该数据的集中趋势,中位数则是最合适的度量指标。

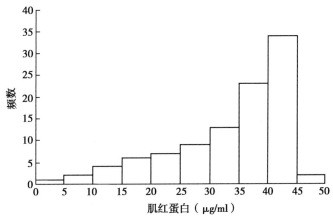

图3-6 101名正常人的血清肌红蛋白含量的直方图

二、离散趋势的描述

离散趋势(dispersion)指的是计量数据的所有观察值与中心位置的偏离程度。描述离散趋

Notes

势的主要统计指标有极差、分位数区间、方差、标准差和变异系数。这些指标也称为变异性度量指标。

1. 极差 极差等于一个变量的所有观察值中的最大值（maximum, *Max*）与最小值（minimum, *Min*）之间的差值。其计算公式为：

$$极差 = Max - Min \qquad (3-7)$$

对于计量单位相同的变量，极差越大，变量的观察值越发散，表明变异度越大。

例 3-10 根据例 3-3 给出的数据，计算这 15 名女大学生腰围的极差。

因为这 15 名大学生腰围的最大值 $Max = 81.0cm$，最小值 $Min = 66.0cm$，按公式（3-7），极差 $= Max-Min = 81.0 - 66.0 = 15.0$（cm）。

由于样本量越大，极差往往越大，所以一般不太直接用极差描述离散趋势。

2. 分位数 分位数（quantile）是介于变量的最大值和最小值之间的一个数值，它使得变量的一部分观察值小于或等于它，另一部分观察值大于或等于它。两个分位数之间的距离可以用来描述数据的离散程度。

统计学中常用的分位数是百分位数（percentile）。百分位数是一个位置指标，用 $X_{P\%}$ 表示，P 用百分数表示，$0 \leq P \leq 100$。对样本来说，它表示在按照升序排列的数列中，其左侧（即小于或等于 $X_{P\%}$ 侧）的观察值个数在整个样本中所占百分比为 $P\%$，其右侧（即大于或等于 $X_{p\%}$ 侧）的观察值个数在整个样本中所占百分比为 $(100 - P)\%$。例如，一个变量的 25% 分位数（记为 $X_{25\%}$）是这样一个数值，它使得该变量中有 25% 的观察值小于或等于它，并且有 75% 的观察值大于或等于它。显然，中位数 M 就是一个特定的百分位数，即第 50 百分位数（$X_{50\%}$）。百分位数的计算方法为：

$$X_{p\%} = L + \frac{i}{f_p}(np\% - \Sigma f_L) \qquad (3-8)$$

其中，$X_{p\%}$ 是百分位数，L 是 $X_{p\%}$ 所在组段的下限，i 是该组段的组距，f_p 是该组段的频数，n 是总频数，Σf_L 是该组段以前的各组段的累计频数。

例 3-11 根据例 3-9 给出的频数分布表 3-5，计算 101 名正常人的血清肌红蛋白含量的百分位数 $X_{10\%}$，$X_{25\%}$，$X_{50\%}$，$X_{75\%}$，$X_{90\%}$。

根据例 3-9 给出的频数分布表 3-5，按公式（3-8），可以得到

$$X_{10\%} = 15 + \frac{5}{6}(101 \times 10\% - 7) = 17.6$$

$$X_{25\%} = 25 + \frac{5}{9}(101 \times 25\% - 20) = 27.9$$

$$X_{50\%} = 35 + \frac{5}{23}(101 \times 50\% - 42) = 37.8$$

$$X_{75\%} = 40 + \frac{5}{34}(101 \times 75\% - 65) = 41.6$$

$$X_{90\%} = 40 + \frac{5}{34}(101 \times 90\% - 65) = 43.8$$

需要指出，计算百分位数的公式不唯一，但在 n 较大时，计算结果差异不大。

统计学将特殊的三个分位数 $X_{25\%}$、$X_{50\%}$ 和 $X_{75\%}$ 统称为四分位数（quartile）。并且分别称为第一四分位数、第二四分位数和第三四分位数，记为 Q_1、Q_2 和 Q_3。即，$Q_1 = X_{25\%}$，$Q_2 = X_{50\%} = M$，$Q_3 = X_{75\%}$。并且称 Q_3 与 Q_1 的差值为四分位间距（quartile range, Q），其计算公式如下：

$$Q = Q_3 - Q_1 \qquad (3-9)$$

对于计量单位相同的变量，四分位间距越大，观察值的离散程度就越大。当资料呈偏态分布时，只计算四分位间距往往难以全面刻画资料的分布特征，一般采用中位数及其四分位数间距 Q_1-Q_3 进行统计描述。

Notes

例 3-12　根据例 3-11 的结果,计算 101 名正常人的血清肌红蛋白含量的四分位间距。

按公式(3-9),可以得到 $Q=Q_3-Q_1=X_{75\%}-X_{25\%}=41.6-27.9=13.7$,所以这 101 名正常人的血清肌红蛋白含量的四分位间距为 13.7(μg/ml)。

3. 方差　方差(variance)是描述一个变量的所有观察值与总体均数的平均离散程度的指标。一般用 σ^2 表示总体方差,用 S^2 表示样本方差,其计算公式如下:

$$S^2=\frac{1}{n-1}\sum_{i=1}^{n}(X_i-\overline{X})^2 \tag{3-10}$$

数理统计学证明,用公式(3-10)计算出来的样本方差 S^2 是总体方差 σ^2 的无偏估计。对于计量单位相同的变量,方差越大,数据的离散程度就越大。

为了简便计算,在计算样本方差时可以使用数学上的等价公式:

$$S^2=\frac{\sum X^2-\left(\sum X\right)^2/n}{n-1} \tag{3-11}$$

频数表资料可以用组中值 X_{Mi} 取代公式(3-11)中的 X,得到计算样本方差的公式为:

$$S^2=\frac{\sum f_i X_{Mi}^2-\left(\sum f_i X_{Mi}\right)^2/\sum f_i}{\sum f_i-1} \tag{3-12}$$

例 3-13　根据例 3-3 给出的数据,计算这 15 名女大学生腰围的样本方差。

根据例 3-3 的结果,大学生的平均腰围 $\overline{X}=73.7$ cm。按公式(3-10),
$S^2=[(71.0-73.7)^2+(73.5-73.7)^2+(81.0-73.7)^2+\cdots+(73.0-73.7)^2]/(15-1)=16.1(\text{cm})^2$
即 15 名女大学生腰围的样本方差是 16.1(cm)^2。

根据方差的计算公式可知,方差的单位是原变量单位的平方。这是方差的缺点。为此,更常用的是标准差。

4. 标准差　标准差(standard deviation, SD)是描述一个变量的所有观察值与均数的平均离散程度的指标,是方差的算术平方根。一般用 σ 表示总体标准差,用 S 表示样本标准差,其计算公式如下:

$$S=\sqrt{\frac{1}{n-1}\sum_{i=1}^{n}(X_i-\overline{X})^2} \tag{3-13}$$

显然,标准差的单位和原变量的单位一致。对于计量单位相同的变量,标准差越大,数据的离散程度就越大。

例 3-14　根据例 3-3 给出的数据,计算 15 名女大学生腰围的样本标准差。

由例 3-13 结果得知,$S^2=16.1$,所以,$S=\sqrt{S^2}=\sqrt{16.1}=4.01(\text{cm})$,
即,这 15 名女大学生腰围的标准差是 4.01cm。

5. 变异系数　变异系数(coefficient of variation, CV)是一个度量相对离散程度的指标,其计算公式为:

$$CV=\frac{S}{\overline{X}}\times 100\% \tag{3-14}$$

从公式可以看出,CV 是无量纲的指标,可以用来比较几个量纲不同的指标变量之间的离散程度的差异,也可以用来比较量纲相同但均数相差悬殊的变量之间的离散程度的差异。CV 值越大,表示离散程度越大。

例 3-15　根据体格检查,15 名大学生的体重(kg)和身高(cm)的数据如下:体重:65,62,50,78,65,45,51,74,60,62,88,50,74,66,70;身高:171,169,157,183,160,155,165,174,166,170,186,154,160,159,161。试比较这 15 名大学生体重和身高的变异程度。

根据公式,可以计算出体重(W)的均数、标准差和 CV 分别是:
$\overline{X}_{(W)}=64.0(\text{kg})$,$S_{(W)}=11.83(\text{kg})$,$CV_{(W)}=(11.83/64.0)\times 100\%=18.49\%$

Notes

同样根据公式，可以计算出身高（H）的均数、标准差和 CV 分别是：

$$\bar{X}_{(H)}=166.0（cm），S_{(H)}=9.62（cm），CV_{(H)}=(9.62/166)\times100\%=5.80\%$$

结果表明这 15 名大学生体重的变异大于身高的变异。

对度量离散程度的 5 个指标进行比较：极差简单易求，单位和原变量的单位相同。但它的缺点是：仅使用了原变量中很少部分的信息；没有涉及数据的集中位置的信息；对极端值很敏感；与样本含量 n 有关，n 越大，全距可能越大，一般来说，样本极差低估了总体极差。分位数对极端值的敏感性远远低于极差，受样本含量的影响较小。它的缺点是：仅使用了原变量中部分的信息；没有涉及数据的集中位置的信息。方差的计算使用了变量的全部信息，因此用方差来度量数据的离散程度远远优于极差和分位数。但由于方差的单位是原变量的单位的平方，使用起来不够方便。标准差是方差的算术平方根，度量衡单位与原变量的单位相同，使用方便，是描述离散程度的最常用的度量指标。变异系数是无量纲指标，可以用来比较不同量纲变量之间的变异程度，也可以用来比较量纲相同但均数相差较大变量之间的变异程度。

数据的记录形式不同，对集中趋势和离散程度度量指标的影响也不同。表 3-6 举例说明了对同一变量加上一个常数和乘以一个常数后，度量指标的变化情况。这里，$X_2=X_1+10$，$X_3=X_2\times10$。

表 3-6　数据的变化对集中趋势和离散程度度量指标的影响

编号	X_1	X_2	X_3
1	1	11	110
2	2	12	120
3	3	13	130
4	4	14	140
5	5	15	150
均数	3.00	13.00	130.00
方差	2.50	2.50	250.00
标准差	1.58	1.58	15.80
变异系数（%）	52.70	12.16	12.16

从表 3-6 可以得到：一个变量加上一个常数后，新变量的均数等于原变量的均数加上这个常数，方差和标准差均不变，变异系数变小；一个变量乘以一个常数后，新变量的均数等于原变量的均数乘以这个常数，方差等于原变量的方差乘以这个常数的平方，标准差等于原变量的标准差乘以这个常数，变异系数不变。

第三节　分类资料的统计描述

分类资料可以汇总为频数表的形式来反映数据的分布。描述分类资料特征的统计指标和计量资料完全不同。本节讨论分类资料的统计描述，主要内容包括常用的几个相对数指标和使用它们时应注意的事项。

一、常用的相对数指标

对于分类资料而言，医学研究中经常用到的相对数指标包括比、构成比、率及相对危险度、比数比和动态数列等。

1. 比　比（ratio）表示两个相关指标的值之商。它描述了一个指标的值是另一个指标值的几倍或百分之几。其计算公式如下：

Notes

$$比=\frac{指标A的值}{指标B的值} \qquad (3-15)$$

这里，A 和 B 两个指标的性质可以相同，也可以不同。

例 3-16   2008 年我国人口的统计数据显示，全国人口共 132 802 万人。其中男性 68 357 万人，女性 64 445 万人，求我国男女性别之比。

按公式（3-15），我国男女性别之比 = 男性人口数 / 女性人口数 = 68 357/64 445 = 1.06。也就是说，2008 年我国人口中，男性人口数是女性人口数的 1.06 倍。

2. 比例   比例（proportion）指的是某事物内部各组成部分的观察单位数与所有组成部分的总观察单位数之比。它描述事物内部各组成部分所占的比例。其计算公式如下：

（1）表示分布结构的比例：

$$构成比=\frac{该事物内部某组成部分的观察单位数}{某事物内部各个组成部分的总观察单位数}\times100\% \qquad (3-16)$$

例 3-17   2010 年某地区为了解居民的营养健康状况，随机调查了 3515 名居民，统计了居民文化程度，结果见表 3-7 第 2 列。试计算各文化程度人数的构成比。

表 3-7   2010 年某地 3515 名居民文化程度调查结果

文化程度	患病人数	百分比（%）
小学及以下	364	10.36
初中	1352	38.46
高中 / 职高 / 中专	911	25.92
大专 / 本科	864	24.58
硕士及以上	24	0.68
合计	3515	100.00

从表中可以看出居民的文化程度，主要以初中、高中 / 职高 / 中专与大专 / 本科为主，其中初中所占比例最高。在本例中，构成比的分母数是研究者在调查设计确定的，如果大专 / 本科人数增加，则相应的其他文化程度的人数则变小，因此其他文化程度所占的构成比会下降。

（2）表示某现象发生的频率：

$$频率=\frac{某现象实际发生的观察单位数}{可能发生该现象的观察单位总数}\times K \qquad (3-17)$$

这里，K 是比例基数，它可以取值 100%、1000‰、10 000/ 万、100 000/10 万等。比例基数的选择主要根据习惯用法，使得计算结果能保留 1-2 位整数。如吸烟率一般用百分率（100%），婴儿死亡率一般用千分率（1000‰），而癌症患病率一般用万分率（10 000/ 万）。例如，据世界卫生组织统计，各国住院患者发生药物不良反应的频率是 10% 到 20%。也就是说，每 100 个住院患者中，有 10 到 20 个人发生了药物不良反应。

例 3-18   某研究者 2000 年在某市 15～65 岁人群中随机调查了 2300 人的饮酒情况。根据 WHO 的测定指标，经计算发现当前饮酒者中有 68 人是酒依赖患者。计算该市 2000 年 15～65 岁人群中的酒依赖患病比例。

按公式（3-17），

$$酒依赖患病比例=\frac{68}{2300}\times100\%=2.96\%$$

3. 率   率（rate）是一个具有时期概念的指标，用于说明在某一时段内某现象或事件发生的频率或强度。

（1）描述某事件在某时期内的发生（频）率的定义为：

Notes

$$率 = \frac{某时期内发生某事件的观察单位数}{该时期开始时暴露的观察单位数} \qquad (3\text{-}18)$$

常用的有生存率、死亡率等。上述定义的率是描述在某一时期内某现象发生的频率，亦称为累积发生率。由于事件发生的概率可以用频率进行近似估计，所以频率也可以理解为在这个时期发生该事件的概率近似值。

（2）描述某现象在观察单位时间内发生的（速）率或强度的率定义为：

$$率 = \frac{发生某事件的观察单位数}{\sum 观察单位 \times 观察时间} \qquad (3\text{-}19)$$

即所观察的事件在单位时间内发生强度的率（实际为速率），其倒数就是平均观察多少时间该事件发生一次。常常用于随访某个暴露人群的发病率等，所以公式（3-19）所定义的率也称为强度型的率，在流行病学中用该公式定义的发病率（incidence rate, IR），亦称为发病密度（incidence density）。

例 3-19　某医院进行院内感染调查。对 500 个患者累计观察了 12 500 日，其中有 59 人在院内感染。计算其平均每天的院内感染率。

平均每天的院内感染率 = 59/12 500 = 0.004 72 = 4.72‰，即平均每天有 4.72‰ 的患者在院内感染。

率、比例和比均为相对数指标。但它们之间有着本质的区别：①比例中的构成比表示某事物内部各部分所占的比例或比重，比例中的频率是表明某现象发生的频率或概率，但比例均与观察时间单位无关。②累积发生率表示某事件在一定时期发生的频率，与观察时期的长短有关。公式（3-19）所定义的率表示某事件发生的速率，即强度，这种率与观察（时期）时间的长短无关，与观察时间的单位有关。例如，婴儿死亡率与观察时间单位有关，但男女性结构比与观察时间单位无关。因此，构成比与率不能混淆使用。③构成比的分子中的个体一定是分母中的一部分，而比的分子中的个体不一定是分母中的一部分；构成比是同一类事物的数值之比，比可以是任意两个数值之比。

流行病学研究中经常用到两个相对比指标，一个是相对危险度，另一个是优势比或比数比。

4. 相对危险度　相对危险度（relative risk, RR）指的是同一事件在两种不同情况下的发生率之比。其计算公式是：

$$RR = \frac{P_1}{P_2} \qquad (3\text{-}20)$$

这里 P_1 和 P_2 分别表示同一事件在暴露或未暴露于危险因素这两种不同情况下的率。用 P_1 表示暴露于危险因素下某事件的率，用 P_2 表示未暴露在危险因素下某事件的率。这里所说的事件一般为死亡、复发、发病等，率一般为死亡率、复发率、发病率等。如果公式（3-20）表示在暴露或未暴露于危险因素这两种不同情况下的患病率之比（prevalence risk ratio），通常用 PRR 表示。$RR = 1$ 表示暴露人群发病率与未暴露人群相同，因此暴露与发病病没有联系，此暴露因素不可能是病因。$RR > 1$ 表示暴露人群的发病率高于未暴露人群，因此很有可能此暴露因素是病因，此暴露因素是危险因素。$RR < 1$ 表示暴露人群的发病率低于未暴露人群，此暴露因素不但不是病因，还很可能有保护作用。此暴露因素是保护因素。此指标适用于前瞻性随访研究。

例 3-20　为了解某地区的糖尿病患病和发病情况，研究者首先对该地区进行横断面调查，分别得到高血压患者的糖尿病患病率为 16%，非高血压患者的糖尿病患病率为 7%，然后对非糖尿病患者进行定期随访，监测这些对象的糖尿病发病情况，高血压患者累计随访 1510 人年，在随访期间新诊断为糖尿病患者有 201 人。非高血压对象累计随访 1250 人年，在随访期间新诊断为糖尿病患者有 72 人，试计算高血压患者与非高血压患者的糖尿病患病风险比 PRR 和发病相对危险度 RR（表 3-8）。

Notes

根据本题所提供信息，可以得到高血压患者糖尿病的患病风险比 $PRR = \dfrac{16\%}{7\%} = 2.29$，即：高血压患者患糖尿病的危险性是非高血压患者的 2.29 倍。

表 3-8 随访调查

研究对象	随访人年	新诊断糖尿病人数	发病率(/年,%)
高血压患者	1510	201	13.31
非高血压患者	1250	72	5.76

糖尿病的发病相对危险度为 $RR = \dfrac{201/1510}{72/1250} = \dfrac{13.31\%}{5.76\%} = 2.31$，即：高血压患者的糖尿病发病率是非高血压对象的 2.31 倍。

5. 比数比　　比数比(odds ratio, OR)，设 P 是某事件的发生率或发生概率，则比数 $Odds = P/(1-P)$。比数比是一种情况下比数 $Odds_1$ 与另一种情况下的比数 $Odds_2$ 之比。其计算公式是：

$$OR = \frac{Odds_1}{Odds_2} = \frac{P_1/(1-P_1)}{P_2/(1-P_2)} \qquad (3-21)$$

由于 OR 是两个比数的比，所以称为比数比。在医学研究中，往往有两种方式进行随机抽样(或随访)：①按某因素暴露和未暴露进行分别抽样(或随访)，只能分别得到暴露样本和未暴露样本的发病 $Odds_{D_i} = \dfrac{\text{发病率}}{1-\text{发病率}}$；②按是否发病(或患病)进行随机抽样，只能分别得到发病样本和不发病样本的暴露 $Odds_{E_i} = \dfrac{\text{暴露率}}{1-\text{暴露率}}$，显然两种方式抽样分别得到发病 $Odds_{D_i}$ 和暴露 $Odds_{E_i}$ 的意义是不同的，但可以证明：在同一人群中，可以计算按暴露发病 $Odds_{D_1}$ 和未暴露的发病 $Odds_{D_2}$ 之比 $OR = \dfrac{Odds_{D_1}}{Odds_{D_2}}$，也可以计算发病的暴露 $Odds_{E_1}$ 和不发病的暴露 $Odds_{E_2}$ 之比 $OR = \dfrac{Odds_{E_1}}{Odds_{E_2}}$，并且两种计算所得到 OR 是相等的。由于上述两种抽样方式所得到的 OR 都是对人群 OR 的估计值，所以无论用何种方式进行抽样，均可按不同暴露水平抽样方式的背景对 OR 意义进行解释。OR 取值的重要意义在于：当某事件的发生率(如发病率)很小的情况下，$1-P_1 \approx 1$，$1-P_2 \approx 1$，从而，$OR \approx RR$。即，在某事件发生率较小的情况下，比数比近似地等于相对危险度。另外当 $OR = 1$ 时，一定有 $RR = 1$，反之当 $RR = 1$ 时，一定有 $OR = 1$。

例 3-21　为了研究胃癌发病与基因 A 突变的关联性，某研究者对某地区进行横断面调查，并且收集每个调查对象的血样品进行妥善保存，然后对这些对象中的正常人随访 5 年，共发现 210 名新诊断为胃癌，并且作为病例组，根据这些胃癌患者的年龄和性别进行配对，从患胃癌对象中随机抽样出 420 名对象作为对照组，然后取出横断面调查时的血样品进行基因 A 检测，得到基因 A 突变与胃癌发病资料如表 3-9 所示，请计算 OR 值。

表 3-9 基因 A 突变与胃癌发病资料

	基因 A 突变	基因 A 未突变	突变率	合计
病例组	50	160	50/210	210
对照组	70	350	70/420	420

病例组基因突变的比数 $Odds_{\text{病例组}} = \dfrac{50/210}{1-50/210} = \dfrac{50}{160}$

Notes

$$对照组基因突变的比数 Odds_{对照组} = \frac{70/420}{1-70/420} = \frac{70}{350}$$

$$胃癌发病的比数比 OR = \frac{Odds_{病例组}}{Odds_{对照组}} = \frac{50/160}{70/350} = 1.56$$

例 3-21 的研究设计在流行病学上称为巢氏病例对照，由于这类研究所给出的发病人数是一个随访所得到的新发病人数，胃癌的发病率非常低，本例的 OR 可以近似视为胃癌发病率的相对危险度 RR，即：基因 A 突变的发病率是基因 A 不突变的 1.56 倍。

对于横断面调查资料计算的 OR 或 RR（一般记为 PRR）是刻画不同暴露与患病率的关联性，不能解释为不同暴露与发病率的关联性。在后面的 Logistic 回归分析一章中还要提到 OR 的应用价值。

二、动 态 数 列

动态数列（dynamic series）指的是一组按照时间顺序排列起来的统计指标，包括绝对数、相对数、平均数等，它们可以用来观察和比较事物在时间上的变化和发展趋势。常用的动态数列分析指标有：增长量和累计增长量、发展速度和增长速度、平均发展速度和平均增长速度（表 3-10）。

表 3-10　某地区平均每所综合医院住院患者医疗费用的变化情况

年份 (1)	指标符号 (2)	人均住院费用（元）(3)	增长量		发展速度(%)		增长速度(%)	
			逐年 (4)	累计 (5)	环比 (6)	定基比 (7)	环比 (8)	定基比 (9)
1995	A0	1670	—	—	100.0	100.0	—	—
1996	A1	2190	520	520	131.1	131.1	31.1	31.1
1997	A2	2380	190	710	108.7	142.5	8.7	42.5
1998	A3	2600	220	930	109.2	155.7	9.2	55.7
1999	A4	2890	290	1220	111.2	173.1	11.2	73.1

1. **增长量和累计增长量**　增长量指相邻两个时点上某指标的差值。其计算公式如下：

增长量＝报告期时点的指标值－前一个时点的指标值　　　　　　　　（3-22）

例如，1999 年的人均住院费用比 1998 年多 2890－2600＝290（元）。

累计增长量指的是报告期时点的指标值与某个固定基点的指标值的差值。其计算公式如下：

累计增长量＝报告期时点的指标值－基点的指标值　　　　　　　　（3-23）

例如，1999 年人均住院费用比 1995 年多 2890－1670＝1220（元）。

2. **发展速度和增长速度**　发展速度可以用环比和定基比两种方式计算。环比发展速度指报告期时点的指标值与前一个时点的指标值的比。定基比是指报告期时点的指标值与某个固定基点的指标值的比。其计算公式如下：

环比发展速度＝报告期时点指标值 / 前一个时点指标值　　　　　　（3-24）

定基比发展速度＝报告期时点指标值 / 某个固定基点指标值　　　　（3-25）

例如，1999 年人均住院费用的环比发展速度＝2890/2600＝111.2%。如果以 1995 年为基点，则 1999 年人均住院费用的定基比发展速度＝2890/1670＝173.1%。

增长速度指的是发展速度的净增长量，其计算公式是：

环比增长速度＝环比发展速度 －100%　　　　　　　　　　　（3-26）

定基比增长速度＝定基比发展速度 －100%。　　　　　　　　　（3-27）

例如，1999 年人均住院费用的环比增长速度＝111.2%-100%＝11.2%。如果以 1995 年为基

Notes

点，则1999年人均住院费用的定基比增长速度＝173.1%-100%＝73.1%。

3. 平均发展速度和平均增长速度 平均发展速度指的是某时期内各环比发展速度的几何平均数，它描述了动态指标在某个时期内的平均发展程度。可以证明，平均发展速度的计算公式可以简化如下：

$$平均发展速度 = \sqrt[n]{\frac{A_n}{A_0}} \qquad (3-28)$$

这里 A_0 表示基点指标值，A_n 表示报告期时点指标值，n 表示除了基点外，有 n 个等间隔时间点的观察值。

例如，1995—1999年人均住院费用的平均发展速度是：

$$平均发展速度 = \sqrt[4]{\frac{2890}{1670}} = 1.147 = 114.7\%$$

平均增长速度指的是平均发展速度的净增长量。其计算公式是：

$$平均增长速度 = 平均发展速度 - 100\% \qquad (3-29)$$

例如，1995—1999年人均住院费用的平均增长速度＝114.7%-100%＝14.7%。

根据表3-10给出的数据可以看出，人均住院费用呈逐年上升的趋势，但从环比增长速度看，1996年住院费用增长很快，随后3年逐步稳定在10%左右的范围内增长。年平均发展速度为114.7%，年平均增长速度为14.7%。

三、应用相对数指标的注意事项

1. 计算相对数时总观察单位数应足够多 也就是说，相对数的分母不能过小。观察单位数过小，缺乏代表性，会造成相对数不稳定，不能准确地反映总体的客观规律。例如，在药物临床试验中，如果观察例数是2，那么，结果可能是2例都有效，可能是2例都无效，也可能是1例有效另1例无效。从统计学角度看，由于观察单位数太少，任何偶然的因素都会造成结果的不稳定，因此无论哪种结果发生，都无法确信结果的可靠性。在临床试验研究中，如果观察例数确实很少，则应当用绝对数来表示结果，或者用后面将要学习的统计推断知识，计算出率的可信区间。

2. 要区分比例中的频率与率的差异 比例中的频率是与时间无关的指标或者仅是一个时点的指标，率是一个时期的指标。由于历史原因，有些指标名义上是率，实际不是率，而是比例或者比。如患病率就是一个时点的频率指标，但不是率。

3. 区别比例中的构成比和频率的作用 构成比表示事物内部各部分所占的比例，不能用构成比来说明某现象发生的频率或强度。例如，从表3-11给出的数据可以看出，在147个患者中，专业工龄介于10至15年的工人所占的比例最大（占49.66%）。但是，不能就此认为该组工人患病率最高。事实上，这一组工人最多，所以患病的人数就可能多。至于哪一组工人患病率高，应当比较各组的患病率。从表3-11的最后一列可以看出，工龄越长，患病率就越高。

表3-11 某化工厂慢性气管炎患病与专业工龄的关系

专业工龄（年）	检查人数	患者人数	构成比（%）	患病率（%）
1～	340	17	11.56	5.00
5～	254	30	20.41	11.81
10～	432	73	49.66	16.90
15～	136	27	18.37	19.85
合计	1162	147	100.00	12.65

再比如，已知某市1980年痢疾的发病人数占5种传染病总人数的49.39%，而1990年该数字降为37.92%。但是，不能用这个构成比来代替率，即不能认为该市1990年痢疾的患病率比

1980年低。

4. 正确计算总样本率　例如，在表3-11中，要计算所有工人的患病率，不能简单地求各组患病率的均数，而应当严格按照患病率的定义找出正确的分子和分母，然后计算合计率。

5. 注意总样本率的校正计算　如果要根据样本来推断总的样本率，往往需要注意样本率的校正计算问题。由于不是简单随机抽样，往往样本与人群的人口结构比例不一定完全匹配。例如，根据表3-12中给出的样本量计算得到总患病率＝13%，但是，经过实际人口校正后，得到校正总患病率＝16%。

表3-12　某地区15-64岁年龄组的患病率调查数据及校正值

年龄组	样本量	患病人数	患病率(%)	实际人口比例(%)	校正样本量	校正患病人数	校正患病率(%)
15～34	700	70	10	40	400	40	10
35～64	300	60	20	60	600	120	20
合计	1000	130	13	100	1000	160	16

注：年龄组的校正样本量＝年龄组的实际人口比例×总样本量，校正年龄组的患病人数＝年龄组的校正样本量×年龄组的患病率。

6. 注意相对数的可比性　由于影响相对数的混杂因素很多，因此要比较两个或多个相对数时，要注意影响因素要尽可能地一致或接近。例如，临床研究中要比较两种治疗方法的治愈率是否一致，通常需注意的是两组观察对象是否同质，如需要注意两组的性别、年龄、职业等构成比是否相同，同时要注意两组患者的疾病严重程度、病情长短等是否接近。如果不能满足同质性要求，通常不能直接相互比较。若由于内部构成影响到总样本率时，应当对相对数进行标准化。

四、率的标准化

例如，表3-13列出的是两个医院对同一种疾病的治疗效果。从合计的治愈率看，甲医院的治愈率（65.45%）高于乙医院（44.55%）。但是，从进入每一家医院的患者的疾病程度看，构成比有明显的不同：甲医院病情轻的患者比例（90.91%）远远高于乙医院（9.09%），而病情轻的患者治愈率自然高于病情重的，这样就很容易造成甲医院的治疗效果优于乙医院。直接采用这样的结果显然是不合理的，这时需要对率进行标准化，否则会影响结果的正确性。

表3-13　甲乙两个医院对同一种疾病的治疗效果的比较

病情	甲医院			乙医院		
	患者数	治愈数	治愈率(%)	患者数	治愈数	治愈率(%)
轻	1000	700	70.0	100	90	90.0
重	100	20	20.0	1000	400	40.0
合计	1100	720	65.5	1100	490	44.5

率的标准化（standardization）是为了在比较两个不同人群的患病率、发病率、死亡率等资料时，消除其内部构成（如年龄、性别、工龄、病程长短等）不同而不能直接比较的所产生的影响。

率的标准化方法有：直接法、间接法和反推法三种，本节仅介绍在临床上常用的直接法。

（1）直接法标准化的数学模式如下：

$$P' = (N_1P_1 + N_2P_2 + \cdots + N_kP_k) / N = (\sum N_iP_i) / N \tag{3-30}$$

式中 P' 为标准化率，$N_1, N_2, \cdots N_k$ 为某一影响因素（例如病情）标准构成的每层人口数，$P_1, P_2, \cdots, P_k$ 为原每层的率，N 为标准构成的总人口数。上式也可写成：

Notes

$$P' = C_1P_1 + C_2P_2 + \cdots + C_kP_k = \sum C_iP_i \tag{3-31}$$

式中 $C_i = N_i/N$ 为标准构成的人口构成比。

（2）标准构成选取的方法有三种：取某一个组的构成比为标准构成比；将几个组的观察个数合并，计算出合并的构成比，以其作为标准构成比；从外部取一个公认的标准构成比。

根据标准构成比，计算每一组的标准化率。

从表3-13给出的数据可看出，该数据不同质的关键在于两医院患者的病情轻重比例不同。现在用直接标准化方法对表3-13给出的率进行标化。标准构成比采用两个医院合并的构成比，标准化率列在表3-14中。

表3-14　标准化后甲乙两个医院对同一种疾病的治疗效果的比较

疾病程度	合并人数	标准人口构成	甲医院		乙医院	
			原治愈率(%)	校正治愈率(%)	原治愈率(%)	校正治愈率(%)
轻	1100	0.5	70.0	35.0	90.0	45.0
重	1100	0.5	20.0	10.0	40.0	20.0
合计	2200	1.0	65.5	45.0	44.6	65.0

直接标准化后，甲医院的治愈率为45%，而乙医院的治愈率为65%，即标准化前甲医院的治愈率高于乙医院，而标准化后甲医院的治愈率低于乙医院。

注：标准化率仅用于相互比较，不代表实际水平；当标准构成不同时，标准化率一般也不相同。

五、医学常用统计指标

医学常用统计指标是指医学人口统计和疾病统计等工作中常用的统计指标，是制订卫生工作计划、了解人群健康水平、评价计划生育工作效果、研究疾病流行规律、进行有效的疾病预防工作的重要依据。

1. **医学人口统计指标**　医学人口统计学（medical demography）是应用人口统计学的理论和方法，从人类健康和卫生保健的角度研究人口的数量、结构和变动及其与卫生事业发展的相互关系的学科。

医学人口统计资料主要来源于有三个：人口普查（census）、人口抽样调查和人口登记。

医学人口统计指标主要包括人口总数、人口构成、人口生育、人口死亡和人口寿命等方面的统计指标。

（1）人口总数：人口总数（population size）一般是指一个国家或地区在某一特定时间的人口数。按照惯例，一般采用一年的中点，即7月1日零时为标准时刻进行统计。为避免重复或遗漏，国际上统一规定了两种统计人口数的方法：一种称为实际制，只统计标准时刻某地实际存在的人数（包括临时在该地的人）；另一种称为法定制，只统计某地的常住人口。

从医学角度看，按实际制统计人口较好，如传染病的防治和计划生育的管理等。由于人口经常处于变化之中，某一时点的人口数只能代表这一时点的人口规模，而不能代表其他时点或某一时期（如一年）的人口规模。在实际工作中，有时也用某一时期的平均人口数来代表人口总数。从理论上讲，平均人口的准确计算方法是把一定时期内各时点的人口数相加再除以总时点数。但在实际中不可能获得各时点的人口数字，一般只能计算平均人口数的近似值。当人口数在一年中是均匀变动时，可用相邻两年年末（12月31日）人口数的平均数计算年平均人口数；也可用年中（7月1日零时）人口数代表全年的平均人口数。

（2）人口构成：人口构成（composition of population）指的是一个国家或地区的人口总数中，性别、年龄、文化程度、职业等人口学基本特征的分布情况。一般最常用的人口统计指标有人

Notes

口年龄构成以及性别比(sex ratio)。除此之外,常用的人口统计指标还有人口系数和负担系数,包括:老年人口系数、少儿人口系数、老年负担系数、少儿负担系数、总负担系数和老少比等。这些指标的计算公式及其指标类型列在表3-15中。

表3-15 常用的人口统计指标

指标	分母	分子	基数	说明
年龄构成比	总人口数	各年龄组人口数	100	构成比
性别比	女性人口数	男性人口数	100	比
老年人口系数	总人口数	≥65岁人口数	100	构成比
少儿人口系数	总人口数	≤14岁人口数	100	构成比
老年负担系数	15~64岁人口数	≥65岁人口数	100	比
少儿负担系数	15~64岁人口数	≤14岁人口数	100	比
总负担系数	15~64岁人口数	≤14和≥65岁人口数	100	比
老少比	≤14岁人口数	≥65岁人口数	100	比

这里列出的六个人口系数的大小受社会经济水平、生活水平、卫生保健水平、人群健康水平等因素的影响。例如,人的健康水平越高,寿命越长,则老年人口系数就越高。因此,老年人口系数指标在一定程度上可以反映一个国家人群的健康水平。

一般地讲,发达国家的老年人口系数高于发展中国家;少儿人口系数低于发展中国家;总负担系数低于发展中国家;老少比高于发展中国家。

(3)人口生育:实行计划生育是我国的一项基本国策。了解人口生育及其增长规律、对做好计划生育工作和制订国民经济计划等都具有重要的意义。常用的反映人口生育和计划生育的统计指标有:粗出生率(crude birth rate,CBR)、总生育率(general fertility rate,GFR)、年龄别生育率(age-specific fertility rate,ASFR)、终生生育率(life-time fertility rate,LTFR)、避孕现用率(contraceptive prevalence)、计划生育率(family planning rate)、人工流产率(induce abortion rate)和自然增长率(natural increase rate,NIR)等。除最后一个外,这些指标的计算公式列在表3-16中。

表3-16 常用的人口生育统计指标

指标	分母	分子	基数	说明
粗出生率	某年平均人口数	同年活产数	1000	比
总生育率	某年15~49岁妇女数	同年活产数	1000	比
年龄别生育率	某年某年龄组妇女人数	同年某年龄组活产数	1000	比
终生生育率	经历育龄期的某批妇女人数	同批妇女所生子女数	1000	比
避孕现用率	某时期15~49岁妇女人数	同期接受避孕措施人数	1000	率
计划生育率	某年活产总数	同年符合计划生育的活产数	100	率
人工流产率	某年15-49岁妇女人数	同年人工流产人次	100	比

自然增长率的计算公式是:自然增长率=粗出生率-粗死亡率。由于自然增长率受性别、年龄构成的影响,所以只能用来粗略地估计人口的一般增长趋势,而不能用来预测未来人口的发展速度。

(4)人口死亡:按照世界卫生组织给出的定义,人口死亡指的是"在出生后的任何时候,全部生命现象永远消失"这一生命事件。活产之前的死亡称为"胎儿死亡",不应包含在生命统计的"死亡"之内。死亡统计资料是反映社会卫生状况和居民健康水平的重要基础资料,也是制订卫生工作计划、评价卫生服务效果的重要依据。通过描述不同地区、不同人群(包括不同性别、

Notes

不同年龄、不同职业者)的死亡水平和各种死亡原因的动态变化,可以有效地分析社会经济、文化教育和卫生服务对居民健康的影响。

我国人口死亡资料主要由公安部门负责收集。国家规定居民死亡后,死亡者家属或监护人(或单位负责人)必须及时向当地户籍管理部门报告并注销户口。死于医院者,医师应负责填写死亡报告单,死因要严格按照第十次修订的国际疾病分类(international classification of diseases,ICD-10)给出的定义正确填写,交给死者家属作死亡报告用,并要特别注意杜绝婴儿死亡的漏报。

常用的死亡统计指标有:粗死亡率(crude death rate,CDR),也称为总死亡率、年龄别死亡率(age-specific death rate,ASDR)、婴儿死亡率(infant mortality rate,IMR)、新生儿死亡率(neonatal mortality rate,NMR)、围生儿死亡率(perinatal mortality rate,PMR)、5 岁以下儿童死亡率(Under-5 mortality rate,CMR)、孕产妇死亡率(maternal mortality rate,MMR)和死因别死亡率(cause-specific death rate,CSDR),以及死因构成比(proportion of mortality rate,PMR)等,它们的计算公式列在表3-17 中。

表 3-17　常用的死亡统计指标

指标	分母	分子	基数	说明
粗死亡率	某年平均人口数	同年内死亡人数	1000	率
年龄组死亡率	某年某年龄组平均人口数	同年内该年龄组死亡人数	1000	率
婴儿死亡率	某年活产总数	同年内<1 周岁婴儿死亡人数	1000	比
新生儿死亡率	某年活产总数	同年内<28 天新生儿死亡人数	1000	比
围生儿死亡率	某年围生期死胎数＋死产数＋活产数	同年围生期死胎数＋死产数＋出生 7 天内死亡数	1000	率
5 岁以下儿童死亡率	某年活产总数	同年内 5 岁以下儿童死亡人数	1000	比
孕产妇死亡率	某年活产总数	同年孕产妇死亡人数	10 万	比
死因别死亡率	某年平均人口数	同年内某种原因死亡人数	10 万	率
死因构成比	某年死亡总人数	同年内某类死因死亡人数	100	构成比

另外,还有一个常用的指标是死因顺位(rank of cause-specific death rate),它指的是将各类死因构成比的大小由高到低排列的位次。死因顺位描述了各死因的相对重要性。科学地进行死因分类,是应用这一指标的先决条件。

(5)人口寿命:人口寿命(population life)是指一个人从出生到死亡所经历的时间。人口寿命直接反映了人群的健康状况和经济发展水平。常用的人口寿命指标有:期望寿命(life expectancy)、平均寿命(average life)、潜在寿命损失年(potential years of life lost,PYLL)、无残疾期望寿命(life expectancy free of disability,LEFD)、活动期望寿命(active life expectancy life,ALE)和残疾调整生命年(disability adjusted life years)等。

寿命表(life table)是根据特定人群的年龄组死亡率编制出来的。寿命表的编制原理是,假定有同时出生的一代人(一般假定为 10 万人),按照一定的年龄组死亡率而先后死去,最后全部死亡。用寿命表方法计算出这 10 万人从出生到全部死亡这段时间内进入不同年龄组时的"死亡概率"、"死亡人数"、刚活到某年龄时的人数(即"尚存人数")及其"期望寿命"等指标。期望寿命也称平均期望寿命,对于刚活到 x 岁的人来说,其期望寿命是指他们在 x 岁以后预期平均尚能存活多少年。由于寿命表是根据各年龄组死亡率计算出来的,因此,寿命表中各项指标不受人口年龄构成的影响,不同人群的寿命表指标之间具有良好的可比性。寿命表的计算比较复杂,步骤如下(3-18)。

Notes

表 3-18　某年某市居民简略寿命表

年龄组	人口数	实际死亡数	死亡率	死亡概率	尚存人数	期望死亡数	生存人年数	生存总人年数	期望寿命
$X\sim$	N_x	D_x	F_x	P_x	n_x	d_x	L_x	T_x	E_x
(1)	(2)	(3)	(4)	(5)	(6)	(7)	(8)	(9)	(10)
0~	23 852	276	0.011 57	0.011 57	100 000	1157	98 947	7 149 798	71.5
1~	48 297	67	0.001 39	0.005 53	98 843	547	394 278	7 050 851	71.3
5~	83 361	46	0.000 55	0.002 76	98 296	271	490 802	6 656 574	67.7
10~	107 396	61	0.000 57	0.002 84	98 025	278	489 430	6 165 771	62.9
15~	123 766	103	0.000 83	0.004 15	97 747	406	487 721	5 676 341	58.1
20~	139 367	144	0.001 03	0.005 15	97 341	502	485 452	5 188 620	53.3
25~	129 731	142	0.001 09	0.005 46	96 840	529	482 877	4 703 168	48.6
30~	108 544	108	0.000 99	0.004 96	96 311	478	480 360	4 220 292	43.8
35~	83 157	99	0.001 19	0.005 93	95 833	569	477 744	3 739 931	39.0
40~	65 137	150	0.002 30	0.011 45	95 264	1091	473 595	3 262 188	34.2
45~	72 625	269	0.003 70	0.018 35	94 174	1728	466 548	2 788 593	29.6
50~	60 436	389	0.006 44	0.031 67	92 446	2928	454 908	2 322 044	25.1
55~	48 368	746	0.015 42	0.074 25	89 518	6647	430 970	1 867 136	20.9
60~	36 354	969	0.026 65	0.124 95	82 871	10 354	388 467	1 436 166	17.3
65~	32 142	1115	0.034 69	0.159 61	72 516	11 574	333 646	1 047 699	14.5
70~	20 421	1038	0.050 83	0.225 50	60 942	13 742	270 355	714 053	11.7
75~	11 223	1089	0.097 03	0.390 45	47 200	18 429	189 927	443 698	9.4
80~	9826	1114	0.113 37	1.000 00	28 771	28 771	253 772	253 772	8.8

1）根据 x 岁的平均人口数 N_x 和实际死亡人数 D_x，按照公式（3-32）计算 x 岁时的死亡率 F_x：

$$F_x = \frac{D_x}{N_x} \tag{3-32}$$

2）根据死亡率 F_x，按照公式（3-33）计算 x 岁时的死亡概率 P_x：

$$P_x = \frac{2mF_x}{2 + mF_x} \tag{3-33}$$

这里 m 为整数，表示年龄组间跨度，一般取 $m \leqslant 5$。死亡概率表示 x 岁尚存者在今后一年或 m 年内死亡的可能性。0 岁组（$x=0$）的死亡概率用婴儿死亡率代替。最后一组死亡概率为 1。

3）根据死亡概率 P_x，反复使用公式（3-34）和（3-35）计算 x 岁时的理论死亡人数 d_x 和尚存人数 n_x：

$$d_x = n_x P_x \tag{3-34}$$
$$n_{x+1} = n_x - d_x \tag{3-35}$$

这里 n_0 为 0 岁组（婴儿）尚存人数。根据 n_0 和 P_0，由公式（3-33）求出 d_0，再根据 n_0 和 d_0，由公式（3-34）求出 n_1。以此类推。

4）根据 x 岁和 $x+m$ 岁时尚存人数 n_x 和 n_{x+1}，按照公式（3-36）计算 x 岁尚存者在今后 m 年内的生存人年数 L_x：

$$L_x = \frac{m}{2}(n_x + n_{x+m}) \tag{3-36}$$

这里规定婴儿组计算公式是 $L_0 = n_1 + a_0 \times d_0$。其中，$a_0$ 为一经验性常数，它表示 0 岁组死亡者的平均存活年数，当婴儿死亡率低于 20‰时，a_0 值约为 0.09；由于此寿命表中婴儿死亡率 = 11.5714‰ < 20‰，故 a_0 取值为 0.09。d_0 为 0 岁组的死亡人数。另外还规定，最后一个年龄组的生存人年数计算公式为

Notes

$$L_x = \frac{n_x}{F_x} \tag{3-37}$$

5）根据 x 岁尚存者在今后 m 年内的生存人年数 L_x，利用公式（3-38）计算 x 岁及其以上各年龄组的生存人年数总和 T_x：

$$T_x = \sum L_x \tag{3-38}$$

6）根据 x 岁及其以上各年龄组的生存人年数总和 T_x 和 x 岁尚存者人数 n_x，利用公式（3-39）计算 x 岁时的平均期望寿命 E_x：

$$E_x = \frac{T_x}{n_x} \tag{3-39}$$

平均寿命指的是出生时的平均期望寿命，即 E_0，它综合反映了居民的健康状况，但是它只综合了有关死亡的信息，而未包含疾病和伤残等方面的信息。其他几个人口寿命指标从不同角度来研究人口的寿命，它们都可以对人口和死亡作出科学的综合性的分析，其详细内容可参考有关文献。

2. **疾病统计指标** 疾病统计（morbidity statistics）是从数量上研究疾病在人群中的发生、发展和流行分布的特点与规律，它为病因学研究和防治疾病，以及评价疾病防治工作效果提供科学依据。

疾病统计资料主要来源于：疾病报告和报表资料、医疗工作记录和疾病调查资料。

常用的疾病统计指标主要有：发病率（incidence rate，IR）、患病率（prevalence rate，PR）、治愈率（cure rate）、生存率（survival rate）、残疾患病率（prevalence rate of deformity）等。这些指标的计算公式列在表 3-19 中。

表 3-19 常用的疾病统计指标

指标	分母	分子	基数	说明
发病率	某时期可能发生某疾病的平均人口数	同时期内新发生该疾病的病例数	1000 或 10 万	率
患病率	某时点受检查人口数	检查时发现的现患某疾病的人数	1000 或 10 万	频率
治愈率	接受治疗人数	治愈人数	100	频率
生存率	期初存活的人数	活满特定时期的人数	100	率
残疾患病率	检查人数	检出的残疾患者人数	100	频率

需要说明的是：

（1）发病率公式中的分子是某时期内某地区所有新发生某疾病的人次，分母是该时期内该地区的全部人口数或所有可能患该病的人口数；公式中的"时期"可以是年，也可以是月或周；公式中的比例基数可以根据疾病的发病率大小适当选取，一般以计算结果至少保留 $1 \sim 2$ 位整数为宜。在使用公式时，要注意分子和分母的正确计算。例如，某人第一次得了流感，痊愈后在观察期限内又得了第二次同类型流感，则应记为两人次，即此人在分母中计为 1 人，但在分子中却计为 2 人次。但是，如果一个人患了感冒，第一次进医院治疗未愈，又第二次进医院治疗，那么此人在分子中只能计为 1 人次。

（2）患病率又称现患率，公式中的分母是某时点上受检查的人群人数，分子是受检查的人群中现患某种疾病的人数，它通常用于描述病程较长或发病时间不易确定的疾病的患病情况。由于患病率这个指标有很强的时效性，因此在实际工作中要注意尽可能缩短观察时期，一般不超过一个月为宜。它的比例基数同发病率一样，可以根据实际情况选取。

（3）治愈率或者有效率等指标必须在各种条件或标准一致的情况下才可以相互比较。

（4）生存率常用于恶性肿瘤、心血管疾病等慢性疾病的治疗效果的评价或预后估计。详细内容看后面生存分析这一章的介绍。

Notes

（5）按照"中华人民共和国残疾人保障法"的定义,残疾患者指的是在视力、听力、言语、肢体、智力、精神等单方面有残疾或多方面有残疾的人。

第四节　统　计　图　表

统计表（statistical table）和统计图（statistical chart）是描述性统计分析中常用的重要工具,以形象直观、简单明了、清晰易懂的方式对数据的基本特征进行描述,使人们对所要研究的数据有一个整体上的直观的印象。统计学对统计表和统计图有一定的规定和要求,应充分了解和严格把握,以免因表述错误而引起误解。

一、统　计　表

构造统计表的原则是中心内容明确、层次分明和清晰易懂。统计表应包括以下内容,并符合其规定的要求。

1. **标题**　位于表的正上方,概括地说明表的基本内容。一般情况下,标题应包含表的编号,以便在文字说明时使用方便。有时标题也包含资料产生的时间、地点或来源,这些内容也可以放在位于表下方的注释里。

2. **标目**　用于说明表内纵横方向的内容,其中,纵标目说明列的内容,横标目说明行的内容。

3. **线条**　仅使用横线,不使用竖线和斜线。线条的形式有实线和虚线（计算机设定虚线表示省去不划的线）。统计表一般为三线表（即开放式统计表）,通常只有顶线、底线和纵标目下的横线,其长度均与表的宽度相等,中间不断开。其他实线取决于内容和形式。

4. **数字**　一律用阿拉伯数字,缺省用"…"表示,不存在或不需要用"-"表示,数值为零用"0"表示。

5. **注释**　列出表中需要解释的内容。

对于不同类型的数据,统计表的内容和形式有所不同。本章前面给出的表都是统计三线表。一般来说,计数资料构成的统计表包含各组的频数和百分数等,而由计量资料构成的统计表包含各组的频数、均数（或中位数、百分位数）和标准差等。

例如,表 3-20 是由"组织类别"和"R 表达"两个分类型变量构成。表 3-21 是由"药物"、"医院"和"治疗效果"三个分类型变量构成。

表 3-20　R 蛋白在上皮性卵巢组织中的表达与组织类别之间的关系

组织类别	例数	R 表达				阳性率（%）
		−	+	++	+++	
正常	10	8	2	0	0	20.00
良性	10	6	2	2	0	40.00
交界性	10	4	4	2	0	60.00
恶性	58	8	10	14	26	86.21
合计	88	26	18	18	26	70.45

表 3-21　A、B 两种皮肤药物在两个地区的治疗效果比较

药物	甲地区			乙地区			合计		
	例数	治愈数	治愈率（%）	例数	治愈数	治愈率（%）	例数	治愈数	治愈率（%）
A	60	10	16.67	50	5	10.00	110	15	13.64
B	40	10	25.00	50	10	20.00	90	20	22.22
合计	100	20	20.00	100	15	15.00	200	35	17.50

Notes

再如，表3-22是由数值型变量"生存时间"和分类型变量"R蛋白表达"构成。

表3-22 卵巢癌患者在R蛋白不同表达组的生存时间比较

R表达	例数	生存时间（周）		
		Q_1	Q_2	Q_3
—	8	135.0	148.4	166.0
+	10	72.4	88.6	152.6
++	14	52.4	68.6	124.6
+++	26	29.6	45.6	86.8

编制统计表的目的是将数据的分布形态以及统计分析的重要结果简洁清晰地表示出来。一般不同类型的数据不要列在一个表中，不同的统计分析方法所得到的结果也不要混合在一个表中，以免造成不必要的错误或误解。

二、统 计 图

统计图是利用点的位置、线段的升降、直条的长短与面积的大小等各种几何图形，将研究对象的内部构成、对比情况、分布特点与相互关系等特征形象而又生动地表达出来，给读者留下深刻而又清晰的印象。在科研论文中统计图常与统计表联合使用。

常用的统计图有条图、百分条图、圆图、线图、半对数线图、箱图、散点图等。目前很多计算机软件都可以方便地绘制各种统计图。

所有的统计图都应包含标题，它位于图的正下方，概括地说明图的内容。一般情况下，标题应包含图的编号，以便在文字说明时使用方便。有时标题也包含资料产生的时间、地点或来源。对统计图的其他规定要因图而论。

1. 条图（bar chart） 适用于分类资料各组之间指标的比较。条图分为横向条图和纵向条图两种，一般常用纵向条图。纵向条图的横坐标轴是组别，纵坐标轴是频率。图3-7是单式条图，直观描述了2000年湖北省三城市婴儿死亡率的差异。图3-8是复式条图，描述了2000年湖北省三城市男女婴儿死亡率的差异。复式条图通常用于同一指标下两组或多组之间数值大小的比较，它实际上是对单式条图的扩展，即在单式条图的基础上加入了一个分组因素。

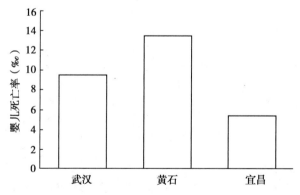

图3-7 2000年湖北省三城市婴儿死亡率的比较

2. 百分条图（percent bar chart） 适用于描述一个计数资料的构成比或比较多个计数资料的构成比。竖条形的百分条图中横坐标是组别，纵坐标是百分数；横条形的百分条图中纵坐标是组别，横坐标是百分数。图3-9是两组构成比的横条形百分条图，直观描述了两种脱落牙再植效果的差异。例如，脱落牙再植的成功率高于嵌脱性脱位牙再植的成功率，但是脱落牙再植的失败率也高于嵌脱性脱位牙再植的失败率。

Notes

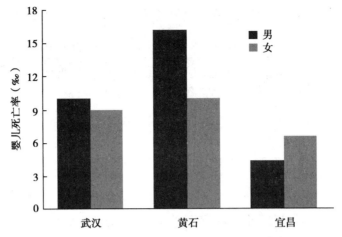

图 3-8　2000 年湖北省三城市男女婴儿死亡率的比较

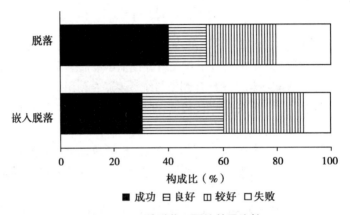

图 3-9　两种脱落牙再植效果比较

3. 圆图（pie chart）　适用于描述计数资料的构成比。以圆内扇形面积的大小表示不同构成部分的构成比，要注意每部分扇形的标注。图 3-10 是圆图的例子。

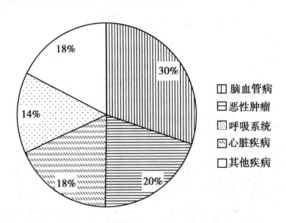

图 3-10　2000 年某省农村男性居民主要疾病死因构成比

4. 线图（line graph）　适用于描述两个计量资料之间的关系，即描述一个连续型指标变量（称为因变量）是如何随着另一个连续型指标变量（称为自变量）的变化而变化的。绘制线图的要求是两个指标变量的观察值必须一一对应，即一个变量的一个观察值对应且仅对应另一个变量的一个观察值。线图的绘制方法是以自变量的观察值为横坐标，以因变量的观察值为纵坐标，在平面直角坐标系中用点的形式描画出每一对观察值所在的位置，然后用直线连接相邻的点。如果一个变量的一个观察值对应另一个变量的两个或多个观察值，就不能绘制线图，可以

Notes

绘制散点图。有时可以将两个或几个意义相同的线图放在同一个坐标系中,以利于直观比较它们的变化趋势。图3-11是两个线图的例子,它描述了某地1975—2000年痢疾和百日咳死亡率的变化趋势(数据列在表3-23中)。从图上看,痢疾死亡率的下降趋势比百日咳快些。

表3-23 某地区1975—2000年痢疾和百日咳死亡率(1/10万)

年度	痢疾	百日咳
1975	1.45	0.220
1980	0.82	0.050
1985	0.23	0.020
1990	0.14	0.010
1995	0.10	0.005
2000	0.04	0.002

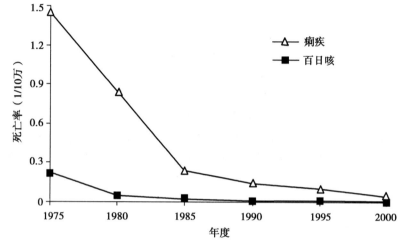

图3-11 某地区1975—2000年痢疾和百日咳死亡率比较

5. **半对数线图**(semi-logarithmic line graph) 是一种特殊的线图,适用于计量资料。这种图形可以用来比较事物之间相对的变化速度。半对数线图的绘制方法是将纵坐标变量取对数,横坐标变量不变,作线图。半对数图可以减小数据的离散程度,对于比较变异不同的数据,采用半对数线图来描述数据结果更加准确一些。图3-12是用图3-11的数据绘制的半对数线图,可以看出,百日咳死亡率的下降趋势快于痢疾。从实际观察数值来看,图3-12给出的结果更加准确。

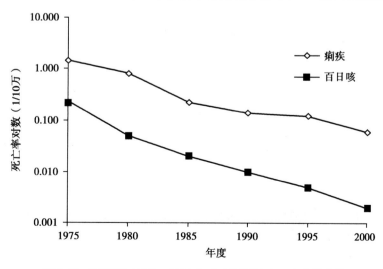

图3-12 某地区1975—2000年痢疾和百日咳死亡率的比较

Notes

6. 箱图（box plot）　用于多组计量资料的分布比较。图中用到 6 个基本统计量：*Min*、Q_1、Q_2、Q_3、*Max* 和均数。图 3-13 是箱图的例子，其中，下线是最小值 *Min*；上线是最大值 *Max*；盒子的下线是第一四分位数 Q_1；盒子中间的线是第二四分位数 Q_2，即中位数 *M*；盒子的上线是第三四分位数 Q_3。盒子中的记号"+"（或黑点）为均数。

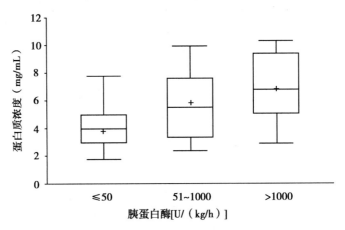

图 3-13　胆囊纤维化患者不同胰腺功能下的蛋白质浓度

7. 散点图（scatter plot）　当一对计量资料的观察值不是一一对应时，应当采用散点图来描述这两个变量之间的关系。散点图的绘制方法是以自变量的值为横坐标，以因变量的值为纵坐标，在平面坐标系中画出每一对观察值所在的位置，但不用直线连接这些点。例如，图 3-14 是一个散点图，它显示发硒随着血硒的增加而升高。

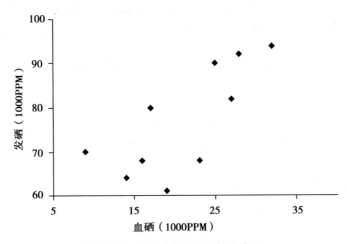

图 3-14　血硒与发硒关系的散点图

第五节　案　　例

案例 3-1　表 3-24 是某研究者在一项回顾性调查中收集的部分资料，其目的是研究抗生素的使用效果。

表 3-24　某医院内、外科 25 例住院患者使用抗生素的情况

患者编号	性别	年龄（岁）	入院体温（℃）	入院时白细胞计数（×10³）	抗生素使用	细菌培养	所在科室	住院时间（天）
1	2	30	37.2	8	2	2	1	5
2	2	73	36.7	5	2	1	1	10

续表

患者编号	性别	年龄（岁）	入院体温（℃）	入院时白细胞计数（×10³）	抗生素使用	细菌培养	所在科室	住院时间（天）
3	2	40	37.2	12	2	2	2	6
4	2	47	36.8	4	2	2	2	11
5	2	25	36.9	11	2	2	2	5
6	1	82	36.0	6	1	2	2	14
7	1	60	37.5	8	1	1	1	30
8	2	56	37.0	7	2	2	1	11
9	2	43	36.7	7	2	2	1	17
10	1	50	36.7	12	2	1	2	3
11	1	59	36.4	7	2	1	1	9
12	1	4	36.6	3	2	2	2	3
13	2	22	37.5	11	1	2	2	8
14	2	33	36.9	14	1	1	2	8
15	2	20	36.9	11	2	1	2	5
16	1	32	37.2	9	2	2	2	5
17	1	36	37.3	6	2	2	2	7
18	1	69	36.7	6	2	2	2	4
19	1	47	36.1	5	1	2	1	3
20	1	22	36.8	6	2	2	2	7
21	1	11	36.8	10	2	2	2	9
22	1	19	37.0	14	1	2	2	11
23	2	67	36.4	4	2	2	1	11
24	2	43	37.0	5	2	2	2	9
25	2	41	36.7	5	2	2	1	4

注：性别：1＝男，2＝女；抗生素使用：1＝是，2＝否；细菌培养：1＝是，2＝否；所在科室：1＝内科，2＝外科。

试分析：

（1）构造性别的频数分布表，并绘制性别的频数分布条图；

（2）以 20 为组距，构造年龄的频数分布表，并绘制年龄的频数分布直方图；

（3）以 5 为组距，构造住院时间的频数分布表，并绘制住院时间的频数分布直方图，观察其分布特征；

（4）计算住院时间的算术均数、几何均数、中位数；

（5）计算住院时间的最大值、最小值、四分位数和四分位间距；

（6）计算住院时间的全距、方差、标准差和变异系数；

（7）构造内科和外科使用抗生素情况的统计表、条图和圆图；

（8）构造内科和外科采用细菌培养情况的统计表、条图和圆图；

（9）构造内科和外科使用抗生素和采用细菌培养情况的统计表、条图；

（10）绘制箱图，比较用与不用抗生素的住院患者住院天数的差异；

（11）以住院天数为纵坐标，以年龄为横坐标，绘制散点图。

Notes

小 结

　　根据一定研究目的搜集到的资料蕴涵着丰富的信息,统计描述的目的就是用恰当的统计指标与方式概括地反映样本的主要信息。

　　1. 频数分布表的主要作用是揭示资料的分布特征,以便选择适当的统计指标描述计量资料的集中趋势与变异程度,有助于发现样本数据中远离群体数据的离群值。

　　2. 数据的分布形状有对称分布和偏态分布两种。偏态分布包含左偏态和右偏态两种。

　　3. 描述计量资料集中趋势的指标有:算术均数、几何均数、中位数等;描述计量资料离散程度的指标有:极差、方差、标准差、变异系数、四分位间距等(表3-25)。

表 3-25　定量资料统计描述常用的统计指标及其适用场合

描述内容	指标	意义	适用场合
集中趋势	均数	个体的平均值	对称分布,特别是正态分布资料
	几何均数	平均倍数	取对数后对称分布
	中位数	位次居中的观察值	①非对称分布;②半定量资料;③末端无确切数值;④分布不明
变异程度	极差	观察值的取值范围	不拘分布形式,概略分析
	标准差(方差)	观察值距离均数的平均程度	对称分布,特别是正态分布资料
	四分位数间距	居中半数观察值的全距	①非对称分布;②半定量资料;末端无确切数值;④分布不明
	变异系数	变异程度大小的对比	①不同量纲的变量间比较;②量纲相同但数量级相差悬殊的变量间比较

　　4. 描述计数资料基本特征的指标有:率、构成比和相对比(表3-26)。

表 3-26　定性资料统计描述常用的统计指标及其适用场合

指标	计算公式	适用场合
频率	n/N	估计总体中某一结局发生的概率或可能性
构成比	$n_1/N, n_2/N, ..., n_k/N$	估计总体中所有可能结局所占的比例或比重
率	阳性人数 / 总观察人时数	估计总体中单位时间内某一结局发生的概率,有速率或强度的含义
比	A/B	估计两个指标的相对大小

　　5. 对动态数列的描述有增长量、发展速度与增长速度,从绝对数、相对数等方面反映数据在时间上的变化与发展趋势。

　　6. 采用标准化率的方法能够消除构成对总率的影响,然后进行相互间的比较。

　　7. 医学常用统计指标主要有:人口统计指标、疾病统计指标、期望寿命等。

　　8. 表达统计结果的表格称为统计表,统计表由标题、标目、线条、数字4部分组成,必要时增加注释。统计表的表线不宜太多,即一般应尽量采用三线表。

　　9. 常用的统计图有:条图、百分条图、圆图、线图、半对数线图、箱图、散点图等,这些统计图所适用的数据类型、绘图目的和有关规定列在表3-27中。

Notes

表 3-27 统计图的绘制目的和规定

图形类型	适用的数据类型	主要目的	说明
条图	计量/计数	比较各组之间的统计指标的差别	一个坐标轴为组名称;另一个坐标轴为频率或指标取值;可多个指标变量放在一个图中,这时需图例
百分条图	计数	比较多个指标变量的构成比	一个坐标轴为各变量名称,另一个坐标轴刻度为 0~100%;必须使用图例来区分各个部分
圆图	计数	描述变量构成比	没有坐标轴;必须用图例区分各部分
线图	计量	描述一个变量随另一个变量变化而变化的趋势	两个变量的观察值必须一一对应;横轴为自变量,纵轴为因变量
半对数线图	计量	同上	因变量的变异较大时使用;其他同上
箱图	计量	比较一个变量在多个组上的分布	一个坐标为各组的名称,另一个坐标为该变量的取值范围
散点图	计量	描述两个指标变量之间的关系	两个变量的观察值可以不一一对应;通常横轴为自变量,纵轴为因变量

思考与练习

一、最佳选择题

1. 算术均数和中位数相比,算数均数( )

　　A. 抽样误差更大　　　　　　　　　B. 不易受极端值的影响

　　C. 更充分利用数据信息　　　　　　D. 更适用于偏态分布资料

　　E. 更适用于分布不明确资料

2. 计算几何均数时,采用以 e 为底的自然对数 $\ln(X)$ 和采用以 10 为底的常用对数 $\lg(X)$,所得计算结果( )

　　A. 相同　　　　　　　　　　　　　B. 不相同

　　C. 有时相同,有时不同　　　　　　D. 只能采用 $\ln(X)$

　　E. 只能采用 $\lg(X)$

3. 一个变量的所有观察值同加上一个非零常数后,( )不变

　　A. 算术均数　　　　　　　　　　　B. 几何均数

　　C. 中位数　　　　　　　　　　　　D. 标准差

　　E. 变异系数

4. 在服从正态分布条件下,样本标准差 S 的值( )

　　A. 与算术均数有关　　　　　　　　B. 与个体的变异程度有关

　　C. 与样本量无关　　　　　　　　　D. 与集中趋势有关

　　E. 与量纲无关

5. 比较身高和体重两组数据的变异大小,宜采用( )

　　A. 方差　　　　　　　　　　　　　B. 标准差

　　C. 全距　　　　　　　　　　　　　D. 四分位间距

　　E. 变异系数

6. 变异系数 CV 的数值( )

　　A. 一定大于等于 1　　　　　　　　B. 一定小于等于 1

Notes

C. 一定比标准差小　　　　　　　　　　D. 一定等于 1

E. 可以大于 1, 也可以小于 1

7. 计算乙肝疫苗接种后血清学检验的阳转率, 分母是(　　　)

A. 乙肝易感人数　　　　　　　　　　　B. 平均人口数

C. 乙肝疫苗接种人数　　　　　　　　　D. 乙肝患病人数

E. 乙肝疫苗接种后的阳转人数

8. 计算标准化死亡率的目的是(　　　)

A. 减少死亡率估计的偏倚

B. 减少死亡率估计的抽样误差

C. 便于进行不同地区死亡率的比较

D. 消除各地区内部构成不同的影响

E. 便于进行不同时间死亡率的比较

9. 某研究者打算利用横断面调查资料描述职业与肝炎患病率的关系, 其统计图宜采用(　　　)

A. 散点图　　　　　　　　　　　　　　B. 圆图

C. 条图　　　　　　　　　　　　　　　D. 直方图

E. 箱图

10.(　　　)可以用来描述近视率与儿童年龄的关系

A. 散点图　　　　　　　B. 圆图　　　　　　　C. 线图

D. 直方图　　　　　　　E. 箱图

11. 某研究者打算比较 1975 年至 2000 年之间两种疾病的死亡率的变化趋势。从收集的资料看, 死亡率的变异较大, 那么其统计图宜采用(　　　)

A. 半对数线图　　　　　B. 圆图　　　　　　　C. 线图

D. 直方图　　　　　　　E. 箱图

12. 从调查数据得知甲县恶性肿瘤患病率高于乙县, 经标准化后甲县恶性肿瘤患病率低于乙县, 其原因最有可能是(　　　)

A. 甲县的诊断水平比乙县高

B. 甲县的肿瘤防治工作比乙县好

C. 甲县的老年人口在总人口中所占的比例比乙县小

D. 甲县的老年人口在总人口中所占的比例比乙县大

E. 两个县的统计资料有差错

二、简答题

1. 简述编制计量资料频数分布表的方法步骤。

2. 简述描述计量资料集中趋势的统计指标的特性和使用区别。

3. 简述描述计量资料离散程度的统计指标的特性和使用区别。

4. 简述描述计数资料的三种相对数的特性和使用区别。

5. 简述标准化率中标准构成选取的方法。

6. 某研究者在某企业进行职业病状况的调查, 随机调查了 1500 名工人, 其中 200 人患有职业病, 患者中男性 20 人, 女性 180 人, 得相对数为 10% 与 90%。因此, 该研究者在报告中得到男性患病低于女性的结论。问此结论是否正确？请说明理由。如何才能得到正确结论？

7. 简述各种统计图的使用规定。

8. 简述应用相对数时的注意事项。

三、计算分析题

1. 表 3-28 是一项有关胆固醇研究的资料, 其目的是研究吃素食是否会降低胆固醇。表中列出

Notes

的是 24 名受试的医院职工吃素食前（X_1）和吃素食后（X_2）一个月测定的血清胆固醇水平（mg/dL）。

（1）计算素食前胆固醇的均数、中位数、方差和标准差；

（2）计算素食后胆固醇的均数、中位数、方差和标准差；

（3）计算素食前后胆固醇的差值 $D = X_1 - X_2$ 的均数、中位数、方差和标准差；

（4）绘制素食前后胆固醇的箱图，比较均数的变化。

表 3-28　吃素食前后血清胆固醇水平（mg/dL）

受试者编号	素食前（X_1）	素食后（X_2）	受试者编号	素食前（X_1）	素食后（X_2）
1	195	146	13	169	182
2	145	155	14	158	127
3	205	178	15	151	149
4	159	146	16	197	178
5	244	208	17	180	161
6	166	147	18	222	187
7	250	202	19	168	176
8	236	215	20	168	145
9	192	184	21	167	154
10	224	208	22	161	153
11	238	206	23	178	137
12	197	169	24	137	125

2. 表 3-29 列出的是 1033 名 18～22 岁男性青年的散光测试资料。

（1）计算散光程度的均数、中位数；

（2）计算散光程度的方差和标准差；

（3）绘制散光程度的直方图；

（4）分析数据的分布特征，说明最好用什么指标来描述数据的集中趋势。

表 3-29　1033 名 18～22 岁男性青年的散光程度的屈光度测定值

散光程度（屈光度）	频数
<0.2	458
0.2～	268
0.4～	151
0.6～	79
1.1～	44
2.1～	19
3.1～	9
4.1～	3
5.1～6.0	2

3. 填空

表 3-30　已婚育龄妇女不同情况下放环失败率的情况分析

放环情况	放环人数	失败人数	失败人数比（%）	失败率（%）	各组失败率与"流产后组"失败率之比
流产后	255	（　）	（　）	（　）	
月经后	（　）	84	54.19	（　）	（　）
哺乳期	117	（　）	（　）	53.00	（　）
合计	559	（　）	100.00	（　）	

4. 根据下面资料比较下列两地的发病率

表 3-31　甲乙两地儿童总传染病发病率情况

年龄组（岁）	甲地			乙地		
	人口数	发病数	发病率（‰）	人口数	发病数	发病率（‰）
0～	2542	316	124.31	1014	117	115.38
5～	4285	31	7.23	1905	16	8.40
≥10	14 029	55	3.92	992	4	4.03
合计	20 856	402	19.28	3911	137	35.03

5. 表 3-32 列出的是亚洲几个国家的成人 HIV 感染率情况。试选择合适的统计图来描述这组数据。

表 3-32　亚洲几个国家的成人 HIV 感染率情况

国家	成人感染率（%）
柬埔寨	2.40
泰国	2.23
缅甸	1.79
印度	0.82
中国	0.06

6. 表 3-33 列出的是某地某年男女性人口结构比资料。
（1）计算人口性别比；
（2）计算少儿人口系数和老年人口系数；
（3）计算少儿人口负担系数、老年人口负担系数和总负担系数。

表 3-33　某地某年男女性人口结构比

年龄组（岁）	男（%）	女（%）	年龄组（岁）	男（%）	女（%）
0～	4.2	4.0	45～	2.4	2.7
5～	3.2	3.1	50～	2.1	2.4
10～	4.4	4.2	55～	1.2	2.2
15～	5.5	5.3	60～	1.3	2.4
20～	5.1	5.2	65～	1.1	1.4
25～	6.0	6.1	70～	0.8	1.2
30～	4.3	4.5	75～	0.5	0.9
35～	3.2	3.3	80～	0.2	0.5
40～	2.3	2.5	85～	0.1	0.2

（郭秀花　刘启贵）

Notes

第四章　常见的概率分布

第一节　随机事件与概率

一、随机事件

1. 随机事件的定义　在自然界或现实生活中,可以看到各种各样的现象,如日出日落、昼夜交替、天气变化、血压波动等。当我们对比这些现象的观察结果时,会发现有些现象出现的结果是不变的或可预知的,如日出日落、昼夜交替等。我们称这类现象为确定性现象(certain phenomena)或必然现象(inevitable phenomena)。相比之下,有些现象的结果是不确定的。如某地一周后的天气可能是晴天、多云,也可能下雨,甚至突发恶劣天气,最终出现何种天气,事先难以确定,具有一定的随机性,故称该类现象为随机现象(random phenomena)。在相同条件下重复观察某一随机现象,其出现的结果是变化的,对其未来的发展事先也无法完全确定。又如,抛掷一个质地均匀的硬币,其结果可能是"正面"向上,也可能是"反面"向上;某患者服用降压药后,血压可能下降,可能变化不大,甚至可能上升。为便于研究,把对随机现象的观察或实现随机现象的过程称为随机试验(random trial)。如抛掷一枚均匀硬币,观察出现的是"正面"还是"反面"是一次随机试验;开展随机对照试验,观察每一位患者的疗效同样也是一次随机试验。

随机现象有两个及以上可能出现的结果,通常称每一个可能的结果为随机事件(random event),简称事件,常用字母 A、B、C 等表示。将不能再分解的随机事件称为基本随机事件,简称为基本事件。如在掷一颗均匀骰子的试验中,出现的点数分别是"1 点"、"2 点"、"…"、"6 点",这些可能出现的结果,其中任何一种结果都是一个随机事件,并且都是不能分解的基本事件。若观察的事件是"掷出偶数点",显然这一事件是随机事件,但不是基本事件,因为它是由"2 点"、"4 点"、"6 点"这三个基本事件组成的,只要这三个基本事件中的一个发生,"掷出偶数点"事件就出现了。随机试验中,必然发生的事件称为必然事件,记为 U;必然不发生的事件称为不可能事件,记为 $\varnothing$。把必然事件和不可能事件作为随机事件的两个极端状态有助于我们对随机现象进行讨论。

2. 随机事件的运算　若随机事件 A 发生必然导致随机事件 B 发生,则称事件 B 包含事件 A,记作 $A \subseteq B$ 或 $B \supseteq A$。如果两个事件满足 $A \subseteq B$ 和 $B \subseteq A$,则称两个事件相等,记作 $A = B$。

"事件 A 与 B 中至少有一个发生"这一事件称为事件 A 与 B 的和(或并),记为 $A \cup B$。

"事件 A 与 B 同时发生"这一事件称为事件 A 和 B 的积(或交),记作 $A \cap B$(或 AB)。

"事件 A 发生而 B 不发生"这一事件称为事件 A 与 B 的差,记作 $A-B$。若事件 A 与 B 满足 $AB = \varnothing$,则称事件 A 与 B 互不相容(或互斥)。

若事件 A 与 B 满足 $A \cup B = U$,且 $AB = \varnothing$,则称 A 与 B 互为对立事件(或互逆事件),记作 $B = \bar{A}$ 或 $A = \bar{B}$。

随机事件的基本运算如图 4-1 所示。

随机现象从表面上看,似乎是变化不定的。但在大量重复地观察同一随机现象时,会发现一定的规律,并且这种规律会随着观察次数的增多而愈加明显。如抛掷硬币,虽然很难预知各次将出现哪一面,但是如果多次重复地抛掷同一枚均匀硬币,则会越来越清楚地发现,出现正反面的次数越来越接近。对于随机事件 A,若在 n 次试验中出现 f 次,则称

$$F(A)=\frac{f}{n} \tag{4-1}$$

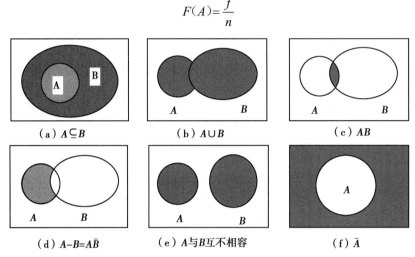

　　　（a）$A\subseteq B$　　　　　　（b）$A\cup B$　　　　　　（c）AB

　　（d）$A-B=A\bar{B}$　　　（e）A 与 B 互不相容　　　（f）$\bar{A}$

图 4-1　事件 A 与 B 的几种关系示意图

为随机事件 A 在 n 次试验中出现的频率。试验次数较少时,频率的变异较大。当试验次数越来越多时,频率渐渐趋于稳定,即表现出规律性,这种规律就称为统计规律。统计学的任务就是,通过大量的试验和观察,发掘随机现象背后所蕴含的规律。

二、概　　率

　　1. 概念　某个随机现象有哪些可能的结果,各种结果出现的可能性有多大?这是科研工作者需要经常回答的问题。数学上用概率(probability)来度量随机事件发生的可能性。如以概率 $P(A)$ 表示随机事件 A 发生的可能性大小,那么如何计算 $P(A)$ 呢?一般而言概率的计算方法在不同的概率模型中有所不同。下面先介绍一下在最基本的概率模型——古典概型中概率的计算方法。所谓古典概型是指满足下列条件的概率模型:

　　(1)随机试验的结果为有限个基本事件,并且两两互不相容;

　　(2)所有基本事件的发生是等可能的,即它们发生的概率相等。在古典概型中概率的计算公式为:

$$P(A)=\frac{\text{发生事件 }A\text{ 的所有的基本事件数 }M}{\text{基本事件总数 }N} \tag{4-2}$$

　　例 4-1　连续抛掷均匀的硬币 3 次,试计算发生如下事件的概率:

　　(1)"恰好 1 次正面";

　　(2)"至多 1 次正面"。

　　每次抛掷均匀的硬币,或出现"正面",或出现"反面",其可能性相等。因此,在"连续抛掷均匀的硬币 3 次"这一随机试验中,可能出现的结果如下:

第 1 次　　　　　　　　　正　　　　　　　　　　　　　　　反
第 2 次　　　　　正　　　　　　反　　　　　　正　　　　　　反
第 3 次　　　正　　　反　正　　　反　　　正　　　反　正　　　反

共有 8 种($2^3=8$)。若以事件 A 表示"恰好 1 次正面",事件 B 表示"至多 1 次正面"。在这次随机试验中,事件 A 发生的所有基本事件数 $M=3$,即正反反、反正反、反反正;事件 B 发生的所有基本事件数 $M=4$,即正反反、反正反、反反正、反反反。代入公式(4-2),所要求事件的概率分别为:

　　(1)$P(A)=\dfrac{3}{8}=0.375$

（2）$P(B) = \dfrac{4}{8} = 0.500$

另外，从随机事件频率所具有的统计规律性，可知随着观察次数的增大，频率会稳定地趋近于概率。因此，若 n 较大时，随机事件 A 的概率约等于频率：

$$P(A) \approx \frac{f}{n} \tag{4-3}$$

显然，随机事件的概率 $P(A)$ 的值在区间 $[0,1]$ 内，即 $0 \leqslant P(A) \leqslant 1$。必然事件概率为 1，即 $P(U) = 1$；不可能事件概率为 0，即 $P(\emptyset) = 0$。随机事件的概率越大说明其越有可能发生，反之亦然。通常称 $P \leqslant 0.05$ 的随机事件为"小概率事件"。"小概率事件"在一次观察或试验中发生的可能性很小，可认为不会发生。

有时需要在某一事件已经发生的条件下，研究另一随机事件的概率，亦即条件概率（conditional probability）。如研究在某家庭中有一人得肝炎的条件下，其他家人得肝炎的概率。在事件 B 已经发生的条件下，事件 A 发生的概率，称为 A 对 B 的条件概率，记作 $P(A|B)$。若事件 B 发生与否，对事件 A 发生的概率没有影响，即 $P(A|B) = P(A)$，则称事件 A 与 B 相互独立（independent）。

2. 运算法则

（1）加法法则：

① 若事件 A、B 互不相容，其和 $A+B$ 的概率 $P(A+B)$ 等于两者概率之和，即

$$P(A+B) = P(A) + P(B) \tag{4-4}$$

② 对任意两个事件 A、B，其和记为 $A \cup B$，有

$$P(A \cup B) = P(A) + P(B) - P(AB) \tag{4-5}$$

若事件 A、B 互不相容，则 $P(AB) = 0$

（2）乘法法则：

① 事件 A、B 之积的概率等于其中任一事件（概率不为零）的概率与另一个事件在已知前一个事件发生下的条件概率之积，即

$$P(AB) = P(B)P(A|B) \tag{4-6}$$

或者

$$P(AB) = P(A)P(B|A) \tag{4-7}$$

② 事件 A、B 相互独立的充分必要条件是：

$$P(AB) = P(A)P(B) \tag{4-8}$$

例 4-2　已知某人群男性色盲者占总人口比例为 0.025。假定该人群的男女比例为 $8:7$。现从该人群中随机抽取一名男性，问他是色盲的概率是多少？

用 A 表示"男性"，B 表示"色盲"，所求概率即为 $P(B|A)$。由题意可知，$P(AB) = 0.025$，$P(A) = \dfrac{8}{8+7} = 0.533$。依公式（4-7）有

$$P(B|A) = \frac{P(AB)}{P(A)} = \frac{0.025}{0.533} = 0.047$$

三、随　机　变　量

1. **随机变量的概念**　随机变量（random variable）是一个非常广泛的概念，是综合反映随机现象及其结果（取值）的量。如天气是一个变量，有多云、下雨等不同的"取值"；人数是一个变量，有 1 个、2 个等不同的"取值"；身高、体重、血压等均属于变量，不同的人有不同的"取值"。

随机变量最常见有如下两种类型：1）离散型：如天气、人数等，变量取值为有限个或无限可列个实数；2）连续型：如身高、体重、血压等，连续型随机变量的特征是在某个区间中的任意一个值都是该随机变量的可能取值。

取值和相应取值的概率是随机变量最主要的内容。通常对离散型随机变量用概率分布描述其取值和相应取值的概率，对连续型随机变量则用概率密度函数和概率分布函数描述其在一

Notes

个区间上取值的概率。

2. 随机变量的概率分布

（1）离散型随机变量的概率分布：设 X 为一离散型随机变量，它的有限个或无限可列个可能取值为 $x_i(i=1,2,\cdots)$，记事件 $\{X=x_i\}$ 的概率为

$$P\{X=x_i\}=P_i \quad i=1,2,\cdots \tag{4-9}$$

公式（4-9）表示了 X 所有可能的取值及其对应的概率，称为离散型随机变量的概率分布，亦称为概率函数（probability function）。离散型随机变量的概率函数具有下列基本性质：

① $0 \leqslant P_i \leqslant 1 \quad i=1,2,\cdots$

② $\sum\limits_i P_i = 1$

例 4-3　记 X 为连续 3 次抛掷均匀硬币，出现"正面"的次数。试求它的概率分布。

X 所有可能的取值为 $X=0,1,2,3$，为一离散型随机变量。按古典概型的概率计算公式可计算出相应取值的概率，见表 4-1，这样的表称为离散型随机变量概率分布表，表中 $P_i(i=0,1,2,3)$ 为 X 相应取值的概率。

表 4-1　随机变量 X 的概率分布表

X 的取值	0	1	2	3
P_i	1/8	3/8	3/8	1/8

（2）随机变量的分布函数：设 X 为一随机变量（可以是离散型的，也可以是连续型的），对于其定义域内的任意实数 x，令

$$F(x)=P(X \leqslant x) \tag{4-10}$$

则称函数 $F(x)$ 是随机变量 X 的分布函数（distribution function）。

显然，事件 $\{X \leqslant x\}$ 的概率 $F(x)$ 是实数 x 的函数。对于任意实数 $x_1 < x_2$，都有

$$P(x_1 < X \leqslant x_2)=F(x_2)-F(x_1) \tag{4-11}$$

分布函数描述了随机变量的变化规律，它具有如下两个性质：①对于任意实数 x，都有 $0 \leqslant F(x) \leqslant 1$；②$F(x)$ 是实数 x 的非减函数，若 a<b，则 $F(a) \leqslant F(b)$。

离散型随机变量的分布函数 $F(x)$ 与概率函数 P_i 满足如下关系：

$$F(x)=\sum_{i:x_i \leqslant x} P_i \tag{4-12}$$

例 4-4　根据例 4-3 计算的概率分布（表 4-1），试计算 $P(1<X \leqslant 3)$。

由公式（4-11），所求概率 $P(1<X \leqslant 3)=F(3)-F(1)$

$$F(1)=P(X \leqslant 1)=P_0+P_1=\frac{1}{8}+\frac{3}{8}=0.50$$

$$F(3)=P(X \leqslant 3)=P_0+P_1+P_2+P_3=\frac{1}{8}+\frac{3}{8}+\frac{3}{8}+\frac{1}{8}=1.00$$

所以 $P(1<X \leqslant 3)=F(3)-F(1)=1.00-0.50=0.50$

（3）连续型随机变量的概率密度函数与分布函数：对于连续型随机变量，例如身高、体重等，其取值在数轴上是连续的，任何一个取值都可以看作轴上的一个点。如是有无数个点，无法一一列举。因此，该类变量的概率分布采用概率密度函数（probability density function）来描述，记为 $f(x)$，其分布函数 $F(x)$ 可以表示为：

$$F(x)=\int_{-\infty}^{x} f(y)dy \tag{4-13}$$

概率密度函数具有下列两个重要的性质：①对于任意实数 x，都有 $F(x) \geqslant 0$；②$\int_{-\infty}^{+\infty} f(x)dx=1$，即概率密度函数曲线下的面积恒等于 1。

3. 随机变量的数字特征

随机变量 X 的数字特征，是表示随机变量的分布特征的指标。最

Notes

常用的有两个,一个称为数学期望,记为 $E(X)$,表示其概率分布的集中位置,即总体均数 μ;另一个称为方差,记为 $D(X)$,表示其概率分布的离散程度,即总体方差 σ_2。所以随机变量的总体均数(population mean)和总体方差(population variance),分别描述了总体的平均水平和变异程度。

(1) 对于离散型随机变量 X,它的有限个或无限可列个可能取值记为 $x_i(i=1,2,...)$,相应取值 $\{X=x_i\}$ 的概率记为 P_i。则总体均数和总体方差分别定义为

$$\mu = E(X) = \sum_i x_i P_i \tag{4-14}$$

$$\sigma^2 = D(X) = E[X - E(X)]^2 = \sum_i (x_i - \mu)^2 P_i \tag{4-15}$$

(2) 对于连续型随机变量 X,其取值范围为 (a,b),其概率分布函数为 $F(x)$,则总体均数和总体方差定义为

$$\mu = E(X) = \int_a^b x dF(x) \tag{4-16}$$

$$\sigma^2 = D(X) = E[X - E(X)]^2 = \int_a^b [X - E(X)]^2 dF(x) \tag{4-17}$$

不论离散型还是连续型随机变量,$E(X)$ 和 $D(X)$ 都具备下列性质:

如 c 为常量,则

$$E(cX) = cE(X) \tag{4-18}$$

$$D(cX) = c^2 D(X) \tag{4-19}$$

对任何两个随机变量 X_1 和 X_2,有

$$E(X_1 + X_2) = E(X_1) + E(X_2) \tag{4-20}$$

当 X_1 和 X_2 相互独立时,有

$$D(X_1 + X_2) = D(X_1) + D(X_2) \tag{4-21}$$

第二节　二　项　分　布

在随机现象中,最简单的是只有两个可能结果的随机现象。如接受治疗后的结果是有效、还是无效;手术后是生存、还是死亡。对这类问题的研究,不仅要确定 2 个可能出现的随机事件的概率,有时还要计算在独立、重复地进行 N 次观察时,某一事件出现 k 次的概率。早期的统计学家对这类问题进行了研究,并总结出离散型随机变量中最常见的分布——二项分布(binomial distribution)。

一、二项分布的概念和特征

1. 二项分布的概念　瑞士数学家 James Bernoulli(1645—1705)首先对只有两个互斥的结果 A 和 $\overline{A}$ 的随机试验的性质进行了研究,因此称这样的试验为 Bernoulli 试验。n 次独立、重复的 Bernoulli 试验也称为 n 重 Bernoulli 试验。n 重 Bernoulli 试验满足下列条件:

(1) 每次试验只有两个互斥的结果 A 和 $\overline{A}$,所以 $P(A) + P(\overline{A}) = 1$。记 $P(A) = \pi$。

(2) 各次试验结果之间是无关的,即满足独立性。

(3) 每次试验的条件不变,各种可能结果发生的概率也不变,即满足可重复性。

二项分布描述的是在 n 次 Bernoulli 试验中,"结果 A 出现 k 次"这一随机事件的取值及其概率。如果用随机变量 X 表示在 n 次 Bernoulli 试验中结果 A 出现的次数。则 X 为离散型随机变量,其可能的取值为 $0,1,\cdots,k,\cdots,n$;X 取值为 k 的概率计算公式为:

$$P(X = k) = C_n^k \pi^k (1-\pi)^{n-k} = \frac{n!}{k!(n-k)!} \pi^k (1-\pi)^{n-k} \qquad k = 0,1,\cdots,n \tag{4-22}$$

并且称 X 服从二项分布,记为 $X \sim B(n,\pi)$。

其中 π 为在每次 Bernoulli 试验中结果 A 出现的概率,恒有 $\sum_{k=0}^{n} P(X=k) = 1$。

例 4-5　已知用某种药物治疗缺铁性贫血的有效率为 0.60。今用该药治疗缺铁性贫血患者

Notes

20人，试计算其中有12人有效的概率。

根据题意，以 X 表示"20位受治患者中有效的人数"，X 服从二项分布，已知 $n=20, \pi=0.60$，$X=12$。按公式（4-22）计算相应的概率为

$$P(X=12)=\frac{20!}{12!(20-12)!}0.60^{12}(1-0.60)^{20-12}=0.1797$$

2. 二项分布的特征

（1）二项分布的图形特征：若 X 服从二项分布，以 X 的取值为横轴，取值概率 $P(X)$ 为纵轴，绘制出二项分布的图形，图 4-2、图 4-3 为不同 n, π 取值的二项分布图形。可以看出二项分布图的形状取决于 n, π 的取值。当 $\pi \neq 0.5$ 时，图形呈偏态，但随 n 的增大，图形逐渐对称，如图 4-2 所示；当 $\pi=0.5$ 时，图形对称，如图 4-3 所示。

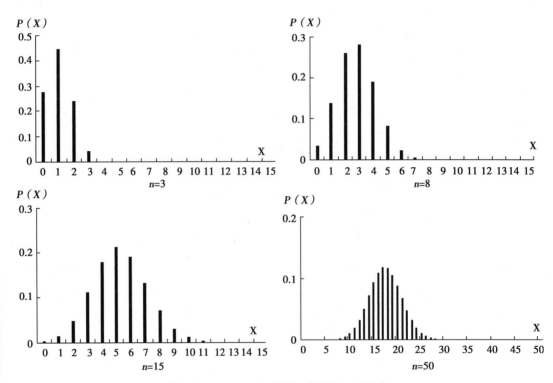

图 4-2　$\pi=0.35$ 时，不同 n 值下的二项分布

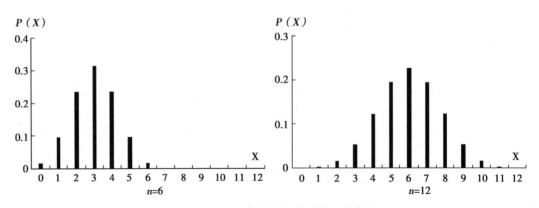

图 4-3　$\pi=0.5$ 时，不同 n 值下的二项分布

（2）二项分布的均数与标准差

若 $X \sim B(n, \pi)$，则有

Notes

X的总体均数为	$\mu = n\pi$	(4-23)
X的总体方差为	$\sigma^2 = n\pi(1-\pi)$	(4-24)
X的总体标准差为	$\sigma = \sqrt{n\pi(1-\pi)}$	(4-25)

若以p表示样本率，即$p = X/n$；则

样本率p的总体均数为　　　　　　　$\mu_p = \pi$　　　　　　　　　　　　　　(4-26)

p的总体方差为　　　　　　　　　$\sigma_p^2 = \dfrac{\pi(1-\pi)}{n}$　　　　　　　　　　(4-27)

p的总体标准差为　　　　　　　　$\sigma_p = \sqrt{\dfrac{\pi(1-\pi)}{n}}$　　　　　　　　(4-28)

如果总体率π未知，可用样本率p作为π的估计值，则σ_p的估计值为

$$S_p = \sqrt{p(1-p)/n}　　　　　　　　　　　　(4-29)$$

样本率的标准差又称为率的标准误，可用来描述样本率的抽样误差。率的标准误越小，则说明率的抽样误差越小。

例4-6　根据例4-5中的数据，计算有效人数的总体均数、标准差和率的标准误。

根据题意，以X表示"20位受治患者中有效的人数"，X服从二项分布，已知$n = 20$，$\pi = 0.60$。

总体均数　　　　　　　　$\mu = n\pi = 20 \times 0.6 = 12$（人）

总体标准差　　　　$\sigma = \sqrt{n\pi(1-\pi)} = \sqrt{20 \times 0.6 \times 0.4} = 2.1909$（人）

总体率的标准误　　　$\sigma_p = \sqrt{\dfrac{\pi(1-\pi)}{n}} = \sqrt{\dfrac{0.6(1-0.6)}{20}} = 0.1095$

二、二项分布的应用

对于服从二项分布的随机变量X，除了利用公式（4-22）直接计算其在不同取值点的概率外，还常计算其在多个连续取值点的累积概率。如计算在 n 次 Bernoulli 试验中，出现某个结果不少于 k 次的概率：

$$P(X \geqslant k) = \sum_{i=k}^{n} P(X) = \sum_{i=k}^{n} \frac{n!}{i!(n-i)!}\pi^i(1-\pi)^{n-i}　　　　　(4-30)$$

或不多于 k 次的概率：

$$P(X \leqslant k) = \sum_{i=0}^{k} P(X) = \sum_{i=0}^{k} \frac{n!}{i!(n-i)!}\pi^i(1-\pi)^{n-i}　　　　　(4-31)$$

例4-7　根据例4-5中的数据，试计算：

（1）至少15人有效的概率是多少？

（2）至多18人有效的概率是多少？

根据题意，以X表示"20位受治患者中有效的人数"，X服从二项分布，由题已知$n = 20$，$\pi = 0.6$，分别代入式（4-30）和式（4-31）。

$$P(X \geqslant 15) = \sum_{i=15}^{n=20} \frac{20!}{i!(20-i)!} 0.6^i(1-0.6)^{20-i} = 0.1256$$

$$P(X \leqslant 18) = \sum_{i=0}^{n=18} \frac{20!}{i!(20-i)!} 0.6^i(1-0.6)^{20-i} = 0.999$$

第三节　Poisson 分布

一、Poisson 分布的概念和特征

1. Poisson 分布的概念　Poisson 分布（Poisson distribution）是另一种常用的离散型概率分

布,由法国数学家 Poisson(1781—1840)在研究二项分布的渐近公式时首先提出。随着人们对随机现象研究的不断深入,可以发现在自然界和人类社会中有许多现象是服从 Poisson 分布的。例如单位时间内某急救中心收到呼救的次数、显微镜下某单位方格内的细胞数等。一般而言,服从 Poisson 分布的随机变量 X 是在单位时间或单位空间内的某随机事件发生的次数,故随机变量 X 的取值为非负整数,即 $0, 1, 2, \cdots$,其相应取值的概率为

$$P(X = k) = \frac{\lambda^k}{k!} e^{-\lambda} \quad (k = 0, 1 \cdots) \tag{4-32}$$

称 X 服从以 λ 为参数的 Poisson 分布,记为 $X \sim P(\lambda)$。其中 λ 是大于 0 的常数,称为 Poisson 分布的参数,e 为自然对数的底,$e \approx 2.7183$。

在医疗卫生领域中,Poisson 分布常用于研究单位时间或单位空间内某事件发生次数的分布,如分析放射性物质在单位时间内的放射次数、单位体积的空气中 PM2.5 的数目等。

以单位体积的空气中 PM2.5 的数目为例,从理论上说满足下列三个条件的随机变量服从 Poisson 分布:

(1)普通性:将单位体积的空气分为 n 份(n 是一个非常大的自然数)。因为每一份空气的体积非常小,以至于对每份空气进行观察只有两种可能的结果:观察到 1 个 PM2.5 颗粒或没有观察到。

(2)平稳性:每一份空气中是否观察到 1 个 PM2.5 颗粒的概率是相等的。

(3)独立增量性:每一份空气中是否观察到 1 个 PM2.5 颗粒是相互独立的。

2. Poisson 分布的特征

(1)Poisson 分布的图形特征:若 X 服从参数为 λ 的 Poisson 分布,以 X 的取值为横轴,相应的概率 $P(X)$ 为纵轴,绘制出 Poisson 分布的图形,如图 4-4 所示。从 Poisson 分布的图形可以看出,随着 λ 的增大,Poisson 分布的对称性越来越好。

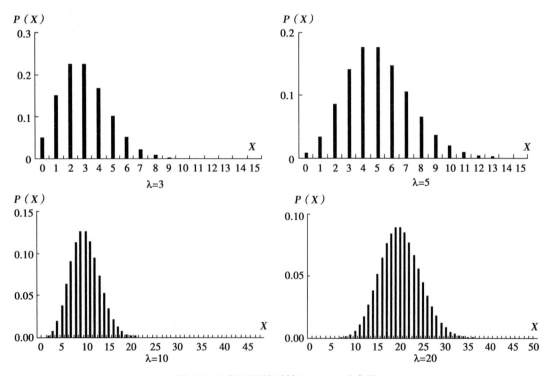

图 4-4　λ 取不同值时的 Poisson 分布图

(2)Poisson 分布的均数与方差:由 Poisson 分布取值的概率计算式可见,Poisson 分布只有一个参数 λ,不同的 λ 对应于不同的 Poisson 分布。根据概率论的理论可知这个参数 λ 既是 Poisson 分布的总体均数,也是总体方差,即 $\mu = \sigma^2 = \lambda$。总体均数与总体方差相等是 Poisson 分布独有的性质。

（3）Poisson 分布的可加性：如果 $X_1, X_2, \cdots, X_k$ 相互独立，且它们分别服从以 $\lambda_1, \lambda_2, \cdots, \lambda_k$ 为参数的 Poisson 分布，则 $T = X_1 + X_2 + \cdots + X_k$ 也服从 Poisson 分布，其参数为 $\lambda_1 + \lambda_2 + \cdots + \lambda_k$。

3. Poisson 分布与二项分布的关系　设 $X \sim B(n, \pi_n)$，则当 $n \to \infty$ 且 $n\pi_n = \lambda$ 保持不变时，可以证明 X 的极限分布是以 λ 为参数的 Poisson 分布，所以当 n 很大，π 很小时，二项分布 $B(n, \pi)$ 近似 Poisson 分布 $P(n\pi)$。利用这一性质，在 n 很大且 π 很小时，可用 Poisson 分布的概率作为二项分布概率的近似值。

二、Poisson 分布的应用

1. 概率计算

例 4-8　设某池塘中，平均每毫升水中有 6 个细菌，试计算从该池塘中随机抽取 1ml 水，其中有 4 个细菌的概率。

设 X 表示从该池塘中抽取的 1ml 水中细菌的个数，由题可知 X 服从以 $\lambda = 6$（个 /ml）为参数的 Poisson 分布。所以每毫升池塘水中有 4 个细菌的概率为：$P(X = 4) = \dfrac{6^4}{4!} e^{-6} = 0.1339$

例 4-9　根据对某医院消化科接诊情况的长期观察，发现出现急性肠穿孔的患者占接诊患者总数的 1.0%。已知该科室某日接诊 200 人，试计算其中有 5 位患者出现急性肠穿孔的概率。

根据题意，以 X 表示"200 人中出现急性肠穿孔的人数"，X 服从 Poisson 分布，由题可知 $n = 200, \pi = 0.01, \lambda = n\pi = 2$：

$$P(X = 5) = \frac{2^5}{5!} e^{-2} = 0.036$$

也可按二项分布，代入式（4-22）进行计算，得 $P(X = 5) = 0.0357 \approx 0.036$，结果非常接近。

2. Poisson 分布累积概率

（1）出现所观察的事件的次数至多为 k 次的概率计算公式为

$$P(X \leqslant k) = \sum_{i=0}^{k} P(X) = \sum_{i=0}^{k} \frac{\lambda^i}{i!} e^{-\lambda} \tag{4-33}$$

（2）出现所观察的事件的次数至少为 k 次的概率计算公式为

$$P(X \geqslant k) = \sum_{i=k}^{\infty} P(X) = \sum_{i=k}^{\infty} \frac{\lambda^i}{i!} e^{-\lambda} = 1 - P(X \leqslant k-1) \tag{4-34}$$

例 4-10　根据例 4-9 的数据，试计算该科室该日接诊的患者中，至少有 1 位出现急性肠穿孔的概率和至多有 5 位出现急性肠穿孔的概率。

根据题意，以 X 表示"200 人中出现急性肠穿孔的人数"，X 服从 Poisson 分布，由上题可知 $\lambda = 2$，200 人中至少有 1 位出现急性肠穿孔概率为：

$$P(X \geqslant 1) = \sum_{i=1}^{200} \frac{2^i}{i!} e^{-2} = 0.865$$

200 人中至多有 5 位出现急性肠穿孔的概率：

$$P(X \leqslant 5) = \sum_{i=0}^{5} \frac{2^i}{i!} e^{-2} = 0.983$$

第四节　正态分布

一、正态分布的概念和特征

1. 正态分布的概念　正态分布（normal distribution）是一种连续型随机变量常见而重要的分布，它首先由德国数学家德·莫阿弗尔（A. de Moivre, 1667—1754）于 1733 年提出。德国数

Notes

学家 Gauss 之后在研究测量误差时也建立了正态分布，并对正态分布性质作了进一步的研究，因此正态分布又称为 Gauss 分布（Gaussian distribution）。如果连续型随机变量 X 在实数范围内取值，且具有如下的概率密度函数

$$f(x) = \frac{1}{\sigma\sqrt{2\pi}} e^{\frac{-(x-\mu)^2}{2\sigma^2}} \quad (-\infty < x < +\infty) \tag{4-35}$$

和概率分布函数

$$F(x) = \frac{1}{\sigma\sqrt{2\pi}} \int_{-\infty}^{x} e^{\frac{-(t-\mu)^2}{2\sigma^2}} dt \quad (-\infty < x < +\infty) \tag{4-36}$$

称连续型随机变量 X 服从正态分布，记为 $X \sim N(\mu, \sigma^2)$，其中 μ 表示 X 的均数，σ_2 表示 X 的方差。称 $\mu = 0$，$\sigma^2 = 1$ 的正态分布为标准正态分布（standard normal distribution），记为 $Z \sim N(0,1)$，其概率密度函数和概率分布函数分别记为

$$\varphi(z) = \frac{1}{\sqrt{2\pi}} e^{\frac{-z^2}{2}} \quad (-\infty < z < +\infty) \tag{4-37}$$

$$\Phi(z) = \frac{1}{\sqrt{2\pi}} \int_{-\infty}^{z} e^{\frac{-t^2}{2}} dt \quad (-\infty < z < +\infty) \tag{4-38}$$

不同 μ、σ 下正态分布概率密度函数的图形如图 4-5 所示。

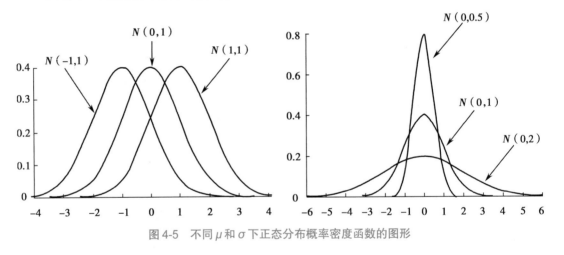

图 4-5　不同 μ 和 σ 下正态分布概率密度函数的图形

如果一个随机变量 X 取对数后，其值的分布为正态分布，则称随机变量 X 服从对数正态分布（logarithmic normal distribution）。

2. 正态分布的特点

（1）在直角坐标中，由正态分布概率密度函数，可绘制出正态分布概率密度函数曲线——正态曲线。正态曲线为位于 X 轴上方的钟型曲线，且以 $X = \mu$ 为对称轴左右对称。以 X 轴为渐近线，两端与 X 轴永不相交。

（2）正态曲线在 $x = \mu$ 处有最大值，其值为 $f(\mu) = 1/\sigma\sqrt{2\pi}$；$x$ 越远离 μ，$f(x)$ 值越小；正态曲线在 $x = \mu \pm \sigma$ 处有拐点。

（3）正态分布有两个参数 μ，σ。μ 决定着正态曲线在 x 轴上的集中位置，称为位置参数，若 σ 恒定，改变 μ 的值，曲线沿着 x 轴平行移动，其形状不变。σ 决定着正态曲线的形状，若 μ 恒定，则 σ 越大，曲线越平坦；σ 越小，曲线越陡峭（如图 4-5 所示）。

（4）对应于正态分布参数 μ 和 σ 的不同取值，正态曲线的位置和形状会千变万化，但都可经标准化变换

$$Z = \frac{X - \mu}{\sigma} \tag{4-39}$$

Notes

将一般正态分布 $N(\mu, \sigma^2)$ 转化为标准正态分布 $N(0, 1)$，这一关系表明只要知道某正态分布的参数 μ 和 σ，即可通过标准变换来计算其取值的概率分布特点。

3. 正态曲线下面积的分布规律

（1）x 轴上与正态曲线下所夹面积恒等于 1。

（2）服从正态分布的随机变量在某一区间内曲线下的面积与其在这一区间上取值的概率相等。

（3）如果 $Z \sim N(0, 1)$，根据标准正态分布的分布函数为简化计算制成了附表 2，欲求服从标准正态分布的随机变量在区间 $(-\infty, z)(z \leqslant 0)$ 内曲线下的面积，可直接查表，对 $(z > 0)$ 可根据对称性算得，计算公式为：

$$\Phi(z) = 1 - \Phi(-z) \tag{4-40}$$

u 在区间 (u_1, u_2) 取值概率的计算公式为

$$P(u_1 < Z < u_2) = \Phi(u_2) - \Phi(u_1) \tag{4-41}$$

标准正态分布曲线下面积关系如图 4-6 所示。

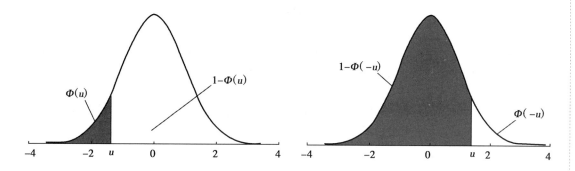

图 4-6　标准正态分布曲线下面积示意图

（4）在区间 $\mu \pm \sigma$ 内，正态曲线下的面积为 68.27%；在区间 $\mu \pm 1.96\sigma$ 内的面积为 95.00%；在区间 $\mu \pm 2.58\sigma$ 内的面积为 99.00%。正态曲线下面积的分布规律如图 4-7 所示。

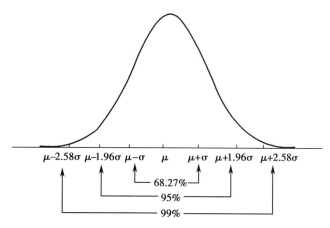

图 4-7　正态曲线下面积的分布规律示意图

例 4-11　若 Z 服从标准正态分布，试计算 Z 在区间 $(-1.96, 1.96)$ 内的概率。

由公式（4-40）和公式（4-41），结合查附表 2 计算可得：

$$P(-1.96 < Z < 1.96) = \Phi(1.96) - \Phi(-1.96) = (1 - \Phi(-1.96)) - \Phi(-1.96)$$
$$= 1 - 2\Phi(-1.96) = 1 - 2 \times 0.025 = 0.95$$

同样可得　　$P(-2.58 < Z < 2.58) = 0.99$

Notes

（5）如果 $X \sim N(\mu, \sigma^2)$，X 在区间 (X_1, X_2) 内取值的概率为

$$P(X_1 < X < X_2) = \Phi(\frac{X_2 - \mu}{\sigma}) - \Phi(\frac{X_1 - \mu}{\sigma}) \tag{4-42}$$

例 4-12   由 160 名 7 岁男孩身高测量的数据算得 $\overline{X} = 122.6cm$，$S = 4.8cm$，已知身高数据服从正态分布。试估计该地当年 7 岁男孩身高介于 119cm 到 125cm 范围所占的比例。

本例虽已知身高数据服从正态分布，但 μ，σ 未知，由于 160 例是一个大样本，故可用样本均数和样本标准差作为 μ，σ 的估计。作标准化变换

$$u_1 = \frac{119 - 122.6}{4.8} = -0.75 \quad u_2 = \frac{125 - 122.6}{4.8} = 0.5$$

查标准正态分布表得

$$\Phi(u_1) = \Phi(-0.75) = 0.2266$$
$$\Phi(u_2) = \Phi(0.5) = 1 - \Phi(-0.5) = 1 - 0.3085 = 0.6915$$
$$\Phi(u_2) - \Phi(u_1) = 0.6915 - 0.2266 = 0.4649$$

该地当年 7 岁男孩身高介于 119cm 到 125cm 范围所占的比例为 46.49%。

4. 二项分布、Poisson 分布与正态分布的关系

（1）二项分布与正态分布的关系：当 $n\pi$ 和 $n(1-\pi)$ 均较大时，随着 n 的增大，二项分布逐渐逼近于均数为 $n\pi$，方差为 $n\pi(1-\pi)$ 的正态分布。此时可用正态分布 $N[n\pi, n\pi(1-\pi)]$ 作近似计算。二项分布累积概率的正态近似计算公式为

$$P(X \leqslant k) = \sum_{i=0}^{k} \frac{n!}{i!(n-i)!} \pi^i (1-\pi)^{n-i} \approx \Phi\left(\frac{k + 0.5 - n\pi}{\sqrt{n\pi(1-n\pi)}}\right) \tag{4-43}$$

$$P(X \geqslant k) = \sum_{i=k}^{n} \frac{n!}{i!(n-i)!} \pi^i (1-\pi)^{n-i} \approx 1 - \Phi\left(\frac{k - 0.5 - n\pi}{\sqrt{n\pi(1-n\pi)}}\right) \tag{4-44}$$

（2）Poisson 分布与正态分布的关系：当 $\lambda \geqslant 20$ 时，Poisson 分布渐近正态分布，λ 越大，Poisson 分布越渐近于均数为 λ，方差为 λ 的正态分布。对 λ 较大的 Poisson 分布可用正态分布 $N(\lambda, \lambda)$ 作近似计算。Poisson 分布累积概率的正态近似计算公式为

$$P(X \leqslant k) = \sum_{i=0}^{k} \frac{\lambda^i}{i!} e^{-\lambda} \approx \Phi\left(\frac{k + 0.5 - \lambda}{\sqrt{\lambda}}\right) \tag{4-45}$$

$$P(X \geqslant k) = \sum_{i=k}^{\infty} \frac{\lambda^i}{i!} e^{-\lambda} \approx 1 - \Phi\left(\frac{k - 0.5 - \lambda}{\sqrt{\lambda}}\right) \tag{4-46}$$

二、正态分布的应用

1. 制定医学参考值范围
医学参考值范围（medical reference range）：“正常”人的解剖、生理、生化指标及组织代谢产物含量等数据正常与否的参考值，称为医学参考值（reference value）或“正常值”。“正常人”是指不患有影响所研究指标的疾病的人。由于个体差异的存在，人群的医学参考值有一定波动范围，医学参考值范围是指按一定概率所确定的医学参考值的波动范围。

在制定医学参考值范围时应首先确定下列几个方面：

（1）抽取足够例数的同质“正常人”样本：制定医学参考值范围其目的是作为临床上判定个体正常与否的参考标准，在制定时，必须抽取足够例数的同质“正常人”作为样本。

（2）确定具有实际意义的统一测量标准：对样本中个体指标的测量应采用统一的标准，应与临床上所用的方法一致，这样在应用医学参考值范围时才可避免由于方法不同所产生的偏差。

（3）根据指标的性质确定是否要分组：由于有些医学指标在不同的人群间（如男女间或不同年龄段之间）有所不同，所以在制定医学参考值范围时，应首先确定指标是否存在人群差异，

Notes

若是,则应分为不同的组分别制定医学参考值范围。

（4）根据指标含义决定单、双侧范围：若一个指标过大、过小均为异常,则应确定既有上限又有下限的双侧医学参考值范围;若一个指标仅过大为异常,则只需确定仅有上限的单侧医学参考值范围,反之亦然。

（5）选择适当的百分范围：在制定医学参考值范围时,可根据需要选择适当的百分范围,常用95%或99%医学参考值范围。

（6）根据资料的分布类型选择相应计算制定医学参考值范围的方法。

常用的计算医学参考值范围的方法有两种：

① 正态分布法：对服从正态分布的指标,可采用正态分布法计算参考值范围,按其给定的百分范围计算,计算公式见表4-2。公式中μ,σ分别为总体均数与标准差,当其未知时可用其样本的均数$\overline{X}$和标准差S代替。

表4-2 医学参考值范围的正态分布法计算公式

参考值范围(%)	双侧	单侧	
		只有下限	只有上限
90	$\mu\pm1.64\sigma$	$\mu-1.28\sigma$	$\mu+1.28\sigma$
95	$\mu\pm1.96\sigma$	$\mu-1.64\sigma$	$\mu+1.64\sigma$
99	$\mu\pm2.58\sigma$	$\mu-2.33\sigma$	$\mu+2.33\sigma$

② 百分位数法：如果资料为偏态分布,可按百分位数法计算医学参考值范围,其计算公式见表4-3。

表4-3 医学参考值范围的百分位数法计算公式

参考值范围(%)	双侧	单侧	
		只有下限	只有上限
90	$X_{5\%}\sim X_{95\%}$	$X_{10\%}$	$X_{90\%}$
95	$X_{2.5\%}\sim X_{97.5\%}$	$X_{5\%}$	$X_{95\%}$
99	$X_{0.5\%}\sim X_{99.5\%}$	$X_{1\%}$	$X_{99\%}$

例4-13 已知成年女子血清总蛋白含量近似服从正态分布。现为确定成年女子血清总蛋白含量参考值范围,在某地抽取了"正常"成年女子200人,测量其血清总蛋白含量值,计算得均数$\overline{X}$=74.2g/L,标准差$S=3.6$g/L。试估计该地成年女子血清总蛋白含量的95%参考值范围。

根据医学知识可知成年女子血清总蛋白含量过高或过低均为异常,故应制定双侧医学参考值范围。又因为指标近似正态,故可用正态分布法求该指标的95%医学参考值范围,由于μ,σ未知,用$\overline{X}$和S代替,由表4-2得：

$$下限为 \quad \overline{X}-1.96S = 74.2-1.96\times3.6 = 67.144(g/L)$$
$$上限为 \quad \overline{X}+1.96S = 74.2+1.96\times3.6 = 81.256(g/L)$$

2. 质量控制 质量控制(quality control)是保证产品质量的一个有效措施,已广泛地应用于工农业生产和医疗卫生等领域。如果作为质量控制的指标(如胶囊灌装过程中胶囊内装药的重量)服从正态分布,其波动仅由个体差异或随机因素产生的测量误差所致,可根据正态分布的特征以$\overline{X}\pm2S$作为上、下警戒线,以$\overline{X}\pm3S$作为上、下控制线。若某一次测量的指标超过上、下警戒线,甚至上、下控制线,则有理由认为其指标的波动不仅仅是由随机误差引起的,而可能存在某种非随机的系统性误差,需要对生产过程进行检修,从而达到产品质量控制的目的。

3. 正态分布是许多统计方法的理论基础 一方面有许多的统计方法是在正态分布的基础上建立起来的,如t检验、方差分析等;另一方面在大样本的条件下有许多分布都渐近于正态分布,常有其正态近似的统计分析方法。

Notes

第五节   案   例

案例 4-1   一般人群先天性心脏病的发病率为 8‰，某研究者为探讨母亲吸烟是否会增大其子女的先天性心脏病的发病危险，对一群 20～35 岁有吸烟嗜好的孕妇进行了生育观察，在她们生育的 320 名子女中，经筛查有 4 人患了先天性心脏病。

试讨论：

（1）若以 X 表示观察中患先天性心脏病的小孩数，X 服从的分布是什么分布？

（2）若按人群先天性心脏病的发病率为 8‰，计算 320 名子女中有至少 4 名小孩患了先天性心脏病的概率。

（3）这一研究过程是否有可改进的地方？

案例 4-2   根据对青少年生长发育大样本的调查资料，计算得 7 岁男童的身高均数 $\overline{X}$ =120.21cm，标准差 S =4.17cm。今在某地随机抽取 120 名 7 岁男童，测得身高均数 $\overline{X}$ =119.95cm，标准差 S =4.72cm，按身高范围统计结果见表4-4：

表4-4   青少年生长发育调查身高资料的统计结果

身高范围	实际人数	百分比（%）
115.32～124.56	81	67.50
111.47～130.14	113	94.17
106.49～133.87	118	98.33

（1）试计算所给身高范围的理论人数和百分比。

（2）实际人数和理论人数（百分数）有何不同与联系？

小   结

1. 随机事件、概率与随机变量是研究随机现象的基本概念。随机变量常见的有两类，一类是离散型随机变量，另一类是连续型随机变量。

2. 二项分布是离散型随机变量中最为常见的分布类型。在医疗卫生领域，若观察或试验的结果只可能是两个对立结果中的一个，如阳性、阴性，则独立、重复 n 次出现阳性的次数 X 服从二项分布。X 取值为 0, 1, 2, …n，$X=k$ 的概率按下式计算

$$P(X=k)=\frac{n!}{k!(n-k)!}\pi^k(1-\pi)^{n-k}$$

其中 π 为每次试验出现阳性的概率，且 $\sum_{k=0}^{n}P(X=k)=1$。

独立是指每次试验出现的结果与前面已出现的结果无关。重复是指每次试验条件不变，结果发生的概率不变。

3. Poisson 分布是另一个常见的离散型随机变量分布类型。Poisson 分布主要用于描述在单位时间、空间上某种事件的发生数。医学和卫生领域中有些指标服从 Poisson 分布，如在单位时间内接收到的放射性物质的放射线数、某单位容积中的细菌数等。服从 Poisson 分布的随机变量 X 取值为非负整数 0, 1, …，相应概率为

$$P(X=k)=\frac{\lambda^k}{k!}e^{-\lambda}$$

当 n 很大，π 很小时，二项分布近似 Poisson 分布，这时可以用 Poisson 分布来近似计算二项分布的概率。

Notes

4. 正态分布是基本而重要的连续型随机变量的分布。其重要性体现在：

（1）正态分布具有优良的性质和规律。

（2）在解决实际问题时，许多研究指标服从（或近似服从）正态分布。

（3）在理论上正态分布是许多统计方法的理论基础，一方面有许多统计方法是在正态分布的基础上建立起来的；另一方面许多统计方法在一定的条件下，有正态近似的方法。掌握它是正确使用相关的统计方法的基础。

思考与练习

一、最佳选择题

1. 下列叙述，**错误**的一项是（　　　）

　　A. 一次 Bernoulli 试验的两个可能结果出现的概率之和为 1

　　B. Poisson 分布只有一个参数 λ

　　C. Poisson 分布的均数与标准差相等

　　D. 任何的正态分布都可以转换成标准正态分布

　　E. 二项分布、Poisson 分布在一定条件下可以转化为正态分布

2. 正态分布曲线下横轴上，从 μ 到 $\mu+2.58\sigma$ 的面积占曲线下总面积的百分之（　　　）

　　A. 99　　　　　　　　　　　　　　　　B. 95

　　C. 47.5　　　　　　　　　　　　　　　D. 49.5

　　E. 90

3. 在 X 轴上方，标准正态分布曲线下中间 95% 的面积所对应 X 的取值范围是（　　　）

　　A. $-\infty$ 到 $+1.96$　　　　　　　　　B. -1.96 到 $+1.96$

　　C. $-\infty$ 到 $+2.58$　　　　　　　　　D. -2.58 到 $+2.58$

　　E. -1.64 到 $+1.64$

4. 服从二项分布随机变量的总体标准差为（　　　）

　　A. $\sqrt{n(1-\pi)}$　　　　　　　　　　B. $(n-1)\pi(1-\pi)$

　　C. $n\pi(1-\pi)$　　　　　　　　　　　D. $\sqrt{n\pi(1-\pi)}$

　　E. $\sqrt{n\pi}$

5. 正态曲线上的拐点的横坐标为（　　　）

　　A. $\mu\pm2\sigma$　　　　　　　　　　　B. $\mu\pm\sigma$

　　C. $\mu\pm3\sigma$　　　　　　　　　　　D. $\overline{X}\pm S$

　　E. $\overline{X}\pm2S$

6. 计算双侧医学参考值范围最好是（　　　）

　　A. 百分位数法

　　B. 正态分布法

　　C. 对数正态分布法

　　D. 标准化法

　　E. 结合原始数据分布选择医学参考值范围的计算公式

7. 根据 200 个人的发铅值（呈偏态分布），计算"正常人"发铅值的 95% 的参考值范围应选择（　　　）

　　A. 双侧正态分布法　　　　　　　　　B. 双侧百分位数法

　　C. 单上侧正态分布法　　　　　　　　D. 单下侧百分位数法

E. 单上侧百分位数法

8. 正态分布 $N(\mu, \sigma^2)$,当 μ 恒定时,σ 越大(   )

    A. 曲线沿横轴越向左移动

    B. 曲线沿横轴越向右移动

    C. 观察值变异程度越大,曲线越"胖"

    D. 曲线形状和位置不变

    E. 观察值变异程度越小,曲线越"瘦"

9. 某计量指标呈对数正态分布,医学上认为该指标过高为异常,计算 95% 医学参考值范围,应采用公式为(   )

    A. $\overline{X} \pm 1.96 S_X$ B. $\lg^{-1}(\lg \overline{X} \pm 1.96 S_{\lg X})$

    C. $\overline{X} + 1.64 S_X$ D. $\lg^{-1}(\lg \overline{X} + 1.64 S_{\lg X})$

    E. $\lg^{-1}(\lg \overline{X} - 1.64 S_{\lg X})$

10. 若 X 服从 $\lambda = 2$ 的 Poisson 分布,Y 服从 $\lambda = 4$ 的 Poisson 分布,则 $X + Y$ 服从(   )的 Poisson 分布

    A. $\lambda = 3$ B. $\lambda = 4$

    C. $\lambda = 6$ D. $\lambda = 8$

    E. $\lambda = 16$

11. 若 X 的方差等于 8,Y 的方差等于 4,X 与 Y 独立,则 $X - 2Y$ 的方差等于(   )

    A. 0   B. 15

    C. 24   D. 1

    E. 16

二、简答题

1. 频率与概率有何关系?

2. 如何判断变量是否服从 Poisson 分布?

3. 简述正态分布、二项分布、Poisson 分布三者间的关系。

4. 简述确定医学参考值范围时应注意什么?

5. 正态分布、标准正态分布、对数正态分布有何异同?

三、计算分析题

1. 根据以往的资料,某种药物治疗某种非传染性疾病的有效率为 0.8。今用该药治疗该病患者 50 人,试计算这 50 人中 40 人有效的概率。

2. 最新一项调查显示,2011 年,英格兰地区成年高血压患者中,血压控制率为 37%。现从该地随机抽取 100 名患有高血压的成年人,试计算至少有 30 人血压得到控制的概率。

3. 在对某市自来水进行检测中,发现每 1ml 水样中,平均检测出细菌 4 个。试计算从 1ml 自来水水样中检测出 8 个细菌的概率及至多检测出 8 个细菌的概率。

4. 根据以往的资料 8 岁男童身高服从正态分布,现测量了 200 名 8 岁男童身高 $\overline{X} = 124.4cm$,$S = 3.8cm$,试估计该地身高介于 120cm 到 125cm 范围内的 8 岁男童比例及 200 名 8 岁男童中身高介于 120～125cm 范围的人数。

5. 已知某种非传染性疾病在一般人群中的发生率为 4‰。现某研究者在一单位随机筛查 200 人,试计算这 200 人中至多有 5 人患病的概率。

6. 设研究人员在测量某一指标时带有随机误差 X,其概率密度函数为

$$f(X) = \frac{1}{4\sqrt{2\pi}} e^{\frac{-(X-2)^2}{32}}$$

试求:(1) 测量误差的绝对值不超过 3 的概率;

Notes

（2）接连测量 3 次，每次测量相互独立进行，求至少有 1 次误差的绝对值不超过 3 的概率。

7. 某地抽样测量 300 名健康成人血清总胆固醇值，均值为 4.48（mmol/L），标准差为 0.54（mmol/L）。假定血清总胆固醇值为正态分布，试计算健康成人血清总胆固醇值 95% 医学参考值范围，若某人血清总胆固醇值为 5.85（mmol/L），则认为其血清总胆固醇"异常"还是"正常"？

（郝元涛　毕育学）

第五章　参　数　估　计

参数估计是一种重要的统计推断方法。本章将以均数、率的抽样为例,介绍不同统计量的抽样分布规律及抽样误差的特征,参数估计的基本概念和有关方法。

第一节　抽样分布与抽样误差

医学研究中常采用抽样研究的方法,从某总体中随机抽取一个样本来进行研究,并根据样本提供的信息推断总体的性质。例如欲了解某地 2000 年正常成年男性血清总胆固醇的平均水平,随机抽取该地 200 名正常成年男性作为样本,算得其血清总胆固醇的样本均数,并以此样本均数估计该地正常成年男性血清总胆固醇总体的平均水平。由于存在个体差异,抽得的样本均数不太可能恰好等于总体均数,因此通过样本推断总体会有误差。这种由个体变异和抽样造成的样本统计量与总体参数的差异,称为抽样误差。而且,这些来自同一总体的若干样本统计量(如上述多次抽样的均数)间,也存在抽样误差。抽样误差是由个体变异和抽样引起的,因此,只要有个体变异,抽样就必将导致抽样误差,即抽样误差是不可避免的。抽样误差有两种表现形式,其一是样本统计量与总体参数间的差异,其二是样本统计量间的差异。下面通过电脑模拟抽样试验来说明样本统计量的分布规律。

一、样本均数的抽样分布与抽样误差

例 5-1　若某市 2002 年 7 岁正常发育男孩的身高服从均数 $\mu=120$cm、标准差 $\sigma=5$cm 的正态分布。现利用计算机从该正态分布 $N(120, 5^2)$ 总体中重复随机抽样 10 000 次,每次抽取一个样本含量 $n=9$ 的样本。表 5-1 列出了其中 10 个样本的观测值及各样本的均数和标准差,表 5-2 列出了其中的 100 个样本的均数、标准差,表 5-3 列出了 10 000 个样本均数的频数分布表;图 5-1(b)为这 10 000 个样本均数的频数图。类似地重复抽样,绘制样本含量分别为 $n=4$、25、36 时 10 000 个样本均数的频数图见图 5-1(a)、(c)、(d)。

表 5-1　在 $N(120, 5^2)$ 总体中随机抽取 10 个样本的资料($n=9$)

样本号	样本观测值									均数	标准差
1	125.57	124.26	116.81	116.52	124.85	132.06	121.59	116.73	114.56	121.44	5.75
2	123.82	122.10	124.23	122.99	126.28	120.66	115.44	122.58	125.37	122.61	3.18
3	125.26	123.08	125.23	116.62	117.62	117.72	125.18	119.86	128.31	122.10	4.23
4	118.78	129.16	123.01	122.68	114.01	116.08	118.64	120.00	125.78	120.90	4.75
5	122.53	121.61	114.80	122.66	123.86	119.91	127.32	114.60	122.45	121.08	4.13
6	114.21	111.93	120.95	124.53	125.27	114.38	119.48	129.54	124.33	120.51	5.99
7	129.08	114.41	119.19	120.16	126.15	120.63	120.37	123.90	120.78	121.63	4.25
8	113.11	126.16	116.65	107.58	123.21	113.82	117.38	132.83	118.10	118.76	7.59
9	118.42	124.45	121.13	116.42	120.71	119.15	122.37	124.76	115.85	120.36	3.20
10	123.31	125.03	114.80	116.68	116.71	124.91	119.39	119.28	117.78	119.77	3.78

表 5-2　在 $N(120, 5^2)$ 总体中随机抽取的 100 个样本的均数、标准差和总体均数的 95% 可信区间（CI）

样本号	均数	标准差	95%CI		样本号	均数	标准差	95%CI	
1	118.48	5.23	114.46	122.50	51	117.72	3.67	114.90	120.55
2	121.44	5.75	117.02	125.86	52	119.25	6.62	114.16	124.34
*3	122.61	3.18	120.16	125.05	53	119.28	6.57	114.23	124.33
4	122.10	4.23	118.85	125.35	54	120.50	5.81	116.03	124.97
5	120.90	4.75	117.25	124.56	55	119.76	4.71	116.14	123.38
6	121.08	4.13	117.91	124.26	*56	116.71	2.10	115.09	118.32
7	120.51	5.99	115.91	125.12	57	118.03	3.00	115.73	120.34
8	121.63	4.25	118.36	124.90	58	118.64	6.04	113.99	123.29
9	118.76	7.59	112.93	124.59	59	118.39	2.27	116.65	120.14
10	120.36	3.20	117.90	122.82	60	119.44	2.80	117.29	121.60
11	119.77	3.78	116.86	122.67	61	119.31	5.65	114.97	123.65
12	119.00	6.55	113.96	124.04	62	117.17	5.95	112.60	121.75
13	118.68	5.00	114.83	122.52	63	118.38	4.87	114.63	122.12
14	118.79	6.98	113.42	124.16	64	119.79	6.28	114.97	124.62
15	120.30	4.79	116.62	123.98	65	117.93	3.95	114.90	120.97
16	119.39	6.74	114.21	124.57	66	120.75	5.71	116.36	125.14
17	119.77	4.78	116.09	123.45	67	120.75	3.22	118.27	123.23
18	122.15	3.11	119.76	124.54	68	116.71	6.08	112.04	121.38
19	118.96	3.54	116.24	121.68	69	120.02	4.57	116.51	123.54
20	120.28	6.18	115.53	125.03	70	121.80	6.27	116.98	126.62
21	122.90	3.87	119.93	125.87	71	124.04	5.30	119.96	128.11
22	116.91	4.95	113.10	120.71	72	122.36	3.35	119.79	124.93
23	120.13	4.89	116.37	123.88	73	119.87	5.31	115.79	123.95
24	121.44	3.49	118.76	124.13	74	117.83	4.29	114.53	121.13
25	120.24	4.40	116.86	123.62	75	119.57	4.77	115.91	123.24
26	120.32	3.63	117.53	123.11	76	120.77	4.80	117.08	124.46
27	118.13	6.55	113.09	123.16	77	118.52	3.52	115.81	121.22
28	118.92	4.45	115.50	122.34	78	119.93	5.25	115.90	123.96
29	121.80	4.53	118.32	125.28	79	118.29	6.43	113.35	123.23
30	118.30	4.90	114.53	122.06	80	120.11	5.52	115.87	124.35
31	120.99	5.44	116.80	125.17	81	119.63	5.33	115.54	123.73
32	119.31	2.45	117.43	121.20	82	122.66	6.74	117.48	127.84
33	117.68	3.40	115.07	120.30	83	120.79	5.18	116.81	124.77
34	121.24	4.13	118.06	124.41	84	118.20	4.54	114.71	121.69
*35	114.07	3.73	111.20	116.94	85	119.70	6.29	114.87	124.54
36	120.91	4.58	117.38	124.43	86	123.31	5.11	119.38	127.24
37	119.95	6.71	114.79	125.11	87	122.37	5.57	118.09	126.66
38	119.04	4.15	115.86	122.23	88	121.98	5.68	117.61	126.34
39	117.86	2.45	115.98	119.74	89	116.22	5.20	112.22	120.21
40	119.01	5.17	115.04	122.98	90	118.89	5.07	114.99	122.78
*41	124.21	4.72	120.58	127.84	91	124.30	4.75	120.65	127.94
42	120.31	2.88	118.10	122.53	92	120.18	3.58	117.43	122.93
43	122.14	3.13	119.73	124.55	93	120.35	2.67	118.30	122.40
44	120.97	5.09	117.05	124.88	94	120.65	4.73	117.02	124.29
45	120.17	3.94	117.14	123.19	95	119.42	5.72	115.02	123.82
46	123.23	5.38	119.09	127.36	96	119.34	4.51	115.87	122.81
47	121.13	3.91	118.12	124.13	97	118.45	6.75	113.26	123.64
48	119.66	5.53	115.40	123.91	98	119.39	3.60	116.62	122.16
49	118.89	6.06	114.23	123.56	99	119.98	5.71	115.59	124.37
*50	122.48	2.52	120.55	124.42	100	119.19	3.18	116.74	121.64

* 表示样本资料算得的可信区间未包含已知总体均数 120。

Notes

表 5-3　在 $N(120, 5^2)$ 总体中随机抽取的 10 000 个样本均数的频数分布表

组段(cm)	频数	频率(%)	累计频率(%)
114~	12	0.12	0.12
115~	63	0.63	0.75
116~	290	2.90	3.65
117~	766	7.66	11.31
118~	1542	15.42	26.73
119~	2289	22.89	49.62
120~	2262	22.62	72.24
121~	1633	16.33	88.57
122~	810	8.10	96.67
123~	256	2.56	99.23
124~	70	0.70	99.93
125~	6	0.06	99.99
127~128	1	0.01	100.00
合计	10 000	100.00	—

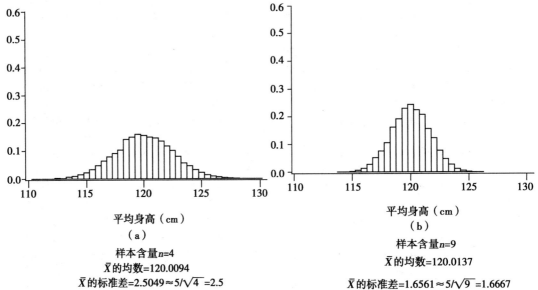

（a）

样本含量 $n=4$

$\bar{X}$ 的均数=120.0094

$\bar{X}$ 的标准差=2.5049≈$5/\sqrt{4}$=2.5

（b）

样本含量 $n=9$

$\bar{X}$ 的均数=120.0137

$\bar{X}$ 的标准差=1.6561≈$5/\sqrt{9}$=1.6667

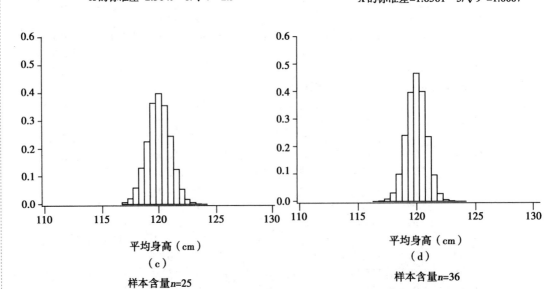

（c）

样本含量 $n=25$

$\bar{X}$ 的均数=119.9903

$\bar{X}$ 的标准差=0.9952≈$5/\sqrt{25}$=1

（d）

样本含量 $n=36$

$\bar{X}$ 的均数=119.9895

$\bar{X}$ 的标准差=0.8354≈$5/\sqrt{36}$=0.8354

Notes

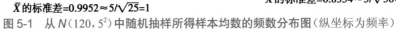
图 5-1　从 $N(120, 5^2)$ 中随机抽样所得样本均数的频数分布图（纵坐标为频率）

从图 5-1 和表 5-1、表 5-2、表 5-3 可以看出样本均数的抽样分布(sampling distribution)具有如下特点:①各样本均数未必等于总体均数;②各样本均数间存在差异;③样本均数的分布围绕着总体均数(120cm)呈现中间多、两边少、左右基本对称,近似服从正态分布;④样本均数的变异范围较之原变量的变异范围小;⑤随着样本含量的增大,样本均数的变异范围逐渐缩小。

通常,将样本统计量的标准差称为标准误(standard error, SE)。样本均数的标准差也称均数的标准误(standard error of mean, SEM),它反映样本均数间的离散程度,也反映样本均数与相应总体均数间的差异,因而说明了均数抽样误差的大小。理论上可以证明均数的标准误为

$$\sigma_{\overline{X}} = \frac{\sigma}{\sqrt{n}} \tag{5-1}$$

在实际工作中,由于总体标准差 σ 常常未知,而用样本标准差 S 来估计。因此均数标准误的估计值为

$$S_{\overline{X}} = \frac{S}{\sqrt{n}} \tag{5-2}$$

为了叙述方便,常称 $S_{\overline{X}}$ 为样本的标准误,$\sigma_{\overline{X}}$ 为总体的标准误。由公式(5-1)和(5-2)可见,均数标准误的大小与标准差的大小成正比,而与样本含量 n 的平方根成反比。即可通过增加样本含量 n 来减少均数的标准误,从而降低抽样误差。

理论上可以证明,从正态分布 $N(\mu, \sigma^2)$ 的总体中随机抽取样本量为 n 的样本,其样本均数 $\overline{X}$ 因样本而异,但服从正态分布 $N(\mu, \sigma^2/n)$。即:样本均数 $\overline{X}$ 的总体均数与个体观察值 X 的总体均数相同,样本均数 $\overline{X}$ 的总体标准差是个体观察值 X 的总体标准差的 $1/\sqrt{n}$。

同理,在非正态分布总体中可进行类似的抽样研究。理论上可以证明,非正态总体样本均数的分布并不是正态分布;当样本量较大时(例如,$n \geq 30$),样本均数的分布接近正态分布;标准误仍然是原总体标准差的 $1/\sqrt{n}$ 倍。

二、样本率的抽样分布与抽样误差

类似于均数的抽样误差,在同一个总体中随机抽取含量相同的若干个样本,各样本率之间往往是不相同的,且与总体率之间也有一定的误差,这种由于抽样所造成的样本率与总体率之间及样本率之间的差别称为率的抽样误差。例如某地 2002 年 50 岁以上的中老年妇女骨质疏松症的患病率为 40%。显然,这里的 40% 就是总体患病率 π。如果 2002 年从该总体中随机抽取 30 名 50 岁以上的中老年妇女,其中有骨质疏松症的人数为 15 人,则样本患病率为 $p = 15/30 = 0.5$,该样本患病率与总体患病率的误差为 0.5-0.4=0.1。下面通过 6 个随机抽样试验来直观地认识样本率的抽样分布规律。

例 5-2 某地 2002 年 50 岁以上的中老年妇女骨质疏松症的患病率为 40%。现利用计算机从该总体中重复随机抽样 10 000 次,每次抽取一个样本含量 $n = 30$ 人的样本,每个样本计算其样本率。表 5-4 列出了随机抽取的 10 个样本的数据及各样本的样本率,表 5-5 列出了 10 000 次抽样的样本率频数分布表,图 5-2(b)为其频数图。图 5-2(a)、(b)、(c)、(d)、(e)、(f)分别为:a. $\pi = 0.4$, $n = 10$; b. $\pi = 0.4$, $n = 30$; c. $\pi = 0.4$, $n = 100$; d. $\pi = 0.1$, $n = 100$; e. $\pi = 0.01$, $n = 100$; f. $\pi = 0.5$, $n = 10$; 六种情况下的 10 000 次抽样的样本率频数图。

表 5-4 在 $\pi = 0.4$ 总体中随机抽取的 10 个样本的资料($n = 30$)

样本号	样本观测值		样本患病率
	患病人数	未患病人数	
1	13	17	0.43
2	15	15	0.50
3	18	12	0.60

Notes

续表

样本号	样本观测值		样本患病率
	患病人数	未患病人数	
4	18	12	0.60
5	11	19	0.37
6	13	17	0.43
7	11	19	0.37
8	12	18	0.40
9	11	19	0.37
10	13	17	0.43

表5-5　在 $\pi=0.4$ 总体中随机抽取的 10 000 个样本率的频数分布表（$n=30$）

样本率	频数	频率(%)	累计频率(%)
0.13	14	0.14	0.14
0.17	41	0.41	0.55
0.20	131	1.31	1.86
0.23	276	2.76	4.62
0.27	518	5.18	9.80
0.30	820	8.20	18.00
0.33	1179	11.79	29.79
0.37	1428	14.28	44.07
0.40	1441	14.41	58.48
0.43	1405	14.05	72.53
0.47	1049	10.49	83.02
0.50	743	7.43	90.45
0.53	496	4.96	95.41
0.57	252	2.52	97.93
0.60	132	1.32	99.25
0.63	47	0.47	99.72
0.67	20	0.20	99.92
0.70	7	0.07	99.99
0.73	1	0.01	100.00
合计	10 000	100.00	—

从图5-2和表5-4、表5-5可以看出样本率的抽样分布有如下特点：①总体率 π 相同时，样本含量越大，样本率的分布越趋向对称；②样本含量 n 相同时，π 越偏离 0.5，样本率的分布越偏态分布；③总体率 $\pi=0.5$ 时，样本率呈对称分布。

若样本中的个体个数（即样本含量）为 n，总体率为 π，样本率为 p，则理论上可以证明：

1. 样本率的总体均数等于总体率。即

$$\mu_P=\pi \tag{5-3}$$

2. 样本率的总体标准差（即率的标准误）为

$$\sigma_P=\sqrt{\frac{\pi(1-\pi)}{n}} \tag{5-4}$$

在实际工作中，由于总体率 π 通常是未知的，因而用样本率 p 来估计，故率的标准误的估计值常表示为

Notes

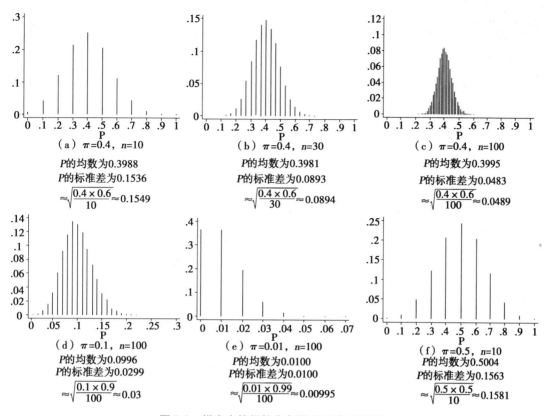

图 5-2 样本率的频数分布图（纵坐标为频率）

$$S_P = \sqrt{\frac{P(1-P)}{n}} \qquad (5\text{-}5)$$

3. 对于大量重复随机抽样而言，样本率 p 围绕着总体率 π 波动，样本含量 n 越大，这种波动就越小，当 n 充分大时，p 的分布就近似于均数为 π，标准差为 $\sqrt{\pi(1-\pi)/n}$ 的正态分布。这里，对样本含量 n "充分大"的要求通常为：$n\pi \geqslant 5$ 和 $n(1-\pi) \geqslant 5$ 且 $n \geqslant 40$。

4. 当总体率 $\pi = 0.5$ 时，样本率 p 的分布为对称分布。

5. 当样本含量 n 为定值时，总体率 π 越接近 0.5，样本率 p 近似正态分布的程度就越好。

第二节 总体均数的估计

前面讲述了从已知总体中抽样所得样本的性质，以及样本统计量的抽样分布规律。然而实际工作中需要的是与之思路相反的统计推断（statistical inference）：即根据样本提供的信息和抽样分布的规律，以一定的概率推断总体的特性。统计推断包括两个重要内容：参数估计（parameter estimation）和假设检验（hypothesis testing）。参数估计是指用样本指标值（统计量）推断总体指标值（参数）。参数估计有点（值）估计（point estimation）和区间估计（interval estimation）两种方法。点估计就是用相应样本统计量直接作为其总体参数的估计值。区间估计是按预先给定的概率（$1-\alpha$）所确定的包含未知总体参数的一个范围。

一、t 分布

t 分布最早由英国统计学家 W. S. Gosset 于 1908 年以笔名"Student"发表，故又称 Student t 分布（Student's t-distribution），主要用于总体均数的区间估计和 t 检验等。

若某一随机变量 X 服从总体均数为 μ、总体标准差为 σ 的正态分布 $N(\mu, \sigma^2)$，则通过 z 变换($\dfrac{X-\mu}{\sigma}$,也称 u 变换)可将一般的正态分布转化为标准正态分布 $N(0,1^2)$,即 z 分布(也称 u 分布)。同理,若样本含量为 n 的样本均数 $\overline{X}$ 服从总体均数为 μ、总体标准差为 $\sigma_{\overline{X}}$ 的正态分布 $N(\mu,\sigma_{\overline{X}}^2)$,则通过同样方式的 z 变换($\dfrac{\overline{X}-\mu}{\sigma_{\overline{X}}}$)也可将其转换为标准正态分布 $N(0,1^2)$,即 z 分布。

在实际工作中,由于 $\sigma_{\overline{X}}$ 常常未知,用 $S_{\overline{X}}$ 代替,则 $\dfrac{\overline{X}-\mu}{S_{\overline{X}}}$ 不再服从标准正态分布,而服从 t 分布(t-distribution)。即

$$t=\frac{\overline{X}-\mu}{S_{\overline{X}}}=\frac{\overline{X}-\mu}{S/\sqrt{n}},\qquad \nu=n-1 \tag{5-6}$$

上式中 ν 为自由度(degree of freedom, df),在数学上指能够自由取值的变量个数。

t 分布图是一簇曲线,当自由度 ν 不同时,曲线的形状不同。当 $\nu\rightarrow\infty$ 时,t 分布趋近于标准正态分布,但当自由度 ν 较小时,与标准正态分布差异较大(图 5-3)。

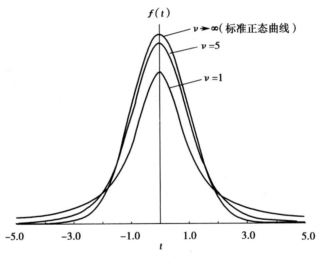

图 5-3　不同自由度下的 t 分布图

由图 5-3 可见,t 分布图有如下特征:①单峰分布,以 0 为中心,左右对称;②t 分布的曲线形态取决于自由度 ν 的大小,自由度 ν 越小,则 t 值越分散,曲线的峰部越矮而尾部翘得越高;③当 ν 逼近 ∞,$S_{\overline{X}}$ 逼近 $\sigma_{\overline{X}}$,t 分布逼近标准正态分布。当自由度为 ∞ 时,t 分布就是标准正态分布,故标准正态分布是 t 分布的特例。

同标准正态分布曲线一样,统计应用中最关心的是 t 分布曲线下的面积(即概率 P 或 α)与横轴 t 值间的关系。为使用方便,统计学家编制了不同自由度 ν 下 t 值与相应概率关系的 t 界值表,见附表 4。

在 t 界值表中,横标目为自由度 ν,纵标目为尾部概率(P 或 α)。一侧尾部面积称为单侧概率或单尾概率(one-tailed probability),两侧尾部面积之和称为双侧概率或双尾概率(two-tailed probability),即表右上角图例中的阴影部分。表中数字表示当 ν 和 α 确定时,对应的 t(临)界值(critical value),其中与单尾概率相对应的 t 界值用 $t_{\alpha,\nu}$ 表示,与双尾概率相对应的 t 界值用 $t_{\alpha/2,\nu}$ 表示。由于 t 分布以 0 为中心左右对称,所以表中只列出了正 t 值,查表时,不管 t 值正负均取绝对值得其概率 P 值。

从表右上角图例及表中数字变化规律可以看出:①在相同自由度时,$|t|$ 值越大,概率 P 越小;②在相同 $|t|$ 值时,同一自由度的双尾概率 P 为单尾概率 P 的两倍,如 $t_{0.10/2,8}=t_{0.05,8}=1.860$。

Notes

二、点估计和区间估计

总体均数的点估计是直接用随机样本的样本均数 $\bar{X}$ 作为总体均数 μ 的点估计值。例如，某市 2002 年所有 7 岁正常男童的身高值是一个总体，但总体的参数 μ—平均身高值未知。为此，随机抽取该市 9 名 7 岁正常男童，其身高资料如表 5-1 中的第 1 号样本，计算其平均身高 $\bar{X}$ =121.44（cm），标准差 S = 5.75（cm），这两个均为样本统计量。若用样本均数 $\bar{X}$ 作为总体均数 μ 的一个估计，用样本的标准差 S 作为总体标准差 σ 的一个估计，即认为该市所有 7 岁正常男童的平均身高为 121.44（cm），标准差为 5.75（cm）。这就是点估计。

在这个问题中，总体参数 μ 是未知的，但它是固定的值，并不是随机变量；而样本统计量是随机的，不同的样本所得结果是不相同的。如果另有一个研究者作同样的研究，随机抽取该市另外 9 名 7 岁正常男童，其身高资料如表 5-1 中的第 10 号样本，计算其平均身高为 $\bar{X}$ =119.77（cm），并以此作为总体身高的点估计，其结果也是正确的。

由上可知，点估计方法简单，但未考虑抽样误差。因此，要使得参数估计可信，就必须考虑抽样误差。

总体均数的区间估计是按一定的概率（1-α）用一个区间范围来估计总体均数，这个范围称作可信度为（1-α）的可信区间（confidence interval，CI），又称置信区间；预先给定的概率 1-α 称为可信度或置信度（confidence level），常取 95% 或 99%，如没有特别说明，一般取双侧 95%。可信区间通常由两个数值即可信限 / 置信限（confidence limit，CL）构成。其中较小的值称可信下限（lower limit，L），较大的值称可信上限（upper limit，U），一般表示为 $L{\sim}U$。

总体均数可信区间估计的理论基础是样本均数的抽样分布规律。总体均数可信区间的计算方法，随总体标准差 σ 是否已知，以及样本含量 n 的大小而异。下面将总体均数可信区间的计算方法分述于下。

1. 总体标准差 σ 已知　根据标准正态分布的原理可得

$$P\left(-z_{\alpha/2} < \frac{\bar{X}-\mu}{\sigma_{\bar{X}}} < z_{\alpha/2}\right) = 1-\alpha$$

即

$$P(\bar{X} - z_{\alpha/2}\sigma_{\bar{X}} < \mu < \bar{X} + z_{\alpha/2}\sigma_{\bar{X}}) = 1-\alpha$$

故总体均数的可信度为（1-α）的可信区间为

$$(\bar{X} - z_{\alpha/2}\sigma_{\bar{X}}, \ \bar{X} + z_{\alpha/2}\sigma_{\bar{X}}) \tag{5-7}$$

其中 $z_{\alpha/2}$ 为双侧尾部面积为 α 的 z 界值。

2. 总体标准差 σ 未知　根据 t 分布的原理可得

$$P\left(-t_{\alpha/2,v} < \frac{\bar{X}-\mu}{S_{\bar{X}}} < t_{\alpha/2,v}\right) = 1-\alpha$$

即

$$P(\bar{X} - t_{\alpha/2,v}S_{\bar{X}} < \mu < \bar{X} + t_{\alpha/2,v}S_{\bar{X}}) = 1-\alpha$$

故总体均数的可信度为（1-α）的可信区间为

$$(\bar{X} - t_{\alpha/2,v}S_{\bar{X}}, \ \bar{X} + t_{\alpha/2,v}S_{\bar{X}}) \tag{5-8}$$

其中 $t_{\alpha/2,v}$ 为自由度是 v、双侧尾部面积为 α 的 t 界值。

3. 总体标准差 σ 未知，但 n 足够大时　t 分布近似标准正态分布，可用标准正态分布代替 t 分布，即用 $z_{\alpha/2}$ 代替公式（5-8）中的 $t_{\alpha/2,v}$，按公式（5-9）对总体均数的可信度为（1-α）的可信区间进行近似计算。

$$(\bar{X} - z_{\alpha/2}S_{\bar{X}}, \ \bar{X} + z_{\alpha/2}S_{\bar{X}}) \tag{5-9}$$

Notes

例 5-3   若随机抽得某地 2002 年 9 名 7 岁正常发育男孩,测得其身高资料如表 5-1 中的第 1 号样本的观测值,计算其均数 $\overline{X}=121.44(\text{cm})$,标准差 $S=5.75(\text{cm})$,试估计该地 2002 年 7 岁正常发育男孩身高总体均数的 95% 可信区间。

本例 $n=9$,$\overline{X}=121.44(\text{cm})$,标准差 $S=5.75(\text{cm})$。按公式(5-2)计算样本均数的标准误为

$$S_{\overline{X}}=\frac{5.75}{\sqrt{9}}=1.92(\text{cm})$$

$\nu=n-1=9-1=8$,α 取双尾 0.05,查附表 4 的 t 界值表得 $t_{0.05/2,8}=2.306$。按公式(5-8)得

$$(121.44-2.306\times1.92,121.44+2.306\times1.92)即(117.01,125.87)\text{cm}$$

即该地 2002 年 7 岁正常发育男孩的身高总体均数的 95% 可信区间为 $(117.01,125.87)\text{cm}$。

例 5-4   随机抽得某地 90 名正常成年女性,计算其红细胞数的均值为 $4.18(10^{12}/\text{L})$、标准差为 $0.29(10^{12}/\text{L})$。试估计该地正常成年女性红细胞数总体均数的 95% 可信区间。

本例总体标准差 σ 未知,但 $n=90$,故可用公式(5-9)来近似估计该地正常成年女性红细胞数总体均数的 95% 可信区间。$z_{0.05/2}=1.96$,根据公式(5-9)得

可信限上限:$\overline{X}+1.96\,S_{\overline{X}}=4.18+1.96\times0.29/\sqrt{90}=4.24(10^{12}/\text{L})$

可信限下限:$\overline{X}-1.96\,S_{\overline{X}}=4.18-1.96\times0.29/\sqrt{90}=4.12(10^{12}/\text{L})$

即该地正常成年女性红细胞数总体均数的 95% 可信区间为 $(4.12,4.24)(10^{12}/\text{L})$。

三、两总体均数之差的区间估计

实际工作中,常常需要估计两总体均数之差 $\mu_1-\mu_2$ 的大小。例如:病毒性肝炎患者与正常人的血清转铁蛋白平均相差多少? 正常成年男女的红细胞数平均相差多少? 高血压患者经某药物治疗后,试验组与对照组的总体血压平均降低多少?

可以用两样本均数之差 $\overline{X}_1-\overline{X}_2$ 作为两总体均数之差 $\mu_1-\mu_2$ 的点估计,但点估计没有考虑抽样误差的大小。因此,需估计两总体均数之差的可信区间。

假定两个总体的方差相等,两样本的样本含量、均数和方差分别为:n_1、n_2,$\overline{X}_1$、$\overline{X}_2$ 和 S_1^2、S_2^2,根据数理统计理论可知

$$t=\frac{(\overline{X}_1-\overline{X}_2)-(\mu_1-\mu_2)}{S_{\overline{X}_1-\overline{X}_2}} \tag{5-10}$$

服从自由度为 $\nu=n_1+n_2-2$ 的 t 分布。其中:

$$S_{\overline{X}_1-\overline{X}_2}=\sqrt{S_c^2\left(\frac{1}{n_1}+\frac{1}{n_2}\right)},\ S_c^2=\frac{(n_1-1)S_1^2+(n_2-1)S_2^2}{n_1+n_2-2} \tag{5-11}$$

公式(5-10)和(5-11)中 $S_{\overline{X}_1-\overline{X}_2}$ 为均数之差的标准误,S_c^2 为合并方差。因 $P(-t_{\alpha/2,\nu}<t<t_{\alpha/2,\nu})=1-\alpha$,故 $\mu_1-\mu_2$ 的可信度为 $(1-\alpha)$ 的可信区间为

$$\left([\overline{X}_1-\overline{X}_2]-t_{\alpha/2,(n_1+n_2-2)}S_{\overline{X}_1-\overline{X}_2},\ [\overline{X}_1-\overline{X}_2]+t_{\alpha/2,(n_1+n_2-2)}S_{\overline{X}_1-\overline{X}_2}\right) \tag{5-12}$$

当两样本的样本含量均较大时,上述计算可信区间的公式(5-12)中的 $t_{\alpha/2,\nu}$ 可用相应的 $z_{\alpha/2}$ 代替,$S_{\overline{X}_1-\overline{X}_2}$ 也可用 $\sqrt{\dfrac{S_1^2}{n_1}+\dfrac{S_2^2}{n_2}}$ 来计算。

例 5-5   某医师观察某新药治疗肺炎的疗效,将肺炎患者随机分为对照组和新药组。两组的退热天数试验资料如表 5-6。试估计两药平均退热天数之差的 95% 可信区间。

表 5-6   两药的退热天数资料(天)

分组	n	$\overline{X}$	S
对照组	37	5.2	0.9
新药组	35	3.8	0.8

Notes

将对照组和新药组的例数、平均退热天数及标准差分别以 n_1，$\bar{X}_1$，S_1 和 n_2，$\bar{X}_2$，S_2 表示。$t_{0.05/2,(37+35-2)} = t_{0.05/2,70} = 1.994$，按照公式（5-11）和公式（5-12）得

可信限下限：$(5.2-3.8)-1.994 \times \sqrt{\dfrac{(37-1)\times 0.9^2 + (35-1)\times 0.8^2}{37+35-2}(\dfrac{1}{37}+\dfrac{1}{35})} = 1.00$

可信限上限：$(5.2-3.8)+1.994 \times \sqrt{\dfrac{(37-1)\times 0.9^2 + (35-1)\times 0.8^2}{37+35-2}(\dfrac{1}{37}+\dfrac{1}{35})} = 1.80$

即：两药平均退热天数之差的 95% 可信区间为（1.00，1.80）天。

上面介绍了总体均数的可信区间的计算方法。下面对可信区间作进一步的说明。

1. 可信区间的涵义　　在区间估计中，总体参数虽未知，但却是固定的值，而不是随机变量值，其大小与抽样无关。可信度为 95% 的可信区间的涵义是：如果重复 100 次样本含量相同的抽样，每个样本均按同一方法构建 95% 的可信区间，则理论上平均有 95 个可信区间包含了总体均数，还有 5 个可信区间未包含总体均数。从本章第一节的例 5-1 中的表 5-2 可以看出，从正态总体随机抽取的 100 个样本中，可计算 100 个样本均数及标准差和 100 个总体均数的可信区间。当（1-α）= 95% 时，在计算的 100 个可信区间中，有 95 个可信区间包含了总体均数，而另外 5 个（表 5-2 中第 3 号、35 号、41 号、50 号和 56 号）不包括。因此，95% 的可信区间不能理解为：总体参数有 95% 的可能落在该区间内，更不能理解为：有 95% 的总体参数在该区间内，而 5% 的参数不在该区间内，因为相应的总体参数只有一个。所谓 95% 的可信度指的是可信区间的构建方法，理论上用该方法建立的 95% 可信区间能包含总体参数的概率为 95%。在实际工作中，只能根据一次试验结果估计可信区间，如例 5-3，95% 的可信区间为（117.01，125.87）cm，就认为该区间包含了总体均数 μ。根据小概率事件不太可能在一次试验中发生的原理，该结论错误的概率小于或等于 0.05。

2. 可信区间估计的优劣　　可信区间估计的优劣取决于两个要素。第一个要素是准确性，又称可靠性，反映为可信度 1-α 的大小，显然可信度愈接近 1 愈好。准确性常根据研究目的和实际问题的背景由研究者自行决定，常用的可信度为 90%、95% 和 99%，但并不以此为限。第二个要素是估计精确性，常用可信区间的长度 C_U-C_L 衡量。当然长度愈小愈好。精确性与变量的变异度大小、样本量和 1-α 取值有关。当 1-α 确定后，可信区间的长度受制于个体变异和样本含量：个体变异越大，区间越宽；样本含量越小，区间越宽；反之，区间越窄。当样本含量确定后，准确性和精确性是相互牵制的：若要提高可信度，可取较小的 α 值，此时势必使区间变长，致精确性下降。故不能笼统地认为 99% 可信区间比 95% 可信区间好。实际工作中一般常用 95% 可信区间，认为它能较好地兼顾准确性和精确性。

此外，总体均数的可信区间与个体值的参考值范围无论在含义、计算和用途上均不相同。实际应用时，不能将两者混淆。表 5-7 简要说明其区别。

表 5-7　总体均数的可信区间与个体值参考值范围的区别

区别点	总体均数可信区间	参考值范围
含义	总体均数的波动范围 按预先给定的概率确定的未知参数 μ 的可能范围。实际上 1 次抽样算得的可信区间要么包含了总体均数，要么不包含。但可以说：当 $\alpha = 0.05$ 时，95%CI 估计正确的概率为 0.95，估计错误的概率小于或等于 0.05，即有 95% 的可能性包含了总体均数	个体值的波动范围 "正常人"的解剖，生理，生化等某项指标的波动范围
计算公式	σ 未知：$\bar{X} \pm t_{\alpha/2,\nu}S_{\bar{X}}$ σ 已知或 σ 未知但 $n > 60$：$\bar{X} \pm z_{\alpha/2}\sigma_{\bar{X}}$ 或 $\bar{X} \pm z_{\alpha/2}S_{\bar{X}}$	正态分布：$\bar{X} \pm u_{\alpha/2}S$（双侧） 偏态分布：$P_X \sim P_{100-X}$（双侧）

Notes

续表

区别点	总体均数可信区间	参考值范围
样本量的作用	样本量越大,可信区间越小,$n \to \infty$,可信区间 $\to 0$	样本量越大,参考值范围越稳定
用途	估计总体均数	估计绝大多数(如 95%)观察对象某项指标的分布范围

第三节　总体率的估计

正如可通过样本均数对总体均数做出点估计和区间估计一样,也可根据样本率对总体率做出点估计和区间估计。

一、总体率的点估计和区间估计

总体率的点估计是直接用随机样本的样本率 p 作为总体率 π 的点估计值。例如,2002 年从某地随机抽取 30 名 50 岁以上的中老年妇女,其中有骨质疏松症的人数为 15 人,则样本患病率为 $p = 15/30 = 0.5$ 可作为该地 2002 年 50 岁以上的中老年妇女骨质疏松症总体患病率的点估计值。与总体均数的点估计同理,总体率的点估计未考虑到样本率的抽样误差。因此,结合区间估计,可得到较为完整的估计信息。根据样本含量和样本率的大小,总体率的区间估计可分别采用以下两种常用方法。

1. 查表法　在样本例数较小,且样本率接近 1 或 0 时,即阳性事件发生率很高或很低时,可按照二项分布(binomial distribution)原理确定总体率的可信区间,但计算过程较为烦琐。为方便应用,统计学家根据二项分布原理,编制了在 $n \leqslant 50$ 时,样本例数为 n 与阳性例数为 X 时查总体率 95% 和 99% 可信区间的百分率可信区间表(附表 7)。因此,在 $n \leqslant 50$ 时,可直接查附表 7 求总体率的 95% 或 99% 可信区间。应注意的是:附表 7 中 X 值只列出了 $X \leqslant n/2$ 的部分。当 $X > n/2$ 时,可用 $n\text{-}X$ 值查表,所得可信区间为总体阴性率可信区间,再用 1 减去总体阴性率可信区间,即为总体阳性率可信区间。

例 5-6　某疗法治疗某病 28 人,10 人有效,估计该疗法有效率的 95% 可信区间。

查附表 7,在横行 $n = 28$ 和纵列 $X = 10$ 的交叉处,有两组数值,上行为 95% 可信区间,其数值为 19~56。即该疗法有效率的 95% 可信区间为(19%,56%)。

例 5-7　某疗法治疗某病 10 人,7 人有效,求该疗法有效率的 95% 可信区间。

本例 $n = 10$,有效数 $= 7 > 5$。先以 $n = 10$ 和无效数 $X = 3$ 查附表 7,得总体无效率 95% 可信区间为(7%,65%),用 1 减去此区间的上、下限,即得总体有效率的 95% 可信区间为($1\text{-}65\%$,$1\text{-}7\%$)=(35%,93%)。

2. 正态近似法　当 n 较大,p 和 $1\text{-}p$ 均不太小时,如 np 与 $n(1\text{-}p)$ 均大于 5 时,样本率 p 的抽样分布近似正态分布,因此可按正态近似法用公式(5-13)求总体率的 $(1\text{-}\alpha)$ 可信区间。

$$p \pm z_{\alpha/2} s_p \tag{5-13}$$

公式中:p 为样本率,S_p 为率的标准误。$z_{\alpha/2}$ 为标准正态分布 α 水平的双侧临界值,即 $\alpha = 0.05$ 时,$z_{0.05/2} = 1.96$;$\alpha = 0.01$ 时,$z_{0.01/2} = 2.58$。

例 5-8　为了解某医院剖宫产情况,在该医院随机抽查了 106 人,其中施行剖宫产者 62 人,试估计该医院剖宫产率。

本例 $n = 106$,$X = 62$,样本率 $p = \dfrac{62}{106} = 0.585 = 58.5\%$,按公式(5-5),率的标准误的估计值为

$$S_p = \sqrt{\frac{p(1-p)}{n}} = \sqrt{\frac{58.5\%(1-58.5\%)}{106}} = 4.8\%$$

Notes

又 $np=62$ 与 $n(1-p)=44$ 均大于 5, 按公式 (5-13) 得

可信限下限: $58.5\%-1.96\times4.8\%=49.1\%$

可信限上限: $58.5\%+1.96\times4.8\%=67.9\%$

即: 该医院总体剖宫产率的 95% 可信区间为 (49.1%, 67.9%)

二、两总体率之差的区间估计

类似地可用两样本率之差 p_1-p_2 作为两总体率之差 $\pi_1-\pi_2$ 的点估计, 但点估计没有考虑抽样误差的大小, 因此需估计两总体率之差的可信区间。

设两个独立样本率分别为 p_1 和 p_2, 当 n_1 与 n_2 均较大, 且 p_1、$1-p_1$ 及 p_2、$1-p_2$ 均不太小, 一般认为, 当 n_1p_1, $n_1(1-p_1)$, n_2p_2, $n_2(1-p_2)$ 均大于 5 时, 可利用样本率的分布近似正态分布, 采用正态近似法按公式 (5-14) 对两总体率的差别做出作区间估计。

$$\left([p_1-p_2]-z_{\alpha/2}S_{p_1-p_2},\ [p_1-p_2]+z_{\alpha/2}S_{p_1-p_2}\right) \tag{5-14}$$

$$S_{p_1-p_2}=\sqrt{\frac{P_1(1-P_1)}{n_1}+\frac{P_2(1-P_2)}{n_2}} \tag{5-15}$$

其中 $S_{p_1-p_2}$ 为率之差的标准误。

例 5-9 对甲、乙两种降压药进行临床疗效评价, 将某时间段内入院的高血压患者随机分为两组, 每组均为 100 人。甲药治疗组 80 位患者有效, 乙药治疗组 50 位患者有效, 试估计两种降压药有效率之差的 95% 可信区间。

将甲、乙两药治疗组的患者数、治疗有效数分别以 n_1, X_1 和 n_2, X_2 表示, 则 n_1p_1, $n_1(1-p_1)$, n_2p_2, $n_2(1-p_2)$ 均大于 5, $p_1=80/100=80\%$, $p_2=50/100=50\%$。按公式 (5-15) 得

$$S_{p_1-p_2}=\sqrt{\frac{0.8(1-0.8)}{100}+\frac{0.5(1-0.5)}{100}}=0.064$$

按公式 (5-14) 得

$$\left([0.8-0.5]-1.96\times0.064,[0.8-0.5]+1.96\times0.064\right)$$

即: 两种降压药有效率之差的 95% 可信区间为 (0.1745, 0.4255) 或 (17.45%, 42.55%)。

第四节 Poisson 分布总体均数的区间估计

利用 Poisson 分布 (Poisson distribution) 及其正态近似性, 对于服从 Poisson 分布的样本资料, 其总体均数 $1-\alpha$ 可信区间的估计方法如下:

1. **查表法** 对于获得的样本计数 X, 当 $X\leqslant50$ 时, 直接查附表 8 的 Poisson 分布可信区间表, 即可得到其总体均数的 $1-\alpha$ 可信区间。

2. **正态近似法** 当 $X>50$ 时, 可采用正态近似法估计总体均数的 $1-\alpha$ 可信区间, 计算公式为

$$X\pm z_{\alpha/2}\sqrt{X} \tag{5-16}$$

例 5-10 对某地区居民饮用水进行卫生学检测, 随机抽查 1ml 水样, 培养大肠埃希菌 2 个, 试估计该地区水中平均每毫升所含大肠埃希菌的 95% 和 99% 可信区间。

本例, $X=2<50$, 查附表 8, 样本计数为 2 的一行, μ 的 95% 可信区间的下限 0.2, 上限为 7.2, 故该地区水中平均每毫升所含大肠埃希菌的 95% 可信区间为 0.2~7.2 个 / 毫升; 同理, 其 99% 可信区间为 0.1~9.3 个 / 毫升。

例 5-11 用计数器测得某放射物质半小时内发出的脉冲数为 360 个, 试估计该放射物质每 30 分钟平均脉冲数的 95% 可信区间。

本例以每 30 分钟发出的脉冲数为一个 Poisson 分布的观察单位，$X=360>50$，可按公式（5-16）求得

$$(360-1.96\sqrt{360}, 360+1.96\sqrt{360})=(322.8, 397.2)$$

即：该放射物质每 30 分钟平均脉冲数的 95% 可信区间为 322.8～397.2（个）。

第五节　RR 值和 OR 值的估计

在流行病学研究中，为测定致病因素的效应，常用一些危险度指标来衡量因素与发病的联系强度或因素对人群发病的作用大小，其中应用最广的是相对危险度（relative risk，RR）。相对危险度是两个人群发病率的比值，通常为暴露人群的发病率与非暴露人群（或指定的参照人群）的发病率之比。设暴露人群的发病率为 p_1，非暴露人群的发病率为 p_0，相对危险度 RR 为

$$RR = p_1/p_0 \tag{5-17}$$

RR 表示暴露组的发病危险是非暴露组的多少倍。当 $RR=1$ 时，表示该因素对疾病的发病无影响；当 $RR>1$ 时，表示该因素为危险因素，它使发病危险度增大；当 $RR<1$ 时，表示该因素为保护因素，它使发病危险度减少。

测定相对危险度的调查研究主要有两大类型：队列研究和病例对照研究。队列研究（cohort study）又称前瞻性研究（prospective study）或随访研究（follow-up study），是对不同暴露水平的对象进行追踪观察，确定其疾病发生情况，从而分析暴露因素与疾病发生之间的因果联系。由于队列研究可以计算各组人群的发病率，因而可直接估计相对危险度。病例 - 对照研究是根据研究对象目前状态（是否有病）将其分到病例组或对照组，然后回顾性地询问或调查研究对象过去的危险因素接触史，比较病例组和对照组中暴露者所占的比例。在这类研究中，由于一般不能直接计算暴露人群和非暴露人群的发病率，因而也不能用公式（5-17）直接估计相对危险度，通常要通过计算优势比或比数比（odds ratio，OR）来近似估计相对危险度。

一、RR 值的估计

对于队列研究所得发病率资料的整理，根据研究对象在随访观察期间有无变化而具有两种不同的模式。一种是研究对象在观察期间，由于失访、死亡等原因不断变化，而以观察人年（或其他人时单位）为分母计算的发病率，这种率又称发病密度，其资料整理表格如表 5-8；另一种是研究对象在观察期间没有变化，以开始随访观察时的人数为分母计算的发病率，这种率又称累计发病率，其资料整理表格如表 5-9。

表 5-8　队列研究发病密度资料整理表

组别	发病人数	观察人时数	人年发病率
暴露组	a	L_1	a/L_1
非暴露组	b	L_0	b/L_0
合计	m	L	m/L

表 5-9　队列研究累计发病率资料整理表

组别	发病人数	未发病人数	合计	累计发病率
暴露组	a	b	n_1	a/n_1
非暴露组	c	d	n_0	c/n_0
合计	m_1	m_0	n	m_1/n

对于表 5-8 所得队列研究的发病密度资料，总体相对危险度 RR 的点估计为

Notes

$$\hat{RR} = \frac{a/L_1}{b/L_0} \tag{5-18}$$

对于表 5-9 所得队列研究的累计发病率资料，总体相对危险度的点估计为

$$\hat{RR} = \frac{a/n_1}{c/n_0} \tag{5-19}$$

两种模式下总体相对危险度 RR 的 $(1-\alpha)$ 可信区间，可用 Miettinen 提出的基于检验结果的区间估计方法，按公式(5-20)计算

$$\hat{RR}^{(1 \pm z_{\alpha/2}/\sqrt{\chi^2})} \tag{5-20}$$

公式中 z 为标准正态变量(如求 95% 可信区间，$z_{0.05/2} = 1.96$)，χ^2 为按公式(5-21)或公式(5-22)对 2 个样本率差别进行假设检验时计算的结果。其中公式(5-21)适用于队列研究的发病密度资料，公式(5-22)适用于队列研究的累计发病率资料。

$$\chi^2 = \frac{(aL - mL_1)^2}{mL_1L_0}; \nu=1 \tag{5-21}$$

$$\chi^2 = \frac{(n-1)(ad-bc)^2}{n_1 n_0 m_1 m_0}; \nu=1 \tag{5-22}$$

例 5-12　某地某年龄组男性冠心病死亡资料如表 5-10。试估计吸烟的相对危险度并推断总体相对危险度的 95% 可信区间。

表 5-10　某地某年龄组男性吸烟组和非吸烟组的冠心病死亡资料

组别	死亡人数	观察人年数	人年死亡率
吸烟组	104(a)	43 248(L_1)	240.5(a/L_1)
非吸烟组	12(b)	10 673(L_0)	112.4(b/L_0)
合计	116(m)	53 921(L)	215.1(m/L)

由公式(5-18)得吸烟的相对危险度估计值为

$$\hat{RR} = \frac{(104/43\ 248)}{(12/10\ 673)} = \frac{240.5}{112.4} = 2.139$$

由公式(5-21)得

$$\chi^2 = \frac{(104 \times 53\ 921 - 116 \times 43\ 248)^2}{116 \times 43\ 248 \times 10\ 673} = 6.5236; \nu=1$$

由公式(5-20)得总体相对危险度的 95% 可信区间为

$$2.14^{(1 \pm 1.96/\sqrt{6.5236})} = 2.14^{(1 \pm 0.767)}$$

即(1.19, 3.83)。

由上可知，男性吸烟的冠心病死亡率是非吸烟的 2.14 倍，其总体相对危险度的 95% 可信区间为(1.19, 3.83)。吸烟可考虑为冠心病死亡的危险因素。

例 5-13　某项关于职业性太阳光暴露与白内障关系的队列研究资料见表 5-11。试估计户外职业性太阳光暴露者的相对危险度并推断总体相对危险度的 95% 可信区间。

表 5-11　职业性太阳光暴露与白内障关系的队列研究资料

职业性太阳光暴露水平	白内障		合计	累计发病率
	发病人数	未发病人数		
户外工作	60(a)	240(b)	300(n_1)	0.200(a/n_1)
办公室工作	35(c)	385(d)	420(n_0)	0.083(c/n_0)
合计	95(m_1)	625(m_0)	720(n)	0.132(m_1/n)

Notes

由公式（5-19）得职业性太阳光暴露的相对危险度估计值为

$$\hat{RR} = \frac{(60/300)}{(35/420)} = \frac{0.2}{0.083} = 2.41$$

由公式（5-22）得

$$\chi^2 = \frac{(720-1)(60 \times 385 - 240 \times 35)^2}{95 \times 625 \times 300 \times 420} = 20.77; \quad v = 1$$

由公式（5-20）得总体相对危险度的95%可信区间为

$$2.41^{(1 \pm 1.96/\sqrt{20.77})} = 2.41^{(1 \pm 0.43)}$$

即（1.65，3.52）。

由上可知，职业性太阳光暴露与白内障发生有关联，户外职业性太阳光暴露者的白内障发病危险是办公室工作者的2.41倍，其总体相对危险度的95%可信区间为（1.65，3.52）。职业性太阳光暴露可考虑为白内障发生的危险因素。

二、OR 值的估计

1. 成组设计的病例对照研究　在成组设计的病例对照研究中，如果病例组与对照组的暴露史只取有暴露和无暴露两水平，可将研究资料整理成如表5-12的四格表形式。病例对照研究不能计算发病率，不能直接采用队列研究中的相对危险度分析指标，而是用优势比或比数比（OR）来反映病例与对照在暴露上的差异，从而建立起疾病与暴露因素之间的联系。

某事件 E 发生的概率与其对立事件 $\bar{E}$ 发生的概率之比称为优势或比数（odds）。Odds > 1，表示事件 E 的发生与其对立事件 $\bar{E}$ 发生相比具有优势；Odds = 1，表示事件 E 的发生与其对立事件 $\bar{E}$ 发生势均力敌；Odds < 1，表示事件 E 的发生与其对立事件 $\bar{E}$ 发生相比处于劣势。现将每一组内暴露频率与非暴露频率之比作为该组内暴露这一事件的优势的样本估计值。则病例组暴露这一事件的优势的样本估计值为

$$odds_1 = (a/n_1)/(b/n_1) = a/b$$

对照组暴露这一事件的优势的样本估计值为

$$odds_0 = (c/n_0)/(d/n_0) = c/d$$

病例组和对照组暴露这一事件的优势比的样本估计值为

$$\hat{OR} = odds_1/odds_0 = (a/b)/(c/d) = ad/bc \tag{5-23}$$

可以证明，在患病率很低时（如小于1%）的情况下，OR 近似等于 RR。因此，通过病例对照研究，可用病例组和对照组暴露这一事件的优势比 OR 近似估计疾病患病率的相对危险度 RR。

表5-12　成组设计病例对照研究资料的四格表

组别	暴露		合计
	有	无	
病例组	a	b	n_1
对照组	c	d	n_0
合计	m_1	m_0	n

优势比的可信区间估计的常用方法有直接计算概率法、Woolf 法、Cornfield 法和 Miettinen 法。下面介绍 Woolf 法和 Miettinen 法这两种简便的近似估计方法。

（1）Woolf 法：根据优势比的自然对数值近似正态分布的理论，推出 Woolf 区间估计方法。优势比的自然对数的方差为

$$Var(\ln\hat{OR}) = \frac{1}{a} + \frac{1}{b} + \frac{1}{c} + \frac{1}{d} \qquad (5\text{-}24)$$

lnOR 的 95% 可信区间的上下限的估计公式为

$$\ln\hat{OR} \pm 1.96\sqrt{VAR(\ln\hat{OR})} \qquad (5\text{-}25)$$

或 *OR* 的 95% 可信区间的上下限为

$$\hat{OR}\ \exp\left(\pm1.96\sqrt{Var\left(\ln\hat{OR}\right)}\right) \qquad (5\text{-}26)$$

（2）Miettinen 法：按公式（5-27）计算 *OR* 的 95% 可信区间的上下限

$$\hat{OR}^{(1\pm1.96\sqrt{\chi^2})} \qquad (5\text{-}27)$$

式中 χ^2 值按公式（5-22）计算。

例 5-14 应用成组设计的病例对照研究考察吸烟与肺癌的关系。病例组 108 人中 68 人吸烟，对照组 108 人中 49 人吸烟，资料见表 5-13。试估计吸烟者的相对危险度并推断总体相对危险度的 95% 可信区间。

表 5-13 吸烟与肺癌关系的病例对照研究资料

组别	吸烟史		合计
	有	无	
病例组	68(a)	40(b)	108(n_1)
对照组	49(c)	59(d)	108(n_0)
合计	117(m_1)	99(m_0)	216(n)

由公式（5-23）得吸烟的优势比估计值为

$$\hat{OR} = odds_{病例组}/odds_{对照组} = (68/40)/(49/59) = (68\times59)/(40\times49) = 2.05$$

Woolf 法求总体优势比的 95% 可信区间。由公式（5-24）得吸烟的优势比的自然对数的方差估计值为

$$Var(\ln\hat{OR}) = \frac{1}{68} + \frac{1}{40} + \frac{1}{40} + \frac{1}{59} = 0.0771$$

故 Woolf 法总体优势比的 95% 可信区间由公式（5-26）得

$$2.05\ \exp(\pm1.96\sqrt{0.0771})$$

即（1.19, 3.53）。

Miettinen 法求总体优势比的 95% 可信区间。由公式（5-22）得

$$\chi^2 = \frac{(216-1)(68\times59-40\times49)^2}{108\times108\times117\times99} = 6.70;\ \nu=1$$

故 Miettinen 法总体优势比的 95% 可信区间由公式（5-27）得

$$2.05^{(1\pm1.96/\sqrt{6.70})}$$

即（1.19, 3.53）。

上述结果说明吸烟与肺癌发生有关联。吸烟者患肺癌的危险性为不吸烟者的 2.05 倍，其总体相对危险度的 95% 可信区间为（1.19, 3.53），吸烟可考虑为肺癌发生的危险因素。

2. 配对设计病例对照研究 在 1:1 配对设计病例对照研究中，当暴露因素为二分类时，一对病例与对照的暴露状况可以归纳为四种情况：①病例与对照都暴露（a）；②病例暴露而对照无暴露（b）；③病例无暴露而对照暴露（c）；④病例与对照都无暴露（d）。将 n 个对子按 4 种暴露状况整理成如表 5-14 所示的配对四格表。

Notes

表 5-14　配对设计资料的四格表格式

病例暴露水平	对照暴露水平		合计
	+	−	
+	a	b	$a+b$
−	c	d	$c+d$
合计	$a+c$	$b+d$	n

从上表的整理结果看出，病例与对照的暴露水平一致的匹配组数有 a 及 d，对分析疾病与暴露水平之间的关系没有提供任何信息，只有暴露水平不一致的匹配组数 b 与 c 对疾病与暴露之间的关系提供信息。优势比 OR 估计值按公式（5-28）计算。

$$\hat{OR} = \frac{b}{c} \tag{5-28}$$

优势比 OR 的 95% 可信区间估计常用 Miettinen 法，按公式（5-29）计算

$$\hat{OR}^{(1\pm1.96/\sqrt{\chi^2})} \tag{5-29}$$

公式中 χ^2 值按公式（5-30）计算。

$$\chi^2 = \frac{(|b-c|-1)^2}{(b+c)}, \nu=1 \tag{5-30}$$

例 5-15　某妊娠早 3 个月内孕妇感染风疹与新生儿发生畸形关系病例对照研究的结果见表 5-15，试估计孕妇感染风疹者的相对危险度并推断总体相对危险度的 95% 可信区间。

表 5-15　孕妇感染风疹与新生儿发生畸形关系的 1:1 配对病例对照研究结果

病例	对照暴露水平		合计
	感染风疹	未感染风疹	
感染风疹	4(a)	24(b)	28($a+b$)
未感染风疹	6(c)	34(d)	40($c+d$)
合计	10($a+c$)	58($b+d$)	68(n)

由公式（5-28）得孕妇感染风疹的优势比估计值为

$$\hat{OR} = \frac{24}{6} = 4$$

由公式（5-30）得

$$\chi^2 = \frac{(|24-6|-1)^2}{(24+6)} = 9.63, \nu=1, P<0.01$$

由公式（5-29）得总体优势比的 95% 可信区间为

$$4^{(1\pm1.96/\sqrt{9.63})}$$

即（1.66, 9.60）。

上述结果说明妊娠早 3 个月内孕妇感染风疹与新生儿发生畸形有关联。孕妇感染风疹者新生儿发生畸形的危险性为未感染风疹者的 4 倍，其总体相对危险度的 95% 可信区间为（1.66, 9.60），妊娠早 3 个月内孕妇感染风疹可考虑为新生儿发生畸形的危险因素。

测定致病因素的效应时，还常受到研究因素以外的其他因素的干扰。为控制其他因素的作用，使研究的因素的效应与其他因素区分开，在调查设计时，常采取将观察对象限制在一定范围内或按混杂因素分层等手段。在资料分析时，常采用 Mantel-Haenszel 分层分析方法或 logistic 回归等多变量分析方法来控制混杂因素的作用，具体内容请参阅有关内容。

Notes

第六节 案 例

案例5-1 某地随机抽样调查了部分健康成人的血红蛋白含量(g/L),结果如表5-16。

表5-16 某年某地健康成年人的血红蛋白含量

指标	性别	例数	均数	标准差	标准值
血红蛋白	男	360	134.5	7.1	140.2
	女	255	117.6	10.2	124.7

(1)有人认为该地男女性血红蛋白含量均低于上表的标准值(若测定方法相同),且男性血红蛋白含量高于女性。你是否同意该结论。

(2)如何估计男女性血红蛋白含量的总体均数和参考值范围。两者有何区别。

小 结

1. 抽样分布是通过大量重复抽样和计算各样本统计量并作样本统计量的频数图来揭示样本统计量的分布规律。从同一总体中反复多次地随机抽取若干份样本,各样本统计量之间以及样本统计量与总体参数之间存在差异,此差异称为抽样误差。由于总体中个体变异的客观存在,抽样误差不可避免。

2. 反映抽样误差大小的指标是标准误。均数标准误的理论值为$\sigma_{\bar{x}} = \sigma/\sqrt{n}$,样本估计值为$S_{\bar{x}} = S/\sqrt{n}$;频率标准误的理论值为$\sigma_p = \sqrt{\pi(1-\pi)/n}$,样本估计值为$S_p = \sqrt{p(1-p)/n}$。注意均数的标准误与原变量的标准差之间的区别,不能混淆其意义。

3. 来自正态总体的样本均数的分布服从正态分布$N(\mu, \sigma_{\bar{x}}^2)$;即使从偏峰分布总体抽样,只要$n$足够大,样本均数的分布也近似于正态分布$N(\mu, \sigma_{\bar{x}}^2)$。在总体率为$\pi$,样本量$n$充分大时,样本率$p$近似服从正态分布$N(\pi, \frac{\pi(1-\pi)}{n})$。

4. 参数估计是指用样本统计量推断总体参数。有点估计和区间估计两种方法。点估计就是用相应样本统计量直接作为其总体参数的估计值。区间估计是按预先给定的概率$(1-\alpha)$所确定的包含未知总体参数的一个范围,常用95%可信区间和99%可信区间。由于考虑了抽样误差的大小,区间估计比点估计更有用。注意总体均数的可信区间与个体值的参考值范围之间的区别,实际应用时,不能将两者混淆。总体均数可信区间的计算方法,随总体标准差σ是否已知,以及样本含量n的大小而异。总体率的区间估计可根据样本含量和样本率的大小分别采用查表法和正态近似法两种常用方法。

5. 相对危险度是衡量因素与发病的联系强度或因素对人群发病的作用大小的常用指标。通常为暴露人群的发病率与非暴露人群(或指定的参照人群)的发病率之比。表示暴露组的发病危险度是非暴露组的多少倍。测定相对危险度的调查研究主要有队列研究和病例对照研究2大类型。在队列研究中可直接估计相对危险度。在病例对照研究中通常要通过计算优势比或比数比来近似估计相对危险度。

6. 相对危险度的区间估计常用 Miettinen 法。优势比的区间估计常用 Woolf 法和 Miettinen 法。注意发病密度与累计发病率,成组设计与配对设计时的区别。

思考与练习

一、最佳选择题

1. 当样本含量增大时,以下说法正确的是( )

A. 标准差会变小　　　　　　　　　B. 样本均数标准误会变小

C. 样本均数标准误会变大　　　　　D. 标准差会变大

E. 以上都不对

2. 区间 $\overline{X} \pm 2.58 S_{\overline{X}}$ 的含义是（　　　）

A. 99% 的总体均数在此范围内

B. 样本均数的 99% 可信区间

C. 99% 的样本均数在此范围内

D. 总体均数的 99% 可信区间

E. 以上都不对

3. 通常可采用以下哪种方法来减小抽样误差（　　）

A. 减小样本标准差　　　　　　　　B. 减小样本量

C. 扩大样本量　　　　　　　　　　D. 增大样本标准差

E. 以上都不对

4. 相对危险度是（　　　）

A. 暴露组发病率或死亡率与非暴露组发病率或死亡率之比

B. 暴露组发病率或死亡率与非暴露组发病率或死亡率之差

C. 病例组有某因素的比例与对照组无某因素的比例之比

D. 病例组有某因素的比例与对照组无某因素的比例之差

E. 以上都不对

5. 一项雌激素与子宫内膜癌关系的配对病例对照研究，共 63 对。病例组与对照组两组均有雌激素暴露史者 27 对，两组均无暴露史者 4 对，病例组有暴露史而对照组无暴露史者 29 对，其余为对照组有暴露史而病例组无暴露史者。暴露于雌激素的优势比为（　　　）

A. 10.67　　　　　　　　　　　　　B. 9.67

C. 2.24　　　　　　　　　　　　　D. 1.24

E. 以上都不对

二、简答题

1. 样本均数的抽样分布有何特点？

2. 样本均数的标准误的意义是什么？与标准差有何区别和联系？

3. 用同一份样本指标去估计总体参数的 95% 可信区间与 99% 可信区间，两者比较，哪一个估计的精确性好？为什么？

4. 如何运用抽样误差规律对总体参数进行估计？

5. 简述区间 $\mu \pm z_{0.05} \sigma_{\overline{X}}$ 和 $\overline{X} \pm t_{0.05, \nu} S_{\overline{X}}$ 的区别。

6. RR 与 OR 有何区别与联系。

三、计算分析题

1. 测得某地 10 名正常人和 10 名病毒性肝炎患者血清转铁蛋白（g/L）的含量，结果如下，试估计：①该地正常人和病毒性肝炎患者血清转铁蛋白总体均数的 95% 可信区间；②该地正常人和病毒性肝炎患者血清转铁蛋白总体均数之差的 95% 可信区间。

| 正常人 | 2.65 | 2.72 | 2.85 | 2.91 | 2.55 | 2.76 | 2.82 | 2.69 | 2.64 | 2.73 |
| 病毒性肝炎患者 | 2.36 | 2.15 | 2.52 | 2.25 | 2.28 | 2.31 | 2.53 | 2.19 | 2.34 | 2.31 |

2. 某医院在接受肾移植的 43 例患者中，检测出 19 例巨细胞病毒感染，求肾移植巨细胞病毒感染率的 95% 可信区间。

3. 为了解阴道分娩与剖宫产产后出血率的高低，某产院抽查了阴道分娩 318 人，剖宫产 169 人，资料如下。试估计该产院阴道分娩与剖宫产产后出血率之差的 95% 可信区间。

Notes

表 5-17   不同生产方式的出血情况

生产方式	总例数	出血例数	出血率(%)
阴道分娩	318	68	21.38
剖宫产	169	24	14.20

4. 对某一水体进行卫生学评价,随机取得 100ml 水样,培养得大肠菌落 30 个,试估计该水体中平均每 100ml 所含大肠菌数的 95% 可信区间。

5. 测得某放射性同位素半小时内发出的脉冲数为 490 个,试估计该放射性同位素平均每 30 分钟脉冲数的 95% 可信区间。

6. 某项关于孕妇孕期风疹病毒感染与新生儿先天性畸形关系的队列研究结果如下。试估计暴露者的相对危险度并推断总体相对危险度的 95% 可信区间。

表 5-18   孕妇孕期风疹病毒感染与新生儿先天性畸形关系的队列研究

组别	病例数	非病例数	发病率(%)
暴露组	40	538	6.92
对照组	132	5585	2.31

7. 某项应用病例对照研究考察心肌梗死与饮用咖啡关系的研究结果如下,试估计饮用咖啡者的优势比 OR 并推断总体优势比 OR 的 95% 可信区间。

表 5-19   饮用咖啡与心肌梗死关系的病例对照研究

饮咖啡史	病例	对照	合计
饮咖啡	228	48	276
不饮咖啡	848	256	1104
合计	1076	304	1380

8. 某项应用 1:1 配对病例对照研究考察食死驴肉与食物中毒关系的研究结果如下,试估计食死驴肉的优势比 OR 并推断总体优势比 OR 的 95% 可信区间。

表 5-20   食用死驴肉与食物中毒关系的 1:1 配对病例对照研究结果

病例	对照		合计
	食驴肉	未食死肉	
食驴肉	15	22	37
未食死肉	6	7	13
合计	21	29	50

（王乐三）

第六章　假 设 检 验

第五章介绍的参数估计，是通过一次调查（试验）获得的样本信息，对未知的总体参数作出推断，如总体均数的点估计和 95% 可信区间。本章介绍的假设检验则是另一种统计推断方法，即研究者事先根据现有知识对未知的总体的分布和未知参数作出某种假定，再通过一次新的调查（试验）结果的统计量推断样本是否来自所假定的总体。在医学研究中，假设检验的主要目的是为新发现、新结果和新结论提供统计学依据。

第一节　假设检验的概念

在实际工作中，当遇见一个样本，样本所在总体的总体均数为 μ，其样本均数 $\bar{X}$ 与一已知某个总体的总体均数 μ_0 有差别时，或两个样本均数 $\bar{X}_1$、$\bar{X}_2$ 不相等时，存在两种情形。第一种情形是 $\bar{X}$ 确实来自总体均数为 μ_0 的已知总体，或者两个样本均数 $\bar{X}_1$、$\bar{X}_2$ 来自相同总体，即 $\mu_1 = \mu_2$。由抽样误差概念可知，即使在同一总体中抽样，样本统计量与总体参数之间也会存在差别，从同一总体中随机抽取两个样本，两个样本的统计量也会不等。第二种情形是 $\bar{X}$ 不是来自总体均数为 μ_0 的已知总体，或 $\bar{X}_1$、$\bar{X}_2$ 代表的是不同的总体，即 $\mu_1 \neq \mu_2$。研究者更关心第二种情形，即样本均数的差别反映的是总体均数的差别，研究者设定的研究因素是否是导致差别的决定因素。例如，将 30 只健康雄性昆明种小鼠随机分为两组，实验组喂高脂饲料，对照组喂正常基础饲料，7 天后测量每个小鼠的体重、血清总胆固醇、血清甘油三酯表示试验效应的生物学指标等。推论不同饲料对小鼠体重的影响，首先计算两组小鼠的样本均数 $\bar{X}_1$、$\bar{X}_2$，进而推论两组小鼠体重的总体均数 μ_1 与 μ_2 是否有差别。由于即使研究因素（饲料）不起作用，抽样误差也会导致样本统计量与总体参数的差别，或两个样本统计量的差别，因此，对总体参数的推断不能简单地根据统计量的大小下结论，必须经过假设检验。本章只介绍以发现"差异"为目的的假设检验，以确认"无差异"为目的的假设检验，如等效性检验，参见其他相关章节。

假设检验（hypothesis testing）也称显著性检验（significance test），其基本思想是应用小概率事件在一次随机抽样中一般不会发生的，并且借助反证法思想引出下列假设检验的基本思想：

先建立一个"反证法"的假设（亦称为原假设）：在给定已知参数值（如总体均数、总体标准误）情况下，原假设为：样本的总体分布服从已知总体的分布或样本所对应的总体均数等于已知总体均数（如已知总体均数 $\mu_0 = 2$，原假设为样本均数服从 $\mu = 2$，$\sigma_{\bar{x}} = 0.5$ 的正态分布）。如果原假设成立情况下，样本均数落在 $\mu_0 \pm 2\sigma_{\bar{x}}$ 的概率超过 95%，反之如果一个随机样本的样本均数远离 $\mu_0 \pm 2\sigma_{\bar{x}}$ 范围的概率小于 5%，则对于原假设成立而言，这是一个小概率事件，对于一次随机抽样，一般不会发生的，故拒绝原假设，推断"样本的总体均数 μ 与已知总体均数 μ_0 不同"。例如，已知某地成年男子的脉搏均数 72 次 / 分钟，即已知总体均数 $\mu_0 = 72$，如果当前一个随机样本的样本统计量 $\bar{X}$ "远离" 72，如 $|\bar{X} - \mu_0| \geqslant 2\sigma_{\bar{x}}$，根据反证法的思想，则拒绝样本所对应的总体均数 $\mu = 72$ 的原假设，推论当前样本可能来自一个脉搏总体均数 μ 不等于 72 次 / 分钟的已知总体均数 μ_0。

第二节　假设检验的基本步骤

1. 建立假设，确定检验水准　要写出两种假设：一种是原假设，也称无效假设、零假设（null hypothesis），记为 H_0；另一种是备择假设（alternative hypothesis），也称对立假设，记为 H_1。H_0 是从反证法的思想提出的，H_1 是和 H_0 相对立的假设。例如，通过两样本均数的差别推断施加不同干预（intervention）后，两总体均数有无差别。如果是所有干预对象随机分组，则干预前有 H_0：$\mu_1=\mu_2$，即两总体均数相等；施加干预以后如果干预有效，有 H_1：$\mu_1 \neq \mu_2$ 即两总体均数不等。根据备择假设 H_1 的写法，假设检验又分双侧检验和单侧检验，详见本章第五节。

检验水准（level of a test）也称显著性水准（significance level），是预先规定的判断小概率事件的概率尺度，记为 α。由于统计学历史发展的早期阶段不能提供详细的概率分布表，α 通常定为 0.05 或 0.01，一直沿用至今。也就是说，如果某个事件发生的概率小于 0.05 或 0.01，就称为小概率事件。事实上，小概率事件的概率尺度不一定限于 0.05 或 0.01，根据不同的研究目的，α 的设定也可以是 0.20、0.10，但不能根据试验结果事后设定。

检验水准取双侧概率时记为 $\alpha/2$，详见本章第五节。

2. 计算相应的检验统计量　检验统计量（test statistic）是将服从不同分布类型的样本统计量与假定的参数的差别转换为服从特定分布的标准值，如 z 值（标准正态离差）、t 值、F 值、χ^2 值等，详见第五章。检验统计量与前几章所说样本统计量都是根据样本计算的统计量，前几章所说的样本统计量主要用于参数估计（对应总体参数的点估计值），本章所说的检验统计量主要用于确定假设检验的 P 值。检验统计量的选择主要根据资料类型和假设检验方法所要求的条件，一般不同的假设检验方法选择不同的检验统计量，有时同样的检验目的也可以选择不同的检验统计量。

3. 确定 P 值并作出推断结论　P 值指由 H_0 所规定的总体做重复随机抽样，获得等于及大于（或等于及小于）当前检验统计量实际取值的概率。尽管 P 值的解释立足于相同条件下的大量重复试验，但在实际工作中 P 值是基于检验统计量在 H_0 成立情况下的概率分布计算得到的，并基于 P 值与 α 比较的结果进行统计推断。因此，假设检验规定：如果一次试验（观察）结果 $p \leqslant \alpha$，拒绝 H_0，反之，如果 $P > \alpha$，则不拒绝 H_0。拒绝 H_0 时的统计结论为"差别有统计学意义"；不拒绝 H_0 的统计结论为"差别没有统计学意义"。拒绝 H_0 时，除了统计结论外，还应该根据专业知识下一个专业结论，如试验分组与试验结果是否有因果联系。

确定 P 值的传统方法是依据检验统计量的自由度 ν、检验水准 α 值查检验统计量对应的界值表（如 z 界值表、t 界值表等），通过检验界值，如 $z_{\alpha/2}$、$t_{\alpha/2,\nu}$，得到与检验统计量相对应的 P 值范围，如 $P(|z| \geqslant z_{0.05/2} = 1.96) = 0.05$。对于常见检验统计量的检验界值，如 z 界值、t 界值、F 界值、χ^2 界值，检验统计量绝对值对应的检验界值越大，P 值越小，如 $z_{0.05/2} = 1.96$ 对应的 P 值为 0.05，$z_{0.01/2} = 2.58$ 对应的 P 值为 0.01。如果通过查界值表获得 P 值，P 值的习惯表述是：

$P > 0.05$ 称"不显著"（not significant）

$P \leqslant 0.05$ 称"显著"（significant）

由于现在大部分统计软件都可以直接计算出精确 P 值，如 $P = 0.735$，$P = 0.032$，因此，提倡 P 值的表示用精确 P 值。需要注意的是，这里的"显著"（significant）是一个统计学专业术语，指的是试验（观察）结果的统计量所代表的总体参数与 H_0 的假定的总体参数的偏离在概率意义上"有显著性"，P 值越小，拒绝 H_0 的统计学依据越充分，但不能理解为 P 值越小试验（观察）结果本身越有意义。试验（观察）结果是否有意义，应该在统计学"显著性"的基础上进一步下专业结论，如差异的临床意义。

Notes

第三节　Z检验

Z检验（Z-test），亦称 u 检验（u test）。根据研究设计，可分为大样本均数（率）与总体均数（率）比较的Z检验、两个大样本均数（率）比较的Z检验。

一、大样本均数比较的 Z检验

均数比较的 Z检验是指样本 n 大于等于 30 时的平均数差异检验，两个基本前提是样本数据服从正态分布和已知总体方差。但大多数情况下总体方差是未知的，需要用大样本数据的方差作为总体方差的估计值。因此，均数比较的 Z检验主要适用于总体方差未知的大样本数据。

1. 设样本所在总体的总体均数为 μ，样本均数与已知总体均数 μ_0 比较的 Z检验　也称单样本均数比较的 Z检验。假定样本数据 $X_1, X_2, \cdots, X_n$ 服从正态分布 $N(\mu, \sigma_0^2)$，当检验假设 H_0: $\mu = \mu_0$ 成立时，样本均数 $\overline{X}$ 服从正态分布 $N(\mu_0, \sigma_0^2/n)$，这里的总体均数 μ_0 一般是指已知的理论值、标准值或经过大量观察所得到的稳定值，σ_0^2 为已知的总体方差。检验统计量为：

$$z = \frac{\overline{X} - \mu_0}{\sigma_0/\sqrt{n}} \tag{6-1}$$

当总体的标准差 σ_0 未知，$n \geqslant 60$ 时，可用样本标准差 S 作为 σ_0 的估计值，即 $\hat{\sigma}_0 = S$。

例 6-1　已知全国 18 岁应征男青年体重均数 μ_0 为 61.8kg。根据 2012 年全国应征青年体格状况调查结果，某市 338 名 18 岁应征男青年体重均数为 62.9kg，标准差为 12.0kg，能否据此认为该市 18 岁应征男青年的体重平均水平 μ 不同于全国平均水平 μ_0？

已知全国 18 岁应征男青年的体重均数 61.8 公斤为假定的已知总体均数（$\mu_0 = 61.8$），样本均数（$\overline{X} = 62.9$）与已知总体均数 μ_0 不等有两种可能：①该市 18 岁应征男青年的总体均数与全国总体均数不同，抽样误差导致差别；②由于社会、经济、环境等因素影响，该市 18 岁应征男青年的总体均数 μ 不同于全国总体均数导致差别。本例调查的样本较大（$n = 338$），用样本标准差作为总体标准差的估计值，即 $\hat{\sigma}_0 = S = 12.0$，可用 Z检验推断是否由于社会、经济、环境等因素影响，该市 18 岁应征男青年的总体特征具有自身特点，使该市 18 岁应征男青年的平均体重 μ 不同于全国平均体重 μ_0。按假设检验的三个步骤：

（1）建立假设、确定检验水准 α：

H_0: $\mu = 61.8$（该市 18 岁应征男青年的平均体重与全国平均体重相同）

H_1: $\mu \neq 61.8$（该市 18 岁应征男青年的平均体重与全国平均体重不同）

$\alpha = 0.05$

（2）用公式（6-1）计算检验统计量 Z值：

$$Z = \frac{\overline{X} - \mu_0}{\sigma_0/\sqrt{n}} \approx \frac{62.9 - 61.8}{12.0/\sqrt{338}} = 1.69$$

（3）确定 P值，下结论：查正态分布表，检验界值 $Z_{0.05/2} = 1.96$，$Z < Z_{0.05/2}$，得 $P > 0.05$。这不是一个小概率事件，根据反证法思想，按预先设定 $\alpha = 0.05$ 的检验水准，尚不能拒绝 H_0，统计结论为差别无统计学意义，尚不能认为该市 18 岁应征男青年的平均体重与全国平均体重不相同。

2. 两样本均数比较的 Z检验　该检验方法适用于完全随机设计中两组计量资料差别的比较。两样本均数比较的 Z检验的基本原理是：根据假设检验的基本思想首先作检验假设 H_0: $\mu_1 = \mu_2$，或 $\mu_1 - \mu_2 = 0$；在 H_0 成立的假定下，两样本均数 $\overline{X}_1$ 和 $\overline{X}_2$ 的差值 $\overline{X}_1 - \overline{X}_2$ 服从正态分布 $N(0, \sigma_{\overline{X}_1 - \overline{X}_2}^2)$，其中 $\sigma_{\overline{X}_1 - \overline{X}_2}^2$ 为统计量 $\overline{X}_1 - \overline{X}_2$ 的方差。两样本均数比较 Z检验的检验统计量：

$$z = \frac{\overline{X}_1 - \overline{X}_2}{\sigma_{\overline{X}_1 - \overline{X}_2}} \tag{6-2}$$

Notes

式中$\sigma_{\bar{X}_1-\bar{X}_2}$为两均数之差标准误,计算公式为

$$\sigma_{\bar{X}_1-\bar{X}_2}=\sqrt{\sigma_{\bar{X}_1}^2+\sigma_{\bar{X}_2}^2}=\sqrt{\sigma_1^2/n_1+\sigma_2^2/n_2} \tag{6-3}$$

当总体标准差 σ_1、σ_2 未知,两组例数基本均等,且$n_1+n_2\geqslant60$时,可用下式得到$\sigma_{\bar{X}_1-\bar{X}_2}$的估计值

$$\hat{\sigma}_{\bar{X}_1-\bar{X}_2}=\sqrt{S_{\bar{X}_1}^2+S_{\bar{X}_2}^2}=\sqrt{S_1^2/n_1+S_2^2/n_2} \tag{6-4}$$

例6-2 为研究孕妇补锌对胎儿生长发育的影响,将 96 名孕妇随机分为试验组和对照组,一组在孕期不同时间按要求补锌,另一组为对照组,观察两组孕妇所生新生儿出生体重有无不同。两组的例数、均数、标准差分别为:补锌组$n_1=48$,$\bar{X}_1=3427.8\,g$,$S_1=448.1\,g$;对照组$n_2=48$,$\bar{X}_2=3361.9\,g$,$S_2=400.1\,g$。问补锌对新生儿出生体重有无影响?

本例是两样本的计量资料,每组例数都超过 30,分析目的是通过两样本均数推断其总体均数是否相同,故可用两个大样本均数比较的 Z 检验。其检验步骤如下。

(1)建立假设、确定检验水准 α:

H_0:$\mu_1=\mu_2$(两组新生儿出生体重的总体均数相等,补锌对新生儿出生体重没有影响)

H_1:$\mu_1\neq\mu_2$(两组新生儿出生体重的总体均数不相等,补锌对新生儿出生体重有影响)

$\alpha=0.05$

(2)计算检验统计量 z 值:

用公式(6-4)计算两均数之差标准误的估计值:

$$\hat{\sigma}_{\bar{X}_1-\bar{X}_2}=\sqrt{S_1^2/n_1+S_2^2/n_2}=\sqrt{448.1^2/48+400.1^2/48}=86.71$$

用公式(6-2)计算 z 值:

$$z=\frac{\bar{X}_1-\bar{X}_2}{\sigma_{\bar{X}_1-\bar{X}_2}}\approx\frac{3427.8-3361.9}{86.71}=0.76$$

(3)确定 P 值,下结论:$z<z_{0.05/2}=1.96$,$P>0.05$,按 $\alpha=0.05$ 水准,尚不拒绝 H_0,两组间差别没有统计学意义,根据本试验结果尚不能认为补锌对新生儿出生体重有影响。

二、大样本率的 Z 检验

大样本率在统计学理论界称为样本量较大的样本率,单个样本率检验的研究问题是样本所在的总体率 π 是否等于已知总体率 π_0。样本率检验的基本思路如下:根据第五章可知,当 n 较大时样本率的分布才近似服从正态分布,当样本所在的总体的总体率 π 等于已知总体率 π_0 时,样本率检验统计量 Z 近似服从标准正态分布,$|Z|>1.96$ 的概率小于等于 5%,在一次随机抽样一般是不会发生的;反之当样本所在总体的总体率 π 不等于已知总体率 π_0 时,样本率检验统计量 Z 的绝对值 $|Z|$ 往往较大或很大,$|Z|>1.96$ 的概率较大或很大,远远超过 5%,故可以推断样本所在的总体率 π 不等已知总体率 π_0。综上所述,率的 Z 检验对统计量要求可简单概括为:

(1)如果样本率 p 介于 0.1~0.9 之间,每组例数大于 60 例;

(2)当样本率 p 在 0.1~0.9 以外时,np 或 $n(1-p)$ 的最小值大于 5,如 $p=0.06$ 时,n 至少等于 84;$p=0.03$ 时,n 至少等于 167。

1. 单样本率的 Z 检验 假定总体率 π_0 已知,如已知的理论值、标准值或经大量调查而观察到的稳定值,在检验假设 H_0:$\pi=\pi_0$ 成立时,大样本率 p 近似地服从于总体均数为 π_0 的正态分布,检验统计量 z 值的计算公式为:

$$z=\frac{p-\pi_0}{\sigma_p}=\frac{p-\pi_0}{\sqrt{\dfrac{\pi_0(1-\pi_0)}{n}}} \tag{6-5}$$

式中,σ_p 为率的总体标准误。

例6-3 根据 2012 年全国应征青年体格状况调查的调查结果,全国应征男青年视力不良患

Notes

病率 π_0 为 50.2%。为了解某市应征男青年视力不良患病率 π，该市 568 名应征男青年中查出视力不良者 362 名，样本患病率为 63.7%。问该市应征男青年视力不良患病率是否不同于全国患病率？

根据调查结果，$n=568$，$p=0.637$，已知 $\pi_0=0.502$，符合大样本率 Z 检验的条件。检验步骤如下：

（1）建立假设，确定检验水准：

H_0：$\pi=0.502$（该市应征男青年视力不良检出率与全国平均水平相同）

H_1：$\pi\neq0.502$（该市应征男青年视力不良检出率与全国平均水平不同）

检验水准 $\alpha=0.05$

（2）用公式（6-5）计算检验统计量 z 值：

$$z = \frac{0.637 - 0.502}{\sqrt{0.502(1-0.502)/568}} = 6.43$$

（3）确定 P 值，作出结论：检验界值 $z_{0.05/2}=1.96$，$z_{0.01/2}=2.58$，$z>z_{0.01/2}$，得 $P<0.01$，按 $\alpha=0.05$ 水准拒绝 H_0，接受 H_1，差别有统计学意义，可认为该市应征男青年视力不良检出率高于全国平均水平。

2. 两个率比较的 Z 检验　两样本率比较的 Z 检验的基本原理是：根据假设检验的基本思想首先作检验假设 H_0：$\pi_1=\pi_2$，或 $\mu_1-\mu_2=0$；在 H_0 成立的假定下，两个样本率 p_1、p_2 的差值 p_1-p_2 服从正态分布 $N(0,\sigma^2_{p_1-p_2})$，其中 $\sigma^2_{p_1-p_2}$ 为统计量 p_1-p_2 的总体方差，Z 检验的检验统计量：

$$z = \frac{p_1 - p_2}{\sigma_{p_1-p_2}} \tag{6-6}$$

式中 $\sigma_{p_1-p_2}$ 为两样本率之差的总体标准误，计算公式为

$$\sigma_{p_1-p_2} = \sqrt{\sigma^2_{p_1} + \sigma^2_{p_2}} = \sqrt{\pi_1(1-\pi_1)/n_1 + \pi_2(1-\pi_2)/n_2} \tag{6-7}$$

当两总体的标准差 σ_{p_1}、σ_{p_2} 未知（即 π_1、π_2 未知，见公式（6-7）），每组例数较大时，例如样本率 p 介于 0.1~0.9 之间，每组例数大于 60 例，在 H_0 成立的假定下，即 $\pi_1=\pi_2=\pi_0$，π_0 称为合并总体率，其估计值为

$$\hat{\pi}_0 = \frac{n_1 p_1 + n_2 p_2}{n_1 + n_2} \tag{6-8}$$

$\sigma_{p_1-p_2}$ 的估计值为

$$\hat{\sigma}_{p_1-p_2} = \sqrt{\hat{\pi}_0(1-\hat{\pi}_0)\left(\frac{1}{n_1}+\frac{1}{n_2}\right)} \tag{6-9}$$

例 6-4　为了解聚乙二醇 4000（PEG 4000）对儿童功能性便秘的治疗效果，某医生将符合试验条件的 216 名 8 岁以上功能性便秘患儿随机分为试验组和对照组，试验组口服 PEG4000 治疗，对照组口服乳果糖治疗，其中试验组 105 人，两周缓解 76 人，两周缓解率为 72.4%，果乳糖组 111 人，两周缓解 49 人，两周缓解率为 44.1%。试比较试验组和对照组治疗后便秘的两周缓解率有无差别。

检验步骤如下：

（1）建立假设，确定检验水准

H_0：$\pi_1=\pi_2$（试验组和对照组便秘的两周缓解率相等，PEG4000 治疗结果与对照组相同）

H_1：$\pi_1\neq\pi_2$（试验组和对照组便的秘两周缓解率不等，PEG4000 治疗结果不同于对照组）

$\alpha=0.05$

（2）计算检验统计量 z 值

已知 $n_1=105$，$p_1=72.4\%$，缓解人数（n_1p_1）76 人；$n_2=111$，$p_2=44.1\%$，缓解人数（n_2p_2）49 人。由于 π_1、π_2 未知，代入公式（6-8）估计合并总体率，得：

$$\hat{\pi}_0 = \frac{76+49}{105+111} = 0.579$$

用公式(6-9)估计两样本率之差的总体标准误,得:

$$\hat{\sigma}_{p_1-p_2} = \sqrt{0.579(1-0.579)\left(\frac{1}{105}+\frac{1}{111}\right)} = 0.0672$$

用公式(6-6)计算检验统计量:

$$z = \frac{0.724-0.441}{0.0672} = 4.21$$

(3)确定 P 值,作出结论:$z_{0.05/2}=1.96$,现 $z > z_{0.05/2}$,故 $P < 0.05$,按 $\alpha = 0.05$ 检验水准拒绝 H_0,接受 H_1,差异有统计学意义,可认为口服 PEG4000 的患儿人群便秘的两周缓解率高于服用口服乳果糖的患儿人群。注意,这只是一个统计结论,至于试验组的便秘两周缓解率 72.4% 与对照组 44.1% 的差异有无临床意义,儿科专家需要有一个专业性结论。

当样本率的分布不符合近似正态分布条件时,如 n 较小,假设检验需采用 Fisher 确切概率法,详见第九章。

第四节　假设检验的两类错误

由于假设检验是在假定 H_0 正确的前提下计算检验统计量,并以 P 值作为检验依据,因此,无论拒绝原假设 H_0,还是接受备择假设 H_1 都会存在错误。以两样本均数的 Z 检验为例,当 H_0:$\mu_1=\mu_2$ 为真时(两样本的总体均数本来没有差别),但由于抽样误差得到检验统计量 $z \geqslant z_\alpha$,$P \leqslant \alpha$,假设检验结论拒绝 H_0、接受了 H_1,推论两样本的总体均数有差别。这种原假设为真而被拒绝的错误称为第一类错误,也称 I 型错误(type I error)、假阳性错误或弃真错误。犯 I 型错误的概率记作 α,即前面所讲的检验水准 α,它是在研究设计时根据不同研究目的预先规定的允许犯 I 型错误概率的最大值。

假设检验的另一种错误是当原假设 H_0 不真而 H_1 为真时,如 H_1:$\mu_1 \neq \mu_2$ 成立(两样本的总体均数本来就有差别),但得到 $z < z_\alpha$,$P > \alpha$ 的检验结果,假设检验结论接受了 H_0、拒绝了 H_1,推论两样本的总体均数没有差别。这种原假设为不真而被接受的错误称为第二类错误,也称 II 型错误(type II error)、假阴性错误或存伪错误。犯 II 型错误的概率记作 β。由于 II 型错误只是在接受 H_0、拒绝 H_1 才可能犯的错误,而且在假设检验的步骤中没有设定 β 值的大小,所以根据假设检验不能因为 $P > \alpha$ 就盲目接受 H_0,下没有差别的结论,因为我们不知道犯 II 型错误的概率 β。所以在下结论的时候,一般不说"没有差别"或"两总体均数相同"的结论,只说"未见差别"或"尚不能认为两总体均数不相同"。相反,如果 $P \leqslant \alpha$,就可以明确地下"有差别"或"两总体均数不相同"的结论,因为我们知道犯 I 型错误的概率不会超过 α。假设检验的两类错误及概率见表 6-1。

表 6-1　假设检验的两类错误(概率)

客观实际	假设检验结论	
	拒绝 H_0	接受 H_0
H_0 为真	I 型错误(α)	推断正确($1-\alpha$)
H_0 不真	推断正确($1-\beta$)	II 型错误(β)

图 6-1 是以样本均数与总体均数比较的 Z 检验为例来说明两类错误的概率 α 和 β。设 H_0:$\mu=\mu_0$,H_1:$\mu>\mu_0$。若 H_0 为真,由于抽样误差得到较大的 $\bar{X}_1$ 值以及 z 值,使得 $z \geqslant z_\alpha$,按 $\alpha=0.05$ 的检验水准,拒绝 H_0,接受 H_1,结论为 $\mu>\mu_0$,此时犯 I 型错误,其概率为 α。相反,若 H_0 不真,H_1 为真,由于抽样误差可能获得一个较小的 $\bar{X}_2$ 值以及 z 值,使得 $z < z_\alpha$,检验结论不拒绝 H_0,此时犯 II 型错误,其概率为 β。从图 6-1 中可以发现,α 设置愈小,β 愈大;相反,α 设置愈大,β 愈小。

Notes

若要同时减小 I 型错误的概率 α 和 II 型错误的概率 β，就必须设置较小的 α 值并且通过增加样本含量 n 减小 II 型错误的概率 β。

当 n 增大时，由于 $\bar{X}$ 的标准误 $\sigma_{\bar{X}} = \sigma / \sqrt{n}$ 变小，H_0 和 H_1 的分布曲线向各自的总体均数位置"压缩"，在同样的 α 值设置情况下，β 随之变小。反之，如果先确定 β 和 α，就可以得到合适的 n，因此，β 在估计样本含量时十分重要。图 6-1 中的 $1-\beta$ 称为把握度（power of test），其意义为，当两总体确有差别，按 α 水准，假设检验能发现它们差别（拒绝 H_0）的能力。例如 $1-\beta=0.90$，若两总体确有差别，则理论上在 100 次抽样中，有 90 次能得出有差别的结论。

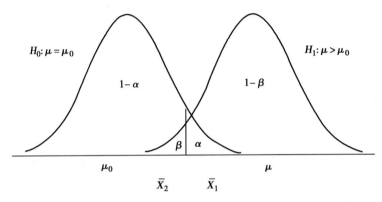

图 6-1 I 型错误和 II 型错误示意图（以单侧 Z 检验为例）

第五节 双侧检验与单侧检验

绝大多数情况下，假设检验关心的是总体间有无差别，不管差别的方向，如 $\mu_1-\mu_2$ 可能大于 0 也可能小于 0。因此，备择假设写成 $H_1: \mu_1 \neq \mu_2$，Z 检验的检验水准取双侧概率 $\alpha/2$，Z 检验的检验界值定为 $z_{\alpha/2}$（标准正态分布的右侧界值，$z_{\alpha/2} > 0$）。无论检验统计量 z 值是正还是负，只要 $|z| \geq z_{\alpha/2}$，都拒绝 H_0、接受 H_1。这种只检验差别不管差别方向的双向检验，统计上称为双侧检验（two-sided test）。双侧检验的备择假设 H_1 实际上包括 $\mu_1 > \mu_2$ 和 $\mu_1 < \mu_2$ 两种情况，所以 $z \geq z_{\alpha/2}$ 的概率和 $z \leq -z_{\alpha/2}$ 的概率分别为 $\alpha/2$，合计为 α。给定 $\alpha = 0.05$，从图 6-2 可看出双侧检验的统计意义。当 $z_{0.05/2} = 1.96$ 时，右侧的尾部面积为 0.025，表示 $z \geq 1.96$ 的概率；左侧的尾部面积也为 0.025，表示 $z \leq -1.96$ 的概率。两侧尾部面积之和为 0.05，即双侧检验的检验水准 α。

如果在试验设计时有充分的专业理由认为，由于某特定因素（如环境因素、干预因素）的作用，当前样本代表的总体均数 μ_2 必定大于（或小于）已知总体均数 μ_1。例如，在例 6-1 中，如果 2012 年该市 18 岁应征男青年体重的总体均数（μ_2）与 2012 年全国 18 岁应征男青年的总体均数（μ_1）不相等，由于该市经济发达、居民生活水平较高，只会出现 $\mu_2 > \mu_1$ 的情况，因此，备择假设可以写为 $H_1: \mu_2 > \mu_1$，此时只关心 z 值大于 0 的情况，Z 检验的检验水准取单侧概率 α，Z 检验的检验界值定为 z_α（标准正态分布的右侧界值，$z_\alpha > 0$）。同理，如果备择假设是 $H_1: \mu_2 < \mu_1$，此时只关心 z 值小于 0 的情况，Z 检验的检验界值定为 $-z_\alpha$。这种只关心差别单侧方向的单向检验，统计上称为单侧检验（one-sided test），备择假设为 $H_1: \mu_2 < \mu_1$ 或 $H_1: \mu_2 > \mu_1$。由于备择假设 H_1 实际上只包括 $\mu_1 > \mu_2$ 或 $\mu_1 < \mu_2$ 两种情况中的一种，检验水准给定为 α 时，检验界值设为单侧 z_α，如果 $H_1: \mu_2 < \mu_1$，只有在 $z \leq -z_\alpha$ 的情况下接受 H_1。同理，如果 $H_1: \mu_2 > \mu_1$，只有在 $z \geq z_\alpha$ 的情况下接受 H_1。图 6-3 说明的是备择假设为 $H_1: \mu_2 < \mu_1$ 时，单侧 Z 检验的统计意义。检验水准 $\alpha = 0.05$ 取标准正态分布曲线的左侧的尾部面积，检验界值为 $z_{0.05} = -1.65$，检验统计量 z 小于等于 -1.65，接受 H_1。

Notes

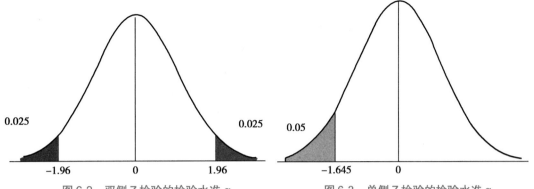

图 6-2 双侧 Z 检验的检验水准 α 图 6-3 单侧 Z 检验的检验水准 α

由于在设定备择假设时，单侧检验比双侧检验有更严格的专业要求，一般不轻易使用，更不能为了得出"有差别"的结论，根据观察（试验）结果的样本信息把双侧检验界值改为单侧检验界值，如把 $z_{0.05/2}=1.96$ 改为 $z_{0.05}=1.65$。所以，两个均数或两个率的比较一般采用双侧检验，除非有充分专业依据。即使采用单侧检验，也应在研究设计阶段作出规定，不能在算得检验统计量后，如 $z=1.88$，再主观选定。为了举例方便，下面选两个前面用过的例题作为单侧检验的例子，必须再次强调实际研究中单、双侧检验的确定要在设计阶段作出。

例 6-5 资料来源见例 6-1。

如果 2012 年该市 18 岁应征男青年体重的总体均数不同于全国，由于该市经济发达、居民生活水平较高，该市 18 岁应征男青年体重的总体均数不会低于全国平均，可采用单侧 Z 检验。

（1）建立假设、确定检验水准 α：

H_0: $\mu=62.9$（2012 年该市 18 岁应征青年体重的总体均数和全国平均相同）

H_1: $\mu>62.9$（2012 年该市 18 岁应征男青年体重的总体均数大于全国平均）

$\alpha=0.05$

（2）用公式（6-1）计算检验统计量 z 值：根据例 6-1 计算结果，$z=1.69$

（3）确定 P 值，下结论：检验界值 $z_{0.05}=1.65$，$z>z_{0.05}$，得 $P<0.05$，按 $\alpha=0.05$ 水准，拒绝 H_0，接受 H_1，该市 18 岁应征男青年体重与全国相比差别有统计学意义。该市 18 岁应征男青年平均体重高于全国水平。

例 6-6 资料来源见例 6-4。

如果临床实验前，根据预实验和动物实验结果已知，PEG 4000 治疗功能性便秘的疗效优于乳果糖，如果两组治疗后的总体两周缓解率不同，有理由认为 PEG 4000 治疗后两周缓解率会高于乳果糖组，采用单侧 Z 检验。

（1）建立假设，确定单侧检验水准：

H_0: $\pi_1=\pi_2$（PEG4000 治疗后两周缓解率与乳果糖组相同）

H_1: $\pi_1>\pi_2$（PEG4000 治疗后两周缓解率高于乳果糖组）

$\alpha=0.05$

（2）用公式（6-5）计算检验统计量 z 值：根据例 6-4 计算结果，$z=4.21$。

（3）确定 P 值，作出结论：单侧检验界值 $z_{0.05}=1.65$，$z>z_{0.05}$，则 $P<0.05$，拒绝 H_0，接受 H_1，差异有统计学意义，可以认为 PEG 4000 治疗儿童功能性便秘的疗效优于乳果糖治疗。

如果检验水准 α 取自特定分布的单侧尾部面积，如标准正态分布、t 分布曲线下的右侧尾部面积，只有一个检验界值，这样的检验称作单尾检验（one-tail test）。如果 α 为曲线下双侧尾部面积之和，有两个检验界值，则称为双尾检验（double-tail test）。由于 z 分布和 t 分布是对称分布，左右两侧界值的数值相同，但相差一个符号，如 $z_{0.05/2}$ 的双侧界值为 ±1.96，所以 z 界值和 t 界值中只给出了 $z>0$ 和 $t>0$ 的界值。如果 z 值为负数，与检验界值比较时取绝对值。对于多个均

Notes

数比较的 F 检验(方差分析)、两个率或多个率比较的 χ^2 检验来说,检验统计量 F 值的分布、χ^2 值的分布都不是对称分布,左右两侧界值是不相同的。多个均数比较的 F 检验、两个率或多个率比较的 χ^2 检验虽然是单尾检验,F 界值表和 χ^2 界值表只给出了 α 是右侧尾部面积,对应一个检验界值,但对于多个均数(率)差别的假设检验来说,α 仍然是双侧检验的检验水准,对应的备择假设必须是双侧检验的 H_1。或者说,单尾检验还是双尾检验主要针对检验统计量而言,单侧检验还是双侧检验主要针对备择假设而言,有时双侧检验的问题(如两个率比较的 χ^2 检验),其检验统计量 χ^2 值对应的是一个单尾检验。

第六节   假设检验的统计意义与实际意义

一、假设检验的统计意义

1. P 值的正确理解   假设检验是根据 P 值的大小,与事先确定的检验水准 α 进行比较作出拒绝 H_0 或不拒绝 H_0 的结论。P 值指由 H_0 所规定的总体做重复随机抽样,获得等于及大于(或等于及小于)当前检验统计量的概率。P 值越小,当前的试验结果越"不利于"接受 H_0。但 P 值的大小并不表示总体间差别的大小,不能认为 P 值越小,总体参数间的差别越大。假设检验只能作出拒绝 H_0 或不拒绝 H_0 的定性判断,但不能给出总体参数间的差别大小。总体参数间的差别大小的推断需计算 95% 可信区间。

现在许多计算机应用软件能提供 P 值的确切值,如 $P=0.0241$,$P=0.0573$ 等。当 P 值在检验水准 α 附近时,下结论要谨慎,并同时报告使用的假设检验方法,如是否是单侧检验,χ^2 检验是否采用校正公式等,而且要列出 P 值的确切值。如 α 定为 0.05 时,$P=0.0495$,$P=0.0518$,同样是小概率事件,但前者拒绝 H_0,后者不拒绝 H_0,假设检验的结论有本质差别。实际上,这两种情况都应该拒绝 H_0,如果列出了 P 值的确切值 $P=0.0518$,也不会引起太大的争议。

2. 检验结果的正确理解   检验结果 $P \leqslant \alpha$,按所取检验水准 α,拒绝 H_0,接受 H_1,作出差别有统计学意义的结论,这里要特别提醒的是,"显著"是统计专业术语,是以 α 取 0.05 或 0.01 而言,与治疗效果的"显著"、影响作用的"显著"是不同的概念。对于这个结论应正确理解为:在 H_0 成立的条件下(即总体均数相同),从该总体中抽样所得的样本,它们能计算得到这样大和比它更大的检验统计量(t 值、z 值、F 值)的可能性小于或等于检验水准 α,因为小概率事件不可能在一次试验中发生,所以拒绝 H_0。决不能把 $P \leqslant \alpha$ 理解为两总体均数相同的可能性小于或等于 α,因为我们假设检验的第一步就是先认定 H_0 成立(如两总体均数相同),P 值是 H_0 成立的条件下的 P 值。$P \leqslant \alpha$ 是下"有差别"的结论唯一依据,使我们能够知道可能犯错误的概率为 α,或者说,$P \leqslant \alpha$ 使我们相信"有差别"的结论正确的概率保证。

另外,假设检验 H_0 是用反证法的思想给出的,并不一定有实际意义,如果没有正确的试验设计作保证,H_0 有时甚至不合逻辑,如成年男性和女性身高的总体均数相同,肿瘤患者与非肿瘤患者的生存质量相同等。所以当 $P > \alpha$,不拒绝 H_0 时,不能以此证明 H_0 是正确的,也不能下"无差别"或"总体参数相等"的结论,而应该说按所取检验水准 α,接受 H_1 的统计学证据不足。即使 H_0 正确,但如果试验样本少,也同样可以得到 $P > \alpha$ 的检验结果,但我们不知道下"无差别"或"相等"的结论犯错误的概率有多大,即Ⅱ型错误的概率。由于假设检验只能提供犯Ⅰ型错误的概率 α,不提供犯Ⅱ型错误的概率 β(除非有良好的实验设计),假设检验方法不能提供相信"无差别"结论正确的概率保证。如果实验目的是为了提供"无差别"或"相等"的统计学依据,应采用等效检验。因此,假设检验在拒绝 H_0 的时候可以下"有差别"的结论,在不拒绝 H_0 的时候却不能下"无差别"的结论。

3. 统计结论的表述   在假设检验中,不拒绝 H_0 时,意为比较的总体本质可能无差别,样本

Notes

统计量的差异由抽样误差引起的可能性很大；拒绝 H_0 时，研究者相信比较的总体本质有差别，样本统计量间的差异不仅仅是由抽样误差造成的。假设检验结论的正确性是以概率作为保证的，尤其当拒绝 H_0，接受 H_1 时，下"有差别"的结论时，虽然有犯错误的可能（Ⅰ型错误），但犯错误的概率不大于 α。但 α 是研究者根据研究目的人为确定的，可以是 0.05, 0.01, 也可以是 0.1，而且不可能等于 0，所以结论不能绝对化，在表述上应避免使用"肯定"、"一定"、"必定"等词。因此，将统计结论表述为"差异无统计学意义和差异有统计学意义"更为贴切。但需注意的是：由于习惯上用"差异有无显著性"作为统计结论的表述方式，有实际工作者常将"差异"和"显著性"关联起来，这是不妥的，因为"显著性"是统计学概念，只说明假设检验结果的 P 值有无统计学意义，不是说明"差异"有无意义。

4. **假设检验与可信区间的区别与联系**　可信区间用于推断总体均数的范围，而假设检验用于推断总体均数间是否相等。两者既有区别，又相互联系。可信区间亦可部分回答假设检验的问题，如两总体均数之差的 $100(1-\alpha)\%$ 的可信区间若包含了 0，则按 α 水准不拒绝 H_0: $\mu_1=\mu_2$。如用例 6-2，两组平均出生体重 $\mu_1-\mu_2$ 的 95% 的可信区间为 $-104.05\sim235.85$kg，由于该可信区间包含 0，同样拒绝 H_1，接受 H_0，与 Z 检验的结论相同。但可信区间并不能完全代替假设检验。可信区间只能在预先规定的检验水准下进行计算，而假设检验能够获得一个确切的概率值（P 值）。另外，有些复杂的假设检验方法无对应的可信区间估计方法可用。

二、假设检验不说明差异大小的实际意义

$P\leqslant\alpha$ 说明如果总体均数相同，得到本次观察（试验）结果（如两样本均数的差值）不大可能出现，因而拒绝 H_0，并不是说发现的差异一定有实际意义。从本章 Z 检验的所有计算公式中可以看出，假设检验的结论与样本大小有关。当样本量足够大时，标准误趋于 0，无论两样本均数或两样本率相差多少，都能得出足以拒绝 H_0 的 z 值和 P 值。例如，有人调查我国城市女婴出生体重，北方 5385 人，均数为 3.08kg，标准差为 0.53kg；南方 4896 人，均数为 3.10kg，标准差为 0.34kg。结论是北方和南方城市女婴出生体重相差不大。但做 t 检验后得 $t=2.93$，$P=0.0034$。这里出生体重仅相差 0.02kg，但 P 值很小，这是因为样本很大之故。我们决不能因为 $P<0.01$，有高度统计意义，而作出北方和南方城市女婴出生体重均数相差很大的结论。反之，当样本很小时，即使样本均数差别较大也会得出较小的检验统计量值和较大的 P 值而作出差别无统计意义的结论。因此，P 值大小只能说明统计学意义的"显著"，不一定有实际意义。这时一定要结合实际情况考虑有无实际意义，可以说"没有理由认为两总体均数不相等"，但不能得出"两总体均数相等"的结论。以临床试验为例，临床疗效"不显著"的处理，如大样本的观察，试验药比对照药有效率仅提高了 0.1%，但得到的 P 值可能很小（统计"显著"）。同理，当样本量很少时，即使两样本均数或两样本率相差很大（如试验药的有效率比对照药提高了 12%），也可能获得较大的 P 值（统计"不显著"）。所以，统计学意义的所谓"显著"，不一定是实际意义上的"显著"。

对假设检验结果的实际意义或临床意义的判定，一定要结合专业知识。当专业上和统计学上都具有"显著性"时，试验结果才有实用价值。实际上，一项研究的实际意义或临床意义在研究设计阶段就应该解决，如在试验计划书中就应该明确，两个药的疗效比较，有效率相差多大（统计上称为处理效应的差别，记作 δ_0，$\delta_0=8\%$）才有临床意义；新旧两个降血压药的疗效比较，治疗后血压下降值平均相差多大（如 $\delta_0=10$mmHg），才说明新药有效。这里的 δ_0 说明一项研究的差异多大才有实际意义。所以，对于有试验计划书指导的假设检验，检验结果的统计意义与实际意义是一致的，即拒绝 H_0 说明处理效应的差别达到 δ_0，不拒绝 H_0 说明处理效应的差别没有达到 δ_0。但对于没有试验计划书指导的假设检验，如观察性研究用反证法设立的检验假设，差异有无实际意义就要依靠专业知识和逻辑推理去判定了。

Notes

第七节　检　验　效　能

一、影响检验效能的四个因素

检验效能用概率 $1-\beta$ 表示,其中 β 为假设检验接受 H_0 时犯第二类错误的概率。检验效能的意义是,当两总体确有差别,按检验水准 α,假设检验能发现其差别(拒绝 H_0)的能力。下面以公式(6-2)两均数 Z 检验公式

$$z = \frac{\overline{X}_1 - \overline{X}_2}{\sigma_{\overline{X}_1 - \overline{X}_2}} = \frac{\overline{X}_1 - \overline{X}_2}{\sqrt{\dfrac{\sigma_1^2}{n_1} + \dfrac{\sigma_2^2}{n_2}}}$$

为例,分析影响检验效能的四个因素。

1. 总体参数的差异越大,检验效能越大　在两均数 Z 检验中,记为: $\delta = \mu_1 - \mu_2$。 $|\delta|$ 越大,越有可能在抽样中获得较大差别的两样本均数 $\overline{X}_1$, $\overline{X}_2$。在其他条件相同的情况下, $|\delta|$ 越大,从概率的意义上讲, $|\overline{X}_1 - \overline{X}_2|$ 也越大,越有可能获得能够拒绝 H_0 的 z 值,得到两总体间有差别的结论。

2. 个体差异(标准差)越小,检验效能越大　若比较的两总体内的个体差异越小,即总体标准差 $\sigma = \sigma_1 = \sigma_2$ 越小,两均数之差的标准误 $\sigma_{\overline{X}_1 - \overline{X}_2}$ 越小。 Z 检验公式中的分母 $\sigma_{\overline{X}_1 - \overline{X}_2}$ 越小, z 值就越大,越容易得到拒绝 H_0 的假设检验结果。

3. 样本量越大,检验效能越大　在两均数比较的 Z 检验中,两样本例数 n_1 和 n_2 与 $\sigma_{\overline{X}_1 - \overline{X}_2}$ 成反比。同样条件下 n_1 和 n_2 越大, $\sigma_{\overline{X}_1 - \overline{X}_2}$ 越小,越有可能拒绝 H_0,作出两总体间有差别的结论。

4. 检验水准 α(Ⅰ型错误的概率)定得越宽,检验效能越大　$\alpha = 0.05$ 时的检验效能大于 $\alpha = 0.01$ 时的检验效能。因为 α 定得越大, Z 检验的检验界值越小,假设检验越容易拒绝 H_0。

在以上影响检验效能的四个因素中,总体参数的差异 δ、总体标准差 σ、检验水准 α 通常是相对固定的,尤其是 δ 和 σ,都是不可改变的参数,只能作出比较接近的估计,但不能人为调整。可以人为调整因素的唯有样本量 n_1, n_2,而且样本量对检验效能影响最大。所以,样本含量估计在研究设计的地位非常重要,详见相关章节。

二、检验效能的估计

在假设检验结果的解释和评价中,特别是分析那些未能拒绝 H_0 的假设检验结果,事后估计检验效能 $1-\beta$ 的值,有助于判断是总体参数确实没有差别,还是由于样本量太少导致的检验效能不足,如 $1-\beta < 80\%$。这里仍以两独立样本均数比较的 Z 检验(双侧)为例,用图 6-4 反映检验水准为 $\alpha = 0.05$ 时,检验效能与 δ、σ 和每组样本量 n(两组例数相等)之间的关系。图 6-4 中,纵轴是检验效能,横轴是以 σ 为单位总体均数的差值 $\delta' = |\mu_1 - \mu_2| / \sigma$,也称作效应大小(effect size)。曲线反映了不同样本量条件下检验效能与效应大小之间的关系。利用图 6-4,可以事后估计有 $2n$ 个研究样本的假设检验的检验效能,此时效应大小用样本估计值 $\delta' = |\overline{X}_1 - \overline{X}_2| / S$,在给定 n 和 $\delta' = |\overline{X}_1 - \overline{X}_2| / S$ 的条件下估计检验效能 $1-\beta$。但图 6-4 更重要的用途是,在研究设计时,在给定 $\delta' = |\mu_1 - \mu_2| / \sigma$ 和检验效能 $1-\beta$,估计使检验效能达到 $1-\beta$ 每组所需的样本量 n。

例 6-7　以例 6-2 资料为例,补锌组 $n_1 = 48$, $\overline{X}_1 = 3427.8\,\text{kg}$, $S_1 = 448.1\,\text{kg}$;对照组 $n_2 = 48$, $\overline{X}_2 = 3361.9\,\text{kg}$, $S_2 = 400.1\,\text{kg}$,经 Z 检验, $P > 0.05$,不能拒绝 H_0: $\mu_1 = \mu_2$。试估计该假设检验的检验效能。

Notes

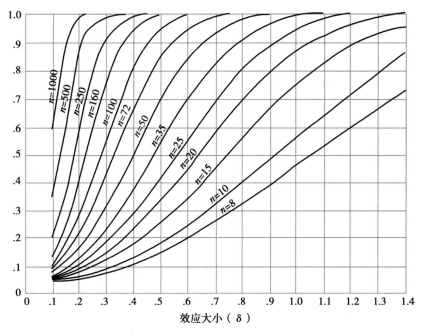

图6-4 两独立样本均数双侧 Z 检验与 t 检验的检验效能曲线（$\alpha=0.05$）

1. 用样本观察结果估计的总体标准差

$$\hat{\sigma} = \sqrt{\frac{(n_1-1)S_1^2 + (n_2-1)S_2^2}{n_1+n_2-2}} = \sqrt{\frac{47 \times 448.1^2 + 47 \times 400.1^2}{48+48-2}} = 142.68\,(\text{kg})$$

2. 用样本观察结果效应大小

$$\delta' = |\mu_1 - \mu_2| / \sigma \approx |\overline{X}_1 - \overline{X}_2| / \hat{\sigma} = |3427.8 - 3361.9| / 142.68 = 0.46$$

3. 已知每组观察了 48 名新生儿，$n = n_1 = n_2 = 48$，$\delta' \approx 0.46$，查图6-4中 $n=50$ 的曲线，$\delta' \approx 0.5$ 对应的检验效能约为 0.60，即 $1-\beta = 0.60$。因此，本例如果接受 H_0，犯 II 型错误的概率约为 $\beta = 0.40$。

4. 如果将本次调查看作一次预试验，补锌组和对照组两组的效应大小按 $\delta' = 0.5$ 估计，$n=100$ 时，检验效能约为 0.94，也就是说，要使调查结果有 94% 以上的概率拒绝 H_0，每组调查人数要在 100 名以上。

第八节 多次重复检验问题

在同一个研究中多次重复检验多在以下两种情况下出现：一是有多个观察指标，如肝功能检查项目、肺功能检查项目、心功能检查项目等，对每个指标都进行试验组和对照组有无差别的假设检验；二是对同一个指标的多次重复测量，如高血压患者的血压测量值，对多个时间点（如每周）进行组间差别检验。多次重复使用假设检验方法，得到十几个甚至几十个 P 值，称为多次重复检验问题，或者说是假设检验的滥用。根据假设检验第一类错误的概念，给定检验水准为 $\alpha = 0.05$ 时，即使总体参数没有差别，重复检验 100 次，平均有 5 次是犯假阳性错误，或重复检验 20 次，平均有 1 次是犯假阳性错误。

一、多个观察指标的多次重复检验问题

对多个观察指标的多次重复检验，在临床研究中比较常见。在一项用"干细胞移植"治疗乳腺癌的临床研究中，设立了试验组与对照组。试验组和对照组采用相同的内科综合治疗，但试验组增加干细胞移植的干预处理。反映疗效的观察指标有生存时间、生存率、病死率、2 项血液

Notes

免疫指标、4 项细胞 T 免疫因子、肿瘤坏死因子等 10 多项指标。将检验水准 α 定为 0.05，对各观察指标的组间差别的假设检验需要重复进行 10 余次，必定会增加假阳性概率。在这种情况下，对于科研目的明确的临床试验，为了避免多次重复检验问题，应在研究计划书中确定 1～2 个反映疗效的主要观察指标。如本例，可以选生存时间和病死率作为主要观察指标。如果主要观察指标确需多个（假定有 k 个），应将检验水准 α 调整为 $\alpha' = 0.05/k$。对于一般的观察性研究，也不是说观察指标越多越好，如果观察指标太多，不仅信息重叠，重复检验造成的假阳性错误反而会降低结论的可靠性。如果研究者既没有在研究计划书中确定主要研究目的和主要观察指标，也没有在重复检验时调整检验水准，在进行大量的多次重复检验后挑选 $P<0.05$ 的指标作为疗效评价指标，那就更加不可取。

二、一个观察指标多次测量的重复检验问题

仍以"干细胞移植"治疗乳腺癌的临床研究为例，如果除了对上述 10 余项观察指标进行组间差别的检验外，还要比较治疗前、治疗后 3 月、6 月、1 年不同时间的组间差异，假设检验的次数又要成倍增加。在对同一个研究对象进行动态观察时，不同时间点测量的数据，称为重复测量资料（repeated measurement data）。由于各时间点间数据相互不独立，应采用重复测量资料的统计方法进行分析，见第二十章。

为了避免一个观察指标多次测量的重复检验的问题，使疗效判定有一个非常明确的判断标准，需要在研究设计时预先确定主要研究目的和主要疗效评价指标。如在研究计划书中明确，反映疗效的主要观察指标以某个时间点的 1～2 个观察指标为准，如患者治疗 1 年后的生存率和免疫指标，其他时间点的观察指标作为次要指标或参考指标。

多次重复检验的问题除以上两种情况外，在其他统计方法的应用中也比较多见，如用适用于两组间差别的检验方法（如均数的 Z 检验、率的 Z 检验和四格表 χ^2 检验），对多组间的差别比较（如多个均数、多个率的差别）进行多次重复检验。这些问题同时属于统计方法误用问题，如何避免这些情况的发生，请留意以后的有关章节。

第九节　假设检验的因果关系推论与实验设计

当假设检验拒绝 H_0、接受 H_1 时，首先下的是一个统计结论，如 $P<0.05$，差别有统计学意义，说明的是研究因素与观察（试验）结果是否有统计学联系（statistical association）。另外，还要根据研究背景和研究目的下一个专业结论，回答研究因素与观察（试验）结果之间是否存在因果联系（causal association）。假设检验的真正科学意义在于为因果联系的解释提供统计学证据。但在实际工作中，由于不恰当的研究设计，使假设检验结果不仅不能成为判断因果联系的证据，相反，可能成为虚假联系的"证据"。

例 6-8　2009 年 1 月 1 日至 12 月 31 日，54 例在某院住院就诊及进行孕期检查和住院分娩的有不良妊娠史妇女作为试验组，同期选取 54 例无不良妊娠史正常孕妇作为对照组。两组风疹病毒 lgM 阳性率分别为 46.29% 和 1.85%，$P<0.001$。

以上研究中，试验组和对照组显然不能随机分组。由于同期到该院门诊、住院及进行孕期检查的正常孕妇事先不确定，没有现成的抽样框架，对照的抽样实际上是不能随机选取的。两组风疹病毒 lgM 阳性率如此大的差别，有无可能归因于两组孕妇年龄、分娩次数乃至社会经济水平存在不均衡性？因此，虽然观察结果 $P<0.001$，如果两个样本没有可比性，也不能推断不良妊娠史与风疹病毒 lgM 阳性率有因果关联。

要使假设检验的 P 值成为因果联系的证据，前提是要求研究设计符合"重复、对照、随机化"的三个实验设计基本原则，并且是前瞻性的研究，即试验对象随机分组后再施加干预。例

Notes

如，研究因素为"因"（施加某种干预），试验完毕后，试验组（干预组）的样本均数（$\bar{X}_2$）与对照组均数（$\bar{X}_1$）之差是"果"，在干预前，两组试验对象属于相同总体，因此假设检验的无效假设 H_0：$\mu_1 = \mu_2 = \mu$ 无疑是合乎逻辑的。施加干预后，如果研究因素确实有效，则试验组样本均数 $\bar{X}_2$ 代表的总体均数 μ_2 与干预前的 μ 不同，而对照组样本均数 $\bar{X}_1$ 代表的总体均数不发生改变，即 $\mu_1 = \mu$。因此，如果研究因素确实起作用，备择假设 H_1：$\mu_1 \neq \mu_2$ 成立。如果接受 H_1，推论研究因素与试验结果为因果联系，统计学证据就是 $P \leq \alpha$。

从研究设计的过程看统计假设检验，H_0 和 H_1 的设定都是有试验依据的。不是"反证"。用假设检验推论因果联系，过去更为严格的做法是，在随机分组后，施加干预前，先对观察值 $\bar{X}_1$，$\bar{X}_2$ 之差做一次假设检验，以确认 H_0：$\mu_1 = \mu_2 = \mu$ 是否成立。施加干预后（试验结果）再对 $\bar{X}_1$，$\bar{X}_2$ 之差做一次假设检验。如果第一次检验结果 $P > \alpha$，第二次检验结果 $P \leq \alpha$ 才推论研究因素与试验结果有因果联系。由于统计学随机分组在理论上能保证 H_0 成立，现在只需在实验结束后做一次假设检验。

综上所述，如果在某种条件下确能保证 H_0 正确，而且在研究过程中除施加干预因素外其他条件均不改变，如果干预后的假设检验拒绝 H_0，则可以下研究因素与试验结果为因果联系的专业结论。反之，如果 H_0 是否成立没有实验设计保证，或者不是前瞻性的研究，假设检验拒绝 H_0，只能说明研究因素与观察试验结果之间有统计学关联，这种关联可能是因果关联，也可能是虚假关联，如何做一步判断，就不是简单的假设检验 P 值能够回答的问题了。

第十节　案　例

案例 6-1　为评价帕夫林治疗银屑病的疗效及安全性，某医院皮肤科采用随机对照试验对 278 例银屑病患者进行了 3 个月的临床观察，观察结束时测定了患者的血清甘油三酯含量（见表 6-2）。试分析比较帕夫林和安慰剂组、男性和女性患者该项血脂水平有无差异。

表 6-2　银屑病患者按不同治疗方法、性别分类的血清甘油三酯含量（mmol/L）

	人数	均数	标准差
帕夫林	138	1.32	0.45
安慰剂	140	1.17	0.47
帕夫林组男	62	1.21	0.51
帕夫林组女	76	1.18	0.47

试分析：

1．用什么方法比较帕夫林和安慰剂组、帕夫林组男性和女性患者血清甘油三酯含量的差异？

2．血清甘油三酯测量是常用的高脂血症筛查指标，血清甘油三酯升高常见于动脉粥样硬化、糖尿病、脂肪肝等，男略高于女，参考值范围分别是男：0.45～1.81mmol/L、女：0.40～1.53mmol/L。如何解释帕夫林组男女患者血清甘油三酯的差异？

3．如果帕夫林组的血清甘油三酯高于安慰剂组，且有统计学差异，能否说帕夫林导致该组患者血清甘油三酯升高？推论因果关联？

4．本研究帕夫林组的血清甘油三酯平均高于安慰剂组 0.15（mmol/L），是否有实际意义？

5．本研究帕夫林组的血清甘油三酯高于安慰剂组，不同性别患者血清甘油三酯未见统计学差异，性别是否是混杂因素影响？在比较均数差别时，如何根据现有资料分组计算均数，最大限度地降低性别对帕夫林组和安慰剂组血清甘油三酯的影响？

Notes

小　结

1. 假设检验采用的是反证法思想，根据"小概率事件在一次试验中一般不会发生"的原理，用一次试验（观察）结果发生的概率决定是否拒绝原假设。假设检验的常用方法有 Z 检验、t 检验、F 检验（方差分析）、χ^2 检验和秩和检验等。

2. 假设检验的三个基本步骤　①建立假设，写出 H_0、H_1；②确定检验水准 α；③计算检验统计量；确定 P 值并作出推断结论。

3. 已知总体方差 σ_0^2 且样本量较大时，推断样本所代表的未知总体均数 μ 与已知总体均数 μ_0 是否有差别，可采用 Z 检验。已知总体方差 σ_0^2 且两组的样本含量 n_1 和 n_2 较大时，用 $\overline{X}_1 - \overline{X}_2$ 推断两总体均数之差 $\mu_1 - \mu_2$ 是否为零，可采用两均数比较的 Z 检验。

4. 大样本率的 Z 检验，要求 n 较大，对统计量要求可简单概括为　①如果样本率 p 介于 0.1～0.9 之间，每组例数大于 60 例；②当样本率 p 在 0.1～0.9 以外时，np 或 $n(1-p)$ 的最小值大于 5。

5. 假设检验的两类错误　当 H_0 为真时，由于抽样的偶然性得到 $P \leq \alpha$ 的检验结果，假设检验结论拒绝 H_0，接受了 H_1，称为第一类错误或 I 型错误。犯 I 类错误的概率记作 α。当真实情况为 H_0 不成立而 H_1 成立时，得到 $P > \alpha$ 的检验结果，拒绝 H_1，接受了 H_0，这类错误称为第二类错误或 II 型错误，其概率大小用 β 表示。

6. 单侧检验与双侧检验　单侧假设检验不仅关心差别，同时关心差别的方向，备择假设为 $H_1: \mu_1 < \mu_2$ 或 $H_1: \mu_1 > \mu_2$。双侧检验只关心差别、不关心差别的方向，备择假设为 $H_1: \mu_1 \neq \mu_2$。两个均数或两个率的比较一般采用双侧检验。采用单侧检验应在研究设计阶段作出规定，不应在算得检验统计量后再主观选定。

7. 假设检验在拒绝 H_0 的时候可以下"有差别"的结论，在不拒绝 H_0 的时候不能下"无差别"的结论。假设检验的 P 值大小只能说明统计学意义的"显著"，不一定有实际意义。对假设检验结果的实际意义或临床意义的判定，一定要结合专业知识。

8. 检验效能 $1-\beta$ 表示 H_1 为真，假设检验结果拒绝 H_0 的概率。检验效能越高，通过样本发现总体差别的把握性越大。影响检验效能的四个因素分别是总体参数的差异 $|\delta|$、个体差异的总体标准差 σ、样本量 n 和检验水准 α。

9. 在同一个研究中多次重复检验，即使总体参数没有差别，重复检验 100 次，平均有 5 次是假阳性错误，或重复检验 20 次，平均有 1 次是假阳性错误。因此，在试验设计时就应确定主要分析指标，不能事后通过大量重复检验寻找阳性指标。

10. 要使假设检验的 P 值成为因果联系的证据，前提是要求研究设计符合"重复、对照、随机化"的三个实验设计基本原则，并且是前瞻性的研究，即试验对象随机分组后再施加干预。

■ 思考与练习

一、最佳选择题

1. 关于假设检验，下列哪个说法正确（   ）

    A. 单侧检验优于双侧检验

    B. 采用单侧检验还是双侧检验取决于 u 值大小

    C. 若 P 值大于 0.05，应接受 H_0

    D. 若 P 值小于 0.05，则接受 H_1 可能犯错误

Notes

E. 用 Z 检验进行两样本总体均数比较时,对样本量没有要求

2. 两样本比较时,分别取以下检验水准,哪个水准的第二类错误最小( )

    A. $\alpha = 0.05$ B. $\alpha = 0.01$

    C. $\alpha = 0.10$ D. $\alpha = 0.20$

    E. $\alpha = 0.15$

3. 在两样本均数差别的 Z 检验中,如果检验结果 $P > 0.05$,事先估计并确定合适的样本含量的一个重要作用是( )

    A. 控制Ⅰ型错误概率的大小   B. 可以消除Ⅰ型错误

    C. 控制Ⅱ型错误概率的大小   D. 可以消除Ⅱ型错误

    E. 同时消除Ⅰ型错误和Ⅱ型错误

4. 两样本均数比较的 Z 检验,差别有统计学意义时,P 越小,说明( )

    A. 两样本均数差别越大   B. 两总体均数差别越大

    C. 越有理由认为两总体均数不同   D. 越有理由认为两样本均数不同

    E. 越有理由认为两总体均数相同

5. 在两样本均数比较的 Z 检验中,无效假设是( )

    A. 两总体均数相等   B. 两样本均数相等

    C. 两总体均数不等   D. 两样本均数不等

    E. 样本均数等于总体均数

6. 分别从随机数字表抽得 50 个(各取两位数字)随机数字作为两个样本,其均数和方差分别为 $\overline{X}_1$、S_1^2、$\overline{X}_2$、S_2^2,则理论上( )

    A. 两总体均数相差为 0

    B. $\overline{X}_1 \neq \overline{X}_2$,两总体均数相差不为 0

    C. $S_1^2 \neq S_2^2$,两总体方差相差不为 0

    D. 做两样本均数的 Z 检验,必然得出无差别的结论

    E. 做两样本均数的 Z 检验,必然得出有差别的结论

二、问答题

1. 假设检验中 α 与 P 有什么联系与区别?为什么假设检验结果 $P < 0.05$ 可以下"有差别"的结论,$P > 0.05$ 不能下"无差别"的结论?

2. 怎样正确运用单侧检验和双侧检验?

3. 为什么假设检验的结果不能绝对化?

4. 简述检验效能的概念和主要影响因素以及它们之间的关系。

5. 简述Ⅰ型错误和Ⅱ型错误的区别与联系?了解这两类错误有何实际意义?

6. 在哪些情况下容易出现多次重复检验的问题?多次重复检验有哪些不良后果?如何避免多次重复检验问题?

7. 如何理解假设检验的因果关系推论与实验设计的关系?

三、计算题

1. 为观察帕夫林对寻常型银屑病的治疗效果和安全性,100 例患者随机分为帕夫林+阿维 A 组和安慰剂+阿维 A 组,每组各 50 例,治疗 12 周后观察结束,比较两组的 PASI 评分评价疗效。12 周时,帕夫林组 PASI 均数 4.37,标准差为 2.92,安慰机组的 PASI 均数为 3.20,标准差为 2.31。是否有统计学证据说明帕夫林治疗寻常型银屑病有效?

2. 已知西部边远省份 6 岁以下儿童血清维生素 A 缺乏的患病率为 20.4%,2001 年在西部某地调查 6 岁以下儿童 1257 人,血清维生素 A 缺乏的患病率为 8.4%。问该地 6 岁以下儿童血清维生素 A 缺乏的总体患病率是否与其他西部边远省份不同(假定为随机样本)?

3. 某医院儿科将 255 例慢性胃炎患儿随机分成两组，分别采用中药和西药治疗，结果见下表。问两种药物的疗效有无差别？

表 6-3　两组慢性胃炎患儿的治疗结果

组别	观察例数	有效例数	有效率(%)
中药组	131	126	96.2
西药组	124	90	72.6

（徐勇勇　尚　磊）

Notes

第七章 两样本均数比较的假设检验

在计量资料两个样本均数比较的假设检验中,常用的方法是 t 检验(t-test / Student's t-test)和 Z 检验(Z-test)。根据研究设计类型和资料性质,本章介绍单样本均数的 t 检验,配对样本均数的 t 检验,两独立样本均数的 t 检验。实际应用时,应把握各种假设检验方法的用途、适用条件和注意事项。

第一节 单样本均数的 t 检验

单样本均数的 t 检验又称单样本 t 检验(one sample t-test),适用于样本均数 $\overline{X}$ 与已知总体均数 μ_0 的比较,目的是检验样本均数 $\overline{X}$ 所代表的未知总体均数 μ 是否与已知总体均数 μ_0 有差别。已知总体均数 μ_0 一般指理论值、标准值或经过大量观察所得到的稳定值。单样本均数的 t 检验的应用条件是资料服从正态分布,其检验统计量 t 按公式(7-1)计算

$$t = \frac{\overline{X} - \mu_0}{S/\sqrt{n}}, \nu = n - 1 \tag{7-1}$$

式中 S 为样本标准差,n 为样本含量。

例 7-1　通过以往大量资料得知某地 20 岁男子平均身高为 168cm,今随机测量当地 16 名 20 岁男子,得其身高均数为 172cm,标准差为 14cm。问当地现在 20 岁男子的平均身高是否比以往高?

本例目的是比较样本均数所来自的总体均数是否高于已知的总体均数。根据经验身高服从正态分布,可用单样本均数的 t 检验。

(1)建立检验假设,确定检验水准:

H_0: $\mu = \mu_0 = 168\,\text{cm}$,即现在该地 20 岁男子的平均身高与以往 20 岁男子的平均身高相等

H_1: $\mu > \mu_0 = 168\,\text{cm}$,即现在该地 20 岁男子的平均身高高于以往 20 岁男子的平均身高

$\alpha = 0.05$(单侧)

(2)计算检验统计量:

本例 $n = 16$,$\overline{X} = 172\text{cm}$,$S = 14\text{cm}$,$\mu_0 = 168\text{cm}$。按公式(7-1)

$$t = \frac{172 - 168}{14/\sqrt{16}} = 1.143, \nu = 16 - 1 = 15$$

(3)确定 P 值,作出推断结论:查 t 界值表,得单侧概率 $0.10 < P < 0.20$,按 $\alpha = 0.05$ 水准,不拒绝 H_0,差异无统计学意义,还不能认为该地 20 岁男子平均身高比以往要高。

样本均数 $\overline{X}$ 与已知总体均数 μ_0 的比较,当样本含量较大时,亦可近似地采用 Z 检验(参见第六章)。

第二节 配对样本均数的 t 检验

配对样本均数的 t 检验又称配对 t 检验(paired / matched t-test),适用于配对设计的计量资

料两相关样本均数的比较,目的是检验两相关样本均数所代表的未知总体均数是否有差别。配对设计(paired design)有两种情况:①同源配对:同一受试对象分别接受两种不同处理;②异源配对:为消除混杂因素的影响,将实验对象按某些重要特征(重要的影响因素)如性别、年龄等相近的原则配对,并分别实施两种处理,如同性别、同窝的两只动物配成一对。

配对设计下的数据具有一一对应的特征,研究者关心的变量常常是对子的效应差值而不是各自的效应值。在进行配对资料的 t 检验时,应求出各对数据间的差值 d,将 d 作为变量值计算均数。若两处理因素的效应无差别,理论上差值 d 的总体均数 μ_d 应为 0,故可将该检验理解为样本均数 $\overline{d}$ 所对应的总体 μ_d 与总体均数 0 的比较,因此其应用条件是差值 d 变量服从正态分布。配对 t 检验的检验统计量 t 可按前述公式(7-1)构造如下

$$t = \frac{\overline{d} - 0}{S_{\overline{d}}} = \frac{\overline{d}}{S_d / \sqrt{n}}, \quad \nu = n - 1 \tag{7-2}$$

d 为每对数据的差值,$\overline{d}$ 为差值的样本均数,S_d 为差值的标准差,$S_{\overline{d}}$ 为差值样本均数的标准误,n 为对子数。

例 7-2   某医院随机抽取 16 名健康男青年,利用 A、B 两种血红蛋白测定仪器检测了其血红蛋白含量(g/L),检测结果见表 7-1 第(2)~(3)栏。问:两种血红蛋白测定仪器的检测结果是否有差别。

表 7-1   两种仪器检测 16 名健康男青年血红蛋白(g/L)的结果

编号 (1)	仪器 A (2)	仪器 B (3)	差值 (4) = (3) − (2)
1	113	140	27
2	125	150	25
3	126	138	12
4	130	120	−10
5	150	140	−10
6	145	145	0
7	135	135	0
8	105	115	10
9	128	135	7
10	135	130	−5
11	100	120	20
12	130	133	3
13	110	147	37
14	115	125	10
15	120	114	−6
16	155	165	10

本例为同源配对设计。计算 A、B 两种测定仪器检测的血红蛋白差值,结果见表 7-1 第(4)栏。对差值进行正态性检验满足正态性(Shapiro-Wilk 统计量 $W = 0.949, \nu = 16, P = 0.470$),可用配对样本均数的 t 检验。

(1)建立检验假设,确定检验水准:

H_0: $\mu_d = 0$,即 A、B 两种测定仪器检测的血红蛋白总体平均差异为 0

H_1: $\mu_d \neq 0$,即 A、B 两种测定仪器检测的血红蛋白总体平均差异不为 0

$\alpha = 0.05$

(2)计算检验统计量:

本例 $n = 16$,$\Sigma d = 130$,$\Sigma d^2 = 3886$,$\overline{d} = \Sigma d / n = 130 / 16 = 8.125$。

Notes

$$S_d = \sqrt{\frac{\Sigma d^2 - \frac{(\Sigma d)^2}{n}}{n-1}} = \sqrt{\frac{3886 - \frac{(130)^2}{16}}{16-1}} = 13.735$$

按公式(7-2)

$$t = \frac{8.125}{13.735/\sqrt{16}} = 2.366, \quad \nu = 16 - 1 = 15$$

（3）确定 P 值，作出推断结论：查 t 界值表，得双侧概率 $0.02 < P < 0.05$，按 $\alpha = 0.05$ 水准，拒绝 H_0，接受 H_1，差异有统计学意义。可以推断 A、B 两种血红蛋白测定仪器检测结果的平均差异不为 0，并且仪器 B 的血红蛋白含量检测值高于仪器 A 的血红蛋白含量检测值。

例 7-3 某研究者采用配对设计进行实验，比较 2 种抗癌药物对小白鼠肉瘤抑瘤效果。先将 10 只染有肉瘤小白鼠按体重大小配成 5 个对子，每个对子内 2 只小白鼠随机接受两种抗癌药物，以肉瘤的重量为指标，实验结果见表 7-2 第（2）~（3）栏。问：2 种不同药物的抑瘤效果有无差别？

表 7-2 不同药物作用后小白鼠肉瘤重量（g）

编号 （1）	A 药 （2）	B 药 （3）	差值 （4）=（2）-（3）
1	0.82	0.65	0.17
2	0.73	0.54	0.19
3	0.43	0.34	0.09
4	0.41	0.21	0.20
5	0.68	0.43	0.25

本例为异源配对设计。A 药、B 药作用后小白鼠肉瘤重量差值的计算结果见表 7-2 第（4）栏。对差值进行正态性检验满足正态性（Shapiro-Wilk 统计量 $W = 0.949, \nu = 5, P = 0.727$），可用配对样本均数的 t 检验。

（1）建立检验假设，确定检验水准：

H_0：$\mu_d = 0$，即 2 种不同的药物的抑瘤效果相同

H_1：$\mu_d \neq 0$，即 2 种不同的药物的抑瘤效果不相同

$\alpha = 0.05$

（2）计算检验统计量：

本例 $n = 5$，$\Sigma d = 0.90$，$\Sigma d^2 = 0.18$，$\bar{d} = \Sigma d / n = 0.90 / 5 = 0.18$。

$$S_d = \sqrt{\frac{\Sigma d^2 - \frac{(\Sigma d)^2}{n}}{n-1}} = \sqrt{\frac{0.18 - \frac{(0.90)^2}{5}}{5-1}} = 0.058$$

按公式(7-2)

$$t = \frac{0.18}{0.058/\sqrt{5}} = 6.903, \quad \nu = 5 - 1 = 4$$

（3）确定 P 值，作出推断结论：查 t 界值表，得双侧概率 $0.002 < P < 0.005$，按 $\alpha = 0.05$ 水准，拒绝 H_0，接受 H_1，差异有统计学意义。可认为 2 种不同的药物的抑瘤效果不相同，B 药的抑瘤效果较好。

第三节 两独立样本均数的 t 检验

两独立样本 t 检验（two independent samples t-test），又称成组 t 检验，适用于完全随机设计两独立样本均数的比较，其比较的目的是检验两独立样本均数所代表的未知总体均数是否有差

别,其应用条件是两组数据均服从正态分布,且两样本对应的两总体方差相等。两组完全随机设计是将受试对象完全随机分配到两个不同处理组。

当两总体方差相等,即$\sigma_1^2 = \sigma_2^2$时,两样本 t 检验统计量构造如下

$$t = \frac{\overline{X}_1 - \overline{X}_2}{S_{\overline{X}_1 - \overline{X}_2}}, \quad \nu = n_1 + n_2 - 2 \tag{7-3}$$

$$S_{\overline{X}_1 - \overline{X}_2} = \sqrt{S_c^2 \left(\frac{1}{n_1} + \frac{1}{n_2} \right)}, \quad S_c^2 = \frac{(n_1 - 1) S_1^2 + (n_2 - 1) S_2^2}{n_1 + n_2 - 2} \tag{7-4}$$

式中$\overline{X}_1$和$\overline{X}_2$为两样本均数,$S_{\overline{X}_1 - \overline{X}_2}$为均数之差的标准误,$S_c^2$为合并方差(pooled of variance)。

当 H_0: $\mu_1 = \mu_2$为真情况下,两样本 t 检验服从自由度为$n_1 + n_2 - 2$的 t 分布,统计检验结果为$P < 0.05$ 的情况是一个小概率事件,在一次随机抽样一般是不会发生的;当H_1: $\mu_1 \neq \mu_2$为真情况下,统计结果为$P < 0.05$情况的概率往往较大甚至很大,因此如果$P < 0.05$,可以拒绝 H_0,推断$\mu_1 \neq \mu_2$。

若两总体方差不等,即$\sigma_1^2 \neq \sigma_2^2$时,可采用数据变换或近似 t 检验(t' 检验)。

例 7-4　为了解内毒素对肌酐的影响,将 20 只雌性中年大鼠随机分为甲组和乙组。甲组中的每只大鼠不给予内毒素,乙组中的每只大鼠则给予 3mg/kg 的内毒素。分别测得两组大鼠的肌酐(mg/L)结果如表 7-3。问:内毒素是否对肌酐有影响?

表 7-3　两组大鼠的肌酐(mg/L)结果

甲组	乙组
6.2	8.5
3.7	6.8
5.8	11.3
2.7	9.4
3.9	9.3
6.1	7.3
6.7	5.6
7.8	7.9
3.8	7.2
6.9	8.2

本例为完全随机设计。对两组进行正态性检验均满足正态性(甲组: Shapiro-Wilk 统计量$W = 0.923$, $\nu = 10$, $P = 0.380$;乙组: Shapiro-Wilk 统计量$W = 0.977$, $\nu = 10$, $P = 0.948$)。对两组进行两样本方差齐性检验满足方差齐性($F = 1.13$, $\nu_1 = 9$, $\nu_2 = 9$, $P > 0.10$),可用两独立样本均数的 t 检验。

(1)建立检验假设,确定检验水准:

H_0: $\mu_1 = \mu_2$,即内毒素对肌酐无影响

H_1: $\mu_1 \neq \mu_2$,即内毒素对肌酐有影响

$\alpha = 0.05$

(2)计算检验统计量:今算得甲组大鼠的肌酐均数$\overline{X}_1 = 5.360$(mg/L),标准差$S_1 = 1.699$(mg/L);乙组大鼠的肌酐均数$\overline{X}_2 = 8.150$(mg/L),标准差$S_2 = 1.597$(mg/L)。按公式(7-3)、(7-4)得

$$t = \frac{5.360 - 8.150}{\sqrt{\frac{(10-1) \times 1.699^2 + (10-1) \times 1.597^2}{10 + 10 - 2} \left(\frac{1}{10} + \frac{1}{10} \right)}} = -3.785, \quad \nu = 10 + 10 - 2 = 18$$

Notes

（3）确定 P 值，作出推断结论：查 t 界值表，得双侧概率 $0.001 < P < 0.002$，按 $\alpha = 0.05$ 水准，拒绝 H_0，接受 H_1，有统计学意义，可以认为内毒素对肌酐有影响。结合本例，内毒素具有升高肌酐的作用。

两独立样本均数比较，当样本含量较大时，亦可近似地采用 Z 检验（参见第六章）。

第四节　正态性检验

应用 t 检验对两样本均数进行比较时要求原始数据满足如下三个条件：①独立性（independence）：各观察值间相互独立，不互相影响，即各样本为独立样本；②正态性（normality）：理论上要求样本取自正态总体；③方差齐性（homogeneity of variance）：两样本所对应的总体方差相等。

检验数据是否满足第一个条件，在实践中主要根据专业知识判断。检验数据是否满足第二个条件，要分别对各组数据进行正态性检验，但在实践中主要根据专业知识判断，当各组例数较少时尤其如此，必要时，也可对资料进行正态性检验（normality test）。例如，在实际工作中，根据经验得知，有些医学指标如身高、体重、白细胞、红细胞、血红蛋白、血压等指标服从正态分布，对这些指标不必作正态性检验；正态性检验更多用于采用正态分布法制定参考值范围。检验数据是否满足第三个条件，可对资料进行方差齐性检验。本节介绍正态性检验。

正态性检验的方法有图示法和计算法。

1. **图示法**　图示法是一种简单易行的方法，通过图示，可以粗略了解观察资料是否服从正态分布。常用的方法主要有频率 - 频率图（proportion-proportion plot，P-P plot）和分位数 - 分位数图（quantile-quantile plot，Q-Q plot）。P-P 图是以实际观测值的累积频率（X）对被检验分布（如正态分布等）的理论或期望累积频率（Y）作图；Q-Q 图则是以实际观测值的分位数（X）对被检验分布的理论或期望分位数（Y）作图。上述图中若散点基本成直线，则可粗略认为观察资料服从正态分布。一般统计软件均提供 P-P 图和 Q-Q 图。

图 7-1 和图 7-2 是对本章例 7-5 进行正态性检验的 P-P 图和 Q-Q 图。两图中散点基本成直线，可粗略认为血清总胆固醇服从正态分布。

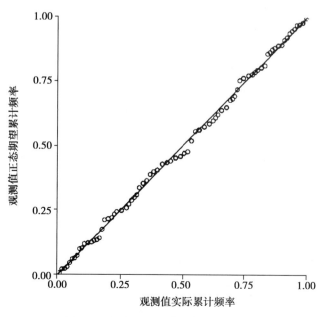

图 7-1　血清总胆固醇正态分布 P-P 图

Notes

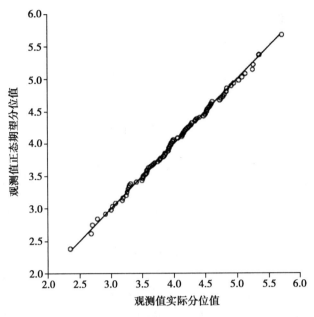

图 7-2　血清总胆固醇正态分布 Q-Q 图

2. **计算法**　计算法是通过计算反映正态分布特征的指标来了解观察资料是否服从正态分布。正态分布有 2 个特征：一是对称，二是正态峰。分布不对称就是偏态，峰偏左，长尾向右侧（即变量值较大一端）延伸的叫右偏态，或正偏态；峰偏右，长尾向左侧（即变量值较小一端）延伸的叫左偏态，或负偏态，见图 7-3A。较正态峰尖峭的曲线具有尖峭峰，或正峰态；较正态峰平坦的曲线具有平阔峰，或负峰态，见图 7-3B。

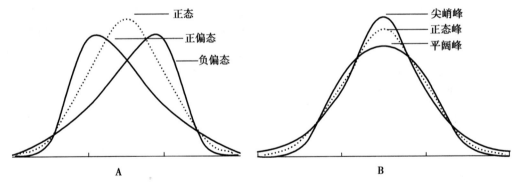

图 7-3　正态分布与偏态分布及峰态分布曲线示意图

正态性检验的计算法有两大类：一类是对偏度（skewness）和峰度（kurtosis）各用一个指标来评定，常用矩法（method of moment）；另一类是仅用一个指标来综合评定，常用 S.S.Shapiro 与 M.B.Wilk 提出的 W 检验法（Shapiro-Wilk 检验）和 Ralaph.B.D.Agostino 提出的 D 检验法（D'Agostino 检验）。此外，χ^2 检验适用于任意频数分布的拟合优度检验，并非检验正态性的专用方法，效率不够高。

W 检验和 D 检验是我国制定的正态性检验的国家标准 GB4882-85 推荐的正态性检验的专用方法，都需要通过专用的计算表来确定临界值；其中 W 检验在 $3 \leqslant n \leqslant 50$ 时使用，D 检验在 $50 < n \leqslant 1000$ 时使用。

（1）矩法：也称动差法，它是应用数学上的矩原理来检验偏度和峰度。偏度指分布不对称的程度和方向，用偏度系数（coefficient of skewness）衡量，样本偏度系数用 g_1 表示，总体偏度系数用 γ_1 表示；而峰度则指分布与正态曲线相比的尖峭程度或平阔程度，用峰度系数（coefficient of kurtosis）衡量，样本峰度系数用 g_2 表示，总体峰度系数用 γ_2 表示。理论上，总体偏度系数 $\gamma_1 = 0$ 为对称，$\gamma_1 > 0$ 为正偏态，$\gamma_1 < 0$ 为负偏态；总体峰度系数 $\gamma_2 = 0$ 为正态峰，$\gamma_2 > 0$ 为尖峭峰，

Notes

$\gamma_2 < 0$ 为平阔峰。当同时满足对称和正态峰两个条件时,才能认为该资料服从正态分布。g_1、g_2 及其标准误σ_{g_1}、σ_{g_2}的计算公式为

$$g_1 = \frac{n\Sigma fX^3 - 3\Sigma fX\Sigma fX^2 + 2(\Sigma fX)^3 / n}{(n-1)(n-2)\sqrt{\{[\Sigma fX^2 - (\Sigma fX)^2 / n]/(n-1)\}^3}} \tag{7-5}$$

$$g_2 = \frac{(n+1)[n\Sigma fX^4 - 4\Sigma fX\Sigma fX^3 + 6(\Sigma fX)^2\Sigma fX^2/n - 3(\Sigma fX)^4/n^2]}{(n-1)(n-2)(n-3)\{[\Sigma fX^2 - (\Sigma fX)^2/n]/(n-1)\}^2} - \frac{3(n-1)^2}{(n-2)(n-3)} \tag{7-6}$$

$$\sigma_{g_1} = \sqrt{\frac{6n(n-1)}{(n-2)(n+1)(n+3)}} \tag{7-7}$$

$$\sigma_{g_2} = \sqrt{\frac{24n(n-1)^2}{(n-3)(n-2)(n+3)(n+5)}} \tag{7-8}$$

式中X为变量值,f为相同X的个数,n为样本含量。当资料为频数表数据时,X为组中值,f为各组段的频数;资料为原始数据时,X为观测值,$f=1$。

由公式(7-5)、(7-6)计算的g_1及g_2的抽样分布近似正态分布,可用u检验对其进行检验来推论分布的正态性。u检验的计算公式为

$$u_{g_1} = \frac{g_1}{\sigma_{g_1}} \tag{7-9}$$

$$u_{g_2} = \frac{g_2}{\sigma_{g_2}} \tag{7-10}$$

例 7-5 从某单位 2002 年的职工体检资料中随机抽取 101 名正常成年女子的血清总胆固醇(mmol/L)的测量结果如下,试用矩法对其进行正态性检验。

2.35	4.21	3.32	5.35	4.17	4.13	2.78	4.26	3.58	4.34	4.84	4.41
4.78	3.95	3.92	3.58	3.66	4.28	3.26	3.50	2.70	4.61	4.75	2.91
3.91	4.59	4.19	2.68	4.52	4.91	3.18	3.68	4.83	3.87	3.95	3.91
4.15	4.55	4.80	3.41	4.12	3.95	5.08	4.53	3.92	3.58	5.35	3.84
3.60	3.51	4.06	3.07	3.55	4.23	3.57	4.83	3.52	3.84	4.50	3.96
4.50	3.27	4.52	3.19	4.59	3.75	3.98	4.13	4.26	3.63	3.87	5.71
3.30	4.73	4.17	5.13	3.78	4.57	3.80	3.93	3.78	3.99	4.48	4.28
4.06	5.26	5.25	3.98	5.03	3.51	3.86	3.02	3.70	4.33	3.29	3.25
4.15	4.36	4.95	3.00	3.26							

1) 建立检验假设,确定检验水准:

H_0: $\gamma_1 = 0$ 且 $\gamma_2 = 0$,即总体服从正态分布

H_1: $\gamma_1 \neq 0$ 或 / 和 $\gamma_2 \neq 0$,即总体不服从正态分布

$\alpha = 0.10$(欲不拒绝 H_0,宜取稍大 α 以减少Ⅱ型错误)

2) 计算检验统计量:

本例为原始数据,$f=1$。$\Sigma fX = \Sigma X = 406.98$,$\Sigma fX^2 = \Sigma X^2 = 1683.38$,$\Sigma fX^3 = \Sigma X^3 = 7134.58$,$\Sigma fX^4 = \Sigma X^4 = 30\,931.93$。按公式(7-5)～公式(7-10)计算得

$$g_1 = \frac{101 \times 7134.58 - 3 \times 406.98 \times 1683.38 + 2 \times (406.98)^3 / 101}{(101-1)(101-2)\sqrt{\{[1683.38 - (406.98)^2/101]/(101-1)\}^3}} = 0.041$$

$$g_2 = \frac{(101+1)[101 \times 30\,931.93 - 4 \times 406.98 \times 7134.58 + 6 \times (406.98)^2 \times 1683.38/101 - 3(406.98)^4/101^2]}{(101-1)(101-2)(101-3)\{[1683.38 - (406.98)^2/101]/(101-1)\}^2}$$

$$- \frac{3(101-1)^2}{(101-2)(101-3)}$$

$$= -0.150$$

Notes

$$\sigma_{g_1} = \sqrt{\frac{6 \times 101 \times (101-1)}{(101-2)(101+1)(101+3)}} = 0.240$$

$$\sigma_{g_2} = \sqrt{\frac{24 \times 101 \times (101-1)^2}{(101-3)(101-2)(101+3)(101+5)}} = 0.476$$

$$u_{g_1} = \frac{0.041}{0.240} = 0.171$$

$$u_{g_2} = \frac{-0.150}{0.476} = -0.315$$

3）确定 P 值,作出推断结论:查 u 界值表（即附表 2 的 t 界值表中最后一行 $v \to \infty$）,得双侧概率:峰度 $P > 0.50$,偏度 $P > 0.50$;按 $\alpha = 0.10$ 水准,不拒绝 H_0,无统计学意义。还不能认为正常成年女子的血清总胆固醇不服从正态分布。结论和图示法相同。

（2）W 检验法:1965 年 S.S.Shapiro 与 M.B.Wilk 提出用顺序统计量 W 来检验分布的正态性。本法常用于小样本资料的正态性检验。检验假设和检验水准为

H_0:总体服从正态分布

H_1:总体不服从正态分布

$\alpha = 0.10$

检验统计量 W 的计算公式为:

$$W = \frac{\sum_{i=1}^{n/2} a_i (X^*_{(n+1-i)} - X^*_i)^2}{\sum_{i=1}^{n} (X_i - \bar{X})^2} \tag{7-11}$$

其中 X^* 为将 n 个观测值 X_i 从新按升序排列后的第 i 个观察值,a_i 为系数,需查 W 检验专用系数 a_i 表。W 检验法计算较复杂,可借助统计软件计算检验统计量 W 和 P 值。

（3）D 检验法:1971 年 Ralaph.B.D.Agostino 提出用顺序统计量 D 作正态性检验,其检验假设与 W 检验法相同,统计量 D 按公式（7-12）计算。

$$D = \frac{\sum_{i=1}^{n} (i - \frac{n+1}{2}) X^*_i}{n^{3/2} \sqrt{\sum (X_i - \bar{X})^2}} \tag{7-12}$$

其中 X^*_i 是按照升序排列后的第 i 个数据。D 检验法同 W 检验法一样需要查阅专门的临界值表（正态性检验用 D 界值表）来确定 P 值,或利用统计软件进行直接计算。

第五节   两样本的方差的齐性检验

判断两总体方差 σ_1^2 与 σ_2^2 是否相等的方法常用的有 F 检验、Bartlett 检验、Levene 检验。F 检验、Bartlett 检验要求资料服从正态分布;Levene 检验不依赖总体分布具体形式,更为稳健。F 检验只用于两样本方差齐性检验,Bartlett 法检验和 Levene 检验既可用于两样本方差齐性检验也可用于多样本方差齐性检验。Bartlett 法检验和 Levene 检验参见第八章,本节仅介绍检验两样本方差齐性的F 检验。检验统计量F 按公式（7-13）计算

$$F = \frac{S_1^2（较大）}{S_2^2（较小）}, \quad v_1 = n_1 - 1, \quad v_2 = n_2 - 1 \tag{7-13}$$

式中S_1^2为较大的样本方差,S_2^2为较小的样本方差,分子的自由度为v_1,分母的自由度为v_2。

检验统计量 F 值为两个样本方差之比,如仅是抽样误差的影响,F 值一般不会偏离 1 太远。求得 F 值后,查附表 6 的 F 界值表（方差齐性检验用的 F 界值表,双侧界值）可得 P 值（F 值愈大,P 值愈小）,然后按所取的 α 水准作出推断结论。因公式（7-13）规定以较大方差作分子,求

Notes

得的 F 值必然大于1,故附表6只给出不对称 F 分布的右侧界值,实则对应双侧概率 P。

例7-6　对例7-4,用 F 检验判断两总体肌酐的方差是否不等。

由例7-4知 $S_1 = 1.6985\,(\text{mg/L})$, $n_1 = 10$; $S_2 = 1.5967\,(\text{mg/L})$, $n_2 = 10$。

(1)建立检验假设,确定检验水准:

H_0: $\sigma_1^2 = \sigma_2^2$,即两总体肌酐的总体方差相等

H_1: $\sigma_1^2 \neq \sigma_2^2$,即两总体肌酐的总体方差不等

$\alpha = 0.10$(欲不拒绝 H_0,宜取稍大 α 以减少 II 型错误)

(2)计算检验统计量:按公式(7-13)计算

$$F = \frac{1.6985^2}{1.5967^2} = 1.13,\quad \nu_1 = 10 - 1 = 9,\quad \nu_2 = 10 - 1 = 9$$

(3)确定 P 值,作出推断结论:以 $\nu_1 = 9$、$\nu_2 = 9$ 查附表5的 $\alpha = 0.05$ F 界值表,得 $F_{0.10,(9,9)} = 3.18$, $F = 1.13 < 3.18$,故 $P > 0.10$。按 $\alpha = 0.10$ 水准,不拒绝 H_0,无统计学意义。还不能认为两总体肌酐的总体方差不等。故例7-4采用了方差相等情形的两独立样本均数的 t 检验。

第六节　两总体方差不等时均数比较的 t' 检验

前述成组 t 检验,若两总体方差不等,即 $\sigma_1^2 \neq \sigma_2^2$ 时,可采用数据变换或 t' 检验或基于秩次的非参数检验。数据变换是将原始数据作某种函数转换后(如对数变换,平方根变换,平方根反正弦变换。)使数据满足成组 t 检验的方差齐性和正态分布要求,但有时函数转换值并不满足方差齐性和正态分布要求。基于秩次的非参数检验参见第十章。本节介绍 t' 检验。

t' 检验亦称近似 t 检验(separate variance estimation t-test),包括 Satterthwaite 法近似 t 检验、Welch 法近似 t 检验和 Cochran & Cox 法近似 t 检验。其中 Cochran & Cox 法是对临界值校正,而 Satterthwaite 法和 Welch 法是对自由度进行校正。t' 统计量的公式为

$$t' = \frac{\left|\overline{X_1} - \overline{X_2}\right|}{\sqrt{\dfrac{S_1^2}{n_1} + \dfrac{S_2^2}{n_2}}} \tag{7-14}$$

(1)按 Satterthwaite 公式,t' 检验的自由度校正公式为:

$$\nu = \frac{(S_1^2/n_1 + S_2^2/n_2)^2}{\dfrac{(S_1^2/n_1)^2}{n_1 - 1} + \dfrac{(S_2^2/n_2)^2}{n_2 - 1}} \tag{7-15}$$

根据自由度查 t 界值表,作出推断结论。

(2)按 Welch 公式,t' 检验的自由度校正公式为:

$$\nu = \frac{(S_{\overline{X}_1}^2 + S_{\overline{X}_2}^2)^2}{\dfrac{S_{\overline{X}_1}^4}{n_1 + 1} + \dfrac{S_{\overline{X}_2}^4}{n_2 + 1}} - 2 = \frac{(\dfrac{S_1^2}{n_1} + \dfrac{S_2^2}{n_2})^2}{\dfrac{(\dfrac{S_1^2}{n_1})^2}{n_1 + 1} + \dfrac{(\dfrac{S_2^2}{n_2})^2}{n_2 + 1}} - 2 \tag{7-16}$$

根据自由度查 t 界值表,作出推断结论。

(3)按 Cochran & Cox 法,t' 检验的临界值校正公式为:

$$t'_\alpha = \frac{S_{\overline{X}_1}^2 \cdot t_{\alpha, \nu_1} + S_{\overline{X}_2}^2 \cdot t_{\alpha, \nu_2}}{S_{\overline{X}_1}^2 + S_{\overline{X}_2}^2},\quad \nu_1 = n_1 - 1,\ \nu_2 = n_2 - 1 \tag{7-17}$$

根据校正的临界值,作出推断结论。

目前,Satterthwaite 法是统计软件中普遍使用的方法。

Notes

例 7-7　随机抽取 10 例肺癌患者和 12 例硅沉着病 0 期工人利用 X 光片测量肺门横径右侧距 RD 值(cm)，结果见表 7-4。问：肺癌患者的 RD 值是否高于硅沉着病 0 期工人的 RD 值。

表 7-4　肺癌患者和硅沉着病 0 期工人的 RD 值(cm)比较

硅沉着病 0 期工人	肺癌患者
3.23	2.78
3.50	3.23
4.04	4.20
4.15	4.87
4.28	5.12
4.34	6.21
4.47	7.18
4.64	8.05
4.75	8.56
4.82	9.60
4.95	
5.10	

本例，肺癌患者组 $\overline{X}_1 = 5.9800$，$S_1 = 2.3230$，$n_1 = 10$；硅沉着病 0 期工人组 $\overline{X}_2 = 4.3558$，$S_2 = 0.5656$，$n_2 = 12$。资料经方差齐性检验，推断得两总体方差不等(两样本方差齐性 F 检验：$F = 16.89$，P<0.10)，现采用 Satterthwaite 近似 t 检验。

(1)建立检验假设，确定检验水准：

H_0：$\mu_1 = \mu_2$，即肺癌患者的 RD 值与硅沉着病 0 期工人的 RD 值相等

H_1：$\mu_1 > \mu_2$，即肺癌患者的 RD 值高于硅沉着病 0 期工人的 RD 值

$\alpha = 0.05$(单侧)

(2)计算检验统计量：本例采用 Satterthwaite 法近似 t 检验，按公式(7-14)和公式(7-15)计算得

$$t' = \frac{5.9800 - 4.3558}{\sqrt{\dfrac{2.3230^2}{10} + \dfrac{0.5656^2}{12}}} = 2.160$$

$$v = \frac{(2.3230^2/10 + 0.5656^2/12)^2}{\dfrac{(2.3230^2/10)^2}{10-1} + \dfrac{(0.5656^2/12)^2}{12-1}} = 9.893 \approx 10$$

查 t 界值表，得单侧概率 0.025<P<0.05，按 $\alpha = 0.05$ 水准，拒绝 H_0，接受 H_1，有统计学意义，可认为肺癌患者的 RD 值高于硅沉着病 0 期工人的 RD 值。

第七节　案　例

案例 7-1　某研究者为研究金属镉对大鼠肝脏中锌含量的影响，将 20 只小鼠随机分为实验组和对照组。实验组小鼠每日饮用含金属镉的水，对照组每日饮用正常水。1 个月后，测量小鼠肝脏中锌含量(μg/ml)，结果如表 7-5 所示。该研究者对该数据进行成组 t 检验，结果为：$t = 2.117$，$v = 18$，$P = 0.048$。结论为：两组小鼠肝脏中锌含量差别有统计学意义，金属镉具有升高小鼠肝脏中锌含量的作用。你是否同意该结论？另一作者对数据进行配对 t 检验，结果为：$t = 2.151$，$v = 9$，$P = 0.060$。结论为：尚不能认为两组小鼠肝脏中锌含量差别有统计学意义，还不能认为金属镉对小鼠肝脏中锌含量有作用。你是否同意该结论？

Notes

表7-5　实验组和对照组小鼠肝脏中锌含量（μg/ml）

实验组	7.14	5.95	7.10	8.26	10.08	7.91	9.07	9.30	8.64	8.51
对照组	6.61	7.31	7.20	7.80	7.65	7.65	6.39	6.57	7.91	7.86

小　结

1. 计量资料两均数比较的 t 检验，包括单样本均数的 t 检验、配对样本均数的 t 检验、两独立样本均数的 t 检验。实际应用时，应弄清各种检验方法的用途、适用条件和注意事项。

2. 单样本均数的 t 检验要求资料服从正态分布；配对样本均数的 t 检验要求配对差值服从正态分布；两独立样本均数的 t 检验要求两组数据均服从正态分布，且两样本对应的两总体方差相等，对两小样本尤其要求方差齐性。若两总体方差不等，可采用数据变换或 t' 检验或秩转换的非参数检验。当样本含量较大时，t 检验亦可近似地采用 Z 检验。

3. 正态性检验的方法图示法和计算法。图示法是一种粗略了解观察资料是否服从正态分布的方法，常用的方法主要有 $P\text{-}P$ 图和 $Q\text{-}Q$ 图；计算法是通过计算反映正态分布特征的指标来了解观察资料是否服从正态分布，常用的方法主要有用一个指标来综合评定的 W 检验及 D 检验和分别对偏度和峰度进行的检验。实践中主要根据专业知识判断。

4. 两独立样本方差的齐性检验主要有 F 检验和 Bartlett 检验及 Levene 检验。

思考与练习

一、最佳选择题

1. 在两样本均数比较的 t 检验中，无效假设是（　　）

A. 两样本均数不等　　　　　　　　B. 两样本均数相等

C. 两总体均数不等　　　　　　　　D. 两总体均数相等

E. 样本均数等于总体均数

2. 两样本均数比较的 t 检验，差别有统计意义时，P 越小，说明（　　）

A. 两样本均数差别越大　　　　　　B. 两总体均数差别越大

C. 越有理由认为两总体均数不同　　D. 越有理由认为两样本均数不同

E. 越有理由认为两总体均数相同

3. 正态性检验，按 $\alpha = 0.10$ 水准，认为总体服从正态分布，此时若推断有错，其错误的概率（　　）

A. 大于 0.10　　　　　　　　　　　B. 小于 0.10

C. 等于 0.10　　　　　　　　　　　D. 等于 β，而 β 未知

E. 等于 $1-\beta$，而 β 未知

二、简答题

1. t 检验的应用条件是什么？如何判断？

2. t 检验的应用条件不满足时，如何比较两样本？

三、计算分析题

1. 某医生随机抽取 36 名从事铅作业男性工人测量了血红蛋白含量，算得其均数为 130.83g/L，标准差为 25.74g/L。问从事铅作业工人的血红蛋白是否不同于正常成年男性平均值 140g/L？

Notes

2. 某医生研究脑缺氧对脑组织中生化指标的影响,将出生状况相近的乳猪按出生体重配成 7 对,每对中的两只乳猪随机接受两种处理,分别为对照组和脑缺氧模型组,实验结果如下表。试比较两种处理的猪脑组织钙泵的含量有无差别。

表 7-6　两组乳猪脑组织钙泵含量(μg/g)

乳猪对子号	对照组	试验组
1	0.3550	0.2755
2	0.2000	0.2545
3	0.3130	0.1800
4	0.3630	0.3230
5	0.3544	0.3113
6	0.3450	0.2955
7	0.3050	0.2870

3. 某医生将 30 名新生儿呼吸窘迫综合征患儿完全随机分为治疗组和对照组,分析肺表面活性物质 PaO_2 在治疗过程中的作用,在治疗患儿后 48 小时得到如下表资料,问:治疗后 48 小时两组的 PaO_2 是否不同?

表 7-7　两组患儿 PaO_2(kPa) 比较

分　组	例数	均数	标准差
治疗组	15	12.55	0.33
对照组	15	9.72	2.03

4. 随机抽取 20 只小鼠分配到 A、B 两个不同饲料组,每组 10 只,在喂养一定时间后,测得鼠肝中铁的含量(μg/g),数据如下。试问不同饲料对鼠肝中铁的含量有无影响?

A 组：　3.59　　0.96　　3.89　　1.23　　1.61　　2.94　　1.96　　3.68　　1.54　　2.59

B 组：　2.23　　1.14　　2.63　　1.00　　1.35　　2.01　　1.64　　1.13　　1.01　　1.70

（杨土保　王乐三）

Notes

第八章　多个样本均数比较的假设检验

第七章介绍了适用于两个样本均数比较的 t 检验方法，但实际工作中，我们常常会遇到多个样本均数进行比较的情况。此时，t 检验方法并不适用，犯 I 类错误的可能性增加。本章将介绍适用于对多个样本均数比较的方差分析（analysis of variance，ANOVA）方法。

第一节　方差分析的基本思想与应用条件

一、方差分析的基本思想

下面以单个处理因素的完全随机设计为例来说明方差分析的基本思想。

进行科研工作时，根据研究的目的常常要将研究对象按照某个处理因素随机分配为多个处理组（也称为处理因素的水平），每组接受一种处理，最后判断多个处理组之间有无差别。t 检验方法只能判断两个处理组之间有无差别，在对三个或三个以上处理组进行分析比较时多采用方差分析的方法。方差分析的基本思想是分解变异，即将数据总的变异分解为处理因素引起的变异和随机误差引起的变异，通过对两者进行比较作出处理因素有无作用的统计推断。

如前所述，正态分布计量资料一般用"离均差平方和"表示变异的绝对数量，用方差和标准差表示平均的变异大小。为便于理解和描述，这里将离均差平方和称为"变异"或"变异数"。通常，这类研究的数据可以整理成以下形式（表 8-1）：

表 8-1　g 个处理组的研究结果

处理组	结果数据						统计量	
1 水平	X_{11}	X_{12}	$\cdots$	X_{1j}	$\cdots$	X_{1n_1}	n_1	$\overline{X}_1$
2 水平	X_{21}	X_{22}	$\cdots$	X_{2j}	$\cdots$	X_{2n_2}	n_2	$\overline{X}_2$
$\vdots$	$\vdots$	$\vdots$	$\vdots$	$\vdots$	$\vdots$	$\vdots$	$\vdots$	$\vdots$
g 水平	X_{g1}	X_{g2}	$\cdots$	X_{gj}	$\cdots$	X_{gn_g}	n_g	$\overline{X}_g$

表中 g 为处理组数，第 i 组的实验对象给予第 i 种处理（$i=1, 2, \cdots, g$），第 i 个处理组的样本含量为 n_i，全部处理组的样本含量之和为 N（$N=n_1+n_2+\cdots+n_g$）。用 X_{ij} 表示第 i 个处理组的第 j（$j=1, 2, \cdots, n_i$）个观察值。各处理组均数为 $\overline{X}_i = \sum_{j=1}^{n_i} X_{ij} / n_i$，总均数为 $\overline{X} = \sum_{i=1}^{g} \sum_{j=1}^{n_i} X_{ij} / N$。

现结合表 8-1，对研究结果进行方差分析。

1. 变异的分解　从表 8-1 的结果可以看出数据中包含了三种性质不同的变异：

（1）总变异：g 个组共有 N 个数据，这 N 个数据大小不等，数据间的变异称为总变异（total variation），用 $SS_{总}$ 表示。总变异的大小，等于所有观察值 X_{ij} 与总均数 $\overline{X}$（overall mean）的离均差平方和，即

$$SS_{总} = \sum_{i=1}^{g} \sum_{j=1}^{n_i} (X_{ij} - \overline{X})^2 \tag{8-1}$$

这里的求和是对所有原始数据都求和,即对所有数据行列都求和。

(2)组间变异:g 个组的样本均数可能各不相同,称为组间变异(variation between groups),用 $SS_{组间}$ 表示,其大小可以用各组均数与总均数的离均差平方和来表示,它反映了处理作用的大小,也包含随机误差成分(个体变异和测量误差),计算公式为

$$SS_{组间} = \sum_{i=1}^{g} n_i (\bar{X}_i - \bar{X})^2 \tag{8-2}$$

式中 n_i 为各组例数。

(3)组内变异:每个组内的数据大小不等,称为组内变异(variation within groups),用 $SS_{组内}$ 表示,引起这种变异的原因仅来自于随机误差,即个体变异和测量误差。其大小可用各组内部所有数据 X_{ij} 与该组均数 $\bar{X}_i$ 的离均差平方和的和来表示。即

$$SS_{组内} = \sum_{i=1}^{g} \sum_{j=1}^{n_i} (X_{ij} - \bar{X}_i)^2 \tag{8-3}$$

可以证明,上述三种变异的关系为

$$SS_{总} = SS_{组间} + SS_{组内} \tag{8-4}$$

此关系式称为变异分解,从反向角度看,又称为变异可加性。于是组内变异也可以用下面的公式求得

$$SS_{组内} = \sum_i \sum_j (X_{ij} - \bar{X}_i)^2 = SS_{总} - SS_{组间} \tag{8-5}$$

2. 自由度分解   可以证明,上述三种变异所对应的自由度,亦存在可加性。设共有 g 个处理组,总例数为 N,则三种自由度的计算公式分别为

$$\nu_{总} = N-1, \quad \nu_{组间} = g-1, \quad \nu_{组内} = N-g \tag{8-6}$$

总自由度还可分解为组间自由度与组内自由度之和,即

$$\nu_{总} = \nu_{组间} + \nu_{组内} \tag{8-7}$$

3. 估计方差(均方)   变异的大小除与离均差平方和的大小有关外,还与其自由度有关。由于各部分自由度不相等,因此各部分离均差平方和只能反映变异的绝对大小,不能用于相互比较,须将各部分离均差平方和除以相应的自由度,其比值称为均方差,简称均方(mean square, MS),然后用均方进行比较。均方反映平均的变异大小,公式为

$$MS_{组间} = \frac{SS_{组间}}{\nu_{组间}}, \ MS_{组内} = \frac{SS_{组内}}{\nu_{组内}} \tag{8-8}$$

组内均方由个体变异及测量误差引起,属于随机误差;组间均方反映处理效应,同时包含随机误差。

4. F 统计量的计算   当检验假设 H_0 成立时,即各组的总体均数相同,组间变异只由随机误差引起,组间均方与组内均方代表的都是随机误差,故两者的大小应比较接近,即比值接近于 1。但如果处理因素有作用,那么组间的变异就不仅与随机误差有关,更与处理因素相关,此时组间均方大于组内均方,两者比值大于 1。我们将组间均方与组内均方的比值称为 F 统计量

$$F = \frac{MS_{组间}}{MS_{组内}} \tag{8-9}$$

F 统计量反映组间变异的相对大小,F 值愈大,则各组总体均数都相等的可能性愈小。

5. F 分布及 P 值的确定   数理统计的理论证明,当 H_0 成立时,F 统计量服从 F 分布。F 分布(F distribution)是由统计学家 R.A.Fisher 和 G.Snedecor 在 $H_0: \sigma_1^2 = \sigma_2^2$ 成立的条件下创立的,其包含两个自由度,即自由度 ν_1, ν_2。

设 $X_1, X_2, \cdots X_{n_1}$ 和 $Y_1, Y_2, \cdots, Y_{n_2}$ 分别是从总体 $N(\mu_1, \sigma_1^2)$ 和 $N(\mu_2, \sigma_2^2)$ 中随机抽取的独立样本,则

Notes

$$F = \frac{\sum_{i=1}^{n_1}(X_i - \overline{X})^2 \Big/ [(n_1 - 1)\sigma_1^2]}{\sum_{j=1}^{n_2}(Y_j - \overline{Y})^2 \Big/ [(n_2 - 1)\sigma_2^2]} = \frac{S_1^2 \sigma_2^2}{S_2^2 \sigma_1^2} \tag{8-10}$$

服从自由度 $\nu_1 = n_1 - 1$，$\nu_2 = n_2 - 1$ 的 F 分布，记为 F_{n_1-1, n_2-1}。附表 5 列出了按 α 水准（一般取 $\alpha = 0.05$）分布的 F 界值表 $F_{\alpha(\nu_1, \nu_2)}$ 的值，其可作为判断统计量 F 大小的标准。若根据试验结果计算的 F 值偏大，即 $F \geqslant F_{0.05(\nu_1, \nu_2)}$ 时，则 $P \leqslant 0.05$，此时拒绝 H_0，接受 H_1，认为各组总体均数 μ_i 不等或不全相等（$i = 1, 2, \cdots, g$），即认为各样本来自不同总体。反之，当 $F < F_{0.05(\nu_1, \nu_2)}$ 时，$P > 0.05$，则不拒绝 H_0，还不能下各样本的总体均数不等的结论。

我们将完全随机设计资料的方差分析表整理如下表 8-2 所示。

表 8-2　完全随机设计资料的方差分析表

变异来源	df	SS	MS	F
处理间	$g-1$	$\sum_{i=1}^{g} n_i (\overline{X}_i - \overline{X})^2$	$\dfrac{SS_{处理}}{\nu_{处理}}$	$\dfrac{MS_{处理}}{MS_{误差}}$
误差	$N-g$	$SS_{总} - SS_{处理}$	$\dfrac{SS_{误差}}{\nu_{误差}}$	
总变异	$N-1$	$\sum_{i=1}^{g}\sum_{j=1}^{n}(X_{ij} - \overline{X})^2$		

综上所述，方差分析的基本思想可以归纳为根据研究设计的类型，将全部测量值总的离均差平方和及其自由度分解为两个或多个部分，每个部分的变异都由某个因素的作用（或某几个因素的交互作用）引起。通过比较不同变异来源的均方，借助 F 分布作出统计推断，从而推论各种处理因素对研究结果有无影响。

对样本均数进行比较的方差分析方法与研究设计类型有关。方差分析中分析的数据是按照特定研究设计进行试验所得的数据，不同的研究设计其总变异的分解有所不同。因此在应用方差分析时，要结合具体的研究设计方法来选择相应的方差分析方法。

二、方差分析的应用条件

上述变异分解、均方估计及 F 统计量都是基于正态分布理论，进行方差分析时同样要求资料满足正态分布且方差相等两个基本假设。即：

1．各样本组内观察值相互独立，且服从正态分布；

2．各样本组内观察值总体方差相等，即方差齐性（homogeneity of variance）。

可对资料的正态性和方差齐性作统计学检验，也可根据专业知识判断。

方差分析的用途很广，本章只介绍按单个处理因素完全随机设计的方差分析方法、随机区组设计的方差分析方法以及拉丁方设计的方差分析方法。

第二节　完全随机设计资料的方差分析

完全随机设计（completely random design）多组间均数比较的方差分析方法是两组均数比较 t 检验方法的推广。其设计方法是按一个处理因素随机分组，统计分析处理因素各个水平组间均数差别有无统计学意义（又称为单因素方差分析）。

例 8-1　为研究郁金对低张性缺氧小鼠存活时间的影响，将 36 只小鼠随机分为 A、B、C 三组，每组 12 只，雌雄各半，分别以 10g/kg、20g/kg、40g/kg 三种不同剂量的郁金灌胃，各组小鼠均同时置于放有钠石灰的 250ml 密闭广口瓶中，观察并记录小鼠存活时间。数据如表 8-3 所示，

Notes

问不同剂量的郁金下小鼠的存活时间是否不同。

表 8-3   不同剂量的郁金下急性缺氧小鼠的存活时间（min）

	A组	B组	C组	合计
	47.7	49.7	84.4	
	34.5	57.2	70.1	
	41.6	48.3	68.0	
	34.1	59.1	73.7	
	36.3	47.7	75.5	
X_{ij}	45.2	57.5	80.3	
	49.2	56.6	82.9	
	34.0	50.5	79.1	
	44.2	56.7	63.2	
	40.5	43.5	71.1	
	41.5	51.8	69.6	
	32.2	56.9	72.4	
n_i	12	12	12	36（N）
$\bar{X}_i$	40.08	52.96	74.19	55.74（$\bar{X}$）
S_i^2	33.562	25.086	41.195	234.808（S^2）

由题意可知，本例的设计方法为完全随机设计，故可用完全随机设计的方差分析方法进行分析，这里已知 $n_1=n_2=n_3=12$，$N=36$

$$\bar{X}_1 = 40.08,\ \bar{X}_2 = 52.96,\ \bar{X}_3 = 74.19,\ \bar{X} = 55.74$$
$$S_1^2 = 33.562,\ S_2^2 = 25.086,\ S_3^2 = 41.195,\ S^2 = 234.808$$

（1）建立假设、确定检验水准：

H_0：$\mu_1=\mu_2=\mu_3$（不同剂量的郁金对小鼠的存活时间无影响）

H_1：μ_1，μ_2，μ_3 不等或不全相等（不同剂量的郁金对小鼠的存活时间有影响）

$\alpha=0.05$

（2）选择完全随机设计的方差分析方法计算检验统计量：将表 8-3 的计算结果代入表 8-4 中，得方差分析表，如表 8-4 所示。

表 8-4   例 8-1 的方差分析表

变异来源	SS	df	MS	F	P
组间	7119.994	2	3559.997	106.968	<0.01
组内	1098.275	33	33.281		
总	8218.269	35			

在资料分析中，常常将公式的计算结果列成如表 8-4 那样的方差分析表。方差分析表十分重要，它不但全面地、系统地列举了统计结果，而且详细地反映了方差分析的步骤与基本思想。例如，第 1 列反映变异分解为 2 个部分，第 2 列反映变异的分解，第 3 列是自由度分解，第 4 列是估计方差，第 5 列计算 F 值，最后 1 列为 P 值。这个过程既是计算分析步骤，也是逻辑思维推理过程。

（3）确定 P 值，下结论：以 $\nu_{组间}=2$ 和 $\nu_{组内}=33$ 查 F 界值表，$F_{0.05(2,33)}=3.29$，$F_{0.01(2,33)}=5.34$，得 $P<0.05$，按 $\alpha=0.05$ 水准拒绝 H_0，接受 H_1，差别有统计学意义，可认为不同剂量的郁金对小鼠的存活时间的影响有统计学差异。

注意：方差分析的结果若拒绝 H_0，接受 H_1，不能说明各组总体均数两两间都有差别。如果

Notes

要分析哪两组间有差别，要进行多个均数间的多重比较（见本章第五节）。当 $g=2$ 时，方差分析的结果与两样本均数比较的 t 检验等价，理论上有 $t^2=F$。

第三节 随机区组设计资料的方差分析

一、随机区组设计

随机区组设计（randomized block design）又称为随机配伍组设计、单位组设计，是配对比较 t 检验的推广。具体做法是：先按对试验结果有影响的非研究因素（如性别、体重、年龄、职业、病情、病程等）将受试对象配成若干个区组（block），再分别将各区组内的受试对象随机分配到处理水平不同的各个组。其设计方法是将数据按区组和处理组两个方向进行分组，并对两个分组变量进行方差分析。采用随机区组设计，可校正某些混杂因素（确实与试验结果有关的非研究因素）对研究的干扰，提高统计效率。

二、方 差 分 析

我们将随机区组设计的试验结果整理成下表（表 8-5），表中第 $j(j=1, 2, \cdots, n)$ 区组的 g 个受试对象被随机分配接受处理因素第 $i(i=1, 2, \cdots, g)$ 水平的处理，试验结果用 X_{ij} 表示。

表 8-5 随机区组设计的试验结果

区组编号	处理因素（g 个水平）					
	1	2	$\cdots$	i	$\cdots$	g
1	X_{11}	X_{12}	$\cdots$	X_{1i}	$\cdots$	X_{1g}
2	X_{21}	X_{22}	$\cdots$	X_{2i}	$\cdots$	X_{2g}
$\vdots$	$\vdots$	$\vdots$	$\vdots$	$\vdots$	$\vdots$	$\vdots$
j	X_{j1}	X_{j2}	$\cdots$	X_{ji}	$\cdots$	X_{jg}
$\vdots$	$\vdots$	$\vdots$	$\vdots$	$\vdots$	$\vdots$	$\vdots$
n	X_{n1}	X_{n2}	$\cdots$	X_{ni}	$\cdots$	X_{ng}

与方差分析方法相同，记总均数为 $\overline{X} = \sum X_{ij} / N$，各处理组均数为 $\overline{X}_i = \sum_{j=1}^{n} X_{ij} / n$，各区组均数为 $\overline{X}_j = \sum_{i=1}^{g} X_{ij} / g$，总例数为 $N = n \times g$，n 为区组数，g 为处理组数。研究数据共有四种不同的变异：

（1）总变异：反映所有观察值之间的变异，记为 $SS_{总}$，计算见公式（8-1）。

（2）处理间变异：由不同水平的处理因素作用和随机误差引起的变异，记为 $SS_{处理}$，计算见公式（8-2）。

（3）区组间变异：由不同区组作用和随机误差引起的变异，记为 $SS_{区组}$，计算公式为

$$SS_{区组} = \sum_{j=1}^{n} g(\overline{X}_j - \overline{X})^2 \tag{8-11}$$

（4）误差变异：完全由随机误差产生的变异，记为 $SS_{误差}$。

同理，对总变异（离均差平方和）及总自由度的分解，有

$$SS_{总} = SS_{处理} + SS_{区组} + SS_{误差} \tag{8-12}$$

$$\nu_{总} = \nu_{处理} + \nu_{区组} + \nu_{误差} \tag{8-13}$$

因此，$SS_{误差}$ 的计算公式为

$$SS_{误差} = SS_{总} - SS_{处理} - SS_{区组} \tag{8-14}$$

方差分析表见表 8-6。

Notes

表8-6　随机区组设计资料的方差分析表

变异来源	自由度	SS	MS	F
处理间	$g-1$	$\sum\limits_{i=1}^{g}n(\overline{X_i}-\overline{X})^2$	$\dfrac{SS_{处理}}{\nu_{处理}}$	$\dfrac{MS_{处理}}{MS_{误差}}$
区组间	$n-1$	$\sum\limits_{j=1}^{n}g(\overline{X_j}-\overline{X})^2$	$\dfrac{SS_{区组}}{\nu_{区组}}$	$\dfrac{MS_{区组}}{MS_{误差}}$
误差	$(n-1)(g-1)$	$SS_{总}-SS_{处理}-SS_{区组}$	$\dfrac{SS_{误差}}{\nu_{误差}}$	
总	$N-1$	$\sum\limits_{i=1}^{g}\sum\limits_{j=1}^{n}(X_{ij}-\overline{X})^2$		

例8-2　为研究克拉霉素的抑菌效果，对28个短小芽孢杆菌平板依据菌株的来源不同分成了7个区组，每组4个平板用随机的方式分配给标准药物高剂量组（SH）、标准药物低剂量组（SL），以及克拉霉素高剂量组（TH）、克拉霉素低剂量组（TL）。给予不同的处理后，观察抑菌圈的直径，结果见表8-7，问①4种处理效果是否不同？②不同菌源之间抑菌圈的直径大小是否不同？

表8-7　28个平板给予不同处理后的抑菌圈直径（mm）

区组	SL	SH	TL	TH	$\overline{X_j}$
1	18.02	19.41	18.00	19.46	18.72
2	18.32	20.20	18.58	19.89	19.25
3	18.09	19.56	18.21	19.64	18.88
4	18.30	19.41	18.24	19.50	18.86
5	18.26	19.59	18.11	19.56	18.88
6	18.02	20.12	18.13	19.60	18.97
7	18.23	19.94	18.06	19.54	18.94
n_i	7	7	7	7	28（N）
$\overline{X_i}$	18.18	19.75	18.19	19.60	18.93（$\overline{X}$）
S_i^2	0.013	0.111	0.095	0.102	0.668（S^2）

本例中总例数 $N=28$，区组数 $n=7$，处理因素水平数 $g=4$。根据研究设计的方法和数据特点，我们选择随机区组设计的方差分析方法进行分析。

（1）建立假设、确定检验水准：

对处理组

H_0：$\mu_{SL}=\mu_{SH}=\mu_{TL}=\mu_{TH}$（4个处理组的处理效果相同）

H_1：μ_{SL}，μ_{SH}，μ_{TL} 与 μ_{TH} 不全相等（4个处理组的处理效果不全相同）

对区组

H_0：$\mu_1=\mu_2=\cdots=\mu_6=\mu_7$（菌源对抑菌圈的直径大小没有影响）

H_1：μ_1，μ_2，$\cdots$，μ_7 不全相等（菌源对抑菌圈的直径大小有影响）

$\alpha=0.05$

（2）计算检验统计量 F 值：将表8-7的计算结果代入表8-6中，得方差分析表，如表8-8所示。

表8-8　例8-2 实验结果的方差分析表

变异来源	SS	df	MS	F	P
处理	15.604	3	5.201	192.228	<0.01
区组	0.622	6	0.104	3.831	<0.05
误差	0.487	18	0.027		
总	16.713	27			

Notes

（3）确定 P 值，下结论：由方差分析表可知：对处理组 $P<0.01$，按 $\alpha=0.05$ 检验水准拒绝 H_0，接受 H_1，差别有统计学意义，可认为 4 个处理组的处理效果不全相同；对区组 $P<0.05$，按 $\alpha=0.05$ 水准拒绝 H_0，接受 H_1，差别有统计学意义，可认为菌源对抑菌圈的直径大小有影响。

由上述分析过程可知，关于变异分解，

完全随机设计：$SS_\text{总}=SS_\text{处理}+SS_\text{组内}$

随机区组设计：$SS_\text{总}=SS_\text{处理}+SS_\text{区组}+SS_\text{误差}$

由此可见，随机区组设计的优点是：从组内变异中分离出区组变异，使误差变异减小，因而更容易发现处理组间的差别，提高统计效率。每个区组内的若干个受试对象间具有良好的同质性，组间的均衡性较强。

本例若按完全随机设计分析，则 $F_\text{处理}=112.563$，$P<0.01$，F 值减少了三分之一，统计效率降低。但使用随机区组设计分析，偶尔会出现误差变异的减少幅度低于误差自由度的减少幅度，误差均方变大，对处理组比较的统计效率反而更低的情况。

注意：方差分析的结果拒绝 H_0，接受 H_1，不能说明各组总体均数间两两都有差别。如果要分析哪两组间有差别，可进行多个均数间的多重比较（见本章第五节）。当 $g=2$ 时，随机区组设计方差分析与配对设计资料的 t 检验等价，理论上有 $t^2=F$。

第四节　拉丁方设计资料的方差分析

一、拉丁方设计

利用拉丁方安排实验的设计方法称为拉丁方设计（Latin square design），它是随机区组设计的扩展。其设计方法是在随机区组设计基础上增加一个拉丁方列单位分组，同时对数据格式内的三个分组变量进行分析。拉丁方设计增加了均衡性，减少了误差，提高了效率。拉丁方设计的主要优点是可同时研究三个因素，大大减少实验次数。缺点是要求处理数必须等于拉丁方的行（列）数，一般实验不容易满足此条件，而且数据缺失会增加统计分析难度。

用含有 g 行 $\times g$ 列个格子代表行区组和列区组不同水平的 g^2 种组合，g 个拉丁字母（A，B，…，G）代表处理因素的 g 个水平。随机地分配这些字母到 $g\times g$ 个格子中，并且每个字母在每行或每列只出现一次，得 $g\times g$ 拉丁方设计的处理分配表。因为它们是由拉丁字母组成的方阵，故称拉丁方。它是将因素按水平数 g 排列成一个 $g\times g$ 的随机方阵。用 i 代表列区组的水平，j 代表行区组的水平，k 代表处理因素的水平。

下面是一个 4×4 的基本拉丁方，做实验时，应随机抽取拉丁方的一种组合，即在基本拉丁方（第一行、第一列的字母按顺序排列的拉丁方）的形式上随机对调行、列。应用时，根据水平数 g 来选定拉丁方大小。

A	B	C	D
B	C	D	A
C	D	A	B
D	A	B	C

2，3列对调 →

A	C	B	D
B	D	C	A
C	A	D	B
D	B	A	C

二、方差分析

拉丁方设计的总变异和总自由度可分解为处理组变异、行区组变异、拉丁方列区组（简称拉丁组）变异和误差 4 部分，见表 8-9。

表8-9　拉丁方设计资料方差分析表

变异来源	自由度	SS	MS	F
拉丁组	$g-1$	$\sum\limits_{k=1}^{g} g(\overline{X_k} - \overline{X})^2$	$SS_{拉丁}/\nu_{拉丁}$	$MS_{拉丁}/MS_{误差}$
行区组	$g-1$	$\sum\limits_{i=1}^{g} g(\overline{X_i} - \overline{X})^2$	$SS_{行区组}/\nu_{行区组}$	$MS_{行区组}/MS_{误差}$
列区组	$g-1$	$\sum\limits_{j=1}^{g} g(\overline{X_j} - \overline{X})^2$	$SS_{列区组}/\nu_{列区组}$	$MS_{列区组}/MS_{误差}$
误差	$(g-1)(g-2)$	$SS_{总}-SS_{拉丁}-SS_{行区组}-SS_{列区组}$	$SS_{误差}/\nu_{误差}$	
总	$N-1$	$\sum\limits_{i=1}^{g}\sum\limits_{j=1}^{n}(X_{ij}-\overline{X})^2$		

注：其中：$N=g^2$

例8-3　欲比较A、B、C、D四种食品对大鼠体重的影响,已知窝别和食品加工方法为混杂因素。研究用4窝大鼠进行实验,每窝4只,采用拉丁方设计方法随机安排分组,每只大鼠喂养采用一种加工方法加工的一种食品,喂养8周后观察大鼠增体重(g)情况。观察值(X)分组归纳如表8-10所示。问①食品种类是否影响大鼠增体重;②食品加工方法(混杂因素)是否影响大鼠增体重;③不同窝别(混杂因素)是否影响大鼠增体重?

表8-10　四种食品加工方法及四种食品种类喂养大鼠所增体重(g)

区组号	甲组	乙组	丙组	丁组	$\overline{X_j}$	ΣX_j	ΣX_j^2
1	80(D)	70(B)	51(C)	48(A)	62.3	249	16 205
2	47(A)	75(C)	78(D)	45(B)	61.3	245	15 943
3	48(B)	80(D)	47(A)	52(C)	56.8	227	13 617
4	46(C)	81(A)	49(B)	77(D)	63.3	253	17 007
$\overline{X_i}$	55.3	76.5	56.3	55.5	60.9	—	—
ΣX_i	221	306	225	222	—	974	—
ΣX_i^2	13 029	23 486	13 295	12 962	—	—	237 564
	A	B	C	D			
$\overline{X_k}$	55.8	53.0	56.0	78.8			
ΣX_k	223	212	224	315			

(1)建立假设、确定检验水准:

对拉丁方组

H_0: $\mu_A=\mu_B=\mu_C=\mu_D$(食品种类不影响大鼠增体重)

H_1: μ_A, μ_B, μ_C, μ_D 不全相等(食品种类可影响大鼠增体重)

对列区组

H_0: $\mu_{甲}=\mu_{乙}=\mu_{丙}=\mu_{丁}$(食品加工方法不影响大鼠增体重)

H_1: $\mu_{甲}$, $\mu_{乙}$, $\mu_{丙}$, $\mu_{丁}$ 不全相等(食品加工方法可影响大鼠增体重)

对行区组

H_0: $\mu_1=\mu_2=\mu_3=\mu_4$(窝别不影响大鼠增体重)

H_1: μ_1, μ_2, μ_3, μ_4 不全相等(窝别可影响大鼠增体重)

$\alpha=0.05$

(2)计算检验统计量F值:将表8-10的计算结果代入表8-9中,得方差分析表,如表8-11所示。

Notes

表 8-11　例 8-3 的方差分析表

变异来源	SS	df	MS	F	P
拉丁组	1726.25	3	575.417	9.850	<0.05
行区组	98.75	3	32.917	0.563	>0.05
列区组	1304.25	3	34.750	7.442	<0.05
误差	350.50	6	58.417		
总	3479.75	15			

（3）确定 P 值，下结论：由方差分析表可知：对拉丁方组 $P<0.05$，按 $\alpha=0.05$ 水准拒绝 H_0，接受 H_1，差别有统计学意义，可认为食品种类会影响大鼠体重增加；对列区组 $P<0.05$，按 $\alpha=0.05$ 水准拒绝 H_0，接受 H_1，差别有统计学意义，可认为食品加工方法对大鼠体重的增加有影响；对行区组 $P>0.05$，按 $\alpha=0.05$ 水准不拒绝 H_0，差别无统计学意义，尚不能认为不同窝别可影响大鼠体重增加。

从上述分析过程可知，在单处理因素设计中，变异可分解为以下部分：

完全随机设计：$SS_{总}=SS_{处理}+SS_{误差}$

随机区组设计：$SS_{总}=SS_{处理}+SS_{区组}+SS_{误差}$

拉丁方设计：$SS_{总}=SS_{拉丁}+SS_{行区组}+SS_{列区组}+SS_{误差}$

由此可见，拉丁方设计的优点是：从组内变异中不但分离出行区组变异，而且还分离出列区组变异，使误差变异大大减小，并且可同时分析三个因素，从而提高统计效率和研究效率。本例若按完全随机设计分析，则 $F_{拉丁}=3.938$，$P=0.036$，统计效率较低。

第五节　多个样本均数间的多重比较

例 8-1 中，方差分析结论差异有统计学意义，说明多个总体均数不全相等，但究竟是甲、乙、丙三组总体均数全部不等，还是其中某两个总体均数不等，需进一步对多个均数作两两比较，用多重比较方法。均数多重比较方法有很多，如多重比较（multiple comparisons），线性对比（linear contrasts），正交对比（orthogonal contrasts）等。本节仅介绍最常用的三种多重比较方法。

1. 在研究设计中未考虑均数多重比较问题，如探索性研究，经方差分析结论有统计学意义之后，才决定对多个均数都进行两两事后比较（post hoc comparisons/unplanned comparison），可采用 SNK-q 检验法（Students-Newman-Keuls）。

2. 在设计阶段就根据研究目的或专业知识考虑，计划好对各均数间进行两两比较（planned contrast/comparisons），如同时验证某药品三个剂型的有效性，只作各剂型与对照组的比较即可，一般采用 Dunnett-t 检验。

3. 根据研究目的或专业知识考虑，在设计阶段决定不作全面的多重比较，如只想比较疾病常见类型之间的疗效差别，此时可采用 LSD-t 检验（Fisher's least significant test）。

上述三种方法都是基于方差分析中估计的、多组共有的误差均方，这是与 t 检验最大的不同之处。这三种方法是一致的，但并非等价，结果有微小差别。应用中需根据统计设计和专业知识考虑来确定采用哪一种方法，不能多种方法一起用（统计软件可同时作十几种多重比较检验），然后选取"有利"的结果。

一、SNK-q 检验

SNK 法属多重极差检验（multiple range test），因其检验统计量为 q，又称 q 检验。

本法的假设检验统计量为

Notes

$$q = \frac{\left| \overline{X}_A - \overline{X}_B \right|}{S_{\overline{X}_A - \overline{X}_B}} = \frac{\left| \overline{X}_A - \overline{X}_B \right|}{\sqrt{\dfrac{MS_{误差}}{2}\left(\dfrac{1}{n_A} + \dfrac{1}{n_B}\right)}}, \nu = \nu_{误差} \tag{8-15}$$

式中分子为任意两个对比组 A、B 的样本均数之差值；分母是差值的标准误；式中 n_A 和 n_B 分别为 A 和 B 两个样本的例数，$MS_{误差}$ 为前述方差分析中算得的误差均方。

例 8-4　例 8-1 研究的问题是探索性的，F 检验结论有统计学意义，试用 SNK-q 检验方法对这三个均数进行多重比较。

（1）建立假设检验、确定检验水准：

用 A 与 B 代表多组种的任意两组，则

$H_0: \mu_A = \mu_B$（A 与 B 两个对比组的总体均数相等）

$H_1: \mu_A \neq \mu_B$（A 与 B 两个对比组的总体均数不等）

$\alpha = 0.05$

（2）计算检验统计量 q 值：

已知：$n_A = n_B = 12$，$MS_{误差} = MS_{组内} = 33.281$

① 计算差值的标准误：

本例各组例数相等，故任意两组均数差值的误差均方相等，即

$$S_{\overline{X}_A - \overline{X}_B} = \sqrt{\frac{33.281}{2}\left(\frac{1}{12} + \frac{1}{12}\right)} = 1.6654$$

② 样本均数顺序排队编秩号：

排队编秩结果如表 8-12 所示。

表 8-12　处理组名称与 q 检验组号关系

处理组名	低剂量组	中剂量组	高剂量组
均数	40.0833	52.9583	74.1917
均数秩次（R）	1	2	3

③ 列表计算 q 统计量：

三次两两对比的 q 统计量如表 8-13 所示。

表 8-13　3 个样本均数两两比较的 q 检验

对比组 R_A 与 R_B	两均数之差 $\left\| \overline{X}_A - \overline{X}_B \right\|$	q 值 $\left\| \overline{X}_A - \overline{X}_B \right\|/1.6654$	组数 a	q 检验界值 $P=0.05$	q 检验界值 $P=0.01$	P 值
1 与 3	34.1084	20.481	3	3.49	4.45	<0.01
1 与 2	12.8750	7.731	2	2.89	3.89	<0.01
2 与 3	21.2334	12.750	2	2.89	3.89	<0.01

（3）确定 P 值，下结论：q 检验界值不但考虑自由度，而且还考虑均数秩次 R 的差别，用组数 a 表示，可由下式确定

$$a = |R_A - R_B| + 1$$

例如，"1 与 3"比较，$a = |1-3|+1 = 3$；"1 与 2"比较，$a = |1-2|+1 = 2$；依次类推。以计算 $MS_{误差}$ 即 $MS_{组内}$ 的自由度 $\nu_{误差} = 33$（本例取 30）及对比组内包含组数 a 查 q 检验界值表，并确定 P 值，填入表 8-12。

由表 8-13 得低剂量组、中剂量组与高剂量组（"1 与 3、1 与 2 及 2 与 3"）间分别比较，$P < 0.01$，按 $\alpha = 0.01$ 水准均拒绝 H_0，接受 H_1，差异有统计学意义，可认为不同剂量的郁金下小鼠

Notes

的存活时间各不相同。

请注意，q 检验与 t 检验比较有两大差别：

① t 检验的误差是单纯的两组合并误差；q 检验基于多组共有的误差均方。

② t 检验界值仅与自由度有关；q 检验界值除自由度外，还与组数 a 有关，均数秩次差别愈大则界值愈大。

二、Dunnett-t 检验

在实际科研工作中，有时需要了解各处理组与对照组样本均数之间的差别有无统计学意义，而对各处理组间的差别并不感兴趣。此时，分析方法会有所不同，我们下面介绍适用于多个实验组均数逐一与对照组均数进行比较的 Dunnett-t 检验方法。

本法的假设检验统计量为

$$t = \frac{|\bar{X}_T - \bar{X}_C|}{S_{\bar{X}_T - \bar{X}_C}} = \frac{|\bar{X}_T - \bar{X}_C|}{\sqrt{MS_{误差}\left(\dfrac{1}{n_T} + \dfrac{1}{n_C}\right)}}, \qquad \nu = \nu_{误差} \tag{8-16}$$

式中 T 代表多个处理组，C 为对照组；分子为任意处理组与对照组样本均数之差值；分母是差值的标准误；n_T 和 n_C 分别为处理组与对照组的例数；$MS_{误差}$ 为前述方差分析中算得的误差均方。

例 8-5 例 8-2 中标准药物低剂量组（SL）是对照组，研究目的是比较标准药物高剂量组（SH）、克拉霉素低剂量组（TL）以及克拉霉素高剂量组（TH）的抑菌效果是否好于标准药物低剂量组（SL），经 F 检验结论有统计学意义，试用 Dunnett-t 检验方法对这三个均数进行多重比较。

（1）建立假设、确定检验水准：

H_0：$\mu_T = \mu_C$（处理组与对照组的总体均数相等）

H_1：$\mu_T \neq \mu_C$（处理组与对照组的总体均数不等）

$\alpha = 0.05$

（2）计算检验统计量 q' 值：

已知：$n_T = n_C = 7$，$MS_{误差} = 0.045\,96$

① 计算差值的标准误：

本例各组例数相等，故任意两组均数差值的误差均方相等，即

$$S_{\bar{X}_T - \bar{X}_C} = \sqrt{MS_{误差}\left(\frac{1}{n_T} + \frac{1}{n_C}\right)} = \sqrt{0.045\,96\left(\frac{1}{7} + \frac{1}{7}\right)} = 0.1146$$

② 列出统计量计算表，如表 8-14 所示。

表 8-14 3 个处理组与对照组均数比较的 q' 检验

对比组 R_T 与 R_C	两均数之差 $|\bar{X}_T - \bar{X}_C|$	t 值 $|\bar{X}_T - \bar{X}_C|/0.1146$	组数 T	检验界值（$\nu_{误差}=18$） $P=0.05$	$P=0.01$	P 值
SH 与 SL	1.5986	13.95	3	2.56	3.33	<0.01
TL 与 SL	0.0886	0.77	3	2.56	3.33	>0.05
TH 与 SL	1.5200	13.26	3	2.56	3.33	<0.01

（3）确定 P 值，下结论：以 $\nu_{误差}=18$ 及处理数 $T=3$ 查 Dunnett-t 检验 q' 界值表，并确定 P 值，填入表 8-14。由表 8-14 可知，标准药物高剂量组（SH）、克拉霉素高剂量组（TH）分别与标准药物低剂量组（SL）比较，$P<0.01$，按 $\alpha=0.01$ 水准拒绝 H_0，接受 H_1，有统计学意义，可认为 SH 组、TH 组比对照组抑菌效果更强；但克拉霉素低剂量组（TL）与标准药物低剂量组（SL）比较

Notes

$P > 0.05$，按 $\alpha = 0.05$ 水准不拒绝 H_0，没有统计学意义，尚不能认为 TL 比对照抑菌效果更好。

请注意，类似于 q 检验，q' 检验与 t 检验比较亦有两大差别：

①t 检验的误差是单纯的两组合并误差；q' 检验基于多组共有的误差均方。

②t 检验界值仅与自由度有关；q' 检验界值除自由度外，还与处理组数 T 有关，处理组愈多则界值愈大。

三、LSD-t 检验

LSD-t 检验又称最小有意义差异（least significant difference）t 检验，用于多组中某一对或几对在专业上有特殊意义的均数进行比较。同时，即使方差分析结果不足以认为多组间差异具有统计学意义，也可作 LSD-t 检验。一般在设计阶段确定哪些均数需进行多重比较。统计量为

$$t = \frac{\left|\overline{X}_A - \overline{X}_B\right|}{S_{\overline{X}_A - \overline{X}_B}} = \frac{\left|\overline{X}_A - \overline{X}_B\right|}{\sqrt{MS_{误差}\left(\frac{1}{n_A} + \frac{1}{n_B}\right)}}, \; \nu = \nu_{误差} \tag{8-17}$$

例 8-6　例 8-2 中不同药物的抑菌效果是否不同，研究目的只为比较标准药物低剂量组（SL）与标准药物高剂量组（SH），克拉霉素低剂量组（TL）与克拉霉素高剂量组（TH）间抑菌效果的差别，经 F 检验结论有统计学意义，试用 LSD-t 检验方法对这两对均数进行多重比较。

（1）建立假设、确定检验水准：

$H_0: \mu_A = \mu_B$（A 与 B 两个对比组的总体均数相等）

$H_1: \mu_A \neq \mu_B$（A 与 B 两个对比组的总体均数不等）

$\alpha = 0.05$

（2）计算检验统计量 LSD-t 值：

已知：$n_A = n_B = 7$，$MS_{误差} = 0.045\,96$，$\nu = \nu_{误差} = 18$

①计算差值的标准误：

本例各组例数相等，故任意两组均数差值的误差均方相等，即

$$S_{\overline{X}_A - \overline{X}_B} = \sqrt{0.045\,96\left(\frac{1}{7} + \frac{1}{7}\right)} = 0.1146$$

②计算统计量 LSD-t 值，如表 8-15 所示。

表 8-15　两对均数比较的 LSD-t 检验

对比组 R_A 与 R_B	两均数之差 $\left|\overline{X}_A - \overline{X}_B\right|$	LSD-t 值 $\left|\overline{X}_A - \overline{X}_B\right|/0.1146$	t 检验界值（$\nu_{误差} = 18$） $P = 0.05$	$P = 0.01$	P 值
SL 与 SH	1.5986	13.95	2.101	2.878	< 0.01
TL 与 TH	1.4314	12.49	2.101	2.878	< 0.01

（3）确定 P 值，下结论：以 $\nu_{误差} = 18$ 查 t 界值表，并确定 P 值，填入表 8-15。

由表 8-15 得标准药物低剂量组（SL）与标准药物高剂量组（SH）比较 $P < 0.01$，按 $\alpha = 0.05$ 水准拒绝 H_0，接受 H_1，差异有统计学意义，可认为标准药物高剂量组（SH）的抑菌效果强于标准药物低剂量组（SL）；克拉霉素低剂量组（TL）与克拉霉素高剂量组（TH）比较 $P < 0.01$，按 $\alpha = 0.05$ 水准拒绝 H_0，接受 H_1，差异有统计学意义，可认为克拉霉素高剂量组（TH）的抑菌效果强于克拉霉素低剂量组（TL）。

LSD-t 检验与成组 t 检验的差别在于，LSD-t 检验中的合并方差为方差分析中的误差均方，自由度为方差分析中的误差自由度。需要注意的是，用 LSD-t 检验进行两两比较的次数越多，其犯 I 类错误的概率也越大。

Notes

第六节 多样本方差的 Bartlett 检验和 Levene 检验

进行方差分析时不仅要求数据满足独立性和正态性，还要求数据满足方差齐性，即所对比的各样本组的总体方差相等，这就需要在作方差分析之前，先对资料的方差齐性进行检验，特别是在样本方差相差悬殊时，应注意这个问题。独立性在实验方案设计时可以保证，资料的正态性可以根据专业知识判别（例如医学中常见的非偏态分布的计量指标，可当作具有正态性，当各组例数较少时尤其如此），也可以用前面章节介绍的正态性检验方法检验。两样本方差齐性检验的方法前面已介绍，本节介绍多个样本（也适用于两个样本）方差齐性检验（homogeneity of variance test）的 Bartlett 检验法和 Levene 检验法。

一、Bartlett 检验

设从 g 个正态总体中，分别独立地随机抽取 g 个样本，记各样本均数为 $\overline{X}_i$、样本方差为 S_i^2（$i=1, 2, \cdots, g$）。

假设检验为

$H_0: \sigma_1^2 = \sigma_2^2 = \cdots = \sigma_g^2$

H_1：各总体方差不全相等

$\alpha = 0.10$

在原假设成立的条件下，Bartlett 法建立统计量为

$$\chi^2 = \frac{\sum_{i=1}^{g}(n_i-1)\ln\dfrac{S_c^2}{S_i^2}}{1+\dfrac{\sum_{i=1}^{g}(n_i-1)^{-1}-(N-k)^{-1}}{3(k-1)}} \quad v=g-1 \qquad (8\text{-}18)$$

其中，$\sum_{i=1}^{g}(n_i-1)\ln\dfrac{S_c^2}{S_i^2} = \sum_{i=1}^{g}(n_i-1)\ln S_c^2 - \sum_{i=1}^{g}(n_i-1)\ln S_i^2$

合并方差 S_c^2 通过下式计算

$$S_c^2 = \sum_{i=1}^{g}(n_i-1)\,S_i^2 \bigg/ \sum_{i=1}^{g}(n_i-1) \qquad (8\text{-}19)$$

当设计是完全随机设计时，$S_c^2 = MS_{\text{组内}}$。

式（8-18）计算的是 χ^2 统计量，它与自由度有关，自由度 $v=g-1$，通过查 χ^2 界值表确定 P 值，类似于查 t 界值表。若获得 P 值较小，则拒绝 H_0；否则，认为方差齐性。

例 8-7 对例 8-1 资料，检验其是否满足方差齐性条件？

假设检验为

$H_0: \sigma_1^2 = \sigma_2^2 = \sigma_3^2$，即三个总体方差全相等

H_1：各总体方差不全相等，即至少有两个总体方差不等

$\alpha = 0.10$

本例 $n_1=n_2=n_3=12$，$g=3$，$S_1^2 = 33.562$，$S_2^2 = 25.086$，$S_3^2 = 41.195$（表 8-16）

表 8-16　例 8-1 的方差齐性检验表

分组	S_i^2	$\ln S_i^2$
低剂量组	33.562	3.51
中剂量组	25.086	3.22
高剂量组	41.195	3.72

Notes

按公式（8-19）和公式（8-18）

$$S_c^2 = \frac{33.562(12-1)+25.086(12-1)+41.195(12-1)}{11+11+11} = 33.281$$

（即 $MS_{组内}$，见表 8-4。）

$$\chi^2 = \frac{(12-1)\ln\dfrac{33.281}{33.562}+(12-1)\ln\dfrac{33.281}{25.086}+(12-1)\ln\dfrac{33.281}{41.195}}{1+\dfrac{\left[(12-1)^{-1}+(12-1)^{-1}+(12-1)^{-1}\right]-(36-3)^{-1}}{3(3-1)}} = 0.66$$

$v=3-1=2$，查 χ^2 分布表，$\chi^2_{0.10(2)}=4.61$，$\chi^2<\chi^2_{0.10(2)}$，得 $P>0.10$，按 $\alpha=0.10$ 水准，不拒绝 H_0，统计结论为差别无统计学意义，尚不能认为不同剂量的郁金下小鼠的存活时间的方差不齐，故可认为三个总体具有方差齐性。

注意事项：

（1）用公式（8-18）计算得的 χ^2 值稍微偏高。在 χ^2 值仅略大于某一临界值时可计算校正 χ^2 值，减少偏倚。计算公式为

$$\chi_c^2 = \chi^2/C \tag{8-20}$$

式中

$$C = 1+\frac{1}{3(g-1)}\left(\sum_{i=1}^{g}\frac{1}{n_i-1}-\frac{1}{\sum_{i=1}^{g}(n_i-1)}\right) \tag{8-21}$$

（2）Bartlett 检验法要求资料具有正态性。

二、Levene 检验

与 Bartlett 检验法比较，Levene 检验法（Levene's test）在用于多样本方差齐性检验时，所分析的资料可不具有正态性，适用于任意分布（distribution-free）的两组或多组资料。

设有从 g 个总体独立随机抽取的 g 个样本，记第 i 个样本例数为 n_i，其第 j 个观察值为 X_{ij}，均数为 $\overline{X}_i(i=1, 2, \cdots, g)$。

假设检验为

H_0: $\sigma_1^2 = \sigma_2^2 = \cdots = \sigma_g^2$

H_1: 各总体方差不全相等

$\alpha=0.10$

在 H_0 成立的条件下，Levene 检验法建立统计量

$$F = \frac{(N-g)\sum_{i=1}^{g}n_i(\overline{Z}_i-\overline{Z})^2}{(g-1)\sum_{i=1}^{g}\sum_{j=1}^{n_i}(Z_{ij}-\overline{Z}_i)^2} \quad v_1=g-1, v_2=N-g \tag{8-22}$$

式中 $N=n_1+n_2+\cdots n_g$。

Z_{ij} 可根据资料选择下列三种计算方法：

（1）$Z_{ij}=\left|X_{ij}-\overline{X}_i\right|$。

（2）$Z_{ij}=\left|X_{ij}-M_{d_i}\right|$，其中 M_{d_i} 为第 i 个样本的中位数 $(i=1, 2, \cdots, g, j=1, 2, \cdots, n_i)$。

（3）$Z_{ij}=\left|X_{ij}-\overline{X}_i'\right|$，其中 $\overline{X}_i'$ 为第 i 个样本截除样本含量 10% 后的均数 $(i=1, 2, \cdots, g, j=1, 2, \cdots, n_i)$。

按 $\alpha=0.10$ 水准，查 F 界值表得 $F_{\alpha,(g-1,N-g)}$，若 $F<F_{\alpha,(g-1,N-g)}$，则 $P>0.10$。按 $\alpha=0.10$ 水准，不拒绝 H_0；反之，若 $F\geqslant F_{\alpha,(g-1,N-g)}$，则 $P\leqslant 0.10$。拒绝 H_0，接受 H_1。

Notes

Levene 法的计算量较大,一般借助统计软件来完成。

目前大多数统计软件在作方差分析时会提供正态性和方差齐性检验的选择项,容易得到方差齐性检验结果,但实践中需要结合专业知识和工作经验来判断。例如在 g 个处理组中,即使方差齐性检验不拒绝 H_0,也要怀疑各组方差不齐,特别是当各组例数较少时,犯Ⅱ类错误的可能性就会增大(因小样本假设检验功效不高,不容易得出差异有统计学意义的结论)。

第七节　数据变换

当假设检验或专业知识判断,认为数据非正态或方差不齐时,有时可通过数据转换(data transformations)的方法改善资料的正态性和方差齐性。常用方法有对数变换、平方根变换、倒数变换和平方根反正弦变换等。

1. 平方根反正弦变换　平方根反正弦变换(arcsine square root transformation)又称为角度变换(angular transformation)。当观察值为服从二项分布的比例资料时,如白细胞分类的百分数,由于样本平均值靠近 0 或 1 时方差小,而在 0.5 时方差最大,故这时宜采用平方根反正弦变换,使靠近 0.5 的个体变异相对小些。设原观察值为 X(用小数表示百分数),变换后的新值为 X'。换公式有两种:

用角度表示的变换公式为

$$X' = \sin^{-1}\sqrt{X} \tag{8-23}$$

上面两个公式中的 $\sin^{-1}$ 为反正弦函数,π 为圆周率。

例如,$X=0.55$(即 55%),用公式 8-23 变换为

$$X' = \sin^{-1}\sqrt{0.55} = 47.87$$

2. 平方根变换　平方根变换(square root transformation)适用于观察值为服从泊松分布的计数资料,如单位时间的放射粒子数目。由于这类资料的方差等于平均值,当平均值大时方差也大,故可用平方根转换,使靠近平均值的个体变异相对小些。平方根变换公式为

$$X' = \sqrt{X} \tag{8-24}$$

3. 对数变换　对数变换(logarithm transformation)适用于某些服从对数正态分布的资料。变换公式为

$$X' = \lg X \tag{8-25}$$

由于 0 和负值无对数,这时可改用 $X' = \log_{10}(X+a)$,a 为任意常数。

恰当的数据变换可同时改善正态性和方差齐性,但前者的改善不如后者明显。须注意,数据变换后不等于就具有正态性和方差齐性了,通常还需进一步判断或检验。

数据变换的缺点是难以估计统计描述指标,对分析结果作解释欠直观。例如,对数正态分布可用几何均数描述平均水平,但缺乏变异程度指标;其他变换则似乎不能估计具有适用性的统计描述指标。

第八节　案　　例

案例 8-1　为研究不同剂量阿托伐他汀对心肌梗死兔内皮祖细胞水平的影响,某研究者将 30 只新西兰大白兔,随机分成 3 组,每组 10 只,分别给予生理盐水 5ml/(kg·d)、常规剂量阿托伐他汀 5mg/(kg·d)和大剂量阿托伐他汀 20mg/(kg·d),喂养 8 周,测其喂养后双染阳性细胞 EPCs 记数,如下表所示。

Notes

表 8-17   三种不同喂养方式下新西兰兔双染阳性细胞 EPCs 记数

分组	均数	标准差	n
对照组	211.17	18.65	6
常规剂量组	321.44	30.27	9
大剂量组	240.29	44.37	7

引自:刘少奎,杨桂美,王筱梅等.不同剂量阿托伐他汀对心肌梗死兔内皮祖细胞水平的影响[J].中国现代医学,2009,19(23):3572-3576

经数据分析结果如下:

表 8-18   三组间双染阳性细胞 EPCs 记数的两两 t 检验结果

组别	t	P
对照组和常规剂量组	5.37	<0.01
对照组和大剂量组	1.10	0.29
常规剂量组和大剂量组	3.49	<0.01

问:(1)该资料采用的是何种统计学分析方法?分析是否恰当,为什么?

(2)若不正确,应采用何种统计分析方法,请做分析。

案例 8-2   某医生用 A,B,C 三种营养素喂养小白鼠,用 8 窝小白鼠,每窝 3 只,每窝小白鼠被随机地安排喂养这三种营养素之一种;6 周后观察小白鼠体重增长(g)情况,得表 8-19 的资料:

表 8-19   三种营养素喂养小白鼠所增体重(g)

窝别	A	B	C	均数
1	50	57	69	58.7
2	48	59	66	57.5
3	55	61	67	61.0
4	66	54	76	65.2
5	76	81	83	80.1
6	37	46	68	50.2
7	63	50	54	55.7
8	45	43	48	45.3
均数	55.1	56.2	66.4	59.2

经随机区组设计的方差分析得三种营养素间的 $F=6.319$,$P=0.011$;窝别间的 $F=6.670$,$P=0.001$。认为营养素及窝别间两个因素均可影响增体重,但营养素的作用不如窝别因素大。窝别常反映遗传因素,证明遗传因素对增体重影响明显。

问:

(1)所用统计分析方法是否正确,为什么?

(2)作者结论是否正确,表现在什么方面?

小　结

1.方差分析常用于三个及以上均数的比较,用以检验多个平均值是否来自相同总体。当用于两个均数的比较时,其结果与 t 检验等价,并且存在如下关系:$t^2=F$。

Notes

2. 方差分析的基础是变异分解,统计量是不同变异来源的均方对比。方差分析的基本思想是将处理间平均变异与误差平均变异进行比较。就完全随机设计的资料而言,在多个总体均数相等的假设条件下,将全部测量值总的离均差平方和及其自由度分解为组间变异和组内变异两个部分,由此估计出组间方差与组内方差,前者反映处理作用及随机误差的作用,后者仅为随机误差的作用。通过比较不同变异来源的均方,借助 F 分布作出统计推断,从而推论处理因素对研究结果有无影响。

3. 与完全随机设计相比,随机区组设计将若干个具有良好同质性的受试对象归为一个区组,组间的均衡性较强,因而控制了可能存在的混杂因素,并且在进行方差分析时将区组的变异从原组内变异中分解出来,使误差变异减小,因而更容易察觉处理组间的差别,提高了统计效率。

4. 拉丁方设计与完全随机设计相比,因为同时从组内变异中分离出区组变异和拉丁方区组变异,使误差变异大大减小,并且由于对三个因素进行了分析,使得统计效率和研究效率大大提高。

5. 多个样本均数经方差分析后,若有统计学意义,需要对多个均数进行多重比较,否则就不是完整的统计分析。这种比较可以分为三种情形:一是未计划的多个均数都进行两两事后比较,可采用 SNK-q 检验法;二是对计划好的各均数间进行两两比较,一般为各组与对照组的比较,一般采用 Dunnett-t 检验;三是只对某一对或某几对在专业上有特殊意义的均数进行比较,此时可采用 LSD-t 检验。

6. 方差分析的前提条件是正态性和方差齐性,可通过假设检验来判断,如用 Levene 检验法来判断方差齐性。但通常情况下样本较小,利用专业知识判断显得更为重要。

7. 对于不符合方差分析假定条件的资料,可通过数据转换的方法来改善资料的正态性和方差齐性。常用方法有对数变换、平方根变换、倒数变换、平方根反正弦变换等。

思考与练习

一、最佳选择题

1. 对 3 个均数作方差分析,结果有统计学意义,可认为(　　)

　　A. 3 个总体均数完全不同　　　　　　B. 3 个样本均数完全不同

　　C. 其中 2 个总体均数不同　　　　　　D. 其中 2 个样本均数不同

　　E. 2 个或 3 个总体均数不同

2. 当组数等于 2 时,对于同一资料,方差分析结果与 t 检验结果相比(　　)

　　A. t 检验结果更为准确　　　　　　　B. 方差分析结果更为准确

　　C. 完全等价且 $t = \sqrt{F}$　　　　　　D. 完全等价且 $F = \sqrt{t}$

　　E. 两者结果可能出现矛盾

3. 方差分析中,离均差平方和为 SS,方差为 MS;下标 T,B,W 分别表示总的、组间和组内,则必有(　　)

　　A. $SS_W < SS_B$　　　　　　　　　　B. $MS_W < MS_B$

　　C. $MS_T = MS_B + MS_W$　　　　　　D. $SS_T = SS_B + SS_W$

　　E. $SS_T = SS_B - SS_W$

4. 方差分析中的组间均方是(　　)

　　A. 表示全部变量值的变异大小

　　B. 仅仅表示抽样误差的大小

Notes

C. 仅仅表示处理作用的大小

D. 表示处理作用与抽样误差两者的大小

E. 以上都不对

5. 方差分析中（　　）

A. F 值可能是负数　　　　　　　　　B. F 值不可能是负数

C. 组间离均差不会等于组内离均差　　　D. 组间离均差不会小于组内离均差

E. 组间离均差不会大于组内离均差

6. 若单因素方差分析结果为 $F > F_{0.01(v_1, v_2)}$，则结论是（　　）

A. 证明各总体均数都不相等　　　　　　B. 证明各总体均数不全相等

C. 可认为各总体均数都不相等　　　　　D. 可认为各总体均数不全相等

E. 各总体均数全相等

二、简答题

1. 方差分析的基本思想和应用条件是什么？总离均差平方和及总自由度应如何计算？

2. 对多组均数作方差分析的主要步骤有哪些？

3. 简述方差分析与 t 检验的相同点和不同点。

4. SNK-q 检验、Dunnett-t 检验与 LSD-t 检验法三种方法各自的适用条件是什么？

5. 数据变换在资料处理中的作用是什么？

三、计算分析题

1. 将 12 份血液标本分成三组，分别用甲、乙、丙三种抗凝剂处理后测红细胞沉降率。实验结果见表 8-20。问三种抗凝剂作用的差异是否有统计学意义？

表 8-20　三种抗凝剂比较实验

抗凝剂	红细胞沉降率（mm/h）			
甲	17	16	16	15
乙	10	11	12	12
丙	11	9	8	9

2. 为研究雌激素对子宫发育的作用，将 12 只未成年大白鼠按种系相同、体重相近划分为 4 个区组，每个区组 3 只，随机安排注射 0.2μg/100g、0.4μg/100g 和 0.8μg/100g 三种不同剂量的雌激素，一段时间后取出子宫并称重，数据如表 8-21 所示，试比较下列试验结果中三个剂量组之间大白鼠子宫质量的差异有无统计学意义。

表 8-21　未成年雌性大白鼠的子宫重量（mg）

种系	雌激素注射剂量（μg/100g）		
	0.2	0.4	0.8
甲	106	116	145
乙	42	68	115
丙	70	111	133
丁	42	63	87

3. 分析下列拉丁方设计的实验结果，其中拉丁字母 A，B，C，D 表示 4 种胰岛素注射剂量（U/kg），分别为 0.32，0.47，0.62，0.77。将 4 只家兔看作列区组，试验日期看作行区组，家兔血糖下降百分比列于表 8-22。问 4 种剂量下的测量结果的差异有无统计学意义？

Notes

表 8-22　家兔血糖下降百分比（%）

试验日期	家兔编号			
	1	2	3	4
1	C　32.7	A　11.2	B　23.2	D　48.1
2	B　26.2	D　31.8	C　28.9	A　18.7
3	A　14.0	C　14.0	D　27.5	B　25.6
4	D　33.2	B　16.5	A　21.2	C　40.2

4. 某实验者欲研究参芪扶正注射液对心力衰竭大鼠心肌纤维化的影响，选取了 40 只雄性 SD 大鼠，随机分为 4 组，模型组（A 组）、参芪小剂量组（B 组）、参芪中剂量组（C 组）及参芪大剂量组（D 组），实验开始后第 1 天腹膜内注射阿霉素。药物干预 8 周后，将 SD 大鼠麻醉处死，迅速取心脏标本。用免疫组化法检测心肌 I 型胶原蛋白表达（IOD 值），结果如表 8-23 所示。

表 8-23　各组大鼠心肌 I 型胶原蛋白相对表达量（IOD 值）

A 组	B 组	C 组	D 组
1789.1	1185.1	998.2	1757.4
1779.0	1189.3	979.1	1768.3
1800.1	1167.7	986.5	1779.9
1801.3	1185.9	959.3	1739.8
1799.7	1169.5	981.4	1801.3
1796.5	1192.3	988.6	1780.1
1788.1	1185.4	981.1	1774.4
1800.9	1188.8	996.7	1783.0
1797.4	1207.9	977.8	1770.2
1791.8	1180.1	969.9	1775.5

（1）检验资料是否满足方差齐性？

（2）总的来说，四组大鼠心肌 I 型胶原蛋白相对表达量（IOD 值）是否有差异？

（3）试用 LSD-t 方法检验每两组间是否有差异。

（4）已知 A 组（模型组）是对照组，请用 Dunnett-t 检验方法对这三个均数进行多重比较。

（凌　莉）

第九章 行列表资料的假设检验

本章主要介绍两个无序分类变量之间的 χ^2 检验（chi-square test），两个变量分别为分组变量和结果变量，两者又分别有 R（row）和 C（column）个分类，故组合形成了 $R \times C$ 行列表，又称列联表（contingency table）或交叉表（cross tabulation table）。共有 $R \times C$ 个格子（cell），每一格子中的数字为两变量各分类组合所对应的频数。该方法主要用于检验两个或多个总体率（或构成比）是否有差异，或两变量之间是否关联。此外，本章也将介绍频数分布拟合优度的 χ^2 检验、Fisher 确切概率检验等相关内容。

第一节 四格表资料的 χ^2 检验

例 9-1 某医生将急性下呼吸道感染患者随机分为两组，分别用 A、B 两种药物治疗，A 药治疗 74 例，有效 68 例，B 药治疗 63 例，有效 52 例，结果见表 9-1。问两种药的有效率是否有差别？

表 9-1 两种药治疗急性下呼吸道感染有效率的比较

药物	疗效		合计	有效率(%)
	有效	无效		
A	68	6	74	91.89
B	52	11	63	82.54
合计	120	17	137	87.59

表中一个变量"药物"为行变量，有"A"、"B"两个分类；另一个变量"疗效"为列变量，有"有效"、"无效"两种治疗结果。两者组合形成 2×2 行列表，其基本数据为 $\begin{array}{|c|c|} \hline 68 & 6 \\ \hline 52 & 11 \\ \hline \end{array}$，表 9-1 中其余的数据都可从这四个数据推算得到，所以这种资料又称为四格表（fourfold table）资料。

一、χ^2 检验的基本思想

χ^2 检验由英国统计学家 Karl Pearson 于 1900 年提出，所以也称为 Pearsonχ^2 检验（其中"χ"为小写希腊字母，读作"kye 或 开"）。其基本思想是：如果 H_0 成立，则各格子实际观察频数（actual observed frequency）简称观察频数（O）与相应的理论期望频数（theoretical expected frequency）简称期望频数（E）相差不会太大，即

$$\chi^2 = \sum \frac{(O-E)^2}{E} \tag{9-1}$$

所获得的值不会太大，由此不拒绝 H_0；如果公式（9-1）计算获得的 χ^2 值较大，大于事先确定的水准 α 对应的卡方临界值 $\chi^2_{\alpha,v}$，则拒绝 H_0，接受 H_1，差异有统计学意义。公式（9-1）中 O 表示观察频数，E 表示期望频数，$\sum$ 为求和符号；χ^2 值近似服从自由度为 v 的 χ^2 分布。

χ^2 分布（Chi-square distribution）是与标准正态 z 分布 $N(0,1^2)$ 相关的连续分布。如果相互独立的 v 个随机变量 $X_1, X_2, \cdots, X_v$ 分别服从标准正态 $z_1, z_2, \cdots, z_v$ 分布，则 $X_1^2 + X_2^2 + \cdots + X_v^2$ 服从自由度 v 的 χ^2 分布。χ^2 分布的概率密度函数为

$$f(\chi^2) = \frac{1}{2\Gamma(\nu/2)}\left(\frac{\chi^2}{2}\right)^{(\nu/2-1)} e^{-\chi^2/2} \tag{9-2}$$

式中,$\Gamma(\cdot)$为伽玛函数;e 为自然对数的底,其值为 2.718 28…;ν 为自由度,是 χ^2 分布的唯一参数,由此决定 χ^2 分布的图形形状。以 χ^2 为横轴,$f(\chi^2)$ 为纵轴可绘制 χ^2 分布的图形。自由度分别为 1、2、3、6 的 χ^2 分布曲线如图 9-1 所示。当自由度 $\nu \leqslant 2$ 时,曲线呈 L 型;自由度 ν 越大,曲线越趋于对称;当自由度 ν 趋于无穷大时,χ^2 分布趋近于正态分布。

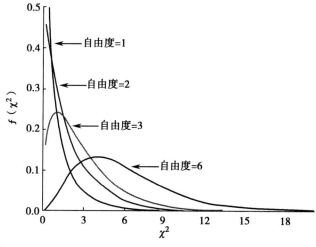

图 9-1 χ^2 分布曲线

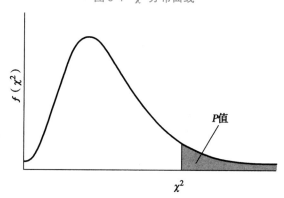

图 9-2 χ^2 值与 P 值

一旦自由度 ν 确定,χ^2 分布曲线便确定。在对应的 χ^2 分布曲线中,比计算获得的检验统计量 χ^2 值更极端的尾部面积就是假设检验对应的 P 值(见图 9-2),如果 $P \leqslant \alpha$,则拒绝 H_0,接受 H_1,差异有统计学意义;否则不拒绝 H_0。

对于 $R \times C$ 行列表,自由度为

$$\nu = (R-1)(C-1) \tag{9-3}$$

式中 R 为行变量的分类数,C 为列变量的分类数。2×2 行列表(即四格表)的自由度为 1。第 r 行($r = 1, 2, \cdots, R$)、第 c 列($c = 1, 2, \cdots, C$)格子中的观察频数 O_{rc} 对应的期望频数为

$$E_{rc} = \frac{n_r.n_{.c}}{n} \tag{9-4}$$

式中 n_r 为第 r 行的合计数,$n_{.c}$ 为第 c 列的合计数,n 为总例数。

二、四格表资料的 χ^2 检验

1. χ^2 检验的基本步骤 对于类似例 9-1 的四格表资料,记四个格子频数为 $\begin{array}{|c|c|} \hline a & b \\ \hline c & d \\ \hline \end{array}$,两组

Notes

别 A、B 及平均的总体有效率分别为 π_1、π_2、π，则其估计值分别为 $\hat{\pi}_1 = \dfrac{a}{n_1} = \dfrac{a}{a+b}$、$\hat{\pi}_2 = \dfrac{c}{n_2} = \dfrac{c}{c+d}$、

$\hat{\pi} = \dfrac{n_{\cdot 1}}{n} = \dfrac{a+c}{a+b+c+d}$。以例 9-1 为例子，$\chi^2$ 检验的基本步骤如下：

（1）建立检验假设，确定检验水准：

H_0：$\pi_1 = \pi_2 = \pi$，即两种药的有效率无差别，等于平均有效率

H_1：$\pi_1 \neq \pi_2$，即两种药的有效率有差别

$\alpha = 0.05$

（2）计算期望频数和检验统计量：由公式（9-4）得期望频数：

$$E_{11} = \frac{74 \times 120}{137} = 64.82 = n_1 \cdot \frac{n_{\cdot 1}}{n} = n_1 \hat{\pi} \qquad E_{12} = \frac{74 \times 17}{137} = 9.18 = n_1 \cdot \frac{n_{\cdot 2}}{n} = n_1(1 - \hat{\pi})$$

$$E_{21} = \frac{63 \times 120}{137} = 55.18 = n_2 \cdot \frac{n_{\cdot 1}}{n} = n_2 \hat{\pi} \qquad E_{22} = \frac{63 \times 17}{137} = 7.82 = n_2 \cdot \frac{n_{\cdot 2}}{n} = n_2(1 - \hat{\pi})$$

因四格表中周边合计是固定的，用公式（9-4）求出其中一个格子的期望频数后，其余三个可通过行合计数或列合计数相减求出。

将各个格子观察频数与期望频数代入公式（9-1），得

$$\chi^2 = \frac{(68 - 64.82)^2}{64.82} + \frac{(6 - 9.18)^2}{9.18} + \frac{(52 - 55.18)^2}{55.18} + \frac{(11 - 7.82)^2}{7.82} = 2.74$$

（3）确定 P 值，作出推断结论：四格表资料为 2×2 行列表，其 $R = 2$，$C = 2$，根据公式（9-3）有自由度 $\nu = (2-1)(2-1) = 1$。查 χ^2 界值表（附表 3）得到 $\chi^2_{0.05,1} = 3.84$，本例 $\chi^2 = 2.74 < \chi^2_{0.05,1}$，故 $P = 0.098 > 0.05$。按 $\alpha = 0.05$ 的水准，不拒绝 H_0，尚不能认为两种药的有效率不同。

当自由度为 1 时，有 $\chi^2 = z^2$。如 $\alpha = 0.01$ 时，$\chi^2_{0.01,1} = 6.635 = (z_{0.01/2})^2 = 2.576^2$；$\alpha = 0.05$ 时，$\chi^2_{0.05,1} = 3.841 = (z_{0.05/2})^2 = 1.960^2$。对于例 9-1 资料，也可采用第六章的 Z 检验来比较两总体率之间的差异。即

$$z = \frac{\hat{\pi}_1 - \hat{\pi}_2}{\sigma_{\hat{\pi}_1 - \hat{\pi}_2}} = \frac{\hat{\pi}_1 - \hat{\pi}_2}{\sqrt{\hat{\pi}(1 - \hat{\pi})\left(\dfrac{1}{n_1} + \dfrac{1}{n_2}\right)}} = \frac{68/74 - 52/63}{\sqrt{120/137(1 - 120/137)\left(\dfrac{1}{74} + \dfrac{1}{63}\right)}} = 1.6548$$

则正好 $z^2 = 1.6548^2 \approx 2.74 = \chi^2$。

2. 四格表资料 χ^2 统计量的连续性校正　英国统计学家 Yates F.（1934）认为，χ^2 分布是一种连续型分布，而四格表中的资料属离散型分布，由此得到的 χ^2 统计量的抽样分布也是离散的。为改善 χ^2 统计量分布的连续性，他建议将实际观察频数 O 和理论期望频数 E 之差的绝对值减去 0.5 进行连续性校正（continuity correction）（也称为 Yates 校正），这种方法被称为连续性校正卡方检验（continuity-adjusted chi-square test）。计算公式为

$$\chi^2 = \sum \frac{(|O - E| - 0.5)^2}{E} \tag{9-5}$$

对四格表资料是否需要进行连续性校正，一般可按如下情况处理：

（1）每一格子期望频数 $E \geq 5$，且总例数 $n \geq 40$ 时，采用 Pearsonχ^2 检验（见公式 9-1）。

（2）虽然总例数 $n \geq 40$，但其中有一个格子期望频数为 $1 \leq E < 5$，采用连续性校正 χ^2 检验（见公式 9-5）。

（3）任何一个格子期望频数 $E < 1$，或总例数 $n < 40$，或检验所得 P 值接近于检验水准 α，采用 Fisher 确切概率检验（详见本章第七节）。

例 9-2　两种药物治疗白色葡萄球菌败血症疗效的试验结果见表 9-2，问两种药物的疗效有无差别？

Notes

表9-2 两种药物治疗白色葡萄球菌败血症的有效率

药物	疗效		合计	有效率(%)
	有效	无效		
甲	28	2	30	93.33
乙	12	4	16	75.00
合计	40	6	46	86.96

（1）建立检验假设，确定检验水准：

H_0：$\pi_1 = \pi_2$ 即两种药物的疗效无差别

H_1：$\pi_1 \neq \pi_2$ 即两种药物的疗效有差别

$\alpha = 0.05$

（2）计算检验统计量：先按公式（9-4）计算行合计、列合计最小频数所对应格子的期望频数，得 $E_{22} = 16 \times 6/46 = 2.09$。表明 $1 < E_{22} < 5$，且 $n = 46 > 40$，故用连续性校正 χ^2 检验公式（9-5）计算 χ^2 值。即

$$\chi^2 = \frac{\left(\left|28 - \frac{30 \times 40}{46}\right| - 0.5\right)^2}{\frac{30 \times 40}{46}} + \frac{\left(\left|2 - \frac{30 \times 6}{46}\right| - 0.5\right)^2}{\frac{30 \times 6}{46}} + \frac{\left(\left|12 - \frac{16 \times 40}{46}\right| - 0.5\right)^2}{\frac{16 \times 40}{46}} + \frac{\left(\left|4 - \frac{16 \times 6}{46}\right| - 0.5\right)^2}{\frac{16 \times 6}{46}}$$

$$= 1.69$$

（3）确定 P 值，作出推断结论：自由度 $\nu = (2-1)(2-1) = 1$，查 χ^2 界值表得到 $\chi^2_{0.05,1} = 3.84$，本例 $\chi^2 = 1.69 < \chi^2_{0.05,1}$，$P = 0.194 > 0.05$，按 $\alpha = 0.05$ 的水准，不拒绝 H_0，尚不能认为两种药物治疗白色葡萄球菌败血症的有效率有差别。

三、交叉分类 2×2 表关联性分析

可采用 Pearson 相关系数或 Spearman 秩相关系数来描述两个定量变量之间的相关关系（见第十二章）。为了检验两定性变量之间是否相关（或两定性变量之间是否独立），可采用 χ^2 检验。

例9-3 为了观察婴儿腹泻是否与喂养方式有关，某医院儿科医生收集了某年的 82 例消化不良婴儿数据，结果见表9-3。根据该数据试分析婴儿腹泻是否与喂养方式有关。

表9-3 婴儿腹泻与喂养方式

喂养方式	腹泻		合计
	有	无	
人工	30	10	40
母乳	17	25	42
合计	47	35	82

先检验两变量之间是否相关，如果相关，可采用 ϕ 系数（phi coefficient）、Cramer V 系数（Cramer V coefficient）、列联系数（contingency coefficient）来度量两个定性变量之间的相关程度大小，其计算公式分别为

$$\phi = \sqrt{\frac{\chi^2}{n}} \tag{9-6}$$

$$V = \sqrt{\frac{\chi^2}{n(k-1)}}, \quad k = \min(R, C) \tag{9-7}$$

Pearson 列联系数 $r = \sqrt{\frac{\chi^2}{\chi^2 + n}}$ （9-8）

Notes

公式(9-6)、(9-7)、(9-8)中，χ^2 为 Pearsonχ^2 值，n 为行列表总例数，k 是行数 R 与列数 C 中的较小者。这三个值接近于 0，说明两个分类变量几乎没有关系，愈接近于 1，说明关系愈密切。由于对于所有行列表，Cramer 氏 V 系数的取值范围为 0～1，建议采用该系数。

本例的分析步骤如下：

（1）建立检验假设，确定检验水准：

H_0：喂养方式与腹泻之间互相独立

H_1：喂养方式与腹泻之间相互关联

$\alpha = 0.05$

（2）计算检验统计量：本例最小期望频数 $E_{12} = \dfrac{40 \times 35}{82} = 17.07 > 5$，且总例数 $n > 40$，所以根据公式(9-1)，有

$$\chi^2 = \frac{\left(30 - \frac{40 \times 47}{82}\right)^2}{\frac{40 \times 47}{82}} + \frac{\left(10 - \frac{40 \times 35}{82}\right)^2}{\frac{40 \times 35}{82}} + \frac{\left(17 - \frac{42 \times 47}{82}\right)^2}{\frac{42 \times 47}{82}} + \frac{\left(25 - \frac{42 \times 35}{82}\right)^2}{\frac{42 \times 35}{82}}$$
$$= 9.98$$

（3）确定 P 值，作出推断结论：$\chi^2 = 9.98 > \chi^2_{0.05,1} = 3.84$，$P = 0.002 < 0.05$，按 $\alpha = 0.05$ 的水准，拒绝 H_0，接受 H_1，可认为婴儿腹泻与喂养方式之间相关。

（4）确定相关程度大小：根据公式(9-6)、(9-7)、(9-8)，分别有

$$\phi \text{ 系数：} \phi = \sqrt{\frac{\chi^2}{n}} = \sqrt{\frac{9.98}{82}} = 0.35$$

$$\text{Cramer 氏 V 系数：} V = \sqrt{\frac{\chi^2}{n(k-1)}} = \sqrt{\frac{9.98}{82(2-1)}} = 0.35$$

$$\text{列联系数：} r = \sqrt{\frac{\chi^2}{\chi^2 + n}} = \sqrt{\frac{9.98}{9.98 + 82}} = 0.33$$

该结果表明两变量存在一定的相关性，但相关程度不太强。

第二节　配对四格表资料的 χ^2 检验

如果对同一批观察对象或检测样品进行两种方法处理，结果以分类变量如阳性、阴性表示，则需要采用配对四格表资料的 χ^2 检验（配对 t 检验结果为定量变量）。

一、配对四格表资料的观察结果有无差异的检验

例 9-4　用两种不同的方法对 53 例肺癌患者进行诊断，收集得到的结果见表 9-4 所示，问两种方法的检测结果有无差别？

表 9-4　两种方法诊断肺癌的检测结果

甲法	乙法		合计
	+	−	
+	25	2	27
−	11	15	26
合计	36	17	53

本例为配对设计的定性变量资料，其设计方法与定量变量资料的配对设计相同，只是结果变量为分类变量。从表 9-4 可以看出，按检测结果可分四种情况：(a)甲$_+$乙$_+$，(b)甲$_+$乙$_-$，(c)

Notes

甲$_-$乙$_+$，(d)甲$_-$乙$_-$。其中，(a)与(d)的两种方法检测结果一致，(b)与(c)的两种方法检测结果不一致。为了比较两种检测方法有无差异，只需比较检测结果不一致的(b)与(c)。

如果$b=c$，那么两种方法的检测结果相同。这两个数据的期望频数为$\frac{b+c}{2}$，根据公式(9-1)有：

$$\chi^2 = \frac{\left(b-\frac{b+c}{2}\right)^2}{\frac{b+c}{2}} + \frac{\left(c-\frac{b+c}{2}\right)^2}{\frac{b+c}{2}} = \frac{(b-c)^2}{b+c} \tag{9-9}$$

由上式进行的检验也称为 McNemar 检验。如果$b+c<40$，则根据公式(9-5)，可推导出配对四格表资料的校正χ^2值为

$$\chi^2 = \frac{(|b-c|-1)^2}{b+c} \tag{9-10}$$

例9-4的检验步骤如下：

（1）建立检验假设，确定检验水准：

H_0：两种方法的总体检出率相同

H_1：两种方法的总体检出率不同

$\alpha=0.05$

（2）计算检验统计量：因为$b=2$，$c=11$，$b+c<40$，故采用公式(9-10)，有

$$\chi^2 = \frac{(|2-11|-1)^2}{2+11} = 4.92 \quad \nu=1$$

（3）确定P值，作出推断结论：$\chi^2=4.92>\chi^2_{0.05,1}=3.84$，$P=0.027<0.05$，按$\alpha=0.05$的水准，拒绝$H_0$，接受$H_1$，可认为两种方法的阳性检出率不相同。根据表9-4，甲法阳性检出率为$27/53=50.9\%$，乙法阳性检出率为$36/53=67.9\%$，可认为乙法阳性检出率高于甲法。

二、配对四格表资料的关联性分析

例9-5 仍用例9-4数据，问两种方法的检测结果有无联系？

检验步骤如下：

（1）建立检验假设，确定检验水准：

H_0：两种方法的结果独立

H_1：两种方法的结果相关

$\alpha=0.05$

（2）计算检验统计量及自由度：因最小期望频数为$E_{22}=\frac{26\times17}{53}=8.34>5$，采用公式(9-1)，得

$$\chi^2 = \frac{\left(25-\frac{27\times36}{53}\right)^2}{\frac{27\times36}{53}} + \frac{\left(2-\frac{27\times17}{53}\right)^2}{\frac{27\times17}{53}} + \frac{\left(11-\frac{26\times36}{53}\right)^2}{\frac{26\times36}{53}} + \frac{\left(15-\frac{26\times17}{53}\right)^2}{\frac{26\times17}{53}} = 15.37$$

$$\nu=(2-1)(2-1)=1$$

（3）确定P值，作出推断结论：$\chi^2=15.37>\chi^2_{0.05,1}=3.84$，$P=0.000<0.05$，按$\alpha=0.05$的水准，拒绝$H_0$，接受$H_1$，可认为两种方法的结果存在关联性。由公式(9-7)、(9-8)分别得到 Cramer 氏 V 系数、列联系数分别为 0.539、0.474。

Notes

第三节　行×列表资料的 χ^2 检验

以上介绍了四格表资料的 χ^2 检验，四格表属于 2×2 行列表，本节将扩展 χ^2 检验到 $R \times C$ 表资料（$R \geq 2$，$C \geq 2$）。行×列表资料 χ^2 检验的方法与前面相同。但由于有多个组的比较，如果比较结果差异有统计学意义，则往往需要考虑进行两两比较。

一、多个样本率的比较

例 9-6　某医院用三种穴位针刺治疗急性腰扭伤，结果见表 9-5，试比较三种穴位针刺效果有无差别。

表 9-5　针刺不同穴位治疗急性腰扭伤的治愈率

穴位	治愈数	未愈数	合计	治愈率(%)
后溪穴	80	18	98	81.6
人中穴	20	20	40	50.0
腰痛穴	24	38	62	38.7
合计	124	76	200	62.0

检验步骤：

（1）建立检验假设，确定检验水准：

H_0：$\pi_1 = \pi_2 = \pi_3$，即三组总体治愈率相等

H_1：π_1，π_2，π_3 不等或不全相等，即三组总体治愈率不等或不全相等

$\alpha = 0.05$

（2）计算检验统计量及自由度：将每一格子的观察频数与对应的期望频数代入（9-1）式，有

$$\chi^2 = \sum \frac{(O-E)^2}{E} = \frac{\left(80 - \frac{98 \times 124}{200}\right)^2}{\frac{98 \times 124}{200}} + \frac{\left(18 - \frac{98 \times 76}{200}\right)^2}{\frac{98 \times 76}{200}} + \cdots + \frac{\left(38 - \frac{62 \times 76}{200}\right)^2}{\frac{62 \times 76}{200}}$$

$$= 32.75$$

$$V = (R-1)(C-1) = (3-1)(2-1) = 2$$

（3）确定 P 值，作出推断结论：$\chi^2 = 32.75 > \chi^2_{0.05, 2} = 5.99$，$P = 0.000 < 0.05$，按 $\alpha = 0.05$ 的水准，拒绝 H_0，接受 H_1，可认为三组治愈率不等或不全相等。

二、两组或多组构成比的比较

例 9-7　某研究者欲比较维吾尔族和回族居民的血型分布状况，得表 9-6 数据，试比较两个民族的血型构成有无差别。

表 9-6　两种民族的血型构成比较

民族	血型				合计
	A	B	O	AB	
维吾尔族	442	483	416	172	1513
回族	369	384	487	115	1355
合计	811	867	903	287	2868

检验步骤：

（1）建立检验假设，确定检验水准：

H_0：两个民族的血型总体构成比相同

Notes

H_1：两个民族的血型总体构成比不同或不全相同

$\alpha = 0.05$

（2）计算检验统计量及自由度：将每一格子的观察频数与对应的期望频数代入（9-1）式，有

$$\chi^2 = \sum \frac{(O-E)^2}{E} = \frac{\left(442 - \frac{1513 \times 811}{2868}\right)^2}{\frac{1513 \times 811}{2868}} + \frac{\left(483 - \frac{1513 \times 867}{2868}\right)^2}{\frac{1513 \times 867}{2868}} + \cdots + \frac{\left(115 - \frac{1355 \times 287}{2868}\right)^2}{\frac{1355 \times 287}{2868}}$$

$$= 26.15$$

$$v = (4-1)(2-1) = 3$$

（3）确定 P 值，作出推断结论：$\chi^2 = 26.15 > \chi^2_{0.05,3} = 7.81$，$P < 0.05$，按 $\alpha = 0.05$ 检验水准，拒绝 H_0，接受 H_1，可认为两个民族的血型构成比不同或不全相同。

三、行×列表分类资料的关联性分析

例 9-8 某研究组为了解不同民族血型分布情况，获得的资料见表 9-7 所示，问不同民族的血型是否有关联？

表 9-7 不同民族受检者的血型分布

民族	血型				合计
	A	B	O	AB	
汉族	60	70	45	100	275
回族	43	32	19	31	125
满族	19	23	22	20	84
合计	122	125	86	151	484

本例是 484 位受检者组成的样本，同时观察每位受检者的民族和血型两个变量，确定这两个变量间有无关联性。

（1）建立检验假设，确定检验水准：

H_0：民族与血型无关

H_1：民族与血型有关

$\alpha = 0.05$

（2）计算检验统计量及自由度：将表 9-7 每一格子的观察频数与对应的期望频数代入（9-1）式，有

$$\chi^2 = \sum \frac{(O-E)^2}{E} = \frac{\left(60 - \frac{275 \times 122}{484}\right)^2}{\frac{275 \times 122}{484}} + \cdots + \frac{\left(20 - \frac{84 \times 151}{484}\right)^2}{\frac{84 \times 151}{484}} = 15.35$$

$$v = (3-1)(4-1) = 6,$$

（3）确定 P 值，作出推断结论：查 χ^2 值表得 $\chi^2_{0.05,6} = 12.59$，$\chi^2 > \chi^2_{0.05,6}$，$P = 0.018 < 0.05$，按 $\alpha = 0.05$ 的水准，拒绝 H_0，接受 H_1，可认为民族与血型有关联性。由公式（9-7）、（9-8）分别得到 Cramer 氏 V 系数、列联系数分别为 0.126、0.175。

第四节 多个样本率的多重比较

进行多个样本率比较时，如果拒绝 H_0，多个总体率之间的差异有统计学意义，表明至少有某两个总体率之间有差异。为了获得多个总体率两两之间是否有差异的统计学结论，类似多个

Notes

均数比较的方差分析,也需要进行多个率的两两比较。

可采用 Bonferroni 法进行多个样本率的两两比较,检验步骤如下:①先对需要比较的行×列表资料进行 χ^2 分割,变成多个四格表;②对每个四格表进行 χ^2 检验;③采用 $\alpha'=\dfrac{\alpha}{\text{比较次数}}$ 计算调整的水准,其中 α 为事先确定的水准(通常 $\alpha=0.05$);④以调整 α' 作为检验水准,下有无统计学意义的结论。

通常有两种情况:

(1)多组间的两两比较:k 组样本间,任两组均进行比较时,比较次数为 $k(k-1)/2$,检验水准 α' 为

$$\alpha'=\frac{\alpha}{k(k-1)/2} \tag{9-11}$$

(2)实验组与同一个对照组的比较:在 k 组样本中,指定对照组与其余各组比较时,比较次数为 $k-1$,检验水准 α' 为

$$\alpha'=\frac{\alpha}{k-1} \tag{9-12}$$

一、多个实验组间的两两比较

例9-9　现以例9-6资料为例,进行多个治愈率的两两比较。

由表9-5可分割成表9-8、表9-9、表9-10三个表格,分别进行后溪穴与人中穴、后溪穴与腰痛穴、人中穴与腰痛穴的治愈率比较。

表9-8　后溪穴与人中穴的治疗结果

穴位	治愈数	未愈数	合计
后溪穴	80	18	98
人中穴	20	20	40
合计	100	38	138

表9-9　后溪穴与腰痛穴的治疗结果

穴位	治愈数	未愈数	合计
后溪穴	80	18	98
腰痛穴	24	38	62
合计	104	56	160

表9-10　人中穴与腰痛穴的治疗结果

穴位	治愈数	未愈数	合计
人中穴	20	20	40
腰痛穴	24	38	62
合计	44	58	102

(1)建立检验假设,确定检验水准:

H_0:任意两个对比组的总体治愈率相等

H_1:任意两个对比组的总体治愈率不等或不全相等

$\alpha=0.05$

本例为三个实验组间的两两比较,其调整检验水准 α' 按式(9-11)估计,即

$$\alpha'=\frac{0.05}{3(3-1)/2}=0.05/3=0.0167$$

Notes

（2）计算检验统计量：因为这三个四格表的期望频数均较大，所以按公式9-1获得每一四格表的 χ^2 值，$\chi^2_{后-人}$=14.24、$\chi^2_{后-腰}$=30.75、$\chi^2_{人-腰}$=1.26，自由度均为1；对应的 P 值分别为0.000、0.000、0.261。

（3）确定 P 值，作出推断结论：当 $\alpha'=0.0167$，自由度为1时，临界值 $\chi^2_{0.0167,1}=5.73$，$\chi^2_{后-人}>\chi^2_{0.0167,1}$、$\chi^2_{后-腰}>\chi^2_{0.0167,1}$、$\chi^2_{人-腰}<\chi^2_{0.0167,1}$，由此可得到：在 α=0.05 水准，后溪穴与人中穴、以及后溪穴与腰痛穴治愈率之间的差别有统计学意义，而人中穴和腰痛穴两治愈率的差别无统计学意义。

二、各实验组与同一个对照组的比较

例9-10　以例9-6资料中的人中穴位针刺治疗急性腰扭伤为对照组，另两组为试验组，试分析两试验组与对照组的总体治愈率有无差别？

其他均与例9-9相同，不同的是：两实验组与同一个对照组比较，其比较次数只有 $(k-1)=(3-1)=2$ 次。检验水准 α' 按式（9-12）估计，得

$$\alpha'=\frac{0.05}{(3-1)}=0.025$$

自由度为1时，临界值 $\chi^2_{0.025,1}=5.02$，$\chi^2_{后-人}>\chi^2_{0.025,1}$、$\chi^2_{人-腰}<\chi^2_{0.025,1}$，由此可得到：在 α=0.05 水准，后溪穴与人中穴治愈率之间的差别有统计学意义，而腰痛穴与人中穴治愈率之间的差别无统计学意义。

第五节　行×列表资料的 χ^2 检验的注意事项

1. 样本含量应该足够大。进行行×列表资料的 χ^2 检验时，应该80%以上格子的期望频数大于5，且不能有期望频数小于1的格子出现，否则易导致分析的偏性。如果有20%（即1/5）以上格子的期望频数小于5，或者有任意一个格子的期望频数小于1，则可采取如下措施：①在可能的情况下再增加样本含量；②如果专业允许，可将太小期望频数所在的行或列中的实际频数与性质相近的邻行或邻列中的实际频数合并；③删去理论频数太小的行和列；④改用 Fisher 确切概率检验。

2. 行×列表资料经 χ^2 检验后，如假设检验的结果是拒绝 H_0，只能认为各总体率或构成比之间总的来说有差别，但并不一定所有组之间都有差别，必要时可进一步进行两两比较。

3. 当结果变量为等级资料时，比较各处理组的效应有无差别应该采用秩和检验（见第十章）或 Ridit 分析，不宜采用 χ^2 检验。由公式（9-1）可以看出，χ^2 检验与分类变量的各分类顺序无关。

$R\times C$ 表资料可分为单向有序、双向无序、双向有序属性相同和双向有序属性不同四类。

（1）单向有序 $R\times C$ 表有两种形式：一种是 $R\times C$ 表中的组别分类变量（如药物浓度）是有序的，而结果分类变量（如染色体损伤的类型）是无序的。其研究目的通常是分析不同药物浓度下各种染色体损伤类型的构成情况，此种单向有序 $R\times C$ 表资料可用行×列表资料的 χ^2 检验进行分析。另一种情况是 $R\times C$ 表中的组别分类变量（如治疗方式）为无序的，而结果分类变量（如按等级分类的治疗效果）是有序的。其研究目的是为了比较不同疗法的疗效，此种单向有序 $R\times C$ 表资料的统计处理，应选用第十章的秩和检验进行分析。

（2）双向无序 $R\times C$ 表：前面大部分例子就属于此类，是行×列表 χ^2 检验的典型资料类型。

（3）双向有序属性相同的 $R\times C$ 表：$R\times C$ 表中两个分类变量皆为有序分类变量且属性相同。如用两种检测方法对同一批样品进行测定，测定结果用3个或3个以上的等级表示。其研究目的通常是分析两种检测方法测定结果的一致性，此时宜用一致性检验，如可采用 Kappa 检验。

（4）双向有序属性不同的 $R\times C$ 表：$R\times C$ 表中两个分类变量皆为有序分类变量但属性不同。如行变量为急性放射病分度，列变量为放射烧伤面积占不同体表的百分比，两个变量均为有

Notes

序,且属性不同。处理该类资料时:①若研究目的为分析不同急性放射病分度患者与放射烧伤面积占不同体表面的百分比之间有无差别时,应进行秩和检验;②若研究目的为分析两个有序分类变量之间是否存在相关关系,可用 Spearman 秩相关分析(见第十二章);③若研究目的为分析两个有序分类变量之间是否存在线性变化趋势,宜用有序分组资料的线性趋势检验。

4. 各分类彼此独立 前面给出的 $R \times C$ 表资料是由行变量的 R 个分类与列变量的 C 个分类交叉组合后清点计数得到的频数,无论行变量还是列变量,各个分类彼此互斥。

5. χ^2 检验其他公式由基本公式(9-1)派生。 对于四格表资料,如果四个格子频数分别 a, b, c, d,总例数为 n,可由 χ^2 检验基本公式(9-1)推导获得四格表专用公式为

$$\chi^2 = \frac{(ad-bc)^2 n}{(a+b)(c+d)(a+c)(b+d)}, \quad v=1 \tag{9-13}$$

由公式(9-5)推导获得四格表连续性校正专用公式为

$$\chi^2 = \frac{(|ad-bc|-0.5n)^2 n}{(a+b)(c+d)(a+c)(b+d)}, \quad v=1 \tag{9-14}$$

对于 $R \times C$ 表,记第 $r(r=1, 2, \cdots R)$ 行,第 $c(c=1, 2, \cdots C)$ 列对应的观察频数为 O_{rc},其行合计为 $n_{r.}$,列合计为 $n_{.c}$,总例数为 n,可由 χ^2 检验基本公式(9-1)推导获得行列表通用公式为

$$\chi^2 = n\left(\sum_{r=1}^{R} \sum_{c=1}^{C} \frac{O_{rc}^2}{n_{r.}n_{.c}} -1 \right), \quad v=(R-1)(C-1) \tag{9-15}$$

上述这些公式的好处是无需计算期望频数 E,手工计算相对简单。但他们都是基本公式推导而来,其计算结果与基本公式相同。

此外,$R \times C$ 表只有两个变量,对多于两个变量的高维列联表,可采用对数线性模型(loglinear models)和对应分析(correspondence analysis)等方法进行分析,具体方法参见有关书籍。

第六节   频数分布拟合优度的 χ^2 检验

频数分布拟合优度(goodness-of-fit)的 χ^2 检验,是 χ^2 检验方法的另一常见应用,可用于判断实际观察频数的分布是否服从某一理论期望频数分布。如判断某一变量观察值是否分布均匀;或判断某一变量观察值是否服从某一理论分布,如是否服从正态分布、二项分布、Poisson分布等。

一、单变量的 χ^2 检验

例 9-11 某医学美容院对某年顾客抱怨原因进行了分析,结果见表 9-11,问这四种抱怨原因的构成比是否有差异?

表 9-11 某年某医学美容院的顾客抱怨情况

抱怨原因	人数	构成比(%)
正常生理反应	87	20.47
顾客自身问题	195	45.88
管理问题	116	27.29
技师技术问题	27	6.35
合计	425	100.00

(1)建立检验假设,确定检验水准:

H_0: 顾客抱怨原因构成比相同

H_1: 顾客抱怨原因构成比不同

$\alpha = 0.05$

Notes

（2）计算检验统计量：如果 H_0 成立，即顾客抱怨原因构成比相同，则期望频数均为 $E=n/R=425/4=106.25$，其中 n 为总列数，R 为变量的分类数。按公式（9-1）有

$$\chi^2 = \sum \frac{(O-E)^2}{E} = \frac{(87-106.25)^2}{106.25} + \frac{(195-106.25)^2}{106.25} + \frac{(116-106.25)^2}{106.25} + \frac{(27-106.25)^2}{106.25}$$
$$=137.63$$

$$v=R-1=4-1=3$$

（3）确定 P 值，作出推断结论：查 χ^2 界值表 $\chi^2_{0.05,3}=7.81$，$\chi^2 > \chi^2_{0.05,3}$，$P=0.000<0.05$，按 $\alpha=0.05$ 的水准，拒绝 H_0，有理由认为顾客抱怨原因构成比有差异。

二、Poisson 分布的拟合优度检验

例 9-12　用显微镜检查某一涂片各小方格里的某种细菌个数，一共观察了 118 个小方格，得不同细菌数的小方格频数表见表 9-12 的第（1）、（2）栏，问此资料是否服从 Poisson 分布？

表 9-12　Poisson 分布拟合优度检验的 χ^2 值计算表

细菌数 X （1）	观察频数 O （2）	概率 $P(X)$ （3）	累计概率 （4）	期望频数 E （5）$=$（3）$\times n$	$\frac{(O-E)^2}{E}$ （6）
0	5	0.051 942	0.051 942	6.13	0.208
1	19	0.153 625	0.205 567	18.13	0.042
2	26	0.227 183	0.432 750	26.81	0.024
3	26	0.223 974	0.656 724	26.43	0.007
4	21	0.165 608	0.822 332	19.54	0.109
5	13	0.097 961	0.920 293	11.56	0.180
6	5	0.048 289	0.968 582	5.70	0.086
≥7	3	0.031 418*	1.000 000	3.71	0.135
合计	118	—	—	—	0.790（χ^2）

*$X \geq 7$ 的概率：$1-0.968\,582=0.031\,429$

注意，若样本资料有 20% 以上格子拟合的期望频数 $E<5$，可将相邻的行合并，目的是减少期望频数 $E<5$ 的格子数在 20% 以下。如表 9-12 中将 $X \geq 7$ 以上的格子合并为 $X \geq 7$，以便符合 χ^2 检验对期望频数的要求。

本例 $n=118$，$\Sigma OX=349$，$\Sigma OX^2=1345$（n、X、O 分别为总例数、细菌数、观察频数，后两者分别见表 9-12 的第（1）、（2）栏）

均数 $\overline{X} = \Sigma OX / n = 349/118 = 2.958$，

方差 $S^2 = \dfrac{\Sigma OX^2 - (\Sigma OX)^2 / n}{n-1} = \dfrac{1345 - (349)^2 / 118}{118-1} = 2.673$

均数与方差相近，且为单位面积内计数，故可试拟合 Poisson 分布。

拟合优度的 χ^2 检验步骤如下：

（1）建立检验假设，确定检验水准：

H_0：本资料来自 Poisson 分布总体

H_1：本资料不是来自 Poisson 分布总体

$\alpha=0.10$

（2）计算检验统计量：按 Poisson 分布概率函数 $P(X)=e^{-\mu}\dfrac{\mu^X}{X!}$，$\mu \approx \overline{X}=2.958$，求得 X 为 0，1，2，…的概率 $P(X)$、期望频数 $E_X = n \times P(X)$，以及各行的 $\dfrac{(O-E)^2}{E}$，列入表 9-12 的第（3）、（5）、（6）栏。

Notes

自由度 $v=$ 组数 $-$"计算期望频数 E 时所用参数的个数",本例计算 Poisson 分布的期望频数时用了均数 μ 和总例数 n,故 $v=8-2=6$。

（3）确定 P 值,作出推断结论:查 χ^2 界值表 $\chi^2_{0.1,6}=10.64$, $\chi^2=0.79<\chi^2_{0.1,6}$, $P>0.1$,按 $\alpha=0.10$ 的水准,不拒绝 H_0,可认为本资料服从 Poisson 分布。

第七节　确切概率法

当样本含量较少(如四格表资料总例数 $n<40$,或有期望频数 $E<1$),行列表资料 χ^2 检验结果可能会有偏性,需要采用 Fisher 确切检验(Fisher's exact test)进行分析。该方法由 R.A.Fisher(1934 年)提出,且直接计算概率,因此该方法也叫 Fisher 确切概率检验(Fisher's exact probability test)。下面以四格表资料为例说明这一检验方法。

四格表 Fisher 确切检验的基本思想是:在周边合计数保持不变的条件下,表格中的实际频数 a、b、c、d 可有多种组合,各种组合表对应的概率可用超几何分布公式计算。先求出所有组合四格表的概率,然后将小于等于原样本四格表概率的所有四格表概率值相加,得到双侧检验 P 值。原样本四格表以左(包括原样本)的所有四格表概率之和为左侧概率,原样本四格表以右(包括原样本)的所有四格表概率之和为右侧概率,左侧概率与右侧概率中较小者为单侧检验 P 值。

按超几何分布(hypergeometric distribution)的原理,四格表的概率计算公式为

$$P=\frac{(a+b)!(c+d)!(a+c)!(b+d)!}{a!b!c!d!n!} \tag{9-16}$$

式中"!"表示阶乘(factorial),$n!=1\times2\times\cdots\times n$,数学上规定 $0!=1$。a、b、c、d 为四格表四个基本数据,n 为总例数。在四格表周边合计数不变的条件下,共有"周边合计数中最小数 $+1$"种组合。

例 9-13　某医生用新旧两种药物治疗某病患者 27 人,治疗结果见表 9-13,问两药的疗效有无差别?

表 9-13　两种药物治疗结果比较

组别	治愈数	未愈数	合计	治愈率(%)
旧药	2	14	16	12.5
新药	3	8	11	27.3
合计	5	22	27	18.5

本例 $n=27<40$,故宜用 Fisher 确切概率检验。周边合计中最小数为 5,所以共计可获得 $5+1=6$ 种组合的四格表,分别是:

组合 i	1	2	3	4	5	6
	0 16 / 5 6	1 15 / 4 7	2 14 / 3 8	3 13 / 2 9	4 12 / 1 10	5 11 / 0 11
P_i	0.005 722	0.065 403	0.245 262	0.381 519	0.247 987	0.054 106

第 3 个四格表为原样本四格表。从各种组合的四格表对应的概率 P_i 来看,中间第 4 个四格表对应的概率最大,$P_4=0.381 519$。越远离该四格表,对应概率 P_i 值越小。

检验步骤如下:

（1）建立检验假设,确定检验水准

H_0:两种药物疗效相同

H_1:两种药物疗效不同

$\alpha=0.05$

（2）计算各组合四格表的概率 P_i:按公式(9-16)计算各组合四格表对应的概率 P_i 值。

Notes

（3）确定 P 值，作出推断结论：原样本四格表对应的概率 $P_3 = 0.245262$，小于或等于 P_3 的四格表为 $i = 1, 2, 3, 6$，故有双侧检验 P 值

$$P = P_1 + P_2 + P_3 + P_6$$

$$= 0.005722 + 0.065403 + 0.245262 + 0.054106 = 0.370$$

按 $\alpha = 0.05$ 的水准，不拒绝 H_0，尚不能认为两种药物的疗效不同。

该例左侧概率为

$$P = P_1 + P_2 + P_3 = 0.005722 + 0.065403 + 0.245262 = 0.316387$$

右侧概率为

$$P = P_3 + P_4 + P_5 + P_6 = 0.245262 + 0.381519 + 0.247987 + 0.054106 = 0.928874$$

其中较小者为左侧概率，故本例单侧检验 P 值为 0.316。

第八节 OR 值的 χ^2 检验

病例 - 对照研究是通过回顾来比较病例和对照暴露于某种可能危险因素的差异，分析该因素与疾病的可能联系。在病例 - 对照研究中，如果病例组与对照组的暴露史只取有暴露和非暴露两水平，依成组的病例 - 对照和配比的病例 - 对照设计，可分别列出表 9-14 和表 9-15。

表 9-14　成组病例 - 对照研究资料的四格表形式

组别	暴露史		合计
	暴露	非暴露	
病例	a	b	$a+b$
对照	c	d	$c+d$
合计	$a+c$	$b+d$	n

表 9-15　1:1 配比的病例 - 对照研究资料的四格表形式

病例组	对照组	
	暴露	非暴露
暴露	a	b
非暴露	c	d

一、病例 - 对照研究中成组设计资料的分析

例 9-14　有人采用病例 - 对照研究，探讨了胸膜间皮瘤与接触石棉的关系，收集的数据见表 9-16，请对该资料作统计分析。

表 9-16　胸膜间皮瘤病例与对照接触石棉史的状况

组别	暴露史		合计
	既往接触过石棉	未接触过石棉	
病例	40	36	76
对照	9	67	76
合计	49	103	152

1. 计算优势比（OR）的值　病例组的暴露比值与对照组的暴露比值之比称为优势比（odds ratio, OR），优势比的含义是指暴露组的疾病危险性为非暴露组的多少倍。

$$OR = \frac{ad}{bc} \tag{9-17}$$

Notes

代入公式（9-17），本例优势比的估计值为 $OR = \dfrac{ad}{bc} = \dfrac{40\times67}{36\times9} = 8.27$

2. 优势比的假设检验   即检验总体 OR 与 1 之间的差别是否具有统计学意义。当 $OR=1$ 时，认为疾病与暴露因素间无联系。

（1）建立检验假设，确定检验水准：

H_0：总体 $OR=1$

H_1：总体 $OR \neq 1$

$\alpha=0.05$

（2）计算检验统计量：

$$\chi^2_{MH} = \frac{(ad-bc)^2(n-1)}{(a+b)(c+d)(a+c)(b+d)} \tag{9-18}$$

公式（9-18）与公式（9-13）十分类似，只是该公式分子后部分是"$(n-1)$"而不是"n"。在 H_0 成立的条件下，该统计量服从自由度为 1 的 χ^2 分布。代入公式（9-18），本例

$$\chi^2_{MH} = \frac{(152-1)(40\times67-36\times9)^2}{76\times76\times49\times103} = 28.75$$

（3）确定 P 值，作出推断结论：因 $\chi^2_{MH} = 28.75 > \chi^2_{0.05,1} = 3.84$，所以 $P<0.05$，按 $\alpha=0.05$ 的水准，拒绝 H_0，接受 H_1，可认为人群中的胸膜间皮瘤与接触石棉有关，接触石棉者发生胸膜间皮瘤的危险性为未接触者的 8.27 倍。

二、匹配设计资料的分析

例 9-15   某地为探讨软组织肉瘤与接触苯氧乙酸或氯酚的关系，进行一项配对病例 - 对照研究，资料整理成表 9-17。

表 9-17   软组织肉瘤病例与对照接触苯氧乙酸或氯酚史状况

软组织肉瘤病例	对照	
	以往接触过	未接触过
以往接触过	3	16
未接触过	3	30

1. 计算优势比（OR）的值

$$OR = \frac{b}{c} \tag{9-19}$$

本例优势比的估计值为 $OR = \dfrac{b}{c} = \dfrac{16}{3} = 5.3$

2. 优势比的假设检验，即检验总体 OR 与 1 之间的差别是否具有统计学意义。

（1）建立检验假设，确定检验水准：

H_0：总体 $OR=1$

H_1：总体 $OR \neq 1$

$\alpha=0.05$

（2）计算检验统计量：由公式（9-10）得到

$$\chi^2 = \frac{(|b-c|-1)^2}{b+c} = \frac{(|16-3|-1)^2}{16+3} = 7.58$$

（3）确定 P 值，作出推断结论：因 $\chi^2 > \chi^2_{0.05,1} = 3.84$，所以 $P<0.05$，按 $\alpha=0.05$ 的水准，拒绝 H_0，接受 H_1，表明软组织肉瘤与接触苯氧乙酸或氯酚史有关联，接触苯氧乙酸或氯酚者发生软组织肉瘤的危险性为不接触者的 5.33 倍。

Notes

第九节　案　例

案例 9-1　某研究者欲比较甲、乙两城市空气质量状况,在甲、乙两城市各测定了 300 个采样点,所得数据见表 9-18,试比较两城市空气质量有无差别。

表 9-18　甲、乙两城市空气质量状况比较

城市	空气质量类别					合计
	优	良	轻度污染	中度污染	重度污染	
甲	193	67	28	7	5	300
乙	154	94	28	18	6	300
合计	347	161	56	25	11	600

检验步骤:

(1)建立检验假设,确定检验水准:

H_0:甲、乙两城市空气质量无差别

H_1:甲、乙两城市空气质量有差别

$\alpha = 0.05$

(2)计算检验统计量:

$$\chi^2 = \frac{\left(193 - \frac{300 \times 347}{600}\right)^2}{\frac{300 \times 347}{600}} + \frac{\left(67 - \frac{300 \times 161}{600}\right)^2}{\frac{300 \times 161}{600}} + \cdots + \frac{\left(6 - \frac{300 \times 11}{600}\right)^2}{\frac{300 \times 11}{600}}$$

$$= 13.84$$

$$\nu = (5-1)(2-1) = 4$$

(3)确定 P 值,作出推断结论:$\chi^2 = 13.84 > \chi^2_{0.05,4} = 9.49$,$P = 0.008 < 0.05$,按 $\alpha = 0.05$ 的水准,拒绝 H_0,接受 H_1,可认为甲、乙两城市空气质量有差别。

请讨论以下问题:

(1)该资料的结论是否正确?

(2)你认为应该如何分析该资料?

小　结

1. χ^2 检验可用于两种类似但不同的情形:①估计两随机变量是否独立(不相关);②估计观察样本分布是否服从某种理论期望分布,即用于拟合优度检验。

2. Pearsonχ^2 统计量是每一格子的观察频数与期望频数之差的平方与期望频数的比值之和,即 $\chi^2 = \sum (O-E)^2 / E$。R×C 行列表的自由度为 $(R-1)(C-1)$。

3. 对于四格表资料,每一格子期望频数 $E \geq 5$,且总例数 $n \geq 40$ 时,采用 Pearsonχ^2 检验。虽然总例数 $n \geq 40$,但其中有一个格子期望频数 $1 \leq E < 5$,采用连续性校正 χ^2 检验。任何一个格子期望频数 $E < 1$,或总例数 $n < 40$,或检验所得 P 值接近于检验水准 α,采用 Fisher 确切概率检验。

4. 对于 R×C 行列表,一般要求各格子的期望频数 E 均应大于 1,且 $E < 5$ 的格子数不宜多于格子总数的 1/5。否则应该采取增加观察例数等措施或进行 Fisher 确切检验。

5. 反映定性变量之间相关程度大小的指标有 ϕ 系数、Cramer 氏 V 系数、列联系数,推荐使用 Cramer 氏 V 系数。

思考与练习

一、最佳选择题

1. 关于两样本率比较,以下说法正确的是（　　）

    A. 可用 t 检验　　　　　　　　　　B. 可用 Z 检验

    C. 可用 F 检验　　　　　　　　　　D. 两样本率比较时,有 $z=\chi^2$

    E. 两样本率比较时,有 $t=\chi^2$

2. 行×列表的 χ^2 检验应注意（　　）

    A. 任意格子的理论数若小于 5,则应该用校正公式

    B. 若有五分之一以上格子的理论数小于 5,则要考虑合理并组

    C. 任一格子的理论数小于 5,就应并组

    D. 若有五分之一以上格子的理论数小于 5,则应该用校正公式

    E. 以上都不是

3. 部分期望频数采用公式 $E_{rc}=n_r \cdot n_c / n$ 求出后,其他期望频数可由减法求出。那么,对于 $R×C$ 表,必须用公式求出期望频数的格子个数为（　　）

    A. $R+C-1$　　　　　　　　　　　B. $R×C$

    C. $R(C-1)$　　　　　　　　　　　D. $C(R-1)$

    E. $(R-1)(C-1)$

4. χ^2 值的取值范围为（　　）

    A. $\chi^2 \leq 1$　　　　　　　　　　　B. $-\infty < \chi^2 < \infty$

    C. $-\infty < \chi^2 < 0$　　　　　　　D. $\chi^2 \geq 1$

    E. $0 < \chi^2 < \infty$

5. 对于总例数 n 为 500 的 4 个样本率的资料做 χ^2 检验,其自由度为（　　）

    A. 497　　　　　　　　　　　　　B. 499

    C. 1　　　　　　　　　　　　　　D. 3

    E. 8

6. 两组计数配对资料比较,当 $(b+c)<40$,应选用下列哪个公式计算检验统计量来判断两组差异的来源（　　）

    A. $(b-c)^2/(b+c)$　　　　　　　　B. $\sum(|O-E|-1)^2/E$

    C. $\sum(|O-E|-1)/E$　　　　　　　D. $(|b-c|-1)^2/(b+c)$

    E. $[(|ad-bc|)^2 n]/[(a+b)(b+c)(a+c)(b+d)]$

7. 比较农村和城镇居民对遗体捐赠的态度,调查 50 名农村居民,愿意捐赠遗体的有 28 名;调查 68 名城镇居民,愿意捐赠遗体的有 55 名,应选用下列哪个公式计算 χ^2 值（　　）

    A. $(b-c)^2/(b+c)$　　　　　　　　B. $\sum(|O-E|-0.5)^2/E$

    C. $\sum(|O-E|-1)^2/E$　　　　　　D. $(|b-c|-1)^2/(b+c)$

    E. 以上均不对

8. 用两种方法治疗胆结石,用中药治疗 19 例 15 人治愈,用西药治疗 18 人,12 人治愈,若比较两组的治疗效果,用（　　）

    A. $\sum(O-E)^2/E$　　　　　　　　B. $\sum(|O-E|-1)^2/E$

    C. $\sum(|O-E|-0.5)^2/E$　　　　　D. $(|O-E|-1)^2/E$

    E. Fisher 确切检验

9. 从甲、乙两文中,查到同类研究的两个率比较的四格表资料,其 χ^2 检验,甲文 $\chi^2 > \chi^2_{0.01,1}$,乙文 $\chi^2 > \chi^2_{0.05,1}$,可认为（　　）

A. 两文结果有矛盾　　　　　　　　B. 两文结果基本一致

C. 甲文结果更为可信　　　　　　　D. 乙文结果更为可信

E. 甲文说明总体的差异较大

10. 进行四个样本率比较的 χ^2 检验，如 $\chi^2 > \chi^2_{0.01, 3}$，可认为（　　　）

A. 各总体率不同或不全相同　　　　B. 各总体率均不相同

C. 各样本率均不相同　　　　　　　D. 各样本率不同或不全相同

E. 有三个样本率不相同

11. 当四格表的周边合计不变时，如果某个格的实际频数有变化，则其理论频数（　　　）

A. 增大　　　　　　　　　　　　　B. 减小

C. 不确定　　　　　　　　　　　　D. 不变

E. 随该格实际频数的增减而增减

12. 对两个无序分类变量的频数表资料作关联性分析，可用（　　　）

A. 秩相关　　　　　　　　　　　　B. 积差相关

C. Cramer 氏 V 系数　　　　　　　　D. 等级相关

E. 线性相关

二、简答题

1. 四格表资料在哪种情况下需要校正？为什么？

2. $R \times C$ 表 χ^2 检验的适用条件及当条件不满足时可以考虑的处理方法是什么？

3. χ^2 检验的基本思想及用途？

4. 配对四格表和普通四格表如何区别？分析方法有何异同？

5. 两样本率比较的 Z 检验与 χ^2 检验有何异同？

6. 什么是拟合优度检验？

7. 请简述 $R \times C$ 表的分类及其检验方法的选择。

8. 为什么有些四格表（或 $R \times C$ 表）必须要计算 Fisher 确切概率？

三、计算分析题

1. 某医师用两种疗法治疗脑血管梗死，结果见表 9-19，试比较两种疗法的疗效是否不同。

表 9-19　两种疗法治疗脑血管梗死效果

疗法	例数		合计	有效率(%)
	有效	无效		
甲	25	6	31	80.65
乙	29	3	32	90.63
合计	54	9	63	85.71

2. 某研究人员调查了 343 例离退休老年人的生活满意度和家庭关系，结果见表 9-20，试分析家庭关系类型与老年人生活满意度的关系。

表 9-20　343 例离退休老年人的家庭关系与生活满意度

家庭关系	满意度		合计	满意度(%)
	满意	不满意		
和睦	174	60	234	74.36
一般	36	57	93	38.71
差	6	10	16	37.50
合计	216	127	343	62.97

Notes

3. 某胸科医院,同时用甲、乙两法测定 202 份痰标本中的抗酸杆菌,结果见表 9-21,问甲、乙两法的检出率有无差别?

表 9-21　甲、乙两法检测痰标本中的抗酸杆菌结果

甲法	乙法		合计
	+	−	
+	49	25	74
−	21	107	128
合计	70	132	202

4. 某医院用两种方法治疗某病,结果见表 9-22,试比较两种方法治疗的效果是否不同?

表 9-22　两种方法治疗效果

疗法	例数		合计	有效率(%)
	有效	无效		
中药	14	4	18	77.8
西药	8	10	18	22.2
合计	22	14	36	61.1

5. 用两种方法检查已确诊的乳腺癌患者 120 名。甲法的检出率为 60%,乙法的检出率为 50%,甲、乙两法一致的检出率为 35%,两种方法的检出率是否相同?

6. 用免疫酶法观察鼻咽癌患者(甲组)、头颈部其他恶性肿瘤患者(乙组)及正常人(丙组)血清中的 EB 病毒壳抗原的免疫球蛋白 A(VCA-IgA)抗体的反应情况,资料见表 9-23。问三组阳性率之间的差别有无统计学意义?

表 9-23　三组受试者中 EB 病毒 VCA-IgA 抗体反应结果

组别	抗体反应		合计
	阳性	阴性	
甲	180	30	210
乙	12	28	40
丙	50	230	280
合计	242	288	530

7. 将酵母细胞之稀释液置于血球计上,数出每一个方格内的酵母细胞数,计数结果如下,试用拟合优度 χ^2 检验判断酵母细胞计数是否服从 Poisson 分布。

方格内细胞数	0	1	2	3	4	5	6	7	合计
方格实测频数	103	143	98	42	8	4	2	0	400

（宇传华　马　骏）

Notes

第十章 基于秩次的假设检验方法

在第七章讲述 t 检验和第八章讲述方差分析时,特别强调:当所比较的样本不服从正态分布,或其所代表的总体间方差不齐,或采取变量变换也不能满足上述条件时,通常需要采用基于秩次的假设检验方法。在第九章讲述行×列表资料的假设检验时,又特别强调:对于单向有序的行×列表资料一般不宜采用 χ^2 检验,通常需采用基于秩次的假设检验方法。本章将要讲述的基于秩次的假设检验方法,也称为秩和检验(rank sum test),属非参数统计学(nonparametric statistics)范畴,是对前述 t 检验、方差分析等参数统计学(parametric statistics)方法的补充或扩展。

非参数统计也是统计学的一个重要分支,它在医学研究中应用十分广泛。在进行统计推断(参数估计或假设检验)时,若根据经验或某种理论能在推断之前就对总体作一些假设,则这些假设无疑有助于提高统计推断的效率;这种情况下的统计推断方法称为"参数统计"。反之,若对总体特征知之甚少,以致于在推断之前不能对总体作任何假设,或仅能作一些非常一般性的假设,如连续分布、对称分布等,此时如果仍然使用参数统计方法,其统计推断的结果显然是不可信的,甚至有可能是错的。统计学上,对总体的分布不作假设或仅作非常一般性假设条件下的统计推断方法称为"非参数统计"。例如,在检验两样本所代表的"两个总体是否相等"时,若假定两总体的分布为方差相等的正态分布 $N(\mu_1, \sigma^2)$ 和 $N(\mu_2, \sigma^2)$,则问题只涉及三个参数 μ_1, μ_2 和 σ^2,这是参数统计问题,可用 t 检验或方差分析等参数统计方法推断其检验假设($H_0: \mu_1 = \mu_2$)是否成立。若只假定两总体的分布为连续,除此之外一无所知,问题涉及的分布不能用上述参数描述,则这是非参数统计问题,需要用本章讲述的基于秩次的假设检验等非参数统计推断方法分析。

由于非参数统计对总体分布的假定要求的条件很宽或不依赖于总体分布类型,因此其相应的统计推断方法不至于因为对总体分布的假定不当而导致重大错误,也容易而又很可靠地获得结论,这是非参数方法优于参数方法的一面。近代理论研究表明,秩和检验等一些重要的非参数统计方法,与相应的参数方法比较时,即使在最有利于后者的情况下,效率上的损失也很小。因此,近年来非参数统计方法在医学研究中的应用日益广泛。实际工作中,当遇到样本所代表的总体分布不易确定、分布呈非正态或方差不齐而又无适当的数据转换方法使其达到正态和方差齐,以及观察指标不能或未加精确测量(如有序分类资料)等情形时,均可采用非参数统计方法进行统计推断。但是,非参数统计方法毕竟需要照顾范围很广的分布。在满足参数检验条件时,非参数统计方法与参数统计方法相比,检验效能低。因此,在满足参数统计方法的条件下,应首选参数检验方法。

非参数统计方法很多,本章主要介绍理论成熟、简便灵活、检验效能较高的基于秩次的假设检验方法(rank-based test methods),即秩和检验(rank sum test)。包括配对设计资料的 Wilcoxon 符号秩和检验、单样本资料的 Wilcoxon 符号秩和检验、完全随机设计两独立样本的 Wilcoxon 秩和检验、完全随机设计多个独立样本的 Kruskal-Wallis 秩和检验和随机区组设计资料的 Friedman 秩和检验。

第一节　配对设计资料的符号秩和检验

配对设计的设计要求与第七章第二节讲述的配对 t 检验的设计要求相同。设有一配对设计样本，对子数为 m，第 $i(i=1,\cdots,m)$ 对具有观察值 (x_i, y_i)，差值 $d_i=x_i-y_i$，μ_d 表示差值 d 的总体均数，M_d 表示差值 d 的总体中位数。若差值 d 服从正态分布，则可以用第七章第二节讲述的"配对样本均数的 t 检验"判断其检验假设（$H_0:\mu_d=0$）是否成立；若差值 d 不满足正态分布条件，则需用本节介绍的 Wilcoxon 符号秩和检验（Wilcoxon signed rank test），又称 Wilcoxon 配对法（Wilcoxon's matched pairs test），判断其检验假设（$H_0:M_d=0$）是否成立。对于配对受试者的观察指标为二分类计数资料的情形，检验方法可采用第九章讲述的 McNemar 配对 χ^2 检验（McNemar's Chi-square test）。

Wilcoxon 符号秩和检验是由 Wilcoxon（1945）提出的，研究目的是推断配对资料的差值是否来自中位数为零的总体。基本思想是假定两种处理效应相同，则差值的总体分布是对称的，总体中位数为零。同理，假定某种处理无作用，则每一受试对象处理前后所得结果之差值的总体中位数亦为零。以例 10-1 说明其检验步骤。

例 10-1　某单位欲研究某保健食品对小鼠是否具有抗疲劳作用，将同种属的小鼠按性别与年龄相同、体重相近配成对子，共 14 对，并将每对中的两只小鼠随机分配到两个不同的保健食品剂量组，测量小鼠负重 5% 体重时的游泳时间（min），结果见表 10-1，试比较不同剂量组的小鼠负重游泳时间有无差别？

表 10-1　不同剂量组小鼠负重游泳时间（min）

小鼠对号 (1)	中剂量组 (2)	高剂量组 (3)	差值 d (4)=(2)-(3)	秩次 (5)
1	14.00	15.20	−1.20	−4
2	13.00	5.50	7.50	8.5
3	15.00	14.00	1.00	2.5
4	17.00	6.50	10.50	12
5	13.00	5.50	7.50	8.5
6	18.00	13.50	4.50	5
7	17.50	10.00	7.50	8.5
8	10.20	10.20	0.00	−
9	10.00	10.00	0.00	−
10	10.50	9.50	1.00	2.5
11	13.80	6.80	7.00	6
12	3.03	3.48	−0.45	−1
13	15.20	5.50	9.70	11
14	16.50	9.00	7.50	8.5

$T_+=73$　　$T_-=5$

对表 10-1 第（4）栏计算所得的配对差值 d 采用第七章第四节介绍的 W 检验进行正态性检验，得到：$W=0.869$，$P=0.040$，按 $\alpha=0.10$ 水准，差值不服从正态分布，故不满足配对 t 检验的条件，宜用 Wilcoxon 符号秩和检验。步骤如下：

1. 求差值　求各对数据的差值，见表 10-1 的第（4）=（2）-（3）栏。

2. 检验假设

$H_0:M_d=0$，即差值的总体中位数等于零

$H_1:M_d\neq 0$，即差值的总体中位数不等于零

双侧 $\alpha=0.05$

3. 编秩　按差值的绝对值由小到大编秩，并按差值的正负给秩次加上正负号。编秩时，若差值为 0，舍去不计；若差值的绝对值相等，取平均秩次，如本例中，差值的绝对值为 7.5 的有 4

Notes

个,它们的位次为 7、8、9 和 10,取平均秩次为 $(7+10)/2=8.5$,或 $(7+8+9+10)/4=8.5$。

4. 求秩和 将所排的秩次赋以原差数的符号,分别求出正、负差值秩次之和,分别以 T_+ 和 T_- 表示。本例,$T_+=73$,$T_-=5$。

5. 确定统计量 T 双侧检验时,以绝对值较小者为统计量 T 值,即 $T=\min(T_+,T_-)$;单侧检验时,任取正差值的秩和或负差值的秩和为统计量 T。记正、负差值的总个数为 n(即 n 为差值不等于 0 的对子数),则 T_+ 与 T_- 之和为 $n(n+1)/2$。本例,$T_+=73$,$T_-=5$,T_+ 与 T_- 之和为 78,恰好等于 $12(12+1)/2$,表明秩和的计算无误;取 $T=\min(T_+,T_-)=5$。

6. 确定 P 值和作出推断结论

(1)查表法:当 $5<n\leq50$ 时,查配对设计用的 T 界值表,若检验统计量 T 值在上、下界值范围内,其 P 值大于相应的概率水平;若 T 值等于上、下界值或在界值范围之外,则 P 值小于相应的概率水平。

注意:当 $n<5$ 时,应用秩和检验不能得到双侧小于 0.05 的概率,故如果取通常的 0.05 检验水准时 n 必须大于或等于 5。

本例,$n=12$,$T=5$,查附表 11,得双侧 $p<0.01$,按 $\alpha=0.05$ 检验水准,拒绝 H_0。可以认为该保健食品的不同剂量对小鼠负重游泳时间的影响不同。

(2)正态近似法:当 $n>50$ 时,可利用秩和分布的正态近似法作出判断。数理统计已经证明:已知 H_0 成立时,统计量 T 近似服从正态分布,即有 $T\sim N(\mu_T,\sigma_T^2)$,其中,$\mu_T=n(n+1)/4$,$\sigma_T=\sqrt{n(n+1)(2n+1)/24}$。据此,可构造检验统计量

$$Z=\frac{T-\mu_T}{\sigma_T} \tag{10-1}$$

据此由正态分布原理,判断是否拒绝 H_0。

当 n 不很大时,统计量 Z 需要作如下的连续性校正:

$$Z=\frac{|T-\mu_T|-0.5}{\sigma_T}=\frac{|T-n(n+1)/4|-0.5}{\sqrt{n(n+1)(2n+1)/24}} \tag{10-2}$$

若相同秩次的个数较多(如超过 25%),用公式(10-2)求得的 Z 值偏小,应按下述的公式(10-3)计算校正的统计量 Z_c。

$$Z_c=\frac{|T-n(n+1)/4|-0.5}{\sqrt{\dfrac{n(n+1)(2n+1)}{24}-\dfrac{\sum(t_j^3-t_j)}{48}}} \tag{10-3}$$

式中,t_j 为第 j($j=1,2,\cdots$)个相同秩次的个数。如例 10-1,有两个差值的绝对值均为 1.0,则 $t_1=2$;有 4 个差值的绝对值均为 7.5,则 $t_2=4$。于是,$\sum(t_j^3-t_j)=(t_1^3-t_1)+(t_2^3-t_2)=(2^3-2)+(4^3-4)=66$。

上述正态近似法的基本原理是:在 H_0 成立的总体中抽样,则当观察例数比较多时,正、负秩和理论上应相等,即使有差别,也只能是某些随机因素造成的。因为 $T_++T_-=n(n+1)/2$,因此,若 H_0 为真,在大多数情况下,T_+ 和 T_- 都应该在 $(T_++T_-)/2=n(n+1)/4$ 附近,并且从差值的随机样本中获得正、负秩和相差悬殊的可能性很小。如果样本的正秩和与负秩和差别太大,我们就有理由拒绝 H_0,接受 H_1,即认为两种处理效应不同或某种处理有作用;反之,不拒绝 H_0,不能认为两种处理效应不同或某种处理有作用。

第二节 单样本资料的符号秩和检验

单样本资料假设检验的目的是推断某随机样本所代表的总体位置是否与已知总体位置(常为标准值或大量观察的稳定值)不相等。若样本来自正态分布总体,则比较的目的是推断样本均数($\bar{X}$)所代表的总体均数(μ)是否与已知的总体均数(μ_0)不等;其检验假设是 $H_0:\mu=\mu_0$,可

Notes

用第七章第一节讲述的"单样本均数 t 检验"推断其检验假设是否成立；若样本来自非正态总体或总体分布无法确定，则比较的目的是推断样本所代表的总体中位数是否与已知的总体中位数不等；其检验假设是 $H_0: M=M_0$，需用本节讲述的 Wilcoxon 符号秩和检验推断其检验假设是否成立。

本法的原理与上述配对设计资料类似，所不同的只是差值为各观察值与已知总体中位数之差：$d=X_i-M_0$，其他符号的意义同配对设计资料。以例 10-2 为例说明其检验的步骤。

例 10-2　已知某地正常人尿氟含量的中位数为 2.15mmol/L。今在该地某化工厂随机抽取 12 名工人，测得尿氟含量（mmol/L），结果见表 10-2。问该厂工人的尿氟含量是否高于当地正常人？

表 10-2　12 名工人尿氟含量（mmol/L）测定结果

尿氟含量 X （1）	差值 $d=X-2.15$ （2）	秩次 （3）
2.15	0	
2.10	−0.05	−2.5
2.20	0.05	2.5
2.12	−0.03	−1
2.42	0.27	4
2.52	0.37	5
2.62	0.47	6
2.72	0.57	7
2.99	0.84	8
3.19	1.04	9
3.37	1.22	10
4.57	2.42	11

$T_+=62.5$　$T_-=3.5$

对表 10-2 第（2）栏计算所得差值 d 采用第七章第四节介绍的 W 检验进行正态性检验，发现其不服从正态分布（$W=0.8380$，$P=0.026$）。因不满足单样本均数 t 检验的条件，宜用 Wilcoxon 符号秩和检验。步骤如下：

1. 求差值　$d=X_i-M_0$，见表 10-2 的第（2）栏。

2. 检验假设

$H_0: M_d=0$，即差值的总体中位数等于零

$H_1: M_d>0$，即差值的总体中位数大于零

单侧 $\alpha=0.05$

3. 编秩　对差值的绝对值编秩，方法同上。

4. 求正、负秩和并确定检验统计量

本例 $T_+=62.5$，$T_-=3.5$，T_+ 与 T_- 之和为 66，恰好等于 $11(11+1)/2$，表明秩和的计算无误；取 $T=\min(T_+, T_-)=3.5$。

5. 确定 P 值并做出推断结论　本例 $n=11$，$T=3.5$，查配对设计用 T 界值表（附表 11），得 $P<0.005$，按 $\alpha=0.05$ 检验水准，拒绝 H_0，接受 H_1。可认为该厂工人尿氟含量高于当地正常人。

第三节　完全随机设计两独立样本的秩和检验

一、两组计量资料的秩和检验

完全随机设计两个样本比较的目的是推断两样本分别代表的总体分布是否不同。若两样

Notes

本均来自正态分布总体，且两总体方差齐，则比较的目的是推断两样本均数（$\bar{X}_1$和$\bar{X}_2$）分别所代表的总体均数（μ_1和μ_2）是否相等；其检验假设是$H_0:\mu_1=\mu_2$，可用第七章第三节讲述的"两独立样本均数的t检验"推断检验假设是否成立；对于不满足上述t检验条件的情形但经适当变量变换后达到条件时仍可用t检验进行分析。但是，当无适当的变量变换方法使其满足t检验条件时，需采用本节介绍的两独立样本的秩和检验（Wilcoxon rank test for two independent samples）；其比较的目的是推断两样本中位数分别所代表的总体中位数是否不等，检验假设是$H_0:M_1=M_2$。以例10-3为例说明其检验步骤。

例10-3　某医院采用随机双盲对照试验，比较新疗法与传统疗法对肾综合征出血热患者的降温效果。试验将患者随机分为两组，分别用新疗法与传统疗法治疗，以用药开始的体温降至正常值时所用的时间（小时）为疗效指标（每天固定时间测量体温四次），结果见表10-3，试比较两种疗法的退热时间有无差别？

表10-3　两种疗法的退热时间（小时）

新疗法		传统疗法	
退热时间	秩次	退热时间	秩次
25	1	36	5
30	2	40	9
32	3	44	11
35	4	48	13.5
37	6	50	15
39	7.5	56	16
39	7.5	59	17
42	10	60	18
46	12	64	19
48	13.5	195	20
		240	21
$n_1=10$	$T_1=66.5$	$n_2=11$	$T_2=164.5$

采用第七章第四节介绍的W检验对两样本进行正态性检验，发现新疗法组的退热时间服从正态分布（$W=0.9830, P=0.9790$）而传统疗法组的退热时间不服从正态分布（$W=0.6298, P<0.001$）。同时，选用第八章第六节介绍的Levene检验法，检验两个总体方差齐性，得到：$F=9.522, P=0.006$，故两总体方差不齐。因此，本例宜用两独立样本的Wilcoxon秩和检验进行比较。步骤如下：

1. 检验假设

H_0：两总体分布相同，即两种疗法对肾综合征出血热患者的退热时间的总体分布相同

H_1：两总体分布不同，即两种疗法对肾综合征出血热患者的退热时间的总体分布不同

$\alpha=0.05$

2. 编秩　将两组数据由小到大统一编秩（为便于编秩可先将两组数据分别由小到大排序）。编秩时有相同数据，取平均秩次。例如，本例中两组均有48，应编秩次为13和14，取平均秩次$(13+14)/2=13.5$。

3. 求秩和并确定统计量T　两组秩次分别相加，其对应的秩和分别为66.5和164.5。

4. 统计量　若两组例数相等，则任取一组的秩和为统计量。若两组例数不等，则以样本例

Notes

数较小者对应的秩和为统计量。本例，$n_1=10$，检验统计量 $T=66.5$。

5. **确定 P 值和作出推断结论** 查表法查 T 界值表（附表 12），先从左侧找到 n_1（n_1 和 n_2 中的较小者），本例为 10；再从表上方找两组例数的差（n_2-n_1），本例，$n_2-n_1=1$；在两者交叉处即为 T 的临界值。将检验统计量 T 值与 T 临界值相比，若 T 值在界值范围内，其 P 值大于相应的概率；若 T 值等于界值或在界值范围外，其 P 值等于或小于相应的概率。本例，概率为双侧 0.01 对应的 T 界值为 73～147；$T=66.5$ 超出该范围，故 $P<0.01$；按 $\alpha=0.05$ 检验水准，拒绝 H_0，可以认为新疗法与传统疗法对肾综合征出血热患者的退热时间的总体分布不同。

正态近似法：如果 n_1 或 n_2-n_1 超出了附表 12 T 界值的范围，可用正态近似进行检验。检验统计量为

$$Z=\frac{\left|T-n_1(n_1+n_2+1)/2\right|-0.5}{\sqrt{n_1 n_2(n_1+n_2+1)/12}} \tag{10-4}$$

据此，按正态分布原理，推断是否拒绝 H_0。

式（10-4）用于无相同秩次或相同秩次不多的情况；若相同秩次较多（比如超过 25%），应按下式进行校正。

$$Z_c=\frac{Z}{\sqrt{c}} \tag{10-5}$$

其中，$c=1-\sum(t_j^3-t_j)/(N^3-N)$，$t_j$ 为第 j 个相同秩次的个数，$N=n_1+n_2$。

二、两组等级资料的秩和检验

对于单向有序的 $R\times2$ 列联表资料，若 R 是等级资料，比较的目的是推断两处理组之间的等级是否不同时，不宜采用 χ^2 检验，通常应采用本节讲述的两独立样本的秩和检验方法。以例 10-4 为例说明其检验步骤。

例 10-4 在一项随机双盲对照临床试验中，研究者欲比较吲哚美辛与吲哚美辛＋皮质激素制剂（简称合剂）治疗肾小球肾病的疗效；将 64 例肾小球肾病患者随机分为两组，分别用吲哚美辛与合剂治疗，全程用药后病情分为完全缓解、基本缓解、部分缓解与无效四个等级，结果见表 10-4，试比较两种药物治疗肾小球肾病的疗效有无不同？

表 10-4　两种药物治疗肾小球肾病的疗效比较

疗效	患者数			秩次范围	平均秩次	秩和	
	吲哚美辛	合剂	合计			吲哚美辛	合剂
（1）	（2）	（3）	（4）	（5）	（6）	（7）=（2）×（6）	（8）=（3）×（6）
完全缓解	2	19	21	1～21	11	22	209
基本缓解	4	5	9	22～30	26	104	130
部分缓解	6	9	15	31～45	38	228	342
无效	15	4	19	46～64	55	825	220
合计	27	37	64			$T_1=1179$	$T_2=901$

1. **检验假设**

H_0：两种药物疗效的总体分布相同

H_1：两种药物疗效的总体分布不同

$\alpha=0.05$

2. **编秩** 本例为等级资料，在编秩时，先按组段计算各等级的合计人数，见表 10-4 第（4）栏，由此确定第（5）栏各组段秩次范围，然后计算出各组段的平均秩次，见第（6）栏，如疗效为

Notes

"完全缓解"共 21 例,其秩次范围为 1-21,平均秩次为 $(1+21)/2=11$。余仿此。

3. 求秩和 以各组段的平均秩次分别与两组各等级例数相乘,再求和得到 T_1 与 T_2,见第 (7) 与 (8) 栏。$T_1=1179$,$T_2=901$。

4. 计算统计量 本例,$n_1=27$ 超过了附表 12 T 界值表范围,需用近似正态检验。每个等级的人数表示相同秩次的个数,即 t_j,此时,需按式(10-4)和式(10-5)计算 Z_c 值。

$$Z = \frac{|T - n_1(n_1 + n_2 + 1)/2| - 0.5}{\sqrt{n_1 n_2 (n_1 + n_2 + 1)/12}} = \frac{|1179 - 27 \times (27 + 37 + 1)/2| - 0.5}{\sqrt{27 \times 37 \times (27 + 37 + 1)/12}} = 4.092$$

$$c = 1 - \sum (t_j^3 - t_j)/(N^3 - N)$$

$$= 1 - \frac{(21^3 - 21) + (9^3 - 9) + (15^3 - 15) + (19^3 - 19)}{64^3 - 64} = 0.923$$

则,

$$Z_c = \frac{Z}{\sqrt{c}} = \frac{4.092}{\sqrt{0.923}} = 4.259$$

5. 确定 P 值,做出推断结论 $Z_c=4.259$,查标准正态分布表,得 $P<0.001$。按 $\alpha=0.05$ 检验水准,拒绝 H_0,接受 H_1,可以认为两种药物对肾小球肾病患者的疗效分布不同。

三、完全随机设计两独立样本的秩和检验的基本思想

假设样本所代表的两个总体分布相同,即 H_0 为两个总体分布相同,可认为两样本是从同一总体中抽取的随机样本,将二者混合后由小到大编秩,两样本组的平均秩和 $\bar{R}_1$ 与 $\bar{R}_2$ 应大致相等,若有细微差别,也可认为是随机抽样引起。换句话说,从相同总体中随机抽样,获得的平均秩和 $\bar{R}_1$ 与 $\bar{R}_2$ 相差很大的可能性非常小,根据数理统计推断原理,这样的小概率事件在一次抽样中不可能发生。实际应用时,如果按上述方法计算的两样本平均秩和 $\bar{R}_1$ 与 $\bar{R}_2$ 相差很大,就有理由按检验水准拒绝 H_0,接受 H_1。

第四节 完全随机设计多个独立样本的秩和检验

一、多组计量资料的秩和检验

完全随机设计多个样本比较的目的是推断各样本分别代表的总体分布是否不同。若多个样本均来自正态分布总体,且任两总体方差齐,则比较的目的是推断多个样本均数分别所代表的总体均数是否不等;其检验假设是 $H_0:\mu_1=\mu_2=\cdots=\mu_k$($k$ 为比较的组数),可用第八章第二节讲述的"完全随机设计资料的方差分析"推断检验假设是否成立;对于不满足上述方差分析条件的情形但经适当变量变换后达到条件时仍可用方差分析进行推断。但是,当无适当的变量变换方法使其满足方差分析条件时,需采用本节介绍的完全随机设计多个独立样本的秩和检验,其比较的目的是推断多个样本中位数分别所代表的总体中位数是否不等,检验假设是 $H_0:M_1=M_2=\cdots=M_k$。本法由 Kraskal 和 Wallis 在 Wilcoxon 秩和检验的基础上扩展而来,又称为 K-W 检验(Kruskal-Wallis test for independent samples)或 H 检验。以例 10-5 为例说明其检验步骤。

例 10-5 在一项动物实验中,研究者欲研究 A、B 两种菌对小鼠巨噬细胞吞噬功能的激活作用,将 59 只小鼠随机分为三组,其中一组为生理盐水对照组,用常规巨噬细胞吞噬功能的检测方法。表 10-5 是三组的吞噬率(%),试比较不同实验条件下小鼠巨噬细胞的吞噬率有无差别?

Notes

表 10-5　不同菌种对小鼠巨噬细胞的吞噬率(%)

A 菌组(1)		B 菌组(2)		对照组(3)	
吞噬率	秩次	吞噬率	秩次	吞噬率	秩次
46	14	52	17	47	15
56	21	53	18	32	5
57	22	54	19	58	23
59	24	55	20	49	16
61	26	60	25	44	11
64	31	62	28	24	3
65	33	62	28	18	1
65	33	62	28	37	8
65	33	63	30	45	12.5
67	36.5	69	40	37	8
67	36.5	70	41	37	8
67	36.5	71	45	25	4
67	36.5	71	45	19	2
68	39	71	45	37	8
71	45	72	49	45	12.5
71	45	88	54	37	8
71	45	90	55		
71	45	92	56		
74	50	95	58		
75	51				
76	52				
77	53				
94	57				
98	59				
R_i	924		701		145
n_i	24		19		16

对该实验的各组吞噬率采用第七章第四节介绍的 W 检验进行正态性检验,得到:A 菌组的吞噬率不服从正态分布($W=0.9087, P=0.033$),B 菌组的吞噬率不服从正态分布($W=0.8948, P=0.039$),C 菌组的吞噬率服从正态分布($W=0.9517, P=0.518$);进而,选用第八章第六节介绍的 Levene 检验法,检验三组吞噬率的总体方差是否齐性,得到:$F=0.7510, P=0.477$,三组吞噬率的总体方差齐。因为 A 菌组和 B 菌组的吞噬率均不服从正态分布,本例宜采用 Kruskal-Wallis 秩和检验。检验步骤为:

1. 检验假设

H_0:三个总体的分布相同,即三个处理组的吞噬率相同

H_1:三个总体的分布不同或不全相同,即三个处理组的吞噬率不同或不全相同

$\alpha=0.05$

2. 编秩　将各组数据混合,由小到大排序并编秩,如遇有相等数值则取平均秩次,如吞噬率为 65 的有 3 个,它们的秩次为 32、33 和 34,取平均秩次为 $(32+33+34)/3=33$。

3. 求秩和　分别将各组秩次相加求得秩和 R_1、R_2 和 R_3。

4. 计算统计量,公式为

$$H=\frac{12}{N(N+1)}\sum\frac{R_i^2}{n_i}-3(N+1)$$

(10-6)

Notes

$$v = k - 1$$

式中，R_i 为各组的秩和，n_i 为各组对应的例数，$N = \sum n_i$，k 为比较的组数。本例，$N = 59$，

$$H = \frac{12}{59(59+1)} \left(\frac{924^2}{24} + \frac{701^2}{19} + \frac{145^2}{16} \right) - 3(59+1) = 32.72$$

5. 确定 P 值并做出推断结论

（1）当组数 $k = 3$，每组例数 $n_i \leqslant 5$，可查附表 13 的 H 界值表得到 P 值。

（2）当组数 $k > 3$，或例数 $n_i > 5$ 时，H 近似地服从自由度为 $v = k - 1$ 的 χ^2 分布，可查 χ^2 界值表得到 P 值。

式（10-6）用于秩次不同或相同秩次不多的情况；若相同秩次较多，如超过 25%，应按式（10-7）计算校正值 H_c。

$$H_c = \frac{H}{c} \tag{10-7}$$

其中，$c = 1 - \sum(t_j^3 - t_j)/(N^3 - N)$，$t_j$ 为第 j 次相持（出现相同秩次）时，相同秩次的个数。本例，

$$c = 1 - \sum(t_j^3 - t_j)/(N^3 - N) = 1 - [(3^3 - 3) + (4^3 - 4) + (7^3 - 7) + (3^3 - 3) + (5^3 - 5)$$
$$+ (2^3 - 2)]/(59^3 - 59) = 0.997$$

$$H_c = 32.72 / 0.997 = 32.818$$

因 $v = k - 1 = 3 - 1 = 2$，$\chi^2_{0.005, 2} = 10.60$，得出 $P < 0.005$。按 $\alpha = 0.05$ 检验水准，拒绝 H_0。可以认为不同菌种对小鼠巨噬细胞吞噬率的作用不同。

二、多组等级资料的秩和检验

对于单向有序的 $R \times C$ 表资料，若 R 是等级资料，比较的目的是推断 C 个处理组之间的等级是否不同时，不宜采用 χ^2 检验；通常应采用本节讲述的 Kruskal-Wallis 秩和检验。以例 10-6 为例说明其检验步骤。

例 10-6　针刺麻醉的随机临床试验中，在针刺麻醉下对肺癌、肺化脓症和肺结核三组患者进行肺切除术，按照针麻的效果由好到差分为 Ⅰ、Ⅱ、Ⅲ、Ⅳ 四个等级，观察结果见表 10-6 中（1）～（5）栏所示，试比较三类患者的针麻效果有无差别？

表 10-6　三类患者肺切除术针麻效果比较

麻醉效果	例数			合计	秩次范围	平均秩次	秩和		
	肺癌	肺化脓症	肺结核				肺癌	肺化脓症	肺结核
（1）	（2）	（3）	（4）	（5）	（6）	（7）	（8）	（9）	（10）
Ⅰ	10	24	48	82	1～82	41.5	415.0	996.0	1992.0
Ⅱ	17	41	65	123	83～205	144.0	2448.0	5904.0	9360.0
Ⅲ	19	33	36	88	206～293	249.5	4740.5	8233.5	8982.0
Ⅳ	4	7	8	19	294～312	303.0	1212.0	2121.0	2424.0
合计	50	105	157	312	—	—	8815.5	17 254.5	22 758.0

1. 检验假设

H_0：三类患者肺切除术针麻效果总体分布相同

H_1：三类患者肺切除术针麻效果总体分布不同或不全相同

$\alpha = 0.05$

2. 编秩　与两样本比较类似，混合编秩。先计算各等级的合计，再确定秩次范围及平均秩次，见表第（5）、（6）和（7）栏。

3. 求秩和　与两样本比较类似，结果见表第（8）、（9）和（10）栏。

4. 计算检验统计量 H

$$H = \frac{12}{N(N+1)} \sum \frac{R_i^2}{n_i} - 3(N+1)$$

$$= \frac{12}{312(312+1)} \left[\frac{(8815.5)^2}{50} + \frac{(17254.5)^2}{105} + \frac{(22758.0)^2}{157} \right] - 3(312+1) = 5.77$$

由于相持较多，故需校正。

$$c = 1 - \sum (t_j^3 - t_j)/(N^3 - N)$$

$$= 1 - [(82^3 - 82) + (123^3 - 123) + (88^3 - 88) + (19^3 - 19)]/(312^3 - 312) = 0.8979$$

则校正值 H_c 为：

$$H_c = H/c = 5.77/0.8979 = 6.43$$

5. 确定 P 值，做出推断结论   已知 H_0 成立时，H_c 近似服从 $\nu = k-1 = 2$ 的 χ^2 分布。据 $H_c = 6.43$ 查 χ^2 界值表，得 $P < 0.05$。按 $\alpha = 0.05$ 检验水准，拒绝 H_0。可以认为，不同类患者肺切除术针麻效果分布的差别有统计学意义。

三、多 重 比 较

与方差分析和 χ^2 检验类似，用 Kruskal-Wallis 秩和检验推断多个总体是否不等时，当推断结论为拒绝 H_0，接受 H_1 时，只能得出各总体分布不同或不全相同的结论，但不能说明任两个总体分布不同。若要对每两个总体分布做出有无不同的推断，需要作组间的多重比较。以例 10-7 说明其检验步骤。

例 10-7   在分析例 10-5 资料时，得到了"不同类患者肺切除术针麻效果分布的差别有统计学意义"，试采用多重比较方法进一步分析两两对比组之间针麻效果的差异是否有统计学意义。

1. 检验假设

H_0：第 i 组与第 j 组所代表的总体分布相等

H_1：第 i 组与第 j 组所代表的总体分布不等

$\alpha = 0.05$

2. 计算检验统计量并确定 P 值   设 R_i 和 R_j 分别为比较的第 i 组和第 j 组样本的秩和，其平均秩和分别为 $\overline{R}_i$ 和 $\overline{R}_j$。

（1）精确法：样本含量较小时，应采用两样本秩和检验的方法，求得统计量的数值后，借助统计软件得到确切的 P 值。

（2）正态近似法：样本含量较大时，可基于正态分布原理进行检验，其检验统计量为

$$Z_{ij} = \frac{\overline{R}_i - \overline{R}_j}{\sigma_{\overline{R}_i - \overline{R}_j}} = \frac{\overline{R}_i - \overline{R}_j}{\sqrt{\frac{N(N+1)}{12} \left(\frac{1}{n_i} + \frac{1}{n_j} \right)}} \qquad (10\text{-}8)$$

其中，$N = \sum_{i=1}^{k} n_i$ 为 k 个样本的总含量，n_i、n_j 分别为第 i 组和第 j 组的样本含量。

当相同秩次的个数较多时（大于25%），用校正值：

$$Z_{ijc} = \frac{Z_{ij}}{\sqrt{c}} \qquad (10\text{-}9)$$

其中，$c = 1 - \dfrac{\sum (t_i^3 - t)}{N^3 - N}$，利用标准正态分布表或统计软件求得统计量数值所对应的 P 值。

3. 作出统计推断结论   将某两组比较所得 P 值与多重比较校正后的检验水准 α' 比较，若 $P < \alpha'$，则拒绝 H_0。

4. 检验水准的调整（见第九章第四节 Bonferroni 法）   对表 10-5 的资料进行两两比较，按

$\alpha = 0.05$ 总的检验水准，每次比较必须采用调整的检验水准

$$\alpha' = \frac{0.05}{3(3-1)/2} = 0.017$$

结果详见表 10-7。可以看出，A 菌组和 B 菌组均与对照组吞噬率的总体分布的差别有统计学意义，而不能认为两实验组间吞噬率的总体分布的差别有统计学意义。

表 10-7　三组样本秩和的两两比较

对比组	$|\bar{R}_i - \bar{R}_j|$	$\sigma_{\bar{R}_i - \bar{R}_j}$	Z_{ij}	P
(1)	(2)	(3)	(4)	(5)
A 菌组与 B 菌组	1.6053	5.2743	0.3044	> 0.500
A 菌组与对照组	29.4375	5.5434	5.3104	< 0.001
B 菌组与对照组	27.8322	5.8278	4.7758	< 0.001

第五节　随机区组设计资料的秩和检验

第八章第三节讲述的"随机区组设计"资料的分析，当各处理组的观察指标是计量资料且满足方差分析的条件时，可用随机区组设计方差分析。对于不满足上述方差分析条件的情形但经适当变量变换后达到条件时仍可用方差分析进行推断。但是，当无适当的变量变换方法使其满足方差分析条件时，需采用本节介绍的随机区组设计资料的 Friedman 秩和检验（Friedman's test）。如果观察指标是计数资料，可用 Cochran 检验（参见 E.L.Lehmann，1975，Nonparametrics）。

随机区组设计的秩和检验是由 M·Friedman 在符号检验的基础上提出来的，又称 M 检验，目的是推断各处理组样本分别代表的总体分布是否不同。Friedman 检验的基本思想：令 X_{ij} 为第 i 区组（$i=1,2,\cdots,b$）、第 j 处理组（$j=1,2,\cdots,k$）的个体观察值，数据区组（b 行）与处理组（k 列）排列如表 10-8。

表 10-8　随机区组设计的资料格式

区组	处理组			
	1	2	⋯	k
1	X_{11}	X_{12}	⋯	X_{1k}
2	X_{21}	X_{22}	⋯	X_{2k}
⋯	⋯	⋯	⋯	⋯
b	X_{b1}	X_{b2}	⋯	X_{bk}

将各区组内的观察值按从小到大的顺序进行编秩，如果各处理的作用相同，即 H_0：各处理组的中位数相等或各处理组的总体分布相同，则可以认为各处理组样本来自同一总体，其秩次的分布应该是随机的，各区组内的秩 $1,2,\cdots,k$ 应以相等的频率出现在各处理组（列）中。换句话说，对于任意区组，在任何处理条件下出现最大秩或最小秩应是随机的，因此，各处理组的秩和应该大致相等。在 H_0 成立的条件下，各处理组的秩和相差比较大的可能性很小；在 H_0 不成立的条件下，则各处理组的秩和相差比较小的可能性很小。因此，实际中，如果按上述方法所得各处理样本秩和 $R_1,R_2,\cdots,R_k$ 相差很大，也即 Friedman 检验统计量 χ^2 很大，就有理由按检验水准拒绝 H_0，接受 H_1。以例 10-8 说明 Friedman 检验的步骤。

例 10-8　在某项随机区组设计的动物实验中，不同种系雌性家兔注射不同剂量雌激素后子宫重量（g）如表 10-9，试比较 4 个剂量组雌性家兔子宫重量的差别有无统计学意义。

Notes

表 10-9   不同种系雌性家兔注射不同剂量雌激素后子宫重量（g）

种系	雌激素注射剂量（μg/100g 体重）			
	A 组（0.2）	B 组（0.4）	C 组（0.6）	D 组（0.8）
甲	63（2）	54（1）	138（3）	188（4）
乙	90（1）	144（2）	220（3）	238（4）
丙	54（1）	92（3）	83（2）	300（4）
丁	45（1）	100（2）	213（4）	140（3）
戊	54（2）	36（1）	150（3）	175（4）
己	72（1）	90（2）	163（3）	300（4）
庚	64（1）	87（2）	185（3）	207（4）
T_i	9	13	21	27

对该实验的不同剂量组家兔的子宫重量采用第七章第四节介绍的 W 检验进行正态性检验，各组子宫重量均服从正态分布：A 组（$W=0.9395$，$P=0.634$）、B 组（$W=0.9408$，$P=0.646$）、C 组（$W=0.9528$，$P=0.755$）和 D 组（$W=0.9202$，$P=0.471$）。选用第八章第六节介绍的 Levene 检验法，检验四个剂量组子宫重量的总体方差齐性，$F=3.473$，$P=0.032$，按 $\alpha=0.05$ 水准，四个剂量组子宫重量的总体方差不齐。本例不宜采用方差分析推断各剂量组雌性家兔子宫重量的差别是否有统计学意义，宜采用 Friedman 秩和检验。

1. 检验假设

H_0：4 种剂量雌激素注射后家兔子宫重量总体分布相同

H_1：4 种剂量雌激素注射后家兔子宫重量总体分布不同或不全相同

$\alpha=0.05$

2. 计算统计量 M 值

（1）编秩：先将各配伍组内数据由小到大编秩，相同数值者取平均秩次。

（2）求秩和并计算检验统计量：计算各处理组的秩和 T_i；按式（10-10）计算统计量 M 值

$$M = \Sigma(T_i - \overline{T})^2 \tag{10-10}$$

式中，$\overline{T} = \dfrac{\Sigma T_i}{k}$，$k$ 为处理组数。

本例，$\overline{T} = \dfrac{9+13+21+27}{4} = 17.5$，

则 $M = (9-17.5)^2 + (13-17.5)^2 + (21-17.5)^2 + (27-17.5)^2 = 195$。

3. 确定 P 值，做出推断结论   以处理组数 k 和配伍组数 b 查附表 14 M 界值表，得出 P 值。本例，$k=4$，$b=7$，查附表 14 M 界值表，$M_{0.05(4,7)}=92$，$M=195>92$，$P<0.05$，按 $\alpha=0.05$ 检验水准，拒绝 H_0，接受 H_1，结论为注射不同剂量雌激素后，家兔子宫重量的差别有统计学意义。

当处理组数 k 或配伍组数 b 超出附表 M 界值表的范围时，可采用近似 χ^2 分布法，公式为

$$\chi^2 = \frac{12}{bk(k+1)}\Sigma T_i^2 - 3b(k+1), \quad \nu = k-1 \tag{10-11}$$

式中，k 为处理组数，b 为配伍组数，T_i 为第 i 个处理组的秩和。

当各区组间相同的秩次较多时，须用式（10-12）进行校正。

$$\chi_C^2 = \chi^2 / C \tag{10-12}$$

其中，$C = 1 - \Sigma(t_j^3 - t_j)/bk(k^2-1)$。$t$ 为各区组内第 j 个具有相同秩次的个数，b 为配伍组数，k 为处理组数。由于 $C<1$，故校正的 $\chi_C^2 > \chi^2$，对应的 P 值减小。χ_C^2 在下列情况下意义较大：①相同数据的个数在各配伍组中所占比重较大时；②所得 P 值在检验水准附近时。

本例，若采用上述 χ^2，则得到 $\chi^2 = 16.714$，$p=0.001$，拒绝 H_0，接受 H_1，结论与上述查表法

Notes

相同。

4. 多重比较　当用 Friedman 检验拒绝 H_0 后,需要对任意两处理组间进行多重比较。仍以上述例 10-8,说明其方法步骤。经上述 Friedman 检验,按 $\alpha=0.05$ 检验水准,拒绝 H_0,接受 H_1,结论为注射不同剂量雌激素后,家兔子宫重量的差别有统计学意义。四个剂量组间的两两比较的方法步骤如下:

(1) 检验假设:

H_0: 任意 2 个剂量组家兔子宫重量的总体分布相同

H_1: 任意 2 个剂量组家兔子宫重量的总体分布不同

$\alpha=0.05$

(2) 计算检验统计量并确定 P 值:设 R_i 和 R_j 分别为比较的第 i 组和第 j 组样本的秩和,其平均秩和分别为 $\bar{R}_i$ 和 $\bar{R}_j$。当样本含量较小时,应采用配对设计的秩和检验方法,求得统计量的数值后,借助统计软件得到确切的 P 值。当样本含量较大时,可用正态近似法。检验统计量为

$$Z_{ij} = \frac{\bar{R}_i - \bar{R}_j}{\sigma_{\bar{R}_i - \bar{R}_j}} = \frac{\bar{R}_i - \bar{R}_j}{\sqrt{\dfrac{k(k+1)}{6b}}} \tag{10-13}$$

利用标准正态分布表或统计软件求得统计量数值所对应的 P 值。

(3) 作出统计推断结论:将某两组比较所得 P 值与调整以后的检验水准 α' 比较,若 $P<\alpha'$,则拒绝 H_0。

(4) 检验水准的调整(Bonferroni 法):与完全随机设计类似,为保证第一类错误的概率总共不超过 α,按第九章第四节介绍的 Bonferroni 法调整每次比较的第一类错误概率 α'。

第六节　案　　例

案例 10-1　在某项临床试验中,研究者为评价甲、乙两种药物对皮肤癣菌的杀菌作用,以咪康唑散为对照药物,将 315 例浅部真菌病患者随机分为甲、乙两治疗组和对照组,分别为 104 例、106 例和 105 例。治疗 3 周之后,结果见表 10-10,试比较甲乙两种药物治疗浅部真菌的疗效如何?

表 10-10　三种药物治疗某病患者疗效结果

疗效	甲治疗组	乙治疗组	对照组	合计
治愈	56	40	38	130
显效	36	50	56	146
好转	10	12	11	33
无效	2	3	1	6
合计	104	105	106	315

研究者采用行×列表资料 χ^2 检验,得到: $\chi^2 = n(\sum\dfrac{A^2}{n_R n_C}-1)=9.997$, $v=6$, $P\leqslant0.125$,考虑到理论数小于 5 的格子数太多,用 Fisher 精确概率法得 $P=0.107$,在 $\alpha=0.05$ 的检验水准上,不能认为甲乙两药物与对照组的疗效不同。

请讨论:

(1) 该资料的分析方法是否合适?为什么?

(2) 应该如何分析该资料?用你所熟悉的软件对资料进行分析。

Notes

小　结

　　本章介绍了非参数统计的基本概念，重点讲述了广泛应用于生物医学研究领域的"基于秩次的非参数检验方法"。非参数统计方法是指研究者对所推断总体的参数特征知之甚少的情况下，进行统计推断的方法。从统计学的角度，非参数方法不依赖总体参数即可进行假设检验等统计推断。因此，有时非参数统计方法也被称为任意参数方法或任意分布方法。统计学上，这种称谓也许更合适。一般认为，基于秩次的非参数检验方法较其他非参数检验方法更加高效，因而此类方法在非参数统计领域中占有重要地位。

　　本章介绍的基于秩次的非参数检验方法包括 Wilcoxon 符号秩和检验、完全随机设计两独立样本的 Wilcoxon 秩和检验、完全随机设计多个独立样本的 Kruskal-Wallis 秩和检验，以及随机区组设计资料的 Friedman 秩和检验。对于配对设计或单样本资料的假设检验问题，如果不能满足 t 检验的条件，则需用 Wilcoxon 符号秩和检验对其进行检验。对于完全随机设计两个独立样本均数的比较问题，两独立样本的 t 检验条件不能满足时，则需用两独立样本的 Wilcoxon 秩和检验对其进行检验；而对于完全随机设计多个独立样本均数的比较问题，若单因素方差分析条件得不到满足，应采用多个独立样本的 Kruskal-Wallis 秩和检验对其进行检验。对于完全随机设计的 $R \times 2$ 的列联表资料，若行变量 R 为有序等级变量，在比较 2 个处理组的等级差异时，需采用两独立样本的 Wilcoxon 秩和检验，类似地，对于 $R \times C$ 列联表资料，若行变量 R 为有序等级变量，需采用多个独立样本的 Kruskal-Wallis 秩和检验推断 C 个处理组间的等级差异。对于随机区组设计资料，若双因素方差分析条件不能满足，则需采用 Friedman 秩和检验对处理组间的差异进行推断。表 10-11 概括总结了上述各种检验方法的设计类型、数据特点、方法要点和使用注意事项。

　　需特别注意，在参数检验条件满足的情况下，非参数检验通常较参数检验的效率低。所以，此时应首选参数检验方法。

表 10-11　秩和检验方法要点及注意事项

检验方法	设计类型和数据特点	方法要点	注意事项
符号秩和检验	1. 适合配对设计，若差值来自非正态总体； 2. 单一样本与中位数比较，一组样本资料来自非正态总体或总体分布无法确定。	1. 依差值的绝对值编秩，再赋以差值的正负号，求 T_+ 和 T_-； 2. 确定检验统计量 T：双侧，$T = \min(T_+, T_-)$；单侧，任取 T_+ 或 T_- 为 T； 3. 确定 P 值：当 $n \leq 50$，查表法；当 $n > 50$，正态近似法。	1. 编秩时如遇差值绝对值相同，应取平均秩次； 2. 当 $n < 5$ 时，不能得出有显著性的结论。
Wilcoxon 秩和检验	1. 适合完全随机设计两组独立样本比较； 2. 两样本为连续型变量，来自非正态总体或方差不齐； 3. 两样本结果变量为有序多分类变量。	1. 按两组数据混合后统一由小到大编秩； 2. 确定检验统计量 T：以样本例数较小者 n_1 的秩和为 T； 3. 确定 P 值：当 $n_1 < 10$，$n_2 - n_1 < 10$ 时，查表法；当 $n_1 > 10$ 或 $n_2 - n_1 > 10$ 时，正态近似法。	1. 编秩时如遇相同数据时，应取其平均秩次； 2. 当相同秩次较多时，应使用校正公式。

续表

检验方法	设计类型和数据特点	方法要点	注意事项
K-W检验 （H检验）	1. 适合完全随机设计多组独立样本比较； 2. 多组独立样本为连续型变量值，来自非正态总体或方差不齐；或进行数据变换仍不满足正态性或方差齐性； 3. 各样本结果变量为有序多分类变量。	1. 按 k 组数据混合后统一由小到大编秩； 2. 计算检验统计量 H：求出各组的秩和 R_i，计算检验统计量 H； 3. 确定 P 值：当 $k=3$，$n_i \leqslant 5$ 时，查 H 界值表；当 $k>3$ 或 $n_i>5$ 时，χ^2 近似法，H 近似服从自由度为 $v=k-1$ 的 χ^2 分布，查 χ^2 界值表。 4. 有统计学意义应进行多个样本两两比较的秩和检验。	1. 编秩时如遇相同数据时，应取其平均秩次； 2. 当相同秩次较多时，应使用校正公式。
Friedman 秩和检验 （M检验）	1. 适合配伍组设计； 2. 连续型变量，各处理组数据不满足方差分析的条件，或变换后仍不能满足条件。	1. 先将各区组内数据由小到大编秩； 2. 计算检验统计量 M：先将各处理组的秩次相加，得到各处理组秩和 R_j，再计算检验统计量 M； 3. 确定 P 值：当 $b \leqslant 15$，$k \leqslant 15$ 时，查 M 界值表；当处理数 k 或区组数 b 超出 M 界值表的范围时，近似 χ^2 分布法。 4. 有统计学意义应进行各处理组间的多重比较。	1. 编秩时如遇相同数据时，应取其平均秩次； 2. 当相同秩次较多时，应使用校正公式。

思考与练习

一、最佳选择题

1. 对于完全随机设计的多个独立样本比较，当比较的各组间方差不齐，且部分处理组数据经正态性检验不服从正态分布时，宜选用的检验方法是（　　）

 A. t 检验   B. H 检验

 C. M 检验   D. χ^2 检验

 E. 符号秩和检验

2. 两小样本定量资料比较的假设检验，首先应考虑（　　）

 A. 用 t 检验   B. 用秩和检验

 C. t 检验与秩和检验均可   D. 资料符合 t 检验还是秩和检验的条件

 E. χ^2 检验

3. 对于 $R \times C$ 列联表资料，若行变量是 R 个等级的资料，比较的目的是推断列变量的 C 个处理组处理效应的等级是否不同时，宜用（　　）

 A. t 检验   B. χ^2 检验

 C. 秩和检验   D. F 检验

 E. χ^2 检验和秩和检验均可用

4. 在作两样本均数比较时，已知 n_1、n_2 均小于 30，总体方差不齐且呈极度偏峰的资料宜用（　　）

Notes

A. t' 检验 　　　　　　　　　　B. t 检验

C. u 检验 　　　　　　　　　　D. 秩和检验

E. t' 检验与秩和检验均可

5. 三组比较的秩和检验，样本例数均为 5，确定 P 值应查（　　　）

A. χ^2 界值表 　　　　　　　　B. H 界值表

C. T 界值表 　　　　　　　　　D. M 界值表

E. 以上均不可

6. 在统计检验中是否选用非参数统计方法（　　　）

A. 要根据研究目的和数据特征作决定

B. 可在算出几个统计量和得出初步结论后进行选择

C. 要看哪个统计结论符合专业理论

D. 要看哪个 P 值更小

E. 只看研究目的

7. 随机区组设计资料，当处理组间方差不齐，部分处理组效应指标不服从正态分布时，宜选用的方法是（　　　）

A. t 检验 　　　　　　　　　　B. 方差分析

C. Wilcoxon 秩和检验 　　　　　D. K-W 检验

E. Friedman 秩和检验

8. 某市铅作业工人的血铅值的中位数为 $1.11\mu mol/L$，非铅作业工人的血铅值（$\mu mol/L$）的中位数为 $0.40\mu mol/L$，$1.11\mu mol/L$ 与 $0.40\mu mol/L$ 不同，原因很可能是（　　　）

A. 样本例数太少 　　　　　　　B. 抽样误差

C. 总体平均数不同 　　　　　　D. 系统误差

E. 样本平均数不可比

二、简答题

1. 举例说明参数检验与非参数检验的有何不同？说明选用非参数检验方法的基本原则？

2. 秩和检验有哪些优缺点？

3. 两组或多组有序分类资料的比较，为什么宜用秩和检验而不用 χ^2 检验？

三、计算分析题

1. 某研究人员用中药舒心散治疗 21 例冠心病患者，分别于治疗前和治疗后 1 个月检测优球蛋白（ELT），结果见表 10-12，试比较用药前后冠心病患者的 ELT 水平有无差别？

表 10-12　21 例冠心病患者治疗前后 ELT 测定结果

患者编号	治疗前	治疗后 1 个月	患者编号	治疗前	治疗后 1 个月
1	190	187	12	125	226
2	175	220	13	60	87
3	110	150	14	140	114
4	140	160	15	72	75
5	50	53	16	75	225
6	75	125	17	152	155
7	75	100	18	80	120
8	70	67	19	185	170
9	235	225	20	240	190
10	120	140	21	88	115
11	85	70			

Notes

2. 某研究中心为观察溶脲脲原体（UU）感染对家兔精子质量的影响,分别测定 10 只兔子感染 UU 前后的精子密度 $10^9/L$,数据见表 10-13,试分析溶脲脲原体是否影响家兔的精子密度。

表 10-13   UU 感染前后家兔精子密度 $10^9/L$ 的变化

编号	1	2	3	4	5	6	7	8	9	10
感染前	336	371	386	364	377	292	288	304	333	302
感染后	258	291	300	285	298	303	312	260	339	290

3. 用中草药治疗不同类型的小儿肺炎,其疗效分为 4 个等级,结果见表 10-14,试比较该药物对不同类型的小儿肺炎疗效有无差别?

表 10-14   用某中草药治疗不同类型的小儿肺炎的疗效

疗效	病毒性肺炎 （1）	细菌性肺炎 （2）	合计 （3）
控制	65	42	107
显效	18	6	24
有效	30	23	53
无效	13	11	24
合计	126	82	208

4. 某药厂为观察某新药治疗胃溃疡的效果,对已有溃疡的大鼠随机分组后,一组用新药治疗,另一组不用药,一段时间后分别测定两组大鼠的胃黏膜溃疡面面积（cm^2）,数据见表 10-15,试分析该药物是否有效?

表 10-15   两组大鼠胃溃疡面积（cm^2）

治疗组	非治疗组
0.035	0.085
0.046	0.213
0.056	0.232
0.056	0.294
0.063	0.311
0.068	0.341
0.072	0.375
0.085	0.420
0.102	

5. 某研究者欲研究 A、B 两个菌种对小鼠巨噬细胞吞噬功能的激活作用,将 57 只小鼠随机分为三组,其中一组为生理盐水对照组,用常规巨噬细胞吞噬功能的检测方法,获得三组的吞噬指数见表 10-16。试写出正确分析该资料的统计分析思路和基本步骤。

表 10-16   不同菌种对小鼠巨噬细胞的吞噬指数

A 菌组		B 菌组			对照组	
1.30	1.70	1.80	2.30	3.00	1.50	3.75
1.40	1.70	1.80	2.66	3.10	1.80	3.75
1.50	2.10	2.20	2.66	3.10	1.80	4.00
1.50	2.30	2.20	2.68	3.10	2.00	4.00

Notes

续表

A菌组		B菌组			对照组	
1.60	2.30	2.20	2.68	3.10	2.30	4.00
1.60	2.30	2.20	2.70	3.20	2.30	4.70
1.70	2.40	2.30	2.80	4.30	2.40	4.70
1.70	2.40	2.30	2.80	4.30	2.40	5.45
1.70						

6. 四种疾病患者痰液内嗜酸性粒细胞的检查结果见表10-17。问四种疾病患者痰液内嗜酸性粒细胞的等级分布有无差别？

表 10-17　四种疾病患者痰液内嗜酸性粒细胞等级比较

白细胞等级	例数			
	支气管扩张	肺水肿	肺癌	病毒性呼吸道感染
（1）	（2）	（3）	（4）	（5）
－	1	4	7	4
+	3	6	9	7
++	10	6	5	5
+++	7	2	4	1
合计	21	18	25	17

7. 在某项实验中，9名受试对象对四种不同频率声音刺激的反应率（%）结果如表10-18。该设计属何种类型的实验设计，写出对该资料进行分析的正确思路和基本步骤。

表 10–18　9名受试对象对四种不同频率声音刺激的反应率比较

受试号	频率A	频率B	频率C	频率D
1	8.4	9.6	9.8	11.7
2	11.6	12.7	11.8	12.0
3	9.4	9.1	10.4	9.8
4	9.8	8.7	9.9	12.0
5	8.3	8.0	8.6	8.6
6	8.6	9.8	9.6	10.6
7	8.9	9.0	10.6	11.4
8	7.8	8.2	8.5	10.8
9	7.7	9.5	12.5	11.8

8. 选做题：用你所熟悉的统计学软件或计算机语言，对于来自非正态分布的两独立样本，模拟比较 t 检验和 Wilcoxon 秩和检验的功效。领会参数检验与非参数检验的不同及使用非参数检验的基本原则。

模拟指导：从两个非正态分布总体中，随机抽取含量分别为10的两个样本，重复1000次。

（1）取检验水准 $\alpha = 0.05$，两总体均数确有差别的情况下，观察 t 检验和 Wilcoxon 秩和检验的检验功效。

（2）取检验水准 $\alpha = 0.05$，从两个固定的非正态分布总体中进行随机抽样，样本含量逐渐增加时，观察两种方法检验功效的变化趋势。

（3）将分别来自非正态分布总体的两随机样本的数据通过变量变换正态化后进行 t 检验，

Notes

同时对上述两随机样本的数据直接进行 Wilcoxon 秩和检验,比较两种方法的检验功效。

(4)将服从非正态分布的两独立样本通过变量变换正态化后,分别再进行 t 检验和 Wilcoxon 秩和检验,比较二者的功效。

(薛付忠)

Notes

第十一章 简单线性回归

第一节 简单线性回归

一、线性回归的概念

在前面几章中,已经讨论了单变量(univariate)计量资料的统计分析方法,重在描述某一变量的统计特征或比较该变量组间有无差别。但在很多医学科研实践中,常常需要对两个变量间的关系进行研究,例如血压与年龄的关系,糖尿病患者的血糖与胰岛素水平的关系等。

在两个变量的资料中,如果一个变量 Y 随另一个变量 X 呈现出线性变化规律,则两变量间便构成了一种线性依存关系,而揭示这种关系的有效统计学方法就是线性回归(linear regression)。为了说明线性回归中的有关概念,现以例11-1中20名正常成年男性运动后最大心率与年龄的关系来加以说明。

例11-1 某医师为了研究正常成年男性运动后最大心率与年龄的关系,测得20名正常成年男性的有关数据如表11-1(见第(2)、(3)栏)所示。

表11-1 20名正常成年男性的年龄(岁)与运动后最大心率(次/分)

序号 (1)	年龄(X) (2)	心率(Y) (3)	X^2 (4)	Y^2 (5)	XY (6)
1	45	164	2025	26 896	7380
2	35	185	1225	34 225	6475
3	37	186	1369	34 596	6882
4	44	167	1936	27 889	7348
5	47	142	2209	20 164	6674
6	49	150	2401	22 500	7350
7	47	147	2209	21 609	6909
8	47	153	2209	23 409	7191
9	42	167	1764	27 889	7014
10	41	170	1681	28 900	6970
11	40	165	1600	27 225	6600
12	43	158	1849	24 964	6794
13	43	166	1849	27 556	7138
14	39	173	1521	29 929	6747
15	37	186	1369	34 596	6882
16	42	165	1764	27 225	6930
17	48	139	2304	19 321	6672
18	36	179	1296	32 041	6444
19	39	182	1521	33 124	7098
20	35	192	1225	36 864	6720
合计	836 (ΣX)	3336 (ΣY)	35 326 (ΣX^2)	560 922 (ΣY^2)	138 218 (ΣXY)

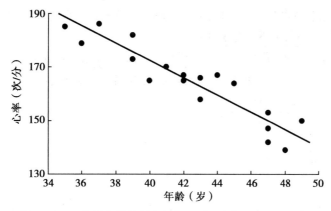

图 11-1　正常成年男性的年龄与运动后最大心率的散点图

在描述运动后最大心率与年龄的依存变化的数量关系时,将年龄作为自变量(independent variable),用 X 表示;运动后最大心率作为应变量(dependent variable),用 Y 表示。在直角坐标系上,得到如图 11-1 的散点图,可见运动后最大心率 Y 随年龄 X 增加而减小,且呈直线变化趋势,但并非所有的点恰好都在一条直线上。这与两变量间严格对应的函数关系不同,称为线性回归。线性回归是回归分析中最基本、最简单的一种,故又称简单线性回归(simple linear regression),其统计学模型为

$$\mu_{Y|X} = \alpha + \beta X + \varepsilon \tag{11-1}$$

上述模型假定对于 X 各个取值,相应的 Y 值总体服从正态分布,其均数 $\mu_{Y|X}$ 在一条直线上。其中 α 为该回归直线的截矩(intercept), β 是回归直线的斜率(slope),又称为回归系数(regression coefficient), ε 为随机误差,且 $\varepsilon \sim N(0, \sigma^2)$。通常情况下,研究者只能获取一定数量的样本数据,此时,用该样本数据建立的有关 Y 依 X 变化的线性回归方程表达式为

$$\hat{Y} = a + bX \tag{11-2}$$

式中 $\hat{Y}$ 实际上是 X 所对应的 Y 总体均数 $\mu_{Y|X}$ 的一个样本估计值,称为回归方程的预测值(predictive value),而 a、b 分别是 α 和 β 的样本估计值。其中 a 称为常数项(constant term),是回归直线在 Y 轴上的截距。b 称为回归系数,即回归直线的斜率,其统计学意义是 X 每增(减)一个单位,Y 平均改变 b 个单位。$b > 0$,表示直线从左下方走向右上方,即 Y 随 X 增大而增大;$b < 0$,表示直线从左上方走向右下方,即 Y 随 X 增大而减小。

二、回归参数的估计

从散点图来看,求解 a、b 实际上就是怎样"合理地"找出一条能最好地代表数据点分布趋势的直线。将实测值 Y 与假定回归线上的估计值 $\hat{Y}$ 的纵向距离 $Y - \hat{Y}$ 称为残差(residual)或剩余值,当然各点的残差越小越好。由于考虑到每个点的残差有正有负,故通常取各点的残差平方和最小的直线为所求直线,这就是所谓"最小二乘法"(least squares method)原则。根据这一原则,数学上可导出 a、b 的算式如下

$$b = \frac{l_{XY}}{l_{XX}} = \frac{\sum(X - \bar{X})(Y - \bar{Y})}{\sum(X - \bar{X})^2} \tag{11-3}$$

$$a = \bar{Y} - b\bar{X} \tag{11-4}$$

公式(11-3)中 l_{XY} 为 X 与 Y 的离均差交叉乘积和,简称离均差积和,也可按公式(11-5)计算。

$$l_{XY} = \sum(X - \bar{X})(Y - \bar{Y}) = \sum XY - \frac{(\sum X)(\sum Y)}{n} \tag{11-5}$$

例 11-2　试根据例 11-1 的数据求正常成年男性的运动后最大心率 Y 对年龄 X 的线性回归方程。

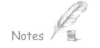

Notes

（1）由原始数据及散点图（图11-1）的初步分析，本例资料呈直线趋势，故作下列计算。

（2）求 $\sum X$、$\sum Y$、$\sum X^2$、$\sum Y^2$、$\sum XY$。

$\sum X = 836$，$\sum Y = 3336$；$\sum X^2 = 35\,326$，$\sum Y^2 = 560\,922$；$\sum XY = 138\,218$

（3）计算 X、Y 的均数 $\bar{X}$、$\bar{Y}$，离均差平方和 l_{XX}、l_{YY} 与离均差积和 l_{XY}。

$$\bar{X} = \frac{\sum X}{n} = \frac{836}{20} = 41.8$$

$$\bar{Y} = \frac{\sum Y}{n} = \frac{3336}{20} = 166.8$$

$$l_{XX} = \sum(X - \bar{X})^2 = \sum X^2 - \frac{(\sum X)^2}{n} = 35\,326 - \frac{(836)^2}{20} = 381.2$$

$$l_{YY} = \sum(Y - \bar{Y})^2 = \sum Y^2 - \frac{(\sum Y)^2}{n} = 560\,922 - \frac{(3336)^2}{20} = 4477.2$$

$$l_{XY} = \sum(X - \bar{X})(Y - \bar{Y}) = \sum XY - \frac{(\sum X)(\sum Y)}{n}$$
$$= 138\,218 - \frac{(836)(3336)}{20} = -1226.8$$

（4）求回归系数 b 和截距 a。

$$b = -1226.8 / 381.2 = -3.218$$
$$a = 166.8 - (-3.218)(41.8) = 301.3124$$

（5）列出回归方程：$\hat{Y} = 301.3124 - 3.218X$

三、回归模型及参数的统计推断

1. 回归模型的假设检验   前面所求得的回归方程是否成立，即 X、Y 是否有直线关系，是回归分析要考虑的首要问题。如果 X、Y 没有直线关系，那么所建立的方程就没有意义。即使 X、Y 的总体回归系数 β 为零，由于抽样误差的影响，其样本回归系数 b 也不一定为零。因此，需要通过假设检验来对回归模型是否成立进行统计推断，即检验总体回归系数 β 是否为零，可采用方差分析或 t 检验，两者是等价的。在讲述方差分析之前，先对应变量 Y 的离均差平方和 l_{YY} 作一分析。

（1）Y 变异的分解：如图11-2，P 点的纵坐标被回归直线与均数 $\bar{Y}$ 截成三个线段：

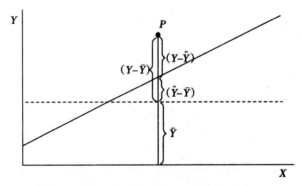

图 11-2   应变量 Y 的平方和分解示意图

第一段 $(Y - \hat{Y})$，表示 P 点与回归直线的纵向距离，即实际值 Y 与估计值 $\hat{Y}$ 之差，即残差；第二段 $(\hat{Y} - \bar{Y})$，即估计值 $\hat{Y}$ 与均数 $\bar{Y}$ 之差；第三段 $\bar{Y}$，是应变量 Y 的均数。

其中：$Y-\bar{Y}=(\hat{Y}-\bar{Y})+(Y-\hat{Y})$

P 点是散点图中任取的一点，将全部的实测点都按上法处理，并将等式两端平方后再求和，可证明 $\sum(\hat{Y}-\bar{Y})(Y-\hat{Y})=0$，从而可得

$$\sum(Y-\bar{Y})^2=\sum(\hat{Y}-\bar{Y})^2+\sum(Y-\hat{Y})^2$$

上式用符号表示为

$$SS_{总}=SS_{回}+SS_{剩} \tag{11-6}$$

式中 $SS_{总}$：即 $\sum(Y-\bar{Y})^2=l_{yy}$，为 Y 的离均差平方和（total sum of squares），说明未考虑 X 与 Y 的回归关系时 Y 的变异。

$SS_{回}$：即 $\sum(\hat{Y}-\bar{Y})^2$，为回归平方和（regression sum of squares），它反映在 Y 的总变异中可以用 X 与 Y 的线性回归关系解释的部分。$SS_{回}$ 越大，说明回归效果越好。

$SS_{剩}$：即 $\sum(Y-\hat{Y})^2$，为剩余平方和（residual sum of squares），它反映 X 对 Y 的线性影响之外的一切因素对 Y 的变异的影响，也就是在总平方和中无法用 X 解释的部分。在散点图中，各实测点距回归直线越近，$\sum(Y-\hat{Y})^2$ 也就越小，说明直线回归的估计误差越小。

上述三个平方和，各有其相应的自由度 v，并有如下的关系：

$$v_{总}=v_{回}+v_{剩} \tag{11-7}$$

$$v_{总}=n-1,\ v_{回}=1,\ v_{剩}=n-2$$

式中 n 为样本例数。

$SS_{回}$ 和 $SS_{剩}$ 的计算有下面两个途径：

① 先按表 11-2 求 $SS_{剩}$，再用公式（11-6）反推求 $SS_{回}$。表中第（4）栏合计数为零，可用来核对计算是否有误。第（5）栏合计 $SS_{剩}=529.0409$。例 11-2 已求得 $SS_{总}=4477.2$，按公式（11-6）$SS_{回}=SS_{总}-SS_{剩}=4477.2-529.0409=3948.1591$。

② 先按公式（11-8）求 $SS_{回}$，再用公式（11-6）反推求 $SS_{剩}$。

$$SS_{回}=bl_{XY}=l_{XY}^2/l_{XX}=b^2l_{XX} \tag{11-8}$$

例 11-2 已求得 $l_{XX}=381.2$，$l_{XY}=-1226.8$，$l_{YY}=4477.2$

故有 $SS_{回}=(-1226.8)^2/381.2=3948.1591$

$$SS_{剩}=SS_{总}-SS_{回}=4477.2-3948.1591=529.0409。$$

表 11-2　例 11-2 的 $SS_{剩}$ 的计算

序号	X	Y	$\hat{Y}$	$Y-\hat{Y}$	$(Y-\hat{Y})^2$
	(1)	(2)	(3)	(4)=(2)-(3)	(5)=(4)²
1	45	164	156.5024	7.4976	56.2140
2	35	185	188.6824	-3.6824	13.5601
3	37	186	182.2464	3.7536	14.0895
4	44	167	159.7204	7.2796	52.9926
5	47	142	150.0664	-8.0664	65.0668
6	49	150	143.6304	6.3696	40.5718
7	47	147	150.0664	-3.0664	9.4028
8	47	153	150.0664	2.9336	8.6060
9	42	167	166.1564	0.8436	0.7117
10	41	170	169.3744	0.6256	0.3914
11	40	165	172.5924	-7.5924	57.6445
12	43	158	162.9384	-4.9384	24.3878
13	43	166	162.9384	3.0616	9.3734
14	39	173	175.8104	-2.8104	7.8983

Notes

续表

序号	X	Y	$\hat{Y}$	$Y-\hat{Y}$	$(Y-\hat{Y})^2$
	(1)	(2)	(3)	(4)=(2)-(3)	(5)=(4)²
15	37	186	182.2464	3.7536	14.0895
16	42	165	166.1564	-1.1564	1.3373
17	48	139	146.8484	-7.8484	61.5974
18	36	179	185.4644	-6.4644	41.7885
19	39	182	175.8104	6.1896	38.3111
20	35	192	188.6824	3.3176	11.0065
合计	836	3336	3336.0000	0.0000	529.0409

(2) 方差分析：对回归模型是否成立所作假设检验等价于对总体回归系数 β 是否为零的假设检验，其原假设为 $H_0: \beta=0$，步骤与一般的方差分析相同。统计量 F 的计算公式为：

$$F = \frac{SS_{回}/\nu_{回}}{SS_{剩}/\nu_{剩}} = \frac{MS_{回}}{MS_{剩}}, \nu_{回}=1, \nu_{剩}=n-2 \tag{11-9}$$

$MS_{回}$、$MS_{剩}$ 分别称为回归均方与剩余均方。统计量 F 服从自由度为 $\nu_{回}$、$\nu_{剩}$ 的 F 分布。求得 F 值后，查 F 界值表，得 P 值，根据检验水准作出推断结论。

例 11-3　检验例 11-2 求得正常成年男性的运动后最大心率 Y 与年龄 X 的线性回归方程是否成立。

①建立检验假设，确定检验水准：

$H_0: \beta=0$，即正常成年男性的运动后最大心率与年龄之间无直线关系

$H_1: \beta \neq 0$，即正常成年男性的运动后最大心率与年龄之间有直线关系

$\alpha=0.05$

②计算检验统计量 F 值。前已算得 $SS_{总}=4477.2$，$SS_{回}=3948.1591$，$SS_{剩}=529.0409$。列方差分析表如表 11-3。

表 11-3　例 11-2 的方差分析表

变异来源	SS	df	MS	F
回归	3948.1591	1	3948.1591	134.3313
剩余	529.0409	18	29.3912	
总	4477.2000	19		

③确定 P 值，作出推断结论。已知 $\nu_1=1$，$\nu_2=18$，查 F 界值表，得 $P<0.01$，按 $\alpha=0.05$ 水准，拒绝 H_0，接受 H_1，可以认为正常成年男性的运动后最大心率与年龄之间存在直线关系。

2. 总体回归系数 β 的假设检验　对总体回归系数 β 的假设检验还可以用 t 检验法，统计量 t 的计算公式为：

$$t = \frac{b-0}{S_b}, \nu=n-2 \tag{11-10}$$

$$S_b = \frac{S_{Y \cdot X}}{\sqrt{l_{XX}}} \tag{11-11}$$

$$S_{Y \cdot X} = \sqrt{\frac{\sum(Y-\hat{Y})^2}{n-2}} = \sqrt{\frac{SS_{剩}}{n-2}} \tag{11-12}$$

式中 S_b 为样本回归系数的标准误；$S_{Y \cdot X}$ 为剩余标准差（residual standard deviation），是指扣除 X 的影响后 Y 的离散程度。求得 t 值后，查 t 界值表，得 P 值，按所取检验水准做出推断结论。对同一资料，方差分析与 t 检验的结论一致，且有 $t=\sqrt{F}$。下面以例 11-3 为例，对回归系数进行 t 检

Notes

验,步骤如下:

① 建立检验假设,确定检验水准:H_0、H_1 及 α 同方差分析。

② 计算检验统计量 t 值。本例 $n=20$,$SS_{剩}=529.0409$,$l_{XX}=381.2$,$b=-3.218$,可得:

$$S_{Y \cdot X} = \sqrt{\frac{529.0409}{20-2}} = 5.4214$$

$$S_b = \frac{5.4214}{\sqrt{381.2}} = 0.2777$$

$$t = \frac{-3.218}{0.2777} = -11.588$$

③ 确定 P 值,作出推断结论。按 $v=18$,查 t 界值表,得 $P<0.05$。按 $\alpha=0.05$ 水准,拒绝 H_0,接受 H_1,结论同上。

对于本例,$\sqrt{F}=\sqrt{134.3313}=11.59=t$。

3. **总体回归系数 β 的可信区间** 利用上述对回归系数的 t 检验,可以得到 β 的 $(1-\alpha)$ 的双侧可信区间为

$$b \pm t_{\alpha/2(v)} S_b \tag{11-13}$$

例 11-4 根据例 11-2 求得 $b=-3.218$,估计其总体回归系数的 95% 双侧可信区间。

由前所得 $S_b=0.2777$,按自由度 $v=18$ 查 t 界值表,得 $t_{0.05/2,18}=2.101$,按公式(11-13)计算 β 的 95% 双侧可信区间为

$$(-3.218-2.101\times0.2777, -3.218+2.101\times0.2777)=(-3.8014, -2.6346)$$

β 的可信区间不包括 0,按 $\alpha=0.05$ 水准,可得到总体回归系数不为 0 的结论。

4. **决定系数** 简单线性回归中还有一个重要的统计量称为决定系数(coefficient of determination),定义为回归平方和与总平方和之比,计算公式为

$$R^2 = \frac{SS_{回}}{SS_{总}} = \frac{l_{XY}^2 / l_{XX}}{l_{YY}} = \frac{l_{XY}^2}{l_{XX} l_{YY}} \tag{11-14}$$

R^2 取值在 0 到 1 之间且无单位,其数值大小反映了回归贡献的相对程度,也就是在 Y 的总变异中回归关系所能解释的百分比。例 11-1 中,20 名正常男性运动后最大心率与年龄之间的 $R^2 = \frac{3948.1591}{4477.2} = 0.8818$,表示年龄可解释运动后最大心率变异性的 88.18%,另外约 11.82% 的变异不能用年龄解释。

决定系数除了作为回归拟合效果的概括统计量,还可利用它对回归作假设检验。其中对线性回归的拟合优度检验就等价于对总体回归系数的假设检验,检验统计量为

$$F = \frac{R^2}{(1-R^2)/(n-2)} = \frac{SS_{回}}{SS_{残}/v_{残}} = \frac{MS_{回}}{MS_{残}}, v_1=1, v_2=n-2 \tag{11-15}$$

第二节 线性回归的应用

一、总体均数 $\mu_{\hat{Y}}$ 的 95% 可信区间

回归的主要作用之一就是通过 X 预测 Y,在医学科研中有着广泛的应用。$\hat{y}$ 就是对应于相应 X 的预测值,它是总体均数 $\mu_{Y|X}$ 的估计值,$\mu_{Y|X}$ 亦可用 $\mu_{\hat{Y}}$ 表示。把 X 中某一定值 X_0 代入回归方程所求得的估计值为样本条件均数(conditional mean),用 $\hat{Y}_0$ 表示,对 $\mu_{\hat{Y}_0}$ 进行区间估计时,其标准误按下式计算

$$S_{\hat{Y}_0} = S_{Y \cdot X} \sqrt{\frac{1}{n} + \frac{(X_0 - \bar{X})^2}{\sum (X - \bar{X})^2}} \tag{11-16}$$

Notes

如果在 X_0 上,应变量 Y 服从正态分布,那么 $\mu_{\hat{Y}}$ 的 $(1-\alpha)$ 双侧可信区间为

$$(\hat{Y}_0 - t_{\alpha/2(n-2)} S_{\hat{Y}_0}, \ \hat{Y}_0 + t_{\alpha/2(n-2)} S_{\hat{Y}_0}) \text{或缩写为} \hat{Y}_0 \pm t_{\alpha/2(n-2)} S_{\hat{Y}_0} \qquad (11\text{-}17)$$

这个区间有 $(1-\alpha)$ 的概率包含了预测值均数 $\mu_{\hat{Y}}$。由公式(11-16)、(11-17)可见 $\mu_{\hat{Y}}$ 的可信区间在 $X=\bar{X}$ 最窄,并随着 X 远离 $\bar{X}$,$\mu_{\hat{Y}}$ 的可信区间逐渐变宽,说明预测的精度下降。因此通过远离 $\bar{X}$ 的 X 来预测 Y 要十分谨慎。该可信区间的含义是:在某一定值 X_0 处,若反复抽样 100 次,可得到 100 个相应 Y 的总体均数的可信区间,平均有 $100 \times (1-\alpha)$ 个可信区间包含总体均数 $\mu_{\hat{Y}}$。

例 11-5   用例 11-2 所求线性回归方程,试计算当 $X_0=46$ 时,$\mu_{\hat{Y}}$ 的 95% 双侧可信区间。

由例 11-2 得 $\hat{Y}=301.3124-3.218X$,$\bar{X}=41.8$,$l_{XX}=381.2$;由例 11-3 得 $S_{Y.X}=5.4214$,已知当 $X_0=46$ 时,$\hat{Y}_0=301.3124-3.218\times46=153.2844$,按公式(11-16)

$$S_{\hat{Y}_0} = 5.4214 \sqrt{\frac{1}{20} + \frac{(46-41.8)^2}{381.2}} = 1.6822$$

本例 $n=20$,$\nu=20-2=18$,查 t 界值表,得 $t_{0.05/2, 18}=2.10$,按公式(11-17)求当 $X_0=46$ 时,$\mu_{\hat{Y}}$ 的 95% 双侧可信区间为

$$(153.2844-2.101\times1.6822, \ 153.2844+2.101\times1.6822) = (149.7501, 156.8187)$$

各 X 所对应的 $\mu_{\hat{Y}}$ 的 $(1-\alpha)$ 双侧可信区间的两端点形成两条光滑的曲线,围绕在线性回归方程 $\hat{Y}=301.3124-3.218X$ 的上下侧,构成形似"领结"的带状区域,即图 11-3 中两条实曲线的中间部分。

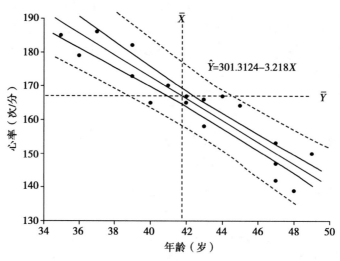

图 11-3 $\mu_{\hat{Y}}$ 的 95% 可信区间和个体 Y 值的容许区间

二、个体 Y 值的容许区间

总体中,X 为某定值 X_0 时,个体 Y_0 值的波动范围,其标准差 S_{Y_0} 按公式(11-18)计算

$$S_{Y_0} = S_{Y.X} \sqrt{1 + \frac{1}{n} + \frac{(X_0-\bar{X})^2}{\sum(X-\bar{X})^2}} \qquad (11\text{-}18)$$

公式中 $S_{Y.X}$ 为剩余标准差,为了简化计算,当 X_0 与 $\bar{X}$ 接近且 n 充分大时,可用 $S_{Y.X}$ 代替 S_{Y_0}。个体 Y_0 值的 $(1-\alpha)$ 容许区间按公式(11-19)计算

$$(\hat{Y}_0 - t_{\alpha/2(n-2)} S_{Y_0}, \ \hat{Y}_0 + t_{\alpha/2(n-2)} S_{Y_0}), \text{缩写为} \hat{Y}_0 \pm t_{\alpha/2(n-2)} S_{Y_0} \qquad (11\text{-}19)$$

同样,Y 的容许区间端点形成两条光滑的曲线,位于 $\mu_{\hat{Y}}$ 的可信区间的外侧,即图 11-3 中的两条虚曲线。该容许区间的含义是:在某一定值 X_0 处,100 个个体值中平均有 $100 \times (1-\alpha)$ 个个体值在求出的范围内。

Notes

例 11-6　用例 11-2 的数据，计算当 $X_0=46.0$ 时，个体 Y_0 值的 95% 容许区间。

$$S_{Y_0} = 5.2414\sqrt{1 + \frac{1}{20} + \frac{(46-41.8)^2}{381.2}} = 5.4879$$

前面已查得 $t_{0.05/2,\,18}=2.101$，当 $X_0=46$ 时，$\hat{Y}_0=153.2844$，按公式（11-19）个体 Y_0 值的 95% 容许区间为：

$$(153.2844 - 2.101 \times 5.4879,\ 153.2844 + 2.101 \times 5.4879) = (141.7543,\ 164.8145)$$

即年龄为 46 岁正常成年男性总体中，有 95% 的男性运动后最大心率在 141.7543～164.8145 次 / 分的范围内。

第三节　残　差　分　析

线性回归模型成立需要满足 4 个前提条件，即线性（linear）、独立（independence）、正态（normal）与等方差（equal variance），这 4 个条件的英文首写字母连起来恰好为 "line"。

所谓线性是指应变量 Y 的总体平均值与自变量 X 呈线性关系，通常通过绘制 X 与 Y 的散点图或残差图来判断是否满足这一条件。

独立是指任意两个观察值互相独立。如果不满足该条件，名义上有 n 个观察个体，实际上提供的信息却没有这么多，导致回归估计值不够准确和精确。通常从专业上来判断是否满足这一条件。

正态性是指对于每个给定的 X 值，其所对应的 Y 值是不确定的，但 Y 值的总体服从正态分布，如果不满足该条件，在正态分布假设下对总体回归系数 β 的假设检验和区间估计均无效。通常可用后面所讲的残差的直方图、正态概率（$P\text{-}P$）图来考察这一条件是否成立。如果不满足这一条件，可考虑对原始数据进行变量变换，使其正态化后再进行线性回归分析。

等方差性是指在自变量 X 的取值范围内，不论 X 取什么值，Y 都具有相同的方差。如果不满足该条件，总体回归系数 β 的估计有偏性，对它的假设检验和区间估计均无效。常通过绘制 X 与 Y 的散点图或残差图（residual plot）来判断等方差性。

上述 4 个条件，可用图 11-4 示意。

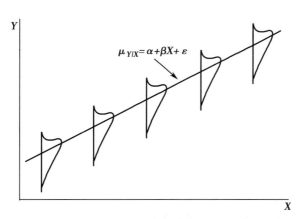

图 11-4　回归模型前提假设示意图

残差是指观测值 Y_i 与通过线性回归方程计算所得的预测值 $\hat{Y}_i$ 之间的差值，其表达式为：$e_i = Y_i - \hat{Y}_i$，它的大小反映了方程拟合数据优劣的信息。残差分析（residual analysis）旨在通过残差深入了解数据与方程之间的关系，评价实际资料是否符合回归方程的假设，识别离群值等。

例如在表 11-2 中，第一数据点的残差 $e_i = 164 - 156.5024 = 7.4976$，以此类推，计算出各数据点的残差值列于表 11-2 的第（4）列中，将该列数据减去其均数，除以其标准差，便得标准化残差。将应变量 Y_i 为横坐标，标准化残差为纵坐标，构成的散点图如图 11-5 所示。

Notes

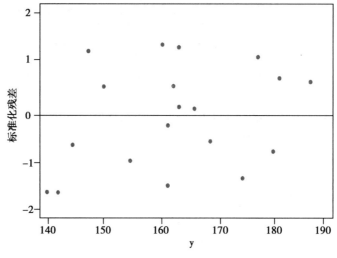

图 11-5   运动后最大心率 Y 和回归残差图

类似地，也可以自变量取值 X_i 为横坐标，以标准化残差为纵坐标，绘制散点图。这两类散点图均称为标准化残差图。

图 11-6 给出了几种以自变量取值为横坐标、标准化残差为纵坐标的残差图的常见类型。

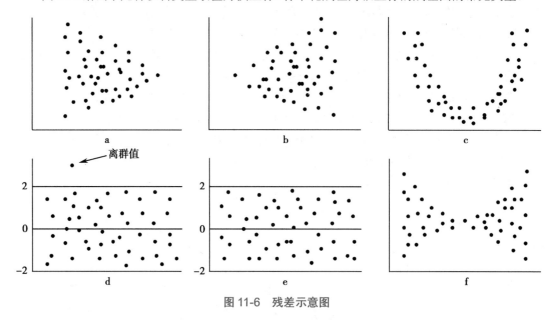

图 11-6   残差示意图

在图 11-6 中，情况（a）、情况（b）和情况（f）表示残差不满足等方差的条件，情况（c）显示存在非线性关系，情况（d）显示有点处于 ±2 倍标准差以外，可能是离群值，只有情况（e）显示残差呈随机分布。

第四节   回归分析应用的注意事项

简单线性回归分析是回归分析的基础，应用非常广泛，在实际应用中，需要注意以下事项：

1. 作回归分析要有实际意义，不能把毫无关联的两种现象随意进行回归分析，忽视事物现象间的内在联系和规律。

2. 进行回归分析时应先绘制散点图（scatter plot）。如果各散点的分布呈线性趋势，可作线性回归分析；若各散点无线性趋势，则需要根据散点的分布类型，选择合适的曲线模型，或经数据变换后，再进行线性回归分析。若在散点图中出现一些特大或特小的离群值，则应及时复核

Notes

检查,在准确无误的前提下,根据离群值判断准则,对其决定取舍。否则,将对 a、b 值的估计产生较大影响,甚至得到与客观事实相反的结论。

3. 线性回归分析用于刻画应变量 Y 对自变量 X 在数值上的依存关系,其中哪一个作为应变量主要是根据专业上的要求而定,可以考虑把易于精确测量的变量作为 X,另一个随机变量作 Y,例如用体重估计体表面积。线性回归分析的资料,一般要求应变量 Y 是来自正态分布总体的随机变量,自变量 X 是可以精确测量和严格控制的变量,这类回归称为Ⅰ型回归;如果 X 也服从正态分布时,根据研究目的可求由 X 估计 Y 的回归方程或由 Y 估计 X 的回归方程,这类回归称为Ⅱ型回归。一般情况下两个回归方程并不相同,但对其总体回归系数的假设检验是等价的。

4. 对于线性回归模型通常采用最小二乘法来估计回归系数,并在此基础上作进一步推断。前文中对其应用条件已经叙述,如应变量与自变量的关系为线性、误差服从均数为 0 的正态分布且方差相等、各观测独立等。如果实际数据不满足这些假设而直接拿来作线性回归可能会得到专业上无法解释的结果,至少会影响回归估计的精度与假设检验的 P 值。对这些条件的检查较为简单有效的方法是考察回归残差图。

5. 建立回归方程后,须对回归系数 β 进行假设检验,只有经假设检验得出总体回归系数 β 不为 0 后,回归方程才有意义。

6. 线性回归的适用范围应以自变量取值范围为限。若无充足理由证明,超出自变量取值范围时线性回归关系仍成立,应该避免随意外延。

第五节　案　例

利用回归方程进行预测(forecast)是回归方程的一个重要用途。所谓预测就是把预报因子(自变量 X)代入回归方程对预报量(应变量 Y)进行估计,其波动范围可按求个体 Y 值容许区间方法计算。

案例 11-1　某地疾病控制中心根据 2004 年至 2013 年 10 年乙脑发病率(1/10 万,预报量 Y)与相应前一年 7 月份日照时间(小时,预报因子 X)建立回归方程,将乙脑发病率作平方根反正弦变换,即取 $Y' = \sin^{-1}\sqrt{Y}$,求得回归方程 $\hat{y}' = -1.197 + 0.0068X$,$S_{Y'·X} = 0.0223$,$\bar{X} = 237.43$,$l_{XX} = 5690$,$n = 10$。已知 2013 年 7 月份日照时间 $X_0 = 260$ 小时,试估计 2014 年该地的乙脑发病率(设 $\alpha = 0.05$)。

上述问题就是通过 X 值对个体 Y 值进行区间估计。

按公式(11-18) $S_{Y'_0} = 0.0223\sqrt{1 + \dfrac{1}{10} + \dfrac{(260-237.43)^2}{5690}} = 0.0243$

按 $\alpha = 0.05$,$v = 10 - 2 = 8$,查 t 界值表,得 $t_{0.05/2,\,8} = 2.306$。又 $\hat{Y}'_0 = -1.197 + 0.0068 \times 260 = 0.571$,按公式(11-19),95% 容许区间为

$(0.571 - 2.306 \times 0.0243,\ 0.571 + 2.306 \times 0.0243) = (0.5150, 0.6270)$

取原函数,$Y = (\sin Y')^2$,得 95% 容许区间为(0.000 080 8, 0.000 119 7),故可预测该地 2014 年乙脑发病率有 95% 的可能在 8.08～11.97/10 万之间。

利用回归方程进行统计控制(statistical control)是利用回归方程进行逆估计,如要求应变量 Y 在一定范围内波动,可以通过控制自变量 X 的取值来实现,这是回归方程应用的另一个方面。

案例 11-2　根据某缺碘地区 10 例产妇在妊娠 15～17 周时母血 TSH 水平(X)与足月分娩时新生儿脐带血 TSH 水平(Y)数据建立的线性回归方程为 $\hat{y} = 2.9943 + 0.9973X$,$S_{Y·X} = 0.3285$。若新生儿脐带血 TSH 水平超过 5mU/L,可认为新生儿缺碘,应对妊娠妇女采用补碘干预措施。问母血 TSH 水平应控制在什么水平可使新生儿脐带血 TSH 水平不超过 5mU/L(设 $\alpha = 0.05$)。

在扣除 X 对 Y 的影响后,Y 本身对回归直线的离散程度为 $t_{\alpha/2,\,v} S_{Y·X}$(双侧)或 $t_{\alpha(v)} \times S_{Y·X}$(单侧)。

Notes

本例 $v=10-2=8$，查 t 界值表，单侧 $t_{0.05,8}=1.860$，单侧 95% 上限为 $\hat{Y}_1=\hat{Y}+1.86S_{Y\cdot X}=2.9943+0.9973$ $X+1.860\times0.3285=3.6053+0.9973X$

当 $\hat{Y}_1=5$ 时，解得 $X=1.3985\text{mU/L}$，即只有将母血 TSH 水平控制在 1.3985mU/L 水平以下，那么有 95% 可能使新生儿脐带血 TSH 水平不超过 5mU/L。

小　结

1. 简单线性回归分析是研究两个变量之间线性关系的数量表达式，其回归方程的表达式为 $\hat{Y}=a+bX$，其中 b 和 a 分别为总体回归系数 β 和截距 α 的估计值，可根据最小二乘原则算得。最小二乘原则是指使得样本的实际应变量值 Y_i 与回归方程预测值 $\hat{Y}_i$ 之差的平方和最小。

2. 进行简单线性回归分析需要满足线性、独立、正态与等方差 4 个条件。通过绘制残差图可以简单而直接地判断是否满足这 4 个条件。

3. 在进行简单线性回归分析前，应先绘制散点图。当判断 X 与 Y 之间存在线性趋势时，才可以进行线性回归分析。若散点图呈现非线性趋势时，应进行变量变换使之呈现线性趋势之后再进行线性回归分析，或者直接采用非线性回归分析方法。

4. 在简单线性回归中，对回归模型的整体假设检验等价于对总体回归系数 β 的假设检验，可通过方差分析或 t 检验完成。

5. 总体均数 $\mu_{\hat{Y}}$ 的 95% 可信区间与个体 Y 值的 95% 容许区间含义不同，前者的含义是指在某一定值 X_0 处，若反复抽样 100 次，可得到 100 个相应 Y 的总体均数的可信区间，平均有 95 个可信区间包含总体均数 $\mu_{\hat{Y}}$；后者的含义是指在某一定值 X_0 处，100 个个体值中平均有 95 个个体值在求出的范围内。

6. 回归方程可用于一组易测得的自变量值来推算较难测得的应变量值，或是用于在给定应变量值的情况下反过来确定应该施加的自变量的水平。使用简单线性回归进行估计与预测时，自变量的取值范围一般只适用于原观测值的范围，不能随意地外延。

思考与练习

一、最佳选择题

1. 用最小二乘法确定线性回归方程的原则是各观测点距回归直线的（　　）

    A. 纵向距离之和最小　　　　　　　　B. 纵向距离的平方和最小

    C. 垂直距离之和最小　　　　　　　　D. 垂直距离的平方和最小

    E. 横向距离的平方和最小

2. $S_{Y\cdot X}$ 表示（　　）

    A. Y 的离散程度　　　　　　　　　　B. $\hat{Y}$ 对 $\bar{Y}$ 的离散程度

    C. Y 对 X 的离散程度　　　　　　　D. Y 对 $\hat{Y}$ 的离散程度

    E. Y 的标准误差

3. $\hat{Y}=7+2X$ 是 1～7 岁儿童以年龄（岁）估计体重（公斤）的回归方程，若把体重的单位换成市斤，则此方程（　　）

    A. 截距改变　　　　　　　　　　　　B. 回归系数改变

    C. 截距与回归系数都改变　　　　　　D. 回归系数不变

    E. 截距不变

4. 回归系数的假设检验，其自由度为（　　）

Notes

A. n B. $n-1$

C. $n-2$ D. $2n-1$

E. $2n-2$

5. 对应变量 Y 的离均差平方和,下列哪个分解是正确的(　　)

A. $SS_剩 = SS_回$ B. $SS_总 = SS_剩$

C. $SS_总 = SS_回$ D. $SS_总 + SS_剩 = SS_回$

E. $SS_总 - SS_回 = SS_剩$

二、简答题

1. 简述简单线性回归分析需要注意的问题。

2. 简述运用方差分析对回归系数进行假设检验时应变量 Y 变异的分解。

3. 简述为何要对样本回归系数进行假设检验。

4. 简述拟合线性回归方程需要满足的条件,以及如何来判断这些条件是否满足。

5. 简述个体 Y 值的容许区间与 $\mu_{\hat{Y}}$ 的 95%CI 的区别。

三、计算分析题

1. 15 名儿童的身高与肺死腔容积的观察值如表 11-4 所示。

表 11-4　儿童身高与肺死腔容积的观测数据

对象号	身高(cm) X	肺死腔容积(ml) Y	对象号	身高(cm) X	肺死腔容积(ml) Y
1	110	45	9	175	102
2	116	32	10	167	111
3	123	41	11	165	88
4	130	45	12	160	65
5	129	43	13	157	79
6	142	67	14	156	92
7	147	58	15	149	58
8	153	57			

试用该资料进行回归分析:

(1)计算样本回归方程的截矩与回归系数;

(2)进行回归系数等于 0 的假设检验;

(3)验证是否存在 $t_b = \sqrt{F}$ 的关系;

(4)估计回归系数 β 的 95% 可信区间。

2. 一名产科医生收集 12 名产妇 24h 的尿,测量其中雌三醇的含量,同时记录了产儿的体重,见表 11-5。

表 11-5　待产妇尿中雌三醇含量与新生儿体重

编号	尿雌三醇(mg/24h) X	新生儿体重(kg) Y	编号	尿雌三醇(mg/24h) X	新生儿体重(kg) Y
1	7	2.5	7	19	3.1
2	9	2.5	8	21	3.0
3	12	2.7	9	22	3.5
4	14	2.7	10	24	3.4
5	16	3.7	11	25	3.9
6	17	3.0	12	27	3.4

（1）试用该数据进行回归分析；

（2）求回归系数的 95% 可信区间；

（3）试求当待产妇尿中雌三醇含量为 18mg/24h 时，新生儿体重个体值的 95% 容许区间。

（贺　佳）

第十二章　线　性　相　关

在上一章中，已介绍用直线回归方程$\mu_{Y|X}=\alpha+\beta X$描述两个变量之间的回归关系，其中回归系数β的意义为X每变化一个单位，Y平均变化β个单位，但回归系数β的大小不能反映X和Y之间的密切程度，在实际研究中，研究者往往希望知道变量X和Y之间的密切程度，故需要做相关性的统计分析。

第一节　直　线　相　关

直线相关（linear correlation）又称简单相关（simple correlation），用于描述两个变量之间线性相关程度。如糖尿病研究中的糖化血红蛋白与空腹血糖的关系等。

一、直线相关的意义

为了说明直线相关的概念和统计分析方法，现用血铅X与尿铅Y之间线性相关的一个实例资料（例12-1），引入有关直线相关的一些概念。为了直观地考察血铅X和尿铅Y之间的直线相关情况，把例12-1中的15例血铅X和尿铅Y样本观测值绘制如图12-1的散点图。

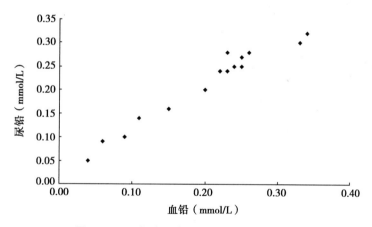

图 12-1　15例志愿者的尿铅与血铅的散点图

图 12-1 显示，绝大多数对象的尿铅与血铅测量值的点在一条直线附近，并且两个变量的测量值呈伴随增大或伴随减小的直线变化趋势。即绝大多数X与Y同时增大或同时减小，并且X和Y呈直线变化趋势。通常称这种伴随同时增大或同时减小的直线变化趋势为线性正相关（linear positive correlation），简称正相关。如果两个变量之间的变化关系是相反的，如年龄X与骨密度Y之间的关系，对于大多数对象而言，年龄X越大，骨密度Y就越低，并且随着年龄X增大而骨密度Y呈直线下降变化趋势，这种X与Y的反方向伴随直线变化趋势称为线性负相关（linear negative correlation），简称负相关。我们把线性正相关和线性负相关总称为线性相关（linear correlation）。如果X和Y无直线伴随变化趋势，则称为线性不相关或零线性相关，简称不相关或零相关。

二、直线相关系数的定义和意义

描述全体研究对象（总体）的两个变量之间线性相关性的相关系数称为总体线性相关系数，用符号 ρ［读作（rou）］表示；描述样本资料的两个变量之间线性相关性的相关系数称为样本线性相关系数，用符号 r 表示。

在实际研究中，总体线性相关系数 ρ 是未知的，通常用样本线性相关系数 r 进行估计。样本线性相关系数采用积差相关系数计算方法，又称 Pearson 相关系数（Pearson correlation coefficient），简称相关系数。Pearson 相关系数 r 按公式（12-1）计算

$$r = \frac{\sum(X_i-\overline{X})(Y_i-\overline{Y})}{\sqrt{\sum(X_i-\overline{X})^2}\sqrt{\sum(Y_i-\overline{Y})^2}} = \frac{\sum X_iY_i - \frac{1}{n}\sum X_i\sum Y_i}{\sqrt{(\sum X_i^2 - \frac{1}{n}(\sum X_i)^2)(\sum Y_i^2 - \frac{1}{n}(\sum Y_i)^2)}} \tag{12-1}$$

由此可见，相关系数 r 是一个没有单位的统计指标，其取值范围为 $-1\leqslant r\leqslant 1$。同样，总体相关系数 ρ 也是没有单位的，并且取值范围也为 $-1\leqslant\rho\leqslant 1$。相关系数大于 0 表示正相关；相关系数小于 0 表示负相关；相关系数等于 0 表示不相关。相关系数的绝对值越接近 1，两个变量的线性相关程度越强；相关系数越接近 0，两个变量的线性相关程度越弱。相关系数等于 1 时称为完全正相关；相关系数等于 -1 时称为完全负相关。

如图 12-2 中，散点图（a）和散点图（e）中的 X 和 Y 呈伴随同时增大或同时减小，并呈线性变化趋势故为正相关，相应的相关系数 $r>0$；反之，在图（b）和图（f）中的 X 与 Y 的变化趋势呈反方向伴随线性变化趋势，即 X 越大，相应的 Y 越小，故为负相关，相应的相关系数 $r<0$。在图（c）、图（g）和图（h）中，X 和 Y 没有任何伴随变化趋势，故为零相关或不相关，相应的相关系数 $r\approx 0$；图（d）的散点呈函数曲线状的伴随变化，但不是呈直线伴随变化，故也为不相关（即线性无关），相应的相关系数 $r\approx 0$。比较图（a），图（b），图（e）和图（f），我们可以发现图（e）和图（f）中的 X 与 Y 线性相关密切程度远高于图（a）和图（b），故图（e）和图（f）的相关系数分别接近 1 和 -1。

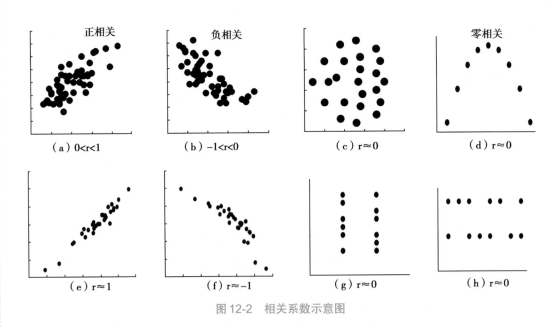

图 12-2　相关系数示意图

三、直线相关系数的计算和检验

例 12-1　测得某地 15 名正常成年人的血铅 X（mmoL/L）和 24 小时的尿铅 Y（mmoL/L）如表 12-1，试分析血铅与 24 小时的尿铅之间是否直线相关。

Notes

表 12-1　15 例自愿者的血铅和 24 小时的尿铅测量值（mmoL/L）

编号	X	Y	XY	X^2	Y^2
1	0.11	0.14	0.0154	0.0121	0.0196
2	0.25	0.25	0.0625	0.0625	0.0625
3	0.23	0.28	0.0644	0.0529	0.0784
4	0.24	0.25	0.0600	0.0576	0.0625
5	0.26	0.28	0.0728	0.0676	0.0784
6	0.09	0.10	0.0090	0.0081	0.0100
7	0.25	0.27	0.0675	0.0625	0.0729
8	0.06	0.09	0.0054	0.0036	0.0081
9	0.23	0.24	0.0552	0.0529	0.0576
10	0.33	0.30	0.0990	0.1089	0.0900
11	0.15	0.16	0.0240	0.0225	0.0256
12	0.04	0.05	0.0020	0.0016	0.0025
13	0.20	0.20	0.0400	0.0400	0.0400
14	0.34	0.32	0.1088	0.1156	0.1024
15	0.22	0.24	0.0528	0.0484	0.0576
合计	3.00	3.17	0.7388	0.7168	0.7681

先将数据绘制成散点图（见图 12-1），发现 X 和 Y 有伴随线性变化趋势，故做以下的相关系数估计和检验。将资料代入公式（12-1），计算得到

$$r = \frac{0.7388 - \dfrac{3 \times 3.17}{15}}{\sqrt{\left(0.7168 - \dfrac{3^2}{15}\right)\left(0.7681 - \dfrac{3.17^2}{15}\right)}} = 0.9787$$

由于存在抽样误差，即使总体相关系数 $\rho = 0$，样本相关系数一般也不为 0，样本相关系数的大小还受样本量的影响。例如样本量 $n = 2$ 时，并且这两个样本点的连线既不平行于横轴也不平行于纵轴，则这个样本相关系数为 1。所以，不能简单地认为样本相关系数达到多少，就可以认为两个变量 X 和 Y 是相关的，一般需要对相关系数作假设检验，具体步骤如下：

H_0：总体相关系数 $\rho = 0$

H_1：总体相关系数 $\rho \neq 0$

$\alpha = 0.05$

计算检验统计量　　　　　　　　　$t_r = \dfrac{r}{\sqrt{1 - r^2}}\sqrt{n - 2}$　　　　　　　　　　（12-2）

可以证明：如果 H_0：$\rho = 0$ 为真，则统计量 t_r 服从自由度为 $n-2$ 的 t 分布。

本例中的统计量 $t_r = \dfrac{r}{\sqrt{1 - r^2}}\sqrt{n - 2} = \dfrac{0.9787}{\sqrt{1 - 0.9787^2}}\sqrt{15 - 2} = 17.189$

自由度 $v = 15 - 2 = 13$，查 t 界值表可知 $t_{0.001/2, 13} = 4.221$，统计量 $t_r > t_{0.001/2, 13}$，$P < 0.001$，故拒绝 H_0，接受 H_1，可以认为血铅与尿铅是线性相关的。若据 r 值直接查 r 界值表，结论相同。

这里要指出的，上述统计推断要求资料 X 和 Y 服从双变量正态分布，可以证明：如果 X 服从正态分布，并且以 Y 为应变量、X 为自变量，作直线回归，其残差 e 服从正态分布，则 X 和 Y 服从双变量正态分布。因为如果 X 服从正态分布，对任意固定 X，Y 服从正态分布，则由 $P(X, Y) = P(Y|X) P(X)$ 可知 X 和 Y 服从双变量正态分布；当任意固定 X，Y 服从正态分布，等价于作应变量为 Y、自变量为 X 的直线回归，其残差服从正态分布。

X 和残差 e 的正态性检验可用统计软件完成，结果 H_0：服从正态分布，H_1：呈偏态分布，可用

Notes

偏度和峰度的正态性联合检验方法进行检验。对本例可以得到X的正态性检验$P=0.6616$，残差e的正态性检验$P=0.1737$，均大于0.10，检验结果说明：尚不能拒绝X和Y服从双变量正态分布。

本例也可以作直线回归，可以证明：直线回归方程中的回归系数检验统计量t_b与相关系数检验统计量t_r是相等的，两个检验等价。

当$\rho \neq 0$时，研究者通常还想知道总体相关系数ρ的$(1-\alpha)$可信区间。由于$\rho \neq 0$的样本相关系数r呈偏态分布，要计算ρ的$(1-\alpha)$可信区间，需对r做z变换，具体步骤如下

对r做z变换：

$$z = \frac{1}{2}\ln\frac{1+r}{1-r} \tag{12-3}$$

可以证明：z近似服从正态分布$N(\frac{1}{2}\ln\frac{1+\rho}{1-\rho}, \frac{1}{n-3})$，即$\mu_{z\rho}=\frac{1}{2}\ln\frac{1+\rho}{1-\rho}$，从而，可以得到$\mu_{z\rho}$的$(1-\alpha)$可信区间$(Z_L, Z_U)$，其中上下限分别为

$$Z_U = z + z_{\alpha/2}/\sqrt{n-3} \tag{12-4}$$

$$Z_L = z - z_{\alpha/2}/\sqrt{n-3} \tag{12-5}$$

再对$\mu_{z\rho}$的$(1-\alpha)$可信区间的上下限Z_L、Z_U做反变换，便可以得到总体相关系数ρ的$(1-\alpha)$的可信区间(ρ_L, ρ_U)了，其中ρ的$(1-\alpha)$可信区间的上下限为

$$\rho_L = \frac{e^{2Z_L}-1}{e^{2Z_L}+1} \tag{12-6}$$

$$\rho_U = \frac{e^{2Z_U}-1}{e^{2Z_U}+1} \tag{12-7}$$

本例的95%可信区间计算如下

$$z\text{变换：} z = \frac{1}{2}\ln\frac{1+r}{1-r} = \frac{1}{2}\ln\frac{1+0.9787}{1-0.9787} = 2.266$$

$\mu_{z\rho}$的95%可信区间的上下限为

$$Z_L = 2.266 - \frac{1.96}{\sqrt{15-3}} = 1.700, \quad Z_U = 2.266 + \frac{1.96}{\sqrt{15-3}} = 2.832$$

作反变换，得到总体相关系数ρ的上下限为

$$\rho_L = \frac{e^{2Z_L}-1}{e^{2Z_L}+1} = \frac{e^{2\times1.700}-1}{e^{2\times1.700}+1} = 0.935, \quad \rho_U = \frac{e^{2Z_U}-1}{e^{2Z_U}+1} = \frac{e^{2\times2.832}-1}{e^{2\times2.832}+1} = 0.993$$

即血铅与24小时尿铅的总体线性相关系数的95%可信区间为$(0.935, 0.993)$。

例12-2　10名被诊断为铅中毒并且刚刚接受完成治疗1周的成人患者，测得其血铅X（mmoL/L）和24小时的尿铅Y（mmoL/L）如表12-2，试比较表12-1正常人血铅与24小时尿铅的相关系数和表12-2铅中毒接受治疗对象的血铅与24小时尿铅之间的相关系数是否不同。

表12-2　10例自愿者的血铅和24小时的尿铅测量值（mmol/L）

编号	X	Y	XY	X^2	Y^2
1	0.57	0.49	0.2793	0.3249	0.2401
2	0.32	0.26	0.0832	0.1024	0.0676
3	0.34	0.33	0.1122	0.1156	0.1089
4	0.33	0.4	0.132	0.1089	0.16
5	0.42	0.34	0.1428	0.1764	0.1156
6	0.27	0.26	0.0702	0.0729	0.0676
7	0.41	0.27	0.1107	0.1681	0.0729
8	0.45	0.39	0.1755	0.2025	0.1521
9	0.34	0.34	0.1156	0.1156	0.1156
10	0.32	0.31	0.0992	0.1024	0.0961
合计	3.77	3.39	1.3207	1.4897	1.1965

Notes

先将数据绘制成散点图（见图 12-3），发现 X 和 Y 有伴随线性变化趋势，故作以下的相关系数估计和检验。将资料代入公式（12-1），计算得到

$$r = \frac{1.3207 - \dfrac{3.77 \times 3.39}{10}}{\sqrt{\left(1.4897 - \dfrac{3.77^2}{10}\right)\left(1.1965 - \dfrac{3.39^2}{10}\right)}} = 0.7502$$

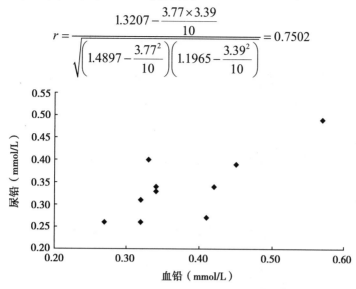

图 12-3　10 例铅中毒患者尿铅与血铅的散点图

H_0：总体相关系数 $\rho = 0$

H_1：总体相关系数 $\rho \neq 0$

$\alpha = 0.05$

计算相关系数的检验统计量 $t_r = \dfrac{r}{\sqrt{1-r^2}}\sqrt{n-2} = \dfrac{0.7502}{\sqrt{1-0.7502^2}}\sqrt{10-2} = 3.209$

自由度 $v = 10 - 2 = 8$，查 t 界值表可知 $t_{0.05/2, 8} = 2.306$，$t_{0.01/2, 8} = 3.335$，统计量 $t_{0.01/2, 8} > t_r > t_{0.05/2, 8}$，所以相应的 $P < 0.05$，故拒绝 H_0，接受 H_1，可以认为铅中毒患者的血铅与 24 小时尿铅是线性相关的。

为了比较正常人血铅与 24 小时尿铅的相关性是否与铅中毒患者血铅与 24 小时尿铅的相关性是否不同，需检验两个相关系数是否不同，由于相关系数呈偏态分布，需在变化的基础上进行检验。

设样本量为 n_i 的样本相关系数为 r_i，其总体相关系数为 ρ_i，则基于公式（12-3）至公式（12-7）做下列变换 $Z_i = \dfrac{1}{2}\ln\left(\dfrac{1+r_i}{1-r_i}\right) \sim N(\mu_{Z_i}, \dfrac{1}{n_i-3})$，其中 $\mu_{Z_i} = \dfrac{1}{2}\ln\dfrac{1+\rho_i}{1-\rho_i}$，显然 $\rho_1 = \rho_2$ 的充分必要条件是 $\mu_{Z_1} = \mu_{Z_2}$，因此当两个总体相关系数相等时，检验统计量 $Z = \dfrac{\dfrac{1}{2}\ln\dfrac{1+r_1}{1-r_1} - \dfrac{1}{2}\ln\dfrac{1+r_2}{1-r_2}}{\sqrt{\dfrac{1}{n_1-3} + \dfrac{1}{n_2-3}}}$ 服从标准正态分布，即：$|Z| > z_{\alpha/2}$，则可以认为两个总体相关系数不等。

两个总体相关系数是否相等的检验方法如下

$H_0: \rho_1 = \rho_2$　或 $H_0: \mu_{Z_1} = \mu_{Z_2}$

$H_1: \rho_1 \neq \rho_2$　或 $H_1: \mu_{Z_1} \neq \mu_{Z_2}$

$\alpha = 0.05$

$$Z = \frac{\dfrac{1}{2}\ln\dfrac{1+r_1}{1-r_1} - \dfrac{1}{2}\ln\dfrac{1+r_2}{1-r_2}}{\sqrt{\dfrac{1}{n_1-3} + \dfrac{1}{n_2-3}}} = \frac{\dfrac{1}{2}\ln\dfrac{1+0.9787}{1-0.9787} - \dfrac{1}{2}\ln\dfrac{1+0.7502}{1-0.7502}}{\sqrt{\dfrac{1}{12} + \dfrac{1}{7}}} = \frac{1.292}{0.4756} = 2.7173 > 1.96$$

因此可以认为两个总体相关系数不等，$\mu_{Z_1} - \mu_{Z_2}$ 的 95% 可信区间为

$$\frac{1}{2}\ln\frac{1+r_1}{1-r_1} - \frac{1}{2}\ln\frac{1+r_2}{1-r_2} \pm 1.96\sqrt{\frac{1}{n_1-3} + \frac{1}{n_2-3}} = 1.292 \pm 1.96 \times 0.4756 = (0.3598, 2.224)$$

由 $\mu_{z_1} - \mu_{z_2}$ 的 95% 可信区间的下限大于 0，可推断 $\mu_{z_1} > \mu_{z_2}$，由此得到 $\rho_1 > \rho_2$，即：正常人的血铅与 24 小时尿铅的总体相关系数大于正在接受铅中毒治疗的患者的血铅与 24 小时尿铅的总体相关系数。

第二节　Spearman 相关

由于直线相关的统计推断要求两个变量服从双变量正态分布，但在实际应用中有时满足不了这样的条件，这时，需采用非参数的秩相关，常用 Spearman 秩相关。下面通过一个实例说明 Spearman 秩相关的分析步骤。

例 12-3　某医生收集 12 例急性脑梗死（AMI）患者，记录了患者在抢救期间的总胆固醇，用爱丁堡 - 斯堪的纳维亚神经病学卒中 SNSS 量表评分标准评定患者的神经功能缺损程度，试分析总胆固醇与神经功能评分是否相关（见表 12-3）。

表 12-3　12 例 AMI 患者的量表评分和总胆固醇测量值与编秩

量表评分 X	总胆固醇 Y	量表评分的秩 R_x	总胆固醇的秩 R_Y
10	4.04	1	3
44	6.21	11	12
15	4.83	8.5	9
19	5.23	10	10
14	4.71	7	8
12	4.44	5.5	7
15	4.38	8.5	5.5
11	3.73	3	1
99	6.00	12	11
11	4.38	3	5.5
12	4.00	5.5	2
11	4.36	3	4

由于量表评分 X 呈偏态分布，不宜作 Pearson 直线相关分析，可用 Spearman 秩相关分析量表评分 X 与总胆固醇 Y 的相关性。具体步骤如下

H_0：Spearman 总体相关系数 $\rho_s = 0$　即量表评分与总胆固醇不相关

H_1：Spearman 总体相关系数 $\rho_s \neq 0$　即量表评分与总胆固醇相关

$\alpha = 0.05$

分别对量表评分 X 和总胆固醇 Y 按从小到大进行编秩，并记为 R_x 和 R_y。若遇相同的观察值，则取平均秩。例如本例中，量表评分 X 有 3 个 11 分，这 3 个观察值对应的秩应为 2，3 和 4，故这 3 个数据的秩为它们的平均秩 $\frac{2+3+4}{3} = 3$，又如量表评分 X 有 2 个 12 分，这 2 个数据对应的秩应为 5 和 6，这 2 个数据的秩为 5 和 6 的平均秩 5.5。

用量表评分 X 的秩 R_x 和总胆固醇 Y 的秩 R_y 代入 Pearson 相关系数的式（12-1）中，得到相应的 Spearman 相关系数计算公式

$$r_s = \frac{\sum(R_{xi} - \overline{R}_x)(R_{yi} - \overline{R}_y)}{\sqrt{\sum(R_{xi} - \overline{R}_x)^2 \sum(R_{yi} - \overline{R}_y)^2}} \tag{12-8}$$

本例 $\sum(R_{xi} - \overline{R}_x)(R_{yi} - \overline{R}_y) = 120.25$，$\sum(R_{xi} - \overline{R}_x)^2 = 140$，$\sum(R_{yi} - \overline{R}_y)^2 = 142.5$

$$r_s = \frac{\sum(R_{xi} - \overline{R}_x)(R_{yi} - \overline{R}_y)}{\sqrt{\sum(R_{xi} - \overline{R}_x)^2 \sum(R_{yi} - \overline{R}_y)^2}} = \frac{120.25}{\sqrt{140 \times 142.5}} = 0.8514$$

如果样本量较小（$n \leq 50$）时，可以查 Spearman r_s 界值表，本例 $\alpha = 0.05$，$n = 12$，Spearman 相

Notes

关系数的临界值为 $r_{s,\,0.001}=0.846$，$r_s>0.846$，所以 $P<0.001$，可以认为神经功能量表评分与总胆固醇呈正相关。

如果样本量较大（$n>50$），则可以用如下的检验统计量

$$t_{rs}=\frac{r_s}{\sqrt{1-r_s^2}\,/\sqrt{n-2}} \tag{12-9}$$

若 H_0: $\rho_s=0$ 为真时，统计量 t_{rs} 近似服从自由度为 $n-2$ 的 t 分布。据 r_s 算得 t_{rs}，查 t 界值表确定 P 值。

第三节 案 例

案例 12-1　某医生对某个感冒患者进行连续观察 60 小时，每 6 小时观察测量该患者的体温和呼吸次数，资料如表 12-4。

表 12-4　某个感冒患者的 10 次临床观察的体温和呼吸次数记录

观察的序号	1	2	3	4	5	6	7	8	9	10
体温（℃）	39.8	40.2	39.6	38.8	38.3	38.1	38.2	38.0	37.8	37.5
呼吸次数（次/分）	28	29	26	25	24	24	21	22	20	21

该医生对上述资料进行双变量正态性检验，$\alpha=0.2$，正态性检验的 P 均大于 α，不能拒绝资料服从双变量正态分布，计算 Pearson 相关系数得 $r=0.9373$，相应的 $P=0.0001$，相关系数 ρ 的 95% 可信区间为（0.7507，0.9854）。因此该医生推断：体温与呼吸次数呈线性相关。

请问：你对该医生作上述相关分析和所下的结论有何异议？

小 结

1. 总体相关系数 $\rho>0$ 表示正相关，总体相关系数 $\rho<0$ 表示负相关，总体相关系数 $\rho=0$ 表示不相关。

2. 样本相关系数 r 的大小与样本量有关，不能仅凭样本相关系数大小判断两个变量是否存在相关，而应根据假设检验的结果做出推断。

3. 作 Pearson 相关或作 Spearman 相关，都要求观察单位之间是独立的。

4. Pearson 相关系数 r 为直线相关系数，要求变量 X 和 Y 服从双变量正态分布，并且在作相关分析时，一般先做散点图，考察是否有可能直线相关。

5. 对于变量 X 和 Y 服从双变量正态分布，则直线回归中的回归系数检验统计量 t_b 与相关系数检验统计量 t_r 是相等的，两个检验等价。

6. 如果变量 X 和 Y 不服从双变量正态分布，可以用 Spearman 秩相关进行相关分析。

7. 如果变量 X 和 Y 均为多分类有序资料，可以用 Spearman 秩相关进行相关分析。

8. 两个变量之间的相关性并不是表示一个变量的改变是由另一个变量引起的，也有可能是两个变量同时受第三个变量的影响而产生的一种伴随现象，所以相关分析只是刻画了一种伴随现象。因此在做相关分析时，还应考虑两个变量相关是否有实际意义。

9. 由于通常的相关系数无效假设为 H_0: $\rho=0$，但 $P<\alpha$ 时，是推断为 $\rho\neq0$。仅能推断两个变量之间存在相关关系。但相关关系的强弱应根据相关系数的大小确定，与 P 的大小无关。

10. 对于相关系数是否为 0 的假设检验与回归系数是否为 0 的假设检验是等价的，并且两个检验统计量相等 $t_r=t_b$，以及两个检验 P 值都是相等的，而且相关系数与回归系数同时为正的或者同时为负的，但当相关系数很大时，回归系数可以很小；因此相关系数与回归系数在数值上是无法对应和相等的。

Notes

思考与练习

一、是非题

1. 某样本的 X 和 Y 的样本相关系数 $r=0.9$，则可以直接推断 X 和 Y 相关，并且有统计学意义。

2. Spearman 相关系数是描述资料呈曲线相关的程度。

3. X 和 Y 服从双变量正态分布就是指 X 和 Y 分别服从正态分布。

4. 在一个大样本中，X 和 Y 的相关系数非常接近 1，则可以认为 $X \approx Y$，并且可以认为 X 可以近似替代 Y。

二、最佳选择题

1. 对 X,Y 两个随机变量作直线相关分析时，下列正确的说法是（　　）

　　A. 要求 X,Y 呈双变量正态分布

　　B. 只要求 X 正态分布

　　C. 只要求 Y 正态分布

　　D. 只要求 X 和 Y 分别服从正态分布

　　E. 以上全不对

2. 两组资料中，回归系数 b 较大的一组，则（　　）

　　A. 相关系数 r 也较大

　　B. 相关系数 r 较小

　　C. 两变量关系较密切

　　D. 相关系数 r 可能大也可能小

　　E. 以上全不对

3. 对于两个变量的一组资料，请问（　　）

　　A. 该资料适合作 Pearson 相关，则该资料一定能作直线回归

　　B. 该资料适合作直线回归，则该资料一定能作直线相关

　　C. 该资料不适合作直线回归，但该资料可能适合作直线相关

　　D. 该资料一定适合作 Spearman 相关分析

　　E. 以上全不对

4. 对于两个变量的一组资料服从双变量正态分布，对于式（12-2）的 Pearson 相关系数的检验统计量 t_r，则下列正确的是（　　）

　　A. 统计量 t_r 服从自由度为 $n-2$ 的 t 分布

　　B. $H_0:\rho=0$ 成立时，统计量 t_r 服从自由度为 $n-2$ 的 t 分布

　　C. $H_1:\rho\neq0$ 成立时，t_r 服从自由度为 $n-2$ 的 t 分布

　　D. 当拒绝 $H_0:\rho=0$ 时，认为 t_r 仍服从自由度为 $n-2$ 的 t 分布

　　E. 以上全不对

5. 对于 Spearman 相关分析要求资料满足（　　）

　　A. X 和 Y 可以满足双变量正态分布

　　B. 对资料无任何要求

　　C. 要求观察单位之间独立

　　D. X 和 Y 必须为有序分类变量或计量资料

　　E. 以上全不对

三、计算分析题

1. 为了研究凝血酶浓度与凝血时间之间的相关性，随机抽取 15 名健康成人，测定血液的

Notes

凝血酶浓度（ml）及凝血时间（秒）。数据如表 12-5 所示。问这两项指标是否相关？

表 12-5　15 名健康成人凝血酶浓度（ml）及凝血时间（秒）

受试者号	1	2	3	4	5	6	7	8	9	10	11	12	13	14	15
凝血酶浓度	1.1	1.2	1.0	0.9	1.2	1.1	0.9	0.6	1.0	0.9	1.1	0.9	1.1	1	0.7
凝血时间	14	13	15	15	13	14	16	17	14	16	15	16	14	15	17

2. 为了研究早晨首次尿中的铅浓度（称晨尿铅浓度）与 24 小时的尿铅浓度之间的相关性，测得某地 12 名正常成人的晨尿铅浓度 X（μmoL/L）和 24 小时尿铅浓度 Y（μmoL/L）如表 12-6，试作统计分析。

表 12-6　12 名正常成人的晨尿铅浓度 X（μmoL/L）和 24 小时尿铅浓度 Y（μmoL/L）

编号	1	2	3	4	5	6	7	8	9	10	11	12
X	0.12	0.04	0.11	0.15	0.04	0.03	0.1	0.13	0.02	0.21	0.15	0.07
Y	0.11	0.1	0.12	0.19	0.07	0.14	0.2	0.09	0.05	0.22	0.18	0.09

（赵耐青）

Notes

第十三章　多因素线性回归

在第十一章中已介绍用直线回归刻画某个观察指标与一个自变量之间的线性回归关系,但由于事物之间的联系往往是多方面的,在医学研究中,某个医学观察指标往往受多个因素的影响,如儿童身高不仅受年龄影响,而且受性别影响;肺活量的大小除与年龄、性别有关外,还受身高、体重以及胸围的呼吸差等因素的影响。如果这些因素与某个医学观察指标之间的关系是线性的,则可以应用多因素线性回归(multiple linear regression)方法分析该医学观察指标与这些因素之间的关系,并可以利用多因素线性回归方程对各个因素作出评价,也可以作出预测和判别。

第一节　多因素线性回归

一、多因素线性回归方程

设有 m 个自变量(亦称协变量)分别为 $X_1, X_2, \cdots, X_m$,应变量为 Y,则描述 Y 的总体均数与 m 个自变量 $X_1, X_2, \cdots, X_m$ 之间线性回归关系的多因素线性回归方程为

$$\mu_Y = \beta_0 + \beta_1 X_1 + \cdots + \beta_m X_m \tag{13-1}$$

其中 β_0 为常数项,亦称截距,$\beta_1, \beta_2, \cdots, \beta_m$ 称为偏回归系数。刻画观察变量 Y 与自变量 X_1, $X_2, \cdots, X_m$ 之间线性回归关系的多因素线性回归模型可表达为

$$Y = \beta_0 + \beta_1 X_1 + \cdots + \beta_m X_m + \varepsilon \qquad \varepsilon \sim N(0, \sigma^2) \tag{13-2}$$

β_i 表示除 X_i 以外的其他自变量固定的情况下,X_i 变化一个单位,相应 Y 的平均变化值,即 Y 总体均数的相应变化值。$\beta_0, \beta_1, \beta_2, \cdots, \beta_m$ 一般是未知的,但可根据样本资料拟合回归方程得到其估计值,并可写出相应的样本回归方程

$$\hat{Y} = a + b_1 X_1 + \cdots + b_m X_m \tag{13-3}$$

其中 $a, b_1, b_2, \cdots, b_m$ 是 $\beta_0, \beta_1, \beta_2, \cdots, \beta_m$ 的估计值,亦称样本偏回归系数,简称偏回归系数。

由于多因素线性回归方程的参数估计方法采用最小二乘法,对于多个自变量的情况,计算量相对比较烦琐,一般需用统计软件完成计算,故本章将主要通过实例介绍多因素线性回归方程的基本分析步骤和分析策略。

例 13-1　欲研究糖尿病患者的总胆固醇(X_1)和甘油三酯(X_2)对空腹血糖(Y)的影响,某研究者调查 40 名糖尿病患者的总胆固醇、甘油三酯和空腹血糖的测量值如下,试根据上述研究问题作统计分析。

根据上述研究问题,考虑用多因素线性回归进行统计分析,其回归模型为

$$\mu_Y = \beta_0 + \beta_1 X_1 + \beta_2 X_2 \tag{13-4}$$

根据表 13-1 资料,通过拟合样本回归方程 $\hat{Y} = a + b_1 X_1 + b_2 X_2$,采用最小二乘法寻找 a, b_1 和 b_2,使公式(13-5)的残差平方和 SS 达到最小。

$$SS = \sum_{i=1}^{40} (Y_i - a - b_1 X_{i1} - b_2 X_{i2})^2 \tag{13-5}$$

表 13-1 40 名糖尿病患者的总胆固醇 X_1、甘油三酯 X_2 和空腹血糖测量值 Y

编号	总胆固醇 (mmol/L)	甘油三酯 (mmol/L)	空腹血糖 (mmol/L)	编号	总胆固醇 (mmol/L)	甘油三酯 (mmol/L)	空腹血糖 (mmol/L)	编号	总胆固醇 (mmol/L)	甘油三酯 (mmol/L)	空腹血糖 (mmol/L)
1	5.7	1.1	7.5	15	4.4	1.9	7.0	28	7.8	2.6	6.8
2	6.6	0.9	7.0	16	8.5	1.3	7.9	29	6.7	2.7	7.7
3	7.1	1.3	6.8	17	6.8	2.0	7.8	30	6.2	1.7	6.8
4	7.0	2.3	7.2	18	4.8	2.7	7.4	31	5.3	1.2	6.9
5	6.8	2.3	7.7	19	4.8	1.4	6.1	32	7.9	2.3	7.5
6	6.1	2.0	7.8	20	8.1	1.6	6.9	33	4.1	1.8	6.0
7	8.9	2.7	7.3	21	4.5	0.9	6.2	34	7.2	1.6	7.6
8	8.7	1.3	7.0	22	5.2	1.7	6.5	35	4.0	2.7	6.9
9	8.5	1.5	7.2	23	7.7	2.1	8.0	36	5.8	2.4	6.2
10	8.8	2.6	7.3	24	7.7	1.9	7.6	37	4.5	2.4	7.4
11	5.0	2.5	6.8	25	7.7	1.8	6.4	38	4.1	1.9	6.4
12	5.6	1.6	7.4	26	6.2	2.5	7.6	39	8.1	2.6	7.2
13	6.9	2.6	7.6	27	4.7	1.0	5.1	40	4.2	2.8	6.8
14	4.5	1.7	7.2								

借助统计软件计算，本例可得到下列（表 13-2，表 13-3）主要结果。

表 13-2 回归系数的估计结果

变量名	回归系数	标准误	t	P	95% 可信区间	
X_1	0.172	0.055	3.137	0.003	0.061	0.282
X_2	0.318	0.148	2.154	0.038	0.019	0.617
常数项	5.358	0.444	12.079	0.000	4.459	6.257

由此得到回归方程为

$$\hat{Y} = 5.358 + 0.172X_1 + 0.318X_2$$

表 13-3 回归模型的方差分析结果

变异来源	SS	df	MS	F	P
回归	4.281	2	2.141	7.69	0.0016
残差	10.293	37	0.278		
总	14.574	39	0.374		

二、回归系数的检验

回归系数的检验可以简单地分为模型检验和单个回归系数的检验，具体方法如下：

1. 模型检验

$H_0: \beta_1 = \beta_2 = \cdots = \beta_m = 0$

$H_1: \beta_1, \beta_2, \cdots, \beta_m$ 不全为 0

$\alpha = 0.05$

$$\text{检验统计量} \quad F = \frac{MS_{\text{回归}}}{MS_{\text{残差}}} \tag{13-6}$$

可以证明：当 H_0 为真时，统计量 F 服从自由度为 m 和 $n-m-1$ 的 F 分布。其中，n 为样本量，m 为回归模型中的自变量个数。假如自变量回归系数全为 0，则回归方程为 $\mu_Y = \beta_0$，即 Y 的

Notes

总体均数与各个自变量没有任何关系，这也就失去了建立回归方程的意义，故当统计检验的结果不能拒绝 H_0 时，则称该回归模型是没有统计学意义；反之，当统计推断的结果是拒绝 H_0 时，则可称为该回归模型是有统计学意义的。

本例的模型检验如下：

H_0: $\beta_1 = \beta_2 = 0$

H_1: β_1 和 β_2 不全为 0

$\alpha = 0.05$

由表 13-3 的回归模型方差分析结果可知，$F = 7.69$，$P = 0.0016 < 0.05$，按 $\alpha = 0.05$ 检验水准，拒绝 H_0，可以认为 β_1 和 β_2 不全为 0，回归模型有统计学意义。

2. **单个回归系数的检验**　单个回归系数 β_i 的检验表示其他 $m-1$ 个自变量均在当前回归模型中存在的条件下，X_i 的回归系数 β_i 是否为 0 的统计检验，具体方法如下：

H_0: $\beta_i = 0$

H_1: $\beta_i \neq 0$

$\alpha = 0.05$

$$\text{检验统计量}\quad t_b = \frac{b_i}{S_{b_i}} \tag{13-7}$$

可以证明：当 H_0: $\beta_i = 0$ 为真时，统计量 t_b 服从自由度为 $n-m-1$ 的 t 分布。

由表 13-2 中的回归系数的估计结果可知：总胆固醇 X_1 增加 1 个 mmol/L，估计空腹血糖平均增加 0.172 个 mmol/L；甘油三酯 X_2 增加 1 个 mmol/L，估计空腹血糖平均增加 0.318 个 mmol/L。由于 X_1 和 X_2 的回归系数对应的 P 均小于 0.05，故按 $\alpha = 0.05$ 的检验水准，可分别拒绝 H_0，认为空腹血糖水平与总胆固醇和甘油三酯均存在线性回归关系。

有些研究者比较关心在相同的总胆固醇 X_1 水平下，甘油三酯 X_2 与空腹血糖 Y 的相关性，这是一类偏相关分析问题。对于一般性的偏相关系数定义如下

任意给定一组自变量 $X = (X_1, X_2, \cdots, X_p)$ 的情况下（亦称控制自变量 X 情况下），两个变量 Z 和 Y 的相关系数称为偏相关系数，其定义表达式为

$$\rho_{YZ|X} = \frac{Cov(Y_{|X}, Z_{|X})}{\sqrt{Var(Y_{|X})\,Var(Z_{|X})}} \tag{13-8}$$

一般情况下，可以假定 $X_1, X_2, \cdots, X_p$ 与 Z 和 Y 均近似呈线性回归关系，因此可以用下列步骤进行估计。

设样本资料中含有变量 $Y, Z, X_1, X_2, \cdots, X_p$，样本量为 n。以 Y 为因变量和 $X_1, X_2, \cdots, X_p$ 为自变量，用样本资料拟合线性回归方程，得到因变量的预测值 $\hat{Y}_i$ 及其残差 $\varepsilon_{Y_i} = Y_i - \hat{Y}_i$，同样用 Z 为因变量和 $X_1, X_2, \cdots, X_p$ 为自变量拟合线性回归方程，得到因变量的预测值 $\hat{Z}_i$ 及其残差 $\varepsilon_{Z_i} = Z_i - \hat{Z}_i$，由于残差 ε_{Y_i} 和 ε_{Z_i} 分别可以认为控制了自变量 $X_1, X_2, \cdots, X_p$ 情况下的变量 Y 和 Z 的一对变异，即：任意给定 $X_1, X_2, \cdots, X_p$ 后，Y 和 Z 的变异。因此残差 ε_{Y_i} 和 ε_{Z_i} 之间的相关系数就是控制 $X_1, X_2, \cdots, X_p$ 条件下，Y 和 Z 的偏相关系数

$$r_{YZ|X} = \frac{\sum_{i=1}^{n}(\varepsilon_{Y_i} - \overline{\varepsilon}_{Y_i})(\varepsilon_{Z_i} - \overline{\varepsilon}_{Z_i})}{\sqrt{\left[\sum_{i=1}^{n}(\varepsilon_{Y_i} - \overline{\varepsilon}_{Y_i})^2\right]\left[\sum_{i=1}^{n}(\varepsilon_{Z_i} - \overline{\varepsilon}_{Z_i})^2\right]}} \tag{13-9}$$

并且可以证明：如果以 Y 为因变量和 $Z, X_1, X_2, \cdots, X_p$ 为自变量拟合线性回归方程，得到 Z 的回归系数 β_Z 的检验统计量 t_Z，则给定 $X_1, X_2, \cdots, X_p$ 条件下，Y 和 Z 的偏相关系数估计表达式可以写为

$$r_{YZ|X} = \frac{t_Z}{\sqrt{t_Z^2 + 回归方程中的残差自由度}} \tag{13-10}$$

Notes

对于$H_0:\rho_{YZ|X}=0$ vs $H_1:\rho_{YZ|X}\neq 0$的假设检验的P值就是Z的回归系数β_Z的检验统计的P值。特别当X为一个变量时,给定X情况下,Y与Z的偏相关系数估计式可以表示为

$$r_{YZ|X}=\frac{r_{YZ}-r_{YX}r_{ZX}}{\sqrt{(1-r_{YX}^2)(1-r_{ZX}^2)}} \tag{13-11}$$

其中r_{YZ},r_{YX},r_{ZX}均为对应两个变量的Pearson相关系数。

在例13-1中,给定总胆固醇X_1的情况下,甘油三酯X_2和空腹血糖Y的偏相关系数为

$r_{YX_2|X_1}=\dfrac{t_{X_2}}{\sqrt{t_{X_2}^2+\text{残差自由度}}}=\dfrac{2.15}{\sqrt{2.15^2+37}}=0.333$,该偏相关系数的检验$P$值就是回归方程中$X_2$

的回归系数检验的P值$=0.038<0.05$,因此可以认为控制总胆固醇X_1情况下,甘油三酯X_2和空腹血糖Y成正相关,并且有统计学意义。建议读者可以利用例13-1的资料分别验证偏相关系数的公式(13-9)和公式(13-10)是等价的,并且在一个控制变量情况下,公式(13-9)和公式(13-10)和公式(13-11)均是等价的。

例13-2 为了研究0~8岁儿童身高增长的规律,在某社区随机抽样,调查了20名男孩和20女孩的年龄和身高,男性取值为1,女性取值为0。资料见表13-4,试找出儿童身高的一般规律。

表13-4 40名0~8岁儿童的年龄X_1(岁)、性别X_2和身高Y(cm)资料

编号	年龄	性别	身高	编号	年龄	性别	身高	编号	年龄	性别	身高	编号	年龄	性别	身高
1	0.3	0	67	11	4.9	0	103	21	4.7	1	103	31	3.2	1	91
2	0.4	0	68	12	5.1	0	104	22	2.8	1	88	32	0.4	1	66
3	0.8	0	71	13	0.8	1	70	23	5.4	0	108	33	5.7	1	109
4	1.0	0	71	14	6.4	1	116	24	6.7	0	116	36	7.1	1	124
5	1.6	0	77	15	2.2	1	83	25	6.9	0	119	37	0.7	1	69
6	0.9	1	70	16	2.0	0	82	26	7.1	0	121	34	3.3	1	92
7	4.6	1	101	17	2.1	0	82	27	7.5	0	126	35	6.9	1	119
8	1.8	1	78	18	3.3	0	91	28	5.5	0	110	38	5.7	1	111
9	4.4	1	100	19	4.1	0	96	29	5.4	0	107	39	3.6	1	92
10	4.5	0	101	20	4.4	0	100	30	4.8	0	103	40	0.8	1	70

对于同一性别而言,儿童的平均身高与年龄通常呈线性增长关系,但不同性别的儿童身高及其增长速度有一定的差异,因此试图用下列回归方程表示不同性别的儿童身高与年龄的关系。

$$\mu_Y=\beta_0+\beta_1X_1+\beta_2X_2+\beta_3X_1\cdot X_2 \tag{13-12}$$

对于女孩,$X_2=0$代入上述方程(13-12),得到下列回归方程(13-13)

$$\mu_Y=\beta_0+\beta_1X_1 \tag{13-13}$$

β_1表示女孩的每年的平均身高增长量,β_0表示女孩出生时的平均身高。

对于男孩,$X_2=1$代入上述方程(13-12),得到下列回归方程(13-14)

$$\mu_Y=\beta_0+\beta_1X_1+\beta_2+\beta_3X_1=\beta_0+\beta_2+(\beta_1+\beta_3)X_1 \tag{13-14}$$

同理,$\beta_1+\beta_3$表示男孩的每年的平均身高增长量,特别当$\beta_3=0$时,男孩每年的平均身高增长量与女孩相同,$\beta_3>0$时,男孩每年的平均身高增长量高于女孩,$\beta_3<0$时,男孩每年的平均身高增长量低于女孩。$\beta_0+\beta_2$表示男孩出生时的平均身高,$\beta_2=0$表示男孩和女孩在出生时的平均身高是相同的;$\beta_2>0$表示男孩在出生时的平均身高高于女孩;$\beta_2<0$表示男孩在出生时的平均身高低于女孩。

由表13-4资料用统计软件拟合回归方程(13-12),可以得到下列主要结果(表13-5、表13-6)。

Notes

表 13-5   例 13-2 资料的回归模型的方差分析

来源	SS	df	MS	F	P
回归	13 096.03	3	4365.34	4208.23	<0.0001
残差	37.34	36	1.04		
总	13 133.38	39	336.75		

由此可知模型检验统计量 $F=4208.23$，相应的 $P<0.0001$，在检验水准为 0.05 上拒绝 H_0，可以认为该回归模型是有统计学意义的。

拟合回归方程的主要评价指标是决定系数，其定义为：

$$R^2 = 1 - \frac{SS_{残差}}{SS_{总}} \tag{13-15}$$

由此可知，回归方程的拟合程度越好，残差平方和就越小，决定系数 R^2 越接近 1；反之，R^2 越接近 0。本例的决定系数为：

$$R^2 = 1 - \frac{37.34}{13\,133.38} = 0.9972$$

R^2 接近 1，说明该多因素线性回归方程拟合的非常好。

有些研究者往往希望用复相关系数 $R = \sqrt{R^2}$ 刻画应变量与其预测值之间的相关程度，故本例也给出复相关系数的计算值如下：

$$R = \sqrt{1 - \frac{SS_{残差}}{SS_{总}}} = \sqrt{1 - \frac{37.34}{13\,133.38}} = 0.9986$$

表 13-6   例 13-2 资料的回归模型的参数估计

变量	回归系数	标准误	t	P	95% 可信区间	
X_1	7.943	0.101	78.82	0.000	7.738	8.147
X_2	−1.162	0.630	−1.85	0.073	−2.439	0.115
X_1X_2	0.336	0.145	2.32	0.026	0.043	0.629
常数	64.602	0.451	143.18	0.000	63.686	65.517

回归方程为 $\hat{Y} = 64.602 + 7.943X_1 - 1.162X_2 + 0.336X_1X_2$

由上述回归方程得到：

女孩（$X_2=0$）的身高回归方程为 $\hat{Y} = 64.602+7.943X_1$，女孩在出生时（$X_1=0$）的平均身高约为 64.6cm，身高平均每年增长约为 8cm。

男孩（$X_2=1$）的身高回归方程为 $\hat{Y} = 64.602 + 7.943X_1 - 1.162 + 0.336X_1 = 63.440+8.279X_1$，男孩在出生时（$X_1=0$）的平均身高约为 63.4cm，身高平均每年增长约为 8.3cm。

由于 X_2 的回归系数为 −1.162，但其 $P=0.073$，所以两组差异无统计学意义，故没有足够的证据可以推断男孩和女孩在出生时的平均身长是有差异；X_1X_2 的回归系数估计值为 0.336>0，说明男孩身高每年平均增长量比女孩身高的平均增长量多 0.336cm，其 P 小于 0.001，所以可以认为男孩身高每年增长量高于女孩。

在回归分析中，称 X_1X_2 为年龄与性别的交互作用项，如果交互作用项的回归系数检验有统计学意义，则称年龄与性别对身高有交互作用。交互作用的解释要根据研究背景和研究目的进行，本例在回归模型中引入交互项，其目的之一就是评价儿童的身高增长速度是否与性别有关。在医学研究中，观察变量与研究因素之间的回归关系往往随另一个因素的观察情况变化而变化，这种情况就需要引入交互作用。同样表 13-6 的结果也可以认为不同性别对应身高与年龄之间的不同的回归关系。交互作用的解释很重要，事实上，在回归分析中，可以认为发现交互

Notes

项有统计学意义只是该统计分析的中间结果,需要按不同的情况作进一步统计分析,这样才能得到更切近研究背景的结果和解释。

第二节　回归分析中自变量的选择

在实际研究中,刻画应变量与自变量关系的真实模型往往是非线性模型,并且真实模型往往是未知的,因此很难确认研究者建立的模型是否为真实模型,所以一般研究中所获得的回归模型均是近似模型,最常用的近似模型是多因素线性回归模型。对于多因素线性回归模型而言,应考虑如何选择自变量进入模型使该模型的近似程度达到最佳。在多因素线性回归模型中,如果模型的回归系数 $\beta_i=0$,也就是回归模型中不含有自变量 X_i,因此回归系数的检验为回归模型中的变量选择提供了一定的依据,然而当回归方程中某些自变量的回归系数没有统计学意义(如表 13-2 中的性别的回归系数没有统计学意义)时,只能得到没有足够的证据拒绝 H_0:$\beta_i=0$ 的结论,但不能统计推断这些回归系数为 0,因此对自变量的选择存在一定的不确定性,同时,这种不确定性还与检验水准 α 大小有关。特别当样本量较小并且各个自变量高度相关时,可能导致在多因素线性回归方程中仅引入任何一个自变量,其回归系数均有统计学意义,但当回归方程中引入多个自变量时,各个自变量的回归系数却均无统计学意义。这种情况出现往往是自变量之间存在多元共线性(multicollinearity)造成的,因此,需要研究如何选择自变量来获得最佳多因素线性回归模型。

一、最佳预测模型的选择自变量方法

1. 最小残差平方和　一般而言,模型中的自变量越多,残差平方和就越小,样本中的实际测量值 Y 与预测值 $\hat{Y}$ 的平均误差越小(称为内推误差),然而并非自变量越多越好,当模型中引入与应变量 Y 无关或相关性非常弱的自变量时,残差平方和虽会减少一些,但变化却不会太大,而对于新的样本预测而言,如果模型中存在与应变量无关的自变量,则这些无关的自变量的错误作用可以使新的样本预测的平均误差(称为外推误差)往往反而增大,这样最终损失了回归模型的应用价值;另外模型中每增加一个自变量,在应用该回归模型时需要增加一部分收集该自变量信息的成本,因此收集那些与应变量关系非常微弱的自变量,可能得不偿失。综上所述,最小残差平方和作为最佳模型的准则存在缺陷,但对于在相同的自变量个数的情况下,可用最小残差平方和准则选择与应变量影响最大的自变量进入回归模型。

由于决定系数 $R^2=1-\dfrac{SS_{残差}}{SS_{总}}$,当残差平方和达到最小时,决定系数 R^2 达到最大,所以最小残差平方和准则与最大决定系数 R^2 准则是等价的。

2. 最小残差均方　残差均方 $MS_{残差}=\dfrac{SS_{残差}}{n-m-1}$。从残差均方表达式可以看出,若引入模型的自变量对应变量的贡献较大(即残差平方和减少的幅度称为自变量对应变量的贡献)并且远远大于自由度 $n-m-1$ 减少的幅度,则残差的均方 $MS_{残差}$ 也相应的减少;若进入模型的自变量与应变量没有任何关系或贡献非常小,则残差平方和几乎没有减少或减少的幅度非常小,远远低于自由度 $n-m-1$ 的改变量,则残差的均方 $MS_{残差}$ 不仅不会下降而且可能会增加。因此,最小残差均方准则要比最小残差平方和准则更合理,有一定的可取性。但可以证明:如果样本量 n 很大,在残差均方达到最小的回归模型中,往往也存在某些自变量没有统计学意义。

由于校正决定系数 $R_{adj}^2=1-\dfrac{MS_{残差}}{MS_{总}}$,所以最小残差均方准则与最大校正决定系数准则是等价的。

Notes

在多因素线性回归分析中,还有许多选择自变量的统计学标准,选择不同的统计学标准,最终的结果有时会不同,读者应根据实际的研究情况,选择合适的统计学标准选择自变量进入回归模型。

3. *AIC* 统计量　$AIC = n\ln\left(\dfrac{SS_{残差}}{n}\right) + 2m$。在多因素线性回归分析中,多因素线性回归模型中的自变量越多,残差平方和 $SS_{残差}$ 就越小,即使某自变量与因变量不相关,把该自变量引入模型也可以使 $SS_{残差}$ 减少,只是因为不相关而减少的数值比较小或很小,但过多的自变量引入模型会导致模型的参数估计误差增大,甚至引发多元共线性的问题。日本学者 Akaike 针对上述问题,提出了 *AIC* 统计量,由于模型中的自变量个数 m 增加,$SS_{残差}$ 虽然会减小,但 *AIC* 统计量中 $2m$ 会导致 *AIC* 增加,因此如果某个自变量引入模型会使 $SS_{残差}$ 有较大幅度减少,则引入该自变量会使 *AIC* 减小,反之如果该自变量引入模型对 $SS_{残差}$ 的减少甚微,则 *AIC* 会增大。日本学者 Akaike 提出选择自变量使模型的 *AIC* 统计量达到最小,则该模型为最佳模型,这种选择模型自变量的准则称为 *AIC* 准则。

二、逐　步　回　归

在一些观察性研究中,研究者的目的是想确认哪些因素对应变量影响最大或者想得到最佳预测模型,对于多因素线性回归模型而言,也就是要求:①引入回归模型的自变量都有统计学意义;②在同样的自变量个数情况下,残差均方(或残差平方和)达到最小;③增加任何一个自变量进入模型,都会导致模型中某些自变量没有统计学意义。如果选择自变量各种可能的组合分别进入回归模型,寻找满足上述 3 点的最优回归模型,这种自变量的选择方法称为最优子集回归(optimum subsets regression)。在备选自变量较多的情况下,最优子集回归的计算量非常大,所以一般采用逐步回归方法得到或逼近满足上述 3 点的回归模型。由于逐步回归是逐个选择最优变量,所以逐步回归得到的回归模型不一定是最佳预测模型。

逐步回归可以分为前进法(forward),前进逐步回归法(forward stepwise),后退法(backward)和后退逐步回归(backward stepwise)。前进法是把对 Y 贡献最大并且有统计学意义的自变量逐个依次引入模型,直到有统计学意义的自变量全进入回归模型为止。前进法在自变量选择的过程中,仅在自变量引入模型时考察其是否有统计学意义,并不考虑自变量在引入模型后的 P 值变化。前进逐步回归法在引入自变量进入回归模型的方法与前进法相同,但每当引入一个自变量时,并考察模型中的其他自变量是否仍有统计学意义,若存在没有统计学意义的自变量,则把对 Y 贡献最小并且没有统计学意义的自变量依次逐个从回归模型中剔除,依次循环引入或剔除自变量,直到回归模型中的所有自变量均有统计学意义,而回归模型中再引入任一其他自变量却都无统计学意义为止。后退法是把所有的自变量全放入回归模型,然后把对 Y 贡献最小并且没有统计学意义的自变量逐个依次从回归模型中剔除,直到模型中所有的自变量均有统计学意义为止。后退法在自变量选择的过程中,仅在自变量从回归模型中剔除时考察其是否有统计学意义,并不考虑自变量在从模型中剔除后是否还有可能引入模型并且有统计学意义。后退逐步回归法在从模型中剔除自变量的方法与后退法是相同的,但后退逐步回归在每剔除一个自变量,并考察模型外的其他自变量是否能引入回归模型并且有统计学意义,通过反复剔除无统计学意义的自变量和引入有统计学意义的自变量进入回归模型,直到既没有变量可以剔除,也没有变量可以引入模型为止,详细情况参见例 13-3。

例 13-3　为了研究影响糖尿病患者糖化血红蛋白(HbA1c)的主要危险因素,某研究者调查了在某医院内分泌科就诊的 200 名糖尿病患者的糖化血红蛋白、年龄、体重指数、总胆固醇、收缩压、舒张压、饮食、运动、服药情况等,并用逐步线性回归分析影响糖化血红蛋白的主

Notes

要因素。为了简化问题,这里仅取自变量为年龄(X_1,岁)、体重指数(X_2,kg/m^2)、总胆固醇(X_3,mmol/L)、收缩压(X_4,mmHg)和舒张压(X_5,mmHg),应变量为糖化血红蛋白(Y,%),随机选取了 20 例。具体资料见表 13-7,试用逐步线性回归分析寻找主要的影响因素。

表 13-7 例 13-3 的 20 例糖尿病患者调查资料

编号	X_1	X_2	X_3	X_4	X_5	Y	编号	X_1	X_2	X_3	X_4	X_5	Y
1	49	32.19	6.0	148	86	7.6	11	53	23.43	7.1	161	86	7.5
2	67	24.77	2.7	151	98	7.4	12	46	30.56	2.9	146	79	7.3
3	64	25.24	7.0	151	80	7.4	13	59	25.19	6.0	158	80	7.3
4	66	24.26	4.8	157	87	7.2	14	76	27.26	5.4	124	85	6.9
5	68	30.28	3.5	136	83	7.3	15	63	23.93	6.7	133	89	7.5
6	48	26.18	7.6	137	87	7.6	16	74	24.94	7.9	166	82	7.9
7	66	26.36	5.9	157	91	7.5	17	52	22.82	5.3	149	71	7.3
8	47	32.07	5.7	157	89	7.7	18	64	24.34	2.5	126	93	6.8
9	64	28.44	6.1	154	82	7.3	19	54	25.44	2.6	151	83	6.9
10	75	30.65	6.9	137	86	7.7	20	78	28.98	7.2	147	74	7.5

采用后退逐步回归法,先把所有自变量引入回归方程(13-16),然后把无统计学意义的自变量剔除模型(表 13-8),具体情况如下

$$\mu_Y = \beta_0 + \beta_1 X_1 + \beta_2 X_2 + \beta_3 X_3 + \beta_4 X_4 + \beta_5 X_5 \tag{13-16}$$

表 13-8 逐步回归计算用表

	变量名	常数	X_1	X_2	X_3	X_4	X_5	说明
step 1	回归系数	3.876	−0.002	0.032	0.108	0.008	0.011	全部变量进入模型,X_1 的 P 最大,无统计学意义,故剔除
	P		0.715	0.033	0.001	0.037	0.133	
step 2	回归系数	3.736		0.033	0.106	0.009	0.010	X_5 的 P 最大,并且无统计学意义的,故剔除。
	P			0.024	<0.001	0.022	0.125	
step 3	回归系数	4.799		0.031	0.097	0.008		所有自变量均有统计学意义的,再尝试 X_1 能否进入模型
	P			0.036	0.001	0.036		
step 4	回归系数	4.917	−0.001	0.031	0.099	0.008		X_1 的 P >0.05,故可以认为 Step 3 的模型是最好的模型
	P		0.788	0.047	0.001	0.057		

最后的回归方程为 $\hat{Y} = 4.799 + 0.031X_2 + 0.097X_3 + 0.008X_4$

根据上述结果,可以认为体重指数 X_2、总胆固醇 X_3 和收缩压 X_4 是影响糖化血红蛋白的主要因素,体重指数增大 1 个单位,糖化血红蛋白平均升高 0.031%;总胆固醇升高 1mmol/L,估计糖化血红蛋白平均升高 0.097%;收缩压 X_4 升高 1mmHg,估计糖化血红蛋白平均升高 0.008%。这些差异均有统计学意义。

各个自变量的回归系数反映了各个自变量对应变量的作用大小,但是由于许多自变量都有自己的量纲,因此各个自变量对应变量的作用相对大小的评价往往受到量纲的影响。一些研究者往往希望知道在排除了量纲影响后这些自变量对应变量的相对作用大小,而计算标准化回归系数往往是一种常用的方法,具体计算公式如下

$$b_i' = b_i S_{X_i} / S_Y$$

其中 b_i 是 X_i 的样本回归系数,S_Y 和 S_{X_i} 分别是应变量 Y 和自变量 X_i 的样本标准差,b_i' 是标准回归系数。例 13-3 中用逐步回归建立的最终回归模型的参数估计及其标准回归系数由表 13-9 所示。

Notes

表 13-9　例 13-3 的逐步回归的最终回归模型的参数估计及其标准化回归系数

变量	回归系数	标准误	t	P	标准回归系数
体重指数 X_2	0.031	0.016	2.29	0.036	0.330
总胆固醇 X_3	0.097	0.024	4.12	0.001	0.611
收缩压 X_4	0.008	0.004	2.28	0.036	0.341
常数项	4.799	0.667	7.19	0.000	

在应用标准回归系数时应注意，如果回归模型中的自变量含有分类变量，而分类变量一般是没有量纲的，所以在这种情况下应用标准回归系数是没有意义的。

三、协方差分析

例 13-4　为了评价缺铁性贫血的两种不同的疗效，某研究者在预试验中收集了 60 名患者，随机分为 A 组和 B 组，两组的治疗方案分别称为 A 方案和 B 方案，A 方案用分组变量 $group = 0$ 表示，B 方案用 $group = 1$ 表示。治疗前红细胞数（万个 /μl）和经过一个月治疗后的红细胞增加数等见表 13-10，记治疗后的红细胞增加数为 Y，治疗前的红细胞数为 X_1，用 X_2 表示年龄，试评价两种治疗方案的疗效差异。

表 13-10　例 13-4 治疗缺铁性贫血的观察资料

No.	Y	group	X_1	X_2	No.	Y	group	X_1	X_2	No.	Y	group	X_1	X_2	No.	Y	group	X_1	X_2
1	193	0	305	69	16	186	0	304	71	31	200	1	306	40	46	185	1	290	73
2	183	0	302	48	17	189	0	315	41	32	187	1	302	48	47	200	1	302	49
3	199	0	305	49	18	187	0	307	77	33	200	1	306	69	48	197	1	285	77
4	185	0	309	71	19	199	0	296	46	34	193	1	303	43	49	191	1	296	78
5	198	0	301	63	20	200	0	302	52	35	207	1	301	55	50	193	1	307	55
6	188	0	288	69	21	188	0	301	59	36	191	1	300	72	51	191	1	296	74
7	199	0	304	57	22	187	0	305	49	37	200	1	304	49	52	194	1	294	72
8	190	0	299	54	23	195	0	307	58	38	192	1	292	75	53	197	1	293	48
9	174	0	291	75	24	192	0	304	75	39	193	1	307	49	54	206	1	309	47
10	192	0	304	44	25	182	0	290	62	40	197	1	301	77	55	201	1	302	40
11	198	0	311	69	26	185	0	310	58	41	203	1	297	62	56	184	1	297	79
12	186	0	298	52	27	188	0	300	74	42	203	1	300	56	57	207	1	308	46
13	183	0	301	55	28	197	0	305	65	43	191	1	305	65	58	193	1	303	76
14	180	0	305	58	29	192	0	303	53	44	195	1	299	47	59	197	1	301	68
15	186	0	305	61	30	196	0	301	68	45	203	1	301	54	60	196	1	295	74

记治疗后的红细胞增加数 Y 的总体均数为 μ_Y，若不考虑治疗前红细胞数（称为基线）对疗效的影响，则可用下列回归方程比较两种治疗方案的疗效。

$$\mu_Y = \beta_0 + \beta \, group \tag{13-17}$$

A 方案对应 $group = 0$，代入回归方程（13-17），得到用 A 方案治疗前后的红细胞数改变量的总体均数为 β_0，B 方案对应 $group = 1$，代入回归方程（13-17），得到用 B 方案治疗前后的红细胞数改变量的总体均数为 $\beta_0 + \beta$，因此两种方案的疗效差异的总体均数为 β，可以证明：用最小二乘法估计和检验回归方程（13-17）的 β 与用成组 t 检验的结果相同，并且，回归系数估计值 $\hat\beta = \overline{Y}_B - \overline{Y}_A$，其中 $\overline{Y}_A$ 和 $\overline{Y}_B$ 分别是 A 组和 B 组治疗后的红细胞增加数的样本均数。

由于治疗后的红细胞增加数往往与治疗前的红细胞数水平 X_1 有关，一般需要校正治疗前红细胞数水平 X_1 对治疗后的红细胞增加数的影响（称为校正基线对结果的影响），故可用下列

Notes

回归方程

$$\mu_Y = \beta_0 + \beta group + \beta_1 X_1 \qquad (13\text{-}18)$$

由回归方程（13-18）可知，对于治疗前红细胞数为 X_1，A 方案（$group = 0$）的红细胞增加数的总体均数为 $\mu_Y(group = 0) = \beta_0 + \beta_1 X_1$，B 方案（$group = 1$）的红细胞增加数的总体均数为 $\mu_Y(group = 1) = \beta_0 + \beta + \beta_1 X_1$，因此对于同样的治疗前红细胞数 X_1，两种治疗方案的红细胞增加数的总体均数 $\mu_Y(group = 1) - \mu_Y(group = 0) = \beta_0 + \beta + \beta_1 X_1 - (\beta_0 + \beta_1 X_1) = \beta$，所以称回归方程（13-18）的 β 的估计和检验是校正了基线后的两种治疗方案疗效差异的统计推断。回归方程（13-18）实际上假定了 A 方案与 B 方案的疗效差异 β 与基线红细胞数 X_1 无关，即两种方案的疗效差异与基线无交互作用，写出回归方程（13-18）所对应的统计模型为

$$y = \beta_0 + \beta group + \beta_1 X_1 + \varepsilon \qquad \varepsilon \sim N(0, \sigma^2) \qquad (13\text{-}19)$$

根据上述背景，回归方程（13-19）所表示的统计模型是一个特殊的回归模型：研究目的是主要评价因变量 y 的分类变量 $group$ 组间均数的差异，但需要控制一个协变量 X_1，并且假定协变量与分类变量无交互作用，用这种特殊的回归模型进行统计分析称为协方差分析（Analysis of covariance），对于一般的协方差分析的统计模型可以表示为

$$y = \beta_0 + \beta group + \sum_{i=1}^{p} \beta_i X_i + \varepsilon \qquad \varepsilon \sim N(0, \sigma^2) \qquad (13\text{-}20)$$

公式（13-20）中研究因素变量为分类变量 $group$，$X_1, X_2, \cdots, X_p$ 称为协变量，协变量可以是连续变量，也可以是两分类变量，协变量一般不是主要研究变量，而是起控制混杂因素作用的。在本例中，研究因素为两分类变量，对于一般的协方差模型而言，可以多分类变量，但在公式（13-20）中要为这个多分类变量引入哑元变量处理，本例在模型中引入年龄作为协变量时也会面临哑元问题，有关哑元问题将在本例统计模型中引入年龄为协变量时作详细叙述。协方差分析模型的拟合一般采用最小二乘法，但在协方差分析中一般还应验证协变量与研究因素无交互作用，故需拟合下列回归方程

$$\mu_y = \beta_0 + \beta group + \beta_1 X_1 + \beta_2 group \times X_1 \qquad (13\text{-}21)$$

本例资料拟合回归方程（13-21），得到下列结果：

表 13-11　回归方程（13-22）的参数估计结果

Y	回归系数	标准误	t	P
分组 $group$	−24.747	83.991	−0.290	0.769
协变量：基线 X_1	0.282	0.194	1.450	0.151
交互作用项 $group \times X_1$	0.106	0.279	0.380	0.705
常数项	104.598	58.668	1.780	0.080

上述结果说明：研究因素 $group$ 与协变量 X_1 的交互作用项 $group \times X_1$ 的检验差异无统计学意义（$P > 0.10$），因此可以将交互作用项 $group \times X_1$ 从回归模型（13-21）中剔除，故可以拟合协方差模型（13-18），得到下列结果：

表 13-12　回归模型（13-18）的参数估计结果

Y	回归系数	标准误	t	P
分组 $group$	7.177	1.612	4.450	< 0.001
协变量：基线 X_1	0.333	0.138	2.410	0.019
常数项	89.089	41.845	2.130	0.038

在校正基线后，两种治疗方案的疗效在 $\alpha = 0.05$ 水平上可以认为有统计学意义，并且 B 方案的红细胞增加数的平均水平高于 A 方案的红细胞增加数的平均水平。在协方差分析中，我们

Notes

关注研究因素（本例为 $group$）与因变量之间的关联性，模型中引入校正变量只是为了控制混杂因素影响研究因素的统计推断，因此在协方差分析中并不考虑校正变量（本例为 X_1）的 P 值大小。

由于年龄也可能会影响疗效，因此回归模型中同样可以通过引入年龄变量控制年龄的混杂作用，就年龄变化一岁而言对缺铁性贫血疗效的影响可能非常小，分析相差一岁对疗效的影响也是没有临床意义的。因此，对年龄进行分组：用 $X_2=0$ 表示年龄 <50 岁；用 $X_2=1$ 表示 50 岁$\leqslant$年龄 <70 岁；用 $X_2=2$ 表示年龄 $\geqslant70$ 岁，并拟合回归方程（13-22）刻画红细胞增加数与不同药物治疗、基线和年龄之间的关系。

$$\mu_Y = \beta_0 + \beta group + \beta_1 X_1 + \beta_2 X_2 \tag{13-22}$$

不过，回归方程（13-22）所刻画的年龄效应往往是不合理的，因为在相同的组别 $group$ 和基线 X_1 的情况下，$X_2=1$ 年龄组的红细胞增加数的总体均数与 $X_2=0$ 年龄组相差 β_2，$X_2=2$ 年龄组的红细胞增加数的总体均数与 $X_2=1$ 年龄组也相差 β_2，这往往与临床背景不符，通常定义一组哑元变量 X_{21} 和 X_{22} 取代 X_2 方法解决上述问题。

表 13-13   年龄组的哑元变量定义

哑元变量	年龄<50岁（$X_2=0$）	50岁$\leqslant$年龄<70岁（$X_2=1$）	年龄$\geqslant70$岁（$X_2=2$）
X_{21}	0	1	0
X_{22}	0	0	1

将回归方程（13-22）改写成下列回归方程（13-23）

$$\mu_Y = \beta_0 + \beta group + \beta_1 X_1 + \beta_{21} X_{21} + \beta_{22} X_{22} \tag{13-23}$$

由回归方程（13-23）可知，"年龄<50 岁"年龄组的总体均数为 $\beta_0 + \beta group + \beta_1 X_1$；"$50\sim70$ 岁"年龄组的总体均数为 $\beta_0 + \beta group + \beta_1 X_1 + \beta_{21}$；"年龄$\geqslant70$ 岁"年龄组的总体均数为 $\beta_0 + \beta group + \beta_1 X_1 + \beta_{22}$。在相同组别 $group$ 和基线 X_1 的情况下，"年龄<50 岁"年龄组与"$50\sim70$ 岁"年龄组的总体均数相差 β_{21}，"年龄<50 岁"年龄组与"年龄$\geqslant70$ 岁"年龄组的总体均数相差 β_{22}，因此各个年龄组之间的总体均数不受到变量定义的约束。为了评价协变量与研究因素 $group$ 无交互作用，还需拟合下列回归方程（13-24）。

$$\mu_Y = \beta_0 + \beta group + \beta_1 X_1 + \beta_{21} X_{21} + \beta_{22} X_{22} + \beta_3 group \times X_1 + \beta_{41} group \times X_{21} + \beta_{42} group \times X_{22} \tag{13-24}$$

用最小二乘法对本例资料拟合回归方程（13-24），得到下列结果：

表 13-14   校正年龄和基线后的疗效评价

变量	回归系数	标准误	t	$P>|t|$
分组 $group$	81.840	94.205	0.870	0.389
基线 X_1	0.279	0.186	1.500	0.140
年龄 X_{21}	0.088	2.783	0.030	0.975
年龄 X_{22}	−5.608	3.381	−1.660	0.103
交互作用项 $group \times X_1$	−0.247	0.310	−0.800	0.429
交互作用项 $group \times X_{21}$	1.477	3.888	0.380	0.706
交互作用项 $group \times X_{22}$	−0.320	4.620	−0.070	0.945
常数项	106.396	56.808	1.870	0.067

由于交互作用项 $group \times X_1$，$group \times X_{21}$ 和 $group \times X_{22}$ 的 P 值均大于 0.10，所以可以把这些交互作用项从回归方程（13-24）中剔除掉，因此，用最小二乘法对本例资料拟合回归方程（13-23）进行协方差分析，得到下列结果：

Notes

表 13-15　校正年龄和基线后的疗效评价

变量	回归系数	标准误	t	$P > |t|$
分组 group	7.938	1.599	4.960	< 0.001
基线 X_1	0.194	0.140	1.390	0.172
年龄 X_{21}	0.811	1.887	0.430	0.669
年龄 X_{22}	−5.057	2.117	−2.390	0.020
常数项	131.672	42.811	3.080	0.003

由分组变量 group 的回归系数为 7.938，说明在相同的基线和年龄情况下，用 B 方案治疗比用 A 方案治疗，患者的红细胞平均多增加 7.938 万个 /μl，差别有统计学意义，$P < 0.001$。"年龄≥70 岁"年龄组的哑元 X_{22} 的回归系数 $= −5.057 < 0$，$P < 0.05$，说明年龄 70 岁的患者的疗效要低于年龄 < 50 岁的患者，差别有统计学意义。

第三节　多因素线性回归的应用及其注意事项

在一些实验性研究中，研究的目的就是评价研究因素（如干预措施）与评价指标（即应变量）之间的关系，并需要控制一些混杂因素，如年龄、性别等；对于多中心研究而言，一般需要控制中心效应对评价结果的混杂作用；对于"无创"的评价指标，往往要控制基线对结果的混杂作用。一般情况，应校正基线、年龄和性别等常规的可能混杂因素。本章介绍用线性回归模型校正混杂因素只是一种简单的线性校正混杂因素方法。

用逐步回归分析或最优子集分析，其最终模型中的自变量可以认为与应变量相关，但是未引入模型的自变量不能轻易地认为与应变量无关，因为很可能它们与应变量的相关性较弱或与其他自变量相关，以致未能作为主要的影响因素进入模型。对于实验性研究的统计分析，一般不应作逐步回归。因为实验性研究的主要目的就是在尽可能控制混杂因素的前提下，评价主要研究因素与应变量（效应指标）之间的关系，而用逐步回归分析实验性研究资料的过程中很可能将主要研究因素从回归方程中剔除，导致难以评价主要研究因素与应变量之间的关系；即使主要研究因素没有被剔除，但留在回归方程的其他变量只是 P 值相对最小的几个变量，只能评价这些变量与应变量之间的关系，但这些变量未必是影响评价主要研究因素与应变量之间关系的混杂因素。

在回归分析中，有时需要对一些名义变量或等级变量进行数量化。如有些回归模型中应变量很可能与性别有关，因此需要引入回归模型，性别变量的取值为男性或女性是名义变量，并且无法引入回归模型，但可通过下列定义进行数量化后引入回归模型。

$$X = \begin{cases} 1 & 男性 \\ 0 & 女性 \end{cases} \quad 或 \quad X = \begin{cases} 1 & 女性 \\ 0 & 男性 \end{cases}$$

其他二分类名义变量也可以按上述方法进行类似数量化。又如某回归模型中需要引入血型变量，但血型为 A，B，AB 和 O 型，故血型资料为多分类名义变量（取值为计数资料），无法直接引入回归模型，同样可通过下列定义一组变量（称为一组哑元）进行数量化后引入回归模型。

$$X_1 = \begin{cases} 1 & A型 \\ 0 & 其他血型 \end{cases} \qquad X_2 = \begin{cases} 1 & B型 \\ 0 & 其他血型 \end{cases} \qquad X_3 = \begin{cases} 1 & AB型 \\ 0 & 其他血型 \end{cases}$$

为了更好地理解多分类名义变量与哑元的对应关系，特给出下列多分类名义变量与哑元的对应关系表格（表 13-16）。

其他多分类名义变量也可以按上述方法进行类似数量化。对于等级变量可以直接引入回归模型，但在样本量较大时，可分别直接引入模型和按多分类名义变量进行数量化后引入回归

Notes

模型，评价两者的差异，选择最佳的方式引入模型。连续型变量也可以根据研究背景，进行离散化后再进行数量化，如本章例 13-4 中对年龄离散化后进行数量化。

表 13-16　多分类名义变量与哑元变量的对应关系

哑元变量	A 型	B 型	AB 型	O 型
X_1	1	0	0	0
X_2	0	1	0	0
X_3	0	0	1	0

　　理论上，多因素线性回归的参数检验要求残差的方差齐性，即应分别作各个自变量与残差的散点图，考察残差的离散程度是否与各个自变量无关。由于篇幅所限，本章没有作介绍。

　　如果用多因素线性回归寻找最佳预测模型，则应作残差分析，即考察各个自变量与残差之间是否存在明显的趋势变化。如例 13-3 中，研究者想利用逐步回归所得到的回归模型作预测，则需作残差与 X_2，残差与 X_3 和残差与 X_4 的散点图，考察残差中是否含有 X_2，X_3 和 X_4 的信息以及残差的离散程度是否与这些自变量有关。

第四节　案　　例

　　案例 13-1　为了研究糖尿病患者的 C 反应蛋白 Y 与年龄 X_1 和体重指数 X_2 的关系，某研究者调查了 60 名糖尿病患者，测量和收集了 C 反应蛋白 Y(mg/L) 与年龄 X_1 和体重指数 X_2，结果见表 13-17，试分析 C 反应蛋白与年龄和体重指数的关系。

表 13-17　例 13-1 的 C 反应蛋白 Y(mg/L) 与年龄 X_1(岁) 和体重指数 X_2(kg/m^2) 的资料

No.	X_1	X_2	Y	No.	X_1	X_2	Y	No.	X_1	X_2	Y	No.	X_1	X_2	Y
1	48	26.2	2.0	16	61	24.1	1.8	31	46	22.4	1.2	46	80	25.4	2.2
2	81	26.3	2.0	17	60	23.7	2.7	32	53	22.4	1.6	47	82	29.7	3.5
3	67	25.6	1.0	18	81	28.1	3.0	33	73	25.7	2.7	48	61	24.1	1.6
4	51	26.2	2.4	19	75	27.7	2.7	34	74	27.3	3.2	49	51	23.5	1.3
5	52	24.4	1.7	20	75	26.2	2.4	35	67	24.7	2.0	50	47	24.0	1.7
6	78	26.1	1.0	21	66	26.6	2.5	36	81	25.7	2.5	51	75	28.1	2.5
7	49	21.7	1.0	22	79	26.0	2.0	37	60	26.7	2.7	52	67	27.0	2.5
8	54	23.8	1.2	23	65	25.4	2.0	38	46	21.9	1.2	53	81	27.3	2.0
9	75	24.9	2.0	24	53	23.4	0.6	39	61	25.6	1.8	54	56	23.6	1.1
10	74	26.2	1.6	25	66	25.3	1.2	40	69	27.5	2.4	55	53	25.9	1.1
11	74	26.3	2.4	26	62	23.0	1.0	41	65	24.6	2.0	56	57	23.8	0.4
12	63	25.2	1.1	27	55	26.8	1.7	42	63	27.0	2.5	57	80	29.4	2.5
13	78	26.1	2.2	28	76	25.9	2.0	43	77	25.9	1.2	58	51	22.9	0.5
14	60	27.0	2.2	29	46	22.4	1.7	44	48	25.4	2.0	59	74	27.0	1.3
15	80	26.5	2.5	30	50	22.0	1.2	45	83	27.2	2.2	60	64	23.7	1.8

　　用回归方程（13-25）分析年龄与 C 反应蛋白 y 的回归关系

$$\mu_Y = \beta_0 + \beta_1 X_1 \tag{13-25}$$

　　用回归方程（13-26）分析 X_2 与 C 反应蛋白 y 的回归关系

$$\mu_Y = \beta_0 + \beta_2 X_2 \tag{13-26}$$

　　用回归方程（13-27）分析 X_2 和年龄 X_1 与 C 反应蛋白 y 的回归关系

$$\mu_Y = \beta_0 + \beta_1 X_1 + \beta_2 X_2 \tag{13-27}$$

Notes

得到下列结果（表 13-18），请考察不同回归方程的年龄 X_1 和体重指数 X_2 的系数变化和 P 值的变化

表 13-18　回归方程（13-25），回归方程（13-26）和回归方程（13-27）参数估计结果

	常数项	$X_1(P)$	$X_2(P)$
回归方程（13-25）	−0.063	$0.030(P<0.001)$	
回归方程（13-26）	−4.521		$0.251(P<0.001)$
回归方程（13-27）	−4.320	$0.004(P=0.605)$	$0.233(P<0.001)$

从上述结果可以发现，用年龄 X_1 和体重指数 X_2 分别作直线回归，P 值均小于 0.001，当回归方程中同时引入年龄 X_1 和体重指数 X_2 时，年龄的回归系数估计值与直线回归相比变化较大，并且 $P=0.605>0.05$，无统计学意义，而体重指数 X_2 的回归系数估计值与直线回归相比变化很小，$P<0.001$。从回归方程（13-27）的回归分析结果可以推断：在同样的体重指数 X_2 情况下，年龄 X_1 增加 1 岁，C 反应蛋白 Y 平均增加 0.004mg/L，差别没有统计学意义；对于同样的年龄 X_1 情况下，体重指数 X_2 增加 1 个单位，C 反应蛋白 Y 平均增加 0.233mg/L，并且差别有统计学意义。比较回归方程（13-25）和回归方程（13-27）的年龄回归系数估计值差异和 P 值的变化，说明年龄与 C 反应蛋白的单因素的相关很可能是年龄通过体重指数 X_2 相关以及 X_2 与 C 反应蛋白 Y 相关，造成年龄与 C 反应蛋白相关的假象，这种现象称为混杂因素的作用。

小　结

1. 多因素线性回归要求预测值与应变量值的差值（即残差）服从正态分布，当样本量较大时可以忽略正态性的要求；多因素线性回归一般要求观察单位之间是独立的，因此传染病的资料应谨慎处理。

2. 在多因素线性回归中，对于名义变量必须用哑元变量进行数量化；对于等级变量可根据实际情况选择直接引入回归模型或数量化后引入回归模型；连续型变量可以直接引入回归模型，也可以根据研究背景对连续型变量进行离散化后，再进行数量化后引入回归模型。

3. 在多因素线性回归中，不同的研究问题要用不同的回归分析策略，对于寻找最佳预测模型或寻找主要的影响因素，应该用最优子集的方法进行回归分析，用逐步回归分析得到的结果是最优子集的近似结果，在下结论时应谨慎。对于实验性的研究一般不宜用逐步回归进行统计分析，特别对于干预性的研究，一般应在模型保留干预变量，并根据实际研究，引入合适的自变量控制可能的混杂因素。

4. 逐步回归的结果可推断某个因素与应变量有关联，但不能用逐步回归的结果推断某个因素与应变量无关联。

5. 逐步回归所剔除的自变量只能说明被剔除的自变量与应变量的关联性不强，逐步回归所剔除的自变量还是有可能对应变量与某个因素（研究因素）之间的关联性构成混杂作用，所以在实验性研究的统计分析一般不宜用逐步回归。

思考与练习

一、简答题

1. 对于 3 个自变量和一个应变量的数据集，用 3 个自变量的线性回归方程进行拟合，发现 3 个自变量的回归系数 P 均大于 0.1，但是模型检验的 $P<0.05$，请问如何解释这种结果，又应如

Notes

何处理。

2．在实验性研究中，对于一个应变量和多个自变量的数据集，能否用逐步回归分析？为什么？

3．为了研究中药治疗高血脂的疗效，某研究者采用随机对照试验，试验组采用常规治疗方案＋中药调理，对照组采用常规治疗方案，并收集年龄、性别、吸烟、饮酒、血脂、血糖、血压、肝功能指标、血常规等 50 个指标，共收集 300 名高血脂患者，随访一年，考察中药降低血脂的疗效。用单因素统计分析，发现两组的总胆固醇，甘油三酯和 LDL 的差异有统计学意义，但用逐步线性回归，得到最终的回归模型中均没有包含治疗方案的变量，请解释统计分析结果，并请问：能否认为两组的高血脂疗效差异没有统计学意义。

二、统计分析题

为了研究某新药的降血糖疗效，某医院收集 40 名 2 型糖尿病患者，随机分成两组，试验组为新药（$X_1=1$），对照组采用临床常规降糖药（$X_1=0$），在用药前测量了患者的空腹血糖 Y_0（mmol/L），病程 X_2（年），体重指数 X_3（kg/m^2），经过 6 个月的治疗后，再测量这些患者的血糖 Y_1（mmol/L），观察资料如下，请比较该药物与对照组的降糖疗效。

表 13-19　40 名 2 型糖尿病患者的观察资料

No.	Y_0	Y_1	X_1	X_2	X_3	No.	Y_0	Y_1	X_1	X_2	X_3	No.	Y_0	Y_1	X_1	X_2	X_3	No.	Y_0	Y_1	X_1	X_2	X_3
1	10.8	8.2	1	13	26.1	11	10.4	8.5	0	4	24.6	21	9.5	8.1	0	16	24.9	31	7.5	5	1	5	27.8
2	11.1	8.6	1	7	26.0	12	11.9	9.9	0	9	24.1	22	8.2	6.0	0	1	24.0	32	10.6	8.4	1	19	27.7
3	9.4	7.6	0	9	24.2	13	10.8	9.4	0	19	26.7	23	9.8	7.3	1	6	27.6	33	9.7	7.2	1	17	24.2
4	8.4	7.2	0	19	26.1	14	9.0	6.4	1	4	26.9	24	9.9	7.3	1	6	25.0	34	9.1	6.8	1	8	26.5
5	9.3	6.6	1	2	26.4	15	10.3	7.7	1	7	25.9	25	9.1	6.5	1	8	26.9	35	10.4	7.5	1	1	24.4
6	9.4	7.1	1	15	27.8	16	11.4	9.4	0	6	27.9	26	10.1	8.2	0	2	26.8	36	11.0	8.5	1	15	27.8
7	10.1	8.4	0	12	26.4	17	10.3	8.7	0	15	24.1	27	9.5	7.7	0	5	25.8	37	9.1	6.8	1	15	24.2
8	8.7	7.0	0	8	27.9	18	10.4	8.5	0	7	26.0	28	11.3	9.7	0	19	24.6	38	12.7	10.8	0	12	26.4
9	10.1	8.3	0	3	26.7	19	9.5	8.1	0	11	27.2	29	10.1	7.5	1	1	27.4	39	9.9	7.2	1	4	26.7
10	9.6	7.5	1	20	25.8	20	10.5	7.9	1	8	27.2	30	10.4	8.7	0	12	26.8	40	10.5	9.1	0	18	25.9

（赵耐青）

Notes

第十四章　临床测量误差与诊断试验评价

第一节　临床测量误差的来源

在临床上，判断人的生理或生化等功能是否正常，主要依据医学测量结果。在进行医学测量时都不可避免会产生误差。临床测量结果的误差来源及传递过程见图14-1，输入表示患病与否，取值0或1；输出表示最终判断，取值通常在0～1之间；临床测量过程包括症状和体征、测量数据和医生判断，每一环节都存在误差并向后传递，其中最基本和最重要的环节是测量数据；如果测量数据不准确，医生无法作出正确的判断。实际测量结果中可能含有多个误差成分，主要包括生物变异、随机测量误差和系统误差。正确认识不同误差的性质及来源，有助于医生进行临床诊断和根据数据对临床试验作出客观评价。

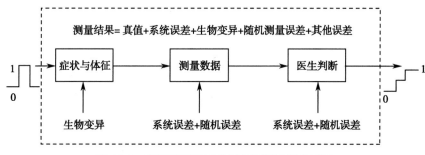

图14-1　临床测量结果的误差来源及传递过程

1. 系统误差（systematic error）　指测量结果与真值的偏差是固定或按照一定规律变化的误差，其大小通常具有明确方向性、系统性或周期性。这类误差可以通过实验设计和技术措施来消除或使之减少。如某科室的血压计有 +3mmHg 的系统误差，如果该科室所有患者入院后都用该血压计测量血压，则不影响患者住院期间血压改变量的测量；但如果将该科室患者的血压值与标准血压计测量的结果相比较，将平均高出 3mmHg。另一方面，在临床上有些测量仪器由于厂商和型号不同，彼此之间的测量值无法直接进行比较，例如一种型号的仪器测量血肌酐含量的正常参考值范围为 44.0～133.0μmol/L，另一种型号的仪器参考值范围为 40～97μmol/L，两种仪器测量值的涵义不同，数据混在一起分析将会存在系统误差。还有一些情况，由于测量试剂的批号不同可能会使其中某一批号的试剂测量结果偏高或偏低。

2. 随机误差（random error）　指测量结果与真值的偏差是随机的，其大小没有方向性的误差。在生物体上，产生随机误差的原因主要是生物体的自然变异（nature biological variability）、各种原因的测量误差（measurement errors）和其他不可预知因素产生的误差，这种误差通常具有统计规律。由于误差的来源不同，各种临床测量结果的分布也不同，有时是正态分布，有时是偏态分布。图14-2描述了不同情况下舒张压测量结果的分布，其中前两种情况的分布说明测量的稳定性或可重复性。可重复性良好意味着测定方法的规范、易于掌握和控制。

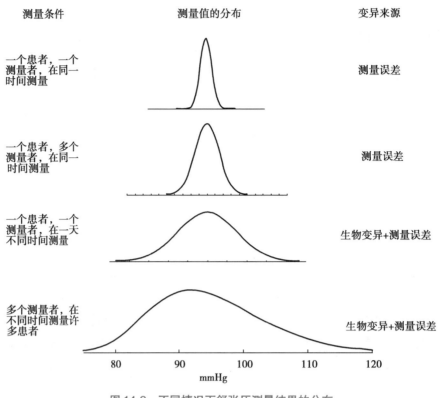

图 14-2 不同情况下舒张压测量结果的分布

3. 系统误差和随机误差的关系 实验工作者的目的在于尽可能减小系统误差和随机误差，但两种误差不能孤立地对待。通常，一个试验的随机误差小，意味精密度高或稳定性好；系统误差小，说明准确度高。如果一个临床试验的准确度很差，精密度也就失去了意义；反之，如果一种测量方法的稳定性很差，其准确度也就无从谈起。对于一个具体的临床试验，系统误差和随机误差同时存在，究竟哪一个更重要，要看哪一种误差对试验结果影响最大，如果大部分不确定性是由系统误差引起的，减小随机误差对减小总的不确定性效果就不大，反之亦然。

有些情况下，系统误差和随机误差不容易辨别，例如人体血压在一天 24 小时内的变动可以看作是随机波动，而实际上人体血压在不同时间的变动是有特定规律的，图 14-3 显示的是 20 名高血压患者舒张压在一天内的平均变化情况，可以看出每天上午血压最高，下午偏低，夜间血压最低，在试验中如果不分时间地测量血压势必产生较大的系统误差。

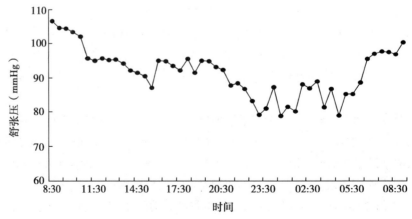

Notes

图 14-3 20 名高血压患者舒张压一天内的平均变化

4. 试验中的离群值 所谓离群值（outlier）是指在样本数据中有一个或几个数值与其他数值相比差异较大。科学试验中经常会有出现离群值的情况，究竟是由于随机误差引起的，还是由于某些确定因素引起，有时难以判断，如果处理不好将会引起较大的系统误差。对离群值的处理有一些统计判断方法，如 Chauwenet 准则规定，如果一个数值偏离观测平均值的概率≤1/(2N)，则该数据应当舍弃（其中 N 为观察例数，概率可以根据数据的分布进行估计）。需要注意：用这些准则舍弃一些原因不明数据时，可能掩盖一些重要的效应；在实验科学史中，许多意想不到或异常的结果后来被证明是非常有意义的。例如，当 Geiger 首先用 α 粒子轰击金箔时，在所观测的事例中，只有极小一部分存在异常大的散射，如果把这些数据舍弃了，势必失去发现原子核的机会。在医学研究中，随意将那些自认为"过大或过小"的数据舍弃掉，这不仅使试验研究的真实性受到了破坏，还容易失去新的发现（如基因的突变）的机会，当观测到的偏差比合理预期大时，应当仔细考虑，如果没有充分的理由说明它是不合理的，就应当保留。当然，在实际中还有另外一种情况，即仅仅是为了获得期望的结果而将一些所谓的离群数据舍弃，则会产生更大的系统测量误差。

5. 偏倚（bias） 指在临床试验中由于种种原因使测量结果偏离真实情况而产生的系统误差。它既有因为检测方法不准确、数据定义不准确、操作不规范、操作人员不认真等原因，也有由于试验研究方法本身的问题，包括入组标准制订不合适、未贯彻随机化方案、评价疗效指标选择不合适、试验未采用盲法、统计分析方法运用不合适等。偏倚有可能导致出现错误的判断，例如试验组病例的病情比对照组轻，当病情对治愈率有影响时，即使试验组和对照组所使用的药物疗效完全相同，试验组的治愈率也会高于对照组。因此必须设法对临床试验可能出现的偏倚加以控制，并有相应的评价方法。

第二节　临床测量误差的度量

临床测量的重要作用，在于利用它区分疾病和健康两种不同的状态。而测量误差的大小直接影响最终结论，为此应对临床测量误差进行度量和评价。本节介绍两种定量资料的误差评价方法。

一、测量误差评估的方差分量法

人体测量数据必须通过一定的试验对测量误差的大小作出估计，以确认该研究数据的测量精度是否已达到预期的要求。统计学上度量随机误差的一般方法是在同样条件下重复测量多次，用全部测量结果的方差或标准差作为测量误差的度量。通常将试验结果的总方差进行如下分解：

$$\sigma_{总}^2 = \sigma_B^2 + \sigma_W^2 \tag{14-1}$$

其中σ_B^2表示受试者个体之间变异的方差分量（variance component），σ_W^2表示受试者内的多次测量结果的变异或误差的方差分量。在方差分析中 $MS_{组间}$为$\sigma_W^2 + k\sigma_B^2$的估计值，$MS_{组内}$为σ_W^2估计值，通过两个方差分量可以构造出不同的统计量，对测量误差进行估计和评价。下面通过实例说明这些统计量的意义和计算方法。

例 14-1 血清载脂蛋白 B 在粥样动脉硬化、冠心病等疾病研究中具有重要意义。为了解其测量误差，选择 8 名受试者的一份血样分成 3 份，分别进行三次测量，试对其测量误差进行评价。

现将表 14-1 中的 8 名受试者看作一个随机样本，8 名受试者之间的差别为个体差异，其方差为σ_B^2，受试者内的三次测量结果的差别为测量误差，它包括同一受试者的随机波动和仪器测量误差，其方差为σ_W^2。σ_B^2和σ_W^2的估计值分别$\hat{\sigma}_B^2$和$\hat{\sigma}_W^2$，可以由随机效应的方差分析表获得，计算方法见表 14-2。

Notes

表 14-1　血清载脂蛋白 B 的三次测量结果（mg/dl）

编号	受试者三次测量			合计	平方和
	第一次	第二次	第三次		
1	120	109	99	328	36 028
2	126	123	118	367	44 929
3	121	124	141	386	49 898
4	100	134	140	374	47 556
5	96	97	97	290	28 034
6	107	105	108	320	34 138
7	117	135	115	367	45 139
8	134	140	120	394	51 956
合 计				2826	337 678

表 14-2　两种误差来源测量结果的方差分析表

变异来源	SS	df	MS	F	$E(MS)$
组间变异	$\sum B_i^2/k - C$	$n-1$	$MS_{组间}$	$MS_{组间}/MS_{组内}$	$\sigma_W^2 + k\sigma_B^2$
组内变异	$SS_{总} - SS_{组间}$	$n(k-1)$	$MS_{组内}$		σ_W^2
总	$\sum X^2 - C$	$nk-1$			

表中 MS 为期望值 $E(MS)$ 估计的方差，n 为受试者的例数，k 为重复测量的次数，C 为校正系数，B_i 为各例重复测量结果的合计数。根据表 14-1 数据得：

$$C = \frac{2826^2}{24} = 332\,761.5$$

$$SS_{总} = 337\,678 - 332\,761.5 = 4916.5$$

$$SS_{组间} = \frac{328^2 + 367^2 + 386^2 + \cdots + 394^2}{3} - 332\,761.5 = 3095.1667$$

表 14-3　血清载脂蛋白 B 测量结果方差分析表

变异来源	SS	df	MS	F
组间变异	3095.1667	7	442.1667	3.77
组内变异	1875.3333	16	117.2083	
总变异	4970.5000	23		

由表 14-3 可得到：

$$\hat{\sigma}_W^2 = S_W^2 = 117.2083$$

$$\hat{\sigma}_W = S_w = \sqrt{117.2083} = 10.8263$$

$$\hat{\sigma}_B^2 = S_B^2 = \frac{1}{k}(MS_{组间} - \sigma_W^2) = \frac{1}{3}(442.1667 - 117.2083) = 108.3195$$

$$\hat{\sigma}_B = S_B = \sqrt{108.3195} = 10.4077$$

根据正态分布原理，每一受试者重复测量的 95% 最大误差范围为

$$0 \pm 1.96S_w = \pm 1.96 \times 10.8263 = \pm 21.22\,(\text{mg/dl})$$

为了简便，实际中通常使用 $\pm 2S_w$ 或 $\pm 3S_w$ 估计误差的界限。测量误差的度量除了用 $\hat{\sigma}_w$ 和最大误差范围外，还可以用组内相关系数（Intraclass correlation coefficient，ICC）表示，计算公式为

$$ICC = \frac{S_B^2}{S_B^2 + S_W^2} = 1 - \frac{S_W^2}{S_B^2 + S_W^2} \tag{14-2}$$

Notes

在例 14-1 中，$S_W^2 = 117.2083$，$S_B^2 = 108.3195$，代入公式（14-2）有

$$ICC = \frac{108.3195}{108.3195 + 117.2083} = 0.480$$

其中 ICC 称为信度（reliability）指标，$0 \leqslant ICC \leqslant 1$。$ICC$ 越大，说明测量结果的可重复性（repeatability）越好，测量误差越小。从本例的结果可以看出，载脂蛋白 B 含量的测量误差较大，这种测量误差实际包含了个体的随机波动和仪器本身的测量误差，为此可以对每一份样品作重复测量，将这一部分的测量误差分解出来进行分析。

根据公式（14-2）计算出的 ICC，可用于说明对每个受试者进行一次测量时的误差，因此也称为一次测量的组内相关性。如果在实际测量过程中，用表 14-1 中每名受试者的三次测量结果的均值作为测量结果，还可以计算多次测量结果均值的组内相关性，计算公式为：

$$ICC_{average} = \frac{\alpha}{1 + \alpha}, \alpha = \frac{k \cdot ICC}{1 - ICC} \tag{14-3}$$

其中 k 为重复测量次数。表 14-1 中每名受试者有三次测量结果，$k = 3$，代入公式（14-3），$\alpha = 2.773$，$ICC_{average} = 0.735$。由此可见，用 3 次测量结果的均值作为每名受试者载脂蛋白 B 的测量结果，比采用一次测量结果的误差更小，可信度更高。

二、测量误差评估的 SN 比值法

SN 比值法用在已知真值的条件下对测量误差进行度量。所谓 SN 比值是指测量信号（signal）与影响信号识别噪声（noise）的比值，通常根据标准样品对实际测量结果的误差进行校正，然后求出评价统计量 SNR。下面以实例说明 SNR 统计量的意义和计算方法。

例 14-2 试验某种新型抗血小板聚集药物，选三家医院作为试验中心，为考核各医院血小板凝集试验测定方法的准确性和稳定性，取出 9 个标准血清试样，分别测得如下数据（表 14-4），试对测试结果进行评价。

表 14-4 三家医院血小板凝集试验的测试结果（Ω）

编号	标准含量（X）	三个医院的测试结果		
		甲医院（Y_1）	乙医院（Y_2）	丙医院（Y_3）
1	4.0	4.1	3.8	4.3
2	5.0	4.8	5.3	5.6
3	6.0	6.5	6.2	6.5
4	7.0	7.2	6.8	8.1
5	8.0	7.8	8.1	8.8
6	9.0	9.3	8.8	9.4
7	10.0	10.6	10.6	11.2
8	11.0	11.2	11.7	12.6
9	12.0	12.1	11.9	12.8

以各医院的测量值为应变量 $Y_i (i = 1, 2, 3)$，以标准含量为自变量 X 作直线回归分析，建立回归方程 $\hat{Y}_i = a_i + b_i X$，并作方差分析（表 14-5），计算结果见表 14-6。

表 14-5 血小板凝集试验测量方差分析表

变异来源	SS	df	MS	F
回归	$l_{XY}\hat{\beta}$	1	$\hat{\sigma}^2 + rb^2$	$MS_回/MS_误$
误差	$SS_总 - SS_回$	$DF_总 - DF_回$	$\hat{\sigma}^2$	
总变异	$\sum X^2 - C$	$nk - 1$		

Notes

$$SNR = \frac{(MS_{回} - MS_{误})/r}{MS_{误}} = \frac{b^2}{MS_{误}} \tag{14-4}$$

式中 r 为有效重复数，b 为回归系数。在需要对测量结果进行校正的情况下，可以利用所建立的回归方程反推，由测量值 Y 对真值 X 进行估计，即

$$\hat{X} = \frac{Y - a}{b} \tag{14-5}$$

其估计误差为

$$\hat{\sigma}^2_{X|Y} = \frac{1}{SNR} \tag{14-6}$$

对三个医院的测量情况综合分析结果为

$$Y = -0.052\,593 + 1.053\,333X$$

表 14-6　血小板凝集试验测量结果方差分析表

变异来源	SS	df	MS	F*
回归	199.712 00	1	199.712 00	986.75
误差	5.059 85	25	0.202 39	
总变异	204.771 85	26		

* $P < 0.0001$

$$SNR = \frac{b^2}{MS_{误}} = \frac{1.053\,333 \times 1.053\,333}{0.202\,39} = 5.482$$

$$\hat{\sigma}^2_{X|Y} = \frac{1}{5.482} = 0.182$$

按照同样方法，可以得到三个医院的 SNR 值，结果列在表 14-7 内。可以看出，甲医院的 SNR 值最大，说明甲医院测量误差最小。从表 14-7 的结果可以看出 SNR 值与其他评价统计量之间的关系。

表 14-7　血小板凝集试验测量 SN 法分析结果（校正）

医院	例数	SNR 值	误差范围（95%）	R^2	F 值
甲医院	9	13.179	±2×0.275	0.991	790.71
乙医院	9	8.763	±2×0.338	0.987	525.78
丙医院	9	9.456	±2×0.325	0.988	567.50

第三节　观察结果的一致性评价

所谓"一致性"是指对同一个体用两种仪器或从两种角度进行观测，测量值之间接近程度或测量效果相似性的一个指标，是一个比准确性和精确性更为宽泛的术语。临床上医生常根据患者的临床症状和各种特殊检查对疾病或预后作出判断，以确定患者是否患有某种疾病或预后情况。无论采用的是单指标还是综合指标作为诊断和分析的依据，都可能出现判断不一致的情况。例如，阅读同一患者的 CT 片诊断患者是否患有某种疾病，不同医生间可能出现诊断不一致的情况，即使同一医生进行两次观察，也有可能下不同的结论。产生临床判断不一致的原因很多，有观察者的原因，如诊断指标、诊断标准不一致，诊断分类不清等；有被检查者的原因，如被检查部位不同、时间不同，可能影响测定结果；还有检查的原因，如诊断仪器性能不良或用法不当造成测定结果不稳定，检查时环境影响对精密测定结果的判定等。同一种测量方法如果重

Notes

复性不好、临床测定的一致性差,说明试验结果缺乏信度,分析结果不可靠。要想评价不同医生对同一批患者的判断结果,或同一医生先后两次的测量和判断结果是否一致,常使用 Kappa 值和 Kendall 系数。

一、Kappa 值一致性评价

1. Kappa 值的意义　Kappa 值记作 κ。作为评价分类变量结果一致性和信度的一种重要指标,Kappa 值的应用非常广泛,其基本公式为

$$\kappa = \frac{P_A - P_e}{1 - P_e} \tag{14-7}$$

其中,P_A 为两次观察的一致性(observed agreement),P_e 为两次观察的机遇一致性(agreement of chance)。Kappa 值的实质是实际一致性(actual agreement beyond chance)与非机遇一致性(potential agreement beyond chance)之比。

Kappa 值的取值范围是 $|\kappa| \leq 1$。$\kappa = -1$ 时,表明完全不一致;$-1 < \kappa < 0$ 时,表明观察一致性小于机遇一致性,无意义;$\kappa = 0$ 时,表明一致性完全由机遇造成;$\kappa = 1$ 时,表明两次分类结果完全一致。Kappa 值究竟多大时有实际意义,需要根据具体问题而定。一般而言,$\kappa \leq 0.40$ 时,表明一致性较差;$0.40 < \kappa \leq 0.60$ 时,表明中度一致;$0.60 < \kappa \leq 0.80$ 时,表明有较高度的一致性;$\kappa > 0.80$ 时,表明有极好的一致性。

2. 二分类测定结果的一致性检验　对于如表 14-8 格式的资料有:

观察一致性:

$$P_A = \frac{a+d}{n} \tag{14-8}$$

机遇一致性:

$$P_e = \frac{(a+b)(a+c)+(c+d)(b+d)}{n^2} \tag{14-9}$$

例 14-3　甲、乙两名医生对同一批 64 张肝癌可疑患者的 CT 增强片采用盲法分别进行了诊断,结果见表 14-8。试评价甲、乙两名医生诊断的一致性。

表 14-8　两名医生读 CT 增强片诊断肝癌的资料

甲医生	乙医生		合计
	+	−	
+	26 (a)	6 (b)	32 $(a+b)$
−	4 (c)	28 (d)	32 $(c+d)$
合计	30 $(a+c)$	34 $(b+d)$	64 (n)

根据公式(14-7)至公式(14-9)有

$$P_A = \frac{26+28}{64} = 0.8438$$

$$P_e = \frac{(26+6)\times(26+4)+(4+28)\times(6+28)}{64^2} = 0.5000$$

Kappa 值为

$$\kappa = \frac{0.8438 - 0.5000}{1 - 0.5000} = 0.688$$

由此看出,甲乙两医生诊断有较高度的一致性。

3. 多分类测定结果的一致性评价　当测定结果多于两个分类时,资料可表示为表 14-9 的形式。

Notes

表 14-9　两次测定的一致性情况

第一次测定	第二次测定				合计
	1	2	⋯	g	
1	a_{11}	a_{12}	⋯	a_{1g}	$n_{1.}$
2	a_{21}	a_{22}	⋯	a_{2g}	$n_{2.}$
⋮	⋮	⋮	⋮	⋮	
G	a_{g1}	a_{g2}	⋯	a_{gg}	$n_{g.}$
合计	$n_{.1}$	$n_{.2}$	⋯	$n_{.g}$	n

观察一致性：

$$P_A = \frac{a_{11} + a_{22} + a_{33} + \cdots + a_{gg}}{n} = \frac{\sum a_{ii}}{n} \qquad (14\text{-}10)$$

机遇一致性：

$$P_e = \frac{n_{.1}n_{1.} + n_{.2}n_{2.} + n_{.3}n_{3.} + \cdots + n_{.g}n_{g.}}{n^2} = \sum \frac{n_{.i}n_{i.}}{n^2} \qquad (14\text{-}11)$$

例 14-4　在刺五加注射液治疗冠心病心绞痛的临床试验评价中，需要根据患者的症状、体征和心电图的检查情况，对患者的疗效进行综合评价。为了考核疗效评价标准及医生在试验中的执行情况，将审核医生判定的结果与执行医生判定的结果相比较（表 14-10），试评价两名医生判定结果的一致性。

表 14-10　冠心病疗效审核医生和主治医生评价的一致性情况

执行医生判定	审核医生判定			合计
	显效	有效	无效	
显效	105	4	0	109
有效	24	220	20	264
无效	0	6	39	45
合计	129	230	59	−418

根据公式（14-7）、公式（14-10）和公式（14-11）有

观察一致性：

$$P_A = \frac{105 + 220 + 39}{418} = 0.8708$$

机遇一致性：

$$P_e = \frac{129 \times 109 + 230 \times 264 + 59 \times 45}{418^2} = 0.4432$$

一致性评价：

$$\kappa = \frac{0.8708 - 0.4432}{1 - 0.4432} = 0.768$$

结果表明，执行医生与审核医生的判定结果有较高的一致性，但质量控制仍不够理想。具体分析有 24 名患者在"有效"和"显效"上判定不同，有 20 名患者在"有效"和"无效"判定上执行医生与审核医生的判定不同。

二、Kendall 系数一致性评价

Kendall 系数可以用来评价两组计量结果的一致性，通常用 τ 表示。其基本原理是将两组测量值 (X, Y) 分别排序并转换为秩次，检查两组数值的排序是否一致，如果两组的排序完全相同，则 Kendall 系数为 1；如果排序完全独立，则该系数值为 0；如果两组排序完全相反，则 Kendall

Notes

系数为 -1。通常情况下，$-1 \leqslant \tau \leqslant 1$。具体计算公式为

$$\hat{\tau} = \frac{S}{\{[n(n-1)/2 - T_X][n(n-1)/2 - T_Y]\}^{1/2}} \tag{14-12}$$

$$S = \sum_{i=1}^{n} \sum_{j=i+1}^{n} S_i(X_i - X_j, Y_i - Y_j), \ i, j = 1, 2, \cdots, n \tag{14-13}$$

$$S_i[X_i - X_j, Y_i - Y_j] = \begin{cases} 1, & \mathrm{sign}(X_i - X_j) = \mathrm{sign}(Y_i - Y_j) \\ 0, & X_i - X_j = 0 \text{或} Y_i - Y_j = 0 \\ -1, & \mathrm{sign}(X_i - X_j) \neq \mathrm{sign}(Y_i - Y_j) \end{cases} \tag{14-14}$$

$$T_X = \frac{1}{2} \sum t_X(t_X - 1), \ T_Y = \frac{1}{2} \sum t_Y(t_Y - 1) \tag{14-15}$$

其中 n 为样本含量，S 表示变量 Y 与 X 排序的一致性，即对任两对测量值 (X_i, Y_i) 和 (X_j, Y_j) 进行比较，如果 $X_i - X_j$ 的正负号与 $Y_i - Y_j$ 相同，S 加 1 分，两者符号不同减 1 分，两对测量值中有一个变量的值相同给 0 分，最高分数为 $n(n-1)/2$。当两组数据中有相同测量值时，需要计算 T_X 和 T_Y 对 Kendall 系数进行校正，由每个相同测量值的个数 t_X 和 t_Y 累加计算出来。

下面通过实例说明 Kendall 系数的计算方法。

例 14-5 为了比较皮下动态血糖测量仪与实验室常规检测血糖的一致性，对 10 名糖尿病患者在同一时间分别采用两种方法检测 24 小时空腹血糖，数据如表 14-11。

表 14-11 10 名糖尿病患者采用两种方法检测血糖结果（mmol/L）

患者序号（i）	常规检测法（X）	皮下检测法（Y）
1	5.4	6.0
2	7.3	8.3
3	10.0	11.6
4	11.6	12.8
5	8.9	9.2
6	5.5	6.1
7	14.0	13.0
8	6.0	4.7
9	9.3	9.6
10	11.2	9.2

首先取第 1 对与其余 9 对对测量值进行比较，然后取第 2 对和其余 8 对测量值进行比较，再依次取第 3 对、第 4 对、…、第 9 对测量值与其他测量值进行比较，计算如下：

$$S_1 = 1+1+1+1+1+1-1-1+1+1 = 7$$
$$S_2 = 1+1+1+1+1+1+1+1 = 8$$
$$S_3 = 1+1+1+1+1+1-1 = 5$$
$$S_4 = 1+1+1+1+1+1 = 6$$
$$S_5 = 1+1+1+1+0 = 4$$
$$S_6 = 1-1+1+1 = 2$$
$$S_7 = 1+1+1 = 3$$
$$S_8 = 1+1 = 2$$
$$S_9 = -1$$
$$S = \sum_{i=1}^{10} S_i = 7+8+5+6+4+2+3+2-1 = 36$$

Notes

原始数据变量 X 没有相同的测量值，$T_X=0$；变量 Y 有两个相同的测量值 9.2，$T_Y=1/2 \times 2 \times (2-1)=1$。最后得到 Kendall 系数的估计值：

$$\hat{\tau} = \frac{36}{\{[10(10-1)/2-0][10(10-1)/2-1]\}^{1/2}} = 0.809$$

由上看到，皮下动态测量血糖法与常规法相比，在排序上有较高的相关性。需要注意的是，该数据也可以使用 Spearman 等级相关系数计算，其相关系数 $r_s=0.912$，由于两种方法的定义不同，不宜直接比较。如果主要目的是衡量两种测量方法的一致性，更适合使用 Kendall 系数。另外，如果资料为有序测量结果，同样可以使用上面介绍的 Kendall 系数法。

需要注意：如果有一种方法是标准检测方法，而研究另一种方法（如具有无创、简便和经济等特点）是否可以作为替代方法时，评价两种测量一致性的标准方法使用更多的是 Bland-Altman 差异分析图方法。该方法的基本思想是，利用原始数据的均值与两种检测的差值（或比值），分别以均值为横轴，以差值为纵轴做散点图，计算差值的均数以及差值的 95% 一致性界限。最后结合临床实际，得出两种检测方法是否具有一致性的结论。

第四节　诊断试验的统计评价

临床测量的一个重要用途是用于疾病的诊断。这些临床测量指标可以是定量的，如某人的舒张压大于参考值范围的上限，则怀疑此人患有高血压病；也可以是定性的，如某人的胸片有局部阴影，则怀疑此人患有肺感染或肺癌。评价临床测量指标对疾病诊断的作用大小的临床试验称为诊断试验（diagnosis test）。诊断试验包括各种实验室检查诊断、影像诊断和仪器诊断（如 X 线、超声波、CT 扫描、磁共振及纤维内镜等），各种方法的诊断价值如何，必须通过诊断试验确定。

一、诊断试验的两类错误

诊断试验评价的基本方法是用所谓的"金标准（gold standard）"，如组织活检、手术探查、尸检、定期随访等手段确诊是否患有疾病，再应用待评价的诊断方法盲法测定这些研究对象，通过比较两者的一致性情况对新的测定方法进行评价。一般情况下，由于患者和非患者的测量指标分布有一定重叠（图 14-4），必须按照某种原则选择一个诊断标准或阈值（threshold），据此判断检测对象是否患有某种疾病。诊断试验可能出现两类错误，一类是假阳性错误，即实际未患病但检测结果为阳性，发生的概率用 α 表示；另一类错误是假阴性错误，即实际患病但检测结果为阴性，发生的概率用 β 表示。显然，一个好的疾病诊断方法根据检测结果判定患者的真实情况，应该 α 和 β 都很小诊断试验的统计评价可据此给出不同的指标。

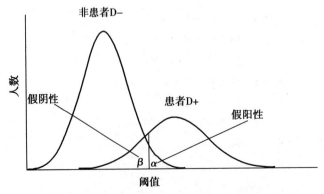

图 14-4　患者和非患者数据分布重叠

二、诊断试验评价的统计指标

评价诊断试验最基本和最重要的指标是灵敏度(sensitivity)和特异度(specificity),此外还有 Youden 指数、预测值(predictive value)等。对于样本数据,诊断试验结果可以用四格表的形式给出(表 14-12)。

表 14-12　诊断试验结果数据格式

实际情况	检测结果		合计
	T_+	T_-	
D_+	a	b	$a+b(n_1)$
D_-	c	d	$c+d(n_2)$
合计	$a+c$	$b+d$	$a+b+c+d(n)$

表中 a 表示实际患病且检测结果为阳性的受试人数,b 表示实际患病但检测结果为阴性的受试人数,c 表示实际未患病但检测结果为阳性的受试人数,d 表示实际未患病且检测结果为阴性的受试人数。灵敏度和特异度等指标可以由此数据计算得到。

1. **灵敏度**　表示实际患病按检测结果正确判为有病的概率,记为 Se,则 $1-Se=\beta$ 为诊断假阴性的概率。灵敏度愈高,诊断假阴性的概率愈小,即漏诊的可能性愈小,因此该值愈大愈好。其估计值和标准误分别为

$$\hat{Se}=\frac{a}{n_1} \tag{14-16}$$

$$SE(\hat{Se})=\sqrt{\frac{\hat{Se}(1-\hat{Se})}{n_1}} \tag{14-17}$$

式中 $n_1=a+b$,即受试者中实际患病的人数。在大样本情况下(如 $n_1>50$),灵敏度在 $1-\alpha$ 可信度下的可信区间(亦称为置信区间)可以利用正态分布原理近似估计,即

$$\hat{Se}\pm z_{\alpha/2}SE(\hat{Se}) \tag{14-18}$$

其中 $z_{\alpha/2}$ 为标准正态分布双侧概率为 α 的界值。

2. **特异度**　表示实际未患病且检测结果正确判为没病的概率,记为 Sp,则 $1-Sp=\alpha$ 为诊断假阳性的概率。特异度反映正确排除某病的能力,其值愈大,诊断假阳性的概率愈小,即误诊的可能性愈小。其估计值和标准误分别为

$$\hat{Sp}=\frac{d}{n_2} \tag{14-19}$$

$$SE(\hat{Sp})=\sqrt{\frac{\hat{Sp}(1-\hat{Sp})}{n_2}} \tag{14-20}$$

式中 $n_2=c+d$,即受试者中实际未患病的人数。在大样本情况下(如 $n_2>50$),特异度在 $1-\alpha$ 可信度下的可信区间为

$$\hat{Sp}\pm z_{\alpha/2}SE(\hat{Sp}) \tag{14-21}$$

其中 $z_{\alpha/2}$ 为标准正态分布双侧概率为 α 的界值。

灵敏度和特异度是反映诊断试验准确性的两个最基本的统计指标。同时提高灵敏度和特异度是诊断试验期望的目标,但在实际中两者同时提高比较困难,提高灵敏度往往以降低特异度为代价,反之亦然。如何根据临床测量选择诊断标准应根据具体情况进行,如对于疾病筛检通常希望灵敏度要高一些,而临床诊断上则可能希望特异度要更高一些。

3. **Youden 指数**　表示诊断的综合能力,记为 J,计算公式为

$$J=Se+Sp-1 \tag{14-22}$$

Notes

一个有效的疾病诊断方法所对应的 Se 和 Sp 应该都很大。Youden 指数的取值范围为，$-1 \leqslant J \leqslant 1$，因为 J 值越大诊断价值越高，如果 $J \leqslant 0$ 表示诊断完全没有价值。当将灵敏度和特异度同等重要时，可以使用这一指标。Youden 指数估计的标准误和在 $1-\alpha$ 可信度下的可信区间分别为

$$SE(\hat{J}) = \sqrt{\frac{\hat{Se}(1-\hat{Se})}{n_1} + \frac{\hat{Sp}(1-\hat{Sp})}{n_2}} \tag{14-23}$$

$$\hat{J} \pm z_{\alpha/2} SE(\hat{J}) \tag{14-24}$$

其中 $z_{\alpha/2}$ 为标准正态分布双侧概率为 α 的界值。

4. 预测值　有阳性预测值（positive predictive value）和阴性预测值（negative predictive value）。阳性预测值记为 PV_+，表示预测阳性结果的正确率，即诊断结果为阳性者实际患病的概率；阴性预测值记为 PV_-，表示诊断结果为阴性者实际未患病的概率。根据 Bayes 原理，两者的计算公式为

$$PV_+ = P(D_+|T_+) = \frac{SeP}{SeP + (1-Sp)(1-P)} \tag{14-25}$$

$$PV_- = P(D_-|T_-) = \frac{Sp(1-P)}{Sp(1-P) + (1-Se)P} \tag{14-26}$$

式中，P 为检测人群的患病比率（先验概率），可根据临床经验作出估计。例如受试者来自普通人群，P 则较小；受试者来自医院就诊患者，P 则较大；受试者来自某病的可疑患者，P 则更大。在临床实践中，一种诊断方法的实用价值如何，主要根据 PV_+ 和 PV_- 判断。图 14-5 显示，在灵敏度和特异度一定时（$Se = 0.9$，$Sp = 0.9$），P 增加，PV_+ 随之增加，PV_- 则缓慢减少。

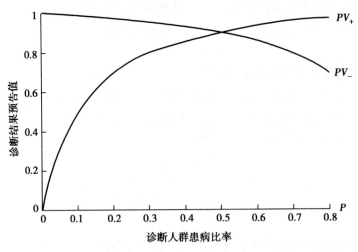

图 14-5　诊断人群患病比率与诊断结果预测值的关系

如果诊断试验的受试者在检测人群中完全随机选择，两个指标也可以按下式计算：

$$PV_+ = \frac{a}{a+c} \tag{14-27}$$

$$PV_- = \frac{d}{b+d} \tag{14-28}$$

需要注意的是，采用公式（14-27）和公式（14-28）计算 PV_+ 和 PV_- 两个指标与受试者中患者的比例大小有关。例如表 14-13、表 14-14 两个假想的诊断试验中，患者的比例分别为 500/1000 和 100/1000，尽管两个诊断试验的准确性指标完全相同，但 PV_+ 和 PV_- 却有很大差异。

Notes

表 14-13　诊断试验 1

疾病"金标准"	测量诊断		合计
	T_+	T_-	
D_+	450	50	500
D_-	50	450	500
合计	500	500	1000

表 14-14　诊断试验 2

疾病"金标准"	测量诊断		合计
	T_+	T_-	
D_+	90	10	100
D_-	90	810	900
合计	180	820	1000

诊断试验 1:　$Se = \dfrac{450}{500} = 0.90,$　$Sp = \dfrac{450}{500} = 0.90$

$PV_+ = \dfrac{450}{500} = 0.90,$　$PV_- = \dfrac{450}{500} = 0.90$

诊断试验 2:　$Se = \dfrac{90}{100} = 0.90,$　$Sp = \dfrac{810}{900} = 0.90$

$PV_+ = \dfrac{90}{180} = 0.50,$　$PV_- = \dfrac{810}{820} = 0.99$

例 14-6　根据临床经验,某医院检测人群牙髓组织的坏死率约为 8%。现欲评价一种牙髓电活力测试仪诊断牙髓组织是否坏死的准确性,选择知情同意的 251 名牙患患者作为受试对象,以病理检查作为诊断的"金标准",结果见表 14-15。试计算其灵敏度、特异度、Youden 指数、阳性预测值、阴性预测值。

表 14-15　牙髓电活力测试仪检测结果

病理检查	电活力测量诊断		合计
	T_+	T_-	
D_+	45	10	55
D_-	16	180	196
合计	61	190	251

由表 14-15 数据得:

$$\hat{Se} = \frac{a}{a+b} = \frac{45}{45+10} = 0.8182$$

$$\hat{Sp} = \frac{d}{c+d} = \frac{180}{16+180} = 0.9184$$

$$J = 0.8182 + 0.9184 - 1 = 0.7366$$

$$PV_+ = \frac{0.8182 \times 0.08}{0.8182 \times 0.08 + (1-0.9184)(1-0.08)} = 0.4658$$

$$PV_- = \frac{0.9184(1-0.08)}{0.9184(1-0.08) + (1-0.8182)0.08} = 0.9831$$

其他计算结果一并列于表 14-16 中。

Notes

表 14-16　牙髓电活力测试仪诊断试验评价结果

诊断指标	评价结果			
	估计值	标准误	95% 可信区间下限	95% 可信区间上限
灵敏度	0.8182	0.0520	0.7163	0.9201
特异度	0.9184	0.0196	0.8801	0.9567
Youden 指数	0.7366	0.0556	0.6277	0.8455
阳性预测值	0.4658			
阴性预测值	0.9831			

这一结果表明，虽然灵敏度和特异度都较高，但若将此牙髓电活力测试仪用于临床，阳性预测值只有 0.4658，即判断阳性结果的正确率只有 46.58%。如果不注意到这一点，可能导致错误的诊断。

第五节　诊断试验的 ROC 分析

灵敏度、特异度等指标有一个共同点，即必须将诊断试验的检测分为"阳性"和"阴性"两种结果。对于具体问题，由于这些指标与所选择的诊断标准或阈值有关，评价结果可能出现不一致性情况。例如，同一项检测方法，采用不同的诊断阈值会有不同的灵敏度和特异度。为了全面和准确地评价检测方法的诊断价值，可以采用 ROC 分析方法。

一、ROC 曲线

ROC 曲线即接收者工作特征曲线（receiver operating characteristic curve，ROC curve），起源于无线电接收信号正确性的评价，它是以 $1-Sp$ 为横坐标、Se 为纵坐标依照连续变化的诊断阈值，由不同灵敏度和特异度画出的曲线。ROC 曲线的绘制可以采用两种不同的方法：一是由原始数据分组后直接绘制，即采用不同的诊断阈值，分别计算灵敏度和特异度绘制而成，曲线是不光滑的，称作经验 ROC 曲线（empirical ROC curve）；二是利用适当的模型通过与原始数据拟合而形成的光滑曲线。下面结合实例说明经验 ROC 曲线的计算方法及意义。

例 14-7　对糖尿病患者和非糖尿病者各 100 名检测糖化血红蛋白（HbA1c）含量，频数分布结果列在表 14-17 的前 5 列中，试画出它的 ROC 曲线。

为便于理解，先将两组的 HbA1c 含量检测结果绘制直方图（图 14-6），直观上可以看到，糖尿病患者和非糖尿病者的 HbA1c 含量检测值分布虽有一定的重叠，但差异十分明显。为了完整地评价其诊断价值，可以计算所有的灵敏度和特异度，对此可以取各组段的下限作为诊断阈值，即测量值小于诊断阈值判为正常、测量值大于或等于诊断阈值判为异常，连续改变诊断阈值计算出相应的灵敏度和特异度。如选择诊断阈值 $c=5.2$，相应有 $Se=(100-1)/100=0.99$，$Sp=20/100=0.20$；选择诊断阈值 $c=5.6$，相应有 $Se=(100-3)/100=0.97$，$Sp=48/100=0.48$；其余类推。所有计算结果见表 14-16 的（7）～（8）列。若以 1-Sp 为横坐标、Se 为纵坐标将算得的结果描点，相邻点之间用直线连接后便得到 ROC 曲线（图 14-7）。

表 14-17　糖尿病患者和非糖尿病者 HbA1c 含量（%）的频数分布及选择不同诊断阈值的灵敏度和特异度值

组段	非糖尿病者		糖尿病患者		诊断阈值	灵敏度	特异度
	频数	累积频数	频数	累积频数	c	Se	Sp
（1）	（2）	（3）	（4）	（5）	（6）	（7）	（8）
4.0～	20	20	1	1	4.0	1.00	0.00
5.2～	28	48	2	3	5.2	0.99	0.20
5.6～	27	75	3	6	5.6	0.97	0.48
6.0～	13	88	3	9	6.0	0.94	0.75

续表

| 组段 | 非糖尿病者 | | 糖尿病患者 | | 诊断阈值 | 灵敏度 | 特异度 |
| | 频数 | 累积频数 | 频数 | 累积频数 | c | Se | Sp |
（1）	（2）	（3）	（4）	（5）	（6）	（7）	（8）
6.4～	6	94	7	16	6.4	0.91	0.88
6.8～	2	96	7	23	6.8	0.84	0.94
7.2～	2	98	16	39	7.2	0.77	0.96
7.6～	1	99	12	51	7.6	0.61	0.98
8.0～	1	100	10	61	8.0	0.49	0.99
8.4～	0	100	3	64	8.4	0.39	1.00
8.8～	0	100	4	68	8.8	0.36	1.00
9.2～	0	100	8	76	9.2	0.32	1.00
9.6～	0	100	5	81	9.6	0.24	1.00
10.0～12.6	0	100	19	100	10.0	0.19	1.00

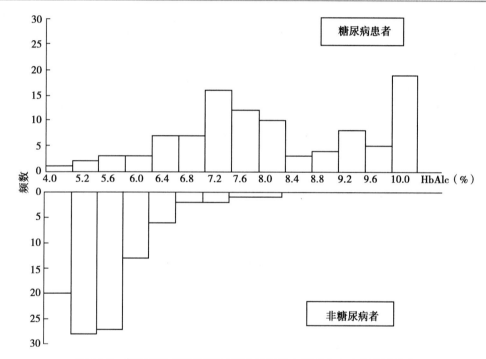

图 14-6　糖尿病患者和非糖尿病患者糖化血红蛋白（%）的频数分布

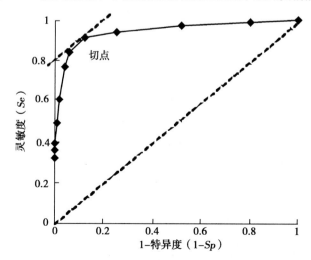

图 14-7　糖尿病患者糖化血红蛋白诊断的 ROC 曲线

Notes

结合表 14-17 可以看出，使用单一的灵敏度和特异度不能全面反映 HbA1c 对糖尿病诊断的准确度，用 ROC 曲线则可以完整地描述 HbA1c 对糖尿病诊断的特性和价值，ROC 曲线越偏向左上方，曲线下的面积越大，诊断的准确性越高。诊断阈值的选取可根据实际情况权衡后在 ROC 曲线上任一点获得，它与诊断人群的患病比率以及不同情况付出的代价有关，如有时须严格控制漏诊，有时须严格控制误诊，因此要兼顾考虑灵敏度和特异度。如果两者同等重要，可以选取斜率为 45° 切点位置附近的诊断阈值，由此得到的灵敏度和特异度均较好。从图 14-7 可以看出，此时切点位置在点 (1, 1) 向左的第 5 点和第 6 点之间，即 HbA1c 的临床诊断阈值应在 6.4～6.8 之间选择。

二、ROC 曲线下面积

ROC 曲线下的面积用符号 A 表示，用于综合评价诊断的准确性，同时可以将它理解为在所有特异度下的平均灵敏度，其取值范围为 $0 \leq A \leq 1$。在 $A > 0.5$ 的情况下，A 越接近 1 说明诊断的准确性越高；当 $A = 0.5$ 时说明诊断完全不起作用；$A < 0.5$ 时可以用 $A^* = 1 - A$ 进行衡量（意义与 A 相同）。一般认为，$0.5 < A \leq 0.7$ 表示诊断价值较低，$0.7 < A \leq 0.9$ 表示诊断价值中等，$A > 0.9$ 表示诊断价值较高。

ROC 曲线下面积的计算方法有多种，下面介绍两种基本的方法。

1. 双正态参数法　　双正态参数法适用于定量资料的 ROC 曲线下面积计算。记患病组总体均数为 μ_A、标准差为 σ_A；非患病组总体均数为 μ_N、标准差为 σ_N。现假设患病组和非患病组的诊断变量 Y_A 和 Y_N 服从正态分布（$\mu_A > \mu_N$），n_A 和 n_N 为两组的检测例数。计算参数

$$a = \frac{\mu_A - \mu_N}{\sigma_A}, \quad b = \frac{\sigma_N}{\sigma_A} \tag{14-29}$$

则 ROC 曲线方程为

$$\begin{cases} Sp = \Phi(u) \\ Se = 1 - \Phi(bu - a) \end{cases}, \quad -\infty < u < \infty \tag{14-30}$$

由此可以得到 ROC 曲线下面积及标准误的计算公式：

$$A = \Phi\left[\frac{a}{\sqrt{1 + b^2}}\right] \tag{14-31}$$

$$SE(\hat{A}) = \sqrt{f^2 Var(\hat{a}) + g^2 Var(\hat{b}) + 2fg Cov(\hat{a}, \hat{b})} \tag{14-32}$$

其中

$$f = \frac{\exp(-a^2/(2 + 2b^2))}{\sqrt{2\pi(1 + b^2)}}, \quad g = -\frac{ab \exp(-a^2/(2 + 2b^2))}{\sqrt{2\pi(1 + b^2)^3}}$$

$$Var(\hat{a}) = \frac{n_A(a^2 + 2) + 2n_N b^2}{2n_A n_N}, \quad Var(\hat{b}) = \frac{(n_A + n_N)\, b^2}{2n_A n_N}$$

$$Cov(\hat{a}, \hat{b}) = \frac{ab}{2n_N} \tag{14-33}$$

式中 $\pi = 3.141\,59$，公式 (14-33) 为参数 a、b 估计值的方差和协方差。如果实际情况为 $\mu_A < \mu_N$，即测量值较小为异常，需要将公式 (14-29) 中的符号改变位置，或直接用 1 减去算出的面积即为所求的 ROC 曲线下面积。

在大样本情况下，ROC 曲线下面积 $1 - \alpha$ 可信区间的可信限可利用下式得到，即

$$\hat{A} \pm z_{\alpha/2} SE(\hat{A}) \tag{14-34}$$

其中 $z_{\alpha/2}$ 为标准正态分布双侧概率为 α 的界值。

例 14-8　　利用表 14-17 的数据计算 HbA1c 诊断糖尿病的 ROC 曲线下面积。

由于 HbA1c 检测数据不服从正态分布，对数据作 $y=\lg(Y)$ 变换，得到各组的均数和标准差。

非糖尿病组：　$\overline{y}_N = 0.748\,28, s_N = 0.056\,08$

糖尿病组：　　$\overline{y}_A = 0.915\,69, s_A = 0.090\,33$

$$\hat{a} = \frac{\overline{y}_A - \overline{y}_N}{S_A} = \frac{0.915\,69 - 0.748\,28}{0.090\,33} = 1.853\,32, \qquad \hat{b} = \frac{s_N}{s_A} = \frac{0.056\,08}{0.090\,33} = 0.620\,83$$

$$A = \Phi\left[\frac{\hat{a}}{\sqrt{1+\hat{b}^2}}\right] = \Phi\left[\frac{1.853\,32}{\sqrt{1+0.620\,83^2}}\right] = \Phi(1.5746) = 0.942$$

$$f = \frac{\exp(-\hat{a}^2/(2+2\hat{b}^2))}{\sqrt{2\pi(1+\hat{b}^2)}} = \frac{\exp(-1.853\,32^2/(2+2\times0.620\,83^2))}{\sqrt{2\times3.141\,59(1+0.620\,83^2)}} = 0.098\,12$$

$$g = -\frac{\hat{a}\hat{b}\exp(-\hat{a}^2/(2+2\hat{b}^2))}{\sqrt{2\pi(1+\hat{b}^2)^3}} = -\frac{1.853\,32\times0.620\,83\exp(-1.853\,32^2/(2+2\times0.620\,83^2))}{\sqrt{2\times3.141\,59(1+0.620\,83^2)^3}}$$

$$= -0.081\,48$$

$$Var(\hat{a}) = \frac{n_A(\hat{a}^2+2)+2n_N\hat{b}^2}{2n_An_N} = \frac{100(1.853\,32^2+2)+2\times100\times0.620\,83^2}{2\times100\times100} = 0.031\,03$$

$$Var(\hat{b}) = \frac{(n_A+n_N)\hat{b}^2}{2n_An_N} = \frac{(100+100)0.620\,83^2}{2\times100\times100} = 0.003\,85$$

$$Cov(\hat{a},\hat{b}) = \frac{\hat{a}\hat{b}}{2n_N} = \frac{1.853\,32\times0.620\,83}{2\times100} = 0.005\,75$$

$$SE(\hat{A}) = \sqrt{f^2Var(\hat{a})+g^2Var(\hat{b})+2fgCov(\hat{a},\hat{b})}$$

$$= \sqrt{0.098\,12^2\times0.031\,03+0.081\,48^2\times0.003\,85+2\times0.098\,12\times(-0.081\,48)\times0.005\,75}$$

$$= 0.015$$

ROC 曲线下面积的 95% 可信区间的可信限为

下限：$\hat{A} - z_{0.05/2}SE(\hat{A}) = 0.942 - 1.96\times0.015 = 0.913$

上限：$\hat{A} + z_{0.05/2}SE(\hat{A}) = 0.942 + 1.96\times0.015 = 0.971$

2. Hanley-McNeil 非参数法　用 Y_A 和 Y_N 分别表示患病组与非患病组的诊断变量，y_A 和 y_N 表示各自的取值，假定检测值较大为异常。可以证明，ROC 曲线下的真实面积 A 是患病组检测值大于非患病组检测值的概率，即

$$A = P(Y_A > Y_N) \tag{14-35}$$

A 的估计值可以利用下式计算

$$\hat{A} = \frac{1}{n_An_N}\sum_1^{n_A}\sum_1^{n_N}S(y_A,y_N) \tag{14-36}$$

其中

$$S(y_A,y_N) = \begin{cases} 1, & y_A > y_N \\ 1/2, & y_A = y_N \\ 0, & y_A < y_N \end{cases} \tag{14-37}$$

n_A 和 n_N 为患病组和非患病组的检测例数。其含义是将患病组所有的检测值分别与非患病组所有的检测值比较，如果 $y_A > y_N$ 得分为 1，二者相等得分为 0.5，否则得分为 0，然后计算平均得分即为 $\hat{A}$。需要注意的是，如果检测值小为异常，则公式(14-37)中的大于号和小于号需相应改变。$\hat{A}$ 的标准误可用下式计算

$$SE(\hat{A}) = \sqrt{\frac{\hat{A}(1-\hat{A})+(n_A-1)(Q_1-\hat{A}^2)+(n_N-1)(Q_2-\hat{A}^2)}{n_An_N}} \tag{14-38}$$

式中 Q_1、Q_2 为计算过程中的两个中间统计量。关于 $\hat{A}$ 和 $SE(\hat{A})$ 的计算，Hanley 和 McNeil 对 $2 \times k$ 列联表资料给出了一个简便的算法，它是目前用得比较多的一种方法。下面结合实例说明具体计算过程。

例 14-9　为研究 X 线对纵隔淋巴结肿大的实际诊断效果，将 X 线平片资料的异常程度分为 5 级，追踪胸部 X 线平片检查过的 200 例就诊患者，经临床病理证实患有纵隔淋巴结肿大的有 110 人，资料如表 14-18，试计算 ROC 曲线下面积。

表 14-18　纵隔淋巴结肿大的 X 线平片诊断

分组	例数	检查结果				
		−	−	±	+	++
D_+	110	6	10	15	35	44
D_-	90	46	20	14	8	2

$\hat{A}$ 和 $SE(\hat{A})$ 的计算过程如下：

（1）首先根据诊断试验的数据作计算表，结果见表 14-19。表中第 1 行和第 2 行为原始数据；第 3 行中的 $\sum_{i=j+1}^{k} n_i^+$ 为患病组诊断分级大于 j 的所有观察例数之和，例如第 3 行第一个数字为 $10+15+35+44=104$；第 4 行中的 $\sum_{i=1}^{j-1} n_i^-$ 为非患病组诊断分级小于 j 的所有观察例数之和，例如第 4 行第 3 个数字为 $46+20=66$；最后面 3 行根据前 4 行的数字算出，例如第 5 行第 1 个数字 $46 \times 104 + 6 \times 46/2 = 4922.0$，第 6 行第 1 个数字 $6 \times (0 + 0 \times 2 + 46^2/3) = 4232.0$，第 7 行第 1 个数字 $46 \times (104^2 + 104 \times 6 + 6^2/3) = 526\,792$。

表 14-19　ROC 曲线下面积及标准误的计算表

行号	计算符号	诊断分级（j）					合计
		1	2	3	4	5	
1	D_+	6	10	15	35	44	110（n_A）
2	D_-	46	20	14	8	2	90（n_N）
3	$\sum_{i=j+1}^{k} n_i^+$	104	94	79	44	0	
4	$\sum_{i=1}^{j-1} n_i^-$	0	46	66	80	88	
5	$(2)(3)+(1)(2)/2$	4922.0	1980.0	1211.0	492.0	44.0	8649.0（T_1）
6	$(1)[(4)^2+(4)(2)+(2)^2/3]$	4232.0	31 693.3	80 180.0	247 146.7	348 538.7	711 790.7（T_2）
7	$(2)[(3)^2+(3)(1)+(1)^2/3]$	526 792	96 186.7	105 014.0	31 074.7	1290.7	860 358.1（T_3）

（2）计算 $\hat{A}$ 和 $SE(\hat{A})$

$$\hat{A} = \frac{T_1}{n_A n_N} = \frac{8649.0}{90 \times 110} = 0.874$$

$$Q_1 = \frac{T_3}{n_A^2 n_N} = \frac{860\,358}{90 \times 110^2} = 0.7900$$

$$Q_2 = \frac{T_2}{n_A n_N^2} = \frac{711\,790.7}{90^2 \times 110} = 0.7989$$

$$SE(\hat{A}) = \sqrt{\frac{0.874(1-0.874) + (110-1)(0.7900-0.874^2) + (90-1)(0.7989-0.874^2)}{90 \times 110}}$$

Notes

$= 0.025$

ROC 曲线下面积的 95% 可信区间为

下限：$\hat{A} - z_{0.05/2}SE(\hat{A}) = 0.874 - 1.96 \times 0.025 = 0.825$

上限：$\hat{A} + z_{0.05/2}SE(\hat{A}) = 0.874 + 1.96 \times 0.025 = 0.923$

以上介绍的两种方法实际中既适合定量资料，又适合等级资料，只是在具体计算方法上有所不同。双正态参数方法的特点：对于定量资料可以在小样本情况下得到较好的结果，并能获得光滑的 ROC 曲线，但是必须满足正态分布，否则 ROC 曲线下面积的估计会有一定的偏差。Hanley-McNeil 非参数法的特点：对数据分布没有限制，得到的结果比较可靠；对于等级资料有简便的计算方法，但估计出的 ROC 曲线下面积偏小。

三、两样本 ROC 曲线下面积的比较

比较两种临床诊断方法的效果可以对 ROC 曲线下面积作检验。假设两种诊断的 ROC 曲线下面积分别为 A_1 和 A_2，则检验假设为

H_0: $A_1 = A_2$

H_1: $A_1 \neq A_2$

$\alpha = 0.05$

根据诊断试验的不同设计类型分别采用不同的检验方法。

1. **成组比较**　成组比较指在对两种诊断方式的准确度进行比较时，两条 ROC 曲线从不同观察对象身上获得，所用的两个样本是完全独立的，检验公式为

$$z = \frac{\hat{A}_1 - \hat{A}_2}{\sqrt{SE^2(\hat{A}_1) + SE^2(\hat{A}_2)}} \tag{14-39}$$

式中 $SE(\hat{A}_1)$ 和 $SE(\hat{A}_2)$ 为两样本 ROC 曲线下面积的标准误，在大样本情况下 u 可以近似看作服从标准正态分布。在检验水准 α 下，若 $z > z_{\alpha/2}$，则可以认为两种诊断方法不同。

例 14-10　在纵隔淋巴结肿大的影像学诊断中将 CT 与 X 线平片相比较，选择了曾作过 CT 和 X 线平片各 200 名有病理诊断的两组就诊患者，ROC 分析结果依次为 $\hat{A}_1 = 0.942$，$SE(\hat{A}_1) = 0.016$，$\hat{A}_2 = 0.874$，$SE(\hat{A}_1) = 0.025$。问两种诊断方法的准确性是否有差异？

$$z = \frac{0.942 - 0.874}{\sqrt{0.016^2 + 0.025^2}} = 2.259$$

$z > 1.96$，$P < 0.05$。结果表明，两种诊断纵隔淋巴结肿大的准确度差别具有统计学意义，CT 诊断优于 X 线诊断。

2. **配对比较**　配对比较指在对两种诊断方式进行比较时，两种诊断所用的为同一样本，每一观察对象同时进行两种方式的检测，然后对它们的诊断效果作比较。检验公式为

$$z = \frac{\hat{A}_1 - \hat{A}_2}{\sqrt{SE^2(\hat{A}_1) + SE^2(\hat{A}_2) - 2Cov(\hat{A}_1, \hat{A}_2)}} \tag{14-40}$$

式中 $Cov(\hat{A}_1, \hat{A}_2)$ 为两样本面积估计的协方差，可以用 Delong 给出的非参数方法计算得到。这种方法既可以用于等级资料，也可以用于定量资料，具体计算公式如下：

$$Cov(\hat{A}_1, \hat{A}_2) = \frac{S_{TA}}{n_A} + \frac{S_{TN}}{n_N} \tag{14-41}$$

$$S_{TA} = \frac{1}{n_A - 1} \sum_{i=1}^{n_N} (V_{1i}^{(A)} - \hat{A}_1)(V_{2i}^{(A)} - \hat{A}_2) \tag{14-42}$$

$$S_{TN} = \frac{1}{n_N - 1} \sum_{i=1}^{n_N} (V_{1i}^{(N)} - \hat{A}_1)(V_{2i}^{(N)} - \hat{A}_2) \tag{14-43}$$

Notes

$$V_{ki}^{(A)} = \frac{1}{n_N} \sum_{j=1}^{n_N} S(y_{Ai}, y_{Nj}), \quad V_{ki}^{(N)} = \frac{1}{n_A} \sum_{j=1}^{n_A} S(y_{Aj}, y_{Ni}), \quad k=1, 2 \tag{14-44}$$

其中 S 函数计算见公式（14-37），k 表示比较的两个组。由于 $Cov(\hat{A}_1, \hat{A}_2)$ 的计算较为复杂，通常采用计算机程序实现。

例 14-11　为评价 CT 和 CT 增强对肝癌的诊断效果，共检查了 32 例患者，每例患者分别用两种方法检查，由医生盲态按 4 个等级诊断，最后经手术病理检查确诊其中有 16 例患有肝癌，结果见表 14-20。试比较两种诊断方法是否有差别？

表 14-20　两种 CT 诊断方式对被怀疑患有肝癌的检测数据

	肝癌				非肝癌		
编码	CT 增强	CT	频数	编码	CT 增强	CT	频数
1	2	4	1	0	1	1	9
1	3	1	1	0	1	2	3
1	3	3	1	0	1	4	2
1	4	2	2	0	2	2	1
1	4	3	4	0	4	4	1
1	4	4	7				

由 SAS 程序算得结果见表 14-21。

表 14-21　两种 CT 诊断方式的 ROC 曲线面积估计值及比较

诊断方式	$\hat{A}$	$SE(\hat{A})$	$Var(\hat{A})$	$Cov(\hat{A}_1, \hat{A}_2)$
CT 增强	0.960 94	0.037 304	0.001 391 6	0.001 422 1
CT	0.810 55	0.080 835	0.006 534 3	

$$z = \frac{0.960\ 94 - 0.810\ 55}{\sqrt{0.001\ 391\ 6 + 0.006\ 534\ 3 - 2 \times 0.001\ 422\ 1}} = 2.110$$

$z > z_{0.05/2} = 1.96$，$P < 0.05$，说明 CT 增强诊断肝癌的效果优于普通 CT 诊断的效果。

最后需要说明，在实际中有时需要比较 ROC 曲线下部分面积，用于描述特殊情况下一种诊断方法的准确性。例如，在影像诊断评价时，不希望被比较的两种诊断方法假阳性率超过 20%，即两试验的特异度不能低于 0.8，否则诊断将无实际意义，此时用假阳性率为 0~0.2 的 ROC 曲线下部分面积对两种诊断的准确性进行比较，更符合实际。

第六节　案　　例

案例 14-1　研究者采用三种不同厂家不同型号的尿干化学分析仪以及配套的试纸条对 60 例门诊和病房送检的阳性尿液标本（葡萄糖 GLU、蛋白 PRO、隐血 BLD、白细胞 LEU 四项中至少有一项是阳性）进行平行检测，并对检测的结果进行比较。统计学处理时，将各项指标分别计算阳性检出率并计算 χ^2 值，同时将每一例标本的各项检测结果进行两两比较，计算出完全符合率 P_1 和一般符合率 P_2（即两种检测结果不超过一个等级的比率），然后用 Kappa 值来评价两种尿干分析仪测定结果之间的符合程度。分析结果列在表 14-22 和表 14-23 中。根据研究结果，作者认为：三种尿干化学分析仪测定结果的符合率都在 80% 以上，各检测项目的 Kappa 值 > 0.4，三台仪器对葡萄糖（GLU）、蛋白（PRO）、白细胞（LEU）三项检测没有显著性差别。

Notes

最后结论：由于仪器本身的灵敏度、试纸条所规定的量级和检测原理以及仪器稳定性的差异，造成部分项目的检出率和检测结果不完全一致，但是三种仪器在尿液检查主要项目（GLU、PRO、LEU）的检出率和检测结果的一致性良好，完全能满足临床医生对患者诊断、治疗观察的需要。试分析下列问题：

（1）你是否认同作者的数据分析方法及所作出的结论？

（2）你认为应如何做这一试验和进行数据分析？

表 14-22　三种仪器的阳性检出率（%）

项目	GLU	PRO	BLD	LEU
中国 FA	16.7	63.3	81.7	33.3
日本 US	16.7	58.3	78.3	31.7
匈牙利 DO	18.3	48.3	51.7	28.3
χ^2 值	0.078	2.85	15.6	0.363
P 值	>0.05	>0.05	<0.005	>0.05

表 14-23　不同仪器的测定结果的符合率及检验的一致性

检查指标	中国 FA 与日本 US			中国 FA 与匈牙利 DO			日本 US 与匈牙利 DO		
	P_1	P_2	Kappa	P_1	P_2	Kappa	P_1	P_2	Kappa
GLU	71.7	93.3	0.694	44.0	96.7	0.786	71.7	96.7	0.707
PRO	31.7	88.3	0.754	35.0	90.0	0.436	45.5	90.0	0.528
BLD	40.0	88.3	0.952	43.3	83.3	0.593	43.3	83.3	0.635
LEU	50.0	96.7	0.536	45.0	90.0	0.401	66.7	93.3	0.792

案例 14-2　临床实验显示，动脉硬化患者的脉声中高频含量远比健康者多。根据这一原理有关专业人员在制作"电脑动脉测试仪"时，试验功率谱的相关值 SER（5）和 SER（15）对检测动脉硬化的区分能力。试验时对经临床诊断的 108 例动脉硬化患者和 198 例正常人进行了测量，资料形式如表 14-24。

表 14-24　用 SER（5）和 SER（15）检测动脉硬化资料

受试者编号	是否患有动脉硬化	年龄	SER（5）	SER（15）
1	0	60	372	342 980
2	0	70	2807	573 428
3	0	75	818	44 532
⋮	⋮	⋮	⋮	⋮
108	0	66	711	43 762
109	1	60	3619	96 537
110	1	56	834	66 914
⋮	⋮	⋮	⋮	⋮
306	1	38	458	385 646

按下述要求说明分析步骤和方法。

（1）SER（5）和 SER（15）对诊断动脉硬化是否有价值？

（2）如何对 SER（5）和 SER（15）的诊断效果进行比较；

（3）由于不同年龄组的 SER（5）和 SER（15）本身有很大的差别，应如何解决这一问题？

（4）考虑如何选择合适的诊断界值作为实际的诊断标准？

Notes

小　结

1. 临床测量误差的评价方法有方差分量法和 SN 比值等方法。方差分量法的基本思想是，将试验结果的变异分解为受试者个体变异和重复测量误差等方差分量，比较不同方差分量的比值，如果重复测量误差的方差分量在总变异中所占的比例很小，则说明测量的可信度高；同时可以对重复测量的误差范围进行估计。SN 比值法用于已知真值的条件下对测量误差进行度量。基本方法是，根据标准样品和实测值利用直线回归的方法进行校正，然后根据回归系数和方差分析中误差均方估计出信噪比 SNR 值及测量误差范围。

2. Kappa 值和 Kendall 系数是评价临床测量结果一致性和信度的重要指标。Kappa 值主要用于评价定性测量结果的一致性，Kendall 系数主要用于评价定量测量结果和有序测量结果的一致性。两者的值愈高，说明测定结果的一致性愈好。

3. 评价诊断试验最基本的指标是灵敏度（Se）和特异度（Sp）。灵敏度为实际患病按检测结果正确判为有病的概率，$1-Se$ 是假阴性率；特异度为实际未患病且检测结果正确判没病的概率，$1-Sp$ 是假阳性率。此外，Youden 指数综合了灵敏度和特异度两个指标的值，预测值除与灵敏度和特异度有关外，还与检测人群的患病比率有关。

4. ROC 曲线称作接收者工作特征曲线，它是以 $1-Sp$ 为横坐标、Se 为纵坐标依照连续变化的诊断阈值，由不同灵敏度和特异度画出的曲线。使用 ROC 分析方法对诊断试验数据进行分析与评价，其优点是评价结果比较客观和一致，它适合定量和等级资料分析。ROC 分析的结果主要包括 ROC 曲线的图形和综合评价统计量 $\hat{A}$，前者可以直观地描述诊断效果及灵敏度和特异度之间的变化关系，后者可以理解为在所有的特异度下的平均灵敏度，也可以理解为患病组测量值高于或低于非患病组测量值的概率。

5. 计算 ROC 曲线下面积，可以采用双正态参数法和 Hanley-McNeil 非参数法两种不同的方法，前者更适合定量资料的分析，后者更适合等级资料的分析。ROC 曲线下面积比较，有成组设计和同源配对设计两种不同的数据分析方法，前者计算简单，后者可以采用 Delong 给出的非参数计算方法。

思考与练习

一、最佳选择题

1. 临床诊断产生错误判断的可能原因是（　　　）

　　A. 个体差异　　　　　　　　　　　B. 检测方法操作不正确

　　C. 数据不是正态分布　　　　　　　D. 缺乏准确的检测指标

　　E. 缺乏临床经验

2. 临床测量中系统误差和随机误差的主要区别是（　　　）

　　A. 随机误差服从正态分布

　　B. 系统误差大于随机误差

　　C. 随机误差大于系统误差

　　D. 系统误差有固定的原因

　　E. 系统误差无法进行估计

3. 两名医生分别阅读一组 CT 片，Kappa 值越大说明（　　　）

　　A. 观察个体的变异越小

　　B. 观察个体的变异越大

Notes

C. 实际一致性越大

D. 机遇一致性越大

E. 观察一致性越大

4. 下列叙述正确的有（　　　）

A. 特异度高说明测量的稳定性好

B. 灵敏度必须大于特异度才有实际意义

C. 增大样本含量可以同时提高灵敏度和特异度

D. ROC 曲线是以假阳性为横轴和以真阳性为纵轴的一条曲线

E. 灵敏度高说明在被判为有病的情况下真实患病的概率大

5. 下列叙述不正确的有（　　　）

A. 灵敏度越高表示漏诊率越低

B. 特异度越高表示误诊率越低

C. 假阳性率越低灵敏度越高

D. 假阴性率越低特异度越高

E. 灵敏度和特异度越高 ROC 曲线面积越大

二、简答题

1. 举例说明临床测量误差的来源有哪些，对于不同的误差应如何进行控制？

2. 系统误差和随机误差有何关系，哪一种误差对结果的影响更大一些？

3. 试验中的异常值是如何产生的，应如何对待和处理？

4. 何谓临床测量偏倚，如何控制？

5. 评价测量误差的方法有哪些，各有何特点？

6. 诊断试验中有哪些重要的评价指标，不同指标之间有何关系？

7. 说明阳性预测值和阴性预测值在临床实践中的意义。

8. Youden 指数的使用条件是什么？

9. Kappa 一致性评价方法是否也可以用于两种诊断方法的评价？

10. 何谓 ROC 曲线，它有什么用途？

三、计算分析题

1. 高密度脂蛋白中胆固醇含量在粥样动脉硬化、冠心病等疾病研究中具有重要意义。为了解其测量误差，选择具有代表性的 20 名受试者分别进行了两次测量，结果见表 14-25。试说明该指标的重复测量误差。

表 14-25　血清载脂蛋白 B 的 2 次测量结果（mg/dl）

编号	第 1 次测量	第 2 次测量	编号	第 1 次测量	第 2 次测量
1	29	34	11	50	52
2	30	34	12	52	41
3	33	36	13	55	53
4	37	45	14	57	54
5	38	43	15	60	55
6	41	44	16	63	81
7	43	30	17	66	66
8	44	42	18	68	73
9	44	59	19	72	78
10	46	48	20	87	93

Notes

2. 为鉴定某种生化分析方法,取出 10 个含有微量元素的标准试样,测得数据如表 14-26。

表 14-26　标准试样与测量结果

标准含量 X (ppm)	1.0	1.5	2.0	2.5	3.0	3.5	4.0	4.5	5.0	5.5
分析 Y (ppm)	0.7	1.4	2.1	2.3	3.0	3.6	3.7	4.0	4.2	5.4

问题:

(1) 该分析方法测定的结果是否偏低?

(2) 如果偏低,是否可以建立一个公式对测定的结果进行修正?

(3) 用适当的图表示 X 和 Y 之间的关系,并画出修正曲线;

(4) 求出测量的 95% 最大误差范围和 SNR 值。

3. 由临床经验相似的甲、乙二医生阅读 100 张胸部 X 线片,对肺门淋巴结结核进行诊断,二人读片结果如表 14-27。求两名医生临床意见的观察一致性、机遇一致性、实际一致性和 Kappa 值。

表 14-27　两名医生阅读胸部 X 线片诊断肺门淋巴结结核结果

乙医生诊断	甲医生诊断		合计
	肺门淋巴结结核	正常	
肺门淋巴结结核	46	10	56
正常	12	32	44
合计	58	42	100

4. 采用逆行膀胱给药造影方法诊断盆腔及膀胱病变,选择有病理诊断的正常和异常患者 80 名,由具有临床经验的医生阅读 CT 片,诊断分为绝对正常、大致正常、可疑、大致异常和绝对异常 5 个等级,数据见表 14-28。

表 14-28　逆行膀胱给药造影法诊断盆腔及膀胱病变情况

分组	例数	诊断结果				
		1	2	3	4	5
D_+	108	0	4	8	36	60
D_-	53	32	18	2	1	0

(1) 以可疑作为是否异常的诊断阈值,分别计算灵敏度、特异度、漏诊率、误诊率、Youden 指数及其 95% 的可信区间;

(2) 以绝对异常作为是否异常的诊断阈值,分别计算灵敏度、特异度、漏诊率、误诊率、Youden 指数及其 95% 的可信区间;

(3) 如果以可疑作为是否异常的诊断阈值,假定采用 CT 诊断患者的盆腔及膀胱病变的比率约为 12%,如果某一检测患者诊断为阳性,真正异常的可能性有多大?

5. 据研究,胃组织切片用 AgNOR 染色后核仁组织的颗粒数目与癌前病变有一定的联系。选癌变患者和未癌变异型增生的患者各 10 名的早期组织切片染色,数据见表 14-29。试用 ROC 分析方法评价其诊断价值,并画出理论 ROC 曲线。

表 14-29　"癌变"与"未癌变"患者核仁组织数据

D_+	660	297	509	534	339	435	401	556	521	595
D_-	259	228	487	250	275	324	246	231	289	243

6. 在一项糖尿病与视网膜病变的研究中,对 382 名糖尿病患者的早餐血糖和是否并发视网膜病变进行了检测,并将血糖分为 5 个水平,结果见表 14-30。问早餐血糖含量对区分视网膜病

Notes

变是否具有临床价值？并画出经验 ROC 曲线。

表 14-30　视网膜病变的早餐血糖含量

分组	例数	早餐血糖含量检查结果				
		1	2	3	4	5
D_+	197	80	26	14	47	30
D_-	185	5	6	7	47	120

7. 对例 14-10 的 CT 增强和普通 CT 两组诊断肝癌的数据分别画出 ROC 曲线，并采用成组比较的方法进行统计检验，然后与配对比较的结果进行比较，结果说明了什么？

（李　康）

第十五章 实验性研究常用统计设计方法

在第二章介绍了医学研究中统计设计的基本概念,包括实验研究的基本要素、基本原则和研究的基本内容。本章将介绍几种常用的实验性研究统计设计方法和常见实验性研究设计的样本量估计方法。

第一节 单因素实验设计基本方法

一、完全随机设计

1. 基本概念 完全随机设计(completely random design)又称单因素设计,或成组设计。这种设计是在一个实验中只安排一个研究因素,可以是两水平(两组),也可以是多水平(多组),它是将同质的受试对象随机地分配到各处理组中进行实验观察,或从不同总体中随机抽样进行对比研究,是医学科研中最常用的一种研究设计方法。该设计适用面广,不受组数的限制,且各组的样本量可以相等,也可以不相等,但在总样本量不变的情况下,各组样本量相同时设计效率最高。

本教材中例 7-4,例 8-1 等,都属于完全随机设计。

2. 设计步骤

(1) 确定研究因素与水平:首先要根据研究目的确定所研究的因素以及研究因素的水平数,水平数可以两水平(两组),也可以多水平(多组),即设立研究中相互比较的处理组。

(2) 确定研究对象和实验效应指标:根据研究问题的专业和研究目的选定研究对象,一般研究对象要求有较好的同质性。同时要确定研究因素作用于研究对象后的实验效应指标,可根据第二章中介绍的原则来选择。

(3) 随机化分组:应用随机数字表或计算机软件产生随机数等方法随机地将所选取的研究对象分配到各处理组。举例说明如下。

例 15-1 设有小白鼠 15 只,试用随机数字表将它们分成三组。

随机分组的步骤为:①编号,先将这批小白鼠编号为 1,2,…,15;②抄随机数,然后在随机数字表内(附表 1)随意确定一行,譬如说从附表 1 第 5 行第一个数字开始,横向依次抄录 15 个两位的随机数字;③随机数编号,按随机数由小到大编秩。若遇相同随机数,按其出现的先后顺序,先出现的为小;④归组,秩次为 1~5 分入 A 组、6~10 分入 B 组、11~15 分入 C 组。结果列入表 15-1 中。

表 15-1 15 只小白鼠随机化分组情况

动物编号	1	2	3	4	5	6	7	8	9	10	11	12	13	14	15
随机数字	03	28	28	26	08	73	37	31	04	05	69	30	16	09	05
秩次	1	9	10	8	5	15	13	12	2	3	14	11	7	6	4
归组	A	B	B	B	A	C	C	C	A	A	C	C	C	B	A

最后各组内小鼠的编号为：

A组：	1	5	9	10	15
B组：	2	3	4	13	14
C组：	6	7	8	11	12

（4）试验：施加干预，对各组对象进行试验。

（5）数据统计分析：完全随机设计的资料当实验效应指标为计量资料，且数据服从正态分布、各组间方差齐性时，两组比较应用 t 检验或 Z 检验，多组比较可用完全随机设计的方差分析；当数据不服从正态分布和（或）各组间方差不齐时，就应对数据进行变量变换使得其满足正态性和方差齐性后再进行 t 检验或方差分析，或作 t' 检验，或做两组或多组的秩和检验；当资料为无序分类资料或二分类资料时，可直接做四格表资料的 χ^2 检验或行×列表 χ^2 检验，两个率比较条件满足时也可做两样本率的 Z 检验，当资料服从 Poisson 分布时，应做 Poisson 分布的 Z 检验。当资料为等级分组资料时，应做两组或多组资料的秩和检验。

3. 优缺点与适用范围　完全随机设计方法简单、灵活易用，处理组数和各组样本量都不受限制，统计分析方法也相对简单，在实验过程中，实验对象发生意外，信息损失将小于其他设计，对数据处理的影响不大。因此，应用十分广泛。

设计和实验中各处理组应达到均衡，且实验应同期平行进行。由于本设计对于非研究因素单纯依靠研究对象的随机化分组来达到组间均衡，缺乏其他有效的控制，因而其实验误差往往较高，精确度较低。所以该设计一般只用于实验对象同质性较好的研究。当实验对象的变异较大时，可采用分层完全随机设计，即将研究对象先按照某个特征进行分层，然后对各层进行随机化分组，或采用后述的其他设计方法。

设计中对照组可以不止一个，例如，同时设阳性对照和空白对照，多剂量对照等。

二、配 对 设 计

1. 基本概念　根据试验中各组间均衡性的要求，常将实验对象（单位）按其某些特征或条件相同或相近原则配成对子，再将每对中的两个研究对象（单位）随机分配到实验组和对照组（或两个不同的处理组），给予不同的处理，一个试验由若干个对子组成，这种试验设计称为配对设计（paired design）。这里实验对象配对的特征或条件称为配对条件，主要从影响研究结果的主要非研究因素（非处理因素，混杂因素）考虑。动物实验中，常将种属、品系、窝别、性别相同，年龄、体重相近的两只动物配成对子；临床试验中，常将性别相同，年龄、职业相近，病情、病型（期）相同或相近的两个患者配成对子。配对的条件越严格，对非研究因素的控制能力越强，配对的质量越高，但对配对的研究对象的要求也越高。这种设计的结果是"对子间可不一致，对子内尽可能一致"，从而满足组间均衡的设计要求。

实际工作中将同一实验对象（单位）分别随机接受两种不同的处理视作配对设计，如有些局部反应的试验中在患者身上两侧对称部位用两种不同的处理方法，一侧用研究因素（试验药物），另一侧相同部位使用对照药物进行比较；又如同一批样品分别用两种检测方法测定，或同一批患者用两种诊断方法诊断，比较两种方法差别。

2. 设计步骤

（1）确定研究因素与水平：根据研究目的确定研究所要考察的因素，并将其分为两个水平，即实验组与对照组。配对设计中只能考察一个因素且该因素只能为两个水平。

（2）确定研究对象和配对条件，并配对：根据研究问题的性质和研究目的选取对研究因素反应敏感和稳定的研究对象，并确定部分非研究因素作为配对条件，将研究对象根据"对子内一致，对子间可不一致"原则配成对子。

Notes

（3）随机化分组：将每对中的两个对象随机分配到实验组与对照组，实际操作中只要将每对中一个对象随机分到实验组或对照组，另一个对象的组别也就确定了，因此其随机化分组方法与完全随机设计的分组相同。举例说明如下：

例 15-2　若有 16 只大白兔，已按性别相同，年龄、体重相近等要求配成 8 对，试将这 8 对兔子随机分至甲乙两组之中。

先将这 16 只兔子编号，第一对兔子中的第一只编为 1.1，第二只编为 1.2，余类推；再从随机数字表（附表 1）中任意指定一行，譬如说第 2 行，横向抄录 8 个两位的随机数字于兔子编号下方；第三步为对随机数进行编秩，并规定随机数秩次遇偶数取甲乙顺序，遇奇数取乙甲顺序。结果列入表 15-2 中。

表 15-2　8 对大白兔随机分入甲乙两组

兔子编号	1.1	1.2	2.1	2.2	3.1	3.2	4.1	4.2	5.1	5.2	6.1	6.2	7.1	7.2	8.1	8.2
随机数字	19		36		27		59		46		13		79		93	
秩次	2		4		3		6		5		1		7		8	
归组	甲	乙	甲	乙	乙	甲	甲	乙	乙	甲	乙	甲	乙	甲	甲	乙

这样两组兔子的分配情况如下：

甲组	1.1	2.1	3.2	4.1	5.2	6.2	7.2	8.1
乙组	1.2	2.2	3.1	4.2	5.1	6.1	7.1	8.2

（4）试验：对研究对象按试验要求进行实验。

（5）数据的统计分析：当配对设计资料为计量资料、且差值服从正态分布时，可用配对 t 检验，不服从正态分布时，可用配对资料的 Wilcoxon 符号秩和检验；当资料为计数资料时，应用配对四格表 χ^2 检验，当为等级分组资料时，仍可用配对资料的 Wilcoxon 符号秩和检验。

3. 优缺点与应用范围　配对设计的主要优点是严格控制非处理因素对实验结果的影响，增大组间均衡性，减少实验误差，提高实验效率。与两组完全随机设计相比，它可缩小研究对象（单位）间的个体差异，还可减少样本量。因此，这种设计在动物试验、现场调查以及临床试验中有广泛的应用。配对设计的主要缺点是对研究对象有较高的要求，在临床试验中有时会出现部分对象难以配成对子，同时当配对条件控制或使用不当时，可造成配对失败或配对不完全，或者当引入与研究结果和研究因素均有关的非研究因素为配对条件时，还可能引入新的偏性。

需要指出的是，从消除个体差异出发，常把自身前后比较视作配对设计。近年来有学者指出，自身前后比较与配对设计是有区别的，配对设计同时观察对照与处理，而自身前后比较总是将实验前观测作为对照，配对设计的两个对象接受实验和对照两种处理是随机的，自身前后比较的对照与处理分配谈不上有任何随机化。因此，在自身前后比较的实验中，如无法保证前后两次测量能在相同条件下进行，就有必要设立实验内平行对照，然后进行两组用药前后差值的对比分析。

三、随机区组设计

1. 基本概念　随机区组设计（randomized block design）又称配伍组设计，是配对设计的扩展。本设计首先是在农业试验中应用的，认为小麦的产量不仅受其品种（处理因素）的影响，还受田块（block，区组因素）的影响，因此，将每个田块分成若干个单元（unit），每个单元所接受的处理是随机的，这种设计主要分析处理因素的作用，区组因素作为控制因素，对差异也能作出分析。

应用到医学研究领域，通常是先将研究对象按其某些特征或性质（如动物的种属、性别、体

Notes

重、年龄等非研究因素）相同或相近原则配成一个组，称为区组或配伍组（block），区组内研究对象的个数等于处理组数，区组内的对象再随机分配到处理组，一个试验由若干个区组组成。当处理组 $k=2$ 时，本设计就是配对设计。

随机区组设计的目的是对一些已知的非处理因素进行控制，以提高组间的均衡性，减少实验误差。这里用来进行区组匹配的研究对象的某些特征称为匹配条件，与配对设计一样匹配条件主要考虑主要的非处理因素。

2. 设计步骤

（1）确定研究因素与水平：根据研究目的确定所要研究的因素，随机区组设计一般只能安排一个研究因素，然后确定研究因素的水平，即确定试验中处理组数，如例 15-3 中需研究不同营养素对小鼠体重的增加的影响，该研究因素确定为三个水平。

例 15-3 欲研究 A，B，C 三种营养素的效果。今用小鼠作试验，观察喂养不同营养素一段时间后各组小鼠体重的增加是否有差异。

（2）确定研究对象与匹配条件，组成区组：本试验选用小鼠作为研究对象，将品系、性别、体重和窝别作为匹配条件。取 24 只同品系同性别同体重的小鼠，这 24 只小鼠来自 8 个不同的窝别，每窝 3 只。尽管试验前它们是同品系同性别同体重，但来自同一窝的小鼠具有相同的遗传背景，其体重的增加可能有一定的相关性。采用区组设计，这样既保证了组间的均衡性，同时又能将不同窝别小鼠间的变异从总变异中分解出来，提高了实验效率。

（3）随机化分组：在本试验中就是要将每个区组内的三个对象随机分配到各处理组，随机化分组如下：

首先将第一区组内的动物编为 1，2，3 号，第二区组的动物编为 4，5，6 号，余类推，第八区组的动物编为 22，23，24 号。然后查附表 1 随机数字表，随机指定第 4 行第 1 列，依次抄录 24 个两位数随机数，标于各配伍组的受试者编号下。对每个区组内的随机数编秩（随机数相同时，按出现的先后顺序），然后秩次由小到大分别归入 A 组、B 组和 C 组，分配结果如（表 15-3）。

表 15-3 24 头动物区组内随机化分配结果

动物编号	1	2	3	4	5	6	7	8	9	10	11	12	13	14	15	16	17	18	19	20	21	22	23	24
区组	1	1	1	2	2	2	3	3	3	4	4	4	5	5	5	6	6	6	7	7	7	8	8	8
随机数字	78	43	76	71	61	20	44	90	32	64	97	67	63	99	61	46	38	03	93	22	69	81	21	99
秩次	3	1	2	3	2	1	2	3	1	1	3	2	2	3	1	3	2	1	3	1	2	2	1	3
处理	C	A	B	C	B	A	B	C	A	A	C	B	B	C	A	C	B	A	C	A	B	B	A	C

（4）试验与分析：按设计要求进行实验。当试验数据为计量资料、其残差服从正态分布并且方差齐同时，分析应用随机区组设计的方差分析；不服从正态分布时，应用数据变换方法转换成正态分布或直接应用随机区组设计的秩和检验；当数据为等级分组资料时，也可直接应用随机区组的秩和检验；当数据为计数资料时，就应作变量变换后再作方差分析。

3. 优缺点与注意事项 随机区组设计适用于三组以上的实验。其优点是把条件一致的实验对象归入同一区组并随机分配到各处理组，提高了组间均衡性，同时又把研究对象间的部分差异体现在各区组间，减少了试验中的误差，提高了试验的效率。这种设计的另一优点是可以同时分析两个因素，即处理因素和区组因素对试验的影响（但主要是分析处理因素），在实验室研究中较为常用。

配伍组设计的缺点是对研究对象的要求较高，匹配与分组较繁，而且区组内对象数与处理组数相等，当实验结果中有观察值缺失时，信息损失较大，统计处理较麻烦。因为，一个数据缺失该区组的其他数据（采用本书介绍的方法）也就无法利用了。虽然统计学上有估计缺失值的统计方法（参见有关文献），但缺失时信息的损失较大，且缺失后的信息无法弥补。

Notes

四、拉丁方设计

1. **基本概念**　拉丁方（Latin square）是由 r 个拉丁字母排成的 $r \times r$ 方阵，每行或每列中每个字母都只出现一次，这样的方阵称为 r 阶拉丁方。拉丁方设计（Latin square design）是按拉丁方的行、列、拉丁字母分别安排三个因素，每个因素有 r 个水平。一般将 r 个不同字母分别表示处理的 r 个不同水平，r 行表示 r 个不同区组（行区组），而 r 列表示另一个区组因素的 r 个水平（列区组）。因此，拉丁方设计是双向的区组化技术。控制了两个已知来源的变异。

表 15-4　常用的几个基本拉丁方

3×3			4×4				5×5					6×6					
A	B	C	A	B	C	D	A	B	C	D	E	A	B	C	D	E	F
B	C	A	B	C	D	A	B	C	D	E	A	B	C	D	E	F	A
C	A	B	C	D	A	B	C	D	E	A	B	C	D	E	F	A	B
			D	A	B	C	D	E	A	B	C	D	E	F	A	B	C
							E	A	B	C	D	E	F	A	B	C	D
												F	A	B	C	D	E

2. **设计步骤**

（1）确定研究因素和水平：在拉丁方设计中应考虑安排三个研究因素，每个因素有相同的水平。在例 15-4 中有 3 个因素，即个体、时辰和穴位，每个因素均为 6 个水平。

例 15-4　为观察电针不同穴对人体免疫功能的影响，分别对 A- 井穴、B- 荥穴、C- 输穴、D-经穴、E- 合穴和 F- 内关等 6 个不同穴位进行实验。选 6 名正常男性青年。考虑到昼夜节律对结果的影响，分别于 6 个不同时辰 [戌时（20：00）、子时（0：00）、寅时（04：00）、辰时（8：00）、午时（12：00）和申时（16：00）] 进行实验。

（2）确定研究对象：根据研究目的和研究问题的性质选择同质的研究对象，本例选择正常男性青年。

（3）选择基本拉丁方，并随机化：根据所确定的因素的水平数选择相应的基本拉丁方，并确定拉丁方的字母、行和列分别所代表的因素。本例采用 6×6 拉丁方设计，以 6 个个体为行因素，以 6 个时辰为列因素，6 个拉丁字母表示不同的穴位。对 6×6 的基本拉丁方进行行随机化、列随机化和因素水平字母安排随机化，随机化后的拉丁方及设计安排如下。

表 15-5　6×6 拉丁方的一个设计

受试者	戌时	子时	寅时	辰时	午时	申时
1	B	C	A	D	F	E
2	E	D	B	C	A	F
3	C	F	E	A	B	D
4	A	E	C	F	D	B
5	F	B	D	E	C	A
6	D	A	F	B	E	C

（4）试验与分析：按上述设计结果进行实验。试验结果的数据可用三因素的方差分析，方差分析能将变异分解为四个部分，即：处理组间的变异，行区组间的变异，列区组间的变异，以及误差（不同时辰电针十二经五输穴与内关穴对正常人体免疫功能的影响. 北京中医药大学学报，1999，22（6）：28-31）。

3. **适用范围与注意事项**　拉丁方设计实际上属多因素的设计方法，可以安排三因素，但水平数要求相等，且不能考察因素间的交互作用。实际工作中，因为拉丁方设计常常考虑两个方

Notes

向的区组控制,另外安排一个研究因素,因此,我们将其归为单因素设计。

拉丁方设计可以看成是双向的区组设计,因此,观察单位在同一区组中内就该区组因素而言是同质的。其要求与随机区组一致。

在生物医学实验中,为了提高结论的可靠性,应用两个或多个拉丁方进行重复实验。

拉丁方设计的优点是一个试验中可同时安排三个因素,试验中误差较小,组间均衡性好,节省样本量,试验效率较高;其缺点是某个个体试验失败,数据有缺项时,对试验的信息损失较大。

五、交　叉　设　计

1. 基本概念　将 A、B 两种处理(因素的水平)先后施于同一批对象,随机地使一半对象先接受 A 处理,后接受 B 处理,另一半先接受 B 处理后接受 A 处理,两种处理在全部试验过程中交叉进行,称为 2×2 交叉试验设计(cross-over trial design)。这种设计是按事先设计好的试验次序(sequence),在各个时期(period)对研究对象(subject)逐一实施各种处理,以比较各处理组间的差异。是将自身比较和组间比较设计思路综合应用的一种设计方法,其设计效率较高。

如有三种处理 A、B、C,则事先随机化试验顺序,比如三组的试验顺序为:

第一组:　B A C

第二组:　C B A

第三组:　A C B

将受试对象随机分为对应的三组,各组在三个不同时期分别按上述顺序进行试验。称为3×3 的交叉试验。依此类推。不难看到,交叉设计实际上是拉丁方设计的重复观察。

2. 设计步骤(以 2×2 交叉试验为例)

(1)研究者提出比较的两种 A、B 处理:如例 15-5 中 A、B 两种药物。

例 15-5　以 A、B 两种药物治疗支气管哮喘患者 16 例,试用交叉设计方法比较其疗效。

(2)选取同质性好的研究对象,按配对设计方法配成对子,或随机地分成两组:本例将 16 名对象随机分成两组。先将 16 名受试对象依次编号为 1、2、…、16 号;然后应用随机数字表将16 名对象分到甲乙两组(见表 15-6)。

(3)随机确定每对中一个对象的试验顺序 A → B,另一个为 B → A,或随机确定两组中一组的试验顺序为 A → B,另一组为 B → A。本例需预先确定甲乙两组的用药顺序。甲组的试验顺序为 A → B,乙组的试验顺序为 B → A(见表 15-6)。

表 15-6　交叉试验设计研究对象的随机分组与用药顺序

患者编号	1	2	3	4	5	6	7	8	9	10	11	12	13	14	15	16
随机数字	03	28	28	26	08	73	37	31	04	05	69	30	16	09	05	88
秩次	1	9	10	8	5	15	13	12	2	3	14	11	7	6	4	16
组别	甲	甲	乙	乙	甲	甲	甲	乙	乙	甲	乙	甲	甲	乙	乙	乙
用药顺序	AB	AB	BA	BA	AB	AB	AB	BA	BA	AB	BA	AB	AB	BA	BA	BA

(4)按下列过程进行试验(图 15-1)

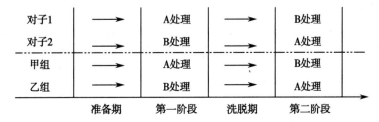

图 15-1　2×2 的交叉试验的流程

图 15-1 为 2×2 交叉试验的全过程。其中虚线上面为研究对象按配对设计配成对子后每一对中两个体试验顺序和过程,虚线下面为研究对象按成组设计所设计的两组的试验顺序与试验过程。试验分为准备期、第一阶段处理期、洗脱期和第二阶段处理期四个时期:

① 准备期(run in):系指试验对象经过一段时间不加任何处理(停药期)的观察,确认已进入自然状态,可以进行试验。准备期实际上也是洗脱期。

② 处理期(treat phase):系按事先设计好的试验顺序,依次在各个试验时期施加相应的处理。

③ 洗脱期(wash out):在经过第一阶段的治疗后,停药一段时间,确认前一阶段的处理效应已经消失,试验对象又回到自然状态,以保证后一时期的处理结果不受前一时期治疗的影响。即没有延滞作用(carry-over effect)。

采用交叉设计有一个假设,即试验对象在进入各治疗期时已回到了开始时的自然状态。而使用该设计的一个困难是如何确认受试对象已经回到了开始时的自然状态,且前一处理的效应已完全消失。洗脱期至少要大于该药物在体内半衰期,一般为 5～6 个半衰期;同时要考虑生物学作用的特点,如阿司匹林的半衰期为 0.5 小时,但它对血小板的影响需一周左右才会消失,故间歇期一般需 10 天左右。

3. 优缺点与适用范围　这种设计既有异体配对的优点,又能平衡实验顺序对结果的影响,对两种处理的效应能作出精细估计与比较,可以分析比较处理间(组间比较和患者内的比较)、患者间和先后顺序间的差异,因能较大程度地节省样本量,控制实验条件,实验效率高。这种设计的缺点是两次观察时间不能过长,处理不能有持久效应;而且也不能分析交互作用。

这种设计主要应用于间断性发作或反复发作的疾病,药物或某些疗法治疗慢性病(高血压、类风湿性关节炎、肿瘤)症状和体征的缓解或减轻,药物制剂的生物等效性研究和临床等效性试验以及临床试验的早期阶段。在药代动力学研究中被指定为标准方法之一。

第二节　多因素实验设计

一、析因设计

1. 析因设计的基本概念　在医学研究中,往往在一个试验中需安排多个因素,并且因素之间往往是互相联系,互相制约的,有时当一个因素的质和量改变时,另一个因素效应随之变化。例如,当同时研究两种试验因素(如两种药物)的效应时,每种药物(因素)又有两个水平(如用药与不用药),若某因素(药物)取不同水平可使另一种因素(药物)效应随之发生变化,在医学上和统计学上称这种现象为因素间的交互作用(interaction),此时析因设计(factorial design)是一种十分有用的设计方法。

下面用一个模拟例子来介绍交互作用概念。两种新药(互为对照)治疗高血压的临床试验,设有 A、B 两种新药,即 A 因素与 B 因素,每个因素分为两个水平,即不用与用(A_1、A_2,B_1、B_2),两因素的两个水平交叉形成四个处理组,即 A_1B_1 组(两药均不用)、A_1B_2 组(A 药不用 B 药用)、A_2B_1 组(A 药用 B 药不用)、A_2B_2 组(两药均用)。下面表 15-7 至表 15-9 为三种不同试验结果的每组平均血压下降值。

表 15-7　A 和 B 两种新药治疗高血压患者的平均血压下降值(mmHg)

B 因素	A 因素		$A_2\sim A_1$
	A_1	A_2	
B_1	4	6	2
B_2	8	10	2
$B_2\sim B_1$	4	4	

Notes

　　从表 15-7 中可以发现,在 B 因素无论取什么水平时,A 药的用与不用的效应差均为 2mmHg;同理,B 药的用与不用的效应差也均为 4mmHg,与 A 因素取什么水平无关,A 与 B 因素的作用相互不影响。在表 15-8 中,A 药的作用与 B 因素所处水平有关,当 B 因素取 B_1 与 B_2 水平时,A 药用与不用的效应差值分别为 2 和 8mmHg,在 B_2 水平时,A 药的效应值要大;同理,当 A 因素取不同水平时,B 药作用也有差别,在 A 药用时,B 药的效应值要大。在表 15-9 中,A 药的效应大小与 B 药用与不用有关,其效应值在 B 药用时小于在 B 药不用时;同时,B 药的效应值在 A 药用时小于在 A 药不用时,与表 15-8 的情况正好相反。

表 15-8　A 和 B 两种新药治疗高血压患者的平均血压下降值

B 因素	A 因素		$A_2 \sim A_1$
	A_1	A_2	
B_1	4	6	2
B_2	8	16	8
$B_2 \sim B_1$	4	10	

表 15-9　A 和 B 两种新药治疗高血压患者的平均血压下降值

B 因素	A 因素		$A_2 \sim A_1$
	A_1	A_2	
B_1	4	8	4
B_2	12	6	-6
$B_2 \sim B_1$	8	-2	

　　若一个试验中有两个因素(A 和 B),当 A 因素取不同水平时可使 B 因素的效应发生改变,反之,B 因素取不同水平时也可使 A 因素的效应发生改变,则称 A 因素和 B 因素间有交互作用。表 15-7 的情况称为无交互作用,表 15-8 与表 15-9 两种情况称为有交互作用,表 15-8 的情况称为协同作用,表 15-9 的情况称为拮抗作用。两因素间的交互作用称为一阶交互作用,三因素及以上因素间的交互作用称为二阶或高阶交互作用。

　　任何一种试验设计的主要任务是设计试验中的各处理组,单因素试验设计方法的各处理组就是因素的各水平。析因设计方法是将每个因素的所有水平都互相交叉形成处理组(这里处理或处理组是因素水平的组合),如上述例子的两因素各取两水平,相互交叉形成四个处理组。而试验总的处理组数是各因素水平数的乘积。如两个因素同时进行试验,每个因素取两个水平,则实验处理组数为 $2 \times 2 = 4(2^2 = 4)$;如为 4 个因素,且每个因素都取 2 水平,则实验处理组数为 $2 \times 2 \times 2 \times 2 = 16(2^4 = 16)$。

　　2. 设计步骤

　　(1) 确立试验的因素及其水平数:根据专业知识,结合统计学理论,确定在试验中需考察的因素以及每个因素的水平。

　　例 15-6　某医院研究 A 和 B 两种药物对子宫的收缩作用,以大白鼠为研究对象,并考虑大白鼠体内的激素水平对收缩作用的影响。试作析因试验设计,以考察 A、B 两药对子宫的收缩作用。

　　本例需考察的因素为 A 药、B 药和激素水平(C 因素)3 个,每个因素假设均取两水平。

　　(2) 确立试验的处理组与处理组数:将 3 个因素完全交叉分组($2^3 = 8$)形成 8 个处理组,各处理组的确定除上述所采用列联表方法外,还可以下列方式来确定。

　　(3) 确立各处理组的重复试验次数与受试对象的分配方法:各处理组的试验次数(样本量)应根据受试对象(人或动物)的同质性与试验指标的误差等因素选择相应的样本量估计方法来决定。本例取试验重复次数 4,共需 32 头大白鼠(表 15-10)。

Notes

表 15-10 3 因素 2 水平交叉分组形成的处理组

处理组别	试验条件		
	A 药	B 药	激素状态
1	A_1	B_1	C_1
2	A_2	B_1	C_1
3	A_1	B_2	C_1
4	A_2	B_2	C_1
5	A_1	B_1	C_2
6	A_2	B_1	C_2
7	A_1	B_2	C_2
8	A_2	B_2	C_2

受试对象分到各处理组的方法有完全随机的方法和随机区组及其他方法。本例用完全随机的方法,由于本例中的 C 因素为内在因素,应分别取 16 只低激素水平大白鼠和 16 只高水平激素的大白鼠分别随机地分到各 4 组中。

(4)试验与分析:研究者可在上述所安排的各处理组试验条件下对所分配的动物进行试验。试验数据用方差分析方法分析各因素的主效应和相互间的交互作用。

3. **优缺点与应用范围** 析因设计作用是可以分析各因素的主效应(有无作用)及其相互间的交互作用,比较各因素的作用大小,并且可以从各因素各水平的全搭配中挑选出最优试验条件或最优试验条件的方向。这种试验的每一个因素是在其他因素变动的条件下进行试验,因而结论较为可靠。因此,是一种高效率和应用十分广泛的多因素试验设计方法。

虽然这种设计及分析方法对因素间的交互作用的分析比较完全,但当因素过多,因素的水平划分过细时,这种试验设计的试验总处理数和试验总次数则相当大,不但实际执行中困难较大,而且由于交互作用的头绪繁多,对它们的具体解释也十分错综复杂。在这种情况下,一般不采用析因设计,可选用正交试验设计。

二、正 交 设 计

1. **正交设计的概念** 析因设计不但可以分析各因素的主效应及其交互作用,而且可以挑选各因素各水平的"最优"搭配条件。但当因素和水平数较多时,实验总处理数及试验总次数则相当大。这样做不但花费大量的人力、物力和财力,而且有时甚至难以实现的。如在 4 因素 4 水平时,交叉组合形成 $4^4 = 256$ 处理组,是一个难以实现的实验。在基本不降低实验效率的条件下,能否从全搭配的试验中选取一些有代表性的试验来进行,即利用一部分因素水平的搭配进行试验,忽略高阶交互作用考察与分析,又不降低试验效率,从而实现试验所提出的目的。正交试验设计方法可以实现这样的目的。

正交试验设计是利用统计学家已设计好的正交表对多因素进行设计。这种设计方法是根据各因素间的相互关系,挑选若干必不可少的各因素各水平的搭配进行试验。因此,比各因素各水平的全搭配可以大大减少试验次数,从而缩减试验周期,节约时间和经费。

正交表表示为

$$L_n(k^m) \qquad n, m, k = 1, 2, 3, \cdots$$

其中 L 表示正交表,n 表示试验次数,k 表示水平数,m 表示正交表的列数,最多允许安排的因素个数与交互作用个数。常用的正交表有:

二水平:$L_4(2^3)$,$L_8(2^7)$,$L_{12}(2^{11})$,$L_{16}(2^{15})$,$L_{20}(2^{19})$,$L_{32}(2^{31})$,$L_{64}(2^{63})$

三水平:$L_9(3^4)$,$L_{18}(3^7)$,$L_{27}(3^{13})$,$L_{30}(3^{13})$,$L_{31}(3^{14})$

四水平:$L_{16}(4^5)$,$L_{32}(4^9)$,$L_{64}(4^{21})$

Notes

五水平：$L_{25}(5^6)$，$L_{50}(5^{11})$

混合水平：$L_8(4×2^4)$，$L_{16}(4×2^{12})$，$L_{16}(4^2×2^9)$，$L_{16}(4^3×2^6)$，$L_{16}(4^4×2^3)$

其中最后一行为各因素水平数不等的形式。具体表格可从有关专著中查得，这里列举正交表 $L_9(3^4)$ 的表格（表 15-11）。

表 15-11　$L_9(3^4)$ 正交表

试验号	1	2	3	4
1	1	1	1	1
2	1	2	2	2
3	1	3	3	3
4	2	1	2	3
5	2	2	3	1
6	2	3	1	2
7	3	1	3	2
8	3	2	1	3
9	3	3	2	1

9 横行表示 9 次试验，4 纵列表示最多允许安排四个因素（包括交互作用项在内），表内数字 1、2、3 为水平数。

正交表具有下列性质：表中每一列出现各种数字的次数相同，即任一因素不同水平的试验次数相同。$L_9(3^4)$ 表中每一列中的水平 1、2 和 3 都出现 3 次。对于表中的任意两列，将同一横行的两个数字看成有序的数对，那么每种数对出现的次数相同。因而，在比较分析某一因素的各水平时不仅可保证其他因素是在同等的条件下，而且可以使得各因素的作用能清楚地分析，并且能找到最优（或比较好）的搭配条件。

2. 正交设计的方法与步骤　下面通过实例来介绍方法与步骤：

例 15-7　为了研究磁疗对烫伤治疗的消肿效果，某研究所对白鼠进行试验，选取强度（A）、磁疗时间（B）和振动（C）三个因素，各因素所取的水平如表 15-12。试用正交设计安排试验，以考察各因素的效应，并选取最佳消肿效果的条件。

表 15-12　影响磁疗效果的因素及水平

水平	磁场强度（高斯） （A）	磁疗时间（分） （B）	振动（级） （C）
1	800	90	1
2	850	120	2
3	900	150	3

（1）确定要考察的因素，因素间的交互作用和各因素变化的水平：根据专业知识和试验目的，确定要考察的因素及因素间的交互作用，因素间交互作用有一级交互作用和二级交互作用及高级交互作用；如本例若 A 与 B（$A×B$）间有交互作用，为一级交互作用，$A×B×C$ 为二级交互作用。一般正交试验中只考察一级交互作用或部分一级交互作用。本例为了介绍方便设立不考虑交互作用和考虑 A 因素与 C 因素交互作用两种情况。

每个因素的水平数可以相等也可以不等，重要的因素或者特别希望详细了解的因素，其水平数可多一些，其余可少些。但从实际工作量考虑，一般因素的水平数不宜过多。本例 3 个因素各取 3 个水平，如表 15-12 所示。因素的水平可以随机化，即因素的水平数排列次序不一定为有序的，而采用随机的方法来决定。

Notes

（2）根据因素及其交互作用个数和水平数，选取恰当的正交表：选取正交表，首先根据试验因素的水平数，选取相同水平数 k 的正交表（多个）。再考虑在水平数为 k 的这类正交表中，选取实验因素个数加交互作用项的个数少于 m 的正交表（或等于 m 时，每一试验条件需作重复试验，才能在方差分析时有误差项），致使因素与交互作用项之间不出现相互混杂，即不占正交表的相同列。最后结合已有的人力和物力条件选试验次数为 n 的正交表。如条件许可，n 可大些，否则选小些。

正交表选取精确考虑需根据自由度的原则。试验的总自由度小于正交表的总自由度。正交表的总自由度 $\nu_{总}$ ＝试验次数 -1；试验的总自由度等于因素（列）自由度之和加交互项自由度。每因素（列）的自由度 $\nu_{列}$ ＝此因素（列）水平数 $k-1$。因素 A 的自由度 ν_A ＝因素 A 的水平数 k_A-1；因素 A、B 间交互作用的自由度 $\nu_{A\times B}$ ＝因素 A 的自由度 ν_A ×因素 B 的自由度 ν_B；余类推。

本例 A、B 和 C 三个因素均为 3 水平，不考虑交互作用，则 $\nu_A=3-1=2$，$\nu_B=3-1=2$，$\nu_C=3-1=2$，试验的总自由度 $\nu_{试验}=\nu_A+\nu_B+\nu_C=2+2+2=6$，选 $L_9(3^4)$（表 15-11），$\nu_{总}=9-1=8$，$\nu_{试验}<\nu_{总}$。考虑 $A\times C$ 的交互作用，$\nu_{A\times C}=\nu_A\times\nu_C=2\times2=4$，则 $\nu_{试验}=\nu_A+\nu_B+\nu_C+\nu_{A\times C}=2+2+2+4=10$，$L_9(3^4)$ 就不合适了，就应选 $L_{18}(3^7)$，$\nu_{试验}=10<\nu_{总}=17$。

（3）将试验因素及交互作用安排到正交表中各列（表头设计）：在因素间有交互作用项时，各因素及交互作用项安排到正交表的各列，应根据正交表相应的二列间的交互作用表和表头设计（见有关专著中附表）来确定。本例无交互作用，故可将 A、B、C 三因素放于正交表 $L_9(3^4)$ 的第 1、2、3 列。当考虑 A 与 C 因素有交互作用时，各因素及交互项安排应安排需考察交互项的因素，如本例 A 和 C 因素安排在 $L_{18}(3^7)$ 的第 1、2 列，再查 $L_{18}(3^7)$ 的相应的交互作用表安排 $A\times C$ 的交互项 $L_{18}(3^7)$ 和 $L_{27}(3^{13})$（可用相同的交互作用表），根据表 15-13 安排在第 3、4 列，B 因素安排在第 5 列。在有交互作用时，表头设计结果见表 15-14。

表 15-13　$L_{27}(3^{13})$ 两列间的交互作用表

列号	1	2	3	4	5	6	7	8	9	10	11	12	13
（1）	3	2	2	6	5	5	9	8	8	12	11	11
	4	4	3	7	7	6	10	10	9	13	13	13
（2）		1	1	8	9	10	5	6	7	5	6	7
		4	3	11	12	13	11	12	13	8	9	10
（3）			1	9	10	8	7	5	6	7	5
			2	13	11	12	12	13	11	10	8	9
（4）				10	8	9	6	7	5	7	5	6
				12	13	11	13	11	12	9	10	8
（5）					1	1	2	3	4	2	4	3
					7	6	11	13	12	8	10	9
					…	…	…	…	…	…	…	…

表 15-14　$L_{18}(3^7)$ 表头设计

试验号	1（A）	2（C）	3（A*C）	4（A*C）	5（B）	6	7
1	1	1	1	1	1	1	1
2	1	1	1	1	2	2	2
3	1	1	1	1	3	3	3
4	1	2	2	2	1	1	1
5	1	2	2	2	2	2	2
⋮	⋮	⋮	⋮	⋮	⋮	⋮	⋮
18	3	3	2	1	3	2	1

Notes

（4）将正交表中的数字转换成因素的水平（安排试验），并进行试验（仅对无交互作用项）：表 15-11 中的数字转换后为表 15-15 的形式。9 次试验按表 15-15 中所列的试验条件进行试验。表 15-15 中最后一栏为试验结果。

表 15-15　正交设计的试验表

试验号	磁场强度（高斯） （A）	磁疗时间（分） （B）	振动（级） （C）	消肿率（%）
1	800	90	1	31
2	800	120	2	54
3	800	150	3	38
4	850	90	2	53
5	850	120	3	49
6	850	150	1	42
7	900	90	3	57
8	900	120	1	62
9	900	150	2	64

（5）对试验指标的数据进行统计分析：正交试验设计的数据分析有直观分析法和方差分析。为了获得数据更多的信息和进行恰当的解释，应将两者结合起来。具体方法这里不赘述，请参考有关专著。

3. 优缺点与注意事项　正交试验的分析结果（作用）可以提供各因素不同水平对试验结果的影响是否显著以及各因素间的交互作用是否存在（仅限一级交互作用），可以分析因素作用的主次。判断因素主次的原则（水平数相同）是看各因素的均方大小，均方大的因素为主要因素；或者根据因素与指标的关系图，波动大的为主要因素。可以选择最佳试验条件或根据各因素各水平对试验的影响，提供各因素对试验结果更合适的试验条件的方向。

正交试验设计的最大优点是可以考察多个因素以及因素间的交互作用，同时试验的工作量又不是很大。与析因设计相比，这种设计不能考察因素间的高阶交互作用。

应当指出的是，正交设计应用于生物医学试验时，由于生物体的个体差异较大，为了提高试验的可靠性，可能的条件下常常做重复试验，即在每一条件下重复几次试验（当有重复试验时，正交表的列在安排因素和交互项时可以排满），或选择同水平试验次数更多的正交表。

第三节　实验研究的样本量估计

正确的统计推断是以合适的样本量为基础的。所谓样本量（sample size）是指实验研究和调查研究中样本的观察单位数，又称样本大小。在实验研究与现场调查研究设计中必须确定研究对象的样本量。本章在介绍样本量的概念、意义与影响因素的基础上重点叙述常见实验研究设计下样本量的估算。

一、样本量估算的意义与影响因素

1. 样本量估算的意义　样本量估算是指应用一定的统计方法在保证研究结论具有一定可靠性（精度与检验效能）的前提下所确定的最小样本例数。实际研究中的样本量是根据样本量估算的结果并需考虑下列两个因素：一是研究结论所推论的总体和应用范围，研究结论所推论的总体与应用范围广，样本量应大一些；二是支撑研究的人力、物力和财力，人力、物力和财力容许样本量可大一些。同时还应考虑研究过程中研究对象的失效。

Notes

样本量估算反映研究设计中的重复原则,其意义是估计研究中误差与降低研究中的抽样误差。同时,足够的样本量也是实验研究中保证组间均衡性的基础。样本量过小,观察指标值不稳定,抽样误差大,推论总体的精密性与准确性都比较差,统计检验的功效低,实际存在的差别不能显示出来,难以获得正确的研究结论;但样本量也不是越大越好,样本量过大,会增加实际工作的困难,浪费人力物力和时间,虽然能减少抽样误差,增加试验的精度和样本的代表性,但因研究的组织工作、调查员和研究测试人员的增加、研究实验室的增加等原因,使得研究中非抽样误差会增加。因此,研究中必须正确估计和确定样本量,用较少的人力、物力和财力获得丰富可靠的资料。

2. 样本量估算的影响因素 样本量估算的影响因素,又称样本量估算的已知条件或先决条件,在样本量估算前应首先确定,样本量估算的影响因素包含下列五个方面:

(1)第一类错误概率大小 α:α 越小所需样本量越大;一般取 0.05,也可根据研究问题的性质和研究目的决定更大或更小的第一类错误的概率值。α 的取值有单双侧之分,双侧检验比单侧检验所需样本量更多。

(2)第二类错误概率大小 β 或检验的效能($1-\beta$):β 越小,检验的效能 $1-\beta$ 越大,所需样本量也越大;一般要求检验功效在 0.80 以上。β 一般只取单侧。在参数估计的样本量估算时不涉及 β。

(3)容许误差 δ:容许误差 δ 是指研究者要求的或客观实际存在的样本统计量与总体参数间或总体参数间的差值。容许误差既可以用绝对误差(如 $|\overline{X}-\mu|$,$|p-\pi|$ 等),也可用相对误差(如 $|\overline{X}-\mu|/\mu$,$|p-\pi|/\pi$ 等)来表示。容许误差值越小,所需样本越大。

(4)总体标准差 σ 或总体率 π:σ 反映了数据的变异度,其值越大,所需样本量也越大。总体率 π 越接近 0.5,则所需的样本量越多。

(5)单双侧检验与设计类型:在其他条件相同时,单侧与双侧检验所需的样本量不同,一般地说双侧检验所需样本较大。同时,不同设计类型时,样本量也不同;因此,不同的设计类型样本量估算的方法也不同。

由于样本量估算是研究之前,而样本量估算中又要已知总体标准差、总体率和容许误差的估计值,因此,这些值需要根据前人的研究结果、预试验结果或统计理论进行估计。

二、率的假设检验的样本量估算

1. 单个总体率的假设检验 单个总体率的假设检验为样本率与总体率比较,设已知总体率为 π_0,H_0:$\pi=\pi_0$,单侧 H_1:$\pi>\pi_0$。则单个总体率假设检验时样本量的估计公式为

$$n=\frac{\left[Z_\alpha\sqrt{\pi_0(1-\pi_0)}+Z_\beta\sqrt{\pi(1-\pi)}\right]^2}{\delta^2} \tag{15-1}$$

上述公式同样适用于 H_0:$\pi=\pi_0$,H_1:$\pi<\pi_0$ 的检验。公式(15-1)中的 Z_α 和 Z_β 均取单侧的标准正态离差。当 H_0:$\pi=\pi_0$,H_1:$\pi\neq\pi_0$(双侧)时,只要将公式(15-1)中 Z_α 改为 $Z_{\alpha/2}$ 即可。

例 15-8 在新生儿的某种病毒暴发期间,某地区发现 1000 名活婴中有 150 名感染,现经一段时间治疗,卫生工作者希望知道目前是否降至感染率 $\pi=0.10$,取 $\alpha=0.05$,$\beta=0.10$,问需抽取多大的样本?

已知 $\alpha=0.05$,$\beta=0.10$,则 $Z_\alpha=1.645$,$Z_\beta=1.282$;$\pi_0=0.15$,$\pi=0.10$,代入公式(15-1),得:

$$n=\frac{\left[1.645\sqrt{0.15(1-0.15)}+1.282\sqrt{0.10(1-0.10)}\right]^2}{0.05^2}=377.90$$

因此至少需 378 例新生儿。

公式(15-1)是基于二项分布的近似正态原理,当率偏向两侧时(如 $p<0.3$ 或 $p>0.7$),

Notes

正态性较差，对样本率 p 作以弧度为单位的 $\sin^{-1}(\sqrt{p})$ 变换，由此可得 Z 检验统计量 $Z = 2\sqrt{n}(\sin^{-1}\sqrt{\hat{\pi}} - \sin^{-1}\sqrt{\pi_0})$，在一定的 α 和 β 条件下，根据检验假设 H_0 和 H_1 所形成的标准正态分布图，即可推导出样本量 n 的计算公式。

$$n = \left(\frac{(Z_\alpha - Z_\beta)}{2(\sin^{-1}\sqrt{\pi} - \sin^{-1}\sqrt{\pi_0})}\right)^2 \tag{15-2}$$

2. 完全随机设计的两个总体率假设检验　这种样本量估算方法适用于完全随机设计两组比较，反应变量为两分类的研究。设两总体率为 π_1 和 π_2，两样本率为 p_1 和 p_2。当 H_0: $\pi_1 = \pi_2$，H_1: $\pi_1 > \pi_2$ 时（单侧）。样本量的计算公式为

$$n_1 = n_2 = \frac{\left[Z_\alpha\sqrt{2\overline{p}(1-\overline{p})} + Z_\beta\sqrt{p_1(1-p_1) + p_2(1-p_2)}\right]^2}{(p_1 - p_2)^2} \tag{15-3}$$

公式（15-3）中规定两样本为相同大小，p_1、p_2 为样本率，$\overline{p} = (p_1 + p_2)/2$ 为样本平均率，Z_α 和 Z_β 分别取单侧标准正态离差值。

当 H_0: $\pi_1 = \pi_2$，H_1: $\pi_1 \neq \pi_2$ 时（双侧）。用 Pearson χ^2 进行检验的样本量的估算公式为：

$$n = \frac{\left[Z_{\alpha/2}\sqrt{2\overline{p}(1-\overline{p})} + Z_\beta\sqrt{p_1(1-p_1) + p_2(1-p_2)}\right]^2}{(p_1 - p_2)^2} \tag{15-4}$$

若用 Fisher 确切概率法或连续性校正 χ^2 检验，则样本量估计需在 Pearson χ^2 检验所估计样本量 n 的基础上进行修正，样本量的修正公式为

$$n' = \frac{n}{4}[1 + \sqrt{1 + \frac{4}{n|p_1 - p_2|}}]^2 \tag{15-5}$$

例 15-9　单位研究甲、乙两药对某病的疗效，预试验得甲药有效率为 60%，乙药为 85%。现拟进一步作治疗试验，设 $\alpha = 0.05$，$\beta = 0.10$，问每组最少需要观察多少病例？

本例用双侧检验，$p_1 = 0.60$，$p_2 = 0.85$，$u_{0.05/2} = 1.96$，$u_{0.10} = 1.282$，代入公式（15-4），得：

$n_1 = n_2 = (1.96\sqrt{2 \times 0.725 \times 0.275} + 1.282\sqrt{0.60 \times 0.40 + 0.85 \times 0.15})^2 / (0.60 - 0.85)^2 = 64.96$

故各需 65 例受试者。

公式（15-3）和（15-4）是利用二项分布近似正态的原理而得出的。当两个率都很小时，正态性较差，可对每个样本率 p 作以弧度为单位的 $\sin^{-1}(\sqrt{p})$ 变换，得到相应的检验统计量 $Z = \frac{\sqrt{n}(\sin^{-1}\sqrt{p_1} - \sin^{-1}\sqrt{p_2})}{2\sqrt{2}}$，相应的样本量估计公式如下（Lemeshow S. 等，1981）：

$$n = \frac{(Z_{\alpha/2} + Z_\beta)^2}{2(\sin^{-1}\sqrt{p_2} - \sin^{-1}\sqrt{p_1})^2} \tag{15-6}$$

公式（15-6）中的 $\sin^{-1}\sqrt{p_2}$ 或 $\sin^{-1}\sqrt{p_1}$ 采取弧度值，如取度数时分母部分需乘以 $\pi/180$，这时公式为：

$$n = 1641.40 \times \frac{(Z_\alpha + Z_\beta)^2}{(\sin^{-1}\sqrt{p_2} - \sin^{-1}\sqrt{p_1})^2} \tag{15-7}$$

例 15-9 利用公式（15-6）或（15-7）算得的每组例数为 64，相差不大。在率较小时两类公式算得的结果有较大差别。

两样本率比较的样本量估算也可用查表法。用两样本率中的较小率和两样本率差以及两类误差直接查附表 17.1 或附表 17.2，当样本率大于 50% 时，先计算 $q = 1 - p$，再用 q_1 和 q_2 中的较小率查表。例 15-8 中，$\alpha = 0.05$（双侧），$\beta = 0.10$，$q_1 = 1 - 0.60 = 0.40$，$q_2 = 1 - 0.85 = 0.15$，$\delta = |0.60 - 0.85| = 0.25$，查附表 17.2，得每组样本量为 64 例。

Notes

3. 完全随机设计的多个总体率假设检验   这种样本量估算方法适用于反应变量为两分类的多组完全随机设计。设总体率为 $\pi_1, \pi_2, \cdots, \pi_k$，样本率为 $p_1, p_2, \cdots, p_k$，当 $H_0: \pi_1 = \pi_2 = \cdots = \pi_k$，$H_1$ 为多个总体率不完全相等。则样本量的估算公式为：

$$n = \frac{2\lambda}{(2\sin^{-1}\sqrt{p_{max}} - 2\sin^{-1}\sqrt{p_{min}})^2} \qquad (15\text{-}8)$$

公式(15-8)中 λ 为自由度 $v = k-1$ 时的界值（附表18），k 为组数，平方根反正弦变换角度单位以弧度计算。p_{max} 和 p_{min} 为所有总体率估计值（样本率）中的最大率和最小率，通过预试验获得，也可规定最大率与最小率之差 p_d，通过 p_d 推算 p_{max} 和 p_{min}。

$$\begin{aligned} p_{max} &= 0.5 + p_d/2 \\ p_{min} &= 0.5 - p_d/2 \end{aligned} \qquad (15\text{-}9)$$

例 15-10   某单位拟观察 3 种疗法治疗消化性溃疡的效果，预试验结果为甲法有效率为40%，乙法有效率为50%，丙法有效率为65%，设 $\alpha = 0.05$，$\beta = 0.10$，试估计所需样本量。

本例 $p_{max} = 0.65$，$p_{min} = 0.40$，$v = 3-1 = 2$，$\alpha = 0.05$，$\beta = 0.10$，查附表18，得 $\lambda_{0.05, 0.10(2)} = 12.65$，代入公式(15-8)，得：

$$n = 2 \times 12.65 / (2\sin^{-1}\sqrt{0.65} - 2\sin^{-1}\sqrt{0.40})^2 = 98.8$$

即每组需 99 例，3 组共 297 例。

本例是对样本率作 $\sin^{-1}\sqrt{p}$ 变换的情况下估计样本量，但在实际统计分析时，往往还是用 χ^2 统计量进行检验，因此对于用 χ^2 统计量进行检验，本例所估计的这个样本量可能有些误差，但误差不会太大，故上述的多组样本率比较的样本量估计公式仍被广泛应用。

4. 配对设计的总体率假设检验时   在反应变量为两分类的配对设计研究中，用配对 χ^2 检验时的样本量估算公式为

$$n = \left(\frac{u_{\alpha/2}\sqrt{2\bar{p}} + u_\beta\sqrt{2(p_1-p)(p_2-p)/\bar{p}}}{p_1 - p_2} \right)^2 \qquad (15\text{-}10)$$

公式(15-10)中 p_1 和 p_2 分别为两法的阳性率，p 为两法阳性一致率，$\bar{p} = (p_1 + p_2 - 2p)$。

例 15-11   欲比较甲、乙两药治疗过敏性鼻炎的疗效，采用配对设计，预试验果为甲药有效率65%，乙药有效率50%，甲、乙两药阳性一致率为40%，试估计所需样本量。

本例 $p_1 = 0.65$，$p_2 = 0.50$，$p = 0.40$，$\bar{p} = (0.65 + 0.50 - 2 \times 0.40) = 0.175$，取 $\alpha = 0.05$，$\beta = 0.10$ 代入公式(15-10)，得：

$$n = \left(\frac{1.96 \times \sqrt{2 \times 0.175} + 1.282 \times \sqrt{2(0.65-0.40)(0.50-0.40)/0.175}}{0.65 - 0.50} \right)^2 = 151$$

本研究至少需要观察 151 例（对）。

三、均数假设检验的样本量估算

1. 配对设计与单个总体均数假设检验   设已知总体均数为 μ_0，检验总体均数为 μ。当 H_0: $\mu = \mu_0$，H_1: $\mu > \mu_0$，样本量的估算公式为：

$$n = \frac{(t_\alpha + t_\beta)^2 \sigma^2}{\delta^2} \qquad (15\text{-}11)$$

上述公式同样适用于 H_0: $\mu = \mu_0$，H_1: $\mu < \mu_0$ 的情况。当 H_0: $\mu = \mu_0$，H_1: $\mu \neq \mu_0$ 时，样本量估算公式为公式(15-11)中 t_α 改为 $t_{\alpha/2}$（双侧）。

公式(15-11)中 n 为样本量，在配对设计中为样本对子数；$\delta = \mu - \mu_0$ 为研究者提出的差别或由预试验的样本信息进行估计 $\delta = \bar{X} - \mu_0$，在配对设计中为差数的均数；σ 在配对设计中为 σ_d，可用差值的标准差 S_d 估计。t_α 和 $t_{\alpha/2}$ 分别为在一定自由度下的单侧和双侧 t 值，t_β 无论用单侧还是

双侧检验均取单侧界值。然而,样本量未知时,如何确定 t 的界值?通常是以自由度 $\nu = \infty$ 时的 t 界值(即 u 值)代入公式中求 $n_{(1)}$,再以 $\nu = n_{(1)} - 1$ 确定 t 界值,代入公式求 $n_{(2)}$,重复上述过程,直至前后两次求得的结果趋于稳定为止。

例 15-12　某医师试验某种升白细胞药的疗效,9 例患者的预试验结果为用药前后白细胞差值的标准差为 2.5×10^9/L,现进行正式临床试验,且要求白细胞平均上升 1×10^9/L 才算该药临床实际有效,问需多少患者进行临床试验?

本例 $\delta = 1, S = 2.5, \alpha = 0.05, \beta = 0.10$,先以单侧 $u_{0.05} = 1.645, u_{0.10} = 1.282$ 代入公式(15-11),得:

$$n_{(1)} = \left(\frac{(1.645 + 1.282) \times 2.5}{1} \right)^2 = 53.5, \text{取 } 54$$

再以 $\nu = 54 - 1 = 53$ 查 t 界值表,得 $t_{0.05(53)} = 1.674, t_{0.10(53)} = 1.298$,代入公式(15-11),得:

$$n_{(2)} = \left(\frac{(1.674 + 1.298) \times 2.5}{1} \right)^2 = 55.2, \text{取 } 56$$

再以 $\nu = 56 - 1 = 55$ 查 t 界值表,得 $t_{0.05(55)} = 1.673, t_{0.10(55)} = 1.297$,代入公式(15-11),得:

$$n_{(3)} = \left(\frac{(1.673 + 1.297) \times 2.5}{1} \right)^2 = 55.1, \text{取 } 56$$

这时 n 趋于稳定,故认为需 56 个患者进行正式临床试验,才有 90% 的把握得出该药临床实际有效。实际样本量估算中不必进行循环计算,一般在用 u 值代替 t 值第一次算出 n 的基础上再加 2~3 例即可。

样本均数与总体均数比较(或配对设计)样本量的估算也可用查表法。本例 $\delta/S = 1/2.5 = 0.40$,单侧 $\alpha = 0.05, \beta = 0.10$,查附表 19,得样本量 $n = 55$,结果相同(仅尾数取舍的误差)。

2. 完全随机设计的两总体均数假设检验　两个总体的均数、方差分别以 μ_1、σ_1^2 和 μ_2、σ_2^2 表示,并以 $\overline{X}_1$、S_1、n_1 和 $\overline{X}_2$、S_2、n_2 代表分别来自该两个总体的样本均数、标准差和样本量。

单侧检验时 $H_0: \mu_1 = \mu_2, H_1: \mu_1 > \mu_2$,或记为 $H_0: \mu_1 - \mu_2 = 0, H_1: \mu_1 - \mu_2 > 0$。根据 H_0 和 H_1 下的抽样分布,即能得出 n 估算公式。

$$n = \frac{2\sigma^2 (t_\alpha + t_\beta)^2}{(\mu_1 - \mu_2)^2} \tag{15-12}$$

公式(15-12)同样可用假设检验 $H_0: \mu_1 = \mu_2, H_1: \mu_1 < \mu_2$ 的样本量估计。

在双侧检验时,$H_0: \mu_1 = \mu_2, H_1: \mu_1 \neq \mu_2$。或记为 $H_0: \mu_1 - \mu_2 = 0, H_1: \mu_1 - \mu_2 \neq 0$。样本量估算公式为公式(15-12)中 t_α 改为 $t_{\alpha/2}$ 即可。

在公式(15-12)中,σ 为两总体标准差,通常用样本标准差估计,一般取合并方差的平方根,或两个样本标准差中大的一个;$\mu_1 - \mu_2 = \delta$ 可用两样本均数差进行估计。

例 15-13　在饮食中降低盐能否降低血压值的研究中,将受试者分为两个组别(低盐饮食组与高盐饮食组),预试验结果为两组血压值的标准差分别为 12 和 10.3(mmHg),欲以 $\alpha = 0.05$,$\beta = 0.10$,检测两组血压差为 4mmHg,需用多大的样本?

本例已知 $\alpha = 0.05, \beta = 0.10, \mu_1 - \mu_2 = 4, S_1^2 = 12^2, S_2^2 = 10.3^2$,取 $\hat{\sigma}^2 = 12^2 = 144$,先以双侧 $u_{0.05/2} = 1.96, u_{0.10} = 1.282$ 代入公式(15-12)得:

$$n_{(1)} = 2 \times 144 \times (1.96 + 1.282)^2 / 4^2 = 189.19$$

因第一步算得的样本量较大,t 界值接近 u 值,不必再循环计算。两组各需 190 例受试者。

两组完全随机设计的样本量估算也可用查表法。以 $\alpha = 0.05, \beta = 0.10, \delta/\sigma = 4/12 = 0.3333$ 查附表 20,由于本例样本量较大,在附表 20 中查不到。

3. 完全随机设计多个总体均数假设检验　记 $\mu_1, \mu_2, \cdots, \mu_k, \sigma_1^2, \sigma_2^2, \cdots, \sigma_k^2$,为多个总体均数、方差,$\overline{X}_1, \overline{X}_2, \cdots, \overline{X}_k, S_1, S_2, \cdots, S_k, k$ 为各组样本均数、标准差和组数。完全随机设计多个均数比

Notes

较时的样本量估计公式为:

$$n = \frac{\psi^2(\Sigma S_i^2 / k)}{\Sigma(\overline{X}_i - \overline{X})/(k-1)}$$

(15-13)

公式中 $\overline{X} = \Sigma \overline{X}_i / k$，$\psi$ 为附表 21 中的界值。

例 15-14　某单位拟用四种方法治疗贫血患者，预试验结果为治疗后四组血红蛋白(g/L)增加的均数分别为 18, 13, 16, 8，标准差分别为 8, 7, 6, 6，设 $\alpha = 0.05$，$\beta = 0.10$，若要得出有差别的结论，问每组需观察多少例?

先用自由度 $\nu_1 = k-1$，$\nu_2 = \infty$ 查 ψ 界值，代入公式(15-13)求 $n_{(1)}$，再以 $\nu_1 = k-1$，$\nu_2 = k(n_{(1)} -1)$ 查 ψ 值代入公式求 $n_{(2)}$，重复上述计算，直至前后两次求得的结果趋于稳定为止，即为所求的样本量。

本例 $\overline{X} = (18+13+16+8)/4 = 13.75$，$\Sigma S_i^2 / k = (8^2 + 7^2 + 6^2 + 6^2)/4 = 46.25$，$\Sigma(\overline{X}_i - \overline{X})^2 = (18-13.75)^2 + (13-13.75)^2 + (16-13.75)^2 + (8-13.75)^2 = 56.75$。

以 $\nu_1 = 4-1 = 3$，$\nu_2 = \infty$ 查附表 21，得 $\psi_{0.05, 0.10(3, \infty)} = 2.17$，代入公式，得

$n_{(1)} = 2.17^2 \times 46.25/(56.75/3) = 11.51$，取 12

再以 $\nu_1 = 4-1 = 3$，$\nu_2 = 4(12-1) = 44$ 查附表 21，得 $\psi_{0.05, 0.10(3, 44)} = 2.27$，代入公式

$n_{(2)} = 2.27^2 \times 46.25/(56.75/3) = 12.60$，取 13

再以 $\nu_1 = 4-1 = 3$，$\nu_2 = 4(13-1) = 48$ 查附表 21，得 $\psi_{0.05, 0.10(3, 48)} = 2.26$，代入公式

$n_{(3)} = 2.26^2 \times 46.25/(56.75/3) = 12.49$，取 13，

两次计算结果接近，故可认为每组需要观察 13 例。

4. 随机区组设计的多个总体均数假设检验　在计量资料的随机区组设计中，样本量估算的公式为

$$n = \frac{2 \times MS_e \times (Q + u_\beta)^2}{D^2}$$

(15-14)

公式中 MS_e 为误差均方，D 为处理组间差值(取差值最小者)，在 $\alpha = 0.05$ 水平时，Q 值查表 15-16。

表 15-16　随机区组设计样本量估计的 Q 值表 ($\alpha = 0.05$)

组数	3	4	5	6	7	8	9	10
Q 值	3.4	3.8	4.0	4.2	4.4	4.5	4.6	4.7

例 15-15　某单位欲比较四种不同药物降低血清天冬氨酸氨基转移酶的疗效。从预试验已知误差均方为 30U/dl，处理组间最小差值达 8U/dl，取 $\alpha = 0.05$，$\beta = 0.10$，试估计每组所需病例数。

查表 16-1，得 $Q = 3.8$，将 $MS_e = 30$，$D = 8$，$u_{0.10} = 1.282$ 代入公式(16-16)，得:

$$n = \frac{2 \times 30 \times (3.8 + 1.282)^2}{8^2} = 24.21$$

每组需观察 25 例，四组共需 100 例。

5. 交叉试验设计　计量资料两组完全随机设计研究中(双侧)样本量估算公式(公式(15-12))可以适用于 2×2 交叉试验设计样本量的估计。由于 2×2 交叉试验中每个对象接受了两种处理，故两倍地使用了每一个对象，因此公式(15-12)中的 2 可以省略。2×2 交叉试验设计样本量估计公式为:

$$n = \frac{\sigma^2(t_{\alpha/2} + t_\beta)^2}{(\mu_1 - \mu_2)^2}$$

(15-15)

公式(15-15)中 $\mu_1 - \mu_2 = \delta$ 为两处理均数的差值，σ^2 为总体方差，两者均可通过预试验结果进行估计。

Notes

第四节 案 例

案例 15-1 《利多卡因手控定量雾化吸入治疗激素抵抗型哮喘的研究》(临床内科杂志 2004 年 6 月第 21 卷第 6 期 415 页)目的是观察定量手控雾化吸入利多卡因治疗激素抵抗型(SR)哮喘的疗效。受试者吸入利多卡因 3 个月,观察临床疗效和口服激素减停剂量的情况。

原文没有设立平行对照,而采用单盲、自身前后对照。15 例患者治疗 3 个月后,咳嗽、喘息症状改善($P<0.01$),肺部哮鸣音明显减少($P<0.001$),外周血、痰中 EOS 数目减少($P<0.02$),FEV1% 明显提高($P<0.01$),无 1 例出现严重的毒副作用。因而,原文认为:利多卡因吸入治疗激素抵抗型哮喘安全有效,可以提高 FEV1 的水平,并能成功地减撤口服激素。

请讨论该设计是否合理?

案例 15-2 《不同治疗方法对 Ⅰ、Ⅱ期子宫内膜癌治疗后复发、转移及并发症的影响》(中华妇产科杂志. 2000,35(5):270)目的是研究不同治疗方法对 Ⅰ、Ⅱ期子宫内膜癌治疗后复发、转移及并发症的影响。原文根据不同治疗方法将 205 例 Ⅰ、Ⅱ期子宫内膜癌患者分为手术组、术前腔内全量放射治疗(放疗)组、术前腔内非全量放疗组和单纯放疗组 4 组,对其治疗后复发、转移及并发症进行分析、比较。结果:手术组、术前腔内全量放疗组、术前腔内非全量放疗组及单纯放疗组的总复发转移率分别为 19.8%、8.1%、22.2%、34.6%;其中阴道残断复发率分别为 6.2%、1.6%、11.1%、11.5%。放疗并发症中,放射性直肠炎、膀胱炎的发生率,术前腔内全量放疗组均为 3.2%,术前腔内非全量放疗组分别为 2.8%、0.0%,单纯放疗组分别为 0.0%、3.8%。结论为:术前腔内全量放疗组的复发转移率最低,而且放疗后并发症发生率也低,是治疗 Ⅰ、Ⅱ期子宫内膜癌较为理想的方法。

然而,各组子宫内膜癌的临床分期明显存在差异。见表 15-17。

表 15-17 各组子宫内膜癌的临床分期

组别	分期(频数)			合计	分期(构成比,%)		
	Ⅰa 期	Ⅰb 期	Ⅱ期		Ⅰa 期	Ⅰb 期	Ⅱ期
手术组	47	18	16	81	58.02	22.22	19.75
术前腔内全量放疗组	14	11	37	62	22.58	17.74	59.68
术前腔内非全量放疗组	14	9	13	36	38.89	25.00	36.11
单纯放疗组	6	3	17	26	23.08	11.54	65.38

构成比检验:$\chi^2(6)=33.4347$,$P=0.000$。

请讨论该研究在设计上存在什么问题?

案例 15-3 《阿霉素联合 4-羟苯维胺酯对膀胱癌细胞生长抑制与凋亡的影响》(中华实验外科杂志,2004,21(3):273)目的是通过观察盐酸阿霉素(ADM)联合 4-羟苯维胺酯(4-HPR)对人膀胱移行癌细胞的生长抑制和诱导凋亡作用,探讨两药对膀胱行癌细胞是否存在协同作用,即交互作用。

原文涉及两个因素:ADM 和 HPR,其中 ADM 的剂量有 3 个水平:0,0.05,0.50(mg/L),HPR 的剂量有 4 个水平:0,10^{-6},5×10^{-6},10^{-5}(mol/L)。原文所设处理组如下。

表 15-18 原文的设计与 3×4 析因设计比较

ADM	4-HPR(mol/L)			
(mg/L)	0	10^{-6}	5×10^{-6}	10^{-5}
0	√	√	√	√
0.05	√	×	√	×
0.50	√	√	√	√

√表示原文中设计了该处理组,×表示原文中没有考虑该处理组。

Notes

请讨论：

（1）这种设计是否合理？

（2）能否达到分析交互作用的目的？

（3）现有资料如何分析？

（4）如何改进试验设计？

案例15-4 多糖是冬虫夏草的主要活性成分之一，具有抗肿瘤、增强机体免疫力和降血糖等多方面的药理作用。虫草多糖的提取过程是：取100g虫草菌粉，加水若干，浸泡1小时，加热至微沸，维持一定时间，冷却，离心，残渣重复提取。为进一步确定冬虫夏草多糖的最佳提取工艺，拟考虑三个主要因素，A：加水量；B：煎煮时间；C：煎煮次数。每个因素各考虑三个水平。加水量考虑分别为原药量的8、10和12倍；煎煮时间分别考虑为0.5、1和1.5小时；煎煮次数分别考虑1、2、3次。请讨论：

（1）单独考虑一个因素时，采用何种设计方法？

（2）同时考虑三个因素，不考虑交互作用时，采用何种设计？

（3）同时考虑三个因素，且考虑所有的结合作用，采用何种设计？

（4）同时考虑三个因素，但只考虑一阶交互作用时，采用何种设计？

小 结

1. 常用的单因素设计方法有：完全随机设计，配对设计，随机区组设计，拉丁方设计，交叉设计。完全随机设计是将研究对象按完全随机分组的方法进行分组和分析比较；配对设计是先将研究对象按配对条件配成对子，再随机地将对子内的两个对象随机分到两个处理组，一个试验由若干个对子组成；随机区组设计是将研究对象按区组分层进行随机分组的方法，控制了一个已知来源的变异，从而提高设计效率。拉丁方设计是三因素（不考虑交互作用）的设计方法，要求各因素的水平数相同，可以安排两个区组因素一个处理因素的实验，提高设计效率的方法之一。交叉设计将自身对照和成组对照结合起来的一种设计方法，常用于慢性病患者的对症治疗研究。

2. 常用的多因素设计有：析因设计和正交设计。析因设计是多因素各水平交叉组合形成处理组的一种设计，可以分析处理因素的主效应和处理因素间的交互作用。正交设计是多因素各水平组合的完全设计，或部分组合的平衡不完全设计，主要用于试验方案的优选。

3. 样本量估算的方法有公式法和查表法。应根据研究设计（实验设计和调查设计）类型、效应指标（观察指标）类型和研究目的选择相应的估算方法。在率的假设检验的样本量估算中，常见的有单个总体率的假设检验、两个总体率与多个总体率检验的完全随机设计以及总体率检验的配对设计时的样本量估算公式和相应的查表方法。在均数假设检验的样本量估算中，介绍了单个总体均数的假设检验或均数的配对设计、两总体和多个总体均数比较的完全随机设计、多个总体均数检验的配伍组设计和交叉试验设计的样本量估算公式和部分方法的直接查表法。

4. 本章仅介绍了各种研究设计条件下不同效应指标的最基本的样本量估算方法，实际研究中情况要复杂得多，但多数情况下都有相应的样本量估算方法，可参考有关专著或查阅相关文献。

Notes

思考与练习

一、简答题

1. 什么叫样本量和样本量估算？它们之间关系是什么？

2. 试述研究中足够样本量的意义。

3. 影响样本量估算的因素是什么？

4. 估算样本量时，容许误差、标准差与样本量间的关系是什么？

5. 在实验研究中，实验效应指标往往为多个（包括定量和定性），这时应如何确定样本量？

6. 在某些研究中，研究对象的变异较大，但由于组间差异（容许误差）也较大，所估算的样本量较小。这时虽经随机分组，但往往难以达到组间均衡性。在这种情况下，如何确定样本量？怎样才能达到组间均衡？

二、思考题与计算题

1. 糖皮质激素（GC）的长期使用可引起骨质疏松，甚至股骨头无菌性坏死。为研究某中药（补骨 1 号）对长期使用 GC 引起的骨质疏松的预防和治疗效果，拟用 3 月龄 SD 大鼠进行试验，主要观察指标为骨吸收率、矿化沉积率、骨形成率等。试进行设计。

2. 化疗常引起恶性呕吐。为比较某国产药与进口药对缓解因化疗引起的恶性呕吐的效果，拟进行临床试验。问采用何种设计方法？临床试验中需要注意哪些问题？

3. 金银花中含有 4 种黄酮类化合物，具有降低心肌耗氧量，使动脉、脑血管流量增加，抗心律、软化血管、降血糖血脂等作用。为探索金银花中总黄酮的提取工艺，需要考虑：乙醇浸泡浓度、萃取时间、乙醇洗脱浓度、物料比 4 个因素。每个因素各 3 个水平。其中：乙醇浸泡浓度：75%，80%，85%；萃取时间：20min，40min，60min；乙醇洗脱浓度：40%，60%，80%；物料比：1:10，1:20，1:30。试进行试验设计。

4. 怀孕期间食用某种试验饮食会不会增加新生儿出生时体重的研究中，两组孕妇，一为普通饮食组，一为试验饮食组。据以前的经验，知道新生儿体重的标准差为 500g，欲以 $\alpha = 0.05$，检验效能 80%，检测出试验饮食会使新生儿体重增加 100g，需多大的样本？

（沈其君 李晓松）

Notes

第十六章　观察性研究常用统计设计方法

第一节　观察性研究的特点

在医学科学研究中采用的主要方法有实验性研究（experimental study）和观察性研究（observational study）。前一章已经介绍了实验性研究，这里首先采用实例介绍观察性研究的概念与特点。

例 16-1　John Snow 关于霍乱病因的观察性研究：19 世纪中期，英国伦敦发生霍乱流行，John Snow 在初步调查分析之后，将注意力集中到水污染上。他设计了一个精细的霍乱病因观察性研究。当时伦敦有几家自来水公司向居民供水，Snow 选择了其中两家主要的自来水公司，比较两公司供水居民的霍乱死亡率。其中 SV 公司的水源是在泰晤士河流经伦敦后的下游，因此受到伦敦居民污水的污染。而 Lambeth 公司的水源是在泰晤士河上游，未受伦敦居民污水污染。在伦敦广大地区这两公司的供水是交叉的，即同一座楼的居民，部分用 SV 公司的自来水，部分用 Lambeth 公司的自来水。也就是说，两公司既给富人供水也给穷人供水，既给大家庭供水也给小家庭供水。调查的结果显示，Lambeth 公司供水的居民，霍乱的死亡率远低于 SV 公司供水的居民，提示水污染与霍乱流行有关。

这是一个堪称经典的观察性研究，从该例子我们可以发现两个明显的特点：

1. 居民接受哪个公司供水是客观存在的，不能像做动物实验那样强迫某些对象接受某公司的供水而不接受另一公司的供水。

2. 研究者只是"被动"地观察饮用两公司供水居民的霍乱死亡率，而不是主动地对人群进行随机分组或采取其他保证均衡可比的措施来比较两公司供水居民的霍乱死亡率。

由此可见，研究者不能主动地施加处理因素是这类研究与实验性研究的根本区别，从而决定了只能"被动"地观察客观存在的现象。我们将具有这些特点的研究统称为观察性研究。这样我们给出观察性研究的定义：有目的地观察或测量自然地接触不同因素人群的某事件发生状况，通过对比分析发现事件的分布特点与差异，从而获得有关因果假设的启示，为进一步研究提供线索。

在医学和公共卫生研究中，常见的观察性研究主要有横断面研究、病例对照研究和队列研究。本章主要介绍上述三种主要的观察性研究的常用统计设计方法，重点在随机抽样方法及其样本含量估计。

第二节　横断面研究设计

一、基 本 概 念

横断面研究（cross-sectional study）是调查特定人群特定时点某种疾病的患病状况，以及与患病有关的因素。由于它是在一时点上同时观察特定人群的患病状况和接触与疾病有关危险因素的状况,因此也称为现况研究。在进行横断面研究时,疾病的状况和与患病有关的危险因素是在同一时间收集的,研究者很难判断何者为因(发生在前),何者为果(发生在后),因此横断面研究只能提供疾病可能病因的线索,不能得出病因因果关系的结论。

横断面研究的目的一般有三种:①探索疾病或健康状况的有关危险因素,发现疾病病因的线索,如调查某地区特定人群中,在一定时间内的高血压、冠心病、结核病、糖尿病或某些癌症的患病率及其相关危险因素;②早期发现疾病并作出早期诊断和给予早期治疗,鉴别高危人群,为疾病监测重点和开展进一步流行学研究提供依据;③描述疾病或健康状况的人群分布和地理分布,了解目标人群的卫生需求和疾病控制重点,为当地卫生部门制定卫生政策和区域卫生规划提供依据。

二、基本步骤与内容

横断面研究设计是对横断面研究所作的周密计划,它包括研究资料的收集、整理和分析全过程的统计设想和合理安排。研究设计的目的是用尽可能少的人力、物力、财力和时间,获得符合统计学要求的调查资料,得出预期的结论。

例 16-2　2002 年我国进行了全国居民营养与健康状况的抽样调查,采用多阶段分层整群随机抽样方法,目的是推论全国城乡居民的营养状况与差异,城乡居民肥胖、高血压、糖尿病及血脂异常患病状况与差异,以及与营养状况的关系。现以此例说明横断面研究设计的基本步骤与内容。

(一)确定调查目的和指标

确定调查目的就是明确在调查中要具体回答什么问题,从而决定应获取什么样的数据资料。调查目的要通过具体的调查指标来体现,因此,一定要把调查目的落实到指标。调查指标要精选,重点突出。例 16-2 有两个目的,一个是调查居民营养状况,另一个是居民健康状况(与营养有关的疾病如高血压、糖尿病和高血脂患病率)。因此,分析的指标主要有 24 小时食物与营养素摄入量,血红蛋白、血糖、血脂、血浆维生素 A 及血浆铁蛋白等检测指标,高血压、糖尿病和高血脂患病率等。

(二)确定调查对象和观察单位

明确调查目的后,就要确定调查对象和观察单位。首先,根据研究目的确定调查总体,划清调查总体的同质范围。调查对象要具体,明确时间、地点、人物。观察单位是组成总体或样本的个体,不在总体范围内的个体不应作为观察单位。如例 16-2 调查对象确定为全国 31 个省、自治区、直辖市(不含港、澳、台地区)抽中样本单位(住户)的常住人口。该研究中,观察单位是每个人,而抽样单位是户。

(三)确定调查方法和资料收集方式

根据调查目的、调查对象范围和现有调查条件确定调查方法。一般而言调查总体不大时可采用全面调查,调查总体很大时可采用抽样调查;有足够调查人员和费用时可采用面对面的问卷调查,否则可采用邮寄问卷调查或电话调查等;需要快速得到结果时可采用集中在一起的小组调查方法(如核心小组法、集体填表法)等。资料收集方式主要有直接观察法和询问法,各有特定的适用条件。一般来说对于客观指标的测量、临床检查等可采取直接观察法,如儿童身高、体重的测量,粪便蛔虫卵检查等;询问法是通过一定形式的问话来得到结果,可以是直接访问,如现场问卷调查(自填、他填)、采访、开会调查,也可以是间接访问,如信访、电话访问、电子邮件访问等。例 16-2 可采用多阶段分层整群抽样调查方法,资料收集方式包括询问式的问卷调查方法、医学体检、实验室检测和膳食调查四种。

(四)样本含量估计

如果采用抽样调查,在设计中需要规定详细的抽样原则和抽样方法,包括每阶段的抽样框

Notes

架和抽样单位、随机抽样的具体方法及其样本量（sample size）。样本含量估计保证了研究具有足够的效能发现疾病与各种影响因素的关联，保证结果指标具有足够的可靠性，这是调查的统计设计的重要内容。

本节将重点介绍几种横断面研究常用的概率抽样方法及其样本含量估计，详见本节第三点。

（五）拟定调查项目和调查表

根据调查指标确定调查项目，包括分析项目和备查项目。分析项目是直接用于计算调查指标以及分析相关因素所必须的内容，如身高、体重、每日脂肪摄入量等。备查项目是为了便于核查、填补和更正而设置的，通常不直接用于分析，如姓名、地址、编号等。把调查项目按逻辑顺序列成表格形式供调查使用即为调查表。表 16-1 给出了例 16-2 中一个调查表的部分项目。关于问卷的设计方法及其考评详见本章第五节。

表 16-1　中国居民营养与健康状况调查

个人健康情况调查表

（15 岁及以上的家庭成员填写）

一、一般情况

家庭编码：　　　　　　　　　　　　　　ID　｜贴编码处｜

姓名：　　　　　　　　　　　　　个人编码：□□ A1

二、目前健康状况

（一）体重

1. 你最近一次测量体重的时间是：　　　　　　　□ B1
①从未量过　②1 个月内　③6 个月内　④6～12 个月　⑤12 个月前　⑥不清楚

2. 同一年前相比，你的体重是：　　　　　　　　□ B2
①增加　②基本保持不变　③下降　④不清楚

3. 在近一年内你曾试图减重吗？　　　　　　　□ B3
①否　②是

（二）高血压

4. 你最近一次测量血压的时间是？（在本次调查之前）　□ B4
①未查过　②3 个月内　③6 个月内　④12 个月内　⑤12 个月以上

5. 你是否患有高血压？　　　　　　　　　　　□ B5
①否　②是　③不知道

6. 若 5 选"是"，则诊断年月（年 / 月）　　　□□□□ / □□ B6

（三）糖尿病

7. 你测过血糖吗？（本次调查前）　　　　　　□ B7
①未测过　②测过　③不知道

8. 你患有糖尿病吗？　　　　　　　　　　　□ B8
①否　②是　③不知道

9. 若 8 选"是"，则诊断年月（年 / 月）　　　□□□□ / □□ B9

10. 您曾经因为糖尿病而采取下列措施吗？

10a 控制饮食　　　　　　　　　　　　　□ B10a
①否　②是

10b 增加体力活动或锻炼身体　　　　　　　□ B10b
①否　②是

10c 接受药物治疗　　　　　　　　　　　□ B10c
①否　②是

（六）制订调查的组织计划

调查组织计划包括组织领导、宣传动员、时间进度、调查人员培训、任务分工与联系、经费预算、调查表和宣传资料的印制、器材的准备等。在正式调查前，应作小范围的预调查，以便检查和修改调查计划和调查表。

（七）质量控制

对于一项较大规模的调查，质量控制是保证研究成功的关键。在研究设计方案中必须规定调查中质量控制的具体措施和监督机制。包括质量控制的组织机构设置，如质量控制小组、质量监督员等；统一质量控制方法，如抽样的质量控制、询问调查的质量控制、检测的质量控制、数据管理的质量控制等；建立质量控制的监督机制，如调查员统一培训和抽样核查方法等。

（八）资料的整理与分析计划

整理资料是将原始资料进行科学加工，去粗取精，去伪存真，使之系统化、条理化，便于进一步分析。整理计划在研究设计阶段就应制订好。整理资料包括调查表或问卷接收和核查、数据编码、数据录入、拟定整理表、归纳汇总等。分析计划包括主要的描述性统计指标、参数估计方法和危险因素与疾病关系的假设检验方法等。

三、常用的概率抽样方法及其样本含量估计

抽样调查（sampling survey）有概率抽样与非概率抽样之分。在理论上，概率抽样是进行统计推断的基础，它是指从总体中随机地抽取一定数量具有代表性的观察单位组成样本。可根据调查目的和调查对象的特点，采用适当的抽样方法，常用的概率抽样方法有单纯随机抽样、系统抽样、分层抽样和整群抽样。许多软件都可进行样本含量的计算，例如专业用于样本含量计算的 nQuery Advisor、Power Analysis & Sample Size Software 等，一般的统计软件如 SAS 的 Power 和 Sample Size Application 和 R 的 Samplesize 或 Survey 等都有自己的函数计算样本含量。

但值得指出，在实际的横断面调查工作中，常见的是几种抽样方法的综合运用，而且表现为多阶段抽样（multi-stage sampling）。例如，1991 年 8～10 月在我国 30 个省、自治区、直辖市所进行的高血压病抽样调查。按省、自治区、直辖市为自然层（strata），第一阶段在各省进行随机抽样，选取各省的市与县的调查点；第二阶段抽样是非随机的，由各市县协调抽样落实到区和乡，但原则上要求达到所抽的点在经济、人口和文化各方面处于居中水平，对该市或县有一定的代表性；第三阶段是对市与县，以居委会和自然村为群，进行整群随机抽样。这种抽样即为多阶段不等比例分层整群抽样。下面分别介绍几种常见抽样方法的样本含量估计。

（一）单纯随机抽样

单纯随机抽样（simple random sampling）率的估计与假设检验的样本量估算

（1）总体率的估计

设总体率为 π，样本率为 p，所需样本量为 n，由于 $|p-\pi|=\delta=Z_{\alpha/2}\sqrt{\pi(1-\pi)/n}$，则：

$$n=\frac{Z_{\alpha/2}^2\pi(1-\pi)}{\delta^2} \qquad (16-1)$$

若总体率未知，由于 $0\leqslant\pi\leqslant1$，则当 $\pi=0.5$ 时，$\pi(1-\pi)$ 有最大值 0.25，此时所需样本量的最大值为：

$$n=\frac{Z_{\alpha/2}^2(0.25)}{\delta^2}$$

例 16-3　欲对某地区肠易激综合征的患病率进行调查，根据文献资料，人群患病率为 15%，若将容许误差控制在 3%，则样本量至少需要多少人？

本例已知 $\pi=0.15$，$\delta=0.03$，取 $\alpha=0.05$，则 $Z_{\alpha/2}=1.96$，代入式（16-1），得

Notes

$$n = 1.96^2 \times 0.15 \times 0.85 / 0.03^2 = 544.23 \approx 545（人）$$

因此,样本量至少需545人。

以上公式是基于二项分布的近似正态原理,当所调查的率偏向两侧时(如 $p<0.3$ 或 $p>0.7$),即过低或过高时,正态性较差,往往需要对样本率 p 作以弧度为单位的 $\sin^{-1}(\sqrt{p})$ 变换,其相应的置信区间为 $\sin^2[\sin^{-1}(\sqrt{p}) \pm \frac{Z_{\alpha/2}}{2\sqrt{n}}]$,则样本量估计公式为

$$n = \left(\frac{57.3 Z_{\alpha/2}}{\sin^{-1}[\delta / \sqrt{\pi(1-\pi)}]} \right)^2 \tag{16-2}$$

式中, $\sin^{-1}$ 为反正弦函数,其他符号同上。

(2)单个总体率的假设检验:单个总体率的假设检验即为样本率与总体率比较,设已知总体率为 π_0, H_0: $\pi = \pi_0$,单侧 H_1: $\pi > \pi_0$。则单个总体率假设检验时样本量的估计公式为:

$$n = \left(\frac{Z_\alpha \sqrt{\pi_0(1-\pi_0)} + Z_\beta \sqrt{\pi(1-\pi)}}{\delta} \right)^2 \tag{16-3}$$

式中, Z_α 和 Z_β 均取单侧的标准正态离差,在反正弦变换时角度单位取弧度。该公式同样适用于 H_0: $\pi = \pi_0$, H_1: $\pi < \pi_0$ 的检验。当进行双侧检验时, H_0: $\pi = \pi_0$, H_1: $\pi \neq \pi_0$,只需将式(16-3)中 Z_α 改为 $Z_{\alpha/2}$ 即可。

例 16-4   在某地区开展艾滋病高危人群感染艾滋病高危行为干预的研究中,基线调查发现 1000 名被调查者中有 140 名在最近一个月有感染艾滋病的高危行为,经一段时间宣传资料发放,希望知道最近一个月有高危行为的率是否降至 $\pi = 0.10$。取 $\alpha = 0.05$, $\beta = 0.10$,问需抽取多大的样本?

已知 $\alpha = 0.05$, $\beta = 0.10$,则 $Z_\alpha = 1.645$, $Z_\beta = 1.282$; $\pi_0 = 0.14$, $\pi = 0.10$,容许误差 $\delta = |\pi_0 - \pi|$,代入式(16-3),得:

$$n = \left(\frac{1.645 \sqrt{0.14(1-0.14)} + 1.282 \sqrt{0.10(1-0.10)}}{0.04} \right)^2 = 570.5 \approx 571$$

因此至少需 571 个被调查者。

式(16-3)也是基于二项分布的近似正态原理,当率偏向两侧时(如 $p<0.3$ 或 $p>0.7$),正态性较差,对样本率 p 作以弧度为单位的 $\sin^{-1}(\sqrt{p})$ 变换,由此可得 Z 检验统计量 $Z = 2\sqrt{n}(\sin^{-1}\sqrt{\hat{\pi}} - \sin^{-1}\sqrt{\pi_0})$,在一定的 α 和 β 条件下,根据检验假设 H_0 和 H_1 所形成的标准正态分布图,即可推导出样本量 n 的计算公式。

$$n = \left(\frac{Z_\alpha - Z_\beta}{2(\sin^{-1}\sqrt{\pi} - \sin^{-1}\sqrt{\pi_0})} \right)^2 \tag{16-4}$$

(3)总体均数的估计:样本量估算可根据正态分布原理 $Z_{\alpha/2} = |\bar{X} - \mu| / \sqrt{\sigma^2 / n}$ 解出估算公式:

$$n = \left(\frac{Z_{\alpha/2}\sigma}{\delta} \right)^2 \tag{16-5}$$

式中, σ 为总体标准差,可根据预试验结果作出估计;容许误差 $\delta = |\bar{X} - \mu|$。

当用相对容许误差 ε 表示时, $\delta = \varepsilon\mu$,即与总体均数的相差不超过真值的 ε(%),此时样本量估算公式为:

$$n = \left(\frac{Z_{\alpha/2}\sigma}{\varepsilon\mu} \right)^2 \tag{16-6}$$

例 16-5   某药厂生产的盐酸哌替啶针剂注射液,其有效成分含量为 2.25mg/ 支,标准差为 0.85mg/ 支。(1)取 $\alpha = 0.05$,估计有效成分含量的均值在真值 ± 0.10mg/ 支范围内,需抽取的样

Notes

本量为多少支？（2）以 95% 的置信度，估计有效成分含量均值在真值的 10% 范围内，需抽取多少支盐酸哌替啶针剂注射液？

本例已知 $\mu = 2.25\text{mg}/$ 支，$\alpha = 0.05$，$Z_{\alpha/2} = 1.96$。

（1）$\delta = 0.10\text{mg}/$ 支，代入式（16-5）得：

$$n = \left(\frac{1.96 \times 0.85}{0.10}\right)^2 = 277.56 \approx 278$$

至少需抽取 278 支。

（2）$\varepsilon = 10\%$，$\varepsilon\mu = 2.25 \times 10\% = 0.225\text{mg}/$ 支时，代入式（16-6）得：

$$n = \left(\frac{1.96 \times 0.85}{0.225}\right)^2 = 54.83 \approx 55$$

至少需抽取 55 支。

值得指出，当总体为有限总体时，上述无限总体条件下所估计的样本含量还需进行调整。

$$n_c = n(1 - n/N) \tag{16-7}$$

式中，n 为按式（16-5）或（16-6）估计的样本量，N 为有限总体内个体数。

（二）系统抽样

系统抽样（systematic sampling）是将总体中每个个体按某一特征顺序编号，先随机抽取第一个个体，再依次按一定的间隔抽取其他个体。如果调查的变量值或特定的属性与编号之间没有确定的上升、下降或周期性关系，那么，系统抽样比单纯随机抽样具有较小的抽样误差，这时可按上述单纯随机抽样样本含量估算公式进行估计。

（三）分层随机抽样

采用分层随机抽样（stratified sampling）对总体参数进行估计时，样本量的估算可先对各层的参数估计值进行加权平均（权重为各层在总体中所占比例），再根据目的按上述单纯随机抽样中相应的公式进行样本量的估算。

设含 N 个个体的总体，分成 L 层，第 i 层大小为 N_i，该层的率和均数为 π_i、μ_i，则总体率 π、总体均数 μ 和总体方差 σ^2 为：

$$\pi = \sum_{i=1}^{L} \pi_i N_i / N$$

$$\bar{\mu} = \sum_{i=1}^{L} \mu_i N_i / N$$

$$\sigma^2 = \sum_{i=1}^{L} \sigma^2_i N_i / N$$

如果从第 i 层中抽取样本量为 n_i 的样本，第 i 层的样本率、样本均数和方差分别为 p_i、$\bar{X}_i$、S_i^2，则总的样本率 p、样本均数 $\bar{X}$ 和方差 S^2 可通过各层的统计量进行加权平均求得。

在有限总体时，估计总体率所需样本量估计公式为

$$n = \frac{(\Sigma N_i \sqrt{p_i q_i} / N)^2}{V + \Sigma(N_i p_i q_i / N^2)} \tag{16-8}$$

式中，$q_i = 1 - p_i$ 为第 i 层的阴性率，$V = (\delta/Z_{\alpha/2})^2$。

在估计总体均数时所需样本量的估算公式为：

$$n = \frac{\Sigma[(N_i / N)^2 S_i^2 / w_i]}{V + \Sigma[(N_i / N) S_i^2 / N]} \tag{16-9}$$

式中，$w_i = N_i S_i / \Sigma N_i S_i$，其他符号意义同前。

各层样本量 n_i 的估计可根据各层的大小按比例分配，也可根据下列公式进行最优分配。

$$n_i = nN_i\sqrt{p_iq_i} / \Sigma N_i\sqrt{p_iq_i}$$

$$n_i = nN_iS_i / \Sigma N_iS_i$$

例 16-6　为了解某小学学生中无麻疹免疫力的概率，按年级作分层随机抽样。已知该校共有学生 $N = 1325$ 名，6 个年级的学生总数分别为 $N_1 = 290$，$N_2 = 210$，$N_3 = 230$，$N_4 = 184$，$N_5 = 193$，$N_6 = 218$。据当地另一所学校报告的资料，6 个年级无麻疹免疫力者的比例分别为 $p_1 = 0.042$，$p_2 = 0.035$，$p_3 = 0.072$，$p_4 = 0.178$，$p_5 = 0.195$，$p_6 = 0.188$。要求容许误差不超过 2%，取 $\alpha = 0.05$。试估计各年级需抽取的学生数。

按有限总体估计。根据上述估计的样本量和总体特性，应按有限总体估计样本量，由式（16-8）可得：

$$n = \frac{(\Sigma N_i\sqrt{p_iq_i} / N)^2}{V + \Sigma(N_ip_iq_i / N^2)}$$

$$= [(290\sqrt{0.042\times0.958} + 210\sqrt{0.035\times0.965} + 230\sqrt{0.072\times0.928} + 184\sqrt{0.178\times0.822} +$$

$$193\sqrt{0.195\times0.805} + 218\sqrt{0.188\times0.812})/1325]^2 \Big/ [(0.02/1.96)^2 + (290\times0.042\times0.958 + 210\times0.035\times$$

$$0.965 + 230\times0.072\times0.928 + 184\times0.178\times0.822 + 193\times0.195\times0.805 + 218\times0.188\times0.812)/1325^2]$$

$$= 490.3 \approx 491$$

按比例分配，各年级应抽取的人数为 $n_1 = 108$，$n_2 = 78$，$n_3 = 86$，$n_4 = 69$，$n_5 = 72$，$n_6 = 81$。

（四）整群抽样

整群抽样（cluster sampling）是先将总体按某种特征，例如同一学校、同一班级、同一车间等，分成若干群体，从这些群体中随机抽取若干个整群，所抽得的群体中的每一个观察单位都是样本中的个体。整群抽样的优点是易于组织，比单纯随机抽样成本更低，但其抽样误差较大。如果整群抽样的方差是单纯随机抽样方差的 k 倍，就称为设计效率（design effect）为 k。

整群抽样样本含量估计方法为：先使用单纯随机抽样的方法估计出 n，然后乘以设计效率 k 即可。至于抽取的群的数目，以及每群的平均大小，还涉及群间的变异与成本大小。下面通过一个实例加以说明。

例 16-7　从生活在某地区的 4000 名儿童中随机抽取 50 名作初步调查，发现 30 人有蛔虫。欲以 95% 的置信度，估计与总体带蛔虫率相差不大于 ±5%，如采用整群抽样，且已知设计效率为 2，问需调查多少名儿童？

已知 $N = 4000$，$p = 0.60$，$\alpha = 0.05$，$\delta = 0.05$；

按单纯随机抽样估计，$n = \dfrac{Z_{\alpha/2}^2\pi(1-\pi)}{\delta^2} = \dfrac{1.96^2\times0.6\times0.4}{0.05^2} = 368.79 \approx 369$

设计效率为 2，故整群抽样时需调查 $2\times369 = 738$ 名儿童。

在具体抽取这 738 名儿童时，涉及抽取的群的数目。如准备抽取 10 个群，则每群体平均有 74 名儿童；如抽取 15 群，则每群平均有 50 名儿童。

究竟抽取多少群，取决于两个因素：①群间的变异。如果群间的变异较大，则应取较多的群数，如果群内的变异较大，则应取较少的群数；②成本的大小。整群抽样的成本可大致分成两个部分，即涉及选择群体的费用 C_1，以及在群体内部对于每个抽样单位调查的费用 C_2，如检查（调查）每个个体。当 C_1 较大时，应取较少的群，当 C_2 较大时，应取较多的群。

（五）非概率抽样简介

所谓非概率抽样（nonprobability sampling）是指总体中每个观察单位被抽中的概率是未知的或不能计算的。非概率抽样的样本对总体代表性较差，不能按常规理论计算抽样误差，也不能对总体进行统计推断。但在许多实际工作中，尤其是在总体和抽样框架不明确的情况下，非概率抽样仍然是实用的。研究者可以通过某种方式确定一部分人群进行调查,作为一种探索性调查仍能获得一些有价值的信息,但应注意所得样本信息不能用于推断某个特定的总体。典型调查(typical survey)就属于一种非概率抽样方法。它是根据调查目的,在对事物进行全面分析的基础上,选择有代表性的典型观察单位进行调查,观察单位可以是人、家庭、组织或社区等。如调查疾病的个别典型患者,研究其病理损害;调查几个卫生先进或落后单位,用以总结经验教训。典型常常是同类事物特征的集中表现,调查结果有利于对事物特征进行深入细致的研究,若与普查相结合,则可分别从深度和广度说明问题。如上所述,典型调查不能对总体作统计推断,但可结合专业知识和典型观察单位对总体的代表性等信息对总体特征进行经验推论。

第三节　病例对照研究设计

一、病例对照研究的基本概念和原理

病例对照研究(case-control study)是 20 世纪 50 年代发展起来的一种流行病学研究方法,是一种"由果溯因"的回顾性研究(retrospective study)。其基本原理是,以确诊患某病的一组患者为病例组,以不患有该疾病但具有可比性的另一组个体为对照组,通过回顾性调查过去的某段时间内各种可能的危险因素(研究因素)的暴露史,比较病例组和对照组各因素的暴露史之差异,判断研究因素与疾病间存在的统计学联系及联系程度,进一步推断各暴露因素与疾病的联系。病例对照研究的资料,一般可整理成表 16-2。

表 16-2　病例对照研究资料的整理

组别	暴露	非暴露	合计
病例组	a	b	$a+b$
对照组	c	d	$c+d$
合计	$a+c$	$b+d$	n

在病例对照研究中,不能获得发病率资料,因此无法估计相对危险度。但可以用比数比(odds ratio, OR)表示疾病与暴露的联系。a/b 表示病例中暴露与非暴露的比例,c/d 表示对照中暴露与非暴露的比例,则比数比定义为:

$$OR = \frac{a/b}{c/d} = \frac{ad}{bc} \qquad (16\text{-}10)$$

显然,OR 越大,表明暴露导致人群发病的可能性越大。$OR>1$ 表示暴露因素是疾病的危险因素,$OR<1$ 表示暴露因素是疾病的保护因素,$OR=1$ 表示暴露与疾病无联系。病例对照研究主要用于罕见疾病、"潜伏期"较长的疾病的病因学研究,与队列研究相比,节省成本且容易实施。可得到与结局有关的多个病因因素的资料,是探索可疑影响因素的快捷途径。但当研究人群中暴露的比例很低时,往往需要较大的样本才能得到比较稳定的结果;暴露与疾病的时间关系难以判断,不能得到"因果联系"(causal association)的结论,在检验病因假说的能力方面不如队列研究;在选择对象时容易产生选择偏倚(selection bias),使病例组和对照组可比性差;在回忆暴露史时容易产回忆偏倚(recall bias),使结果不真实。

例 16-8　吸烟与肺癌关系的病例对照研究。英国的 Doll 和 Hill 于 1948—1954 年间,用病例对照研究的方法研究了吸烟与肺癌的关系,是病例对照研究的经典范例。他们于 1948—1954 年间在伦敦等地区的 20 多家医院选择了已确诊的 649 名肺癌患者,并选择了 649 胃癌、肠癌等非肺癌患者和非癌症患者作为对照。病例与对照是 1∶1 匹配的,匹配的条件是同医院、性别、民族、职业、经济生活条件、社会阶层相一致,且年龄在同一年龄组内,特别强调了不应将病

Notes

因可能与肺癌相同的疾病作为对照。主要研究结果见表16-3。结果表明,吸烟与肺癌之间存在关联,且这种关联男性大于女性。

表16-3 吸烟与肺癌的病例对照研究结果

吸烟史	男性			女性			合计		
	肺癌	对照	合计	肺癌	对照	合计	肺癌	对照	合计
吸烟	647	622	1269	41	28	69	688	650	1338
不吸烟	2	27	29	19	32	51	21	59	80
合计	649	649	1298	60	60	120	709	709	1418
OR	$OR=14.04$			$OR=2.47$			$OR=2.97$		
	$\chi^2=22.04, P<0.001$			$\chi^2=5.76, P<0.05$			$\chi^2=19.13, P<0.001$		

二、病例对照研究设计的样本含量估计

在病例对照研究中,先将观察对象按是否患有疾病分为病例组与对照组,然后调查两组中每个观察对象接触危险因素的情况,得结果如表16-4。病例组的暴露率为π_1,其估计值为样本暴露率$p_1=a/n_1$;对照组的暴露率为π_2,其估计值为样本暴露率$p_1=c/n_2$。则比数比OR为:

$$OR = \frac{\pi_1/(1-\pi_1)}{\pi_2/(1-\pi_2)} = \frac{\pi_1(1-\pi_2)}{\pi_2(1-\pi_1)}$$

其估计值:
$$\hat{OR} = \frac{p_1(1-p_2)}{p_2(1-p_1)} = \frac{ad}{bc}$$

根据对数变换$\ln(OR)$后的近似正态原理,$\ln(\hat{OR})$的方差和置信区间估计公式为:

$$Var(\ln\hat{OR}) = \frac{1}{a} + \frac{1}{b} + \frac{1}{c} + \frac{1}{d}$$

上限为:
$$\ln\hat{OR}_U = \ln(OR) + Z_{\alpha/2}\sqrt{Var(\ln\hat{OR})}$$

下限为:
$$\ln\hat{OR}_L = \ln(OR) - Z_{\alpha/2}\sqrt{Var(\ln\hat{OR})}$$

表16-4 病例对照研究中危险因素暴露情况

组别	危险因素		合计
	暴露	未暴露	
病例组	a	b	n_1
对照组	c	d	n_2

1. 总体比数比的估计 由于置信度为$(1-\alpha)$的OR的置信区间关于OR真值不对称,这里仅考虑置信区间的一个端点,例如下限OR_L,所谓在真值ε(%)的范围内,系指$\varepsilon=(OR-\hat{OR}_L)/OR$,用上述置信区间估计公式代入该式,并经简单计算可得:

$$\ln(1-\varepsilon) = -Z_{\alpha/2}\sqrt{Var(\ln\hat{OR})}$$

解出:
$$n = \frac{Z_{\alpha/2}^2\{1/[\pi_1(1-\pi_1)]+1/[\pi_2(1-\pi_2)]\}}{[\ln(1-\varepsilon)]^2} \quad (16-11)$$

式中,总体暴露率π_1、π_2可用样本暴露率估计。

例16-9 在一个病例对照研究中,前人研究结果为比数比$\hat{OR}=2$,对照组的暴露率$p_2=0.3$,欲以95%的置信度,估计比数比不超过真值的25%范围内,需多大样本?

已知$\hat{OR}=2$,$p_2=0.3$,$\varepsilon=0.25$,$\alpha=0.05$,则$Z_{\alpha/2}=1.96$。由$\hat{OR}$与p_1、p_2的关系式中可解出:

$$p_1 = \hat{OR}\times p_2/[\hat{OR}\times p_2+(1-p_2)] = 2\times0.3/[2\times0.3+(1-0.3)] = 0.46$$

Notes

代入式（16-11）中，有：

$$n = 1.96^2 \times \left[1/(0.46 \times 0.54) + 1/(0.3 \times 0.7)\right] / \left[\ln(1-0.25)\right]^2 = 407.91 \approx 408$$

因此该病例组、对照组各至少需要 408 例。

2. 比数比的假设检验（单因素）　检验 $H_0: OR = 1$，$H_1: OR \neq 1$。由于 π_1、π_2、OR 之间的关系，当已知其中之二时，则可以求出另一个。因此上述的检验变成 $H_0: \pi_1 = \pi_2$，$H_1: \pi_1 \neq \pi_2$。这时可用公式（16-12）对所需样本含量进行估计。

$$n = \frac{\left[Z_{\alpha/2}\sqrt{2\overline{p}(1-\overline{p})} + Z_\beta\sqrt{p_1(1-p_1) + p_2(1-p_2)}\right]^2}{(p_1 - p_2)^2} \tag{16-12}$$

有的统计学家认为，由于对照组干扰较少，且样本往往很大，其暴露率 p_2 比较可靠及稳定，因此建议在上式中用 p_2 代替 $\overline{p}$，这时样本含量估计公式为：

$$n = \frac{\left[Z_{\alpha/2}\sqrt{2p_2(1-p_2)} + Z_\beta\sqrt{p_1(1-p_1) + p_2(1-p_2)}\right]^2}{(p_1 - p_2)^2} \tag{16-13}$$

例 16-10　在儿童卡介苗预防接种研究中，比较肺结核病例组与对照组的免疫覆盖率，估计比数比为 2，对照组的免疫覆盖率为 0.30，欲以 $\alpha = 0.05$，$\beta = 0.20$，检验比数比为 1，需多大样本？

已知 $\hat{OR} = 2$，$p_2 = 0.3$，$\alpha = 0.05$，$\beta = 0.20$，则 $Z_{0.05/2} = 1.96$，$Z_{0.20} = 0.842$，$p_1 = 2 \times 0.3/[2 \times 0.3 + (1-0.3)] = 0.4615$，$\overline{p} = (p_1 + p_2)/2 = (0.3 + 0.4615)/2 = 0.3808$，代入式（16-12），得：

$$n = \frac{\left(1.96\sqrt{2 \times 0.3808 \times 0.6192} + 0.842\sqrt{0.4615 \times 0.5385 + 0.3 \times 0.7}\right)^2}{(0.4615 - 0.3)^2} = 140.77 \approx 141$$

病例组和对照组各需 141 例。如果采用式（16-13），得：

$$n = \frac{\left(1.96\sqrt{2 \times 0.3 \times 0.7} + 0.842\sqrt{0.4615 \times 0.5385 + 0.3 \times 0.7}\right)^2}{(0.4615 - 0.3)^2} = 129.86 \approx 130$$

则两组各需 130 例。

第四节　队列研究设计

一、队列研究的基本概念和原理

队列研究（cohort study）又称随访研究（follow-up study）或纵向研究（longitudinal study），是检验疾病病因假说的一种重要的研究设计方法，属于"由因寻果"的前瞻性研究（prospective study）。在队列研究中，"队列"泛指共同暴露（exposure）于某一因素或者具有某种共同特征的一组人群，即指研究对象接触过某种物质（如放射线、接种某种疫苗等）、具备某种特征（年龄、性别、种族、职业、遗传特性等）、具有某种行为或习惯（抽烟、经常晨练）等。暴露在不同的研究中有不同的含义，暴露可以是有害的，也可以是有益的，也可能是与疾病无关的。

队列研究的基本原理是，从一总体中选择和确定所需的研究对象，根据目前或过去某个时期是否暴露于某个特定的危险因素，或其暴露的不同水平，将研究对象分成不同的组，例如暴露组（exposure group 或 study cohort）和非暴露组（non-exposure group 或 comparison cohort），低剂量、中剂量或高剂量组等，各组除暴露因素外，其他方面的条件应基本接近。对各群组中的所有观察对象均随访一定时期，观察并记录在这个时期内所研究的结局（如发病，死亡等），比较两个群组在观察期内该结果（outcome）的发生率，判断研究因素与疾病间存在的统计学联系

Notes

及联系程度,从而进一步推断暴露因素与疾病的联系(表16-5)。

表16-5　队列研究发病率资料

组别	发病人数	观察人时数	发病率
暴露组	a	N_1	$p_1 = a/N_1$
非暴露组	b	N_0	$p_0 = b/N_0$
合计	x	N	$p = x/N$

队列研究的主要观察指标是相对危险度(relative risk, RR),也称危险比(risk ratio),定义为暴露组的发病率(或死亡率)与非暴露组的发病率(或死亡率)之比:

$$RR = \frac{p_1}{p_0}$$

(16-14)

RR 表示暴露组人群相对于非暴露组人群发病危险性的大小。显然,RR 越大,表明暴露导致人群发病的危险性越大。$RR>1$ 表示暴露因素是疾病的危险因素,$RR<1$ 表示暴露因素是疾病的保护因素,$RR=1$ 表示暴露与疾病无联系。

队列研究的优点是:由于研究对象暴露信息在结局发生前,因果现象发生的时间顺序上是合理的,且可以计算相对危险度测量暴露因素与疾病的关联,故检验病因假说的能力较强,同时可以了解人群疾病的自然史。缺点是:观察对象较多,组织实施有一定难度,且耗费成本较大。特别是对于发病率很低的疾病,需要的研究对象数量太大,实际工作中难以做到。由于随访时间较长,容易产生各种各样的失访(loss to follow-up),且研究对象的暴露情况可能在随访过程中发生变化(例如吸烟习惯的改变),可使结局得到影响,而使问题变得较为复杂。

例 16-11　著名的 Framingham 心脏研究(Framingham Heart Study, FHS)是世界上最早的和经典的冠心病流行病学队列研究,该研究始于 1948 年,在马萨诸塞州 Framingham 镇约 10 000 名年龄 30～62 岁居民中抽取 5209 名男性和女性居民进行随访,每两年就对有关心血管病的相关检测项目复查一次,称为初始队列(original cohort)。1971 年,选入第一代观察对象的子、女及儿媳、女婿5124 人,进行类似的研究,称为第二代队列(offspring cohort)。自 2002 年增加第三代队列(generation Ⅲ cohort),观察对象共计 3500 人,都是第一代研究对象的孙子或孙女。该研究小组于1961 年首次提出引起冠心病有三个主要"危险"因素,即血清胆固醇增高、高血压和吸烟。此后又发现,糖尿病、肥胖、缺少体力活动等也与之相关。

二、队列研究的样本含量估计

在队列研究中,记录各组发病情况,得暴露组发病率 π_1(样本率为 p_1),非暴露组发病率 π_2(样本率为 p_2),则相对危险度 RR 定义为:$\hat{RR} = p_1/p_2$。经对数变换 $\ln(\hat{RR})$ 近似正态分布,其方差为:

$$Var(\ln \hat{RR}) = (1-p_1)/(np_1) + (1-p_2)/(np_2)$$

同样可建立 $\ln(RR)$ 的置信度为 $(1-\alpha)$ 的置信区间,其上下限分别为:

$$\ln \hat{RR} \pm Z_{\alpha/2}\sqrt{Var(\ln \hat{RR})}$$

由其反对数值,得 RR 的上下限 RR_U 与 RR_L,它们关于 RR 也是不对称的。

1. 相对危险度估计的样本含量　由于置信度为 $(1-\alpha)$ 的 RR 的置信区间关于 RR 真值不对称,这里仅考虑置信区间的一个端点,即下限 RR_L。同前一样,所谓在真值的 $\varepsilon(\%)$ 范围内,系指 $\varepsilon = (RR - \hat{RR}_L)/RR$,经简单计算可得:$\ln(1-\varepsilon) = -Z_{\alpha/2}\sqrt{Var(\ln \hat{RR})}$,解得样本量估算公式为:

$$n = \frac{Z_{\alpha/2}^2[(1-p_1)/p_1 + (1-p_2)/p_2]}{[\ln(1-\varepsilon)]^2}$$

(16-15)

Notes

例 16-12 在一个队列研究中,相对危险度的真值约为 1.75,且非暴露组人群的患病率为 0.20,欲以 95% 的置信度,估计在真值的 10% 范围内,需要多大样本?

已知 $\alpha=0.05$, $Z_{\alpha/2}=1.96$, $\varepsilon=0.10$, $p_2=0.20$, $\hat{RR}=1.75$,由于 $\hat{RR}=p_1/p_2$,故 $p_1=1.75\times0.20=0.35$,代入式(16-15)得:

$$n=\frac{1.96^2\left[(1-0.35)/0.35+(1-0.2)/0.2\right]}{\left[\ln(1-0.1)\right]^2}=2026.95\approx2027$$

暴露组与非暴露组各需要 2027 例。

2. 相对危险度假设检验的样本含量 RR 的双侧检验假设为 $H_0:RR=1$, $H_1:RR\neq1$;单侧为 $H_0:RR=1$, $H_1:RR>1$;或 $H_0:RR=1$, $H_1:RR<1$。可将其化成关于两个率的假设检验,分别对应于: $H_0:\pi_1=\pi_2$, $H_1:\pi_1\neq\pi_2$; $H_0:\pi_1=\pi_2$, $H_1:\pi_1>\pi_2$ 及 $H_0:\pi_1=\pi_2$, $H_1:\pi_1<\pi_2$。双侧和单侧检验的样本量估计可分别采用式(16-12)与式(16-16)计算得出。

$$n_1=n_2=\frac{\left[Z_{\alpha/2}\sqrt{2\bar{p}(1-\bar{p})}+Z_\beta\sqrt{p_1(1-p_1)+p_2(1-p_2)}\right]^2}{(p_1-p_2)^2} \tag{16-16}$$

例 16-13 在一个多中心临床观察性研究中,将人群分为具有某种白细胞抗原与不具有该抗原的组,经 5 年观察每组中的患某种疾病的人数。据有关的资料估计相对危险度约为 0.5,不具备该白细胞抗原者患该病率约为 0.35,欲以 $\alpha=0.05$,检验效能为 90%,对 RR 作出检验需多大的样本?

已知 $\alpha=0.05$, $\beta=0.10$, $\hat{RR}=0.5$, $p_2=0.35$,则 $p_1=\hat{RR}\times p_2=0.175$, $\bar{p}=(p_1+p_2)/2=0.2625$。若为双侧检验,则: $Z_{\alpha/2}=1.96$, $Z_\beta=1.282$,代入式(16-12),得:

$$n=\left[1.96\sqrt{2\times0.2625\times0.7375}+1.282\sqrt{0.175\times0.825+0.35\times0.65}\right]^2/(0.175-0.35)^2$$

$$=130.79\approx131$$

因此两组各需 131 例。如果确信该白细胞抗原是一个保护因子,可使发病率降低,这时可用单侧检验,用 $Z_\alpha=1.645$ 等数据代入式(16-16),得:

$$n=\left[1.645\sqrt{2\times0.2625\times0.7375}+1.282\sqrt{0.175\times0.825+0.35\times0.65}\right]^2/(0.175-0.35)^2$$

$$=106.43\approx107$$

因此两组各需 107 例。

第五节　调查工具设计及其考评

一、问卷的设计

常用的调查工具有调查表、问卷(questionnaire)和量表(scale)等。调查表调查的内容可以十分宽泛,这些内容可能是完全独立互不相关的,可用于评价研究人群的不同特征,如询问调查对象的吸烟史、生育史、体育锻炼情况和饮食嗜好等。问卷常用于测量人们的心理、态度和行为等特征,而量表是一种特殊的问卷,常用于描述研究对象某一方面的特征,虽然量表用多个条目(问题)从各个方面来描述该特征,但各条目一般都是相关联的。这里简述问卷设计的主要原则。

1. 问卷设计的原则

(1)适宜性原则:设计问卷时要考虑研究的需要,同时也要考虑被调查者的实际情况。所以,问卷设计的一个首要原则就是要从被调查者的角度出发,尽可能地减少他们在填答问卷时的困难与麻烦,减少他们填答问题所需的时间和精力。

Notes

（2）有效性原则：问卷的问题必须围绕研究目的和研究假设进行设计。凡是与研究目的及其理论假设无关的问题，都必须删去；可有可无的问题，一般不列入问卷；不知如何分析的问题，也不要提出。设计者对问卷的设计要有一个总体框架，对设计的每一个问题所起的作用要十分清楚，对一个理论假设需要哪些指标来测量，也应十分明确。

（3）可行性原则：问卷调查需要被调查者的密切合作，因此，在设计问卷时，问卷中的问题必须符合被调查者回答问题的能力和意愿。问卷的问题要简洁，语言要通俗易懂，使被调查者能够顺利地完成问卷。同时要考虑完成调查的时间要合适，问卷内容太多，调查时间太长，都可能影响调查质量。

　　2. 问卷的构成

（1）问卷的标题：问卷的标题是概括说明调查的研究主题。标题应简明扼要，易于引起被访者的兴趣。例如"居民营养与健康状况调查个人健康情况调查表"、"癌症患者生活功能量表"等，不要简单采用"问卷调查"这样模糊的标题，它容易引起被访者因不必要的怀疑而拒绝回答。也不要将研究目的直接表达出来，如"饮酒与高血压关系调查表"，这样容易造成被访者的回答偏倚。

（2）问卷说明：问卷说明常常以简短的指导语或说明信的形式出现，旨在向被调查者说明调查的目的和意义。问卷说明可包括以下内容：①说明调查者的身份，争取被调查者的信任和合作。说明中可以留下研究单位的联系方式，供被访者咨询和提出意见时使用。②让被调查者了解调查的目的和意义，作用是激励研究对象的责任感，以负责的态度参与调查。③请求被调查者合作。④保密说明，为了使被访者消除顾虑，说明解释调查结果仅用于群体的科学研究，个人的隐私绝对保密，保证结果不用于其他用途等。对于较大规模的调查，问卷项目较多，或自填式问卷还必须有填表说明及其他事项说明等。填表说明的作用是解释问卷中某些项目的含义，指导被访者或调查者如何填写，例如对选择答案的填写方式和开放式答案的填写方式的说明等。问卷说明一般放在问卷开头，通过它可以使被调查者了解调查目的，消除顾虑，并按一定的要求填写问卷。

（3）被调查者基本情况：即被调查者基本社会人口学特征，如性别、年龄、民族、婚姻状况、文化程度、职业等。这些项目一般用于对调查资料进行分组分析，从而探讨这些因素对调查主要结果的影响。基本情况还可包括被访者的地址、工作单位、电话等，这些项目对分析可能不重要，但对资料的核查和对象的随访是重要的。

（4）调查的主要内容：调查的主要内容是研究者需要分析的主要内容，也是问卷中最重要的部分。它主要以提问的形式让被访者回答。

（5）编码：包括问卷编号、调查项目编号和回答选项编号。对于正规的问卷，还有过录框，将要录入计算机的各种数据和编码填于其中，以便于录入计算机。

（6）作业记载：在问卷的最后常需附上调查员的姓名、访问日期、时间等，以明确调查人员完成任务的情况。

　　3. 问卷制订步骤

（1）提出调查项目形成项目池：问卷设计组成员根据调查目的、内容，查阅有关文献和参考其他调查使用的问卷，提出问卷包含的项目。也可召开有关专家和被调查者参与的小组讨论，提出有关项目。将各人提出的项目汇总并进行整理分析，对含义相同但表达不同者进行统一描述，所有不同的项目即构成调查项目池（item pool）。

（2）项目筛选：对项目池中的项目采用专家咨询评分、小组讨论等方法进行分析及筛选，以便精简调查项目。也可以通过对预调查的资料进行统计分析来筛选项目。

（3）确定每个项目的提问形式和类型：问卷内容从形式上可划分为封闭式与开放式问题。封闭式问题是指在给出问题的同时，还给出若干个固定的答案，让被调查者根据自己的实际情

Notes

况选择答案。开放式问题即不为回答者提供具体答案,只需提出问题,在问题的下面适当留出一段空白即可,由回答者自由填答。还有半开放性回答,即规定若干种答案,但被访者可以在规定答案之外给出其他答案。开放式问答题的优点是被访者可以充分地按自己的想法和方式回答问题和发表意见,所得的资料往往比较主动、具体、信息量大,特别适合于询问那些潜在的答案很多、很复杂的问题,或者尚未弄清各种可能答案的问题。但缺点是难于进行整理和分析,还可能因被访者表达能力差异导致测量偏倚。封闭性问答题回答方便,易于进行各种统计处理和分析,利于提高问卷的回收率和有效率;缺点是被访者只能在规定的范围内回答,可能无法反映其他各种真实的想法。此外,它的设计比较困难,一旦设计有缺陷,被访者就可能无法正确回答问题,从而影响调查质量。

(4)确定每个项目的回答选项:回答选项与项目的提问方式和类型有关。不同的问答题有不同的答案设计方法。常用的有以下几种:

① 填空式,例如在调查经济状况时,对每月工资收入需准确了解具体数字,则可采用填空式,如"您的每月工资收入是_____元"。

② 是否式,如回答是否长期吸烟者(每日1支以上,持续吸烟3个月以上)的答案可以为:1.是,2.否。

③ 选择式,如封闭型问题,应列出各种可能的答案,并按一定顺序编号。一般说来,等级项目按等级关系编号,如文化程度;分类项目按照习惯或一定的逻辑顺序编号,如职业可以是:1.工人,2.农民,3.干部……等。

④ 矩阵式或表格式,如多个问题的答案选择相同,可将多个问题列成表格,方便选择。例如在调查健康对日常活动影响程度时,可设计为:

		有很多限制	有一点限制	根本没有限制
1	手提日常用品(买菜、购物)	□	□	□
2	适度活动(扫地、搬桌子、做操)	□	□	□
3	上楼梯(5层楼)	□	□	□

(5)预调查及初步考评:初步形成的问卷需进行预调查和初步考评。一是将问卷分别送给该研究领域的专家、研究人员以及典型的被调查者,根据他们的经验和认识对问卷进行评论,并指出不妥之处。二是从正式调查的总体中抽取一个小样本,对他们进行预调查,然后检查和分析预调查的结果,从中发现问题并进行修改。

(6)修改完善:在上述基础上修改完善,形成最终的问卷。

4. 问卷设计中应注意的问题

(1)问卷说明要简单明了。问卷的说明关系到调查的质量与效果,一般要用委婉或感人的语气,说明调查的目的和意义。

(2)避免采用含义不确切的词汇。一些副词和形容词,如"很久"、"经常"、"一些"等,各人理解往往不同,在问卷设计中应避免或减少使用。例如,"您是否经常生病?",回答者不知"经常"是指一周、一个月还是一年生一次或多次病,可以改问:"您上月生了几次病?"或者"最近半年内您生了几次病?"。

(3)避免断定性问题。例如,"您一天抽多少支烟?"这种问题即为断定性问题,被调查者如果根本不抽烟,就会造成无法回答。正确的处理办法是在此问题前加一条"过滤性"问题。如"您抽烟吗?"。如果回答"是",可继续提问,否则就终止提问。

(4)避免引导性提问。引导性提问指所提出的问题暗示出研究者的观点和见解,有使被访者跟着这种倾向回答的可能。例如,"有人认为被动吸烟会导致肺癌,您同意吗?"。引导性提问会导致被调查者不加思考就同意问题中暗示的结论。引导性提问是调查的大忌,常常会引出有

Notes

严重偏倚的结论。

（5）避免被访者难堪和禁忌的敏感问题。包括各地风俗和民族习惯中忌讳的问题、涉及个人利害关系的问题、个人隐私问题等。例如，"您是否有婚外性关系？有过多少次？"对于这类问题，被访者往往出于本能的自卫心理，不愿意回答或不予真实回答，而且还会引起反感。如果有些问题非调查不可，可采用敏感问题调查法。

（6）避免笼统、抽象或不确切的问题，容易误解的概念应明确限定。年龄、经济收入、家庭人口等调查项目可能会产生歧义的理解。例如，年龄有虚岁、实岁；收入是仅指工资，还是包括奖金、补贴、其他收入、实物发放折款收入在内；家庭人口有常住人口和生活费开支在一起的人口。

（7）避免一问多答的问题。一个项目最好只问一个要点，一个项目中如果包含过多询问内容，会使被访者无从回答，给统计处理也带来困难。例如，"您的父母是知识分子吗？"这个问题使那些父母中仅有一个是知识分子的人无法回答"是"或"否"。此外，知识分子本身也需要界定清楚，否则难以回答。

（8）注意提问的顺序。在设计问卷时，要注意提问的顺序，使问卷条理清楚，提高回答效果。可参考以下几点：①被访者容易回答且较为关心的内容先提问，专业性强的具体细节问题和敏感性问题应尽量放在后面；②提问的内容应从简单逐步向复杂深化，对相关联的内容应进行系统的整理，使被访者不断增加兴趣；③封闭性问题放在前面，开放性问题放在后面。

（9）关于定量指标的半定量化。一些定量指标，如年龄、经济收入等如果能调查到具体的数据，最好按定量指标进行调查，便于分析和归类。否则，也可将其半定量化。如"您的月工资是：① 800 元以下　② 800 元～　③ 1500 元～　④ 3000 元及以上"。此时，要注意划分的档次不宜太多，各档的数字之间应正好衔接，无重叠、中断现象。

二、问卷的考评

设计出一份问卷并不难，难的是设计出一份好的问卷。问卷的考评一般包括效度、信度、可接受性等。

效度（validity）：即问卷的有效性和正确性，也即准确度（accuracy）。意指问卷确实测定了它打算测定的特征（而不是其他特征）以及测定的准确程度。一个问卷的效度越高，说明问卷的结果越能反映其所测对象的真正特征。

信度（reliability）：指问卷测量结果的可靠性、稳定性和一致性，亦即精确度（precision）。信度一般指同一种测定方法对同一对象重复测量，随机误差引起测量结果的变异程度。这里要注意，量表的评价常用内部信度指标，即问卷各项目间相关性考评。

可接受性（acceptability）：是指被调查者对问卷的接受程度。再好的问卷如果调查者不愿意接受，也难于实行。问卷的可接受性主要取决于以下几个因素：①问卷简洁明了，条目少且容易理解；②问卷内容为被调查者所熟悉，认为有意义（与其生活及健康相关）；③问卷容易填写，看完简短的"填表说明"后被访者可以自己完成填写。④完成问卷所需的时间较少。一般认为 5～30 分钟较适宜。临床使用的问卷最好在 15 分钟内，一般人群评价的问卷可稍长，但也不宜超过 30 分钟，否则被访者会感到厌烦而不愿完成，或随意乱填。具体考察时可通过接受率（问卷回收率）、问卷合格率（事先确定合格的标准，比如所有条目均有回答者）和填表所需平均时间等来评价。

区分度（differentiation）：指不同个体问答该问题的答案应该有不同，该项目能反映个体间的差异。例如在新鲜蔬菜摄入与食管癌关系的调查中，调查的问题是：你是否有吃新鲜蔬菜？那答案将都是"有"，这个项目就没有区分度。

其中信度与效度的考评方法特别适合于各条目均有得分的问卷，如心理测量、态度测量、生存质量测量等的标准化量表。在统计学中有一系列反映和分析信度与效度的指标和方法。

Notes

第六节　案　例

某地（100 万人口）拟开展中老年人非胰岛素依赖型糖尿病的现况调查，目的是了解当地糖尿病的流行状况，以及与糖尿病患病有关的危险因素。调查对象是在当地居住超过 5 年、40 岁以上的常住居民，包括糖尿病患者。该研究采取分层整群随机抽样方法，将该地 15 个镇按城镇或乡村，经济发展水平分成 3 个层，每层随机抽取 2 个镇或街道，再从被抽中的镇或街道中随机抽取两个村或居委会。被抽中村或居委会的全部 40 岁以上居民包括糖尿病患者均参加调查。调查结果男女性比例为 0.94：1，并划分 5 个年龄组，性别和各年龄组构成比与当地人口性别和年龄的分布情况相符。调查内容包括：①问卷调查：被调查者的一般情况、糖尿病及其他病史、家族史、糖尿病临床表现、饮食调查、吸烟、饮酒情况及体力活动等；②体格检查：包括身高、体重、腰围、臀围及血压等；③血糖测定。

请回答下列问题：

（1）该研究采用的抽样方法有何优点，是否有更好的抽样方法？

（2）该研究设计的调查方案是否合理？请设计一个调查方案。

（3）该研究的调查表应该包括哪些项目？请设计该调查表。

小　结

观察性研究是有目的地观察或测量自然暴露于不同因素人群的事件发生状况，通过对比分析发现事件的分布特点与差异，从而获得有关因果假设的启示，为进一步研究提供线索。常用的观测性研究包括横断面研究、病例对照研究和队列研究，本章介绍了这三种常见观测性研究方法各自的特点。

概率抽样是抽样调查中样本具有代表性和进行总体参数估计以及假设检验的基础，常用的概率抽样方法有单纯随机抽样、系统抽样、分层抽样和整群抽样。样本含量估计是在保证研究具有一定可靠性前提下确定的最少样本观察单位数。本章重点介绍了在单纯随机抽样中，总体率和均数估计及其假设检验的样本含量估计方法。系统抽样一般按单纯随机抽样的估算公式进行估计。分层随机抽样可对各层的参数估计值进行加权后按单纯随机抽样的估算公式作估计，总的样本量估计后需按比例或最优分配方法分到各层。整群抽样是按单纯随机抽样估计的样本量再乘以整群抽样的设计效率进行样本量估算。此外，本章还介绍了病例对照研究设计和队列研究设计中比数比和相对危险度在单因素条件下的估计和假设检验时样本含量的估计方法。

问卷是调查研究中用来收集资料的一种常用工具，问卷设计的好坏是保证调查质量的关键，本章最后还初步介绍了问卷的设计及其考评。

思考与练习

一、最佳选择题

1. 观察性研究与实验性研究的最大区别是（　　　）

A. 观察性研究没有随机分组　　　　　B. 观察性研究的测量误差较大

C. 观察性研究不能主动施加干预措施　D. 观察性研究不能保证对比组间的均衡性

E. 观察性研究一般样本量较大

2. 与实验性研究相比,观察性研究不适合(　　)

　　A. 描述疾病在人群中的流行状况　　　　B. 分析疾病与可疑危险因素的关系

　　C. 评价某预防干预措施的效果　　　　　D. 论证某药物的治疗效果

　　E. 以上都不适合

3. 以下哪项可能不是横断面研究的目的(　　)

　　A. 描述疾病的流行病学分布　　　　　　B. 探索与疾病有关的危险因素

　　C. 了解人群的卫生服务需求　　　　　　D. 评价社区预防干预措施的效果

　　E. 早期发现患者

4. 在单纯随机抽样中,估计总体均数所需样本例数计算时,至少需要确定(　　)

　　A. 容许误差、总体标准差、Ⅱ型错误概率

　　B. Ⅰ型错误概率、总体标准差、总体均数

　　C. 容许误差、总体标准差、Ⅰ型错误概率

　　D. 容许误差、总体标准差、总体均数

　　E. Ⅰ型错误概率、Ⅱ型错误概率、总体均数

5. 对调查表考评的三个主要方面是(　　)

　　A. 信度、效度、特异度　　　　　　　　B. 信度、效度、灵敏度

　　C. 信度、效度、可接受性　　　　　　　D. 灵敏度、特异度、可接受性

　　E. 灵敏度、特异度、可靠性

二、简答题

1. 观察性研究与实验性研究有何异同?

2. 观察性研究主要有哪些方法,各有何优缺点?

3. 为什么大多数观察性研究是抽样调查研究?

4. 在观察性研究中,观测指标往往为多个(包括定量和定性),这时应如何确定样本量?

5. 现拟在大学生中进行一项吸烟习惯调查,请你考虑调查问卷应包括哪些项目,并设计出调查问卷。

三、计算题

1. 在一项接触某种工业污染是否会患某病的队列研究中,获得初步结果如下:接触组 50 人,有 20 人患某病;非接触组 50 人,有 16 人患某病。现欲以 95% 置信度,估计相对危险度并使估计在真值的 5% 范围内,需调查多大的样本?

2. 某市女性乳腺癌的年发病率为 50/10 万,为提高早期诊断能力,研究出一种新型乳腺癌扫描诊断技术,以 20/10 万的筛查人群检出率为目标,取 $\alpha = 0.05$,$\beta = 0.20$,问需多大的样本进行筛查?

3. 为研究某地农民钩虫感染率,设 $\alpha = 0.05$,国内其他地区调查结果报道农民钩虫感染率为 5%,在 $\delta = 2\%$ 的范围内估计总体率,问需调查多少人?

（李晓松　沈其君）

Notes

第十七章 临床试验常用统计设计方法

第一节 临床试验的特点

临床试验是以人体(患者或正常人)作为研究对象的生物医学研究,以揭示研究因素(新药、新器械、新诊断方法、新治疗方法、新疫苗等)对人体的作用、不良反应,或探索药物在人体内的吸收、分布、代谢和排泄规律等。目的是为了改进疾病的诊断、治疗和预防措施,或确认研究因素的有效性与安全性。临床试验一般是前瞻性研究。

一、临床试验的特点

1. 与动物实验相比,临床试验有其特殊性

(1)临床试验必须符合《赫尔辛基宣言》和国际医学科学组织委员会颁布的《人体生物医学研究国际道德指南》的道德原则,即公正、尊重人格、力求使受试者最大限度受益和尽可能避免损害。因此,临床试验必须得到有关药品监督管理部门及所在单位伦理委员会的批准,以及受试对象或其亲属、监护人的知情同意。

(2)人既具有生物性又具有社会性,受试对象的主观因素、心理作用、精神状态是导致试验结果产生偏性的主要原因。

(3)临床试验中有更多的外来因素难以控制,特别是研究对象的同质性、依从性、宗教信仰等。临床试验中研究者不能完全支配患者的行为,只能对患者提出一些要求,以避免干扰试验的行为。

2. 临床试验与临床治疗有很大的区别 临床治疗是根据每一位患者的具体情况按照临床治疗指南对症施治,不一定需要统一的方案,目的是将患者治好;临床试验是为了探索某种新的处理方法是否安全、有效,所以必须遵循同一个试验方案,所有参与试验的受试者均按同一方案进行治疗或处理,不得因人而异。

3. 临床试验与观察性研究的区别 临床试验一般是前瞻性研究,研究中需要给予每个受试者一个或一套标准化的处理措施,目的是评价这些措施的安全性和有效性。观察性研究有回顾性的,也有前瞻性的,但是对每一个被调查者不施予任何干预,只是客观记录需要观察的指标,目的是在自然状态下(无干预情况下)估计患病率或发病率以及有关危险因素。

二、临床试验的基本原则

与实验设计一样,临床试验也要遵循:对照、随机、重复的原则。此外,由于临床试验的特殊性,在进行临床试验时还要遵循如下两个原则:即伦理(ethic)和盲法(blind method)。

1. 伦理 临床试验必须符合《赫尔辛基宣言》和国际医学科学组织委员会颁布的《人体生物医学研究国际道德指南》的道德原则,即公正、尊重人格、力求使受试者最大限度受益和尽可能避免损害。因此,临床试验必须得到所在医疗单位伦理委员会的批准,如果是新药或新的医疗器械的临床试验,还必须得到药品监督管理部门的批准,同时还要得到每一位受试对象或其

亲属、监护人的知情同意（informed consent）。

2. 盲法　盲法是为了避免观察者和被观察者的主观因素对试验结果评价的干扰的重要措施。盲法分双盲（double blind）和单盲（single blind）两种，详见本章第二节。

将研究者、参与试验效应评价的研究人员、数据管理人员、统计分析人员称为观察者方，将受试对象及其亲属或监护人称为被观察者方。所谓双盲临床试验是指观察者方和被观察者方在整个试验过程均不被告知每一位受试者具体接受的是何种处理，称观察者方和被观察者方处于盲态；单盲临床试验是指仅被观察者方处于盲态。

三、多中心临床试验

大型的临床试验往往是多中心（multi-center）合作的，即由多位研究者按同一试验方案（protocol）在不同地区或国家、不同医疗单位同时进行的临床试验，各中心同期开始与结束试验。多中心试验由一位主要研究者总负责，作为临床试验各中心间的协调研究者，负责指导管理全部的临床试验工作。新药的Ⅱ、Ⅲ、Ⅳ期临床试验都是多中心试验。

采用多中心临床试验有如下几个优点：①多中心临床试验由多位研究者合作，并在多个医疗单位完成，能集思广益，可提高试验设计、试验的执行和结果的解释水平；②试验规模大，病例分布广，样本更具代表性；③可以在较短的时间内招募到足够的病例数。

进行多中心临床试验应在质量控制（quality control）上下工夫。应统一方案、同步进行、及时沟通，并注意各种处理方法、检测方法、评价方法的标准化。每个步骤均需制定一个标准操作规范（SOP）。多中心试验涉及工作人员较多，事前应统一严格培训。

四、新药的临床试验

新药在申请上市之前必须进行临床试验，以确认新药的安全性和有效性。

1. 新药临床试验的规范性　为保证药品临床试验过程规范，结果科学可靠，保护受试者的权益并保障其安全，世界卫生组织（WHO）、人用药品注册技术规定国际协调会议（International Conference on Harmonization of Technical Requirements for Registration of Pharmaceuticals for Human Use，简称 ICH）、各发达国家均制定了药品临床试验管理规范（Good Clinical Practice，GCP）。

中国于 1998 年颁布了《药品临床试验管理规范》（试行）。1998 年国家药品监督管理局（State Drug Administration，SDA）正式成立，2003 年在原国家药品监督管理局的基础上成立了国家食品药品监督管理局（State Food and Drug administration，SFDA），2013 年成立国家食品药品监督管理总局（China Food and Drug administration，CFDA）。为加强对药品监督管理的依法行政，先后颁布了既与国际接轨，又符合我国国情的《药品管理法》、《药品管理法实施条例》、《新药审批办法》、《药品临床试验管理规范》、《药品临床试验的若干规定》等一系列法规；同时出台了一系列指导原则，包括《临床试验中生物统计学指导原则》、《临床试验数据管理工作技术指南》，标志着我国药品管理逐步进入正轨。

2. 新药临床试验的分期　新药的临床试验分为Ⅰ、Ⅱ、Ⅲ、Ⅳ期。

Ⅰ期临床试验（phase Ⅰ clinical trial）：初步的临床药理学及人体安全性评价试验，由一系列试验组成。分别观察人体对于新药的耐受程度、药物代谢过程等，为制订给药方案提供依据。

Ⅱ期临床试验（phase Ⅱ clinical trial）：探索性研究，由一系列试验组成。探索临床合理用药剂量和用法，对新药有效性及安全性作出初步评价，为进一步验证提供方案。

Ⅲ期临床试验（phase Ⅲ clinical trial）：验证性试验，由多个大型临床试验组成。严格遵循随机、对照原则，对Ⅱ期临床试验提出的用法、用量的有效性、安全性作进一步验证。

Ⅳ期临床试验（phase Ⅳ clinical trial）：新药上市后监测（pharmacovigilance）。在广泛使用

Notes

条件下进一步考察药物的不良反应（特别是罕见不良反应），进一步评价药物的有效性，包括特殊人群用药的有效性，合并用药效果等。

五、临床试验中统计分析数据集的定义

1. 意向性治疗原则　意向性治疗（intention to treat，ITT）原则是指所有经过随机化分组的患者，应按照所分配到的处理组进行随访、评价和分析而不管其是否依从计划的治疗过程。而不是按照实际接受的处理组进行分析。ITT 原则维持了试验的随机性，符合随机的原则。

保持初始的随机化，其目的是防止偏性，并为统计学检验提供了可靠的基础。然而，在实际工作中具体实施是有困难的。例如，在随机化分组后发现患者不符合主要的入组标准，患者一次也没有用过试验药物，或在随机化分组后再没有提供任何信息等，将这些病例纳入分析显然是不合理的。所以 ITT 实际上仅仅是一个原则。

2. 三种数据集的定义　临床试验中统计分析的数据集有如下三种。

（1）全分析集（full analysis set，FAS）：根据 ITT 原则，主要分析应包括所有经随机化分组的受试者。而全分析集是指尽可能接近按意向性分析原则的理想的受试者集，该数据集由所有随机化的受试者中以最小的和合理的方法剔除后得到的。

（2）符合方案集（per protocol set，PPS）：亦称为"合格病例"或"可评价病例"样本，是全分析集的一个子集，这些受试者对方案具有较好的依从性（例如，至少接受三分之二以上疗程的治疗，用药量为规定的 80%～120%，主要观察指标不缺失，基本没有违背试验方案等）。不同临床试验中，依从性的要求不同。

（3）安全性评价集（safety set，SS）：用于安全性评价的数据集是指所有随机化后至少接受一次治疗的受试者集。

新药临床试验中，在选择全分析集进行统计分析时，对主要变量缺失值的估计，常将最近一个时点所观察到的结果结转到当前（last observation carry forward，简记 LOCF），且以全分析集所得结论为主。当 PP 集的分析结论与全分析集一致时，可以增强试验结果的可信性。

此时需注意，无论是全分析集还是符合方案集，在病例脱落不是完全随机时，所得结论都是有偏的。新药临床试验中之所以采用这两种数据集是因为其结论常偏于保守。

用于统计分析的数据集需在试验方案中，或统计分析计划中明确定义，并于正式进行统计分析前确定下来。

第二节　临床试验的随机化与盲法

临床试验中的随机化和盲法是非常重要的概念和方法。本节专门介绍随机化分组方法和盲法。

一、随机化分组

临床试验要遵循随机化，但是很难做到真正随机抽样。因此，这里的随机化主要是指随机分组（random allocation）。包括完全随机（complete randomization）、区组随机（block randomization）、协变量 - 动态随机（covariate adaptive randomization）和反应变量 - 动态随机（response-adaptive randomization）。

1. 完全随机分组　完全随机又称简单随机（simple randomization），是以事先设定的恒定的分组概率将受试者分配到各处理组。例如，按 2/3 的概率将受试者分配到试验组，而 1/3 的概率分配到安慰剂组，这个概率在整个临床试验中是不变的，在随机化过程中不加任何干预。理论上，用 1:1 的分组概率完全随机分配，当样本含量足够大时，采用完全随机分组可以使各处理

Notes

组的例数达到均衡,同时也提高了一些已知的或未知的协变量或影响因素在各处理组间的均衡性。

但是,临床试验中样本含量总是有限的,完全随机的结果可能会使各组例数相差较大。例如,在总样本含量为 200 时,用 1∶1 的分组概率完全随机分配时,两组样本含量恰好相等的概率只有 5.6%;两组样本含量相差 10 及以上的可能性为 52.5%;相差 20 及以上的可能性也有 17.9%。可见,在样本含量不大时,采用完全随机的方法分组,不一定都能保证各处理组间在样本例数上的均衡性。

因此,在临床试验中受试者的随机分组,往往要采用一些控制措施,以保证各处理组间样本含量相等。

2. 区组随机　区组随机化,又称分层随机化(stratified randomization)。

例 17-1　根据计算,某临床试验需要 480 个受试者。现需将 480 位受试者随机分配到 A、B 两个试验组,要求两组例数相等。另外,临床试验需要在 6 个医院完成,每个医院承担的试验例数一样,如何分配?

先从简单的做起。将 8 个受试者用区组随机化的方法分配到 A、B 两个组中,保证两组例数相等。

具体做法:先将其编号(1～8),然后每个编号产生一个随机数(用 SAS 程序产生,种子数为 20 091 218)。按随机数大小,将数据小的 4 个随机数分到 A 组,另外 4 个分配到 B 组。用这种方法,这个区组中 8 个患者分到 A 组和 B 组的人数都是 4 个,保证了两组的例数相等。实际操作时,按患者入组先后,按序号顺序进行,见表 17-1。

表 17-1　8 名受试者的区组随机化

受试者序号	1	2	3	4	5	6	7	8
随机数	0.312 14	0.865 49	0.295 34	0.733 16	0.301 27	0.536 33	0.937 21	0.311 96
分组	A	B	A	B	A	B	B	A

对 480 个受试者可以直接采用同样的方法来分组,以使两组的样本含量相等。但是,临床上更常用的方法是区组随机,例如,将 480 个受试者分为 60 个区组,每个区组 8 个人。重复上述步骤 60 次,就得到所要的分组。这样,既保证了每组的人数相等,同时,由于一个区组的 8 个人入组时间接近,也保证了两组是同期平行进行的。

若要按 6 家医院分配,则可将 480 例平均分为 6 个组,每组 80 人,每 8 个人组成一个区组,共 10 个区组。每个区组内的受试者用上述方法随机分组。这里的医院,可以看作是一个分层因素,每一层例数相等,每一层中各组的例数也相等。

不难推广,如果有多个分层因素需要控制,则其思路是一样的。

3. 协变量 - 动态随机分组　在临床研究中,除了要研究的处理因素外,往往还存在一些非处理因素会影响到研究结果的判定。因此必须采取一定的措施以保证这些重要的非处理因素在处理组间的分布一致,从而消除其对研究结果的影响。除了设立对照以外,随机化亦是保证非处理因素在组间均衡的一个有效手段。但实际应用中,采用完全随机分组方法时,有些重要的非处理因素仍有机会出现组间不均衡现象。

协变量 - 动态随机分组方法则可根据受试者的分层因素情况,动态调整其入组概率,从而更加有效地保证这些重要的非处理因素在组间的均衡性。最小化随机法(minimization)即是其中一种。最小化随机方法最早由 Taves 提出,目前临床试验中主要采用由 Pocock 和 Simon 于 1975 年提出的改进算法。该方法能够有效保证某些重要的预后因素在组间的均衡性,在样本含量比较小的情况下亦有较好的效果。其基本思想是:将当前受试者尝试分入每一组,同时考察各预后因素在组间的不均衡程度,最后决定将该受试者以较高的概率分入引起不均衡程度最

Notes

低的组别。分组算法如下：

假设当前受试者被轮流分入各组，并计算：

（1）每个因素的组间不均衡程度 D_{ij}，常用各组相应频数的极差或标准差作为衡量不均衡程度的指标。其中 i 为需要均衡的预后因素的序号，j 为某预后因素的水平序号；

（2）各因素的累计不均衡程度 G_k，$G_k = \sum w_i D_{ij}$，可以根据各预后因素的重要程度，为其指定不同的权重，一般情况下，各预后因素的权重设为 1；其中 k 为组别序号；

（3）根据 G_k，决定当前受试者的分组概率，并进行随机分组。有三种方法计算分组概率：

1）常数法：如指定进入引起的不均衡程度最小组别的概率为 80% 或 90%，若各组总不均衡统计量相同，则进入各组的概率为 $1/N$，其中 N 为临床试验的组数；

2）根据 G_k 的秩序计算分入各组的概率：$p_k = q - \dfrac{2(Nq-1)}{N(N+1)}k$，其中 k 为 G_k 的秩次，N 为临床试验的组数，q 为常数（$\dfrac{1}{N} < q < \dfrac{2}{N-1}$）；

3）根据 G_k 的值计算分组概率：$p_k = \dfrac{1}{N-t}(1 - \dfrac{t \cdot G_k}{\sum G_k})$，其中 G_k 为第 k 组的总不均衡统计量，N 为临床试验的组数，t 为常数（$0 < t \leqslant 1$）。

例 17-2　某一治疗晚期非小细胞肺癌的临床试验，试验组和对照组的分配比例为 1:1，采用最小随机方法进行分组并考虑 3 个重要的预后因素：肿瘤类型（鳞癌、非鳞癌）、东方肿瘤协作组身体状况评分（ECOG 评分，≤1 分、≥2 分）及疾病分期（ⅢB、Ⅳ期）。目前已入组 20 名受试者，情况见表 17-2。现有一鳞癌Ⅳ期受试者等待入组，其 ECOG 评分为"2 分"。试用最小化分组算法，确定分组概率。

表 17-2　20 名受试者随机分组情况

预后因素	试验组	对照组
肿瘤类型		
鳞癌	4	5
非鳞癌	6	5
ECOG 评分		
≤1 分	6	5
≥2 分	4	5
疾病分期		
ⅢB	5	6
Ⅳ	5	4

用常数法，事先指定受试者分配到不均衡性小的组的概率为 80%。最小随机分组过程如下：

第一步：假设该受试者被分入试验组，则各变量的组间不均衡性如下（极差法）：

肿瘤类型，鳞癌：$D_{11} = |(4+1)-5| = 0$；

ECOG 评分，≥2 分：$D_{12} = |(4+1)-5| = 0$；

疾病期别，Ⅳ期：$D_{13} = |(5+1)-4| = 2$；

则总不均衡程度 $G_1 = \sum D_{1i} = D_{11} + D_{12} + D_{13} = 2$

第二步：假设该受试者被分入对照组，则各变量的组间不均衡性如下：

肿瘤类型，鳞癌：$D_{21} = |4-(5+1)| = 2$；

ECOG 评分，≥2 分：$D_{22} = |4-(5+1)| = 2$；

疾病期别，Ⅳ期：$D_{23} = |5-(4+1)| = 0$；

则总不均衡程度 $G_2 = \sum D_{2i} = D_{21} + D_{22} + D_{23} = 4$

第三步：计算分组概率。根据第一、二步可知，该受试者分入试验组引起的不均衡程度更小，应以较高的概率进入试验组。根据事先指定的分组概率80%，即可知当前受试者进入试验组的概率为80%，而进入对照组的概率为20%。

动态随机分组虽然不等价于完全随机分组，但仍然较好地维护了随机性，对统计学推断的结果影响甚微。因此，按动态随机分组的资料，可直接利用一般的统计方法进行推断。类似的一个问题是，计算机产生的伪随机数（pseudo-random number）虽不等同于真正意义上的随机数，但是具备了随机数的基本性质，因而被广泛应用。

二、盲　法

盲法（blind method）是为了避免观察者和被观察者的主观因素、心理因素对试验结果评价的干扰的重要措施。盲法分双盲（double blind）和单盲（single blind）两种。

1. 双盲　当观察指标是一个受主观因素影响较大的变量，例如神经病学研究中的各种量表（如脑卒中评分 SSS 量表，神经功能缺损量表，生活能力量表等），疼痛等指标，这时必须使用双盲试验。至于客观指标（如生化指标，血压测量值等），为了客观而准确地评价疗效也应该尽可能使用双盲设计。

在双盲临床试验中，常由第三方产生和保存随机分组的盲底，观察者方和受试者方的盲态应自始至终地贯穿于整个试验：从产生随机数编制盲底、药物的管理与随机分配、患者入组用药、研究者记录试验结果并作出疗效评价、监查员进行检查、数据管理直至统计分析都应该保持盲态。在揭盲以前任何非规定情况所致的盲底泄露，称为破盲（breaking of blindness）。

双盲试验必须制定严格的操作规范，防止盲底编码不必要的扩散。如果在临床试验执行的过程中，一旦全部或大部分病例被破盲，试验将被视作无效，则需要重新设计新的试验。

2. 单盲　单盲临床试验是指被观察者方处于盲态。有些临床试验是无法进行双盲的。例如，探讨不同剂量的瑞芬太尼对子宫切除患者全身麻醉的效果及血流动力学的影响时，若采用双盲试验风险较大，宜采用单盲试验。为了使对研究结果的评价更客观，此时，施行麻醉的医生需密切观察受试者的安全性，而另请一位医生对麻醉效果和血流动力学进行评价，参与对效果评价和结果观察的医生始终处于盲态，从而达到避免偏性之目的。

3. 非盲　与盲法试验相反的是非盲（open label）试验，又称开放性试验。即不设盲的试验，观察者方和被观察者方都知道患者采用何种处理。事实上，临床试验中有很多是无法设盲的，例如手术组与非手术组的比较，不同护理方法间的比较，外用药与口服药的比较等。在非盲试验中，由于研究者或受试者对试验的信赖，或受试者对研究者的信任，在填写记录时某些受主观因素影响较大的指标值时就可能出现先入为主的观念。当一个研究者知道受试者所接受的是试验药物时，可能对受试者的治疗情况倍加关心，如增加检查的频度，甚至护理人员也会格外关心该受试者，他们的这种做法很可能会影响受试者的态度，从而不知不觉地影响观察指标的真实性。而当受试者知道自己所用的是对照药物或安慰剂后，也会产生心理影响，妨碍或干扰与研究者的配合，造成偏倚。

因此，单盲或非盲试验也应尽可能按双盲试验来管理，此时，可以成立专门的结果评价委员会负责试验效应的评价，若参与评价的人员在评判过程中始终处于盲态，就能将偏倚控制到最低限度。

第三节　临床试验的偏倚与控制

临床试验的偏倚可以定义为：任何与临床试验的设计、实施、分析和评价有关的，导致疗效和安全性估计偏离真值的系统性误差。

Notes

一、偏倚的种类

Sackett（1979）将临床试验中的偏倚分为 7 类。即：①文献阅读时的信息偏倚；②设计和选取样本时的选择性偏倚；③研究实施过程中产生的偏倚；④在测量或评价暴露和结果时产生的偏倚；⑤分析数据时产生的偏倚；⑥解释分析结果时的偏倚；⑦发表研究结果时的偏倚。这些在临床流行病学一章和有关专著中都有介绍。

这里主要介绍统计分析和报告中常见的偏倚。

（1）数据挖掘偏倚（data dredging bias）：在没有任何假说的前提下，对数据进行所有可能的分析，根据分析的结果，再来确定自己的假说，以及统计分析的内容，假设检验的水准等。这种方式常导致假阳性。也称为 looking for the pony，这来自一个童话，一个小孩在挖一堆马粪，希望能挖出一只小马来。

（2）事后确定检验水准偏倚（post hoc significant bias）：先分析数据，再根据结果确定假设检验的水准和Ⅱ型错误。

（3）尺度变更偏倚（scale degradation bias）：将连续性变量分组，或将分类变量合并，常导致信息量的损失。尤其是在看到结果后再决定的分组或合并。

（4）数据清理偏倚（tidying-up bias）：将离群值（outlier）或者其他不太规则的数据剔除，无论是否有统计学依据，都将导致结论的偏倚。尤其是在窥看结果后，再设法寻找统计学依据的剔除，甚至没有统计学依据的剔除。

（5）窥看结果偏倚（reported peek bias）：在研究进行过程中，多次对中间结果进行无计划的分析，并据此作出下一步的安排。

（6）多重比较偏倚（multiple comparison bias）：多组间的两两比较，或同一资料中多个指标的分析，或研究过程中对不断积累的资料重复进行分析，而没有采取相应的措施控制第一类错误，常导致假阳性结论。

（7）重复测量偏倚（repeated measurement bias）：对临床试验中对某指标进行多次重复观察，但是在分析时没有考虑这些重复测量值间的相关性，而将每个观察作为一个独立样本进行分析，导致假阳性。

（8）显著性解释偏倚（significance bias）：将统计学上的显著性（statistical significance）和生物学上的意义（biological significance）混淆，导致对结论解释的偏倚。

（9）相关性解释偏倚（correlation bias）：把指标间的相关性解释为因果关系导致的偏倚。

二、偏倚的控制

临床试验中为了控制偏倚，除严格执行随机化和盲法，同时还要求：先计划后分析、设立独立的数据监察委员会等措施来控制偏倚，并采用安慰剂技术和双盲双模拟（double dummy）技术等控制可能的主观偏性。

1. **先计划后分析**　任何数据管理、统计分析、结论的表达等，均需事先认真仔细做好计划，然后严格按照计划实施。包括数据的整理、差错的核对、离群值的处理方法，各指标的定义、分析方法和结果表达的方式（统计量、统计图、统计表），还有各指标分析的统计学模型、模型中需要校正的协变量、模型的评价方法，安全性数据的整理、分析方法等，每个分析的细节都要考虑周全，所有这些，都必须在分析资料前确定下来，并列出详细的计划。有些事先不能确定的，需要在方案中将各种可能考虑到。例如，某个指标不能确定是否服从正态分布，因此不能确定是用 t 检验还是秩和检验时，拟采用保守的方法。这样才能避免和控制数据管理、统计分析过程中带来的偏倚。

2. **设立独立的数据安全监查委员会**　独立的数据监查委员会（independent data monitoring committee，iDMC）或数据安全监查委员会（data security monitoring board，DSMB）是为一个临床

试验专门设立的由临床医生、生物统计学人员、有关实验技术人员和生物伦理学家（bioethicist）组成的专家组，任务是定期地评定临床试验的进程、受试者的安全性、试验的质量，对研究结果进行评价，进行计划内的期中分析，以确保试验的伦理性和完整性。并根据监察的结果，必要时向申办者提出是否继续、修改或终止试验。数据安全监查委员会有义务将临床试验的风险降到最低，研究进程中，如果数据显示试验对受试者有较大危害，则可提出终止试验。

数据监查委员会的工作职责和工作流程必须有书面的操作规程，并保留所有的会议记录。

IDMC 的工作必须是独立的，他们不可以是本研究中的研究者，也不可以是临床试验的委托人，不可以与研究者和委托人有经济利益关系，也不可以是委托人的发言人，同时也独立于本研究的统计分析人员。数据监察委员会的独立性是为了保障受试者的安全，维护临床试验的完整性和科学性，防止临床试验过程中一些不必要的信息外泄。

3. 安慰剂技术　安慰剂是一种虚拟药物（dummy medication），其剂型、大小、颜色、重量、气味、口味等都与试验药物尽可能保持一致，但不含试验药物的有效成分。

安慰剂技术主要用于设置双盲对照，目的在于克服研究者、受试者、参与评价疗效和安全性的工作人员等由于主观期望、心理因素所形成的偏倚，最大限度地减少受试者和研究者的主观期望效应（subjective expectant effect）。

4. 双模拟技术　是安慰剂技术的双重应用。双模拟技术主要用于阳性对照。如果试验药与阳性对照药剂型不同，外观不同、服用量不同（如试验药为 2 次 / 日，2 片 / 次，而对照药为 3 次 / 日，1 片 / 次），为了执行双盲试验需要用双模拟技术。即制备一个与试验药外观相同的安慰剂，称为试验药的安慰剂；再制备一个与对照药外观相同的安慰剂，称为对照药的安慰剂。试验组的受试者服用试验药加对照药的安慰剂；对照组的受试者则服用对照药加试验药的安慰剂。各药和其安慰剂服用方法相同。因此从整个用药情况来看，每个受试者所服用的药物，每日次数，每次片数在外观上或形式上都是一样的，这就保证了双盲法的实施。

假设某试验药物和某阳性对照药物的外观不同、用量不同，如图 17-1A 所示，则双盲双模拟的给药方案为图 17-1B 所示。

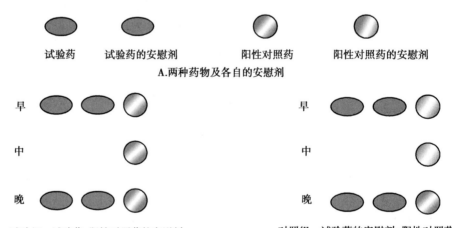

图 17-1　双盲双模拟示意

第四节　临床试验中对照组的选择

临床试验必须遵循随机、对照、重复的原则，同时要符合伦理，并尽可能采用盲法。本节介绍临床试验对照组设置的基本要求和对照组的选择。

一、临床试验中设置对照组的基本要求

应该首先明确指出，疗效的验证性研究一定要设立专门的对照组。这是因为有些疾病有自愈倾向，有些疾病的预后受心理因素的影响较大，有些疾病的病情与气候、季节波动有关，还有一些与医疗护理等其他各种已知的或未知的环境因素的变化有关，如果不设对照则很难正确评价研究因素的效应。

临床试验中设立对照的基本要求同样要遵循对等（homogeneity）、同步（synchronization，concurrent）、专设（purpose-design）的基本要求（见第二章）。

对照可以是平行对照（成组试验设计），也可以是交叉对照（交叉试验设计）。同一个临床试验可以包含一个或多个对照组。

二、临床试验中的对照组

临床试验中对照组的设置有四类：安慰剂对照，空白对照，阳性药物对照，剂量 - 反应对照。

1. 安慰剂对照（placebo control）　安慰剂是一种虚拟药物（dummy medication），其剂型、大小、颜色、重量、气味、口味等都与试验药物尽可能保持一致，但不含试验药物的有效成分。

设置安慰剂对照的目的在于克服研究者、受试者、参与评价疗效和安全性的工作人员等由于心理因素所形成的偏倚，最大限度地减少受试者和研究者的主观期望效应（subjective expectation effect），控制"安慰剂效应"对试验药物效应评价的影响。设置安慰剂对照还可以消除疾病自然进展的影响，以显露出试验药物所引起的真实的疗效及不良反应，所以，在此试验条件下，能够直接度量试验药物和安慰剂之间的差别。

使用安慰剂对照需注意如下两个问题：①在伦理（ethic）方面，当所研究的适应证尚无有效药物治疗时，使用安慰剂对照并不存在伦理问题；但是，如已有有效药物，而该药物已经给受试者带来一定的益处（如防止对患者的损害，减少复发和死亡），这时再用安慰剂对照就存在伦理问题。此外，如已知该药物具有一定毒性，常导致严重不良反应，因而患者拒绝接受时，亦可使用安慰剂对照。②当使用安慰剂对照不会延误病情、延误治疗时，才是适合的对照选择。

安慰剂对照常使受试者感觉到病情并未改善，故容易中途退出试验，造成病例脱落。

2. 空白对照（no-treatment control）　未加任何对照药物的对照组称空白对照。试验组与空白对照组的受试者分配必须遵循随机化的原则。空白对照与安慰剂对照的不同在于空白对照并未给予任何药物，所以它是非盲的，从而可能影响到试验结果的正确评价。适用空白对照的情况有两种：①由于处理手段非常特殊，安慰剂盲法试验无法执行，或者执行起来极为困难，例如试验组为放射治疗，外科手术等；②试验药物的不良反应非常特殊，以至于无法使研究者或受试者处于盲态，这时使用安慰剂对照几乎没有意义，不如采用空白对照。

3. 阳性药物对照（active control，positive control）　在临床试验中采用已知的有效药物作为试验药物的对照，称为阳性药物对照。作为阳性对照的药物必须是疗效肯定、医务界公认、药典中收载的药物，特别是最近药典中收载者。如果有多种阳性对照药物可选，则应选对所研究的适应证最为有效、安全的药物。试验药物与阳性对照药物之间的比较需要在相同条件下进行，阳性药物对照使用的剂量和给药方案必须是该药最优剂量和最优方案，否则可能导致错误的结论。阳性药物对照试验应该是随机双盲的，双盲执行过程常是双模拟的。

没有经过安慰剂对照试验研究验证的上市药物，不可作为阳性对照。

4. 剂量 - 反应对照（dose-response control）　将试验药物设计成几个剂量组，受试者随机地分入一个剂量组中，这样的临床研究称为剂量 - 反应对照，它可以包括安慰剂对照即零剂量（zero-dose），也可以不包括安慰剂。剂量 - 反应对照主要用于研究剂量与疗效、不良反应的关系，确定用药剂量范围。

剂量-反应关系一般呈 S 形曲线关系，选用的剂量最好是从曲线的拐点向两侧展开，因其斜率较大，剂量的改变会使疗效和安全性反应灵敏，从而易于获得准确的结论。剂量 - 反应对照也可以包括阳性对照药的一个或多个剂量组。

三、对照组的灵活应用

一个临床试验不一定只有一个对照组，可以根据实际情况设立多个对照组，以分别排除不同混杂因素的干扰。例如，在一个阳性药物对照的临床试验中，增加一个安慰剂对照组，就形成同时使用安慰剂和阳性药物对照的试验，称为三组试验（three arm study）。

在安慰剂对照试验中，为了加强伦理性，可以在每个受试者都给予一种标准治疗的基础上，试验组再给予试验药物，对照组再给予安慰剂，称为有基础治疗的安慰剂对照试验，或加载研究（add-on study）。加载研究所表达的疗效和安全性是一种联合治疗的结果，因此在对研究结果进行解释时，需要判断是研究药物的单独作用还是其与基础治疗联合作用。

四、不设对照组的情形

在探索性研究中，临床试验有时可以不专门设立对照组，而使用外部对照（external control）或理论对照。

外部对照又称为历史对照（historical control），是将研究者本人或他人过去的研究结果与试验药物进行对照比较。当所研究的疾病严重威胁人类健康，目前还没有满意的治疗方法（如AIDS），且根据药物作用机制、动物试验以及早期经验，已能推荐所研究的新药时，可以使用外部对照。外部对照可比性很差，因为本试验受试者与外部对照的受试者并非来自同一个患者总体，不符合平衡和平行的原则，也无法设盲。

理论对照是从临床应用角度提出一个理论值用于比较。例如，在新药的剂量探索阶段提出，如果一个新药的有效率低于20%，则认为没有进一步开发的必要。

由于外部对照和理论对照不符合同质和同步的要求，缺乏可比性，所以其应用十分有限，仅用于探索性研究。

第五节　临床试验比较的类型

本书前面所介绍的假设检验方法大部分都是比较两个或多个总体的参数是否相等，这种检验可称之为差异性检验（testing for difference），或优效性检验（testing for superiority）。事实上，临床试验中常常需要回答这样一类问题：某新处理方法是否与"标准处理方法"（或已有处理方法）相近，从而判断是否可用新处理代替标准处理方法。例如：能否用国产药代替进口药等。这些试验称为临床等效性试验（clinical equivalence trial）。如果要回答的问题是：某新处理方法是否不比"标准"处理方法差，从而可用新处理方法取代"标准"处理方法，这属于非劣效性假设试验（non-inferiority trial）。

因此，临床试验中有三类比较的试验形式，对应的假设检验分别称为优效性检验（test for superiority），等效性检验（test for equivalence）和非劣效性检验（test for non-inferiority）。

一、等效和非劣效的检验

临床上认为一种药物的疗效与另外一种药物的疗效是等效的，并不是指两者的疗效相等，而是两种药物的疗效相差（$\pi_T - \pi_C$）不超过一个允许的范围 $-\delta < (\pi_T - \pi_C) < \delta$，这里 δ 称为等效界值，π_T 为试验药的效应，π_C 为对照药的效应；认为一种药物的疗效不比另外一种药物的疗效差，也并不是指前者的疗效一定大于或等于后者，而是前者优于后者，或者等效，但相差不超过一

Notes

个允许的范围$(\pi_T-\pi_C)>-\delta$，这里δ称为非劣效界值（以下均假定$\delta>0$）。

不同检验的检验假设，检验的方向和拒绝H_0时的意义见表17-3。这里，优效性检验和等效性检验是双侧的，非劣效检验是单侧的。其中，等效性检验是借助两次单侧检验完成的，称为双单侧检验（two one-sided test）。

必须明确指出的是，如果一个上市药物从来没有进行过安慰剂对照的临床试验，或缺乏安慰剂对照的临床试验资料，使用这个药物作为阳性对照药进行等效性和非劣效性临床试验，需慎重。

表 17-3　不同检验的假设、方向和意义

检验	检验假设	检验方向	拒绝H_0时的意义
优效	$H_0: \pi_T-\pi_C=0$ $H_1: \pi_T-\pi_C\neq0$	双侧检验	试验药的疗效优于对照药（$\pi_T-\pi_C>0$时）
等效	$H_{0(1)}: \pi_T-\pi_C=\delta$ $H_{1(1)}: \pi_T-\pi_C<\delta$ $H_{0(2)}: \pi_T-\pi_C=-\delta$ $H_{1(2)}: \pi_T-\pi_C>-\delta$	双单侧检验	同时拒绝$H_{0(1)}$和$H_{0(2)}$时，试验药与对照药等效
非劣效	$H_0: \pi_T-\pi_C=0$ $H_1: \pi_T-\pi_C>-\delta$	单侧检验	试验药非劣于对照药

二、等效和非劣效的可信区间推断法

用可信区间对等效性和非劣效性进行推断很容易理解。假设可信度为$(1-\alpha)\times100\%$，则根据相应的统计学模型，可以估计出试验组与对照组差值$(\pi_T-\pi_C)$的$(1-\alpha)\times100\%CI$，如果是等效性或优效性检验，则用双侧；如果是非劣效检验，则用单侧。

在优效性检验中，如果$(\pi_T-\pi_C)$的95%双侧可信区间的下限大于0，则可以认为试验药优于对照药（图17-2A和图17-2B）。若优效界值为δ，且当$(\pi_T-\pi_C)$的$(1-\alpha)\times100\%$双侧可信区间的下限大于δ时，可认为试验药强优效于（strong superiority）对照药（图17-2A）。

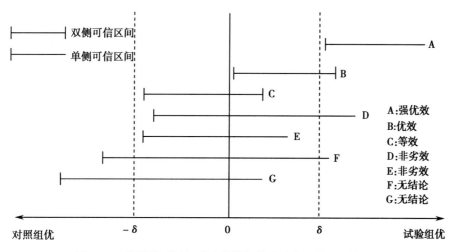

图 17-2　优效性、等效、非劣效性与效应差值可信区间的关系

在等效性检验中，等效界值为δ，等效区间为$(-\delta,\delta)$。如果$(\pi_T-\pi_C)$的$(1-2\alpha)\times100\%$双侧可信区间位于等效区间$(-\delta,\delta)$内，则可认为试验药与对照药等效（图17-2C）。注意，此时对应的双单侧检验水准为$(1-\alpha)\times100\%$。

在非劣效性检验中，非劣效界值为δ，如果$(\pi_T-\pi_C)$的$(1-\alpha)\times100\%$单侧可信区间的下限

Notes

大于 $-\delta$，则可以认为试验药非劣于对照药（图 17-2D 和图 17-2E）。

在等效性和非劣效性的检验中，与假设检验法相比，可信区间法理解上更直观。同时区间估计的结果可以直接来自统计学模型，例如，在生存率的比较中，利用 Cox 回归控制了患者的年龄、性别、基线时的病情严重程度后，得到组间相对危险度的可信区间，由此可以作出推断结果。相对于假设检验法更方便。

三、临床等效性和非劣效性界值的确定

等效或非劣效在临床上应有一个范围。比如，新药和标准药物的疗效相比，最低不能低于多少以及最高不能超过多少才可认为是"等效"呢？或者一种新药不比标准对照药差，到底临床上可接受的最低到多大程度才算"非劣效"呢？这就涉及临床等效性界值（equivalence margin）和临床非劣效性界值（non-inferiority margin）的问题。为叙述方便，我们统一用 δ 表示这种界值，并以 $-\delta$ 表示劣侧界值，以 δ 表示优侧界值。显然，非劣效性试验仅用 $-\delta$ 一个界值，而等效性试验要用 $-\delta$ 和 δ 两个界值。

应该指出，δ 是一个有临床意义的值，不超过临床上能接受的最大差别范围，应该由临床专家根据实际情况确定。若 δ 选大了，可能会将疗效达不到要求的药物判断为非劣效或等效而推向市场；若 δ 选小了，则可能会埋没一些本可推广使用的药物。

δ 的选择视实际情况一般有下列几种方法：

（1）经验法。根据既往的经验，对某些临床定量指标的等效界值，有学者提供了可供参考的建议标准。例如 VAS 疼痛评分可取 10mm，血压可取为 0.67kPa（5mmHg），胆固醇可取为 0.52mmol/L（20mg/dl），白细胞可取为 0.5×10^9/L（500 个 /mm³）；

（2）酌情取主要指标的 1/5～1/2 个标准差，或参比组均数的 1/10～1/5 等；

（3）对有效率而言，δ 取阳性对照组有效率的 10%～15%；

（4）如果在以往的阳性对照药与安慰剂对照的试验中，阳性对照药的效应与安慰剂的效应之差的可信区间下限为 Δ，则 δ 可以取 Δ 的 1/4～1/2。

例 17-3　设试验组和对照组各治疗某病 120 例，有效例数分别为 64 及 56 例。若临床上认可两组有效率不超过 8% 可认为等效，δ 设为 8%，试做等效性检验。

采用双单侧检验法和可信区间法进行等效性检验。

本例两组合计率为：$p = (64+56)/(120+120) = 50\%$。

两个单侧检验的假设分别为：

$$H_{0(1)}: \pi_T - \pi_C = 0.08, \quad H_{1(1)}: \pi_T - \pi_C < 0.08$$

和

$$H_{0(2)}: \pi_T - \pi_C = -0.08, \quad H_{1(2)}: \pi_T - \pi_C > -0.08$$

每次检验的 $\alpha = 0.05$（单侧），总的检验水准仍然为 0.05，这是因为如果犯 I 类错误，两个 H_0 中最多只会一个错，不会同时两个错。

$$u_{(1)} = \frac{0.08 - (64/120 - 56/120)}{\sqrt{0.5(1-0.5)(1/120 + 1/120)}} = 0.21 < 1.64$$

$$u_{(2)} = \frac{-0.08 - (64/120 - 56/120)}{\sqrt{0.5(1-0.5)(1/120 + 1/120)}} = -2.27 < -1.64$$

由此可见，第一个单侧检验不拒绝 H_0，第二个单侧检验拒绝 H_0。因此，不能得到两组等效的结论。

可信区间法是计算两个率差值的 $(1-2\alpha) \times 100\% = 90\%$ 可信区间，得（-0.0392, 0.1725），上界已经超过 $\delta = 8\%$，即不能认为是等效的。与双单侧检验结果是等价的。等效性假设检验和非劣效性假设检验，与差异性假设检验具有不同的性质和各自的用途。在差异性假设检验中，

Notes

P>0.05 时，不能认为所比较的两个组等效。也就是说等效性和非劣效性检验不能用一般的差异性检验代替。

第六节　临床试验常见的设计类型

临床试验中采用的基本研究设计有：平行组设计（parallel group design），交叉设计（cross-over design）和析因设计（factorial design）。

一、平行组设计

平行组设计（parallel group design），又称成组设计或完全随机设计（completely random design），是医学科研中最为常用的一种实验设计方法，它是将受试者随机地分配到各处理组中。该设计适用面广，可用于两组或多组实验研究，且各组的样本含量可不相等，设计比较灵活。平行设计是一种最简单也是最常用的设计，称为随机化对照试验（randomized controlled trial，RCT）。

例 17-4　多中心、随机、非盲、常规治疗方案对照、平行组、非劣效试验设计实例。抗反转录病毒治疗（ART）对延长艾滋病患者的生命、降低患者的死亡率起到关键作用。但是很多患者经过一段时间的治疗后，对一线药物产生抗药性，此时就必须及时改服抗病毒效果更强的二线药物。及时接受二线治疗可降低二线治疗中 NRTI（核苷类反转录酶抑制剂）类药物的高度耐药性。美国卫生与公共服务部指南建议不要等到患者出现临床治疗失败才转换治疗。如果延迟进行二线治疗，则可增加患者致残甚至病死的危险，增加花费，增加二线治疗时交叉耐药的可能，致使可供二线治疗的药物选择减少。因此，从一线治疗转换为二线治疗的时机非常关键。在发达国家，接受 HIV 抗反转录病毒治疗（ART）的患者，需定期（一般为 3 个月）接受临床检测实验室检测，以确定一线治疗的有效性和毒副作用，从而决定是否转换到二线治疗。由于涉及 CD4 细胞计数和血生化检查，故在 HIV 感染人数众多，且资源匮乏、实验条件相对落后的非洲，定期的实验室检查就显得非常困难。

2010 年，Lancet 上发表了一个开放的、非劣效性（non-inferiority）大型临床试验。该试验在乌干达的三个临床试验中心和津巴布韦的一个临床试验中心开展，目的是比较对于接受 ART 治疗的 HIV 感染患者的单纯临床监测（clinically driven monitoring，CDM）和常规监测，即实验室加临床监测（Laboratory and clinical monitoring，LDM）的长期临床效果的差异。

3321 名 18 岁以上的 HIV 病毒阳性患者（CD4 细胞计数 <200 个 /μl，临床 Ⅱ-Ⅳ 期），随机分配到试验组（CDM）和对照组（LDM）。所有入组患者均接受一线 ART，但试验组根据临床表现确定是否转换到二线治疗，对照组同时结合实验室检查确定是否转换到二线治疗。

非疗效界值的确定：根据以往资料，患者发展为临床 Ⅳ 期或死亡的风险为 11.8 每百人年（100person-years，100py），非劣效界值取其 10%，即 1.18/100py。也就是说，CDM 组与 LDM 组相比，如果风险比 HR（Hazard ratio）的 95% 可信区间上限不超过 1.18，即认为 CDM 非劣于 LDM。

期中安全性、有效性由独立的数据监察委员每 9～12 月监测一次。如果 CDM 组的有效率、安全性等明显低于 LDM 组（*P*<0.001），则终止试验或调整试验方案。整个试验期间，期中检查共进行了 7 次，没有终止试验，也无需调整试验方案。

主要终点指标是：进展为临床 Ⅳ 期或死亡，以及严重不良事件。次要观察指标为：死亡率、转换到二线治疗的时间等。主要终点事件均由独立的终点事件审查委员会（Independent Endpoint Review Committee）裁定，他们对受试者的随机分组情况处于盲态。

用生存分析方法分析入组至终点事件的时间，用 Kaplan-Meier 曲线估计生存率，用按中心

Notes

分层的 log-rank 检验,以及 Cox 比例风险模型比较主要终点指标,并估计风险比(HR)。基于意向性分析原则(intention to treat),所有比较均采用全分析集。由于每个患者定期进行实验室检查和依从性评价,这些指标是重复测量的,故相应的分析采用广义估计方程(generalized estimating equation)。

研究结果表明,试验组 1662 名患者中有 459(28%)人发展为临床 IV 期或死亡,而对照组 1659 名患者中有 356(21%)人发展为临床 IV 期或死亡。发生率分别为 6.94/100py($95\%CI$:6.33～7.60 /100py)和 5.24/100py($95\%CI$:4.72～5.81/100py)。绝对率差 1.70/100py($95\%CI$:0.87～2.54/100py)。相应的 HR 为 1.31($95\%CI$:1.14～1.51)。显然,上限超过了非疗效界值 1.18。这种差别主要来自第二年以后。

从严重不良事件来看,试验组有 283(17%)例,对照组有 260(16%)例发生严重不良事件,两组差异无统计学意义($P=0.19$)。

结论:接受 ART 的患者无需定期进行安全性指标的实验室检查,但从第二年开始需定期接受 CD4 细胞计数的实验室检测,以便及时转换到二线治疗。

二、交 叉 设 计

交叉设计是一种受试对象内(within subjects)比较的试验设计,在临床药物动力学和代谢学研究中,交叉设计已经成为两种药物生物利用度(bioavailability)和生物等效性(bioequivalence)比较研究的标准设计方法之一。

在第十五章已经介绍了交叉设计的基本概念和分析方法。但是在临床试验中,特别是生物利用度和生物等效性研究中,往往采用有重复的交叉设计(replicated crossover design)。例如,要比较试验药(T)和对照药(R)的生物等效性,一般的交叉设计方案为:

	第一阶段	第二阶段
第一组:	T	R
第二组:	R	T

这里,每一组受试者接受 2 个阶段的试验,每个阶段接受一种处理。这种交叉设计的一个缺点是不能区分药物的延滞效应(carry over effect)与时期×药物的交互作用。

重复的交叉设计是:

	第一阶段	第二阶段	第三阶段	第四阶段
第一组:	R	T	R	T
第二组:	T	R	T	R

在这个设计中,每一组受试者均接受 4 个阶段的试验,其中,两个阶段用试验药,两个阶段用对照药,且是交替进行的。这样,既维持了原简单设计的均衡性,又增加了自由度,从而可以分析药物的延滞效应和时期×药物的交互作用。

尽管重复的交叉设计可以分析延滞效应和时期×药物交互作用,但是,在研究设计中,仍然需要严格定义清洗期(wash-out period),以清洗患者过去或前一阶段所用药物的影响,尽量在设计中控制偏倚。

交叉设计的资料,一般采用重复测量的混合效应(mixed effects)模型来分析。

例 17-5　多中心、随机、双盲、安慰剂对照、交叉试验设计实例。丛集性头痛(cluster headache,CH)以往又称组织胺性头痛、睫状神经痛、蝶腭神经痛、偏头痛性神经痛、Horton 综合征,是一种多见于中年男性的、周期性丛集性发作的、部位固定于一侧眼眶及其周围的头痛。病因不明,传统的观点认为 CH 与血管功能障碍有关。CH 分为发作性和慢性。发作性 CH 无先兆,头痛固定于一侧眼及眼眶周围。发作多在晚间,初感一侧眼及眼眶周围胀感或压迫感,数分钟后迅速发展为剧烈胀痛或钻痛,并向同侧额颞部和顶枕部扩散,同时伴有疼痛侧球结膜

Notes

充血、流泪、流涕、出汗、眼睑轻度水肿少有呕吐。头痛时患者十分痛苦,坐卧不宁,一般持续15～180 分钟,此后症状迅速消失,缓解后仍可从事原有活动。

英国国立神经内科和神经外科医院,2002—2007 年完成了一项 III 期临床试验,探讨高流量 100% 纯氧吸入对丛集性头痛的治疗效果。该研究采用随机、双盲、安慰剂对照、交叉试验设计。试验分两个组、4 个阶段。每个患者随机分配至 A、B 两组,在每次患者头痛发作开始时,100% 的纯氧或空气用吸氧面罩呼吸,12L/min,15 分钟。每次发作为一个阶段,分别在 4 次发作时交替进行吸纯氧或空气,试验顺序为:

试验 A 组:空气–纯氧–空气–纯氧

试验 B 组:纯氧–空气–纯氧–空气

原文根据以往舒马曲坦(sumatriptan,丛集性头痛的常规治疗药物)与安慰剂对照的结果,以两者差别的 25% 作为临床有意义的改善,则在 I 型错误为 0.05,把握度为 80% 的情况下,估计最小样本量为 55 例。考虑到可能的脱落,增加一些样本,最后决定至少用 70 例进行临床试验。

主要终点疗效指标为:15 分钟后是否有疼痛,属二分类的指标。

考虑到同一患者不同阶段结果间的相关性,对主要研究结果采用多水平 logistic 回归(multilevel logistic regression)模型进行分析,模型中除了比较处理间的差别,同时考虑了顺序、性别和丛集性头痛类型(慢性的或发作性的)对结果的影响。

研究共对 334 名患者进行了筛选,对其中 109 名合格病例进行了随机分组,有 33 例因为各种原因没有参与试验。最终 A 组 36 例,B 组 40 例。各阶段参与人数,A 组:36,36,36,35;B 组:40,39,38,38。

结果,吸氧组共 150 人次在头痛发作时接受治疗,116 人次有效;吸空气组 148 人次接受治疗,29 人次有效。多水平 logistic 回归模型分析结果显示,吸氧组有效率为 78%(95%CI: 71%～85%),对照组有效率为 20%(95%CI: 14%～26%),Wald $\chi^2 = 66.7$,$P<0.001$。模型中,性别、顺序、头痛类型均无统计学意义。研究中未观察到不良反应。

结论:与吸入空气相比,高流量氧吸入对丛集性头痛有一定的缓解作用。

三、析 因 设 计

析因设计的基本原理和分析方法,在第十五章已经做了比较详细的介绍。在临床试验中,析因设计主要用于联合用药的评价,分析:①联合用药是非优于单独用药(此时不考虑交互作用);②药物之间是否有交互作用,这种作用是拮抗的(antagonistic)还是协同的(synergistic)。常见的是研究两个药物的联合用药,三个或三个以上的比较少见。

例 17-6　多中心、随机、双盲双模拟、析因设计实例。激素替代疗法和抗氧化维生素保健品广泛应用于绝经后妇女的冠心病的二级预防,但尚无临床试验证明其效果。

本研究采用 2×2 析因设计,探讨单独或联合使用激素替代疗法(HRT)和抗氧化维生素保健品(Vitamins)是否影响绝经后冠心病妇女的冠状动脉造影定量测量值,从而推断其对冠心病的二级预防作用。

采用双盲双模拟技术,研究分为 4 个组:

A 组:安慰剂对照组,使用 HRT 安慰剂＋Vitamins 安慰剂

B 组:HRT 组,使用 HRT＋Vitamins 安慰剂

C 组:Vitamins 组,使用 HRT 安慰剂＋Vitamins

D 组:联合用药组,使用 HRT＋Vitamins

主要研究指标:最小管腔直径的年平均变化值。

统计分析方法:所有分析基于 ITT 原则,主要结果变量采用 Van der Waerden 检验(一种非

Notes

参数分析方法)。

研究结果：423 例符合条件者被随机分配到四个组。分别是 108、103、105 和 107 例。各组可评价病例(n)和冠状动脉造影的结果见表17-4。

表 17-4　四个处理的冠状动脉造影结果

指标	A $n=87$	B $n=77$	C $n=71$	D $n=85$	P 值
最小管腔直径, mean±SD, mm					
基线	2.01(0.48)	1.96(0.43)	1.96(0.47)	2.02(0.57)	0.74
随访	2.01(0.50)	1.87(0.42)	1.89(0.58)	1.94(0.53)	0.32
平均变化	−0.01(0.15)	−0.048(0.14)	−0.042(0.15)	−0.046(0.16)	0.30
分级, n(%)					
改善	19(22)	14(18)	13(18)	15(18)	0.55
没有改变	35(40)	28(36)	26(37)	34(40)	
进展	22(25)	28(36)	24(34)	33(39)	
混合型	11(13)	7(9)	8(11)	3(3)	

结果显示，四组间的最小管腔直径的平均变化值差别无统计学意义($P=0.30$)，交互作用(interaction)亦无统计学意义($P=0.31$)，校正有关协变量后亦未改变结果。

结论：无论是激素替代疗法还是抗氧化维生素保健品，对绝经后冠心病妇女均无冠心病二级预防作用。

第七节　案　例

案例 17-1　中老年人补钙可以预防骨质疏松，这已是医学常识。然而补钙同时改变了血脂水平，是否会导致心血管疾病发生率的提高？英国医学杂志(British Medical Journal，BMJ)上最近发表了一项随机、双盲、安慰剂平行对照研究。1471 名绝经超过 5 年的健康妇女(平均年龄 74 岁)志愿者，被随机分配到试验组和对照组。其中，试验组受试者每日补充 5 片枸橼酸钙片(每片含钙量 200mg)；对照组每日补充等量安慰剂。并记录日常饮食中钙的补充量，每 6 个月随访一次，共随访 5 年。

主要观察指标是：心肌梗死发生率、脑卒中、猝死的发生率，以及三者事件总发生率。

研究采用 Kaplan-Meier 和 midP 方法分析和比较随访开始至事件发生的时间，用 Poisson 回归方法比较两组的 5 年事件发生率。基于 ITT 定义分析的数据集。

结果，试验组 732 人中有 21 人(24 人次)发生心肌梗死，发生率为 2.9%(95%CI：1.8% ～4.4%)；对照组 739 人中有 10 人(10 人次)发生心肌梗死，发生率为 1.4%(95%CI：0.7%～2.5%)。Fisher 确切概率法比较 $P=0.047$，两组率差 1.5%(0.03%～3%)，相对危险度 RR 为 2.12(95%CI：1.01～4.42)。

两组发生脑卒中的人数分别为 31 和 22 人，相对危险度为 1.42(95%CI：0.83～2.43)；发生猝死的人数均为 3 人，相对危险度为 1.01(95%CI：0.20～4.99)。差异均无统计学意义。

研究结论：高剂量补钙提高了心肌梗死发生的风险。

评论：

(1)本论文发表的有关内容，实际上是另外一个研究中的次要观察指标，而其主要研究目的是探讨中老年高剂量补钙是否有预防骨质疏松的作用。由于样本含量是基于降低 40% 的骨折发生率估计的。因此，用于次要观察指标分析时，由于发生率较低，样本含量明显不够。事实上，如果按对照组事件发生率 $p_0=1.5\%$，要有 80% 的把握度发现 $RR=1.5$，每组样本含量需

Notes

要：$n=5134$；$RR=2$ 时，$n=1534$。如果按 $p_0=3\%$，要有 80% 的把握度发现 $RR=1.5$，每组样本含量需要：$n=2517$；$RR=2$ 时，$n=749$。

（2）心脑血管事件的发生与多种因素有关，其中年龄是非常重要的一个指标。在校正年龄，和其他协变量后，Poisson 回归显示，试验组和对照组事件发生率差别没有统计学意义。同时，分析中将连续型的年龄变量简单按中位数分为二分类的，显然降低了信息的利用度。模型中没有考虑日常饮食补钙作为协变量，也是非常遗憾的。

（3）本研究中，将被调查者或家属自报（self report）的事件数作为一个分析指标，显然不妥，应该根据最后医疗机构确诊的事件数为分析依据。

鉴于以上原因，认为高剂量补钙提高了心肌梗死发生的风险，为时尚早。需进一步的大样本人群试验证实。

案例 17-2 这是一个多中心、随机、双盲、2×2 析因设计的 II 期临床试验。转移性黑素瘤是恶性程度非常高的恶性肿瘤，目前尚无药物能提高患者的生存率。有研究表明，α2b 干扰素（IFN-α2b）和粒单核细胞集落刺激因子（GM-CSF）作为进展性黑素瘤患者的辅助治疗，对其生存时间（overall survival time，OS）和无复发时间（relapse-free survival，RFS）均有一定效果。本研究探讨单独和联合使用 IFN-α2b 和 GM-CSF 对转移性黑素瘤患者的疗效和安全性。

试验分为 4 个组：

A 组：对照组，仅使用基础治疗：多表位多肽疫苗（Multi-epitope peptide vaccine）；

B 组：GM-CSF 组，即基础治疗+GM-CSF

C 组：IFN-α2b 组，即基础治疗+IFN-α2b

D 组：联合用药组，即基础治疗+IFN-α2b+GM-CSF

主要观察指标为：免疫应答率。次要观察指标为：无进展生存期（progression-free survival，PFS）和总生存率（overall survival，OS）。

采用 Fisher 确切概率法比较各组免疫应答率的差异；采用 log-rank 检验直接比较未调整（协变量）的 PFS 和 OS 的组间差异，用 Cox 模型比较各组调整（协变量）的 PFS 和 OS 的组间差异。

120 名受试者随机分入以上 4 个组，所有受试者接受 13 个周期（共 52 周）的治疗。

主要结论：无论是 IFN-a2b 还是 GM-CSF 均未见提高免疫应答。试验中，有免疫应答者，其中位生存时间比没有免疫应答者长（21.3 比 13.4 个月，$P=0.046$）。

评论：

（1）样本含量计算与设计初衷不符。根据原文，无 GM-CSF 或无 IFN-α2b 治疗组免疫应答率设为 5%，而有 GM–CSF 或有 IFN-α2b 治疗组的免疫应答设为 30%，按两组比较设计，在 α=0.10 时，共需 72 例，此时用 Fihser 确切概率法检验有 80% 的把握度能发现这种差别。分配到 4 个处理组，每组需 18 例。实际实施时，是按每组 30 例入组的。

事实上，既无 GM-CSF 亦无 IFN-α2b 治疗只有 A 组，而其他组为有 GM–CSF 或有 IFN-α2b 治疗组。即使不考虑交互作用，由于需要将 B、C、D 组分别与 A 组比较，必须考虑多重比较的问题（至少 3 个比较），因此，如果设定总 I 类错误的概率为 0.10，则单个分析的 I 类错误必须为 0.10/3=0.033（Bonferroni 法），重新估计样本含量，每组需要 48 例，4 组共需 192 例。

（2）分析方法与设计初衷不符。原析因设计是要评价 GM-CSF 与 IFN-α2b 单独用药和联合用药的有效性和安全性。但是，在分析时，作者并没有采用析因设计的分析方法，而是将（B+D）组与（C+A）组比较来评价 GM-CSF 的作用，将（C+D）组与（B+A）组比较来评价 IFN-α2b 的作用。用这样的方法分析，如果 GM-CSF 与 IFN-α2b 有拮抗作用，就会掩盖各自的作用；如果有协同作用，则会夸大各自的作用。

（3）既没有对各组基线进行描述和比较，也没有列出各组的效应。同时，缺失率比较高。

小　结

1. 本章介绍了临床试验的统计学设计和相应的分析方法。临床试验是指以人体为研究对象，对药物、疫苗和医疗器械在临床上的安全性、有效性进行评价的科学研究。

2. 临床试验一般分为 4 期。Ⅰ期临床试验是初步的药理学及人体安全性评价，由一系列试验组成，分别观察人体对于新药的耐受性和药物代谢规律等，为制订给药方案提供依据。Ⅱ期临床试验是探索性研究，由一系列试验组成，主要探索临床合理用药剂量和用法，对新药有效性及安全性作出初步评价，为进一步验证提供方案。Ⅲ期临床试验属验证性研究，需严格遵循随机、对照的原则，对前期临床试验提出的用法、用量的有效性、安全性作进一步验证。Ⅳ期临床试验属新药上市后监测，在广泛使用条件下进一步考察药物的不良反应，特别是罕见不良反应，同时进一步评价药物的有效性。

3. 偏倚会出现在临床试验中的各个环节。统计学设计、数据管理、分析方法的选择、对结果的解释等也会带来偏倚。偏倚的控制在临床试验中极为重要，随机化、盲法、独立的数据监督委员会等是控制偏倚的重要方法。

4. 临床试验设计中需要设置对照。一个没有对照或试验组间缺乏可比性的研究，很难提供令人信服的科学依据。对照组的设置应该遵循对等、同步、专设的原则。设立对照组的目的是为了避免或减少偏倚，提高统计学推断和临床评价的准确性和可靠性。

5. 平行组设计、交叉设计和析因设计是临床试验中常用的设计方法。

思考与练习

化疗常引起恶性呕吐，为比较某国产药与进口药对缓解因化疗引起的恶性呕吐的效果，拟进行临床试验。问采用何种设计方法？临床试验中需要注意哪些问题？

（陈　峰）

Notes

第十八章 多因素实验资料的方差分析

第八章介绍了完全随机设计、随机区组设计和拉丁方设计资料的方差分析,这三种设计类型的共同之处是只安排一个处理因素,不同的是随机区组设计多了一个非处理因素,即配伍因素,而拉丁方设计则多了两个非处理因素。虽然后两种设计类型分别涉及两个和三个因素,但都不能分析因素之间的交互效应。

实际中,有很多情况需要分析因素间的交互效应,例如给药剂量与给药后时间对血药浓度的影响,药物研制中几种化学物质按不同比例混合的最佳配方筛选,不同药物在不同器官中的分布,等等。上述实验涉及两个或两个以上的处理因素,需要用本章介绍的多因素实验设计和方差分析方法进行设计和数据处理。

第一节 析因设计资料的方差分析

析因设计资料的方差分析被广泛用于需要分析交互效应和选择最佳组合的实验研究中。下面分别介绍两因素和三因素的析因设计的方差分析方法,类似地可推广到任意因素及任意水平析因设计的方差分析。

一、两因素析因设计资料的方差分析

析因设计资料的方差分析包含主效应(main effect)分析、交互效应(interaction)分析和单独效应分析三个层次。主效应和交互效应的方差分析又称析因分析(factorial analysis),如果分析所有主效应和交互效应,则为全因子模型;如果只分析部分主效应和交互效应,称为非全因子模型。

例 18-1 为了研究药物治疗附加磁场对人体内磁性物质分布的影响,安排两个药物组:实验组为"丝裂霉素+高分子物质+磁性物质+磁场",对照组为"丝裂霉素+高分子物质+磁性物质"。每组分别于给药后 15 分钟和 60 分钟处死实验小鼠,检测小鼠肝脏组织的磁性物质浓度,即铁浓度(mg/g)。采用 2×2 平衡设计,一个因素为药物,有 2 个水平,即实验组(A_1)和对照组(A_2);另一个因素为给药后时间,亦有 2 个水平,即 15 分钟(B_1)和 60 分钟(B_2)。两个因素有 4 种组合,每种组合重复例数为 6。将 24 只小鼠随机分配到 4 个组合组,实验结果见表 18-1,试分析之。

表 18-1 小鼠肝脏组织的铁浓度(mg/g)检测结果

实验组(A_1)		对照组(A_2)	
15min(B_1)	60min(B_2)	15min(B_1)	60min(B_2)
0.554	1.015	0.337	0.503
0.550	1.005	0.276	0.612
0.578	1.071	0.313	0.593
0.706	1.106	0.387	0.604
0.686	1.155	0.431	0.640
0.651	1.145	0.362	0.560

1. 主效应和交互效应分析　为方便计算，先根据表18-1求得各因素和水平组合的观察值合计，见表18-2。表中括弧内为均数，用于描述。

表18-2　表18-1资料各因素和水平间之和的合计和均数

	A$_1$	A$_2$	合计
B$_1$	3.725（0.621）	2.106（0.351）	5.831（0.486）
B$_2$	6.497（1.083）	3.512（0.585）	10.009（0.834）
合计	10.222（0.852）	5.618（0.468）	15.840（0.660）

（1）检验假设：分为主效应和交互效应的检验假设。

主效应的检验假设：

H_0：某因素2个水平的主效应相同；

H_1：某因素2个水平的主效应不同。

交互效应的检验假设：

H_0：两因素间有交互效应；

H_1：两因素间无交互效应。

（2）离均差平方和与均方的计算：总变异：总变异的离差平方和及自由度按公式18-1计算，

$$SS_T = \sum X^2 - C, \nu_T = N - 1 \tag{18-1}$$

式中，C 为校正数，

$$C = (\sum X)^2 / n \tag{18-2}$$

本例由原始数据求得 $\sum X = 15.840$，$\sum X^2 = 12.2134$

校正数：$C = (\sum X)^2 / n = 15.84^2 / 24 = 10.4544$

$$SS_T = \sum X^2 - C = 12.2134 - 10.4544 = 1.7590$$

$$\nu_T = N - 1 = 24 - 1 = 23$$

主效应变异：某因素 Y 的离差平方和、自由度及均方均可按下式计算，可视为方差分析计算的通式。

$$SS_Y = \sum \frac{(\sum X_i)^2}{n_i} - C, \nu_Y = I - 1, MS_Y = SS_Y / \nu_Y \tag{18-3}$$

式中，$\sum X_i$ 表示某因素 Y 的第 i 个水平的合计，n_i 表示某因素 Y 的第 i 个水平的样本量，i 表示某因素 Y 的水平数。

A因素变异：

$$SS_A = \frac{10.222^2}{12} + \frac{5.618^2}{12} - C = 0.8832$$

$$\nu_A = 2 - 1 = 1$$

$$MS_A = SS_A / \nu_A = 0.8832 / 1 = 0.8832$$

B因素变异：

$$SS_B = \frac{5.831^2}{12} + \frac{10.009^2}{12} - C = 0.7273$$

$$\nu_B = 2 - 1 = 1$$

$$MS_B = SS_B / \nu_B = 0.7273 / 1 = 0.7273$$

交互项变异：两个因素的交互又称一级交互，由此类推，三个因素的交互称二级交互，四个因素的交互称三级交互。交互项的变异由处理的总变异减去两个因素的主效应后得到，离差平方和及自由度均满足此关系，即

$$SS_{A \times B} = SS_{AB} - SS_A - SS_B, \nu_{A \times B} = \nu_{AB} - \nu_A - \nu_B = \nu_A \times \nu_B \tag{18-4}$$

Notes

本例，

$$SS_{A\times B} = (\frac{3.725^2}{6} + \frac{6.497^2}{6} + \frac{2.106^2}{6} + \frac{3.512^2}{6} - C) - SS_A - SS_B$$
$$= 1.6883 - 0.8832 - 0.7273 = 0.0778$$
$$v_{A\times B} = v_{AB} - v_A - v_B = v_A \times v_B = (2\times2-1)-1-1 = 1\times1 = 1$$
$$MS_{A\times B} = SS_{A\times B}/v_{A\times B} = 0.0778/1 = 0.0778$$

误差项变异：误差项变异为总变异与各项主效应和交互效应之差，即

$$SS_E = SS_T - SS_A - SS_B - SS_{A\times B} = 1.7590 - 0.8832 - 0.7273 - 0.0778 = 0.0707$$
$$v_E = v_T - v_A - v_B - v_{A\times B} = 23 - 1 - 1 - 1 = 20$$
$$MS_E = SS_E/v_E = 0.0707/20 = 0.0035$$

F 统计量：为某因素 Y 的均方与误差项均方的比值。

$$F_Y = MS_Y/MS_E \tag{18-5}$$
$$F_A = MS_A/MS_E = 0.8832/0.0035 = 252.34$$
$$F_B = MS_B/MS_E = 0.7273/0.0035 = 207.80$$
$$F_{A\times B} = MS_{A\times B}/MS_E = 0.0707/0.0035 = 22.23$$

（3）结果：将上述计算结果汇总成方差分析表（表 18-3），无论是主效应，还是交互效应，均拒绝 H_0，接受 H_1，即 A 因素的两个水平间、B 因素的两个水平间均有统计学差异，A、B 因素间存在交互效应。

表 18-3　例 18-1 的方差分析表

变异来源	SS	df	MS	F	P
A	0.8832	1	0.8832	252.34	<0.01
B	0.7273	1	0.7273	207.80	<0.01
A×B	0.0778	1	0.0778	22.23	<0.01
误差	0.0707	20	0.0035		
总变异	1.7590	23			

我们还可以用交互效应的轮廓图直观反映两个因素之间的关系，见图 18-1。

① 若两线近乎平行，提示无交互效应；反之，两线相交的锐角越大，交互效应越强。本例两线不平行，从 15 分钟到 60 分钟，实验组增长的绝对量要大于对照组，表明实验组与对照组的差异随时间水平的不同而有所变化。

② 若两线近乎水平，提示 B 因素的两个水平相差不显著；反之，相差显著。本例两线均不呈水平，提示 B 因素的两个水平有统计学差异。

③ 若两线近乎重合，提示 A 因素的两个水平相差不显著；反之，相差显著。本例两线间有一定距离，提示 A 因素的两个水平有统计学差异。

2. 单独效应的分析　上述析因分析给出了主效应和交互效应的分析结果，为了更细致地分析交互效应，还可以配

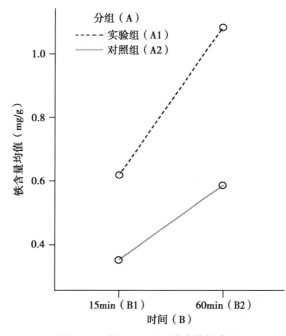

图 18-1　例 18-1 交互效应的轮廓图

Notes

合单独效应分析，即固定水平分析。表18-4同时给出了主效应、交互效应和单独效应的分析结果，例如，对实验组两个时间点的比较用两样本 t 检验，$t=12.045$，$P<0.001$；对照组两个时间点的比较，$t=7.868$，$P<0.001$。同理，在15分钟水平，实验组和对照组的比较，$t=7.502$，$P<0.001$；在60分钟水平，实验组和对照组的比较，$t=15.248$，$P<0.001$。需要指出，上述单独效应分析的结果未进行检验水准 α 的调整，如果推断结果非常重要，需要考虑 α 的调整问题，如使用 Bonferroni 方法进行调整。综合表18-4和图18-1的全部分析结果，附加磁场（实验组）可显著增加靶器官肝脏的磁性物质铁含量，而且随着时间的延长，铁含量增加的幅度更大，在60分钟时实验组的铁含量达到最大；在15分钟时对照组的铁含量达到最小。

表18-4　例18-1的分析结果，铁含量（$\bar{X}\pm S$，$r=6$）

时间（B）	药物（A）		合计	F	P
	实验组（A$_1$）	对照组（A$_2$）			
15min（B$_1$）	0.62±0.07	0.35±0.05	0.49±0.15	7.502	<0.001
60min（B$_2$）	1.08±0.06	0.59±0.05	0.83±0.27	15.248	<0.001
合计	0.85±0.25	0.47±0.13	0.66±0.28	252.340*	<0.001*
F	12.045	7.868	207.80*	22.23#	
P	<0.001	<0.001	<0.001*	<0.001#	

*主效应的 F 统计量和 P 值；#交互效应的 F 统计量和 P 值。

二、三因素析因设计资料的方差分析

例18-2　在治疗肝癌的药物研究中，为了提高治疗药物在靶器官—肝脏的浓度，降低在非靶器官如心脏的浓度，行 $2\times3\times2$ 析因设计，即设置3个因素，第一个因素是药物（A），有2个水平，分别为"丝裂霉素＋高分子物质＋磁性物质"（实验组）和"丝裂霉素"（对照组）；第二个因素是时间（B），有3个水平，分别为给药后15分钟、30分钟和60分钟；第三个因素是器官（C），有2个水平，分别为肝脏和心脏。将60只小鼠随机分为12组（即 $2\times3\times2$ 种组合），每组5只，即重复例数为5。观察指标（反应变量）为组织中丝裂霉素的浓度（μg/g），结果见表18-5。

表18-5　小鼠不同器官组织的丝裂霉素浓度（μg/g）检测结果

	药物实验组（A$_1$）			药物对照组（A$_2$）		
	15min（B$_1$）	30min（B$_2$）	60min（B$_3$）	15min（B$_1$）	30min（B$_2$）	60min（B$_3$）
心脏（C$_1$）	0.1189	0.3498	0.2404	0.3482	0.6204	0.3968
	0.1236	0.3227	0.2676	0.3646	0.6544	0.3935
	0.1333	0.3488	0.2505	0.3780	0.6779	0.3942
	0.1031	0.3119	0.2642	0.3562	0.6312	0.3770
	0.0920	0.3270	0.2434	0.3596	0.6221	0.3918
肝脏（C$_2$）	0.7787	3.6153	0.5643	0.1613	0.3774	0.1194
	0.7798	3.4654	0.5691	0.1663	0.3566	0.0929
	0.7560	3.4980	0.5799	0.1502	0.3748	0.1050
	0.7745	3.3174	0.5859	0.1124	0.3829	0.0985
	0.7999	3.3617	0.5628	0.1637	0.3942	0.1196

根据统计软件分析结果，将基本统计量列于表18-6，方差分析结果列于表18-7，交互效应轮廓图见图18-2。对于方差分析的计算，根据公式18-1至公式18-5即可，例如，计算三个因素的交互项，即二级交互的离差平方和，根据公式和表18-5，

Notes

$$SS_{A \times B \times C} = SS_{ABC} - SS_A - SS_B - SS_C - SS_{A \times B} - SS_{A \times C} - SS_{B \times C}$$
$$= 45.898 - 5.026 - 9.855 - 4.660 - 4.847 - 9.843 - 5.791 = 5.876$$

式中，

$$SS_{ABC} = \frac{1}{5}((0.11 \times 5)^2 + (0.78 \times 5)^2 + (0.33 \times 5)^2 + \cdots + (0.25 \times 5)^2) - C = 45.898$$

$$C = \frac{(\Sigma X)^2}{N} = \frac{37.647^2}{60} = 23.622$$

由于表 18-6 只保留两位小数，所以根据表中数据求得的 SS_{ABC} 与给出的 45.898 有舍入误差。

从表 18-7 见，所有主效应的水平间存在统计学差异，各交互效应均有显著意义。药物分布在给药后 30 分钟药物浓度达到最大；实验组肝脏的浓度显著高于心脏，而对照组肝脏的浓度却低于心脏，图 18-2 更直观地反映了这一点。根据研究目的，药物在靶器官的浓度要高，以提高对肿瘤细胞的杀伤力；在非靶器官要低，以减少毒副作用。本实验结果符合预期目的。

表 18-6　表 18-4 资料的基本统计量（$\mu g/g$, $r = 5$, $\overline{X} \pm S$）

	药物实验组（A_1）			药物对照组（A_2）		
	15min（B_1）	30min（B_2）	60min（B_3）	15min（B_1）	30min（B_2）	60min（B_3）
心脏（C_1）	0.11±0.02	0.33±0.02	0.25±0.01	0.36±0.01	0.64±0.02	0.39±0.01
肝脏（C_2）	0.78±0.02	3.45±0.12	0.41±0.17	0.15±0.02	0.38±0.01	0.25±0.15

表 18-7　例 18-2 的方差分析表

变异来源	SS	df	MS	F	P
A	5.026	1	5.026	3660.158	<0.001
B	9.855	2	4.928	3588.885	<0.001
C	4.660	1	4.660	3393.707	<0.001
A×B	4.847	2	2.424	1765.111	<0.001
A×C	9.843	1	9.843	7168.881	<0.001
B×C	5.791	2	2.895	2108.711	<0.001
A×B×C	5.876	2	2.938	2139.914	<0.001
误差	0.066	48	0.001		
总变异	45.964	59			

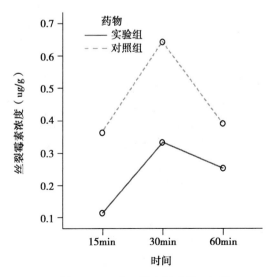

图 18-2A　交互效应轮廓图（心脏）

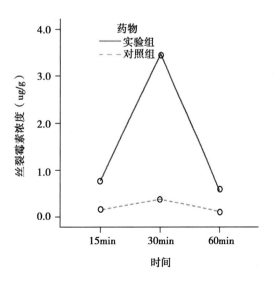

图 18-2B　交互效应轮廓图（肝脏）

Notes

　　应该指出，当三个因素的析因分析结果存在交互效应时，单独效应的分析比较烦琐，如果要分析某一个因素的单独效应，需要固定其他两个因素的所有不同组合。例如，本例中分析 A 因素的单独效应时，需要在 B_1C_1、B_1C_2、B_2C_1、B_2C_2、B_3C_1、B_3C_2 等 6 中组合下比较 A 因素的两个水平。

三、析因设计中的几个问题

　　1. 非平衡设计　　本节主要介绍了平衡设计的析因分析，在实际资料中，非平衡的资料并不少见。有时，虽然采用平衡设计，但在实验过程中由于某些实验失败而导致产生非平衡数据；有时，由于某些因素和水平组合的花费较昂贵，重复次数可能会少一些；有时，由于研究人员特别关注某些因素和水平组合，重复次数可能会多一些，等等。

　　对于非平衡的析因分析，仍然可以采用本节所介绍的方法，只是要注意自由度的分解和计算。一般而言，如果所有的因素和水平的组合至少有 1 个观察值的话，主效应和交互效应的自由度与平衡设计一样，但误差项的自由度要根据总的自由度而变化。如果某 1 个或几个因素和水平的组合缺如，则交互项的自由度要比平衡设计减少。例如，例 18-2 中 $A_2B_3C_2$ 组合少 3 例数据（在表 18-5 中用下划横线标记），其方差分析结果见表 18-8，这里，总自由度和误差项自由度与表 18-7 不同。又例如，例 18-2 中 $A_2B_3C_2$ 组合无任何数据，其方差分析结果见表 18-9，这里，除了总自由度和误差项自由度与表 18-7 不同外，二级交互项的自由度为 1，因为总的因素与水平的组合数是 11，而不是 12。

表 18-8　表 18-5 中缺少 3 个观察值后的方差分析表

变异来源	SS	df	MS	F	P
A	4.470	1	4.470	3062.752	<0.001
B	9.330	2	4.665	3196.592	<0.001
C	4.140	1	4.140	2836.692	<0.001
A×B	4.587	2	2.294	1571.757	<0.001
A×C	8.753	1	8.753	5997.870	<0.001
B×C	5.356	2	2.678	1835.104	<0.001
A×B×C	5.486	2	2.743	1879.754	<0.001
误差	0.066	45	0.001		
总变异	45.111	56			

表 18-9　表 18-5 中缺少 $A_2B_3C_2$ 组合后的方差分析表

变异来源	SS	df	MS	F	P
A	6.322	1	6.322	4258.732	<0.001
B	11.190	2	5.595	3768.926	<0.001
C	3.125	1	3.125	2104.740	<0.001
A×B	3.589	2	1.795	1208.874	<0.001
A×C	11.330	1	11.330	7631.993	<0.001
B×C	7.728	2	3.864	2602.834	<0.001
A×B×C	3.936	1	3.936	2651.134	<0.001
误差	0.065	44	0.001		
总变异	44.487	54			

　　2. 全因子模型与非全因子模型　　全因子模型是指方差分析模型中包含所有的主效应和交互效应。有的情形下，当某个或某几个交互项的 F 值小于 1 时，可以考虑将这些交互项并入误差项，这样可以减小误差项的均方，同时还增大了误差项的自由度，使得分析的效率提高。例

Notes

如，表 18-10 是一个 2×2×4*6 设计的全因子模型，由于交互项 A×C、B×C、A×B×C 的 F 值小于 1，故可以考虑将这几项并入误差项，结果见表 18-11。合并后的误差项均方由原来的 0.353 减小为 0.325，而且自由度由 80 增大为 89。

表 18-10　2×2×4*6 设计的方差分析表（全因子模型）

变异来源	SS	df	MS	F	P
A	97.808	1	97.808	277.258	<0.001
B	4.043	1	4.043	11.460	0.001
C	0.414	3	0.138	0.392	0.759
A×B	2.013	1	2.013	5.705	0.019
A×C	0.132	3	0.044	0.125	0.945
B×C	0.081	3	0.027	0.077	0.972
A×B×C	0.491	3	0.164	0.464	0.708
误差	28.222	80	0.353		
总变异	133.204	95			

表 18-11　2×2×4*6 设计的方差分析表（非全因子模型）

变异来源	SS	df	MS	F	P
A	97.808	1	97.808	300.939	<0.001
B	4.043	1	4.043	12.438	0.001
C	0.414	3	0.138	0.425	0.735
A×B	2.013	1	2.013	6.192	0.015
误差	28.926	89	0.325		
总变异	133.204	95			

3. $i×j$ 析因设计与随机单位组设计的区别　两种设计都考虑两种因素，但前者是两种处理因素，而后者是一个处理因素和一个配伍因素（非处理因素）。前者可以分析交互效应，而后者却不能。

4. 多重比较　如果需要进行全部因素和水平组合间的多重比较，标准误根据析因分析的误差项计算即可，其余过程参照第八章。

5. 交互效应分析　当主效应水平间有统计差异时，分析交互效应可以获取更多有意义的信息。

6. 析因设计的局限　析因设计不但可以分析主效应和交互效应，也可以分析单独效应，故效率较高。但是，当因素太多时，所需的样本量会很大。例如，一个 5 因素且每个因素都只有 2 个水平，重复例数为 4 的析因设计，样本量为 $2^5×4$，即 N=128。如果水平数稍有增加，样本量会成倍增加。此外，当因素较多时，因素间交互效应的分析和解释会变得越来越困难。因此，析因设计安排的处理因素一般不要超过 4 个。如果因素和水平数太多时，可以考虑用后述的正交设计方法。

第二节　二阶段交叉设计资料的方差分析

二阶段交叉设计（two-stage crossover design）是临床试验较常用的一种设计，主要有两大优点，一是经济，它比平行对照组设计节省一半受试对象，这对花费昂贵的药物临床试验显得尤为重要；二是可以消除个体差异的影响，从而达到减小随机误差的效果，因此，研究效率较高。该设计的主要缺点是后效应相同或无后效应的要求限制了其应用，故不适于急性病研究或有明

Notes

显延迟效应的药物研究。

例 18-3　为研究低分子肝素钙的抗凝作用，以另一种抗凝药速避凝为对照。将 40 名患有慢性肾衰竭并接受血液透析的患者随机分为两组，每组各 20 名患者，每组观察两个阶段，每个阶段两周，透析 4 次。第一组为 A → B 顺序，即第一阶段服用低分子肝素钙（A），第二阶段服用速避凝（B）；第二组为 B → A 顺序。两种药物都是在血液透析开始时给药，每一阶段结束后检测凝血酶时间，结果见表 18-12，试分析两种药物的抗凝效果有无差异。

表 18-12　服用两种抗凝药物后的凝血酶时间

患者编号	分组	凝血酶时间（秒）		合计
		第一阶段	第二阶段	
1	低分子肝素钙→速避凝	10.0	12.1	22.1
2		18.3	14.3	32.6
3		11.4	12.8	24.2
4		16.1	17.4	33.5
5		12.1	13.5	25.6
6		12.2	16.6	28.8
7		14.6	11.9	26.5
8		11.2	12.3	23.5
9		11.9	20.1	32.0
10		12.3	11.7	24.0
11	速避凝→低分子肝素钙	11.4	16.7	28.1
12		10.4	24.7	35.1
13		15.2	14.9	30.1
14		10.6	12.2	22.8
15		12.2	12.1	24.3
16		10.4	12.5	22.9
17		13.9	20.1	34.0
18		17.2	13.6	30.8
19		12.9	16.3	29.2
20		26.5	16.2	42.7
合计		270.8	302.0	572.8

低分子肝素钙合计：289.4；速避凝合计：283.4

根据公式 18-1、18-2、18-3 和 18-5，求得各分解项的结果如下，注意，这里未分析药物和阶段间的交互效应。

$$C = (\Sigma X)^2 / n = 572.8^2 / 40 = 8202.496; \ \Sigma X^2 = 8735.74$$

总变异：

$$SS_T = \Sigma X^2 - C = 8735.74 - 8202.496 = 533.244$$
$$\nu_T = 40 - 1 = 39$$

药物间变异：

$$SS_{药物} = \frac{289.4^2}{20} + \frac{283.4^2}{20} - C = \frac{1}{20}(289.4^2 + 283.4^2) - 8202.496 = 0.9$$
$$\nu_{药物} = 2 - 1 = 1$$
$$MS_{药物} = SS_{药物} / \nu_{药物} = 0.9 / 1 = 0.9$$

Notes

阶段间变异：

$$SS_{阶段} = \frac{270.8^2}{20} + \frac{302^2}{20} - C = \frac{1}{20}(270.8^2 + 302^2) - 8202.496 = 24.336$$

$$\nu_{阶段} = 2 - 1 = 1$$

$$MS_{阶段} = S_{阶段}/\nu_{阶段} = 24.336/1 = 24.336$$

个体（配伍组）间变异：

$$SS_{个体} = \frac{22.1^2}{2} + \frac{32.6^2}{2} + \cdots + \frac{42.7^2}{2} - C = 8470.650 - 8202.496 = 268.154$$

$$\nu_{个体} = 20 - 1 = 19$$

$$MS_{个体} = SS_{个体}/20 = 268.154/19 = 14.113$$

误差项变异：

$$SS_{误差} = SS_T - SS_{药物} - SS_{阶段} - SS_{个体} = 533.244 - 0.9 - 24.336 - 268.154 = 239.854$$

$$\nu_{误差} = \nu_T - \nu_{药物} - \nu_{阶段} - \nu_{个体} = 39 - 1 - 1 - 19 = 18$$

$$MS_{误差} = SS_{误差}/\nu_{误差} = 239.854/18 = 13.325$$

将上述结果列成方差分析表（表 18-13），从表 18-13 可见，两种药物间凝血酶时间无统计学差异（$P = 0.798$），两个阶段之间亦如此（$P = 0.193$）。

表 18-13　方差分析表

变异来源	SS	df	MS	F	P
药物	0.900	1	0.900	0.068	0.798
阶段	24.336	1	24.336	1.826	0.193
个体	268.154	19	14.113	1.059	0.453
误差	239.854	18	13.325		
总变异	533.244	39			

第三节　正交设计资料的方差分析

正交设计又称田口玄一方法（Taguchi method），是研究多因素多水平的又一种设计方法，具有高效、快速、经济的特点，常用于配方筛选的研究。

例 18-4　作为载药载体的纳米粒球体直径以 100nm（纳米）最为理想。某研究为了探索生产纳米粒的三种混合物质的最佳配方，选用 $L_{27}(3^{13})$ 正交设计模型，3 个因素分别是溶剂（A）、稳定剂浓度（B）和合成高分子材料的单体浓度（C），每个因素都有 3 个水平。溶剂的 3 个水平为：不加溶剂、二氯甲烷和丙酮；稳定剂浓度的 3 个水平为：1%、2% 和 3%；合成高分子材料的单体浓度 3 个水平为：1.5%、2% 和 2.5%。实验结果见表 18-14，试分析之。

表 18-14　纳米粒生产的 $L_{27}(3^{13})$ 正交设计模型及实验结果

因素			纳米粒直径	因素			纳米粒直径
A	B	C	（nm）	A	B	C	（nm）
1	1	2	131.3	2	1	2	178.3
1	2	1	85.1	2	2	3	187.4
1	2	3	148.7	2	2	1	151.4
1	2	2	104.1	2	3	1	21.3
1	3	3	38.1	3	1	1	180.8
1	1	1	115.4	3	2	1	162.6

Notes

续表

因素			纳米粒直径	因素			纳米粒直径
A	B	C	(nm)	A	B	C	(nm)
1	3	1	86.8	3	3	2	29.6
1	1	3	137.0	3	2	2	191.2
1	3	2	29.8	3	2	3	191.4
2	2	2	170.1	3	3	3	28.7
2	1	3	147.3	3	1	3	214.7
2	1	1	142.9	3	3	1	36.2
2	3	2	22.4	3	1	2	183.0
2	3	3	30.6				

由表 18-14 求得 $\Sigma X = 3146.2$，$\Sigma X^2 = 477\,079.56$。

为进一步求各分解项的离差平方和，先产生表 18-15～表 18-17 三个过渡计算表，表中给出的是两个因素不同水平组合的 3 个观察值的合计以及每个因素各个水平 9 个观察值的合计（见表中"合计"项）。

表 18-15　A、B 因素的交互项合计

	A_1	A_2	A_3	合计
B_1	383.7	468.5	578.5	1430.7
B_2	337.9	508.9	545.2	1392.0
B_3	154.7	74.3	94.5	323.5
合计	876.3	1051.7	1218.2	3146.2

表 18-16　A、C 因素的交互项合计

	A_1	A_2	A_3	合计
C_1	287.3	315.6	379.6	982.5
C_2	265.2	370.8	403.8	1039.8
C_3	323.8	365.3	434.8	1123.9
合计	876.3	1051.7	1218.2	3146.2

表 18-17　B、C 因素的交互项合计

	B_1	B_2	B_3	合计
C_1	439.1	399.1	144.3	982.5
C_2	492.6	465.4	81.8	1039.8
C_3	499.0	527.5	97.4	1123.9
合计	1430.7	1392.0	323.5	3146.2

根据本设计模型，可以分析 A、B、C 三个因素的主效应以及一级交互效应，即 A×B、A×C、B×C。从总实验例数 27 例可以判断不能分析二级交互效应 A×B×C，因为误差项的自由度为 0，无法估计。

先求得 $C = (\Sigma X)^2 / n = 3146.2^2 / 27 = 366\,613.8681$；$\Sigma X^2 = 477\,079.56$

总变异：

$$SS_T = \Sigma X^2 - C = 477\,079.56 - 366\,613.8681 = 110\,465.6919$$
$$\nu_T = 27 - 1 = 26$$

Notes

A 因素变异：

$$SS_A = \frac{876.3^2}{9} + \frac{1051.7^2}{9} + \frac{1218.2^2}{9} - C = 6495.6674$$

$$v_A = 3 - 1 = 2$$

$$MS_A = SS_A / v_A = 6495.6674 / 2 = 3247.8337$$

B 因素变异：

$$SS_B = \frac{1430.7^2}{9} + \frac{1392^2}{9} + \frac{323.5^2}{9} - C = 87\,743.7696$$

$$v_B = 3 - 1 = 2$$

$$MS_B = SS_B / v_B = 87\,743.7696 / 2 = 43\,871.8482$$

C 因素变异：

$$SS_C = \frac{982.5^2}{9} + \frac{1039.8^2}{9} + \frac{1123.9^2}{9} - C = 1124.0763$$

$$v_C = 3 - 1 = 2$$

$$MS_C = SS_C / v_C = 1124.0763 / 2 = 562.0382$$

A、B 因素交互项变异：

$$SS_{A*B} = SS_{AB} - SS_A - SS_B$$

$$= (\frac{383.7^2}{3} + \frac{337.9^2}{3} + \frac{154.7^2}{3} + \cdots + \frac{94.5^2}{3} - C) - SS_A - SS_B$$

$$= 103\,440.0249 - 6495.6674 - 87\,743.7696 = 9200.5879$$

$$v_{A*B} = v_A \times v_B = 2 \times 2 = 4$$

$$MS_{A*B} = SS_{A*B} / v_{A*B} = 9200.5879 / 4 = 2300.1470$$

A、C 因素交互项变异：

$$SS_{A*C} = SS_{AC} - SS_A - SS_C$$

$$= (\frac{287.3^2}{3} + \frac{265.2^2}{3} + \frac{323.8^2}{3} + \cdots + \frac{434.8^2}{3} - C) - SS_A - SS_C$$

$$= 8206.2979 - 6495.6674 - 1124.0763 = 586.5542$$

$$v_{A*C} = v_A \times v_C = 2 \times 2 = 4$$

$$MS_{A*C} = SS_{A*C} / v_{A*C} = 586.5542 / 4 = 146.6385$$

B、C 因素交互项变异：

$$SS_{B*C} = SS_{BC} - SS_B - SS_C$$

$$= (\frac{439.1^2}{3} + \frac{492.6^2}{3} + \frac{449^2}{3} + \cdots + \frac{97.4^2}{3} - C) - SS_B - SS_C$$

$$= 91\,919.2249 - 87\,743.7696 - 1124.0763 = 3051.3790$$

$$v_{B*C} = v_B \times v_C = 2 \times 2 = 4$$

$$MS_{B*C} = SS_{B*C} / v_{B*C} = 3051.3790 / 4 = 762.8447$$

方差分析结果见表 18-18，因素 A 和因素 B 的水平间有统计学差异，A、B 间存在交互效应。根据题意，纳米粒球体直径以 100nm 最为理想，见表 18-15。

表 18-18　方差分析表

变异来源	SS	df	MS	F	P
A	6495.667	2	3247.834	11.478	0.004
B	87 743.770	2	43 871.885	155.048	<0.001
C	1124.076	2	562.038	1.986	0.199
A×B	9200.588	4	2300.147	8.129	0.006

Notes

续表

变异来源	SS	df	MS	F	P
A×C	586.555	4	146.639	0.518	0.725
B×C	3051.379	4	762.845	2.696	0.108
误差	2263.656	8	282.95		
总变异	110 465.692	26			

最接近 100nm 的组合是 $A_1B_2C_2$，即二氯甲烷、2% 的稳定剂和合成高分子材料的单体浓度为 2% 的配方为最佳。

对于正交设计资料的方差分析，通常不能像析因分析那样分析所有的交互效应。到底哪些交互效应可以分析，哪些不能分析，有时根据正交设计表的表头也难以判断，为便于应用，我们可以通过统计软件的操作，在模型选择上进行尝试，从而选择最佳的方差分析结果。

相对于因素和水平数而言正交设计的样本量较小，用于估计误差项的例数也较少，当实验数据的变异较大时，误差项的变异也来得较大，不容易显现出因素间的差异。因此，正交设计通常不大适合实验数据变异较大的研究。

对正交实验数据的分析，有"直观分析"之说，即统计描述方法。一般而言，统计分析应包含统计描述和统计推断两部分内容，缺一不可，仅用直观分析其可靠性较差，其结论缺乏普遍意义。

第四节 案 例

案例 18-1   研究者欲研究锌对热应激大鼠 β- 内啡肽的影响。取锌饲料和热暴露时间 2 个因素。锌饲料有高、中、低锌 3 个水平；热暴露时间有无热暴露（对照组）、暴露 5、30、60 分钟等 4 个水平。研究对象为 SD 雄性大鼠 72 只，每种组合 6 只大鼠。实验结果见表 18-19，进行统计分析后得出下列结论

（1）大鼠血浆 β- 内啡肽含量的变化：三组大鼠热暴露后 β- 内啡肽含量变化的趋势是一致的，受热 5 分钟后即上升，至 30 分钟时继续升高，至 60 分钟时有所下降，但含量仍然比 5 分钟时高。

（2）饲料锌水平对热暴露大鼠血浆 β- 内啡肽含量的影响：无论哪一个时间点上，高锌、中锌组含量均比低锌组高，且有统计学差异。

表 18-19   锌和热暴露时间对大鼠血浆 β- 内啡肽含量的影响（$\overline{X} \pm S, n = 6, Pg/mg$）

分组	对照组	5min	30min	60min
高锌组	60.82±6.22	69.14±6.76	90.48±6.98	83.20±5.79
中锌组	57.13±6.13	65.41±6.55	83.20±7.11	82.28±6.35
低锌组	28.04±5.28	43.76±4.62	49.14±6.02	57.13±4.81

试回答下列问题：

（1）这一实验设计是什么设计？

（2）对资料的分析是否正确？为什么？

（3）你认为应如何进行分析？

Notes

小　结

1. 所有方差分析的计算可根据公式（18-1）～公式（18-5）实现。

2. 析因分析可以分析各因素的主效应、因素间的交互效应以及因素的单独效应。交互效应分析有助于最佳因素组合方案的筛选，交互效应轮廓图可以直观地显示因素间的主效应和交互效应。

3. 析因设计最好选用平衡设计，其效率较高，但非平衡设计也是可行的。析因设计的因素数不宜安排太多，比如最好不超过 4 个。

4. 二阶段交叉设计主要有所需样本量较少和可以减小随机误差两大优点，缺点是后效应相同或无后效应的要求限制了其应用，故不适于急性病研究或有明显后效应的药物研究。

5. 正交设计适于因素和水平数较多时进行最佳因素和水平组合筛选的研究，但通常不大适合实验数据变异较大的研究，尤其是需要给出统计推断的结果时。

思考与练习

一、最佳选择题

1. 对于 $2 \times 3 \times 4 * 5$ 的析因设计，做全因子方差分析时，其误差项的自由度是（　　）

　　A. 23　　　　　　　　　　　　　　B. 3

　　C. 96　　　　　　　　　　　　　　D. 2

　　E. 97

2. 正交设计模型 $L_{16}(2^{15})$ 表示实验安排（　　）

　　A. 实验次数 16 次，实验因素 2 个　　　B. 实验次数 15 次，实验因素 2 个

　　C. 实验次数 16 次，各因素 2 个水平　　D. 实验次数 15 次，各因素 2 个水平

　　E. 实验次数 16 次，实验因素 2 个，每个因素 15 个水平

3. 3×4 析因设计表示（　　）

　　A. 有 3 个因素，每个因素 4 个水平　　　B. 有 4 个因素，每个因素 3 个水平

　　C. 有 2 个因素，分别有 3 个和 4 个水平　　D. 有 1 个因素，共 12 个水平

　　E. 有 12 个因素，每个因素 1 个水平

4. 析因分析中，因素 A 和因素 B 的一级交互效应的离差平方和为（　　）

　　A. $SS_{A \times B} = SS_A \times SS_B$　　　　　　B. $SS_{A \times B} = SS_{AB} - SS_A - SS_B - C$

　　C. $SS_{A \times B} = SS_{AB} - SS_A - SS_B$　　　D. $SS_{A \times B} = SS_T - SS_A - SS_B - SS_E$

　　E. $SS_{A \times B} = SS_{AB} - SS_E$

5. 对二阶段交叉设计资料进行方差分析时，如果不考虑任何交互效应，则总变异可分解为（　　）

　　A. 两部分变异　　　　　　　　　　B. 三部分变异

　　C. 四部分变异　　　　　　　　　　D. 五部分变异

　　E. N-1 部分变异

二、简答题

1. $i \times j$ 析因设计与随机单位组设计有何不同？

2. 二阶段交叉设计为何要安排洗脱期？

3. 二阶段交叉设计与 2×2 设计有何不同？

4. 析因设计一定要平衡设计吗？

Notes

5. 正交设计与析因设计有何不同？

6. 经正交设计数据分析所得的最佳因素和水平组合是否一定是不同因素的水平的最佳组合？

三、计算分析题

1. 为探讨高温复合油酸打击所导致动物血气的动态变化特点及其机制，以 80 只小鼠为实验对象，行 2×2×4*5 析因设计。第一个因素是药物，分别为油酸 1mg/kg 和生理盐水；第二个因素是生存环境温度，分别为 26℃和 35℃；第三个因素是时间，分别为 0、40、80、120 分钟。测得血中二氧化碳分压（$PaCO_2$）的结果见表 18-20，试分析之。

表 18-20　实验小鼠的 $PaCO_2$（kPa）

药物	温度（26℃）				温度（35℃）			
	0min	40min	80min	120min	0min	40min	80min	120min
盐水	5.33	5.38	6.41	5.00	5.68	4.29	3.72	3.39
	5.75	6.39	5.43	6.14	5.33	3.81	3.32	3.17
	5.47	5.61	5.40	7.36	4.80	4.27	2.93	3.45
	5.08	6.26	5.82	6.27	4.69	4.86	3.63	3.22
	4.85	4.26	5.78	5.39	4.29	4.29	2.84	3.38
油酸	4.81	5.22	4.79	5.49	5.48	4.00	3.61	2.99
	5.70	4.46	4.82	4.23	6.19	3.57	3.72	4.09
	5.21	4.72	4.41	4.15	4.97	3.78	2.11	2.49
	6.84	4.43	4.28	4.25	5.85	3.13	2.34	1.96
	5.71	4.81	4.10	5.34	4.64	3.87	1.73	2.45

2. 为研究低分子肝素钙的抗凝作用，以另一种抗凝药速避凝为对照。将 36 名患有慢性肾衰竭并接受血液透析的患者随机分为两组，各 18 名患者，每组观察两个阶段，每个阶段两周，透析 4 次。第一组为 A → B 顺序，即第一阶段服用低分子肝素钙，第二阶段服用速避凝第一组为 B → A 顺序。两种药物都是在血液透析开始时给药，每一阶段结束后检测 APTT（全血部分凝血酶时间），结果见表 18-21，试分析两种药物的抗凝效果有无差异。

表 18-21　服用两种抗凝药物后的 APTT（全血部分凝血酶时间，秒）

患者编号	A → B		患者编号	B → A	
	第一阶段	第二阶段		第一阶段	第二阶段
1	11.3	11.9	11	11.6	11.7
2	10.1	10.5	12	11.3	10.6
3	12.1	11.3	13	11.7	10.6
4	12.9	11.4	14	10.4	10.9
5	10.5	12.1	15	13.0	14.0
6	13.0	11.6	16	12.1	11.0
7	13.7	11.7	17	12.1	11.8
8	11.7	10.2	18	12.3	11.8

3. 作为载药载体的纳米粒球体直径以 100nm（纳米）最为理想。某研究为了探索生产纳米粒的三种混合物质的最佳配方，选用 $L_9(3^4)$ 正交设计模型，3 个因素分别是溶剂（A）、稳定剂浓度（B）和合成高分子材料的单体浓度（C），每个因素都有 3 个水平。溶剂的 3 个水平为：不加溶剂、二氯甲烷和丙酮稳定剂浓度的 3 个水平为：1%、2% 和 3% 合成高分子材料的单体浓度 3 个水平为：1.5%、2% 和 2.5%。实验结果见表 18-22，试分析之。

Notes

表 18-22 纳米粒生产的 $L_9(3^4)$ 正交设计模型及实验结果

因素			纳米粒直径(nm)
A	B	C	
3	3	1	167.5
1	2	3	103.0
3	1	3	100.7
1	3	2	163.0
2	3	3	147.8
3	2	2	144.2
2	2	1	140.2
2	1	2	107.0
1	1	1	145.9

（陈平雁）

第十九章　多变量数据的统计描述与统计推断

在医学研究特别是在临床试验中,每个对象记录的观察指标往往不止一个,即有多个反应变量(response variable)。例如,关于血压的记录有收缩压、舒张压、脉搏;关于心功能、肺功能、微循环的检测,则记录的项目可多达几十个。由于这些指标数据是对同一对象的不同属性进行测量的,它们之间必然有密切的联系,往往作为一个整体来描述观察对象,这种数据称为多变量数据(multivariate data)。本章将介绍多变量数据的统计描述与统计推断。

第一节　描述统计量

一、均数向量与离差矩阵

1. **均数向量的定义**　设有 n 个观察对象,每个观察对象有 m 个反应变量 $X_j, j=1,2\cdots,m$,这样第 i 个观察对象的 m 个观察值就可以表达为一个向量,记为 $\mathbf{X}_i^T=(X_{i1}, X_{i2}, \cdots, X_{im})$($\mathbf{X}^T$ 表示向量 $\mathbf{X}$ 的转置), $i=1,2,\cdots,n$。

m 个反应变量的样本均数构成一个均数向量(average vector),记为

$$\overline{\mathbf{X}}^T=(\overline{X}_1, \overline{X}_2, \cdots, \overline{X}_m) \tag{19-1}$$

其中, $\overline{X}_j=\dfrac{1}{n}\sum_{i=1}^n X_{ij}, j=1,2,\cdots,m$。

2. **离差矩阵的定义**　任意两个反应变量 X_j, X_k 可以计算离均差积和 l_{jk},构成一个 $m\times m$ 矩阵,称为样本的离差矩阵。

$$L=\begin{bmatrix} l_{11} & l_{12} & \cdots & l_{1m} \\ l_{21} & l_{22} & \cdots & l_{2m} \\ \vdots & \vdots & \vdots & \vdots \\ l_{m1} & l_{m2} & \cdots & l_{mm} \end{bmatrix} \tag{19-2}$$

其中,

$$l_{jk}=\sum_{i=1}^n (X_{ij}-\overline{X}_j)(X_{ik}-\overline{X}_k)=\sum_{i=1}^n X_{ij}X_{ik}-\frac{\sum_{i=1}^n X_{ij}\sum_{i=1}^n X_{ik}}{n} \quad j,k=1,2,\cdots,m$$

显然,当 $j=k$ 时, l_{jj} 是第 j 个反应变量的离均差平方和。当 $j\neq k$ 时, l_{jk} 表示反应变量 X_j, X_k 的离均差积和,显然 $l_{jk}=l_{kj}$,即离差矩阵是对称矩阵。

二、协方差矩阵

任意两个反应变量 X_j, X_k 的样本协方差(covariance),记为 $\mathrm{cov}(X_j, X_k)$,

$$\mathrm{cov}(X_j, X_k)=\frac{l_{jk}}{n-1}, (j,k=1,2,\cdots,m)$$

显然,当 $j=k$ 时,为第 i 个观察变量的方差。

若记 $S_{jk}=\mathrm{cov}(X_j, X_k)$,这样由离差矩阵 $\mathbf{L}$ 中的每个元素分别除以 $n-1$ 后所得的矩阵称为样

本的协方差矩阵(covariance matrix)**S**, 即

$$\mathbf{S} = \begin{bmatrix} S_{11} & S_{12} & \cdots & S_{1m} \\ S_{21} & S_{22} & \cdots & S_{2m} \\ \vdots & \vdots & \vdots & \vdots \\ S_{m1} & S_{m2} & \cdots & S_{mm} \end{bmatrix} \tag{19-3}$$

同时,协方差矩阵也是一个对称矩阵,并且有

$$\mathbf{L} = (n-1) \times \mathbf{S}$$

三、相 关 矩 阵

任意两个反应变量 X_j, X_k 的相关系数 r_{jk} 为

$$r_{jk} = \frac{l_{jk}}{\sqrt{l_{jj} l_{kk}}} \qquad (j, k = 1, 2, \cdots, m)$$

相关系数也可由下式计算

$$r_{jk} = \frac{S_{jk}}{\sqrt{S_{jj} S_{kk}}}, \qquad (j, k = 1, 2, \cdots, m)$$

所有相关系数构成一个相关系数矩阵(correlation coefficient matrix),简称相关矩阵。即

$$\mathbf{R} = \begin{bmatrix} r_{11} & r_{12} & \cdots & r_{1m} \\ r_{21} & r_{22} & \cdots & r_{2m} \\ \vdots & \vdots & \vdots & \vdots \\ r_{m1} & r_{m2} & \cdots & r_{mm} \end{bmatrix} \tag{19-4}$$

显然, $r_{jk} = r_{kj}$, $r_{jj} = 1$, 即相关矩阵也是一个对称矩阵。

例 19-1　表 19-1 中记录了随机抽取调查的 144 名正常成年人的血压情况,包括:舒张压 (mmHg)、收缩压(mmHg)、脉搏(次数/分钟),试对这 3 个反应变量进行多变量描述。

表 19-1　144 名正常成年人的血压情况

序号	舒张压(X_1)	收缩压(X_2)	脉搏(X_3)
1	70	102	80
2	70	128	76
⋮	⋮	⋮	⋮
143	82	135	75
144	65	105	85
$\overline{X}_j$	75.118	116.847	75.521
S_j^2	55.140	130.872	48.363

均值向量: $\overline{\mathbf{X}}^T = (\overline{X}_1, \overline{X}_2, \overline{X}_3) = (75.118, 116.847, 75.521)$

离差矩阵: $\mathbf{L} = \begin{bmatrix} 7884.993 & 4915.597 & 1289.458 \\ 495.597 & 18714.639 & 1587.146 \\ 1289.458 & 1587.146 & 6915.937 \end{bmatrix}$

协方差矩阵: $\mathbf{S} = \begin{bmatrix} 55.140 & 34.375 & 9.017 \\ 34.375 & 130.872 & 11.099 \\ 9.017 & 11.099 & 48.363 \end{bmatrix}$

相关矩阵: $\mathbf{R} = \begin{bmatrix} 1 & 0.405 & 0.113 \\ 0.405 & 1 & 0.215 \\ 0.113 & 0.215 & 1 \end{bmatrix}$

Notes

$\overline{\mathbf{X}}$描述 3 个测量指标的平均水平，$\mathbf{S}$ 描述这 3 个指标的变异程度，$\mathbf{R}$ 描述这 3 个指标的相关性。由 $\mathbf{R}$ 可知，舒张压与收缩压的相关系数为 0.405（$P<0.001$）；舒张压与脉搏的相关系数为 0.113（$P=0.176$）；收缩压与脉搏的相关系数为 0.215（$P=0.010$）。

四、多变量数据的多元正态分布

在单变量统计描述和推断中，通常假定数据服从一元正态分布。同理，在多变量统计描述和推断中，通常假定数据服从多元正态分布。设随机向量 $\mathbf{X}^T=(X_1,X_2,\cdots,X_m)$ 的总体均值向量为 $\mathbf{\mu}^T=(\mu_1,\mu_2,\cdots,\mu_m)$，和样本协方差的计算类似，可以计算总体协方差，并构成 $m\times m$ 矩阵，记为 $\mathbf{\Sigma}$。

多元正态分布也是由总体均值向量 $\mathbf{\mu}$ 和总体协方差矩阵 $\mathbf{\Sigma}$ 完全决定，即 $\mathbf{X}$ 的密度函数为：

$$f(\mathbf{X})=\frac{1}{(\sqrt{2\pi})^m|\mathbf{\Sigma}|^{\frac{1}{2}}}\exp\left\{-\frac{1}{2}(\mathbf{X}-\mathbf{\mu})^T\mathbf{\Sigma}^{-1}(\mathbf{X}-\mathbf{\mu})\right\} \tag{19-5}$$

其中 $|\mathbf{\Sigma}|$ 表示矩阵 $\mathbf{\Sigma}$ 的行列式，$\mathbf{\Sigma}^{-1}$ 表示 $\mathbf{\Sigma}$ 的逆矩阵（inverse matrix）。当 $m=1$ 时，公式（19-5）即为单变量正态分布 $N(\mu,\sigma^2)$ 的密度函数。

第二节　组间差别比较

一、单组资料

对于单变量资料，假定样本观察值 X 服从正态分布 $N(\mu,\sigma^2)$，根据样本均数 $\overline{X}$ 服从正态分布，在 $H_0:\mu=\mu_0$ 的假设下，可采用单组资料的 t 检验。

$$t=\frac{\sqrt{n}\,|\overline{X}-\mu_0|}{S} \tag{19-6}$$

将公式（19-6）等号两边平方后稍加整理，有

$$t^2=n(\overline{X}-\mu_0)\,S^{-2}(\overline{X}-\mu_0) \tag{19-7}$$

当有多个反应变量时，公式（19-7）中的样本均数 $\overline{X}$ 改为样本均数向量 $\overline{\mathbf{X}}$，总体均数 μ_0 改为总体均数向量 $\mathbf{\mu}_0$，样本方差 S^2 改为样本协方差矩阵 $\mathbf{S}$，t^2 即推广为 Hotelling T^2。

$$T^2=n(\overline{\mathbf{X}}-\mathbf{\mu}_0)^T\mathbf{S}^{-1}(\overline{\mathbf{X}}-\mathbf{\mu}_0) \tag{19-8}$$

由于 $\mathbf{S}$ 是个矩阵，$\mathbf{S}^{-1}$ 表示 $\mathbf{S}$ 的逆矩阵。

当 $m=1$ 时，检验统计量 $F=t^2$，在 $H_0:\mu=\mu_0$ 成立条件下，检验统计量 F 服从 $F(1,n-1)$ 分布。

当 $m>1$ 时，在 $H_0:\mathbf{\mu}=\mathbf{\mu}_0$ 成立条件下，F 统计量与 Hotelling T^2 统计量有如下关系

$$F=\frac{n-m}{(n-1)m}T^2 \quad \text{其中}\nu_1=m,\nu_2=n-m \tag{19-9}$$

因此，根据一个样本均数向量 $\overline{\mathbf{X}}$ 检验其总体均数向量是否为 $\mathbf{\mu}_0$，可采用公式（19-9）的 F 值作为检验统计量。根据数理统计结果，在 $H_0:\mathbf{\mu}=\mathbf{\mu}_0$ 成立条件下，当 n 较大时，$F(m,n-m)$ 分布近似地服从自由度为 m 的 χ^2 分布。

例 19-2　在已确诊为高血压病的患者中随机抽取 15 名，测量其收缩压（mmHg）、舒张压（mmHg）、脉搏（次数 / 分钟）。根据例 19-1 已知，正常成年人的舒张压均值为 75.118（mmHg）、收缩压为 116.847（mmHg）、脉搏为 75.521（次数 / 分钟），试分析高血压患者与正常人有无差别？

Notes

表 19-2　高血压患者与正常人的差别

序号	舒张压	收缩压	脉搏
	$X_1 - 75.118$	$X_2 - 116.847$	$X_3 - 75.521$
1	22.882	65.882	4.882
2	21.882	66.882	10.882
…	…	…	…
14	23.882	63.882	4.882
15	24.882	74.882	12.882

表 19-2 中有 3 个指标反映高血压患者与正常人的差异，如果总体均数向量不等于 $\mathbf{\mu}_0 = (0, 0, 0)^T$，则可认为高血压患者与正常人有差别。

（1）检验 $H_0: \mathbf{\mu} = (0, 0, 0)^T$，$H_1: \mathbf{\mu} \neq (0, 0, 0)^T$

（2）本例 $n = 15$，$m = 3$，$\bar{\mathbf{X}} = \begin{pmatrix} 21.882 \\ 66.282 \\ 7.082 \end{pmatrix}$

$$\mathbf{S} = \begin{pmatrix} 5 & 10.214 & -2.086 \\ 10.214 & 40.971 & -2.214 \\ -2.086 & -2.214 & 41.743 \end{pmatrix}, \mathbf{S}^{-1} = \begin{pmatrix} 0.417 & -0.103 & 0.015 \\ -0.103 & 0.050 & -0.003 \\ 0.015 & -0.003 & 0.025 \end{pmatrix}$$

$$T^2 = n\bar{\mathbf{X}}^T \mathbf{S}^{-1} \bar{\mathbf{X}} = 15(21.882, 66.282, 7.082) \begin{pmatrix} 0.417 & -0.103 & 0.015 \\ -0.103 & 0.050 & -0.003 \\ 0.015 & -0.003 & 0.025 \end{pmatrix} \begin{pmatrix} 21.882 \\ 66.282 \\ 7.082 \end{pmatrix}$$

$$T^2 = 1856.674$$

$$F = \frac{n-m}{(n-1)m} T^2 = \frac{15-3}{(15-1) \times 3} \times 1856.674 = 530.478 \qquad \nu_1 = 3, \nu_2 = 15 - 3 = 12$$

（3）查 F 界值表，$F_{0.05(3, 12)} = 3.49$，$F_{0.01(3, 12)} = 5.95$，$P < 0.01$，在 $\alpha = 0.01$ 水准处拒绝 $H_0: \mathbf{\mu} = (0, 0, 0)^T$，可认为高血压患者与正常人血压情况的差异有统计学意义。

对本例也可采用单变量的 t 检验，即对 3 个指标的高血压患者与正常人数据分别进行检验，发现其差异均有统计学意义。因此，多变量假设检验与单变量假设检验在使用时常常是相辅相成的，多变量检验具有概括和全面考察的特点，而单变量检验容易发现各指标间的关系和差异，两者结合起来所得的结论会更加可靠和有意义。

二、两　组　资　料

单变量假设检验时，通常假定两组样本观察值分别来自正态总体 $N(\mu_1, \sigma^2)$ 和 $N(\mu_2, \sigma^2)$，对 $H_0: \mu_1 = \mu_2$ 时做假设检验时，采用统计量

$$t = \frac{\bar{X}_1 - \bar{X}_2}{\sqrt{\frac{n_1 + n_2}{n_1 n_2} S_C^2}} \tag{19-10}$$

将公式（19-10）等号两边平方后稍加整理，有

$$t^2 = \frac{n_1 n_2}{n_1 + n_2} (\bar{X}_1 - \bar{X}_2) S_C^{-2} (\bar{X}_1 - \bar{X}_2) \tag{19-11}$$

当有多个反应变量时，公式（19-11）中的 $\bar{X}_1$ 和 $\bar{X}_2$ 分别改为两组样本的均数向量 $\bar{\mathbf{X}}_1$ 和 $\bar{\mathbf{X}}_2$，合并方差 S_C^2 改为两组样本协方差矩阵 $\mathbf{S}_1$ 和 $\mathbf{S}_2$ 的合并协方差矩阵 $\mathbf{S}_C$，t^2 即推广为 Hotelling T^2 统计量。

$$T^2 = \frac{n_1 n_2}{n_1 + n_2} (\bar{\mathbf{X}}_1 - \bar{\mathbf{X}}_2)^T \mathbf{S}_C^{-1} (\bar{\mathbf{X}}_1 - \bar{\mathbf{X}}_2) \tag{19-12}$$

Notes

与合并方差 S_C^2 类似,合并协方差矩阵 $\mathbf{S}_C$ 计算公式如下,

$$\mathbf{S}_C = \frac{1}{(n_1 + n_2 - 2)}[(n_1 - 1)\mathbf{S}_1 + (n_2 - 1)\mathbf{S}_2] \tag{19-13}$$

在 H_0: $\boldsymbol{\mu}_1 = \boldsymbol{\mu}_2$ 成立条件下,公式(19-12)中的 T^2 与 F 值有如下关系

$$F = \frac{(n_1 + n_2 - m - 1)}{(n_1 + n_2 - 2)m}T^2 \tag{19-14}$$

其中 $\nu_1 = m$, $\nu_2 = n_1 + n_2 - m - 1$

当 n_1、n_2 较大时,F 值近似地服从自由度为 m 的 χ^2 分布。

例 19-3　表 19-3 是运动员与大学生的身高(cm)与体重(kg)的数据,问运动员与大学生体格状况有无差别?

表 19-3　大学生的身高(cm)与体重(kg)的数据

序号	运动员		大学生	
	身高	体重	身高	体重
1	184.9	85	168.7	62
2	167.9	65	170.8	61
…	…	…	…	…
19	164.0	65	177.0	64
20	174.0	83	173.0	65

表 19-3 中有 2 个指标反映运动员与大学生的体格发育状况,用运动员样本均数向量 $\overline{\mathbf{X}}_1$ 和大学生的样本均数向量 $\overline{\mathbf{X}}_2$ 进行比较,推论运动员与大学生体格发育指标的总体均数向量 $\boldsymbol{\mu}_1$ 和 $\boldsymbol{\mu}_2$ 是否相等。

(1)检验假设:H_0: $\boldsymbol{\mu}_1 = \boldsymbol{\mu}_2$, H_1: $\boldsymbol{\mu}_1 \neq \boldsymbol{\mu}_2$

(2)$n_1 = 20$, $n_2 = 20$, $m = 2$

$$\overline{\mathbf{X}}_1 = \begin{pmatrix} 178.175 \\ 77.25 \end{pmatrix}, \overline{\mathbf{X}}_2 = \begin{pmatrix} 170.49 \\ 60.8 \end{pmatrix}, \overline{\mathbf{X}}_1 - \overline{\mathbf{X}}_2 = \begin{pmatrix} 7.685 \\ 16.45 \end{pmatrix}$$

$$\mathbf{S}_1 = \begin{pmatrix} 49.537 & 50.112 \\ 50.112 & 66.513 \end{pmatrix}, \mathbf{S}_2 = \begin{pmatrix} 16.684 & 20.445 \\ 20.445 & 35.958 \end{pmatrix}$$

$$\mathbf{S}_C = \begin{pmatrix} 33.111 & 35.279 \\ 35.279 & 51.236 \end{pmatrix}, \mathbf{S}_C^{-1} = \begin{pmatrix} 0.113 & -0.078 \\ -0.078 & 0.073 \end{pmatrix}$$

则按公式(19-12)、(19-14):

$$T^2 = 67.853$$

$$F = \frac{(n_1 + n_2 - m - 1)}{(n_1 + n_2 - 2)m}T^2 = \frac{37}{76} \times 67.853 = 33.03 \quad \nu_1 = 2, \nu_2 = 37$$

(3)查 F 值表得 $F_{0.05(2,37)} = 3.25$, $F_{0.01(2,37)} = 5.23$, $P < 0.001$,可认为运动员与大学生的体格发育状况间相差有统计学意义。

三、多组资料

1. **多变量方差分解**　在单变量多个均数的比较中,假定 $g \geq 2$ 组样本观察值分别来自正态总体 $N(\mu_1, \sigma^2)$, $N(\mu_2, \sigma^2)$, $\cdots$, $N(\mu_g, \sigma^2)$,根据样本均数 $\overline{X}_1, \overline{X}_2 \cdots \overline{X}_g$,推论 H_0: $\mu_1 = \mu_2 = \cdots = \mu_g$ 是否成立,采用单变量多个均数比较的方差分析的方法。同理,当有多个反应变量时,是通过 g 个均数向量 $\overline{\mathbf{X}}_1, \overline{\mathbf{X}}_2, \cdots \overline{\mathbf{X}}_g$ 推论 H_0: $\boldsymbol{\mu}_1 = \boldsymbol{\mu}_2 = \cdots = \boldsymbol{\mu}_g$ 是否成立,相应的假设检验方法采用多变量方差分析(multivariate analysis of variance,MANOVA)。

Notes

多变量方差分析与单变量的方差分析基本原理完全相同，即将实验结果的总离差平方和 $SS_{总}$ 分解为 $SS_{组间}$ 和 $SS_{组内}$ 两部分，只不过多变量方差分析的 $SS_{总}$、$SS_{组间}$、$SS_{组内}$ 均用矩阵表示。用 n_i、$\overline{\mathbf{X}}_i$、$\mathbf{S}_i$ 分别表示第 i 组的例数、均数向量和协方差矩阵，$\overline{\mathbf{X}}$ 表示全体总均数向量，g 个均数向量差别比较的多变量方差分析见表 19-4，其中 $\mathbf{H}_{组间}$ 相当于 ANOVA 中的 $SS_{组间}$，$\mathbf{E}_{组内}$ 相当于 $SS_{组内}$。

表 19-4　多变量方差分析表

变异来源	离均差平方和矩阵	自由度
组间	$H = \sum_{i=1}^{g} n_i(\overline{x}_i - \overline{x})(\overline{x}_i - \overline{x})^T$	$g-1$
组内	$\mathbf{E} = \sum_{i=1}^{g}(n_i - 1)\mathbf{S}_i$	$\sum_{i=1}^{g} n_i - g$
总	$\mathbf{H} + \mathbf{E}$	$\sum_{i=1}^{g} n_i - 1$

例 19-4　表 19-5 将患慢性胃炎的儿童随机分为 3 组，其中 I 组、II 组为治疗组，另一组作为对照，试比较不同治疗方式对 T 细胞免疫功能（T_3，T_4，T_8 细胞的百分比）的影响。表 19-5 是其中部分儿童的 T 细胞免疫功能的测量结果，试按表 19-4 计算 $\mathbf{H}_{组间}$，$\mathbf{E}_{组内}$。

表 19-5　三组慢性胃炎儿童的 T 细胞免疫功能（%）

编号	治疗 I 组			编号	治疗 II 组			编号	对照组		
	T_3	T_4	T_8		T_3	T_4	T_8		T_3	T_4	T_8
1	63.6	30.2	31.2	4	53.4	22.5	25.0	8	72.4	42.5	29.9
2	60.0	30.0	33.4	5	46.5	20.0	14.6	9	75.0	49.5	29.3
3	63.2	35.3	27.9	6	38.1	25.9	18.1	10	75.9	30.0	40.0
				7	32.1	12.1	11.8	11	70.0	32.0	36.4
								12	72.8	36.7	33.1

（1）检验假设 H_0：$\boldsymbol{\mu}_1 = \boldsymbol{\mu}_2 = \boldsymbol{\mu}_3$，$H_1$：总体均数不全相等

（2）$n_1 = 3$，$n_2 = 4$，$n_3 = 5$

$$\overline{\mathbf{X}}_1 = \begin{bmatrix} 62.267 \\ 31.833 \\ 30.833 \end{bmatrix}, \quad \overline{\mathbf{X}}_2 = \begin{bmatrix} 42.525 \\ 20.125 \\ 17.375 \end{bmatrix}, \quad \overline{\mathbf{X}}_3 = \begin{bmatrix} 73.220 \\ 38.140 \\ 33.740 \end{bmatrix}$$

$$\overline{\mathbf{X}} = \frac{1}{12} \begin{bmatrix} 63.6 + 60.0 + 63.2 + 53.4 + \cdots + 70.0 + 72.8 \\ 30.2 + 30.0 + 35.3 + 22.5 + \cdots + 32.0 + 36.7 \\ 31.2 + 33.4 + 27.9 + 25.0 + \cdots + 36.4 + 33.1 \end{bmatrix} = \begin{bmatrix} 60.250 \\ 30.558 \\ 27.558 \end{bmatrix}$$

$$\overline{\mathbf{X}}_1 - \overline{\mathbf{X}} = \begin{bmatrix} 2.017 \\ 1.275 \\ 3.275 \end{bmatrix}, \quad \overline{\mathbf{X}}_2 - \overline{\mathbf{X}} = \begin{bmatrix} -17.725 \\ -10.433 \\ -10.183 \end{bmatrix}, \quad \overline{\mathbf{X}}_3 - \overline{\mathbf{X}} = \begin{bmatrix} 12.970 \\ 7.582 \\ 6.182 \end{bmatrix}$$

$$\mathbf{H} = 3 \begin{bmatrix} 2.017 \\ 1.275 \\ 3.275 \end{bmatrix} \begin{bmatrix} 2.017 & 1.275 & 3.275 \end{bmatrix} + 4 \begin{bmatrix} -17.725 \\ -10.433 \\ -10.183 \end{bmatrix} \begin{bmatrix} -17.725 & -10.433 & -10.183 \end{bmatrix} +$$

$$5 \begin{bmatrix} 12.970 \\ 7.582 \\ 6.182 \end{bmatrix} \begin{bmatrix} 12.970 & 7.582 & 6.182 \end{bmatrix} = \begin{bmatrix} 2110.008 & 1239.108 & 1142.693 \\ 1239.108 & 727.703 & 671.848 \\ 1142.693 & 671.848 & 638.042 \end{bmatrix}$$

Notes

各组的协方差矩阵：

$$\mathbf{S}_1 = \begin{bmatrix} 3.893 & 2.607 & -4.033 \\ 2.607 & 9.023 & -7.737 \\ -4.033 & -7.737 & 7.663 \end{bmatrix},$$

$$\mathbf{S}_2 = \begin{bmatrix} 87.443 & 27.813 & 42.267 \\ 27.813 & 34.469 & 22.461 \\ 42.267 & 22.461 & 32.483 \end{bmatrix},$$

$$\mathbf{S}_3 = \begin{bmatrix} 5.392 & 3.801 & 0.932 \\ 3.801 & 63.523 & -33.387 \\ 0.932 & -33.387 & 20.283 \end{bmatrix},$$

$$\mathbf{E} = \sum (n_i - 1) \mathbf{S}_i$$

$$= \begin{bmatrix} 7.786 & 5.214 & -8.066 \\ 5.214 & 18.046 & -15.474 \\ -8.066 & -15.474 & 15.326 \end{bmatrix} + \begin{bmatrix} 262.329 & 83.439 & 126.801 \\ 83.439 & 103.407 & 67.383 \\ 126.801 & 67.383 & 97.449 \end{bmatrix} + \begin{bmatrix} 21.568 & 15.204 & 3.728 \\ 15.204 & 254.092 & -133.548 \\ 3.728 & -133.548 & 81.132 \end{bmatrix}$$

$$= \begin{bmatrix} 291.683 & 103.857 & 122.463 \\ 103.857 & 375.545 & -81.639 \\ 122.463 & -81.639 & 193.907 \end{bmatrix}$$

$$\mathbf{H} + \mathbf{E} = \begin{bmatrix} 2110.008 & 1239.108 & 1142.693 \\ 1239.108 & 727.703 & 671.848 \\ 1142.693 & 671.848 & 638.042 \end{bmatrix} + \begin{bmatrix} 291.683 & 103.857 & 122.463 \\ 103.857 & 375.545 & -81.639 \\ 122.463 & -81.639 & 193.907 \end{bmatrix}$$

$$= \begin{bmatrix} 2401.691 & 1342.965 & 1265.156 \\ 1342.965 & 1103.248 & 590.209 \\ 1265.156 & 590.209 & 831.949 \end{bmatrix}$$

（3）将以上计算结果按表19-4的形式汇总，得表19-6。

表 19-6　多变量方差分析表

变异来源	离均差平方和矩阵			自由度
组间	$\mathbf{H} = \begin{bmatrix} 2110.008 & 1239.108 & 1142.693 \\ 1239.108 & 727.703 & 671.848 \\ 1142.693 & 671.848 & 638.042 \end{bmatrix}$			2
组内	$\mathbf{E} = \begin{bmatrix} 291.683 & 103.857 & 122.463 \\ 103.857 & 375.545 & -81.639 \\ 122.463 & -81.639 & 193.907 \end{bmatrix}$			9
总变异	$\mathbf{H} + \mathbf{E} = \begin{bmatrix} 2401.691 & 1342.965 & 1265.156 \\ 1342.965 & 1103.248 & 590.209 \\ 1265.156 & 590.209 & 831.949 \end{bmatrix}$			11

2. 多变量方差分析的 Λ^* 统计量　Λ^* 统计量是 Wilks 于 1932 年提出的一种广义方差比，也称 Wilks' Lambda 统计量：

$$\Lambda^* = \frac{|\mathbf{E}|}{|\mathbf{E} + \mathbf{H}|} \tag{19-15}$$

其中，分子、分母都是行列式。当 Λ^* 很小时，说明组间差异 $\mathbf{H}$ 大于随机效应 $\mathbf{E}$，应怀疑零假设 $H_0 : \boldsymbol{\mu}_1 = \boldsymbol{\mu}_2 = \cdots = \boldsymbol{\mu}_g$ 是否正确。表 19-4 中的 $\mathbf{H}$ 和 $\mathbf{E}$ 通过 Λ^* 值可转变为 F 值（见表 19-7），实现多变量的方差分析。

Notes

表 19-7 常见情况下 Λ^* 与 F 值的关系

反应变量数	组数	转换关系	F 分布自由度
$m=1$	$g \geqslant 2$	$F = \left(\dfrac{\sum n_i - g}{g-1}\right)\left(\dfrac{1-\Lambda^*}{\Lambda^*}\right)$	$v_1 = g-1,\ v_2 = \sum n_i - g$
$m=2$	$g \geqslant 2$	$F = \left(\dfrac{\sum n_i - g - 1}{g-1}\right)\left(\dfrac{1-\sqrt{\Lambda^*}}{\sqrt{\Lambda^*}}\right)$	$v_1 = 2(g-1),\ v_2 = 2(\sum n_i - g - 1)$
$m \geqslant 1$	$g=2$	$F = \left(\dfrac{\sum n_i - m - 1}{m-1}\right)\left(\dfrac{1-\Lambda^*}{\Lambda^*}\right)$	$v_1 = m,\ v_2 = \sum n_i - m - 1$
$m \geqslant 1$	$g=3$	$F = \left(\dfrac{\sum n_i - m - 2}{m}\right)\left(\dfrac{1-\sqrt{\Lambda^*}}{\sqrt{\Lambda^*}}\right)$	$v_1 = 2m,\ v_2 = 2(n_i - m - 2)$

由表 19-7 可知,对两组均数向量作假设检验时,除 Hotelling T^2 外,亦可用多变量方差分析,正如单变量两组均数假设检验,除可用 t 检验外,也可用方差分析一样。

多变量方差分析的计算十分烦琐,但用 SPSS 或 SAS 软件计算则非常简单,而且可以分析多因素设计时均数向量间的差别。在 SPSS 或 SAS 输出结果中,各种情况下的 Λ^*,以及本节介绍的单组、两组和多组比较的 Hotelling T^2 统计量,都可自动转换为检验统计量 F。

根据表 19-6 计算结果,比较 3 组慢性胃炎儿童 T 细胞免疫功能有无差别。

按公式(19-16)计算检验统计量

$$\Lambda^* = |\mathbf{E}| / |\mathbf{H} + \mathbf{E}| = \begin{vmatrix} 291.683 & 103.857 & 122.463 \\ 103.857 & 375.545 & -81.639 \\ 122.463 & -81.639 & 193.907 \end{vmatrix} \bigg/ \begin{vmatrix} 2401.691 & 1342.965 & 1265.156 \\ 1342.965 & 1103.248 & 590.209 \\ 1265.156 & 590.209 & 831.949 \end{vmatrix} = 0.0887$$

查表 19-7,当 $m \geqslant 1$,$g=3$ 时

$$F = \left(\frac{\sum n_i - m - 2}{m}\right)\left(\frac{1-\sqrt{\Lambda^*}}{\sqrt{\Lambda^*}}\right) = 5.49,\ v_1 = 2m = 6,\ v_2 = 2(\sum n_i - m - 2) = 14$$

查 F 值表,$F_{0.01(6,14)} = 4.46$,$P < 0.01$,拒绝 $H_0 : \boldsymbol{\mu}_1 = \boldsymbol{\mu}_2 = \boldsymbol{\mu}_3$,接受 H_1,认为 3 组慢性胃炎儿童 T 细胞免疫功能的差别有统计学意义。

四、多变量分析与单变量分析的区别与联系

多变量分析是对 m 个反应变量进行一次性假设检验,多采用 Hotelling T^2 检验或 MANOVA 方法,对组间差别作出推断。在大多数情况下,多变量假设检验结论与对 m 个反应变量进行 m 次单变量假设检验(t 检验或 ANOVA)的结论是一致的,即多变量假设检验拒绝 H_0,m 次单变量假设检验至少会有一次拒绝 H_0。SPSS、SAS 等统计软件也是先给出多变量假设检验结果,再给出单变量假设检验结果,作为多变量分析的补充。

在理论上,单变量假设检验不能代替多变量假设检验,主要因为:① m 次单变量假设检验会增加假阳性错误的概率,设每次单变量假设检验的检验水准定为 α,做完 m 次检验 I 类错误的概率增加了 $\alpha_m = 1-(1-\alpha)^m$。②单变量假设检验只能说明某一变量在数轴分布上的组间差别,不能反映多个变量在平面或空间上的差别,两者的意义不同,不能相互代替。如表 19-8 的两组数据,分别对两组新生儿出生时的体重与身长做单变量 t 检验:体重 $t=1.62$,$P=0.13$;身长 $t=0.4$,$P=0.97$,都不能拒绝 H_0。但双变量的 Hotelling T^2 检验:$T^2=9.87$,$F=4.58$,$P=0.03$,拒绝 $H_0 : \boldsymbol{\mu}_1 = \boldsymbol{\mu}_2$。两组数据在平面分布上差别如图 19-1 所示,虽然在 X,Y 轴上没有差别,但两组散点图的分布范围是不同的。

Notes

表 19-8　两组新生儿出生时的体重与身长数据

编号	A组		编号	B组	
	体重（kg）	身长（cm）		体重（kg）	身长（cm）
1	3.10	46	1	4.10	60
2	3.20	50	2	3.50	48
3	3.50	62	3	3.35	50
4	3.00	46	4	3.35	49
5	3.85	67	5	3.20	48
6	3.15	48	6	3.55	50
7	3.00	46	7	3.50	60
8	3.50	55	8	3.60	56
$\overline{X}$	3.29	52.50		3.52	52.63
S	0.30	8.11		0.27	5.21
单变量 t 检验组间				1.62	0.04
差别的 P 值				0.13	0.97

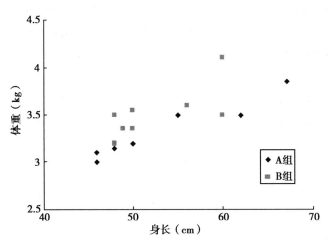

图 19-1　两组新生儿出生时的体重和身长

第三节　重复测量资料的多变量分析

一、重复测量资料的 Hotelling T^2 检验

在医学试验中，重复测量包含以下含义：①在试验条件相同的情况下，对同一总体中的 n 个受试对象进行 r 次观测，其目的是为了降低个体差异；②将一个受试对象分成 k 份，在试验条件相同的情况下观察 k 次，目的是减少操作中带来的误差；③在部分试验条件变动时，从同一个受试对象身上重复测量 m 个数据，其目的是为了比较试验条件不同时的差异。

通常把由情形③中重复测量（repeated measure）所得到的数据称为重复测量资料（repeated measurement data）。重复测量资料可用方差分析的方法进行处理，详细情况将在第 20 章介绍。本章将介绍把每个观察对象的 m 次重复结果看作一个向量，直接采用多变量的 Hotelling T^2 检验。

例 19-5　有 10 名肥胖患者在医生指导下服用药物减肥，按统一标准记录服药前后和服药后 1～4 周的体重，见表 19-9，试分析减肥效果。

Notes

表 19-9　服药前后各次体重测量值（kg）

肥胖症患者编号	服药前体重值	服药四周体重值			
		第1周	第2周	第3周	第4周
1	131.5	128.4	127.4	125.3	124.9
2	154.7	152.9	150.7	148.2	145.9
…	…	…	…	…	…
9	112.4	108.6	104.7	102.6	101.4
10	121.3	120.1	118.5	116.9	114.2
$\overline{X}$	133.9	131.9	129.7	127.8	125.9
S	16.2	16.6	16.6	15.9	16.1

（1）建立检验假设：如果减肥药物无效，各时间点体重的总体均数相等，即 $H_0: \mu_1 = \mu_2 = \mu_3 = \mu_4 = \mu_5$，$H_1$：总体均数不全相等。当然，也可以用下式表示

$$H_0: \mathbf{C}_\mu = \begin{bmatrix} 1 & -1 & 0 & 0 & 0 \\ 1 & 0 & -1 & 0 & 0 \\ 1 & 0 & 0 & -1 & 0 \\ 1 & 0 & 0 & 0 & -1 \end{bmatrix} \begin{bmatrix} \mu_1 \\ \mu_2 \\ \mu_3 \\ \mu_4 \\ \mu_5 \end{bmatrix} = \begin{bmatrix} \mu_1 - \mu_2 \\ \mu_1 - \mu_3 \\ \mu_1 - \mu_4 \\ \mu_1 - \mu_5 \end{bmatrix} = \begin{bmatrix} 0 \\ 0 \\ 0 \\ 0 \end{bmatrix}$$

$\mathbf{C}_\mu$ 为以初始时间为基线的重复测量对比矩阵（repeated contrasts matrix）。

（2）计算 Hotelling T^2 与 F 统计量

$$T^2 = n(\mathbf{C}\overline{\mathbf{X}})^T (\mathbf{C}\mathbf{S}\mathbf{C}^T)^{-1}(\mathbf{C}\overline{\mathbf{X}}) \tag{19-16}$$

$$F = \frac{n-m+1}{(n-1)(m-1)}T^2, v_1 = m-1, v_2 = n-m+1 \tag{19-17}$$

本例 $n=10$，$m=5$，

$$\overline{\mathbf{X}} = \begin{bmatrix} 133.89 \\ 131.88 \\ 129.73 \\ 127.77 \\ 125.90 \end{bmatrix}, \quad \mathbf{S} = \begin{bmatrix} 263.077 & 268.561 & 268.209 & 255.272 & 259.073 \\ 268.561 & 275.040 & 274.793 & 261.867 & 265.281 \\ 268.209 & 274.793 & 275.325 & 262.762 & 266.117 \\ 255.272 & 261.867 & 262.762 & 251.422 & 253.999 \\ 259.073 & 265.281 & 266.117 & 253.999 & 258.082 \end{bmatrix}$$

代入公式（19-16）、公式（19-17）计算，

$$T^2 = 247.868, F = \frac{10-5+1}{(10-1)(5-1)} \times 247.868 = 41.31$$

（3）确定 P 值作出推断：查 F 值表，$P<0.001$，拒绝 H_0，接受 H_1，服药后 1～4 周的体重比服药前降低了（图 19-2）。

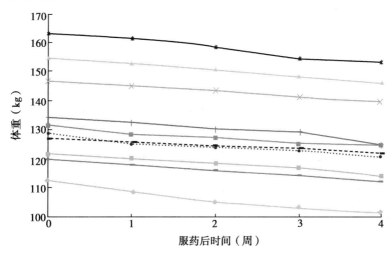

图 19-2　10 名肥胖患者服药前后体重的变化趋势

Notes

二、重复观测资料的轮廓分析

轮廓分析（profile analysis）是其中一种有效的多元分析方法，它可从总体特征上较快地得到反应变量随重复因素水平变化的组间比较结果，还可进行重复观测资料的组间轮廓性以及与水平轴（重复因素水平变化轴）的平行性检验。

轮廓分析通常进行组间轮廓相似性或平行性、组间平均水平差异显著性和组内条件变异显著性三个方面的假设检验，如果组间轮廓相似，可进一步分析其他的变量，即了解组间轮廓是否完全一致（即重合）以及各组的轮廓图是否与水平轴（表示组内因素水平间差异）平行。因此，轮廓分析首先进行的是轮廓相似性检验。

例 19-6　正常绵羊灌服脱毛剂 CP 前后 SCE（即姐妹染色体平均交换次数）的动态观察结果见表 19-10。

表 19-10　正常绵羊灌服脱毛剂 CP 前后 SCE 的动态观察结果

羊编号	性别	SCE/细胞		
		对照组 A_1	第 1 个月 A_2	第 2 个月 A_3
1	m	5.42	5.72	5.20
2	m	4.68	4.88	5.04
3	m	4.88	7.50	6.68
4	m	4.40	5.50	3.72
5	m	4.03	6.72	2.92
6	m	4.55	5.28	5.76
平均次数		4.66	5.93	4.89
7	f	4.78	5.72	5.40
8	f	5.03	6.03	6.65
9	f	5.00	5.32	4.64
10	f	6.07	5.44	6.00
11	f	5.94	5.68	3.84
12	f	5.88	7.96	6.88
平均次数		5.45	6.03	5.57

1. 平行检验　检验两个总体的轮廓是否为平行轮廓。在表 19-11 中，分别得到第一个月与对照组的差值（A_2-A_1），第二个月与第一个月的差值（A_3-A_2）。该平行检验问题转换为验证这两性别组（即 m 组与 f 组）的两个差值的均值是否相同。整理数据：

表 19-11　两性别组差值情况

羊编号	性别	A_2-A_1	A_3-A_2	A_3-A_1
1	m	0.30	−0.52	−0.22
2	m	0.20	0.16	0.36
3	m	2.62	−0.82	1.80
4	m	1.10	−1.78	−0.68
5	m	2.69	−3.8	−1.11
6	m	0.73	0.48	1.21
7	f	0.94	−0.32	0.62
8	f	1.00	0.62	1.62
9	f	0.32	−0.68	−0.36
10	f	−0.63	0.56	−0.07
11	f	−0.26	−1.84	−2.10
12	f	2.08	−1.08	1.00

Notes

（1）建立假设检验

$$H_0 : \begin{pmatrix} \mu_{m1} \\ \mu_{m2} \end{pmatrix} = \begin{pmatrix} \mu_{f1} \\ \mu_{f2} \end{pmatrix}$$

$$H_1 : \begin{pmatrix} \mu_{m1} \\ \mu_{m2} \end{pmatrix} \neq \begin{pmatrix} \mu_{f1} \\ \mu_{f2} \end{pmatrix}$$

（2）计算 Hotelling T^2 与 F 统计量

$$T^2 = \frac{n_1 n_2}{n_1 + n_2} (\overline{\mathbf{X}}_1 - \overline{\mathbf{X}}_2)^T \mathbf{S}^{-1} (\overline{\mathbf{X}}_1 - \overline{\mathbf{X}}_2) \tag{19-18}$$

其中 $\mathbf{S} = \dfrac{1}{n_1 + n_2 - 2} [(n_1 - 1)\mathbf{S}_1 + (n_2 - 1)\mathbf{S}_2]$

$$\overline{\mathbf{X}}_1 = \begin{pmatrix} \overline{X}_{m1} \\ \overline{X}_{m2} \end{pmatrix}, \overline{\mathbf{X}}_2 = \begin{pmatrix} \overline{X}_{f1} \\ \overline{X}_{f2} \end{pmatrix}$$

$$F = \frac{(n_1 + n_2 - m - 1)}{(n_1 + n_2 - 2)m} T^2, v_1 = m, v_2 = n_1 + n_2 - m - 1 \tag{19-19}$$

$$\overline{\mathbf{X}}_1 - \overline{\mathbf{X}}_2 = \begin{pmatrix} 0.69 \\ -0.59 \end{pmatrix}, \mathbf{S} = \begin{pmatrix} 1.10 & -0.66 \\ -0.66 & 1.68 \end{pmatrix}$$

（3）确定 P 值作出推断：$T^2 = 1.37$，$F = \dfrac{6+6-2-1}{(6+6-2)\times 2} \times 1.37 = 0.617$，$P = 0.561$，尚不能拒绝 H_0，可认为两总体的轮廓平行。

2. 相和检验　检验两个总体的轮廓是否为重合轮廓（coincident profile）。

如果两个总体的轮廓相互平行，$\sum \mu_{1i} = \sum \mu_{2i}$ 相等时两个总体的轮廓重合。因此，检验假设 $H_0 : \sum \mu_{1i} = \sum \mu_{2i}$，$H_1 : \sum \mu_{1i} \neq \sum \mu_{2i}$，检验方法采用单变量 t 检验：

$$t = \frac{\left| \sum \overline{X}_{1i} - \sum \overline{X}_{2i} \right|}{\sqrt{\left(\dfrac{1}{n_1} + \dfrac{1}{n_2} \right) \left(\sum \sum S_{ij} \right)}}, v = n_1 + n_2 - 2 \tag{19-20}$$

利用表 19-11 中的数据，本例中 $t = \dfrac{|0.69 - 1.61|}{\sqrt{(\dfrac{1}{6} + \dfrac{1}{6}) \times 1.46}} = 1.33$，$P = 0.106$，所以，认为两轮廓有重合。

3. 水平轮廓检验　检验两个总体的轮廓是否为水平直线轮廓（level profile）。

在两个总体的轮廓重合的假定下，两组多变量数据视为一个总体，合并后的总体均数为 $\boldsymbol{\mu} = (\mu_1, \mu_2, \mu_3)^T$，在表 19-11 中，分别得到第一个月与对照组的差值（$A_2 - A_1$），第二个月与对照组的差值（$A_3 - A_1$）。

（1）假设 $H_0 : \mu_1 - \mu_2 = \mu_1 - \mu_3 = 0$

（2）合并后不考虑性别因素。这里，用 $\overline{X}_1$ 表示第 1 个月与对照组的差值的均值，$\overline{X}_2$ 表示第 2 个月与对照组的差值的均值。

$$\overline{\mathbf{X}} = \begin{pmatrix} \overline{X}_1 \\ \overline{X}_2 \end{pmatrix}$$ $\mathbf{S}$ 为协方差矩阵。本例，$n = 12$，$m = 2$。

$$T^2 = n \overline{\mathbf{X}}^T \mathbf{S}^{-1} \mathbf{X}, F = \frac{n-m}{(n-1)m} T^2, v_1 = m, v_2 = n - m,$$

（3）本例中 $T^2 = 9.23$，$F = \dfrac{12-2}{(12-1)\times 2} \times 9.23 = 4.20$，$P = 0.047$，在检验水平为 0.05 时，可接受 H_0，认为两样本合并后总体的轮廓为水平直线轮廓。

Notes

第四节　案　　例

案例 19-1　为了对不同的戒毒方式和方法的效果进行综合评价,以综合反映吸毒者的躯体、心理、社会功能以及戒断症状的生命质量为指标,用吸毒者生命质量测定量表 QOL — DA,在昆明市戒毒所随机抽取 158 例强制戒毒者和 54 例自愿戒毒者进行了五次纵向的生命质量测定。其各个时点的总生命质量得分及两组的比较结果见表 19-12。请考虑采用何种方法对两组总的变动趋势进行检验。

表 19-12　两戒毒组不同时点的总生命质量

时间	强制组			自愿组			组间检验结果	
	例数	均数	标准差	例数	均数	标准差	t	P
戒毒前	158	114.71	32.41	54	118.61	31.51	−0.77	0.443
戒毒一周	153	123.06	37.08	54	126.43	32.55	−0.59	0.555
戒毒二周	135	139.56	33.81	46	140.61	33.09	−0.18	0.855
戒毒三周	124	154.39	29.98	37	154.73	27.88	−0.06	0.952
戒毒四周	122	164.61	26.12	32	169.53	21.92	−0.98	0.330

小　　结

1. 多变量的描述与分析是单变量描述与分析的推广,只不过在描述时考虑了变量间的关系(协方差矩阵或相关矩阵)。

2. 多元分析考虑了变量间的关系,多元检验具有概括和全面考察的特点;而单变量检验则容易发现各指标间的关系和差异,在实际使用中应把两者结合起来使用。

3. 与单变量检验类似,在进行两组比较时,仍要求两组总体协方差相等,在比较前应作协方差矩阵的检验。

思考与练习

一、简答题

1. 什么是分组变量?什么是反应变量?什么是单一反应变量?什么是多反应变量?试举例说明。

2. 多变量分析与多因素分析有什么区别?

3. 为什么多次单变量分析不能代替一次多变量分析?

二、计算分析题

1. 根据表 19-13 的数据,计算三组患者的多元统计量,用 MANOVA 推论组间差别。

表 19-13　贫血病患者的血红蛋白浓度及红细胞计数

A 组		B 组		C 组	
血红蛋白 (g/l)	红细胞计数 ($\times 10^{12}$/l)	血红蛋白 (g/l)	红细胞计数 ($\times 10^{12}$/l)	血红蛋白 (g/l)	红细胞计数 ($\times 10^{12}$/l)
100	4.0	60	2.8	95	4.0
89	3.7	47	2.0	90	3.8
99	4.0	76	3.3	103	4.1
102	4.1	80	3.5	98	4.0

Notes

续表

A组		B组		C组	
血红蛋白 （g/l）	红细胞计数 （×10^{12}/l）	血红蛋白 （g/l）	红细胞计数 （×10^{12}/l）	血红蛋白 （g/l）	红细胞计数 （×10^{12}/l）
90	3.8	82	3.6	87	3.5
79	3.5	96	3.8	86	3.5
86	3.6	108	4.1	90	3.8
87	3.6	66	3.0	96	3.9
105	4.1	78	3.5		
103	4.0	100	3.8		
70	3.1				
74	3.4				

2. 根据表 19-14 数据，15 名患者胸腺素治疗后免疫球蛋白的改善情况，试分析：

（1）用单变量假设检验的方法分析 IgG，IgA 和 IgM 治疗前后的差别。

（2）用单变量假设检验方法分析下表数据有何缺点和不足？

（3）将每个患者的 3 个测量结果作为一个观察向量，试计算均数向量和协方差矩阵。

（4）用 Hotelling T^2 检验推论胸腺素的治疗对降低免疫球蛋白是否有效。

表 19-14　15 名患者胸腺素治疗后免疫球蛋白（g/L）的改善情况

患者编号	IgG	IgA	IgM
1	−1.56	−500	−490
2	−1.76	−50	−140
3	−0.63	−120	−210
4	−1.28	−700	90
5	0.07	150	−180
6	−1.42	−620	190
7	−1.04	740	−240
8	−1.95	110	−40
9	−4.20	−540	160
10	−2.36	−600	−380
11	−2.14	−880	−220
12	−1.39	110	−220
13	−0.71	90	110
14	−1.56	−310	−40
15	−0.49	−50	−200

3. 试分析表 19-15 中的重复测量数据

表 19-15　受试者血糖浓度（mmol/L）

受试者编号	放置时间（分）			
	0	45	90	135
1	5.32	5.32	4.98	4.65
2	5.32	5.26	4.93	4.70
3	5.94	5.88	5.43	5.04
4	5.49	5.43	5.32	5.04
5	5.71	5.49	5.43	4.93
6	5.27	6.27	5.66	5.26
7	5.88	5.77	5.43	4.93
8	5.32	5.15	5.04	4.48

Notes

4. 血吸虫病患者经过治疗后的 SGPT 的变化见表 19-16。试将每个患者 SGPT 的变化情况作线图，并分析治疗前后的差别和 SGPT 的变化趋势。（"球对称"检验，$\chi^2 = 12.81$，$P = 0.028$）

表 19-16　血吸虫病患者经过治疗后的 SGPT 单位数

患者编号	治疗前	治疗后		
		1 周	2 周	3 周
1	63	188	138	63
2	90	238	220	144
3	54	300	83	92
4	45	140	213	100
5	54	175	150	36
6	72	300	163	90
7	64	207	185	87

5. 根据表 19-17 数据，将 20 名患者手术前后症状的平均得分绘样本轮廓图。问 A、B 两组的平均得分有无差别？手术前后的平均得分有无差别？

表 19-17　20 名患者手术前后症状评分

处理分组	手术前	手术后				
		10 天	2 月	4 月	6 月	9 月
A	0.60	0.67	2.84	2.10	2.00	1.60
A	1.42	3.40	4.10	2.92	2.65	3.40
A	0.90	2.30	2.70	1.70	1.10	1.30
A	1.10	1.40	1.00	2.60	0.90	2.10
A	2.30	2.20	3.80	3.50	2.50	1.80
A	0.81	1.20	1.12	1.61	1.49	1.61
B	1.20	1.10	1.13	3.49	1.57	1.54
B	2.71	2.04	2.61	2.17	2.15	1.81
B	1.02	1.43	1.61	1.70	2.82	1.55
B	1.71	1.71	1.21	0.90	0.61	1.66
B	1.16	0.78	0.51	0.85	0.88	0.49
B	0.85	1.25	1.66	2.13	1.04	0.62
B	0.60	2.50	2.20	1.20	1.11	1.00
B	0.90	0.80	0.70	1.00	0.80	0.60
B	3.40	3.30	3.40	3.40	2.10	1.50
B	1.10	1.20	1.50	2.40	1.50	3.20
B	4.60	1.20	3.20	2.30	2.30	1.50
B	1.60	0.90	1.80	2.10	1.30	1.10
B	0.40	0.96	1.01	0.71	0.59	0.60
B	1.80	1.40	1.00	1.30	2.40	2.40

6. 某大学对全校师生都关心的 5 个问题进行问卷调查，每个问题的回答采用线性模型评分方法，让调查对象在他们认为适当的线性尺度位置上作出标记。例如：对"您对学校食堂的经营满意吗"问题的回答如下

很不满意　├─┼─┼─┼─┼─┼─┼─┼─┼─┼─┤　非常满意
　　　　　0　1　2　3　4　5　6√　7　8　9　10

0：表示很不满意；10：表示非常满意；√：本问题回答得 6 分

Notes

表 19-18 列出了对 20 名学生、20 名教师的抽样调查结果。试将 5 个问题 X_1、X_2、X_3、X_4、X_5 的平均得分绘样本轮廓图。问学生和教师的调查结果是否吻合？最满意和最不满意的是哪两个问题？

表 19-18　线性模拟问卷评分

编号	学生调查结果					编号	教师调查结果				
	X_1	X_2	X_3	X_4	X_5		X_1	X_2	X_3	X_4	X_5
1	6	7	6	4	3	1	8	7	6	7	8
2	7	7	6	7	3	2	9	8	5	10	6
3	10	8	7	7	6	3	6	7	6	8	3
4	9	7	6	9	8	4	4	6	3	8	3
5	9	7	6	8	5	5	8	6	5	7	4
6	10	8	7	8	7	6	9	8	7	10	8
7	8	7	6	9	8	7	7	6	5	6	6
8	9	7	6	8	7	8	8	6	5	8	6
9	8	5	7	8	5	9	9	8	7	8	7
10	7	8	7	10	5	10	5	6	7	4	4
11	8	7	6	8	7	11	4	3	2	5	2
12	9	7	8	9	6	12	7	7	6	8	7
13	6	8	3	4	4	13	4	5	7	9	2
14	9	8	7	8	7	14	5	7	4	6	6
15	7	5	7	6	8	15	5	6	6	7	3
16	10	8	7	7	7	16	7	8	7	7	7
17	5	6	2	8	7	17	8	7	6	7	6
18	8	9	5	10	3	18	9	8	7	8	4
19	10	7	6	7	6	19	9	7	6	6	7
20	9	8	3	9	5	20	4	5	2	8	6

（易　东）

第二十章 重复测量设计资料的方差分析

重复测量设计（repeated measurement design）在医学、生物学研究中较为常见，即在给予一种或多种处理后，在多个时间点上从同一个受试对象重复获得指标的观察值；重复测量研究的目的是探讨同一研究对象在不同时间点某指标的变化情况，例如患者在治疗后（或手术后）1天、2天、1周、2周等，各时间点上某指标的变化。重复测量设计符合毒理、药理、临床试验本身的特点，尤其是所需试验例数较少，在医学研究领域中得到广泛的应用，如同一种药物不同剂型在不同时间的血药浓度，患者接受治疗后在不同时间点的生理反应等。根据不同的数据类型和研究目的，重复测量数据可采用第十八章介绍的 Hotelling T^2 检验，也可采用本章介绍的方差分析法。

第一节 重复测量资料的数据特征

一、前后测量设计

例 20-1　前后测量设计（premeasure-postmeasure design）是重复测量数据（repeated measurement data）最简单的一种情况，如表 20-1 所列的数据。

表 20-1　某减肥药服用前后体重的观察值

观察对象编号	体重（kg）		差值 $d=X_1-X_2$
	服药前（X_1）	服药后（X_2）	
1	101	100	1
2	131	136	−5
3	131	126	5
4	150	143	7
5	124	128	−4
6	137	126	11
7	126	116	10
8	105	95	10
9	90	87	3
10	67	57	10
11	84	74	10
12	109	101	8
合计			$\Sigma d=66$

表 20-1 的资料与配对设计 t 检验的试验结果表达完全相同，但却是两种不同类型的设计，主要区别在于：

1. 配对设计中同一对子的两个实验单位可以随机分配处理，两个实验单位同期观察实验结果，可以比较处理组间差别。前后测量设计不能同期观察试验结果，虽然可以在前后测量之间安排处理,但本质上比较的是前后差别,推论处理是否有效是有条件的,即假定测量时间对观察结果没有影响。

2. 配对 t 检验要求同一对子的两个实验单位的观察结果分别与差值相互独立,差值服从正态分布。而前后测量设计前后两次观察结果通常与差值不独立,大多数情况第一次观察结果与差值存在负相关的关系。

3. 配对设计用平均差值推论处理的作用,前后测量设计除了分析平均差值外,还可进行相关回归分析。如表 20-1 计算服药前后体重的相关系数为 0.978,$P<0.01$,用服药前体重(X)推论服药后体重(Y)的回归方程为:$\hat{Y}=-11.13+1.05X$。

二、设立对照的前后测量设计

例 20-2　表 20-1 中观察对象服药后体重下降了 5.5kg,虽然经配对 t 检验:$t=3.39$,$P<0.01$,也未必能说明处理组服药有效,因为即使服用安慰剂,受试者的行为变化同样可以使体重发生变化。因此,确定疗效的前后测量设计必须增加平行对照,如将 24 位肥胖患者随机分配到试验组和对照组,实验结果见表 20-2。

表 20-2　肥胖患者治疗前后体重(kg)

观察对象编号	试验组			观察对象编号	对照组		
	体重(kg)		差值		体重(kg)		差值
	服药前(X_1)	服药后(X_2)	$d=X_1-X_2$		服药前(X_1)	服药后(X_2)	$d=X_1-X_2$
1	101	100	1	13	100	101	−1
2	131	136	−5	14	129	131	−2
3	131	126	5	15	127	126	1
4	150	143	7	16	145	140	5
5	124	128	−4	17	137	135	2
6	137	126	11	18	128	126	2
7	126	116	10	19	115	116	−1
8	105	95	10	20	130	126	4
9	90	87	3	21	87	90	−3
10	67	57	10	22	69	70	−1
11	84	74	10	23	85	84	1
12	109	101	8	24	109	101	8
合计	1355	1289	66		1361	1346	15
均数	112.9	107.4	5.5		113.4	112.2	1.25
标准差	24.5	26.3	5.6		23.6	22.5	3.2

比较表 20-2 中试验组与对照组之间的差别,似乎可以用前后测量的差值(d)做两均数比较的 t 检验,但表 20-2 中服药组与对照组的差值的方差不齐(Levene 检验,$F=4.43$,$P=0.047$),不符合两均数比较 t 检验的前提条件。

三、重复测量设计

当前后测量设计的重复测量次数 $t\geq3$ 时,称重复测量设计或重复测量数据,如表 20-3。

此数据结构形式上与随机区组设计相似,而且同样可以计算出随机区组设计的方差分析表,如表 20-4 所示,但实质上却不同。

表20-3　A药品治疗慢性乙型肝炎不同时间丙氨酸氨基转移酶（ALT）水平（μ/L）

患者编号	治疗时间			
	治疗前	12周	24周	36周
1	160	105	147	135
2	415	371	258	182
3	327	94	36	51
4	174	113	63	50
5	201	26	55	20
6	289	20	17	21
7	85	44	56	62
8	176	165	136	83
9	76	215	34	81
10	75	94	51	59

表20-4　表20-3数据随机区组方差分析表

变异来源	SS	df	MS	F	P
区组（受试者）	181 019.9	9	20 113.3	5.01	0.001
时间	93 571.7	3	31 190.6	7.77	0.001
误差	108 446.3	27	4016.5		
总变异	964 330.0	40			

重复测量设计与随机区组设计的区别在于：

1. 重复测量设计中"处理"是在区组（受试者）间随机分配，区组内的各时间点是固定的，不能随机分配。随机区组设计则要求处理在区组内随机分配，每个实验单位接受的处理各不相同。

2. 重复测量设计区组内实验单位彼此不独立，如表20-3，尽管检测了每个受试对象不同时间点 ALT，但同一受试者的重复测量的检测结果是高度相关的，相关系数见表20-5。更准确地说，表20-3 重复测量数据用随机区组方差分析比较处理组间差异，前提条件是要满足"球对称"（sphericity）假设，即重复测量误差的协方差矩阵经正交对比变换后，与单位矩阵 $I_{4 \times 4}$ 成比例。表20-3数据 Mauchly"球对称"检验结果，$\chi^2 = 11.42$，$P < 0.05$，拒绝"球对称"假设，即表20-3数据用随机区组方差分析（表20-4）理论上是不妥当的，至少处理组间相应的 F 界值需要校正。校正的方法是用"球对称"系数 ε 乘处理组间效应 F 界值的自由度 v_1 和 v_2，得 $\tau_1 = v_1\varepsilon$，$\tau_2 = v_2\varepsilon$，用 $F_{\alpha(\tau_1\tau_2)}$ 作为检验界值。"球对称"系数 ε 的常用估计方法有 Greenhouse-Geisser，Huynh-Feldt 和 Lower-bound 三种方法。例如，表20-4组内效应 F 界值为 $F_{0.05(3, 27)} \approx 2.96$，Greenhouse-Geisser 的校正系数 $\varepsilon = 0.584$，校正后的 F 界值为 $F_{0.05(1.7, 15.8)} \approx F_{0.05(2, 16)} = 3.63$，大于未校正的界值 2.96。也就是说，当重复测量数据不满足"球对称"假设时，采用随机区组设计方差分析，增大了 I 类错误的概率。因此，对于临床上常见的重复测量数据，也称监测数据（monitoring data），即每个患者的临床观察结果是多次重复测量结果的连线（见图20-1），统计分析的目的是比较这些连线变化趋势的特征，统计分析方法：一是采用多元方差分析；二是本章介绍的重复测量数据的方差分析。

表20-5　不同治疗时间丙氨酸氨基转移酶（ALT）水平间的相关系数（U/L）

治疗时间	治疗时间			
	治疗前	12周	24周	36周
治疗前	1.000	0.385	0.469	0.308
12周	–	1.000	0.769*	0.832*
24周	–	–	1.000	0.905*
36周	–	–	–	1.000

注：* 表示该相关系数对应的 $P < 0.05$

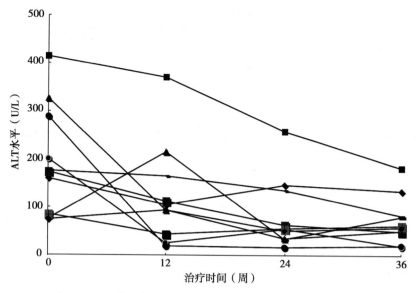

图 20-1　10 名患者不同治疗时间 ALT 水平变化趋势（示意图）

对重复测量试验数据的方差分析需要考虑两个因素的影响,一个因素是处理分组,可通过施加干预和随机分组来实现;另一因素是测量时间,由研究者根据专业要求来确定。因此,对于重复测量数据的变异可分解为处理组、测量时间、处理组与测量时间的交互作用、受试对象的随机误差以及重复测量误差 5 个部分。

将全部试验数据按处理组和测量时间分为 $G = gt$ 个小组,g 为处理组数,t 为重复测量时间点数,每组有 r 个受试对象。用 T_{ij} 表示第 i 个小组的小计,$i = 1$、2、$\cdots g$,$j = 1$、2、$\cdots t$;B_i 表示各观察对象的小计,$i = 1$、2、$\cdots gr$;H_i 表示各处理组的小计,$i = 1$、2、$\cdots g$;M_j 表示各时间点的小计,$j = 1$、2、$\cdots t$,各合计值的列表见表 20-6。表 20-7 为重复测量试验的方差分析表。该方差分析表与其他的方差分析表有所不同,表 20-7 中有两个误差均方 MS_4 和 MS_5,分别表示由观察对象的个体差异和重复测量误差(含其他随机误差)引起的变异,计算 F_2 和 F_3 时用 MS_5。

表 20-6　重复测量试验分组合计值

观察对象		时间			观察对象小计（B）	处理小计（H）
		1	2	$\cdots$	t	
处理组 1　1					B_1	
2	T_{11}	T_{12}	$\cdots$	T_{1t}	B_2	H_1
$\vdots$					$\vdots$	
r					B_r	
处理组 2　$r+1$	T_{21}	T_{22}	$\cdots$	T_{2t}	B_{r+1}	H_2
$r+2$					B_{r+2}	
$\vdots$					$\vdots$	
$2r$					B_{2r}	
$\vdots$	$\vdots$	$\vdots$	$\vdots$	$\vdots$	$\vdots$	$\vdots$
$\vdots$	$\vdots$	$\vdots$	$\vdots$	$\vdots$	$\vdots$	$\vdots$
处理组 g	T_{g1}	T_{g2}	$\cdots$	T_{gt}	B_{g+1}	H_g
$\vdots$					$\vdots$	
gr					B_{gr}	
时间点小计（M）	M_1	M_2	$\cdots$	M_t		

Notes

表 20-7　重复测量试验数据的方差分析表

方差来源	SS	df	MS	F	P
处理	$SS_1 = \dfrac{1}{rt}\sum H_i^2 - C$	$g-1$	MS_1	$F_1 = MS_1/MS_4$	
测量时间	$SS_2 = \dfrac{1}{rg}\sum M_j^2 - C$	$t-1$	MS_2	$F_2 = MS_2/MS_5$	
处理×测量时间	$SS_3 = \dfrac{1}{r}\sum T_{ij}^2 - C - SS_1 - SS_2$	$(g-1)(t-1)$	MS_3	$F_3 = MS_3/MS_5$	
观察对象间误差	$SS_4 = \dfrac{1}{t}\sum B_i^2 - C - SS_1$	$g(r-1)$	MS_4		
观察对象内误差	$SS_5 = SS_T - SS_1 - SS_2 - SS_3 - SS_4$	$g(r-1)(t-1)$	MS_5		
合计	$SS_T = \Sigma X^2 - C$ $C = (\Sigma X)^2/N$	$grt-1$			

注：$t>2$，且拒绝"球对称"假设时，F_2 和 F_3 的自由度必须用"球对称"系数 ε 校正。如果不做"球对称"检验，建议采用最保守的 Lower-bound 校正方法，直接将 F_2 的界值定为 $F_{\alpha[1,\,g(r-1)]}$，F_3 的界值定为 $F_{\alpha[g-1,\,g(r-1)]}$。

第二节　重复测量数据的两因素两水平分析

如表 20-2 所示，将干预因素作为 A 因素，共两个水平，1 水平为服药组，2 水平为对照组；前后两次测量时间作为 B 因素，共两个水平，1 水平为服药前，2 水平为服药后。

1. 两因素离均差平方和分解　将表 20-2 中的合计值用表 20-6 的形式列出，见表 20-8。

表 20-8　肥胖患者治疗前后的合计值

受试对象		时间点		观察对象小计（B）	处理小计（H）
		治疗前	治疗后		
试验组（A_1）	1	1355	1289	201	2644
	2	（T_{11}）	（T_{12}）	267	（H_1）
	3	$\overline{X}_{11} = 112.9$	$\overline{X}_{12} = 107.4$	257	$\overline{X}_1 = 110.3$
	⋮			⋮	
	11			158	
	12			210	
对照组（A_2）	13	1361	1346	201	2707
	14	（T_{21}）	（T_{22}）	260	（H_2）
	⋮	$\overline{X}_{21} = 113.4$	$\overline{X}_{22} = 112.2$	⋮	$\overline{X}_2 = 112.8$
	23			169	
	24			210	
时间点小计（M）		2716（M_1）	2635（M_2）		5351

将表 20-8 数据代入表 20-7 计算离均差平方和：

$$g=2,\ t=2,\ r=12,\ N=24,\ \sum X = 5351,\ \sum X^2 = 622\,689,\ C = 5351^2/48 = 596\,525$$

0. 处理组间：$SS_1 = \dfrac{1}{12\times 2}(2644^2 + 2707^2) - 596\,525 = 82.71$

测量时间：$SS_2 = \dfrac{1}{12\times 2}(2716^2 + 2635^2) - 596\,525 = 136.71$

处理×测量时间：

$$SS_3 = \frac{1}{12}(1355^2 + 1289^2 + 1361^2 + 1346^2) - 596\,525 - 82.71 - 136.71 = 54.16$$

Notes

观察对象误差：

$$SS_4 = \frac{1}{2}(201^2 + 267^2 + 257^2 + \cdots + 169^2 + 210^2) - 596\,525 - 82.71 = 25\,660.79$$

重复测量误差：$SS_5 = 26\,164 - 82.71 - 136.71 - 54.16 - 25\,660.79 = 229.63$

2. 方差分析表　将以上结果代入表20-7，得方差分析表：

表20-9　表20-2重复测量设计方差分析表

变异来源	SS	df	MS	F	P
处理	82.67	1	82.67	0.07	0.793
测量时间	136.67	1	136.67	13.10	0.002
处理×测量时间	54.19	1	54.19	5.19	0.033
观察对象误差	25 660.79	22	1166.40		
重复测量误差	229.63	22	10.44		
合计		47			

3. 分析结论　由表20-9的P值，可得如下结论：测量前后与处理存在交互作用（P<0.01），说明试验组治疗前后的体重下降幅度与对照组不同。由表20-2可知，试验组的平均体重均数由治疗前的112.9kg下降至107.4kg，平均减少5.5kg；对照组平均体重均数由治疗前的113.4kg下降至112.2kg，平均仅降低1.25kg，所以认为试验药有降低体重的效果。

注意，在表20-9中"处理"仅仅是处理的主效应，P>0.05，说明的是表20-8中两组的主效应（治疗前后的合计均数）110.3kg与112.8kg之间的差别无统计学意义。当设立对照组的重复测量数据方差分析处理与时间存在交互作用时，说明处理组各时间点的单独效应与对照组各时间点的单独效应的变化趋势不同，此时分析处理组与对照组的主效应无意义。

第三节　重复测量数据的两因素多水平分析

如果观察时间只有前后两个水平时，还可以称为前后测量设计，当时间水平大于2时，表20-7的重复测量试验数据的方差分析表中的F_2、F_3的自由度，在不满足"球对称"的条件下需要进行"球对称"系数ε校正。大多数医学实验都有重复测量记录，如果统计分析时只分析最后的一次测量结果，会丧失"很多过程"信息，如测量指标的时间变化趋势、药物在血中达到最大浓度的时间、治疗效果的持续时间等。如果一个患者入院后血压持续下降，虽然每次测量值都在正常参考值范围内，也应该引起足够的警惕。在统计上，施加干预以前的测量值称为基线（baseline），如表20-2患者服药前的体重，结合基线进行统计分析能够提高统计分析的效率。

一、实　验　设　计

完全随机分组和随机区组都可以采用重复测量设计，即在实验过程中定期记录观察结果。所谓重复测量数据的两因素多水平设计，两因素指只有干预（A因素）和测量时间（B因素），多水平指干预（A因素）有$g(\geq 2)$个水平，测量时间（B因素）有$t(\geq 2)$个水平（时间点），即每个观察对象有t个重复测量数据。随机化分组是将作用于观察对象的g个干预随机分配。表20-2是重复测量数据的两因素多水平设计的特例，即$g=t=2$。

二、方　差　分　析

试验结果各测量值合计值的分组计算见表20-6，方差分析表见表20-7。

例20-3　将16名某病患者随机分为两组，每组各8名，采用某种药物进行治疗，一组服用

Notes

胶囊、另一组服用片剂。分别于服药后 1、2、3、4、5 小时测定血药浓度,血药浓度检测结果见表 20-10,试比较两种剂型服用后血药浓度有无差别?

表 20-10   同一种药物不同剂型在不同时间的血药浓度测定值(mg/L)

| 分组 | 受试号 | 监测时间(小时) | | | | | 合计(B) |
		1	2	3	4	5	
胶囊组	1	9.73	54.61	55.91	46.81	47.56	214.62
	2	5.50	50.87	79.90	62.37	55.03	253.67
	3	7.96	23.43	64.10	56.00	45.15	196.64
	4	2.37	18.63	73.10	76.05	60.80	230.95
	5	2.37	55.24	93.35	65.47	62.37	278.80
	6	6.50	32.08	73.45	76.27	60.23	248.53
	7	8.34	132.10	102.00	97.83	92.83	433.10
	8	1.80	5.40	82.80	73.95	60.14	224.09
小计 T_{ij}		44.57	372.36	624.61	554.75	484.11	2080.40
	9	14.66	29.00	48.88	52.24	31.65	176.43
	10	0.84	25.00	53.80	44.25	32.38	156.27
	11	0.68	17.34	64.56	61.60	55.80	199.98
片剂组	12	2.14	14.10	69.77	66.65	54.43	207.09
	13	2.30	53.40	73.83	62.00	57.31	248.84
	14	6.17	25.85	45.80	53.25	47.95	179.02
	15	2.45	53.30	58.80	57.80	71.10	243.45
	16	1.58	44.00	30.30	70.20	67.06	213.14
小计 T_{ij}		30.82	261.99	445.74	467.99	417.68	1624.22
合计(M)		75.39	634.35	1070.35	1022.74	901.79	3704.62

1. 按表 20-6 计算各组合计值,见表 20-11。

表 20-11   表 20-10 试验结果各组的合计值

| | 受试者编号 | 监测时间(小时) | | | | | 患者小计(B) | 处理小计(H) |
		1	2	3	4	5		
胶囊组	1	44.57	372.36	624.61	554.75	484.11	214.62	2080.40
	2						253.67	
	3						196.64	
	4						230.95	
	5						278.80	
	6						248.53	
	7						433.10	
	8						224.09	
片剂组	9	30.82	261.99	445.74	467.99	417.68	176.43	1624.22
	10						156.27	
	11						199.98	
	12						207.09	
	13						248.84	
	14						179.02	
	15						243.45	
	16						213.14	
时间点小计(M)		75.39	634.35	1070.35	1022.74	901.79		3704.62

Notes

$\sum X^2 = 237\,505.80$,$C = 171\,552.62$,$g = 2$,$t = 5$,$r = 8$。

2. 将表 20-11 数据代入表 20-7 公式中，计算离均差平方和：

处理组间（A）：$SS_1 = \frac{1}{40}(2080.40^2 + 1624.22^2) - 171552.62 = 2601.25$

测量时间（B）：

$$SS_2 = \frac{1}{16}(75.39^2 + 634.35^2 + \cdots + 901.79^2) - 171552.62 = 471757.07$$

A×B：

$$SS_3 = \frac{1}{8}(44.57^2 + 372.36^2 + \cdots + 417.68^2) - 171552.62 - 2601.25 - 41757.07$$
$$= 917.83$$

患者间误差：

$$SS_4 = \frac{1}{5}(214.62^2 + 253.67^2 + \cdots + 213.14^2) - 171552.62 - 2601.25 = 9205.36$$

患者内误差：

$$SS_5 = 237505.80 - 171552.62 - 2601.25 - 41757.07 - 917.83 - 9205.36$$
$$= 11471.67$$

3. 将以上计算结果代入表 20-7，得表 20-12。

本例，Mauchly"球对称"检验（软件计算），$\chi^2 = 26.79$，$P = 0.02$，拒绝"球对称"假设，需要对表 20-7 方差分析表中的 F_2、F_3 的自由度做"球对称"系数 ε 校正。表 20-12 中采用的是 Lower-bound 校正，表中的 P 值为校正后的 P 值。

表 20-12　表 20-10 重复测量试验方差分析表

变异来源	SS	df	df（校正）Lower-bound	MS	F	P（校正）
剂型（A）	2601.25	1		2601.25	3.96	0.067
测量时间（B）	471757.03	4	1	10439.27	50.96	0.000
A×B	917.83	4	1	229.46	1.12	0.356
患者间误差	9205.36	14		657.53		
患者内误差	11471.67	56	14	204.85		
合计		79				

4. 结论　与完全随机设计和随机区组设计资料的方差分析方法不同，两样本重复测量数据方差分析中要计算组间和组内两种误差，表示 A 因素（药物）"处理"效应的 F 值计算用组间误差作为分母；表示 B 因素（时间）"处理"效应和 AB 交互作用的 F 值计算用组内误差作为分母。表 20-12 结果说明，不同时间点血药浓度水平有差异（$P<0.01$），药物与时间点间未见交互作用（$P>0.05$）。结合表 20-12 组间差别的检验结果和血药浓度水平变化趋势，两种药物的血药浓度的主效应未见差异（$P>0.05$），总的结论为：不同剂型对血药浓度水平影响未见不同，但两种剂型在 5 个时间点上血药浓度水平有差异。

三、注 意 事 项

1. 各处理组例数不相等时，本章介绍的重复测量数据方差分析计算方法不适用。

2. 重复测量数据方差分析的"球对称"检验、用"球对称"系数 ε 对 F 值的自由度进行精确校正，需借助统计软件。

3. 对于单组重复测量数据（如表 20-3），注意重复测量数据方差分析与随机区组方差分析的区别与联系。在实验设计上，单组重复测量数据观察对象内的重复测量点不能随机分配。在统计分析上，只有在满足"球对称"假设的情况下，单组重复测量数据的方差分析才与随机区组方差分析等价。此外，如果不考虑单组重复测量数据是否满足"球对称"假设，可直接采用第十八章介绍的 Hotelling T_2 检验。

4. 设立平行对照的重复测量设计可以比较处理组和对照组的处理效应。但在重复测量设计方差分析表中，如果处理与时间存在交互作用，说明处理组各时间点的单独效应与对照组各时间点的单独效应的变化趋势不同，此时单独分析"处理"的主效应无意义。

第四节   重复测量数据统计分析常见的误用情况

重复测量数据在医学论文中十分常见。下面是最多见的几种误用情况。

1. 重复进行各时间点组间差别的 t 检验，增加假阳性错误（Ⅰ型错误）。

2. 重复测量数据的个体差异是每个观察对象的 t 次测量结果，如果用均数曲线描述各时间点的变化特征，有时反而看不出个体差异的特征。如青少年身高发育的追踪观察，由于有人发育早，有人发育晚，如果按观察时间将多个观察对象身高值平均后绘制"平均"生长曲线，将看不到青少年身高发育的个体差异，如不同儿童生长加速期、平缓期出现的时间（年龄）。另外，重复测量数据不满足常规曲线拟合方法所要求的独立性假定。常规的曲线拟合回归分析要求各个观察点相互独立，但重复测量数据各个观察点相互不独立。

3. 设立对照的前后测量设计能否用前后差值做组间比较？关键要考察差值是否符合正态性和方差齐性的条件。如对表 20-2 的资料两组服药前后体重的差值（d）的方差不齐，不符合两均数比较 t 检验的前提条件。所以，用差值做组间比较要十分谨慎。

4. 协方差分析也是设立对照的前后测量设计供选择的一种方法，但必须检验作为反应变量的测量结果是否满足协方差分析的前提条件，如总体斜率相等、正态性、方差齐性等。

第五节   案   例

一、单样本重复测量数据的方差分析

观察 10 名慢性乙型肝炎患者治疗前、治疗 12 周、24 周、36 周四个时间点上丙氨酸氨基转移酶（ALT）水平的变化趋势，结果见表 20-3。试回答下列问题：

1. 方差分析的检验假设和备择假设？

2. 列出随机区组设计方差分析表，结论如何？

3. 在随机区组设计方差分析表中，把时间差别 F 值的自由度调整为 $q=1$，$s=9$，结论如何？

4. 如果两种分析方法的结论不同，试解释原因。

5. 本研究在研究设计上有什么不妥？

二、分组资料重复测量数据的方差分析

案例 20-1   为研究国产某药品与同类型进口药品对慢性乙型肝炎患者丙氨酸氨基转移酶（ALT）水平的影响，将 20 名慢性乙型肝炎患者随机等分为两组，一组服用国产药品作为试验组，另一组服用进口药品作为对照组。对每一患者在治疗前、治疗后 12 周、24 周、36 周重复 4 次测量 ALT 水平，试验结果见表 20-13。

Notes

表 20-13　两种药品治疗慢性乙型肝炎不同时间的丙氨酸氨基转移酶（ALT）水平（U/L）

分组	观察对象	观察时间（B）			
		治疗前（0 周）	12 周	24 周	36 周
试验组	1	160	105	147	135
	2	415	371	258	182
	3	327	94	36	51
	4	174	113	63	50
	5	201	26	55	20
	6	289	20	17	21
	7	85	44	56	62
	8	176	165	136	83
	9	76	215	34	81
	10	75	94	51	59
对照组	1	258	67	27	25
	2	271	495	29	27
	3	100	94	45	73
	4	164	44	116	82
	5	130	63	120	125
	6	109	133	142	45
	7	75	134	67	56
	8	85	118	31	20
	9	335	74	49	27
	10	176	84	128	97

问：

1．该研究设计类型？

2．每个患者的疗效变化用什么数据表示？

3．从图 20-2 可以得出什么印象？

4．用什么统计量说明两组疗效差别？

5．慢性乙型肝炎患者的 ALT 水平受哪些因素的影响？

6．用什么统计方法推论两药物的治疗效果？结论如何？

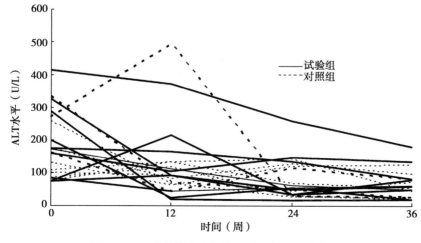

图 20-2　两种药物治疗慢性乙型肝炎 ALT 的变化

小　结

1. 前后测量设计不同于配对设计，前后测量设计不能同期观察试验结果，前后差值常常不服从正态分布，大多数情况第一次观察结果与差值存在负相关的关系。前后测量设计除了分析平均差值外，还可进行相关回归分析。设立对照的前后测量设计，可随机分配处理，并通过组间差别检验推论处理因素的作用。

2. 当前后测量设计的重复测量次数 $t \geq 3$ 时，称重复测量设计或重复测量数据。当重复测量数据满足"球对称"假设时，可用随机区组方差分析比较处理组间差异。如果不满足"球对称"假设时，需要对方差分析表中的 F 界值进行校正。校正的方法是用"球对称"系数 ε 乘处理组间效应 F 界值的自由度 v_1 和 v_2，得 $\tau_1 = v_1 \varepsilon$，$\tau_2 = v_2 \varepsilon$，用 $F_{\alpha (\tau 1 \tau 2)}$ 作为检验界值。"球对称"系数 ε 的常用估计方法有 Greenhouse-Geisser，Huynh-Feldt 和 Lower-bound 三种方法。

3. 如果不考虑单组重复测量数据是否满足"球对称"假设，可直接采用第十八章介绍的 Hotelling T^2 检验分析各时间点的差别有无统计学意义。

4. 设立对照组的重复测量数据的方差分析，变异来源可分解为处理组、测量时间、处理组与测量时间的交互作用、受试对象的随机误差以及重复测量误差 5 个部分。如果处理与时间存在交互作用，说明处理组各时间点的单独效应与对照组各时间点的单独效应的变化趋势不同，应根据处理组与对照组各时间点的变化趋势判定处理效应。

5. 重复测量数据在医学论文中存在较多的误用情况，如重复进行各时间点的 t 检验，"平均"生长曲线不能发现个体曲线变化特征，差值比较通常不满足正态性、方差齐性等假设。

思考与练习

一、最佳选择题

1. 下列关于重复测量设计的说法哪项是正确的（　　）

A. 同一个观察对象在不同时间点进行重复观察某项指标

B. 不同观察对象在不同时间点进行重复观察某项指标

C. 各组间的差别可以用最后一个时间点与第一个时间点观察指标间的差值进行对比分析

D. 各观察时间点的观察值相互独立

E. 可以用完全随机区组的方差分析方法进行分析

2. 重复测量设计时应遵循如下原则（　　）

A. 随机分配各时间点的测量对象

B. 研究中可设置多个处理组，其中一个最好是平行对照

C. 明确规定重复测量的时间点，每个受试对象按规定时间点接受依次测量

D. 各时间点的测量结果相互独立

E. 必须设立空白对照

3. 重复测量数据的变异是（　　）

A. 干预引起的处理组间的差异

B. 干预引起的处理组间的差异和每个观察对象前后观察之间的差异

C. 干预引起的处理组间的差异和每个观察对象前后观察之间的差异，以及干预与测量时间之间的交互作用

D. 干预引起的处理组间的差异和每个观察对象前后观察之间的差异、干预与测量时间的交互作用，以及不同观察对象之间的个体差异

Notes

E. 干预引起的处理组间的差异和每个观察对象前后观察之间的差异、干预与测量时间的交互作用、不同观察对象之间的个体差异以及同一观察对象不同时间点间的变异

4. 重复测量数据的方差分析时,哪种说法是错误的(　　)

A. 计算处理组间差别 F 值时,分母用观察对象间的误差均方

B. 计算不同时间点差别 F 值时,分母用观察对象内的误差均方

C. 计算干预与时间交互作用的 F 值时,分母用观察对象内的误差均方

D. 处理组间差别的 F 值说明处理效应

E. 不同时间点差别 F 值说明处理效应

5. 关于无平行对照的单组重复测量数据,哪种说法正确(　　)

A. 单组重复测量数据观察对象内的重复测量点不能随机分配

B. 在满足"球对称"假设的情况下,单组重复测量数据的方差分析可用随机区组方差分析进行分析

C. 在不满足"球对称"假设的情况时,应用"球对称"系数对 F 值进行校正

D. 如果不考虑单组重复测量数据是否满足"球对称"假设,可采用多变量方差分析

E. 以上都正确

二、简答题

1. 重复测量数据的主要特征是什么?

2. 重复测量设计、随机区组设计、两因素析因实验三者有何联系与区别?

3. 设立对照的重复测量设计,应如何进行随机分组?

三、计算题

在某临床实验中,欲比较两种治疗方案:胸廓切开和胸腔镜检查,分别以 group=1,2 表示,在手术前及手术后 2 天、7 天测定其 T 细胞值,36 患者随机分为两个组,结果见下表,试比较两种手术方法对患者 T 细胞值的影响(表 20-14)。

表 20-14　手术治疗前后 T 细胞值

患者	组别	术前	术后 2 天	术后 7 天	患者	组别	术前	术后 2 天	术后 7 天
1	1	74	68	71	19	2	81	88	86
2	1	80	66	85	20	2	72	76	77
3	1	76	78	80	21	2	53	63	66
4	1	60	74	70	22	2	68	69	76
5	1	80	84	84	23	2	85	86	87
6	1	72	69	64	24	2	64	56	69
7	1	66	49	72	25	2	80	78	70
8	1	68	71	73	26	2	79	78	72
9	1	72	68	74	27	2	75	63	70
10	1	62	59	66	28	2	56	50	53
11	1	82	84	85	29	2	76	74	80
12	1	67	81	80	30	2	78	83	81
13	1	66	77	72	31	2	65	77	70
14	1	82	80	85	32	2	79	83	82
15	1	60	46	60	33	2	77	85	79
16	1	92	81	70	34	2	60	64	59
17	1	68	73	61	35	2	67	67	75
18	1	46	56	73	36	2	76	67	75

(徐勇勇)

Notes

第二十一章 logistic 回归分析

在医学科研中,分析变量间的相互关系是探索疾病病因的重要途径之一,经典的线性回归统计分析方法常用于这类研究问题的分析。但线性回归要求反应变量(response variable)也称为因变量(dependent variable)是连续型变量,在医学研究中经常遇到的反应变量为非连续的分类变量。常见的有三类:一是二项分类,如某种疾病的患病是或否,某一治疗结果的有效或无效,器官移植后是生存或死亡等。二是多项有序分类,如某一药物治疗某病的不同效果分为是:治愈、有效、起效、无效。三是多项无序分类,如研究肝炎的分型,将肝炎分为甲、乙、丙、丁、戊型 5 种不同类型等。研究分类反应变量与诸多自变量间的相互关系,进行疾病的病因分析常选用 logistic 回归分析,它是研究分类的结果变量(反应变量)与多个可能的影响因素(自变量)之间关联性的一种多变量回归分析方法。logistic 回归按照反应变量的类型可分为:二分类反应变量的 logistic 回归、多分类有序反应变量的 logistic 回归、多分类无序反应变量的 logistic 回归;按照研究设计的类型可分为:研究对象未经过匹配的非条件 logistic 回归和研究对象经匹配的条件 logistic 回归。在应用 logistic 回归进行数据分析时,可根据研究设计的类型和相应的反应变量选择 logistic 回归模型。

第一节 二分类反应变量的 logistic 回归

一、二分类反应变量的 logistic 回归模型

实例与模型

例 21-1 为探讨糖尿病与血压、血脂等因素的关系,某研究者对 56 例糖尿病患者和 65 例对照者进行病例 - 对照研究,收集了性别、年龄、职业、体重指数、家族史、吸烟、血压、总胆固醇、甘油三酯、高密度脂蛋白、低密度脂蛋白 11 个因素的资料,各因素的赋值见表 21-1,数据见表 21-2(完整数据见教材资料)。

表 21-1 糖尿病 11 个相关因素与赋值表

因素	变量名	赋值与单位
性别	X_1	男=1,女=2
年龄	X_2	单位:岁
职业	X_3	干部=1,工人=2,教师=3,农民=4,其他=5
体重指数	X_4	<24=1,24~<26=2,26~=3
家族史	X_5	无=1,有=2
吸烟	X_6	不吸=1 吸=2
血压	X_7	正常=1,高=2
总胆固醇	X_8	单位:mmol/L
甘油三酯	X_9	单位:mmol/L
高密度脂蛋白	X_{10}	单位:mmol/L
低密度脂蛋白	X_{11}	单位:mmol/L
糖尿病	Y	对照=0,病例=1

338

表 21-2　糖尿病与血压、血脂等因素的关系研究的数据

编号	性别	年龄	职业	体重指数	家族史	吸烟	血压	总胆固醇	甘油三酯	高密度脂蛋白	低密度脂蛋白	糖尿病
1	1	60	2	2	1	1	1	4.30	1.50	1.24	2.30	0
2	1	48	3	2	1	1	1	4.60	1.32	1.15	2.30	0
⋮	⋮	⋮	⋮	⋮	⋮	⋮	⋮	⋮	⋮	⋮	⋮	⋮
120	1	67	5	2	2	2	1	5.41	1.30	2.99	1.08	1
121	1	65	1	2	2	2	1	4.10	1.10	1.72	0.73	1

这一研究的观测结果为二分类反应变量，即是否患糖尿病，目的是分析糖尿病与相关因素的关系。这类数据的统计分析多选用 logistic 回归。一般而言，可将类似与例 21-1 的研究实例抽象出来建立下列模型。以 Y 表示二分类反应变量，其结果之一统称为"阳性"结果，另一相反结果就是"阴性"结果，可量化赋值为

$$Y = \begin{cases} 1 & \text{出现阳性结果} \\ 0 & \text{出现阴性结果} \end{cases}$$

设对反应变量 Y 可能有影响的因素有 m 个，称为自变量（independent variable）也称为解释变量（explanatory variable），记为 $X_1, X_2, \cdots, X_m$。在 m 个自变量的作用下出现阳性结果的条件概率记为 $\pi = P(Y=1|X_1, X_2, \cdots, X_m)$，称由式（21-1）所定义的模型为 logistic 回归模型：

$$\pi = \frac{\exp(\beta_0 + \beta_1 X_1 + \beta_2 X_2 + \cdots + \beta_m X_m)}{1 + \exp(\beta_0 + \beta_1 X_1 + \beta_2 X_2 + \cdots + \beta_m X_m)} \tag{21-1}$$

其中 β_0 称为常数项或截距，$\beta_1, \beta_2, \cdots, \beta_m$ 称为 logistic 回归模型的回归系数。从 logistic 回归模型的定义式（21-1）可以看出，logistic 回归模型是一个概率型非线性回归模型，当 $\beta_0 + \beta_1 X_1 + \beta_2 X_2 + \cdots + \beta_m X_m$ 从 $-\infty$ 到 $+\infty$ 变化时，π 在区间 $[0, 1]$ 之间变化，这意味着自变量 X_j（$j=1, 2, \cdots, m$）可任意取值，自变量的类型可以是数值变量，也可以是分类变量，或经赋值后的哑变量（dummy variable），满足了实际问题中不同变量的取值要求。π 与 X 的函数关系如图 21-1 所示。

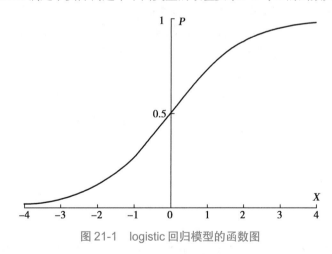

图 21-1　logistic 回归模型的函数图

对公式（21-1）作 logit 变换，logistic 回归模型右边可以变换成下列线性形式：

$$\text{logit}(\pi) = \ln\left(\frac{\pi}{1-\pi}\right) = \beta_0 + \beta_1 X_1 + \beta_2 X_2 + \cdots + \beta_m X_m \tag{21-2}$$

根据样本数据就可以估计出 logistic 回归模型的常数项和回归系数（$b_0, b_1, b_2 \cdots b_m$），进而描述和分析反应变量与自变量间的关系，并可计算在特定条件下阳性结果发生的概率。

在例 21-1 中，将研究的 11 个因素用 $X_1, X_2, \cdots, X_{11}$ 表示，为模型的自变量，这些自变量中二分类变量的是性别、家族史、吸烟、血压；多分类无序变量的是职业；多分类有序变量的是体重

指数；数值变量的是总胆固醇、甘油三酯、高密度脂蛋白、低密度脂蛋白。为了更好地进行数值运算，除数值型变量外，对其他变量进行赋值（赋值的方法参见第二十章的相关内容）。具体赋值见表 21-1。

二、logistic 回归模型回归系数的估计与假设检验

1. 回归系数估计　logistic 回归模型的参数的估计通常采用的是最大似然估计（maximum likelihood estimate，MLE）法，其统计原理为：对 n 例观察样本建立似然函数

$$L = \prod_{i=1}^{n} P_i^{Y_i}(1-P_i)^{1-Y_i} \quad i = 1, 2, \cdots, n \tag{21-3}$$

式中 $P_i = P(Y_i = 1 \mid X_1, X_2, \cdots, X_m)$ 表示第 i 例观察对象在自变量的作用下阳性结果发生的概率，如果实际出现的是阳性结果，取 $Y_i = 1$，否则取 $Y_i = 0$。最大似然估计就是求解模型（21-1）中的参数，使得在一次抽样中获得现有样本的概率为最大，即似然函数 $L(\beta)$ 达到最大值。对似然函数取对数得对数似然函数

$$\ln L = \sum_{i=1}^{n} [Y_i \ln P_i + (1-Y_i)\ln(1-P_i)] \tag{21-4}$$

由于似然函数 L 与对数似然函数 $\ln L$ 有相同的极值，应用中一般使用对数似然函数进行估计。参数的最大似然估计值常采用 Newton-Raphson 迭代法计算，这一计算过程需要借助统计软件来完成。

当样本量较大时，logistic 回归的最大似然估计具有一致性、渐近有效性和渐近正态性。一致性是指当样本量较大时，模型参数估计逐渐向真值收敛，估计近似于无偏；渐近有效性是指随着样本量增大，参数估计的标准误相应缩小。这就意味着当在样本量足够大时，估计的标准误至少不会比用其他方法估计的标准误大；渐近正态性是指随着样本量增大，最大似然估计值的分布趋近于正态分布。因此可对参数进行假设检验和计算参数的可信区间。那么样本在多大时可以保证 logistic 回归分析的统计结果是可靠呢？一般而言确定样本量应依赖于模型和数据的特点，从数据的测量方式、变异大小、自变量间共线性程度、反应变量的取值分布、参数的多少等多个方面综合选定。当样本量足够大时，参数最大似然估计的性质能得到较好的维持。对样本量很小的数据作 logistic 回归分析，其结果的解释要十分谨慎。

2. 回归系数的假设检验　获得 logistic 回归模型的参数估计以后，需要对拟合的 logistic 回归模型进行假设检验。这些检验主要包括：一是对回归系数的假设检验；二是对 logistic 回归模型的拟合优度的假设检验；三是对 logistic 回归模型的预测准确度的假设检验。

（1）对模型回归系数整体的假设检验：检验模型中的所有自变量整体来看是否与所研究事件的对数优势比存在线性关系。检验的方法有似然比检验（likelihood ratio test）、计分检验（score test）和 Wald 检验（Wald test）。这里仅介绍常用的似然比检验。

检验假设为 $H_0: \beta_1 = \beta_2 = \cdots = \beta_m = 0$

当一个模型能够从另一个模型中通过令若干自变量的系数为 0 得到，称这个模型嵌套于另一模型。自变量较多的模型称为"原"模型，设"原"模型有 i 个回归系数，相应的另一个模型称为"简化"模型，设"简化"模型有 j 个回归系数（$j < i$）。似然比统计量计算公式为

$$\chi^2 = -2\ln \frac{L_j}{L_i} = -2\ln L_j - (-2\ln L_i) \tag{21-5}$$

$\ln L_i$、$\ln L_j$ 为其模型最大似然函数对数值。H_0 成立时，似然比统计量近似服从自由度为 $\nu = (i-j)$ 的 χ^2 分布。

（2）对模型中单一的回归系数的 Wald 检验：除对模型的回归系数整体进行检验外，还需对模型中的每一个自变量的回归系数进行检验，判断其是否对模型有贡献。检验假设 $H_0: \beta_j = 0$，

Notes

计算公式为

$$\chi_w^2 = \left(\frac{b_j}{SE(b_j)}\right)^2 \tag{21-6}$$

H_0 成立时，统计量 χ_w^2 渐近服从自由度为 1 的 χ^2 分布。

对例 21-1 的数据利用统计软件计算得：

似然比检验

$$\chi^2 = -2\ln L_0 - (-2\ln L_{14}) = 97.485 \qquad 自由度 \nu = 14$$

$$P = P(\chi^2 \geqslant 95.497) < 0.001$$

因为 $P < 0.05$，所以拒绝 H_0，即模型中的所有自变量整体来看与 logit(P) 之间存在线性关系。

各因素的回归系数估计及假设检验结果和 OR 估计值见表 21-3。

表 21-3　例 21-1 的回归系数估计及检验和 $\hat{OR}$ 值

因素（1）	b（2）	$SE(b)$（3）	Waldχ^2（4）	df（5）	P（6）	b'（7）	$\hat{OR}$（8）	OR 的 95%CI Lower（9）	Upper（10）
常数项	−22.628	5.018	20.334	1	<0.001		0.000		
性别	0.234	0.666	0.124	1	0.725	0.0648	1.264	0.343	4.659
年龄	0.091	0.037	6.104	1	0.013	0.4839	1.095	1.019	1.177
职业			7.093	4	0.131	0.5411			
职业（1−5）	1.960	1.781	1.210	1	0.271	0.1145	7.097	0.216	232.911
职业（2−5）	0.445	1.925	0.053	1	0.817	−0.0121	1.560	0.036	67.897
职业（3−5）	−0.062	1.964	0.001	1	0.975	0.082	0.940	0.020	44.126
职业（4−5）	0.682	2.282	0.089	1	0.765	0.5792	1.977	0.023	173.091
体重指数	1.661	0.587	8.019	1	0.005	0.4303	5.265	1.668	16.625
家族史	1.561	0.687	5.162	1	0.023	0.8146	4.763	1.239	18.309
吸烟	2.980	0.737	16.371	1	<0.001	0.4358	19.688	4.648	83.392
血压	1.590	0.731	4.728	1	0.030	0.2314	4.905	1.170	20.566
总胆固醇	0.474	0.469	1.022	1	0.312	0.9303	1.607	0.641	4.031
甘油三酯	2.425	1.061	5.226	1	0.022	−0.4877	11.303	1.413	90.396
高密度脂蛋白	−0.846	0.446	3.598	1	0.058	0.1048	0.429	0.179	1.028
低密度脂蛋白	0.214	0.444	0.232	1	0.630	0.0648	1.238	0.519	2.956

表中第 2 列为回归系数的最大似然估计值，第 3 列为回归系数的标准误，第 4 列为 Wald 检验的统计量值，第 5 列为 Wald χ^2 检验统计量的自由度，第 6 列为 Wald χ^2 检验的 P 值，第 7 列为标准化回归系数的最大似然估计值，第 8 列为优势比 OR 的估计值，第 9、10 列为优势比 OR 的95% 置信区间的下限和上限。需要说明的是多分类无序变量"职业"，赋值为 1、2、3、4、5，但由于其本身无程度差别，一般在计算时可将其转化为哑变量，赋值方式有多种可根据分析目的选择，常用的方式为：

多分类无序变量

变量名	值	哑变量赋值			
	1	1	0	0	0
	2	0	1	0	0
X_3	3	0	0	1	0
	4	0	0	0	1
	5	0	0	0	0

Notes

其中第五类为对照。对于多分类有序变量体重指数，一般按其程度赋值进行计算，如果当程度差异与赋的值所表达的差异有较大出入时，也可转化成哑变量进行分析。

按 α=0.05 的检验水准，从表 21-3 中的 Wald 检验结果可以看出，有统计学意义的变量为年龄、体重指数、家族史、吸烟、血压、甘油三酯、高密度脂蛋白，说明这些因素对建立 logistic 回归模型有贡献。标准化回归系数可按其大小比较在对建立 logistic 回归模型有贡献中变量中各自贡献的大小，标准化回归系数越大则说明其贡献越大。

三、logistic 回归模型参数的流行病学意义

1. **参数 β_0 的意义** 当相关因素对反应变量不产生作用时，模型(21-2)中的 β_j 都为 0，则 (21-2)变为 $\ln\left[\dfrac{P}{(1-P)}\right]=\beta_0$，所以参数 β_0 的意义为当各相关因素不存在作用时，发病与不发病的概率之比的自然对数，它反映了疾病的本底状态。

2. **参数 β_j 的意义** 设自变量 X_j 的两个不同取值为 $X_j=e_1$ 和 $X_j=e_0$，假定其他变量的取值保持不变，由流行病学的知识可知

$$\ln OR_j = \ln\left[\frac{P_1/(1-P_1)}{P_0/(1-P_0)}\right]$$

$$= \left(\beta_0+\beta_j e_1+\sum_{t\neq j}^{m}\beta_t X_t\right)-\left(\beta_0+\beta_j e_0+\sum_{t\neq j}^{m}\beta_t X_t\right)=\beta_j(e_1-e_0)$$

取反对数后可得 $\qquad\qquad OR_j=\exp(\beta_j(e_1-e_0))$ (21-7)

OR_j 称为调整优势比(adjusted odds ratio)，表示扣除了其他自变量影响后，自变量 X_j 的作用。如果 X_j 仅取二值

$$X_j=\begin{cases}1 & \text{暴露}\\ 0 & \text{非暴露}\end{cases}$$

则暴露组与非暴露组出现阳性结果的优势比为

$$OR_j=\exp\beta_j \qquad\qquad (21\text{-}8)$$

由指数函数的性质可得，当 $\beta_j=0$ 时，$OR_j=1$，说明自变量 X_j 对是否出现阳性结果不存在影响；当 $\beta_j>0$ 时，$OR_j>1$，说明 X_j 是危险因子对出现阳性结果起促进作用；当 $\beta_j<0$ 时，$OR_j<1$，说明 X_j 是保护因子对出现阳性结果起抑制作用。在具体研究中可结合 X_j 所代表的因素作进一步的解释。由于 logistic 回归模型中参数与优势比 OR 的对应关系，使得 logistic 回归分析常用于疾病相关因素的研究。另外当出现阳性的概率 P 充分小时，优势比可以作为相对危险度的近似估计，即有 $OR_j=\dfrac{P_1(1-P_1)}{P_0(1-P_0)}\approx\dfrac{P_1}{P_0}=RR$。

例 21-1 的 OR 的估计值见表 21-3 的第 7 列。

3. **优势比 OR 的区间估计** 样本量较大时，logistic 回归模型参数的最大似然估计具有渐近正态性。所以可以利用正态近似法计算总体回归系数的 $100(1-\alpha)\%$ 可信区间，计算公式为

$$b_j\pm Z_{\alpha/2}SE(b_j) \qquad\qquad (21\text{-}9)$$

其中 $SE(b_j)$ 为回归系数 b_j 渐近标准误。$Z_{\alpha/2}$ 为标准正态分布的界值。

OR 的 $100(1-\alpha)\%$ 可信区间为

$$\exp(b_j\pm Z_{\alpha/2}SE(b_j)) \qquad\qquad (21\text{-}10)$$

例 21-1 的 OR 的可信区间的上限和下限见表 21-3 的第 9 列和第 10 列。

回归系数绝对值的大小可反映自变量对模型的贡献大小，当各自变量的单位不同时，可比较标准化的回归系数 β'_j 的估计值 b'_j 的绝对值，b'_j 计算公式为：

Notes

$$b_j' = b_j S_j / (\pi / \sqrt{3}) = 0.5513 b_j S_j \qquad (21\text{-}11)$$

其中 S_j 为自变量 X_j 标准差。

例 21-1 的标准化的回归系数 β_j' 的估计值 b_j' 见表 21-3 的第 7 列。

从表 21-3 中的每个因素的 OR 估计值,结合其 95% 的可信区间上、下限可见,按 $\alpha = 0.05$ 的检验水平,有统计学意义的因素中,危险因子是年龄、体重指数、家族史、吸烟、血压、甘油三酯;保护因子是高密度脂蛋白。

四、logistic 回归模型拟合优度和预测准确度的假设检验

1. logistic 回归模型的拟合优度检验　logistic 回归模型的拟合优度是通过比较模型预测的与实际观测的事件发生和不发生的频数有无差别来进行检验。如果预测值与实际观测值相近,说明模型的拟合效果好,统计量的值偏小,对应的 P 值较大。检验假设 H_0:模型的拟合效果好,α 可取 0.1 或 0.2。

(1)模型拟合优度检验:

① 偏差(deviance)检验:统计量计算公式为:

$$\chi_D^2 = 2 \sum_{i=1}^{M} \sum_{j=1}^{K} O_{ij} \ln\left(\frac{O_{ij}}{n_i \hat{p}_j}\right) \qquad (21\text{-}12)$$

② 皮尔逊(Pearson)χ^2 检验:统计量计算公式为:

$$\chi_P^2 = 2 \sum_{i=1}^{M} \sum_{j=1}^{K} \frac{(O_{ij} - n_i \hat{p}_j)^2}{n_i \hat{p}_j} \qquad (21\text{-}13)$$

M 是自变量不同取值的组合数,K 是反应变量分类数,O_{ij},$\hat{P}_{ij}$ 是第 i 种组合与第 j 个分类下的实际频数和拟合概率,$n_i = \sum_{j=1}^{k} O_{ij}$。在 H_0 成立下,χ_D^2 和 χ_P^2 统计量渐进服从 χ^2 分布。自由度为 $MK-$ 估计的参数个数。统计量小就意味着预测值与观测值之间的差别无统计学意义。表示就模型中的变量而言,这一模型很好地拟合了数据;与此相反,模型拟合不佳。

大多数情况下,偏差统计量 χ_D^2 和皮尔逊统计量 χ_P^2 的值较接近,得到相同的结论。但样本量较小时,由于两统计量对 χ^2 分布近似程度不同,可能出现两统计量的值相差较大,而导致不同的结论。一般而言,在评价用最大似然法所拟合的 logistic 回归模型时,偏差统计量比皮尔逊 χ^2 统计量更好。两统计量在样本量充分大时近似服从 χ^2 分布,样本量过少将导致分析结果不可靠。

③ Homser-Lemeshow 检验:当自变量数量增加时,尤其是连续型自变量纳入模型之后,变量间不同取值的组合数量会很大。各组合下只有很少的观测例数,拟合优度的偏差检验和皮尔逊 χ^2 检验的自由度较大,结果会变的不可靠,有时二者的检验结果相差较大。这时可选用 Homser-Lemeshow 检验来评价 logistic 回归模型拟合优度。Homser-Lemeshow(记为 H-L)检验的统计量是一种类似于皮尔逊 χ_P^2 的统计量,记为 χ_{HL}^2,其计算公式如下:

$$\chi_{HL}^2 = \sum_{g=1}^{G} \frac{(O_g - n_g \hat{p}_g)^2}{n_g \hat{p}_g (1 - \hat{p}_g)} \qquad (12\text{-}14)$$

其中 G 代表分组数,且 $G \leq 10$;O_g 为第 g 组事件的实际数;n_g 为第 g 组中样本例数;$\hat{p}_g$ 为第 g 组的预测事件概率;$n_g \hat{p}_g$ 为事件的预测数。在 H_0 成立下,χ_{HL}^2 统计量渐进服从自由度为 $G-2$ 的 χ^2 分布。

对例 21-1 的 logistic 回归模型拟合优度的检验结果见表 21-4。

由于在例 21-1 的 14 个变量中,有 5 个变量为连续型变量。从表 21-4 的检验结果可见,拟合优度的偏差检验和皮尔逊 χ^2 检验的自由度为 106,而 H-L 检验的自由度为 8。由于 P 值均大于 0.2,所以还不能拒绝 H_0,认为模型拟合效果好。

Notes

表 21-4　例 21-1 的模型拟合优度的检验结果

统计量	统计量值	自由度	P 值
Deviance	69.5888	106	0.9976
Pearson	89.5956	106	0.8737
$H{-}L\,(G=10)$	5.8772	8	0.6610

（2）模型拟合优度信息指标

① $-2\ln L$：计算公式为：

$$-2\ln L = -2\sum_j w_j f_j \ln(\hat{p}_j) \tag{21-15}$$

其中 w_j，f_j 分别是第 j 个观察的权数和频数。对二分类反应变量模型计算公式可转化为：

$$-2\log L = -2\sum_j w_j f_j \left\{ r_j \log(\hat{p}_j) + (n_j - r_j)\log(1 - \hat{p}_j) \right\} \tag{21-16}$$

其中 r_j，n_j 分别为事件数和观察总数。

② AIC 准则（Akaike information criterion）：计算公式为：

$$\mathrm{AIC} = \frac{-2\log \hat{L} + 2(k+s)}{n} \tag{21-17}$$

其中 k 为反应变量分类数减 1，s 为模型中自变量个数；n 是样本量；但在 SAS 中的 AIC 统计量计算公式为：

$$\mathrm{AIC} = -2\ln \hat{L} + 2(k+s) \tag{21-18}$$

与公式（21-17）相比，公式（21-18）没有除去样本量的影响，只能用于同一数据不同模型间的比较。

③ SC 准则（Schwarz criterion）：计算公式为：

$$SC = -2\ln \hat{L} + (k+s)\ln(n) \tag{21-19}$$

SC 指标是这一指标根据自变量数目和观测数量对 $-2\log \hat{L}$ 值进行一种调整，是对 AIC 指标的一种修正。

在其他条件不变的情况下，这三个指标越小表示模型拟合的越好。

例 21-1 的数据计算的模型拟合优度信息指标见表 21-5（SAS 计算的结果）

表 21-5　例 21-1 的模型拟合优度信息指标

指标	只有常数项模型	常数项 + 协变量的模型
$-2\ln L$	167.072	69.589
AIC	169.072	99.589
SC	171.867	141.526

2. logistic 回归模型的预测准确度

（1）广义决定系数：对线性回归模型预测准确性可通过决定系数 R^2 来作出评价。对 logistic 回归模型，结合模型似然对数值建立了类似于线性回归模型中决定系数 R^2 统计量称为广义决定系数（generalized coefficient of determination）R^2。常用指标有

① Cox-Snell 广义决定系数

其计算公式为　　　　　　　Cox-Snell's　$R^2 = 1 - \left(\dfrac{L(0)}{L(\hat{\beta})} \right)^{2/n}$ 　　　　　（21-20）

② Nagelkerke 广义决定系数

其计算公式为　　　　　　　Nagelkerke's　$R^2 = \dfrac{1 - (L(0)/L(\hat{\beta}))^{2/n}}{1 - (L(0))^{2/n}}$ 　　　　　（21-21）

Notes

与线性回归分析中的决定系数 R^2 相似，这 2 个指标都在 0-1 间取值，指标越大，说明变异中被模型解释的比例越大，模型预测的准确性越高。

例 21-1 的数据计算的广义决定系数为：

Cox-Snell's $R^2 = 0.5532$

Nagelkerke's $R^2 = 0.7390$

（2）预测概率与观测值之间的关联：对 logistic 回归模型预测准确性还可是通过秩次相关指标（rank correlation index）作出评价。常用的评价指标有 Somers'D、Goodman-Kruskal Gamma、Kendall's Tau-a 和 Kendall's Tau-c。

二分类的 logistic 回归模型的反应变量只能取两个可能值（0 或 1），这两个不同的取值所能组成的数据对的总数等于反应变量取 0 值的例数乘以取 1 值的例数。如果数据对中取值为 1 对应的预测事件概率大于取值为 0 的预测事件概率，称该数据对为和谐的，反之则称该数据对为不和谐。如果相等就称为结。

指标的计算公式为：

$$Somers'D = (n_c - n_d)/n_p \tag{21-22}$$

$$Gamma = (n_c - n_d)/(n_c + n_d) \tag{21-23}$$

$$Kendall's\ Tau-a = (n_c - n_d)/0.5n(n-1) \tag{21-24}$$

$$Kendall's\ Tau-c = (n_c + 0.5(n_t - n_c - n_d))/n_t \tag{21-25}$$

公式中 n 为样本总例数；n_t 为数据对的总数。n_c 是和谐的数据对例数；n_d 为不和谐数据对例数。指标的绝对值越大，表示预测概率与反应变量之间的关联程度越高，也就意味着模型的预测能力越强。

例 21-1 数据的秩次相关指标为（SAS 计算的结果）：

和谐的数据对占百分比	95.1	Somers'D	0.902
不和谐的数据对占百分比	4.9	Gamma	0.903
同秩数据对占百分比	0.1	Tau-a	0.452
数据对数	3640	Tau-c	0.951

（3）预测准确率：预测准确率是指根据各例观察的解释变量，通过所建立的 logistic 模型，计算出相应的预测概率，以 0.500 为分界值对各例观察进行重新分类后正确者占总数的百分比。例 21-1 数据的预测准确率见表 21-6（SPSS 计算的结果）。

表 21-6　例 21-1 的模型预测准确率

实际分类	预测分类		准确率(%)
	无	有	
无	56	9	86.2
有	6	50	89.3
总准确率(%)			87.6

五、变量的选择

从表 21-3 可见，在 14 个自变量中，不是每一个变量的 Wald 检验的概率 P 值小于 0.05。这就意味着按 $\alpha = 0.05$ 的水平着为标准，那些 P 值大于 0.05 的变量，对建立 logistic 回归方程是没有贡献的。一般而言，建立 logistic 回归模型时，要求进入模型的自变量应对反应变量有解释能力，也就是说所建立的模型应由对建立模型有贡献的自变量组成。如何对 logistic 模型中的自

Notes

变量作出选择？通常研究者根据专业知识和研究的问题，首先确定要研究的反应变量与自变量，一般探索性的研究选择自变量可多一些，将数据收集起来后，可通过筛选有统计学意义的自变量来拟合回归方程。同多重线性回归分析相似，拟合 logistic 回归方程时，对自变量的选择方法主要有 3 种：前进法、后退法和逐步法。筛选时对变量所作的检验不再利用 F 检验，而是通过似然比检验（或计分检验、Wald 检验）将回归效果显著的自变量选入模型。在统计分析的基础上，结合专业知识，从可解释性、简约性、变量的易得性等方面，最终选出"最佳"模型。通常"最佳"模型不是一次计算就可以确定的，往往是要对变量做不同的组合分析最终确定。

对例 21-1 的数据，按 $\alpha_{入} = 0.05$，$\alpha_{出} = 0.10$ 的标准，进行逐步法 logistic 回归分析的结果见表 21-7，其他有关模型的拟合优度和预测准确度的检验结果略去。

表 21-7　例 21-1 的变量选择后的回归系数估计及检验和 $\hat{OR}$ 值

因素	b	$SE(b)$	Wald χ^2	df	P	b'	$\hat{OR}$	OR 的 95% CI	
								Lower	Upper
常数项	−20.241	4.355	21.604	1	<0.001		0.000		
年龄	0.085	0.034	6.075	1	0.014	0.453	1.088	1.018	1.164
职业			7.933	4	0.094				
职业(1-5)	1.992	1.623	1.507	1	0.220	0.550	7.328	0.305	176.295
职业(2-5)	0.490	1.713	0.082	1	0.775	0.126	1.633	0.057	46.862
职业(3-5)	−0.127	1.784	0.005	1	0.943	−0.025	0.881	0.027	29.057
职业(4-5)	0.572	2.091	0.075	1	0.785	0.069	1.771	0.029	106.763
体重指数	1.616	0.570	8.049	1	0.005	0.563	5.032	1.648	15.364
家族史	1.636	0.678	5.827	1	0.016	0.451	5.133	1.360	19.374
吸烟	3.065	0.716	18.307	1	<0.001	0.838	21.439	5.265	87.300
血压	1.460	0.713	4.200	1	0.040	0.400	4.307	1.066	17.409
甘油三酯	2.963	0.935	10.053	1	0.002	1.137	19.363	3.100	120.923
高密度脂蛋白	−0.884	0.383	5.330	1	0.021	−0.510	0.413	0.195	0.875

从上表可以看出，按 $\alpha = 0.05$ 的检验水准，有统计学意义的因素中，危险因子是年龄、体重指数、家族史、吸烟、血压、甘油三酯；保护因素为高密度脂蛋白。体重指数从正常变到超重，或超重变到肥胖其优势比增大 5 倍以上，同样有家族史的人比没有家族史的人优势比将增大 5 倍以上，吸烟的人比不吸烟的人其优势比将增大近 21 倍以上，血压高的人比血压正常的人其优势比将增大近 5 倍，甘油三酯高的人比正常的人其优势比将增大 19 倍以上。而高密度脂蛋白的优势比小于 1，为保护因素。

logistic 回归分析假定 logistic 回归模型是自变量线性组合的函数，如果事实上这种组合是非可加的，或自变量间存在交互作用。将会影响模型的拟合。有关这方面的内容请参考相关书籍。

第二节　条件 logistic 回归

医学研究中，研究结果往往受到混杂因素的影响，是否能有效地控制混杂因素，直接影响到研究结果的可靠性。在研究设计阶段，采用匹配来控制混杂因素的影响是常用的方法。如把病例和对照按照年龄、性别等条件进行匹配，形成多个匹配组，达到控制混杂的目的。各匹配组中的病例数 N 和对照数 M 可以是任意的，但常用的是每组中有一个病例和若干个对照，如采用 1:M(M≤3) 匹配的研究。由于研究对象是经过匹配的，对这类资料进行分析时，应选用条件 logistic 回归（conditional logistic regression）。下面仅介绍条件 logistic 回归在回顾性病例——对

Notes

照研究资料分析中的应用。

以 1:M 病例——对照研究为例建立条件 logistic 回归模型。有 n 个匹配组,每一组中有 1 个病例和 M 个对照,用 X_{itj} 表示第 i 组第 t 个观察对象的第 j 个研究因素的观察值。假定每个研究因素在不同匹配组中对反应变量的作用是相同。对 n 个匹配组的资料,按独立事件的概率乘法原理可得模型的条件似然函数为

$$L = \prod_{i=1}^{n} \frac{1}{1 + \sum_{t=1}^{M} \exp\left[\sum_{j=1}^{m} \beta_j (X_{itj} - X_{i0j})\right]} \tag{21-26}$$

其中 $t = 1, 2, \cdots, M$ 表示对照,$t = 0$ 表示病例。此函数形式与非条件 logistic 回归似然函数相似,不同点为没有截距 β_{i0};其协变量的值为病例和对照相应的研究变量的差值。对条件似然函数 L 取自然对数后,可用 Newton-Raphson 迭代方法求得参数的估计值 $b_j (j = 1, 2, \cdots, m)$ 及其标准误 $SE(b_j)$。具体分析方法与上一节的非条件 logistic 回归相似。

例 21-2 研究人员对使用雌激素与子宫内膜癌发病间的关系进行了 1:1 配对的病例 - 对照研究。病例与对照按年龄相近、婚姻状况相同、生活的社区相同进行了配对。收集了年龄、雌激素药使用、胆囊病史、高血压和非雌激素药的使用的数据如表 21-8 所示(完整数据见光盘)。对使用雌激素与子宫内膜癌发病间的关系作 logistic 回归分析。

表 21-8 对使用雌激素与子宫内膜癌发病间的关系

id	case	age	est	gall	hyper	nonest
1	1	62	1	1	0	1
1	0	62	0	1	0	0
2	1	79	1	0	1	1
2	0	79	0	0	0	1
$\vdots$	$\vdots$	$\vdots$	$\vdots$	$\vdots$	$\vdots$	$\vdots$
60	1	71	1	0	1	1
60	0	71	0	0	1	1

本例以 id 表示配对编号、case 表示病例 - 对照,case = $\begin{cases} 1 & \text{病例} \\ 0 & \text{对照} \end{cases}$; age 表示年龄;est 表示是否使用雌激素药,est = $\begin{cases} 1 & \text{是} \\ 0 & \text{否} \end{cases}$; gall 表示是否胆囊病史,gall = $\begin{cases} 1 & \text{是} \\ 0 & \text{否} \end{cases}$; hyper 表示是否高血压,hyper = $\begin{cases} 1 & \text{是} \\ 0 & \text{否} \end{cases}$; nonest 表示是否使用非雌激素药 nonest = $\begin{cases} 1 & \text{是} \\ 0 & \text{否} \end{cases}$。

按 $\alpha_\text{入} = 0.05$,$\alpha_\text{出} = 0.1$ 的标准,进行逐步法 logistic 回归分析的结果:

似然比检验:

$$\chi^2 = -2\log L_0 - (-2\log L_2) = 29.8676 \qquad \text{自由度} \nu = 2$$
$$P < 0.001$$

因为 $P < 0.05$,所以拒绝原假设 H_0,说明反应变量与自变量间存在 logistic 回归模型。

回归系数估计及 OR 估计值见表 21-9。

表 21-9 例 21-2 回归系数估计及检验和 $\hat{OR}$ 值

因素	b	$SE(b)$	Wald χ^2	P	b'	$\hat{OR}$	OR 的 95% CI	
							Lower	Upper
gall	1.634	0.789	4.286	0.038	0.433	5.123	1.091	24.053
est	2.671	0.766	12.154	0.001	0.822	14.456	3.220	64.894

Notes

模型拟合优度的检验结果见表 21-10。

表 21-10　例 21-2 的拟合优度的检验结果

统计量	值	自由度	P 值
Deviance	53.3101	39	0.0631
Pearson	53.7504	39	0.0582

由于 P 值均大于 0.05，所以还不能拒绝 H_0，认为模型拟合效果较好。模型拟合优度信息指标见表 21-11。

表 21-11　例 21-2 的模型拟合优度信息指标

指标	只有常数项模型	常数项 +2 个变量的模型
$-2\log L$	83.178	53.310
AIC	83.178	57.310
SC	83.178	61.499

广义决定系数为：

Cox-Snell $R^2 = 0.392$

Nagelkerke $R^2 = 0.523$

第三节　logistic 回归的应用及其注意事项

一、logistic 回归的应用

1. 筛选疾病的危险因素，作病因学分析　在生物—社会—心理医学模式下寻找致病因素，尤其是慢性病的危险因素，应从多方面进行探索和分析。从 logistic 回归系数与 OR 的关系可见，logistic 回归模型可对疾病的影响因素进行多因素分析，从诸多的相关因素中筛选出危险因素，所以 logistic 回归方法常用于疾病的病因学分析。logistic 回归可应用于病因探索与分析的病例 - 对照研究、队列研究，还可以用于横断面研究。三种不同的研究中，除病例 - 对照研究资料的 logistic 回归常数项与另外两种研究的常数项仅差一个常数 $\text{lon}(\pi_1/\pi_0)$ 外，回归系数的意义相同。π_1 和 π_0 分别表示在病例和对照总体中各自抽样的比例。

在流行病学危险因素研究中，为了排除混杂因素的影响，可以通过拟合包含多变量的 logistic 模型，得到调整后的 $\hat{OR_j}$，从而解释反应变量与影响因素的关系。

2. 控制和校正混杂因素　在医学研究中，研究者在对其研究因素的作用进行分析时，常受到混杂因素的干扰，如年龄、性别、病情的轻重、病程长短等对研究者所关心的治疗措施的疗效产生影响。如果对混杂因素作用不加以控制，有时就会使研究结果产生偏倚。控制混杂主要从两个方面，一是研究设计时进行控制，即通过匹配设计或分层抽样使分组间的混杂因素均衡；二是统计分析时，如果混杂因素较少，可采用 Mantel-Haenszel 进行分层分析。当混杂因素较多、需要分较多的层，若总样本量不大时，常出现有的格子频数太少或为零，就会导致 Mantel-Haenszel 分析结果不可靠。最好的方法是采用 logistic 回归的方法对数据进行分析。logistic 回归不仅能充分利用资料的信息，还可以有效地实现对混杂因素影响的控制，得到校正后 OR 的估计值和可信区间。从而对校正了混杂因素影响后的疾病与危险因素关系作出分析。

Notes

3. 预测与判别　通过 logistic 回归分析建立的回归方程可以将自变量的取值代入，从而确定在这样的取值下，结果是事件发生的概率。因此可以利用它预测所关心的事件发生的概率，进而可据此作出相应的判别。

二、logistic 回归的注意事项

1. 在应用 logistic 回归模型进行数据分析时，随自变量个数的增加，自变量各水平的交叉分类数将随之迅速增加，在每一分类下有一定观察例数时，才能获得可靠的参数估计。因此在进行较多自变量的 logistic 回归分析时，需要有足够的样本量来保障参数估计的稳定性。

2. 按给的 $\alpha_\text{入}$，$\alpha_\text{出}$ 的标准，进行逐步 logistic 回归分析筛选的自变量仅是统计意义下的 logistic 回归模型，重要的是所建立的 logistic 回归模型能够结合相应专业知识和流行病学的意义，对所研究的问题作出解释。有时需要对模型中的自变量进行多次调整，分析者也可根据专业知识和经验将部分重要的自变量固定在模型中，对其他自变量进行筛选。

3. logistic 回归模型的自变量可以是无序分类变量、有序分类变量和数值变量。对无序两分类变量可用 0、1 哑变量表示；对无序 K 分类变量常用 K-1 个哑变量来表示，哑变量赋值与多重线性回归相同；对有序分类变量，如果各等级间程度之差相同或相近可按等级变量赋值为 1，2，3，4 等，若各等级间程度之差相差较大可按无序多分类变量处理。数值变量的参数解释有时较困难，可结合专业将数值变量转换成等级变量，这样会使得参数意义更明确。估计值的符号与应变量和自变量的赋值有关，在危险因子的解释时要注意。不同研究设计类型的 logistic 回归分析结果，其解释有所不同，特别是病因学的探究时，应根据流行病学的病因学分析原则和相关的专业知识，作出正确的解释。

4. **多分类 logistic 回归**　当应变量 Y 是一个无序多分类指标或有序分类指标时，若需进行 logistic 回归分析，应选择多分类无序反应变量的 logistic 回归、多分类有序反应变量的 logistic 回归模型进行分析。有关这方面的内容，可参考有关书籍和资料。

第四节　案　　例

案例 21-1　某医生为了研究高血压的影响因素，从病案中选择了非高血压患者 55 名、高血压患者 66 名，根据病案记录收集了下列指标的数据。性别、年龄、收缩压（SBP，千帕）、舒张压（DBP，千帕）、总胆固醇（TC）、血浆甘油三酯（TG）、高密度脂蛋白（HDL）、低密度脂蛋白（LDL）等指标，数据见光盘（Y＝0 表示"非高血压患者"，Y＝1 表示"高血压患者"；sex＝1 表示"男"，sex＝2 表示"女"），对此资料进行 logistic 回归分析，利用 SPSS 进行 logistic 回归分析的部分结果见表 21-12。（1）问该研究在设计和统计分析上存在什么问题？（2）在该研究设计中是否存在混杂因素？应如何进行校正？

表 21-12　logistic 回归统计分析的部分结果

	B	S.E.	Wald	df	P	Exp（B）
sex	2.887	2.097	1.896	1	0.169	17.939
age	0.259	0.216	1.437	1	0.231	1.295
sbp	2.638	1.272	4.296	1	0.038	13.979
dbp	5.867	2.840	4.269	1	0.039	353.077

续表

	B	S.E.	Wald	df	P	Exp（B）
cho	−1.632	1.066	2.346	1	0.126	0.196
tg	4.621	2.937	2.476	1	0.116	101.619
hdl	−0.639	1.320	0.234	1	0.628	0.528
ldl	−3.924	2.276	2.973	1	0.085	0.020
Constant	−132.169	65.127	4.118	1	0.042	0.000

小　结

1. logistic 回归分析是分析分类反应变量与多个解释变量（包括分类变量、等级变量和数值变量）相互关系的强有力的工具。根据研究设计不同，logistic 回归分为非条件和条件 logistic 回归两大类。

2. 由于 logistic 回归系数与流行病学中 OR 值之间的关系，logistic 回归常用于疾病的病因分析；另外采用 logistic 回归分析可以校正混杂因素的影响。

3. 在应用 logistic 回归进行数据分析时，应注意研究设计的类型、样本量的大小等问题，不同研究设计类型的 logistic 回归分析结果，其解释有所不同，特别是病因学的探究时，应根据流行病学的病因学分析原则和相关的专业知识，作出正确的解释。

思考与练习

一、简答题

1. 试比较 logistic 回归与线性回归两种方法的异同。

2. logistic 回归常分为哪些类型？如何选用？

3. logistic 回归分析对自变量和反应变量有什么要求？

4. logistic 回归的适用范围是什么？应注意哪些问题？

5. 如何评价 logistic 回归方程的优劣。

6. 条件 logistic 回归与非条件 logistic 回归有何不同？

二、计算分析题

1. 为了探讨冠心病发生的相关危险因素，对 24 例冠心病患者和 26 例对照者进行病例 - 对照研究，其中变量的赋值见表 21-13。

表 21-13　相关因素与赋值

变量	赋值
高血压史 X_1	无 = 0，有 = 1
吸烟 X_2	不吸 = 0，吸 = 1
高血脂史 X_3	无 = 0，有 = 1
体重指数 X_4	"<24" = 1，"24~<26" = 2，"26~" = 3
年龄 X_5	岁
是否患冠心病 Y	否 = 0，是 = 1

研究数据见表 21-14。试作 logistic 回归分析。

表 21-14 冠心病相关危险因素研究数据表

序号	X_1	X_2	X_3	X_4	X_5	Y	序号	X_1	X_2	X_3	X_4	X_5	Y
1	1	0	0	1	63	0	26	1	0	1	2	53	0
2	0	0	0	1	46	0	27	1	1	0	2	50	1
3	1	1	0	1	52	0	28	0	1	1	2	62	1
4	0	1	0	1	49	0	29	0	1	1	1	50	1
5	0	1	0	1	59	0	30	0	1	0	1	48	1
6	0	1	0	2	61	0	31	0	0	1	1	49	1
7	0	0	0	1	52	0	32	0	1	0	1	46	1
8	0	1	1	1	68	0	33	1	1	1	1	51	1
9	0	0	0	1	48	0	34	1	1	1	1	60	1
10	0	1	0	1	42	0	35	1	1	1	1	62	1
11	0	0	0	1	43	0	36	1	0	0	0	63	1
12	0	0	0	2	38	0	37	1	1	1	2	52	1
13	1	1	0	1	68	0	38	1	1	0	2	58	1
14	0	1	0	1	60	0	39	1	1	0	1	57	1
15	0	1	0	3	41	0	40	1	1	1	2	59	1
16	0	1	0	1	47	0	41	0	1	1	3	71	1
17	0	1	0	1	43	0	42	1	1	1	3	62	1
18	1	1	1	1	63	0	43	1	1	1	3	68	1
19	1	1	1	2	46	0	44	1	1	1	1	56	1
20	1	1	0	1	59	0	45	0	1	0	2	66	1
21	1	0	1	3	48	0	46	0	1	1	2	42	1
22	0	0	0	1	47	0	47	0	1	0	2	48	1
23	0	0	0	1	49	0	48	1	1	0	2	51	1
24	0	1	1	1	50	0	49	1	1	0	1	50	1
25	1	0	1	3	46	0	50	1	0	1	3	61	1

2. 某医生用 1:1 配对的病例 - 对照研究方法研究喉癌发病的相关因素，现选取了 6 个可能的因素和 20 对数据，各因素的变量及赋值说明见表 21-15，资料列于表 21-16。试作条件 logistic 回归分析。

表 21-15 喉癌的危险因素与赋值说明

因素	变量名	赋值说明
咽炎	X_1	无 = 1，偶尔 = 2，经常 = 3
吸烟量（支 / 日）	X_2	0 = 0，1~4 = 2，5~9 = 3，10~20 = 4，20~ = 5
声嘶史	X_3	无 = 1，偶尔 = 2，经常 = 3
摄食新鲜蔬菜	X_4	少 = 1，经常 = 2，每天 = 3
摄食水果	X_5	很少 = 1，少量 = 2，经常 = 3
癌症家族史	X_6	无 = 0，有 = 1
是否患喉癌	Y	对照 = 0，病例 = 1

表 21-16　喉癌 1∶1 配对病例 - 对照调查资料整理表

对号	因变量 Y	危险因素						对号	因变量 Y	危险因素					
		X_1	X_2	X_3	X_4	X_5	X_6			X_1	X_2	X_3	X_4	X_5	X_6
1	1	3	5	1	1	1	0	11	1	1	3	1	3	2	1
	0	1	1	1	3	3	0		0	1	1	1	3	1	0
2	1	1	3	1	1	3	0	12	1	1	4	1	3	2	0
	0	1	1	1	3	2	0		0	1	5	1	3	3	0
3	1	1	4	1	3	2	0	13	1	1	4	2	3	1	0
	0	1	5	1	3	2	0		0	2	1	1	3	3	0
4	1	1	4	1	2	1	1	14	1	2	3	1	3	2	0
	0	1	1	1	3	3	0		0	1	1	2	3	2	0
5	1	2	4	2	3	2	0	15	1	1	4	1	3	2	0
	0	1	2	1	3	3	0		0	1	1	1	2	1	0
6	1	1	3	1	3	2	1	16	1	1	3	2	2	2	0
	0	1	2	1	3	2	0		0	1	1	1	2	1	0
7	1	2	1	1	3	2	1	17	1	1	4	2	3	2	1
	0	1	1	1	3	3	0		0	1	4	1	3	2	0
8	1	1	2	3	2	2	0	18	1	1	5	1	2	1	0
	0	1	2	1	3	1	0		0	1	2	1	3	2	1
9	1	3	4	3	3	2	0	19	1	1	2	2	3	1	0
	0	1	4	1	3	1	0		0	1	1	1	3	3	0
10	1	1	4	1	3	3	1	20	1	1	3	1	2	2	0
	0	1	2	1	3	1	0		0	1	1	2	3	2	1

（毕育学）

第二十二章　随访资料的生存分析

医学随访研究中，有时观察结果并非在短期内能够确定，需作长期随访观察，例如对一些慢性病或恶性肿瘤的预后及远期疗效观察等。这种情况下，原有的疗效指标如有效率、治愈率等难以适用，因为评价某种疗法对这些疾病的效果，不仅要看是否出现了某种结局（如有效、治愈、死亡等），还要考虑出现这些结局所经历的时间长短。生存分析（survival analysis）是将观察结局和出现这一结局所经历的时间结合起来分析的一种统计分析方法。本章主要介绍生存率估计的乘积限法和寿命表法、生存率比较的 log-rank 检验和 Wilcoxon 检验以及 Cox 比例风险回归模型。

第一节　生存分析中的基本概念

某医师收集了 1992 年 1 月 1 日到 2001 年 12 月 31 日 10 年间共 346 例手术后的大肠癌患者资料，以了解患者术后生存情况及其可能的影响因素。表 22-1 列出所记录的部分数据，其中术后生存时间（time）以月为单位，status 表示观察的结局，其中研究者认为可能影响预后的 3 个因素分别为：性别（sex），年龄（age，岁），确诊到进行手术治疗的时间（dtime，月）。

表 22-1　10 年间 346 例手术后的大肠癌患者生存资料记录表

患者编号	性别 sex	年龄 age	dtime（月）	手术日期	终止随访日期	结局 status	生存时间（月）time
1	男	32	10	1994.01.23	1994.12.24	死亡	11
2	女	48	12	1998.02.14	1999.01.01	失访	10[+]
3	女	26	6	1992.03.04	1995.04.12	死亡	37
4	男	55	3	1999.08.20	2001.09.21	死于其他	25[+]
5	女	58	8	2001.03.10	2001.12.31	存活	9[+]
⋮	⋮	⋮	⋮	⋮	⋮	⋮	⋮
364	男	46	12	2000.08.12	2001.12.12	存活	16[+]

对这种以结局和生存时间为研究者所关心的结果进行资料收集一般要通过随访来完成医学随访研究可以有两种形式，其一是从所有观察对象在同一时间接受同一处理以后观察到事先规定的时间或者一定数量的观察对象出现特定结局为止；其二是观察对象在不同时间接受同一处理，然后观察到规定时间或者一定数量的观察对象出现特定结局，后者更为常见。例如表22-1 中各病例接受手术的时间不同，但终止随访的时间点事先作了规定，需记录患者手术的确切时间和最后一次随访时间以及结局。图 22-1 给出随访过程的两种形式，其中符号"×"表示出现特定结局（如死亡），符号"○"表示特定结局未观察到（如失访）。

采用随访研究其一是因为观察对象的结局有时不能够在短时间内观察到，其二是得到发生所关心的结局所经历的时间比简单地了解结局是否发生更加富含信息。例如从表 22-1 数据中，按照确诊到进行手术治疗的时间 dtime 是否大于 6 个月把患者分为甲、乙两个组，以了解是否早诊断、早治疗患者的预后要更好。如仅考察术后 5 年生存率，得到甲、乙两组术后 5 年生存率

353

均为 30%，似乎还不能认为诊断时间的早晚与患者的预后有关系。如果准确地记录了患者的生存时间，实际上甲组（dtime 大于 6 个月）患者 50% 存活 2 年以下，乙组（dtime 小于 6 个月）患者有 70% 以上存活 4 年以上，而对这种恶性程度较高的疾病能够延长生存期临床上是有意义的，应将观察对象的结局以及出现结局所经历的时间同时考虑。另外，在随访中观察对象还会发生中途失访或者到研究结束时仍未发生所关心的结局，这些对象出现特定结局的准确时间无法得到，而此类不完全数据也包含一定信息，需要有特殊的方法来利用这些信息。为进一步了解对这种随访资料的生存分析方法，首先需要明确其中的一些基本概念。

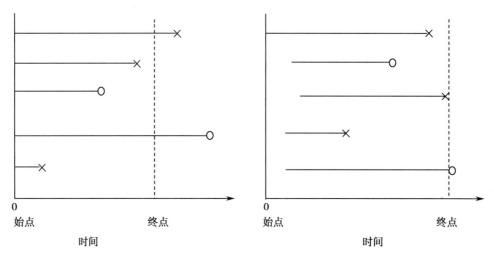

图 22-1　随访过程示意图

一、起始事件与终点事件

终点事件（endpoint event）又称失效事件（failure event），是指研究者所关心的研究对象的特定结局，而起始事件是反映研究对象生存过程的起始特征的事件。这两者是相对而言的，它们都由研究目的决定，须在设计时就明确规定并在研究中严格遵守而不能随意改变。例如起始事件可以是癌症患者接受某种特定的治疗、铅作业工人开始职业性铅接触等，相应的终点事件为患者死于这种癌症、工人发生重症铅中毒症状等。一项研究中开始治疗为起始事件，缓解为终点事件，另一项研究中可以把缓解作为起始事件，而第一次复发为终点事件。表 22-1 数据的起始事件为实施手术治疗大肠癌，终点事件为死于大肠癌。

二、生　存　时　间

生存时间（survival time）也称失效时间（failure time），它定义为两个有联系的起始事件与终点事件之间的时间，常用符号 t 表示。例如根据研究目的，生存时间可以是毒理学实验中小白鼠被染毒开始到中毒死亡的时间；也可以是药物临床试验中患者开始服药到痊愈的时间；还可以是流行病学调查中开始戒烟到再次吸烟之间的时间间隔等。为得到准确的生存时间，必须明确规定起点事件与终点事件，同时还要考虑恰当的时间测度单位（如小时、日、月、年等），一般情况下较细的时间单位准确性较高。例如表 22-1 数据中终止随访时间与手术治疗时间之间的差数即为患者的生存时间（月）。

三、删　失　值

在随访研究中，由于某种原因未能观察到随访对象发生事先定义的终点事件，无法得知随访对象的确切生存时间，这种现象称为删失或终检（censoring），包含删失的数据称不完全数据

(incomplete data)。本章着重讨论右删失（right censoring），即从时间轴上看，终点事件发生在最后一次随访时间的右方，其真实的生存时间只能长于观察到的时间而不会短于这个时间。

产生右删失的原因大致有：①随访对象失访。例如由于随访对象搬迁失去联系、随访患者自觉治疗效果不好而拒绝就诊中途退出治疗等。需要注意的是只要未能观察到事先规定的终点事件都为失访，比如癌症患者死于意外车祸，其死亡并不是此研究规定的终点事件，也算失访。例如表 22-1 数据中，2 号患者在 1999 年 1 月 1 日失访；4 号患者在 2001 年 9 月 21 日死于其他原因，这 2 例患者的生存时间均为删失值。②随访结束时对象仍存活。例如临床试验中事先规定了研究的终止期，但患者生存时间可能会更长或者患者进入试验较晚，到研究的终止时间仍存活；又如在动物实验中事先规定由于染毒而死亡的动物数达到一定比例就停止实验，那么实验停止时就会有一部分动物未达到事先规定的终点事件。例如表 22-1 数据中，5 号患者在随访结束时仍没有死亡，该患者生存时间也为删失值。③治疗措施改变。这可以是出于伦理学的考虑，在随访期间有更好的治疗方法被肯定时医师改变治疗方案；也可能是患者自觉治疗效果不好而改用其他治疗。此时由于终点事件不能再按照事先规定去观察而造成右删失。

右删失值的大小为起点事件到最后一次随访时间的时间间隔，删失值常在其右上角标记"+"。生存分析中一些特有的方法可以充分利用这种不完全信息而不是在数据分析时把他们简单删除导致信息的浪费。为便于叙述，以下将右删失简称为删失，右删失值简称为删失值。

生存时间与结局变量是构成生存资料的基本要素，生存资料常常含有删失值，生存时间的分布也并非我们常见的正态分布，因此需要有分析这类数据的特殊统计方法。

第二节　生存率的估计与生存曲线

本节将介绍描述一组数据生存过程的两种非参数方法：小样本未分组资料的乘积限法（product-limit method）和大样本分组资料的寿命表法（life table method）。

一、乘　积　限　法

乘积限法由 Kaplan 和 Meier 于 1958 年提出，也称 Kaplan-Meier 法或 K-M 法，它主要针对小样本未分组资料，也可用于大样本。下面通过一个实例来介绍此方法。

1. 生存率的估计

例 22-1　某医师收集了用甲、乙两种疗法治疗 20 例脑瘤患者的生存时间（周）资料，见表 22-2。试估计两种疗法的生存率及绘制生存曲线。

表 22-2　20 例脑瘤患者两种疗法的生存时间（周）

甲疗法组	5	7[+]	13	13	23	30	30[+]	38	42	42	45[+]
乙疗法组	1	3	3	7	10	15	15	23	30		

生存分析中最基本的两个描述统计量为生存概率（survival probability）和生存率（survival rate），前者用 p 表示，是指单位时段开始存活的个体到该时段结束时仍然存活的可能性；后者用 $S(t)$ 表示，是指观察对象活过 t 个单位时间的概率。如以年为单位时间，则年生存概率可用下式计算：

$$p = \frac{同年内活满一年人数}{某年年初尚存活人数} \tag{22-1}$$

如数据中无删失值，生存率可用下式计算：

$$S(t) = \frac{t\,时刻仍存活的观察例数}{总观察例数} \tag{22-2}$$

Notes

如果有删失值,则需分时段计算不同单位时间的生存概率 $p_i(i=1,2,\cdots,t)$,然后利用概率乘法原理将 p_i 相乘得到 t 时刻生存率,即

$$S(t) = p_1 \times p_2 \times \cdots \times p_t \tag{22-3}$$

可以看出,生存概率与生存率在名词上仅一字之差,含义却不同。生存概率是针对单位时间而言的,生存率是针对某个时间段的(由单位时间组成的时间段),它是生存概率的累积结果。如评价肿瘤预后常用的 5 年生存率,是指第 1 年存活、第 2 年也存活,⋯⋯,直至第 5 年仍存活的累积概率,而这 5 年间每 1 年有不同的生存概率。

根据以上定义,以带有删失值的甲疗法组为例,乘积限法估计生存率的步骤如下:

(1)将生存时间由小到大排序,其值 t_i 见表 22-3 第 2 列。其中当遇到数值相同的完全数据与删失数据时,将删失数据排在完全数据之后,如 30^+ 排在 30 之后。

(2)列出 t_i 时刻的死亡例数 d_i,见表 22-3 第 3 列。其中删失数据对应的死亡例数为 0。

(3)列出 t_i 时刻的期初观察例数 n_i,即该时刻之前的生存例数,见表 22-3 第 4 列。

(4)将式(22-1)变形为式(22-4),计算各时间段生存概率 p_i,列于表 22-3 第 5 列。

$$p_i = \frac{n_i - d_i}{n_i} \tag{22-4}$$

(5)再根据式(22-3)计算 t_i 时刻的生存率 $S(t_i)$,列于表 22-3 第 6 列。注意到删失数据所对应的死亡例数为 0,其生存概率为 1,所以它所对应的生存率与前一个完全数据的生存率相同。

表 22-3   甲疗法组的生存率及其标准误

序号 i	时间(周) t_i	死亡数 d_i	期初例数 n_i	生存概率 $p_i = (n_i - d_i)/n_i$	生存率 $S(t_i)$	标准误 $SE[S(t_i)]$
(1)	(2)	(3)	(4)	(5)	(6)	(7)
1	5	1	11	10/11 = 0.9091	0.9091	0.0867
2	7^+	0	10	10/10 = 1.0000	0.9091 × 1.0000 = 0.9091	0.0867
3	13	2	9	7/9 = 0.7778	0.9091 × 0.7778 = 0.7071	0.1429
4	23	1	7	6/7 = 0.8571	0.7071 × 0.8571 = 0.6061	0.1541
5	30	1	6	5/6 = 0.8333	0.6061 × 0.8333 = 0.5051	0.1581
6	30^+	0	5	5/5 = 1.0000	0.5051 × 1.0000 = 0.5051	0.1581
7	38	1	4	3/4 = 0.7500	0.5051 × 0.7500 = 0.3788	0.1613
8	42	2	3	1/3 = 0.3333	0.3788 × 0.3333 = 0.1263	0.1163
9	45^+	0	1	1/1 = 1.0000	0.1263 × 1.0000 = 0.1263	0.1163

2. 生存率的区间估计   以上计算出的样本生存率是总体生存率的点估计,进一步求得各生存率的标准误,即可按照近似正态分布原理来估计总体生存率的可信区间。

生存率的标准误(Greenwood,1926)可按照下式计算:

$$SE[S(t_i)] = S(t_i)\sqrt{\sum_{j=1}^{i} \frac{d_j}{n_j(n_j - d_j)}} \tag{22-5}$$

总体生存率的 $(1-\alpha)$ 可信区间为:

$$S(t_i) \pm z_{\alpha/2} SE[S(t_i)] \tag{22-6}$$

需要注意的是靠近生存时间两端点处的生存率近似正态性不是很好,按照正态分布原理计算出的可信区间可能会超出 0-1 范围,造成结果解释上的困难。例如按照上述方法,表 22-3 中最后一行 45 周的总体生存率 95% 可信区间为 (-0.1016, 0.3542),出现生存率小于 0 的情形。针

Notes

对于此,解决的办法是计算对数变换后的生存率及其标准误,对变换后的生存率利用近似正态分布原理求出可信区间,最后再进行可信区间的反变换。

生存率的对数变换公式为:

$$G(t_i) = \ln\{-\ln[S(t_i)]\} \tag{22-7}$$

其标准误 $SE[G(t_i)]$ 为:

$$SE[G(t_i)] = \sqrt{\sum_{j=1}^{i} \frac{d_j}{n_j(n_j - d_j)} / (\sum_{j=1}^{i} \ln \frac{n_j - d_j}{n_j})^2} \tag{22-8}$$

将式(22-6)中的 $S(t_i)$ 换为 $G(t_i)$ 求得 $G(t_i)$ 的可信区间后,取其逆函数即可以得到原来 $S(t_i)$ 的可信区间:

$$\exp\{-\exp[G(t_i) \pm z_{\alpha/2}SE(G(t_i))]\} \tag{22-9}$$

例如: $G(45) = \ln\{-\ln[S(45)]\} = \ln\{-\ln[0.1263]\} = 0.7271$

$$SE[G(45)] = \sqrt{0.8479/(-2.0694)^2} = 0.2150$$

按式(22-9),其总体生存率的95%可信区间为:

$$\exp\{-\exp[0.7271 \pm 1.96 \times 0.2150]\} = (0.0427, 0.2573)$$

3. **生存曲线及中位生存期** 除了使用统计量,图示方法是更加直观的统计描述手段。根据以上计算出的不同时点生存率,可以将随访时间作横坐标,生存率作纵坐标将各个时间点生存率连接在一起绘制生存曲线(survival curve)。随时间的增加,该曲线一般呈下降趋势,下降速度快在图形上表现为坡度大、曲线陡峭,意味着较低的生存率或较短的生存期;下降速度慢在图形上表现为坡度小、曲线平缓,意味着较高的生存率或较长的生存期。

在图 22-2 中,将例 22-1 数据计算出的两组生存率作纵坐标(乙疗法组生存率计算略),生存时间作横坐标绘制生存曲线,又称 Kaplan-Meier 生存曲线,为右连续的阶梯形曲线。可以看出甲疗法组比乙疗法组的样本生存曲线高,疗效好。

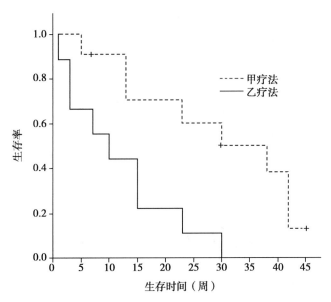

图 22-2　脑瘤患者甲、乙两疗法组生存曲线

另一个用来概括样本生存情况的描述统计量为中位生存期(median survival time),也称半数生存期,表示当且仅当 50% 个体尚存活的时间。由于生存时间并非正态分布,故常用它作为某人群生存过程的概括性描述指标。中位生存期越长,表示疾病预后越好;中位生存期越短,表示疾病预后越差。由于生存资料存在删失数据,不能用第四章介绍的计算中位数方法计算中

位数,但可借助生存曲线进行图法估计或用线性内插法求得。

从图 22-2 中可以直观地看出甲疗法组的中位生存期大约为 30 周。利用线性内插法可以得到更精确的数值,其计算类似前述的百分位数。从表 22-3 中找到与生存率 50% 相邻的上下两个生存率及其生存时间,利用线性比例关系求解中位生存期。此例中有:

$$\frac{30-38}{30-t_m} = \frac{0.5051-0.3788}{0.5051-0.5}$$

解得:中位生存期 $t_m = 30.3$(周)。

二、寿命表法

如果随访人数很多,原始资料可以按照生存时间分成不同组段得到各组段频数,这种大样本的分组数据通常可以用寿命表法来描述生存过程。

例 22-2　将表 22-1 共 346 例大肠癌患者的随访资料进行整理,其中的生存时间由月转换为年,记录手术后每年的死亡与删失人数见表 22-4 第 3、4 列,试描述其生存过程。

(1)表 22-4 中第 2 列是将全部随访对象按手术后时间划分的区间段 $[t_{i-1}, t_i)$,这样就可以把手术后患者的死亡情况整理成频数表。

表 22-4　346 例大肠癌患者的手术后生存率及其标准误

序号 i (1)	术后年数 t_{i-1} (2)	死亡人数 d_i (3)	删失人数 C_i (4)	期初例数 l_i (5)	期初有效暴露人数 $n_i = l_i - c_i/2$ (6)	生存概率 $p_i = (n_i - d_i)/n_i$ (7)	生存率 $S(t_i)$ (8)	生存率标准误 $SE[S(t_i)]$ (9)
1	0～	88	2	346	345.0	0.7449	0.7449	0.0235
2	1～	80	1	256	255.5	0.6869	0.7449 × 0.6869 = 0.5117	0.0270
3	2～	59	3	175	173.5	0.6599	0.5117 × 0.6599 = 0.3377	0.0256
4	3～	36	15	113	105.5	0.6588	0.3377 × 0.6588 = 0.2225	0.0230
5	4～	12	8	62	58.0	0.7931	0.2225 × 0.7931 = 0.1764	0.0217
6	5～	8	9	42	37.5	0.7867	0.1764 × 0.7867 = 0.1388	0.0208
7	6～	4	5	25	23.5	0.8298	0.1388 × 0.8298 = 0.1152	0.0203
8	7～	7	3	18	16.5	0.5758	0.1152 × 0.5758 = 0.0663	0.0183
9	8～	5	1	8	7.5	0.3333	0.0663 × 0.3333 = 0.0221	0.0129
10	9～	0	2	2	1.0	1.0000	0.0221 × 1.0000 = 0.0221	0.0129

(2)第 3 列和第 4 列为随访记录的各时间区间患者死亡人数 d_i 与删失人数 c_i。

(3)第 5 列为各区间期初观察人数 $l_i = l_{i-1} - d_{i-1} - c_{i-1}$,表示在时点 t_{i-1} 处尚存活的患者数。

(4)第 6 列为考虑删失数据后校正的有效暴露人数。这里假定删失数据在区间内分布是均匀的,都近似在区间中点发生删失,故从期初观察人数减去 $c_i/2$(请从这里体会生存分析特有方法对删失值所包含信息的利用)。无删失数据的区间不须校正。

(5)计算各区间生存概率 p_i,列在第 7 列。

(6)按式(22-3)计算各时点累积生存率 $S(t_i)$,列在第 8 列。

图 22-3 是将例 22-2 计算出的生存率作纵坐标,生存时间作横坐标绘制的生存曲线,呈折线形,可以看出术后 4 年内生存率下降较快。

Notes

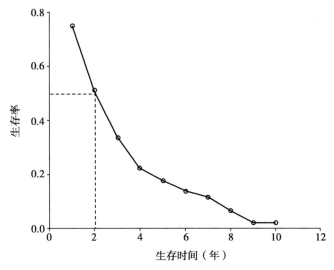

图 22-3　346 例手术后大肠癌患者的生存曲线

第三节　生存曲线的假设检验

用上一节介绍的方法估计出不同样本的生存率及其中位生存期等统计量之后,可绘制生存曲线来直观地比较不同样本生存情况。由于生存曲线只是对样本生存过程的统计描述,样本生存率或生存曲线不同也可能是抽样误差所致,故而在生存分析中一个重要的问题是进一步对总体的生存曲线进行假设检验。例如在随访研究中,将确诊某病患者随机分配到不同治疗组,记录所有患者生存时间并作组间整个生存曲线的比较,以评价不同治疗方案的优劣。

一、log-rank 检验

常用的生存曲线比较方法为 log-rank 检验,它属于非参数方法。该法并不指定生存时间服从某种特定的分布,所比较的是整个生存时间的分布,而不是仅仅比较某个特定时间点的生存率。以下通过一个实例来说明该法的基本思想与步骤。

例 22-3　就例 22-1 数据,比较甲乙两疗法组脑瘤患者的生存率有无差别?

H_0: 两种治疗方式的脑瘤患者生存曲线分布相同

H_1: 两种治疗方式的脑瘤患者生存曲线分布不同

$\alpha = 0.05$

由于 H_0 成立时,两组的生存分布相同,故可把两组的数据合并,计算合并的死亡概率,以此计算相应的期望死亡人数,故将两组的完全生存时间混合排序列在表 22-5 第 2 列,相同生存时间只列 1 次。两组在不同时点的期初观察例数 n_{1i}、n_{2i} 列于第 3、第 7 列,其合计 $N_i = n_{1i} + n_{2i}$ 列于第 11 列;不同时点两组的死亡人数为 d_{1i}、d_{2i},分列于第 4、第 8 列,其合计 $D_i = d_{1i} + d_{2i}$ 列于第 12 列;注意到不同时点期初观察例数等于上一时点期初观察例数减去上一时点的死亡数与删失数。

之后按下式计算各组期望死亡人数 T_{1i} 和 T_{2i} 并分列于表中第 5、第 9 列:

$$T_{ki} = \frac{D_i}{N_i} \times n_{ki}, k = 1, 2 \tag{22-10}$$

上式表示在每个时点,当两组的死亡率相等且均为该时点的总死亡数除以该时点的总观察数时,按照各组期初例数计算的期望死亡人数。分别将两组各时点期望死亡人数相加,得到 T_k ($k=1, 2$) 列在第 5、第 9 列合计处,而两组实际总死亡数为第 4、第 8 列合计 $A_k = \sum_{i=1}^{ } d_{ki} (k=1, 2)$。

Notes

如果两组各时点生存率都相等，那么两组总的期望死亡数 T_k 和总的实际死亡数 A_k 相差不大。检验实际数与期望数差别大小的统计量为 χ^2，可按下式计算：

$$\chi^2 = \sum_{k=1}^{2} \frac{(A_k - T_k)^2}{T_k}, \nu = k - 1 \tag{22-11}$$

表 22-5   20 例脑瘤患者两种疗法的生存曲线 log-rank 检验计算表

序号	时间(周)	甲疗法组				乙疗法组				合计	
i	t_i	n_{1i}	d_{1i}	T_{1i}	V_{1i}	n_{2i}	d_{2i}	T_{2i}	V_{2i}	N_i	D_i
(1)	(2)	(3)	(4)	(5)	(6)	(7)	(8)	(9)	(10)	(11)	(12)
1	1	11	0	0.5500	0.2475	9	1	0.4500	0.2475	20	1
2	3	11	0	0.1579	0.4604	8	2	0.8421	0.4604	19	2
3	5	11	1	0.6471	0.2284	6	0	0.3529	0.2284	17	1
4	7	10	0	0.6250	0.2344	6	1	0.3750	0.2344	16	1
5	10	9	0	0.6429	0.2296	5	1	0.3571	0.2296	14	1
6	13	9	2	1.3846	0.3905	4	0	0.6154	0.3905	13	2
7	15	7	1	1.2727	0.4165	4	1	0.7273	0.4165	11	2
8	23	7	1	1.5556	0.3025	2	1	0.4444	0.3025	9	2
9	30	6	1	1.7143	0.2041	1	1	0.2857	0.2041	7	2
10	38	4	1	1.0000	0.0000	0	0	0.0000	0.0000	4	1
11	42	3	2	2.0000	0.0000	0	0	0.0000	0.0000	3	2
合计	—	—	8	12.5501	2.7139	—	9	4.4499	2.7139	—	17

此例从表 22-5 中最后一行合计处得到甲疗法组实际死亡数 $A_1 = 8$，期望死亡数 $T_1 = 12.5501$；乙疗法组 $A_2 = 9$，$T_2 = 4.4499$。代入式(22-11)：

$$\chi^2 = \frac{(8 - 12.5501)^2}{12.5501} + \frac{(9 - 4.4499)^2}{4.4499} = 6.30$$
$$\nu = 2 - 1 = 1$$

查 χ^2 界值表得，$0.01 < P < 0.025$，按 $\alpha = 0.05$ 水准，拒绝 H_0，接受 H_1，可认为两组生存率不同，甲疗法组生存率高于乙疗法组。

以上计算中总有 $\sum A = \sum T$，且 $D_i = \sum_{k=1}^{2} T_{ki}$，这两点可用来核对中间计算是否有误。

注意事项：

(1) 以上介绍的是 log-rank 检验的近似法，计算简便，但其结果较精确法(一般统计软件中输出精确法计算结果)保守。log-rank 检验精确法 χ^2 统计量计算公式为：

$$\chi^2 = \frac{\left[\sum w_i (d_{ki} - T_{ki}) \right]^2}{V_k} \tag{22-12}$$

式中 V_k 为第 k 组期望数 T_k 的方差估计，$V_k = \sum w_i^2 \frac{n_{ki}}{n_i} \left(1 - \frac{n_{ki}}{n_i}\right) \left(\frac{n_i - d_i}{n_i - 1}\right) d_i$。$w_i$ 为权重，对 log-rank 检验，$w_i = 1$，即该检验给任意时间点处两组间死亡的差别相同的权重。当比较的两总体生存曲线呈比例时，检验效能最大；$w_i = n_i$ 则对应 Gehan 检验(1965)或 Wilcoxon 检验，该检验给两组间死亡的早期差别更大的权重。

本例 log-rank 检验精确法方差估计 V_{ki} 见表 22-5 第 6 列和第 10 列，第 6、第 10 列合计处 $V_1 = V_2 = 2.7139$。

按甲疗法组计算，$\chi^2 = \frac{(8 - 12.5501)^2}{2.7139} = 7.628$

或按乙疗法组计算，$\chi^2 = \frac{(9 - 4.4499)^2}{2.7139} = 7.628$

Notes

Wilcoxon $\chi^2 = \dfrac{62.0014^2}{587.1505} = 6.547$，结论同 log-rank 检验近似法。

（2）对于大样本频数表形式的生存曲线比较，基本方法与上述相同。另外，该法很容易推广到多个组的比较，此不赘述。需要强调的是，生存曲线的比较也和前面均数、率的比较一样，要求组间具有可比性，最好是按照比较因素进行随机化分配之后再比较。如果是未经随机化分配的观察对比资料，要考虑是否有混杂因素干扰，若存在混杂因素，可进行分层分析或采用多因素分析方法（见本章第四节）。

（3）当假设检验发现组间生存曲线有差别时，可通过中位生存期、相对危险度 RR（relative risk）等指标评价其差别。相对危险度是两个对比组相对死亡比的比值，而相对死亡比是实际死亡数与期望死亡数之比，于是，第 i 组相对于第 j 组的相对危险度为：

$$\hat{RR} = \dfrac{A_i / T_i}{A_j / T_j} \tag{22-13}$$

对例 22-3 数据计算乙疗法组相对于甲疗法组的危险度为：

$$\hat{RR} = \dfrac{9 / 4.4499}{8 / 12.5501} = 3.17$$

这就是说，乙疗法组死亡风险是甲疗法组的 3.17 倍；反过来，甲疗法组死亡风险是乙疗法组的 31.5%（1/3.17）。

（4）log-rank 检验用于整条生存曲线的比较，若比较两组某时间点处的生存率，则按下式计算：

$$z = \dfrac{S_1(t) - S_2(t)}{\sqrt{SE^2[S_1(t)] + SE^2[S_2(t)]}}$$

如比较多个时间点处生存率，检验水准可采用 Bonferroni 校正，即 $\alpha' = \alpha/k$，其中 k 为比较的次数，以保证总的 I 型错误概率不超过 α。

二、趋　势　检　验

多组生存率比较时，若分组变量是等级变量，如肿瘤分期为 I 期、II 期、III 期，或连续变量等级化分组，如年龄（岁）<30、30～、40～、≥50，在 log-rank 检验组间生存率差别有统计学意义后，还可作趋势检验（trend test），分析危险率是否有随分组等级变化而变化的趋势，即是否有肿瘤分期越高，预后越差，或年龄越大（或越小），预后越差的情况。计算步骤如下：

（1）按某种因素影响大小将患者分组可采用临床上该因素的自然分组，如疾病的分期等，组数一般取奇数，如 3 组或 5 组。

（2）计算每组的实际死亡数 A 与期望死亡数 T。

（3）进行趋势检验。

$$\chi^2 = \dfrac{[\sum S(A-T)]^2}{\sum S^2 T - [(\sum ST)^2 / (\sum T)]} \tag{22-14}$$

式中 S 为各组记分，简单地可用自然数 $1, 2, \cdots, k$ 作为 S 的取值。χ^2 统计量服从自由度为 k-1 的 χ^2 分布。

例 22-4　试就表 22-6 资料，分析多发性骨髓瘤患者血尿素氮与预后的关系。

表 22-6　多发性骨髓瘤患者血尿素氮与预后的关系

血尿素氮（mg/100ml） （1）	病例数 （2）	实际死亡数 A （3）	期望死亡数 T （4）	相对死亡比（A/T） （5）
0～39	113	79	122.06	0.65
40～79	92	81	74.60	1.09
≥80	53	53	16.34	3.24

log-rank 检验 $\chi^2 = \dfrac{(79-122.06)^2}{122.06} + \dfrac{(81-74.60)^2}{74.60} + \dfrac{(53-16.34)^2}{16.34} = 97.99$

$\nu = 2$

$P<0.001$，可认为 3 组间生存率差别有统计学意义，进一步进行趋势检验。

H_0：3 组总体生存率无随血尿素氮变化的趋势

H_1：$S_1(t) \geqslant S_2(t) \geqslant S_3(t)$，即血尿素氮越低，生存率越高

$\alpha = 0.05$

表 22-7   趋势检验 χ^2 计算表

血尿素氮(mg/100ml)	记分 S	A	T	$S(A-T)$	ST	S^2T
(1)	(2)	(3)	(4)	(5)	(6)	(7)
0~39	1	79	122.06	−43.06	122.06	122.06
40~79	2	81	74.60	12.80	149.20	298.40
≥80	3	53	16.34	109.98	49.02	147.06
合计	—	213	213.00	79.72	320.28	567.52

注：1mg/dl×0.357＝1mmol/L

将趋势检验 χ^2 计算结果(表 22-7)代入式(22-14)。

$$\chi^2 = \dfrac{79.72^2}{567.52 - [320.28^2 / 213.00]} = 73.96$$

$\nu = 1$，查 χ^2 界值表得，$P<0.005$，可认为血尿素氮越低，生存率越高，预后越好。

第四节   Cox 比例风险回归模型

一、Cox 回归模型简介

上一节介绍的 log-rank 检验属于生存时间比较的单因素分析方法，应该注意的是生存分析中的单因素比较在实验设计方面和均数、率的比较一样，要求对比组之间在非处理因素方面具有可比性。一般而言，经过随机化分配处理的实验设计数据在处理组之间可比性较好，而在实际工作中多见的观察对比资料其可比性通常不能满足，或者研究者关心的影响生存时间的因素不止一个，此时应采用适当的多因素分析方法。例如本章开始提到的大肠癌术后生存时间的影响因素分析就属于观察对比资料。由于生存分析问题中反应变量比较特殊，是事件结局以及出现这一结局所经历的时间，普通的线性回归和 logistic 回归通常并不适用。如果仅考虑生存时间作为反应变量进行线性回归，由于生存时间通常并不是正态分布，不满足线性回归的模型要求；而仅考虑某一时点事件结局作为反应变量进行 logistic 回归，生存时间长短的信息又未能充分利用；另外生存时间资料中还有删失数据的问题，上述两种模型都不能够利用这种不完全数据提供的信息。可以较为有效地对生存资料进行多因素分析的方法是英国统计学家 D.R.Cox 于 1972 年提出的比例风险回归模型(proportional hazards regression model)，简称 Cox 回归(Cox regression)。

1. **模型结构**   Cox 模型的基本形式为

$$h(t, x) = h_0(t) \exp(\beta_1 x_1 + \beta_2 x_2 + \cdots + \beta_p x_p) \tag{22-15}$$

$$h(t, x) = \lim_{\Delta t \to 0} \dfrac{P(t < T < t + \Delta t \mid T > t, x)}{\Delta t} \tag{22-16}$$

式中的 x 表示研究者认为可能影响生存的诸因素，也称协变量(covariate variable)，这些变

Notes

量在随访期间的取值不随时间变化而变化,例如根据研究目的可以是随访对象的年龄、性别、接受的不同治疗方式等。t 表示生存时间,$h(t, x)$ 称为具有协变量 x 的个体在 t 时刻的风险函数(hazard function),表示生存时间已达 t 的个体在 t 时刻的瞬时风险率,$h_0(t)$ 称为基线风险函数(baseline hazard function),表示所有 x 都取值为 0 时的个体在 t 时刻的瞬时风险率或死亡率。风险函数定义为具有协变量 x 的个体在活过 t 时刻以后在 t 到 $t+\Delta t$ 这一段很短时间内死亡概率与 Δt 之比的极限值。

参数 $\beta_i(i=1, 2, \cdots, p)$ 为总体回归系数,其估计值 b_i 可以从样本计算得出。

由于模型右侧的基线风险函数 $h_0(t)$ 不要求服从特定分布形式,具有非参数的特点,而指数部分的协变量效应具有参数模型的形式,故 Cox 回归属于半参数模型(semi-parametric model)。

2. **参数的统计学意义**　如果假设危险因素 x 在非暴露组取值为 0,在暴露组取值为 1,不难看出:

$$\frac{h(t, x=1)}{h(t, x=0)} = \frac{h_0(t)\exp(\beta)}{h_0(t)} = \exp(\beta) = RR$$

上式中得到的暴露组与非暴露组的风险率之比正是流行病学中的相对危险度 RR,于是可以看出 Cox 模型中回归系数的流行病学含义是 0~1 协变量 x 的相对危险度的自然对数。在生存分析中 RR 称风险比。

如果 x 为连续性变量,假设其取值为 $k+1$ 与 k 时的相对危险度为 RR

$$RR = \frac{h(t, x=k+1)}{h(t, x=k)} = \frac{h_0(t)\exp[(k+1)\beta]}{h_0(t)\exp(k\beta)} = \exp(\beta)$$

可以看出连续性协变量 x 的回归系数表示 x 每增加一个单位时其相对危险度的自然对数改变量。

当回归系数大于 0 时,相应协变量的增加将增大所研究事件发生的可能性;当回归系数小于 0 时,相应协变量的增加将减小所研究事件发生的可能性;当回归系数等于 0 时,相应协变量与所研究事件的发生无关。

3. **模型假定**

(1) 变量 x_1 的作用是使个体的风险函数由 $h_0(t)$ 增至 $h_0(t)\exp(\beta_1)$,则 p 个变量 x_1、x_2、$\cdots$、x_p 共同影响下的风险函数为 $h(t, x)=h_0(t)\cdot\exp(\beta_1 x_1)\cdot\exp(\beta_2 x_2)\cdots\exp(\beta_p x_p)$,使得个体风险函数由 $h_0(t)$ 增至 $h_0(t)\cdot\exp(\beta_1 x_1)\cdot\exp(\beta_2 x_2)\cdots\exp(\beta_p x_p)$,故 Cox 模型是一种乘法模型。

(2) 任意两个个体风险函数之比,即相对危险度 RR 或风险比(risk ratio)

$$RR = \frac{h_i(t, x)}{h_j(t, x)} = \frac{h_0(t)\exp(\beta_1 x_{i1} + \beta_2 x_{i2} + \cdots + \beta_p x_{ip})}{h_0(t)\exp(\beta_1 x_{j1} + \beta_2 x_{j2} + \cdots + \beta_p x_{jp})} \quad (22\text{-}17)$$
$$= \exp[\beta_1(x_{i1} - x_{j1}) + \beta_2(x_{i2} - x_{j2}) + \cdots + \beta_p(x_{ip} - x_{jp})]$$
$$i \neq j, i, j = 1, 2, \cdots, n$$

该比值保持一个恒定的比例,与时间 t 无关,称为比例风险(proportional hazards)假定,简称 PH 假定。

从式(22-17)中清楚地看出,无论随时间变化的基线风险函数 $h_0(t)$ 是何形式,一旦从样本数据中求出回归系数,给定非 0 的 x 值时个体的相对危险度就是一定的,而各个协变量与时间无关的相对危险度正是多因素分析时最关注的问题。因而 Cox 模型巧妙地将非参数 $[h_0(t)$ 部分] 与参数(回归系数 β)的概念结合起来,这种灵活性使得它在生存分析的应用中备受青睐。

4. **参数估计与假设检验**　模型中的回归系数可借助部分似然函数(partial likelihood function)用最大似然估计方法得到。对回归模型的假设检验通常采用得分检验(score test)、wald 检验和似然比检验(likelihood ratio test),这些检验统计量均服从 χ^2 分布,自由度为模型中待检验的协变量个数。其中得分检验常用于模型外新变量的入选，wald 检验常用于模型中变量的剔除；似然比检验用于不同协变量模型的比较，既可用于变量入选也可用于变量剔除。

多因素分析时协变量的筛选策略与其他回归模型类似，通常可采用逐步法。

二、Cox 回归实例

例 22-5　从本章开始提到的 346 例手术后的大肠癌患者随访资料可以了解影响术后生存情况的因素。为简单说明问题，从中抽取 30 例数据见表 22-8。其中术后生存时间 time 以月为单位，status 表示随访结局（其值为 0 表示相应的术后生存时间为删失值）。3 个协变量分别为：性别（sex，其值为 0 表示女性，1 表示男性），年龄（age，岁），确诊到进行手术治疗的时间 dtime（月）。试对此数据作 Cox 回归分析。

表 22-8　30 名大肠癌患者手术后生存资料

time	status	sex	age	dtime	time	status	sex	age	dtime	time	status	sex	age	dtime
5	1	0	66	23	38	1	0	58	10	16	1	1	56	8
9	1	0	67	21	41	1	0	53	9	19	1	1	58	9
12	1	0	63	16	43	0	0	56	8	22	1	1	54	10
13	1	0	66	10	54	1	0	52	6	29	1	1	60	7
15	1	0	65	15	59	1	0	48	9	32	1	1	55	7
16	1	0	59	10	8	1	1	66	19	44	1	1	55	6
15	1	0	62	12	10	1	1	65	18	45	1	1	51	8
18	1	0	64	9	10	1	1	62	22	56	0	1	5	5
20	1	0	58	12	12	1	1	64	16	58	1	1	50	6
26	1	0	56	7	14	1	1	55	15	60	0	1	57	3

将原始数据录入计算软件，首先对每个备选的自变量作单因素 Cox 回归模型，得到表 22-9 所示结果。由表 22-9 可见，在 $\alpha = 0.05$ 水准上，有统计学意义的因素为年龄和确诊到手术时间。

表 22-9　30 名大肠癌患者手术后生存资料单因素 Cox 回归分析结果

变量	df	b	SE(b)	Wald χ^2	P	-2ln(L)	$\hat{RR}$	$\hat{RR}$ 95%CI 下限	$\hat{RR}$ 95%CI 上限
sex	1	−0.235 72	0.388 17	0.3688	0.5437	142.379	0.790	0.369	1.691
age	1	0.254 86	0.058 43	19.0238	0.0001	115.383	1.290	1.151	1.447
dtime	1	0.474 90	0.093 12	26.0074	0.0001	99.670	1.608	1.340	1.930

进一步作多因素 Cox 回归，当 $\alpha = 0.05$ 水准时，采用逐步法得到表 22-10 的计算结果。

表 22-10　30 名大肠癌患者手术后生存资料多因素 Cox 逐步回归结果〔−2ln（L）= 84.994〕

变量	df	b	SE(b)	Wald χ^2	P	$\hat{RR}$	$\hat{RR}$ 95%CI 下限	$\hat{RR}$ 95%CI 上限
age	1	0.233 87	0.068 30	11.7254	0.0006	1.263	1.105	1.444
dtime	1	0.444 60	0.099 07	20.1384	0.0001	1.560	1.285	1.894

逐步回归结果显示，对大肠癌患者生存率有影响的因素是患者年龄和确诊到手术时间，从回归系数的符号和相对危险度的大小来看，二者都是危险因素。调整确诊到手术时间后，患者年龄每大 1 岁，术后死亡风险将增大到 1.26 倍，增加 26%；调整年龄后，确诊到手术时间每增加

Notes

一个月，术后死亡风险将增大到 1.56 倍，增加 56%。此研究提示及早诊断和治疗可延长大肠癌患者的手术后生存期，年轻患者预后要优于老年患者。

注意到上面的表 22-9 中和表 22-10 中都出现了 $-2\ln(L)$ 的数值，其中的 L 就是现有模型的部分似然函数值（L 取值在 0 到 1 之间，其对数 $\ln(L)$ 称为对数似然函数，取值在负无穷大到 0 之间）。按照 Cox 模型的最大似然估计原则，当模型中增加自变量时，L 将增大而 $-2\ln(L)$ 将减小，在自变量个数即模型的自由度一定时，$-2\ln(L)$ 取值最小的模型最好，这一点类似于前述多重线性回归中的剩余平方和。于是我们可以根据模型的 $-2\ln(L)$ 数值大小来考虑自变量的筛选策略。表 22-11 中列出了不同自变量个数时模型的 $-2\ln(L)$ 数值大小以及对相应模型的 wald χ^2 检验结果。例如模型中如果只含 1 个自变量，根据 $-2\ln(L)$ 的数值大小可认为此时只选 dtime 建立模型（$-2\ln(L)=99.67$）；如果考虑选 2 个自变量，可以认为选 age 和 dtime 较好（$-2\ln(L)=84.994$），这正和表 22-10 中逐步回归筛选出的模型一致；3 个自变量都入选时模型的 $-2\ln(L)=82.436$，其值虽然比选 age 和 dtime 时的 84.994 略小，但小的程度不够，而且 3 个自变量模型中 sex 对应的 P 值较大（结果略），所以此例 3 个自变量都入选并不如只选 age 和 dtime 这 2 个变量建立模型好。

表 22-11　不同自变量个数 Cox 模型的 $-2\ln(L)$ 大小比较

协变量	自由度	$-2\ln(L)$	wald χ^2	P 值
sex	1	142.379	0.3688	0.5437
age	1	115.383	19.0238	0.0001
dtime	1	99.670	26.0074	0.0001
age + sex	2	115.383	19.0216	0.0001
age + dtime	2	84.994	27.8924	0.0001
sex + dtime	2	98.960	25.4775	0.0001
sex + age + dtime	3	82.436	25.5496	0.0001

本例 Cox 模型表达式为，$h(t, x)=h_0(x)\exp(0.233\,87\,age+0.444\,60\,dtime)$。表达式右边指数部分取值越大，则风险函数 $h(t, x)$ 越大，预后相对越差，故称为预后指数（prognostic index，PI）。本例预后指数 $PI=0.233\,87\,age+0.444\,60\,dtime$。例如，1 号患者 age=66，dtime=33，则预后指数 $PI=0.233\,87\times66+0.444\,60\times33=30.1072$。可按适当的预后指数分位数将观察对象分成若干组（2～5 组），如低危组、中危组和高危组，以考察预后指数范围不同，其生存率的差异，对制订更合理的个体化治疗方案，正确指导患者的治疗，提高长期生存率有着重要意义。

三、Cox 回归应用中的注意事项

1. Cox 回归分析结论的正确性要以科学的设计、有代表性的抽样为前提。如果样本例数过少（多因素分析中死亡例数一般应在自变量个数的 10 倍以上），或者抽样不随机而使得某些变量在其各个水平上分布极偏，很难得到真正的结果。有时回归分析得到的相对危险度与专业知识相悖，并非是什么专业上的新发现，而是设计上的缺陷造成。通过计算机软件进行模型拟合只能保证计算上的准确，不合理的设计得到的数据计算出的结果只能是错得更复杂。另外，虽然它可以利用删失数据的信息，但过多的删失很可能会带来分析结果的偏倚。

2. 数据的编码可能会严重地影响结论的可解释性。对于某些数值型协变量，根据专业上的考虑转换为等级编码更恰当一些，否则会得到譬如红细胞每减小一个，患者的死亡率会增加若干倍的夸大解释；对于无序的多分类协变量，应设置哑变量进入模型，例如 4 种血型可转换为 3 个 0-1 型变量拟合模型，并且这 3 个变量应作为一个因素整体进出模型，人为地将血型编码为

Notes

1，2，3，4 会造成回归系数或相对危险度解释上的困难。

3. 本章介绍的 Cox 回归必须满足 PH 假定，如果某个协变量不同水平的 Kaplan-Meier 曲线有明显交叉，或者协变量与时间的交互作用项在 Cox 回归模型中有统计学意义，则不能使用本章介绍的比例风险模型，可考虑拟合各种扩展 Cox 模型，如分层 Cox 模型或时变协变量的 Cox 模型等。

4. 自变量的筛选事实上是一个复杂的建模过程，除了考虑以上问题，需要指出的是各种逐步方法只是一个计算手段，并不能保证总是得到最好的模型。变量筛选时首先要进行专业上的充分考虑，很重要的自变量不能遗漏，专业上无关的变量不参与计算。待选变量较多时可以首先进行单因素分析，将具有统计学意义的变量再进行逐步筛选，以避免总的样本例数不够多而使结果不稳定。必要时可以更换筛选变量的方法并调整检验水准，多数情况下总在方程中的变量可能是有意义的，最终备选的模型一定要结合专业知识来判断，有时甚至可提供 1、2 个模型备选。未选入模型的协变量并非不是影响因素，这一点在应用中要引起注意。

第五节　案　　例

案例 22-1　某医师观察了确诊后采取同样方案进行化疗的 26 例急性混合型白血病患者，欲了解某种不良染色体是否会影响患者病情的缓解，于是将治疗后 120 天内症状是否缓解作为结果变量 y（缓解=0，未缓解=1），有无不良染色体 chr（有=1，无=0）作为研究因素，同时也调查了患者的年龄 age（岁）、骨髓原幼细胞数分组 bl（大于等于 50%=1，小于 50%=0）、CD34 表达 cd（阳性=1，阴性=0）、性别 sex（男=1，女=0）这几个变量（数据见表 22-12）。

表 22-12　急性混合型白血病患者化疗后观察数据

age	bl	cd	chr	sex	t	y	age	bl	cd	chr	sex	t	y
28	0	0	1	0	3	0	48	1	0	1	1	15	0
33	1	1	1	1	120	1	48	1	0	1	0	120	1
35	0	0	1	0	7	0	48	1	0	1	0	120	1
39	0	0	1	0	5	0	49	1	0	0	0	120	1
40	0	0	1	0	16	0	54	1	1	0	0	120	0
42	0	0	1	0	2	0	55	0	1	0	1	12	0
42	1	1	0	1	120	1	57	1	1	0	0	116	1
43	0	1	1	1	120	1	60	1	1	0	1	109	0
44	0	0	1	0	4	0	61	0	1	1	0	40	0
44	0	0	1	0	19	0	62	0	0	0	0	16	0
44	0	1	1	0	120	1	62	0	1	1	0	118	0
45	1	0	0	0	108	0	63	1	1	0	0	120	1
47	0	0	1	0	18	0	74	0	0	1	0	7	0

不同的研究者对此数据进行如下几种统计分析，请讨论哪种分析方法较为恰当，最后结论如何？

（1）对此数据中症状是否缓解和有无不良染色体两个变量采用 Fisher 精确概率法进行假设检验。

（2）考虑了患者的年龄、骨髓原幼细胞数分组、CD34 表达、性别这几个变量，采用多因素

logistic 模型来分析。

（3）采用 log-rank 检验比较有无不良染色体的两组患者的生存曲线。

（4）考虑了患者的年龄、骨髓原幼细胞数分组、CD34 表达、性别这几个变量，采用多因素 Cox 回归分析。

小　结

1. 生存分析是将观察结局和出现这一结局所经历的时间结合起来分析的一种统计分析方法，其主要特点是考虑了每个研究对象出现某一结局所经历的时间长短。生存时间定义为终点事件与起始事件之间的时间间隔。终点事件不限于死亡，可以是疾病的发生、一种处理（治疗）的反应、病情复发等。而起始事件是反映研究对象生存过程起始特征的事件。含有删失数据是生存资料的主要特点。另外，生存时间的分布也和常见的统计分布有明显不同，因此需有能分析这类数据的特殊的统计方法。

2. 生存率与生存概率不同。生存概率是单个时段的结果，而生存率实质上是累积生存概率，是多个时段的累积结果。生存率的非参数估计法有乘积限法（Kaplan-Meier 法）和寿命表法，乘积限法适用于小样本或大样本未分组资料，寿命表法适用于观察例数较多的分组资料。生存曲线是以观察（随访）时间为横轴，以生存率为纵轴，将各个时间点所对应的生存率连接在一起的曲线图。分析时应注意曲线的高度和下降的坡度。中位生存期表示恰有 50% 的个体尚存活的时间。中位生存期的长短可直观反映预后的好坏。估计中位生存期可用图解法或线性内插法。

3. log-rank test 是生存率比较的非参数方法之一，由于该检验能对各组的生存率作整体比较，实际工作中应用较多。多组生存率比较时，如分组变量是等级变量，在 log-rank 检验有统计学意义后还可分析危险率是否有随分组等级而变化的趋势，称为趋势检验。

4. Cox 比例风险回归模型主要用于生存资料的影响因素分析、多变量生存预测和调整其他影响因素后的组间生存比较。Cox 模型属比例风险模型、乘法模型。模型中回归系数 β_j 的统计学意义是，调整其他变量后，变量 x_i 每变化一个单位所引起的相对危险度的自然对数改变量，或使风险函数增至 $\exp(\beta_i)$ 倍。预后指数 $PI = b_1x_1 + b_2x_2 + \cdots + b_px_p$，预后指数越大，则风险函数 $h(t)$ 越大，预后越差。

思考与练习

一、最佳选择题

1. 生存分析中的生存时间是指（　　　）

A. 手术至死亡的时间

B. 观察开始到观察结束的时间

C. 起始事件到终点事件间隔的时间

D. 发病到痊愈的时间

E. 出生到死亡的时间

2. 食管癌患者术后随访资料进行生存分析，其中的删失值可以是（　　　）

A. 患者失访　　　　　　　　　　B. 患者死于车祸

C. 患者死于其他肿瘤　　　　　　D. 观察期结束仍存活

Notes

E. 以上都是

3. 生存分析中的结果变量是（　　　）

　　A. 生存时间　　　　　　　　　　　B. 是否删失

　　C. 生存率　　　　　　　　　　　　D. 生存时间与随访结局

　　E. 生存时间与生存率

4. 关于生存概率与生存率，叙述正确的是（　　　）

　　A. 生存率不会随时间增加　　　　　B. 生存概率随时间增加而加大

　　C. 生存概率一定大于生存率　　　　D. 生存概率一定小于生存率

　　E. 生存概率一定等于生存率

5. 关于生存曲线正确的描述是（　　　）

　　A. 纵坐标为生存概率　　　　　　　B. 此曲线是严格下降的

　　C. 曲线平缓，表示预后较好　　　　D. 横坐标中点为中位生存期

　　E. 寿命表法生存曲线呈阶梯型

6. 不属于参数统计方法的是（　　　）

　　A. log-rank 检验　　　　　　　　　B. Cox 回归

　　C. 乘积限法　　　　　　　　　　　D. Wilcoxon 检验

　　E. 以上都是

7. Cox 模型要求数据满足的假设条件为（　　　）

　　A. 自变量服从正态分布　　　　　　B. 应变量为二项分类数据

　　C. 各自变量满足方差齐性　　　　　D. 变量满足比例风险假定

　　E. 协变量为数值变量

8. 在 Cox 回归模型选择时正确的说法是（　　　）

　　A. 逐步回归的结果最可靠

　　B. 最终的备选模型要充分考虑专业解释

　　C. 对数似然函数绝对值越小越好

　　D. 检验水准为 0.05

　　E. 以上都正确

二、简答题

1. Cox 回归与 logistic 回归都可作临床研究中的预后分析，二者的主要区别何在？

2. 请简述 Cox 回归中回归系数与 RR 值的关系。

3. 生存分析在医学研究领域的用途有哪些？各有哪些统计分析方法？

三、计算分析题

1. 将符合手术治疗适应证的 21 例乳腺癌患者随机分为两组，一组 10 例接受手术治疗，另一组 11 例在术后同时接受化疗，其生存时间如表 22-13。

表 22-13　21 例乳腺癌患者两种疗法的生存时间（月）

手术组	6	9	13	15	18	19	19	20	22	24	
手术+化疗组	10	14	15	16^+	19	19	20	20^+	24	26	28

（1）试估计两种疗法的生存率及生存曲线。

（2）比较两种疗法的生存率有无差别。

2. 表 22-14 是女性心绞痛患者诊断后的生存数据，试用寿命表法估计其生存率并估计中位生存期。

Notes

表 22-14 女性心绞痛患者的生存数据

诊断后年数	进入区间人数	失访人数	死亡人数
0~	555	0	82
1~	473	8	30
2~	435	8	27
3~	400	7	22
4~	371	7	26
5~	338	28	25
6~	285	31	20
7~	234	32	11
8~	191	24	14
9~	153	27	13
10~	113	22	5
11~	86	23	5
12~	58	18	5
13~	35	9	2
14~	24	7	3
15~	14	11	3

3. 为探讨某恶性肿瘤的预后，收集了 31 名该肿瘤患者的生存时间 T（月）、结局 Y（0 为死亡，1 为删失）及可能的影响因素。影响因素包括患者年龄 age（岁）、性别 sex（1 男，0 女）、组织学类型 type（1 为高分化，0 为低分化）、治疗方式 treat（1 为传统方法，0 为新方法）、是否有淋巴结转移 lym（1 是，0 否）等。分别作每个自变量的单因素 Cox 回归、包括所有自变量的多因素 Cox 回归以及逐步回归结果（$\alpha = 0.05$）如 22-15、表 22-16、表 22-17，试就此结果作出你认为合理的分析结论。

表 22-15　31 名恶性肿瘤患者生存资料单因素 Cox 回归结果

变量	df	b	SE(b)	wald χ^2	P	-2ln(L)	RR	RR 的 95%CI 下限	RR 的 95%CI 上限
age	1	-0.002 51	0.020 74	0.0146	0.9037	133.893	0.997	0.958	1.039
sex	1	-1.256 73	0.463 49	7.3519	0.0067	125.795	0.285	0.115	0.706
type	1	-1.040 60	0.433 75	5.7557	0.0164	128.140	0.353	0.151	0.827
treat	1	0.563 52	0.478 30	1.3881	0.2387	132.406	1.757	0.688	4.486
lym	1	-0.372 53	0.454 50	0.6718	0.4124	133.206	0.689	0.283	1.679

表 22-16　31 名恶性肿瘤患者生存资料多因素 Cox 回归结果（-2ln(L) = 104.979）

变量	df	b	SE(b)	wald χ^2	P	RR	RR 的 95%CI 下限	RR 的 95%CI 上限
age	1	0.019 94	0.023 64	0.7109	0.3992	1.020	0.974	1.069
sex	1	-3.466 58	0.895 35	14.9905	0.0001	0.031	0.005	0.181
type	1	-3.244 66	0.860 96	14.2026	0.0002	0.039	0.007	0.211
treat	1	-1.935 08	0.813 30	5.6610	0.0173	0.144	0.029	0.711
lym	1	1.278 90	0.756 20	2.8602	0.0908	3.593	0.816	15.816

Notes

表 22-17　31 名恶性肿瘤患者生存资料多因素 Cox 逐步回归结果（$-2\ln(L)=108.033$）

变量	df	b	SE(b)	wald χ^2	P	RR	RR 的 95%CI	
							下限	上限
age	1	−3.350 18	0.929 38	12.9942	0.0003	0.035	0.006	0.217
type	1	−2.350 71	0.613 46	14.6836	0.0001	0.095	0.029	0.317
treat	1	−2.070 64	0.851 68	5.9110	0.0150	0.126	0.024	0.669

（王　彤）

Notes

第二十三章　判别分析与聚类分析

分类（classification）是面对纷繁复杂的生物学和医学数据时，从中提取出有意义信息的基本手段，是从事生物学和医学研究的重要方法之一。它是依据样本所具有的各种特征，遵从一定的原则或准则对样本做出划分或归类。从这一定义去理解，分类有两个要素：分类对象、分类的依据。分类对象是由许多被分类的个体所组成，例如，各类疾病、组织类型、细胞类型等；分类依据取决于被分类的个体所具有的性质、特征或属性，例如：诊断学中的各种症状、体征、实验室检查结果等。随着生物学和医学的发展，分类仅凭经验和专业知识远远不够，因而，统计学观点和方法被引入分类之中，使得分类正逐步从定性的、描述性的水平过渡到定量的、精确的理论研究。根据样本集中个体是否已经被明确分类，主要分为两大类：判别分析和聚类分析。

第一节　判　别　分　析

判别分析（discriminant analysis）是在分类对象的类别归属明确的情况下，根据对象的某些特征指标构造判别函数来判定其类别归属的一种统计学分类方法。临床上，医生经常需要全面掌握患者的主诉、体征、实验室检查结果，然后根据现有的临床诊断模式和流程，结合临床经验等作出诊断，最终确定疾患类型。例如，一个人体温升高，要根据其体温、白细胞计数、X 线透视和其他症状、体征及检查来判断其是否感冒、肺炎或其他疾病。与临床诊断类似的还有放射学诊断、病理学诊断等。对于医学诊断的推理过程，Ledley 等认为可用数学的方法来精确描述。判别分析常用于临床辅助鉴别诊断，计量诊断学就是以判别分析为主要基础迅速发展起来的一门学科。

经典的判别分析方法有 Fisher 判别和 Bayes 判别。近年来，随着计算机技术的的改善和判别分析理论的完善，判别分析得到了广泛的应用，例如，在中医诊断中，开辟了独特的应用领域。

一、Fisher 判别

Fisher 判别（Fisher discriminant）又称典则判别（canonical discriminant），适用于两类和多类判别。本节结合两类判别问题，介绍 Fisher 判别的原理。

1. 两类判别

（1）Fisher 判别的原理：已知 A、B 两类观察对象，A 类有 n_A 例，B 类有 n_B 例，分别记录了 $X_1, X_2, \cdots, X_m$ 个观察指标，称为判别指标或变量。Fisher 判别法就是找出一个线性组合

$$Z = C_1 X_1 + C_2 X_2 + \cdots + C_m X_m \tag{23-1}$$

使得综合指标 Z 在 A 类的均数 $\bar{Z}_A$ 与在 B 类的均数 $\bar{Z}_B$ 的差异 $\left| \bar{Z}_A - \bar{Z}_B \right|$ 尽可能大，而两类内综合指标 Z 的变异 $S_A^2 + S_B^2$ 尽可能小，即使得下式

$$\lambda = \frac{\left| \bar{Z}_A - \bar{Z}_B \right|}{S_A^2 + S_B^2} \tag{23-2}$$

达到最大。此时获得的如公式(23-1)所列的线性组合称为 Fisher 判别函数,$C_1, C_2, \cdots, C_m$ 称为判别系数。对 λ 求导,不难验证判别系数可由下列正规方程组解出

$$\begin{cases} S_{11}C_1 + S_{12}C_2 + \cdots + S_{1m}C_m = D_1 \\ S_{21}C_1 + S_{22}C_2 + \cdots + S_{2m}C_m = D_2 \\ \qquad\qquad\qquad \cdots \\ S_{m1}C_1 + S_{m2}C_2 + \cdots + S_{mm}C_m = D_m \end{cases} \tag{23-3}$$

其中,$D_j = \bar{X}_j^{(A)} - \bar{X}_j^{(B)}$,$\bar{X}_j^{(A)}$,$\bar{X}_j^{(B)}$ 分别是 A 类和 B 类第 j 个指标的均数($j = 1, 2, \cdots, m$);S_{ij} 是 $X_1, X_2, \cdots, X_m$ 的合并协方差阵的元素。

$$S_{ij} = \frac{\sum(X_i^{(A)} - \bar{X}_i^{(A)})(X_j^{(A)} - \bar{X}_j^{(A)}) + \sum(X_i^{(B)} - \bar{X}_i^{(B)})(X_j^{(B)} - \bar{X}_j^{(B)})}{n_A + n_B - 2} \tag{23-4}$$

其中,$X_i^{(A)}$,$X_i^{(B)}$,$X_j^{(A)}$,$X_j^{(B)}$ 分别为 X_i 和 X_j 于 A 类和 B 类的观察值。

(2)判别规则:建立判别函数后,按公式(23-1)逐例计算判别函数值 Z_i,进一步求 Z_i 的两类均数 $\bar{Z}_A$、$\bar{Z}_B$ 与总均数 $\bar{Z}$,按下式计算判别界值

$$\bar{Z}_c = \frac{\bar{Z}_A + \bar{Z}_B}{2} \tag{23-5}$$

判别规则: $\begin{cases} Z_i > \bar{Z}_c, & \text{判为 } A \text{ 类} \\ Z_i < \bar{Z}_c, & \text{判为 } B \text{ 类} \\ Z_i = \bar{Z}_c, & \text{判为任意一类} \end{cases} \tag{23-6}$

图 23-1 示意了 Fisher 判别是寻找合适的投影方向,使样本在投影面上类内变异变小,类间变异增大,达到判别的目的。

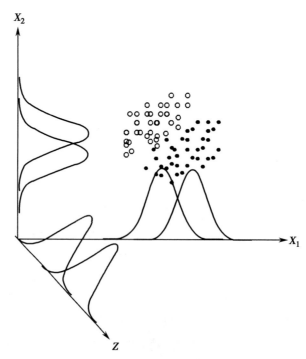

图 23-1 Fisher 准则下判别分析示意图

Notes

例 23-1 收集了 24 例妇女的两个指标抗血友病因子(X_1)和类抗血友病因子抗原(X_2)的资料列于表 23-1,其中正常人(A)类 12 例,血友病基因携带者(B)类 12 例。试作判别分析。

表 23-1 24 例患者两项生化指标结果

类别	编号	观察值		Z	Fisher 判别结果
		X_1	X_2		
A	1	−0.5628	0.3716	6.684 322	A
A	2	−0.9337	−0.5568	2.817 741	B
A	3	−0.4016	0.4356	5.971 335	A
A	4	−0.4324	0.5779	7.196 988	A
A	5	−0.7718	0.2015	6.994 515	A
A	6	−0.0539	0.1851	1.694 221	B
A	7	−0.6083	0.1996	5.800 323	A
A	8	−0.2220	0.1223	2.465 499	B
A	9	−0.3472	0.2618	4.353 168	A
A	10	−0.3260	0.3781	5.019 977	A
A	11	−0.4006	−0.1787	1.633 298	B
A	12	−0.0718	0.3224	2.791 46	B
B	13	−0.3866	0.1642	3.949 635	A
B	14	−0.1925	0.0244	1.562 255	B
B	15	−0.4557	−0.0012	3.282 605	A
B	16	−0.1755	0.0903	1.904 076	B
B	17	−0.4405	−0.4888	−0.264 75	B
B	18	−0.2514	−0.2740	−0.116 09	B
B	19	−1.2130	−1.0990	1.012 336	B
B	20	−0.1939	0.0571	1.802 901	B
B	21	−0.0518	−0.1335	−0.567 08	B
B	22	0.0193	0.1801	1.130 32	B
B	23	−0.4207	−0.2620	1.191 195	B
B	24	0.2848	0.4928	1.417 414	B

（1）计算两类 2 个变量的均数及类间均值差 D_j 于表 23-2

表 23-2 变量的均数及类间均值差

类别	例数	X_1	X_2
A	12	−0.4277	0.1934
B	10	−0.2898	−0.1041
类间均值差 D_j		−0.1379	0.2975

（2）计算合并协方差矩阵，按公式（23-4）计算，例如

$$S_{11} = \frac{[(-0.5628 + 0.4277)^2 + \cdots + (-0.0718 + 0.4277)^2] + [(-0.3866 + 0.2898)^2 + \cdots + (0.2848 + 0.2898)^2]}{12 + 12 - 2}$$

$$= 0.099\,86$$

$$\cdots$$

$$S_{22} = 0.1270$$

得到合并协方差阵

$$S = \begin{pmatrix} 0.099\,86 & 0.082\,73 \\ 0.082\,73 & 0.126\,94 \end{pmatrix}$$

代入公式（23-3）得

$$\begin{cases} 0.099\,86C_1 + 0.082\,73C_2 = -0.1379 \\ 0.082\,73C_1 + 0.126\,94C_2 = 0.2975 \end{cases}$$

Notes

解此正规方程得
$$C_1 = -7.222,\ C_2 = 7.050$$
判别函数为
$$Z = -7.222X_1 + 7.050X_2。$$

逐例计算判别函数值 Z_i 列于表 23-1 中的 Z 列,同时计算出 $\overline{Z}_A = 4.452$、$\overline{Z}_B = 1.359$ 与总均数 $\overline{Z} = 2.9055$。

(3) 确定界限值,进行两类判别。按公式(23-5)计算

$Z_c = (4.452 + 1.359)/2 = 2.9055$,将 $Z_i > 2.9055$ 判为 A 类,$Z_i < 2.9055$ 判为 B 类。判别结果列于表 23-1 的最后一列,有 7 例误判。

2. **判别效果的评价**　判别效果一般用误判概率 P 来衡量。$P = P(A|B) + P(B|A)$,其中 $P(A|B)$ 是将 B 类误判成 A 类的条件概率;$P(B|A)$ 是将 A 类误判成 B 类的条件概率。一般要求判别函数的误判概率小于 0.1 或 0.2 才有应用价值。误判概率可通过前瞻性或回顾性两种方式获得估计。所谓回顾性误判概率估计是指用建立判别函数的样本回代判别,如表 23-1 中的最后一列,本例有 7 例误判,则 7/24 = 29.17% 作为误判概率的估计。回顾性误判概率估计往往夸大判别效果;一般而言,建立判别函数前要将样本随机分成两个部分,分别占总样本量的 85% 和 15%。前者用于建立判别函数,称为训练样本,后者用于考核判别函数的判别效果,称验证样本。用验证样本计算的误判概率作为前瞻性误判概率估计则比较客观。

另外一种值得推荐的误判概率估计的方法称为刀切法(jackknife)或称交叉核实(cross validation)法。刀切法具体步骤为:①顺序剔除一个样品,用余下的 $n-1$ 个样品建立判别函数;②用判别函数判别被剔除的样品;③重复上两步 n 次。计算误判概率。这种估计的优点是充分利用了样本的信息建立和验证判别函数。上例算得误判概率的刀切估计值为 7/24 = 29.17%。由于本例训练样本例数偏少,判别效果一般不会太好,因此误判概率的刀切估计值是比较客观的。

3. **多类判别**　多类总体的 Fisher 判别的思路是先找到 r 个投影方向,使得在每一个方向上,类间变异尽量大,类内变异尽量小,且各方向之间两两不相关,然后,用这 r 个判别函数来构造判别规则,最后,基于 r 个判别函数,计算待判样品与各类样本指标变量均数间的距离,与某类样本指标变量均数之间距离最小,即判该待判样品属于此类。

二、最大似然判别法

最大似然判别法又称尤度法,适用于指标为定性资料的两类判别或多类判别。

1. **判别原理**　用独立事件的概率乘法定理得到判别对象归属某类的概率。

若有 $X_1, X_2, \cdots, X_m$ 个判别指标,有 g 类记为 $Y_1, Y_2, \cdots, Y_g$。m 个指标互相独立,g 种类型互斥(即每个判别对象只可能归属其中一类)。假定已知属于第 k 类时变量 X_j 取值 S_l 的条件概率为 $p(X_j(S_l)|Y_k)$,($l = 1, 2, \cdots, L_j; j = 1, 2 \cdots, m; k = 1, 2, \cdots, g$)。当某判别对象的各指标 $X_1, X_2, \cdots, X_m$ 分别取值 $S_1, S_2, \cdots, S_m$,似然函数(取值概率)为

$$P_k = P(X_1(S_1)|Y_k) \cdot (P(X_2(S_2)|Y_k) \cdots P(X_m(S_m)|Y_k),\ k = 1, 2, \cdots, g \tag{23-7}$$

2. **判别规则**　求 $P = \max\limits_{k=1,\cdots,g}(P_k)$,如果 $P = P_{k_0}$,即被判为第 k_0 类。

3. **最大似然法应用**

例 23-2　有人试用 8 个指标对 3 种类型的慢性阻塞性肺病作鉴别诊断,收集的慢性阻塞性肺病症状与体征资料归纳于表 23-3。

表 23-3 已列出了各型慢性阻塞性肺病出现各种体征、症状的频率。因为总体概率往往是未知的,所以用样本频率作为总体概率的估计值。

如属于肺气肿型慢性阻塞性肺病(Y_1)开始出现较多黏液性痰($X_4(S_2)$)的条件概率 $P(X_4(S_2)|Y_1)$ 就是 28%。

Notes

表 23-3　慢性阻塞性肺病的症状和体征发生频率（%）

	症状与体征		肺气肿型 Y_1	支气管炎型 Y_2	混合型 Y_3
X_1	年龄	≥40 岁	79	28	90
		<40 岁	21	72	10
X_2	体型	瘦弱	92	33	68
		矮胖	8	67	32
X_3	咳嗽	较轻	85	37	58
		较重	15	63	42
X_4	痰	黏液性痰少	72	22	46
		黏液性痰多	28	78	54
X_5	呼吸困难	气促明显，呈持续性	76	27	69
		较轻，常在感染时间歇出现	24	73	31
X_6	桶状胸	明显	88	17	75
		不明显	12	83	25
X_7	湿性啰音	稀少	87	15	65
		密布	13	85	35

按公式（23-7）和表 23-3 即可根据判别规则对新个体进行判别。

如某病例 43 岁，体型瘦弱，于昨晚开始出现咳嗽，症状较轻，黏液性痰较多，无明显呼吸困难，桶状胸明显，湿性啰音较多。

根据表 23-3 得

$$P_1 = 0.79 \times 0.92 \times 0.85 \times 0.28 \times 0.24 \times 0.88 \times 0.13 = 0.0047$$

$$P_2 = 0.28 \times 0.33 \times 0.37 \times 0.78 \times 0.73 \times 0.17 \times 0.85 = 0.0028$$

$$P_3 = 0.90 \times 0.68 \times 0.58 \times 0.54 \times 0.31 \times 0.75 \times 0.65 = 0.0290$$

P_3 最大，故诊断该病例为混合型慢性阻塞性肺病，与临床诊断一致。

以上计算可以简化。对公式（23-7）两边取对数，将连乘变为连加。算出 $\lg(P_k)$ 后，判别规则不变。

三、Bayes 公式判别法

1. 判别原理　用 Bayes 公式进行判别分析与最大似然法原理相似。若已知有 g 类记为 Y_k （$k = 1, 2, \cdots, g$），m 个判别指标 $X_i (i = 1, 2, \cdots, m)$，假定某判别对象各指标 X_i 的状态分别取为 S_i （$i = 1, 2, \cdots, m$），则该对象属于第 k 类的后验概率为

$$P(Y_k \mid S_1 S_2 \cdots S_m) = \frac{P(Y_k) \cdot P(X_1(S_1) \mid Y_k) P(X_2(S_2) \mid Y_k) \cdots P(X_m(S_m) \mid Y_k)}{\sum_{k=1}^{g} P(Y_k) \cdot P(X_1(S_1) \mid Y_k) P(X_2(S_2) \mid Y_k) \cdots P(X_m(S_m) \mid Y_k)} \tag{23-8}$$

式中 $P(Y_k)$ 为第 k 类出现的概率，称为事前概率。

2. 判别规则　将判别对象判为 $P(Y_k \mid S_1 S_2 \cdots S_m)$ 最大的那一类。

例 23-3　资料见表 23-3，用 3 种类型慢性阻塞性肺病患者的构成比

肺气肿型　　　32%

支气管炎型　　45%

混合型　　　　23%

作为先验概率 $P(Y_k)$ 的估计。

对例 23-2 中给出的待判病例有

Notes

$P(Y_1) \cdot P(X_1(S_1)|Y_1) P(X_2(S_1)|Y_1) P(X_3(S_1)|Y_1) P(X_4(S_2)|Y_1)$

$P(X_5(S_2)|Y_1) P(X_6(S_1)|Y_1) P(X_7(S_2)|Y_1)$

$= 0.32 \times 0.79 \times 0.92 \times 0.85 \times 0.28 \times 0.24 \times 0.88 \times 0.13$

$= 0.001\,52$

同样的 $P(Y_2) \cdot P(X_1(S_1)|Y_2) P(X_2(S_1)|Y_2) \cdots P(X_7(S_2)|Y_2) = 0.001\,26$

$P(Y_3) \cdot P(X_1(S_1)|Y_3) P(X_2(S_1)|Y_3) \cdots P(X_7(S_2)|Y_3) = 0.003\,59$

利用公式(23-8)计算得

$$P(Y_1|a) = \frac{0.001\,52}{0.001\,52 + 0.001\,26 + 0.003\,59} = \frac{0.001\,52}{0.006\,37} = 0.239$$

同样的 $P(Y_2|a) = 0.198$

$P(Y_3|a) = 0.563$

$P(Y_3|a)$ 最大,仍诊断为混合型慢性阻塞性肺病。

四、Bayes 判别

前面分别介绍了 Fisher 判别、最大似然判别和 Bayes 公式判别。与 Fisher 判别不同的是后两种方法都是以概率为判据的,要求训练样本较大,否则判别效果难以保证。

本节介绍基于 Bayes 准则判别(Bayes discriminant)方法,该方法仍然根据概率大小进行判别的,要求各类近似服从多元正态分布。多类判别时多采用此方法。

1. Bayes 准则　寻求一种判别规则使得属于第 k 类的样品,在第 k 类中取得最大的后验概率。

基于以上准则,假定已知各类出现的先验概率 $P(Y_k)$,各类近似服从多元正态分布。可获得两种 Bayes 判别函数。

当各类的协方差阵相等时,可得到线性 Bayes 判别函数。

$$\begin{cases} Y_1 = C_{01} + C_{11}X_1 + C_{21}X_2 + \cdots + C_{m1}X_m \\ Y_2 = C_{02} + C_{12}X_1 + C_{22}X_2 + \cdots + C_{m2}X_m \\ \cdots \\ Y_g = C_{0g} + C_{1g}X_1 + C_{2g}X_2 + \cdots + C_{mg}X_m \end{cases} \tag{23-9}$$

其中,C_{jk} 是判别系数($j=0, 1, 2, \cdots, m, k=1, 2, \cdots, g$)。用 $\mathbf{S} = \{S_{ij}\}$ 记合并协方差矩阵,S_{ij} 表示判别指标 X_i, X_j 的合并协方差

$$S_{ij} = \frac{\sum\limits_{k=1}^{G} \sum\limits_{t}^{n_k} (X_{it}^{(k)} - \bar{X}_i^{(k)})(X_{jt}^{(k)} - \bar{X}_j^{(k)})}{\sum\limits_{k=1}^{G} (n_k - 1)} \tag{23-10}$$

其中 $\bar{X}_i^{(k)}, \bar{X}_j^{(k)}$ 表示第 k 类中变量 X_i, X_j 的均数;n_k 为第 k 类例数。根据 Bayes 准则和多元正态分布理论,C_{jk} 可由下列方程组解得

$$\begin{cases} S_{11}C_{1k} + S_{12}C_{2k} + \cdots + S_{1m}C_{mk} = \bar{X}_1^{(k)} \\ S_{21}C_{1k} + S_{22}C_{2k} + \cdots + S_{2m}C_{mk} = \bar{X}_2^{(k)} \\ \cdots \\ S_{m1}C_{1k} + S_{m2}C_{2k} + \cdots + S_{mm}C_{mk} = \bar{X}_m^{(k)} \end{cases} \quad (k=1, 2, \cdots g) \tag{23-11}$$

求出 $C_{1k}, C_{2k}, \cdots, C_{mk}(k=1, 2\cdots, g)$ 后,再按下式计算 C_{0k}

$$C_{0k} = \log(P(Y_k)) - \frac{1}{2}\sum_{j=1}^{m} C_{jk} \bar{X}_j^{(k)} \quad (k=1, 2\cdots, g) \tag{23-12}$$

当各类的协方差阵不等时,得到二次型 Bayes 判别函数,此时判别函数形式比较复杂,只能

Notes

用矩阵的形式写出,本节不作介绍。

2. 先验概率的确定 如果不知道各类的先验概率,一般可用

等概率(先验无知): $P(Y_k) = \dfrac{1}{g}$;

频率: $P(Y_k) = \dfrac{n_k}{N}$。(当样本较大且无选择性偏倚时用)

3. 判别规则

(1)按判别函数值判别:逐例计算判别函数值 $Y_1, Y_2, \cdots, Y_g$,将判别对象判为函数值最大的那一类。

(2)按后验概率判别:计算每一例属于第 k 类的后验概率

$$P_k = \frac{\exp(Y_k - Y_c)}{\sum\limits_{l=1}^{g} \exp(Y_l - Y_c)}, \qquad Y_c = \max(Y_k) \tag{23-13}$$

将判别对象判为后验概率值最大的那一类。

两种判别规则判别结果是完全一致的。

4. Bayes 判别应用

例 23-4 欲用外周血单个核细胞趋化因子的 4 个基因表达水平鉴别 3 类急性白血病,现收集 24 例完整、确诊的资料用于表 23-4。试建立 Bayes 判别函数。

表 23-4 4 个指标的观测数据与判别结果

编号	X_1	X_2	X_3	X_4	原分类	后验概率			判别结果
						1 类	2 类	3 类	
1	2.298 85	2.313 87	2.000 00	4.162 51	1	0.998 85	0.001 15	0.000 00	1
2	2.198 66	2.000 00	2.000 00	3.685 74	1	0.995 77	0.004 23	0.000 00	1
3	2.117 27	2.000 00	2.000 00	4.204 12	1	0.999 98	0.000 02	0.000 00	1
4	2.000 00	2.000 00	2.000 00	3.594 83	1	0.918 89	0.081 11	0.000 00	1
5	2.000 00	2.000 00	2.000 00	3.919 03	1	0.998 07	0.001 93	0.000 00	1
6	2.000 00	2.000 00	2.773 79	3.832 51	1	0.935 90	0.064 10	0.000 00	1
7	2.000 00	2.000 00	2.017 03	3.753 51	1	0.985 81	0.014 19	0.000 00	1
8	2.000 00	2.000 00	2.000 00	4.204 12	1	0.999 93	0.000 07	0.000 00	1
9	2.000 00	2.401 40	2.000 00	3.108 57	2	0.000 04	0.923 05	0.076 91	2
10	2.000 00	2.000 00	2.000 00	2.788 88	2	0.000 85	0.996 50	0.002 65	2
11	2.000 00	2.285 56	2.000 00	3.617 84	2	0.106 28	0.893 69	0.000 03	2
12	2.000 00	2.704 15	2.000 00	4.114 11	2	0.033 60	0.966 23	0.000 18	2
13	2.000 00	2.053 08	2.000 00	2.960 00	2	0.002 60	0.996 44	0.000 96	2
14	2.000 00	2.000 00	2.000 00	2.702 43	2	0.000 31	0.992 61	0.007 08	2
15	2.000 00	2.392 70	2.000 00	3.336 66	2	0.000 70	0.994 03	0.005 26	2
16	2.000 00	2.000 00	2.000 00	3.027 35	2	0.013 94	0.985 89	0.000 17	2
17	2.000 00	2.361 73	2.000 00	2.000 00	3	0.000 00	0.000 08	0.999 92	3
18	2.515 87	2.262 45	2.000 00	2.000 00	3	0.000 00	0.000 09	0.999 91	3
19	2.000 00	2.544 07	2.000 00	2.898 18	3	0.000 00	0.080 46	0.919 54	3
20	2.000 00	2.000 00	2.334 45	2.763 43	3	0.000 19	0.917 30	0.082 51	2
21	2.000 00	2.553 88	3.109 58	3.339 05	3	0.000 00	0.000 25	0.999 75	3
22	2.000 00	2.748 96	2.315 97	2.913 28	3	0.000 00	0.000 13	0.999 87	3
23	2.000 00	2.719 33	2.000 00	2.645 42	3	0.000 00	0.000 22	0.999 78	3
24	2.510 55	2.222 72	2.000 00	2.000 00	3	0.000 00	0.000 18	0.999 82	3

Notes

（1）计算各指标的类内均数、总均数（表23-5）与合并协方差阵 S

表 23-5　各指标类内均数与总均数

指标	第一类	第二类	第三类	总均数
X_1	2.076 85	2.000 00	2.128 30	2.068 38
X_2	2.039 23	2.229 61	2.426 64	2.231 83
X_3	2.098 85	2.000 00	2.220 00	2.106 28
X_4	3.919 55	3.206 98	2.569 92	3.232 15

$$S = \begin{pmatrix} 0.023\,351 & -0.005\,673 & -0.013\,647 & -0.025\,021 \\ -0.005\,673 & 0.049\,251 & 0.003\,300 & 0.060\,193 \\ -0.013\,647 & 0.003\,300 & 0.075\,073 & 0.045\,545 \\ -0.025\,021 & 0.060\,193 & 0.045\,545 & 0.180\,565 \end{pmatrix}$$

（2）先验概率取等概率 $P(Y_1) = P(Y_2) = P(Y_3) = \dfrac{1}{3}$。

（3）按公式（23-11），（23-12）计算出 $C_{1k}, C_{2k}, \cdots, C_{mk}, C_{0k}(k=1,2,3)$ 后，再代入公式（23-9）得 Bayes 判别函数

$$\begin{cases} Y_1 = -262.216 + 142.440X_1 + 28.012X_2 + 39.128X_3 + 22.237X_4 \\ Y_2 = -242.913 + 132.555X_1 + 44.918X_2 + 42.419X_3 + 10.455X_4 \\ Y_3 = -278.085 + 135.761X_1 + 62.586X_2 + 52.078X_3 - 0.955X_4 \end{cases}$$

（4）计算各例的后验概率列入表23-4，例如第一例属于3类的后验概率分别为：0.998 85，0.001 15，0.000 00；属于第一类的后验概率最大，故将第一例判为第一类，判别结果列在表23-4最后一列。

（5）判别效果评价（表23-6）

表 23-6　回顾性判别效果评价

原分类	判别分类			合计
	1	2	3	
1	8	0	0	8
2	0	8	0	8
3	0	1	7	8
合计	8	9	7	24

误判概率 1/24＝4.17%（回顾性估计）。误判概率的刀切估计 2/24＝8.33%。

五、逐步判别

在回归分析中介绍了用来选择（局部）最优回归子集的逐步回归，类似的，本节介绍能筛选判别指标的逐步判别（stepwise discriminant）方法，该方法的目的是选取具有判别效能的指标建立判别函数，使判别函数简洁，判别效果稳定。

1. **基本原理**　逐步回归是根据自变量偏回归平方和的大小来筛选变量的，自变量的选入或剔除导致偏回归平方和增大或减小；逐步判别则是根据多元方差分析中介绍的 Wilks 统计量 Λ 来筛选判别指标，判别指标的选入或剔除会导致 Λ 的减小或增大。每选入或剔除一个判别指标考察是否导致 Λ 明显减小或增大，从而实现判别指标筛选的目的。Λ 统计量定义为

$$\Lambda_r = \frac{|\mathbf{W}_r|}{|\mathbf{T}_r|} \tag{23-14}$$

Notes

其中 r 是指判别指标 $X_1, X_2, \cdots, X_r$ 的个数，$\mathbf{W}_r$ 是类内离差矩阵，$\mathbf{T}_r$ 是总离差矩阵，$|\cdot|$ 表示矩阵的行列式。$\mathbf{W}_r$、$\mathbf{T}_r$ 的元素按以下两式计算。

$$w_{ij} = \sum_{k=1}^{g}\sum_{t}^{n_k}(X_{it}^{(k)} - \overline{X}_i^{(k)})(X_{jt}^{(k)} - \overline{X}_j^{(k)}) \tag{23-15}$$

$$t_{ij} = \sum_{k=1}^{g}\sum_{t}^{n_k}(X_{it}^{(k)} - \overline{X}_i)(X_{jt}^{(k)} - \overline{X}_i) \tag{23-16}$$

其中 $\overline{X}_i^{(k)}$, $\overline{X}_j^{(k)}$ 意义同前；$\overline{X}_i$, $\overline{X}_j$ 分别表示变量 X_i, X_j 的总均数；n_k 为第 k 类例数。当 $r = 1$，$|\mathbf{W}_r|$、$|\mathbf{T}_r|$ 分别是单因素方差分析中的组内离差平方和与总离差平方和。

Λ 与 F 分布的关系

$$F = \frac{1-\Lambda}{\Lambda} \cdot \frac{N-g-r}{g-1} \sim F(g-1, N-g-r)$$

其中 r 为入选变量数，g 为类数。为了剔选判别指标，类似于逐步回归，事先须设定选入变量和剔除变量的阈值 Λ_α，Λ_β 并将它们对应于 F_α，F_β。α 一般取 0.05，0.1，0.2，视具体问题而定；常取 $\beta > \alpha$。

2. 筛选步骤

第一步：有 m 个变量候选。计算 m 个变量的类内离差平方和矩阵和总离差平方和矩阵。

第二步：假定已有 r 个变量入选，有 $m-r$ 个变量候选。计算 r 个变量的离差平方和矩阵和总离差平方和矩阵。要考察入选的变量是否由于新变量的选入老变量应剔除，或候选变量是否被选入。

（1）选入变量：对候选变量计算 Λ_i，如果 $\max(\Lambda_i) > \Lambda_\alpha$，将相应的变量选入，紧接着作变量剔除。

（2）剔除变量：对入选变量逐一计算 Λ_i，如果 $\max(\Lambda_i) > \Lambda_\beta$，将相应的变量剔除。接着考察是否还有入选变量能被剔除，如果没有，则进入变量选入过程。

第三步：重复第二步直至入选变量不能被剔除，候选变量不能被选入为止。

变量选择完毕后，假定入选了 r 个变量，再根据 Bayes 判别准则建立 r 个变量的判别函数。

3. 实例应用

例 23-5　利用表 23-4 的数据作逐步 Bayes 判别。

（1）计算类内离差平方和矩阵与总离差平方和矩阵如下：

$$\mathbf{W} = \begin{pmatrix} 0.490\,376 & -0.119\,135 & -0.286\,585 & -0.525\,444 \\ -0.119\,135 & 1.034\,268 & 0.069\,305 & 1.264\,063 \\ -0.286\,585 & 0.069\,305 & 1.576\,528 & 0.956\,447 \\ -0.525\,444 & 1.264\,063 & 0.956\,447 & 3.791\,866 \end{pmatrix}$$

$$\mathbf{T} = \begin{pmatrix} 0.508\,640 & -0.034\,311 & -0.159\,265 & -0.714\,521 \\ -0.034\,311 & 1.492\,524 & 0.237\,271 & -0.754\,809 \\ -0.159\,265 & 0.237\,271 & 1.616\,809 & 0.305\,442 \\ -0.714\,521 & -0.754\,809 & 0.305\,442 & 10.121\,482 \end{pmatrix}$$

（2）确定 α，β 值，本例给定 $\alpha = 0.01$，$\beta = 0.05$。

（3）筛选变量。

第一步：X_4　选入，F = 20.197

第二步：X_2　选入，F = 15.666

最终有两个变量 X_2，X_4 入选。

（4）先验概率取等概率，建立 Bayes 判别函数。

$$\begin{cases} y_1 = -52.835 + 25.102X_2 + 13.339X_4 \\ y_2 = -52.652 + 39.765X_2 + 4.505X_4 \\ y_3 = -61.613 + 53.793X_2 - 3.700X_4 \end{cases}$$

Notes

（5）判别效果。逐例样本回代得到，如表 23-7 的判别结果。

表 23-7　回顾性判别效果评价

原分类	判别分类			合计
	1	2	3	
1	8	0	0	8
2	0	8	0	8
3	0	2	6	8
合计	8	10	6	24

误判概率为 8.33%（回顾性估计）。误判概率的刀切估计 8.33%。与例 23-4 比较，变量筛选后，尽管判别指标由 4 个减为 2 个，判别效能未变。由此可见，判别指标并不是越多越好。

对于两类判别，业已证明，如果两类的总体服从正态分布并有相同的总体协方差，那么①判别系数是否显著意义的假设检验与相应的指标是否能提高判别效能的假设检验是等价的；②判别系数的假设检验的公式就是二值回归分析中偏回归系数假设检验的公式；③把两类判别问题等价地转化为二值回归分析时，应变量 Y 只要任意选取两个不同值就可以了，如 $Y = \begin{cases} 1, & A类 \\ -1, & B类 \end{cases}$。这样判别指标的筛选可能转化为 Y 只取两个不同值的回归问题。各判别指标作为自变量，用逐步回归就可以进行筛选了。

第二节　聚　类　分　析

前面所介绍的判别分析是已知样本集中每个个体的类别归属。本节将介绍样本个体类别归属未知情况下的分类方法——聚类分析（clustering analysis），它是将随机现象归类的统计学方法，已广泛应用于医学科学研究之中。判别分析与聚类分析都是研究分类问题的多元统计分析方法，但前者是在已知分为若干个类的前提下，判定观察对象的归属，而后者是在不知道应分多少类合适的情况下，试图借助统计的方法，根据收集到的资料，找出研究对象的适当分类。与判别分析不同的是，聚类分析没有相对严谨的理论推导。但是，以下 3 个方面决定了聚类分析具有广阔的应用前景：①收集并标记大型样本集是非常费人力、物力和时间的工作，而聚类分析能够快速地给予样本中每个个体粗略的分类，并能够提示样本集的一些内部结构和规律。②在很多实际应用中，样本集的性质、特征或属性会随着时间发生缓慢的变化，例如，未知的新疾病等。这种性质、特性或属性的变化能够通过聚类分析予以发现，而判别分析却难以处理这类问题。③通过聚类分析，所提取样本集中的一些有用信息对于后续的分类工作提供了灵巧的、有效的前期数据处理方法。特别是，近年来随着人类基因组计划的实施，聚类分析已成为发掘海量基因信息的首选工具。聚类分析按照分类目的可分为两大类。例如测量了 n 个病例（样品）的 m 个变量（指标），可进行：

（1）R 型聚类，又称指标聚类，是指将 m 个指标归类的方法，其目的是指标降维从而选择有代表性的指标。

（2）Q 型聚类，又称样品聚类，是指将 n 个样品归类的方法，其目的是找出样品间的共性。

无论是 R 型聚类还是 Q 型聚类的关键问题是如何定义相似性，即如何把相似性数量化。聚类的第一步需要给出两个指标或两个样品间相似性的度量——相似性系数（similarity coefficient）的定义。

一、相似性系数

1. R 型聚类的相似性系数　$X_1, X_2, \cdots, X_m$ 表示 m 个变量，R 型聚类常用简单相关系数 r_{ij} 的

Notes

绝对值定义变量 X_i 与 X_j 间的相似性系数，

$$r_{ij} = \frac{\left| \sum (X_{ki} - \bar{X}_i)(X_{kj} - \bar{X}_j) \right|}{\sqrt{\sum (X_{ki} - \bar{X}_i)^2 \sum (X_{kj} - \bar{X}_j)^2}} \tag{23-17}$$

其中 X_{ki} 表示第 k 例样品 X_i 的观测值。r_{ij} 绝对值越大表明两变量间相似程度越高。同样也可考虑用 Spearman 秩相关系数 r_{ij}^s 定义为非正态变量 X_i 与 X_j 间的相似性系数。当变量均为定性变量时，最好用列联系数 C_{ij} 定义 X_i、X_j 间的相似性系数

$$C_{ij} = \sqrt{\frac{\chi^2}{\chi^2 + n}} \tag{23-18}$$

其中 χ^2 是以 X_i、X_j 为边际变量的 $R \times C$ 表 Pearson χ^2。

此外，还有夹角余弦、指数相似系数、四分相关系数以及建立在非参数统计方法基础上的相关系数等

2. Q 型聚类常用相似性系数　将 n 例（样品）看成是 m 维空间的 n 个点，用两点间的距离定义相似性系数，距离越小表明两样品间相似程度越高。

（1）欧氏距离（Euclidean distance）d_{ij}

$$d_{ij} = \sqrt{\sum_{k=1}^{m} (X_{ik} - X_{jk})^2} \tag{23-19}$$

其中 X_{ik} 和 X_{jk} 表示和第 i 例样品和第 j 例样品 X_k 的观测值。

（2）绝对距离（Manhattan distance）d_{ij}

$$d_{ij} = \sum_{k=1}^{m} | X_{ik} - X_{jk} | \tag{23-20}$$

（3）明库斯基距离（Minkowski distance）d_{ij}

$$d_{ij} = \sqrt[q]{\sum_{k=1}^{m} | X_{ik} - X_{jk} |^q} \tag{23-21}$$

绝对距离是 $q = 1$ 时的 Minkowski 距离；欧氏距离是 $q = 2$ 时的 Minkowski 距离。Minkowski 距离的优点是定义直观，计算简单；缺点是没有考虑到变量间的相关关系。基于此引进马氏距离。

（4）马氏距离（Mahalanobis distance）d_{ij}：用 $\mathbf{S}$ 表示 m 个变量间的样本协方差矩阵，马氏距离 d_{ij} 计算公式为

$$d_{ij} = \mathbf{x}' \mathbf{S}^{-1} \mathbf{x} \tag{23-22}$$

其中向量 $\mathbf{x} = (X_{i1} - X_{j1}, X_{i2} - X_{j2}, \cdots, X_{im} - X_{jm})'$。不难看出，当 $\mathbf{S} = \mathbf{I}$（单位阵）时，马氏距离是平方欧氏距离。

以上定义的 4 种距离适用于定量变量，对于定性变量和有序变量必须在数量化后方能应用。

二、系统聚类

系统聚类（hierarchical clustering analysis）将相似的样品或变量归类的最常用方法，聚类过程如下：

（1）开始将各个样品（或变量）独自视为一类，即各类只含一个样品（或变量），计算类间相似性系数矩阵，其中的元素是样品（或变量）间的相似性系数。相似性系数矩阵是对称阵；

（2）将相似性系数最大（距离最小或相关系数最大）的两类合并成新类，计算新类与其余类间相似性系数；

（3）重复第二步，直至全部样品（或变量）被并为一类。

类间相似性系数计算：系统聚类的每一步都要计算类间相似性系数，当两类各自仅含一个样品（或变量）时，两类间的相似性系数即是两样品（或变量）间的相似性系数 $d_{ij}(r_{ij})$，按上节的

定义计算。当类内含有两个或两个以上样品（或变量）时，计算类间相似性系数有多种方法可供选择，下面列出 5 种计算方法。G_p，G_q 分别表示两类，各自含有 n_p，n_q 个样品（或变量）。

1）最大相似性系数法：G_p 类中的 n_p 个样品（或变量）与 G_q 类中的 n_q 个样品（或变量）两两间共有 $n_p n_q$ 个相似性系数，以其中最大者定义为 G_p，G_q 的类间相似性系数。

$$\begin{cases} D_{pq} = \min\limits_{i \in G_p,\, j \in G_q} (d_{ij})，样品聚类 \\ r_{pq} = \max\limits_{i \in G_p,\, j \in G_q} (r_{ij})，指标聚类 \end{cases} \tag{23-23}$$

注意距离最小即相似性系数最大。

2）最小相似性系数法：类间相似性系数按下式计算

$$\begin{cases} D_{pq} = \max\limits_{i \in G_p,\, j \in G_q} (d_{ij})，样品聚类 \\ r_{pq} = \min\limits_{i \in G_p,\, j \in G_q} (r_{ij})，指标聚类 \end{cases} \tag{23-24}$$

3）重心法（仅用于样品聚类）：用 $\bar{X}_p$，$\bar{X}_q$ 分别表示 G_p，G_q 的均值向量（重心），其分量是各个指标类内均数，类间相似性系数按下式计算

$$D_{pq} = d_{\bar{X}_p \bar{X}_q} \tag{23-25}$$

4）类平均法（仅用于样品聚类）：对 G_p 类中的 n_p 个样品与 G_q 类中的 n_q 个样品两两间的 $n_p n_q$ 个平方距离求平均，得到两类间的相似性系数

$$D_{pq}^2 = \frac{1}{n_p n_q} \sum d_{ij}^2 \tag{23-26}$$

类平均法是系统聚类方法中较好的方法之一，它充分反映了类内样品的个体信息。

5）离差平方和法（Ward 法，仅用于样品聚类）：此法效仿方差分析的基本思想，即合理的分类使得类内离差平方和较小，而类间离差平方和较大。假定 n 个样品已分成 g 类，G_p，G_q 是其中的两类。此时有 n_k 个样品的第 k 类的离差平方和定义为：$L_k = \sum\limits_{i=1}^{n_k} \sum\limits_{j=1}^{m} (X_{ij} - \bar{X}_j)^2$，其中 $\bar{X}_j$ 为类内指标 X_j 的均数。所有 g 类的合并离差平方和为 $L^g = \sum L_k$。如果将 G_p，G_q 合并，形成 $g-1$ 类，它们的合并离差平方和 $L^{g-1} \geq L^g$。由于并类引起的合并离差平方和的增量 $D_{pq}^2 = L^{g-1} - L^g$ 定义为两类间的平方距离。显然，当 n 个样品各自组成一类时，n 类的合并离差平方和为 0。

定义出了相似性系数和类间相似性系数就可以对样品（变量）进行系统聚类了。下面用两个简单的例子演示 R 型和 Q 型聚类过程。

例 23-6　测量了 3454 名成年女子身高（X_1）、下肢长（X_2）、腰围（X_3）和胸围（X_4），计算得相关矩阵

$$R^{(0)} = \begin{pmatrix} & X_1 & X_2 & X_3 \\ X_2 & 0.852 & & \\ X_3 & 0.099 & 0.055 & \\ X_4 & 0.234 & 0.174 & 0.732 \end{pmatrix}，用系统聚类将这 4 个指标聚类。$$

本例是 R 型聚类，相似性系数选用简单相关系数，类间相似性系数采用最大相似性系数法计算。聚类过程如下：

（1）各个指标独自成一类 $G_1 = \{X_1\}$，$G_2 = \{X_2\}$，$G_3 = \{X_3\}$，$G_4 = \{X_4\}$，共 4 类；

（2）将相似性系数最大的两类合并成新类，由于 G_1 和 G_2 类间相似性系数最大，等于 0.852，将两类合并成 $G_5 = \{X_1, X_2\}$，形成 3 类。计算 G_5 与 G_3、G_4 间的类间相似性系数

$r_{35} = \max(r_{13}, r_{23}) = \max(0.099, 0.055) = 0.099$

$r_{45} = \max(r_{14}, r_{24}) = \max(0.234, 0.174) = 0.234$

Notes

G_3，G_4，G_5 的类间相似矩阵 $R^{(1)} = \begin{pmatrix} & G_3 & G_4 \\ G_4 & \underline{0.732} & \\ G_5 & 0.099 & 0.234 \end{pmatrix}$；

（3）由于 G_3 和 G_4 类间相似性系数最大，等于 0.732，将两类合并成 $G_6 = \{ G_3, G_4 \}$，形成两类。计算 G_6 与 G_5 间的类间相似性系数 $r_{56} = \max(r_{35}, r_{45}) = \max(0.099, 0.234) = 0.234$；

（4）最终将 G_5，G_6 合并成 $G_7 = \{ G_5, G_6 \}$，所有指标形成一大类。

根据聚类过程，绘制出系统聚类图（图 23-2）。图中显示分成两类较好：$\{X_1, X_2\}$，$\{X_3, X_4\}$，即长度指标归为一类，围度指标归为另一类。

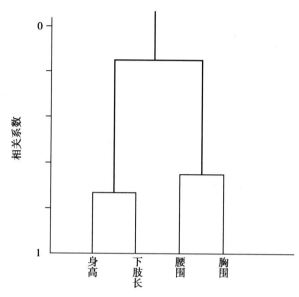

图 23-2　4 个指标聚类系统聚类图

例 23-7　今测得 6 名运动员 4 个运动项目的能耗、糖耗的均数于表 23-8，欲对运动项目归类，以便提供相应的膳食标准，提高运动成绩。试用样品系统聚类法将运动项目归类。

表 23-8　4 个运动项目的测定值

运动项目		能耗 X_1	糖耗 X_2	Y_1	Y_2
名称	编号	（焦耳/分·m²）	（%）		
负重下蹲	G_1	27.892	61.42	1.315	0.688
引体向上	G_2	23.475	56.83	0.174	0.088
俯卧撑	G_3	18.924	45.13	−1.001	−1.441
仰卧起坐	G_4	20.913	61.25	−0.488	0.665

本例选用欧氏距离，类间距离选用最小相似性系数法。为了克服变量量纲的影响，分析前先将变量标准化，$Y_i = \dfrac{X_i - \overline{X}_i}{S_i}$，$\overline{X}_i$，$S_i$ 是 X_i 的样本均数与标准差。变换后的数据列在表 23-8 的 Y_1，Y_2 列。

聚类过程如下：

（1）计算 4 个样品间的相似性系数矩阵，样品聚类中又称为距离矩阵 $D^{(0)}$。负重下蹲与引体向上之间的距离按公式（23-19）计算得：

$$d_{12} = \sqrt{(y_{11} - y_{21})^2 + (y_{12} - y_{22})^2} = \sqrt{(1.315 - 0.174)^2 + (0.688 - 0.088)^2} = 1.289$$

同样负重下蹲与俯卧撑之间的距离

Notes

$$d_{13} = \sqrt{(y_{11}-y_{31})^2 + (y_{12}-y_{32})^2} = \sqrt{(1.315+1.001)^2 + (0.688+1.441)^2} = 3.145$$

同理，计算出距离矩阵 $D^{(0)} = \begin{pmatrix} & G_1 & G_2 & G_3 \\ G_2 & 1.289 & & \\ G_3 & 3.145 & 1.928 & \\ G_4 & 1.803 & \underline{0.878} & 2.168 \end{pmatrix}$；

（2）G_2，G_4 间距离最小 $d_{24}=0.878$，将 G_2，G_4 并成一新类 $G_5=\{G_2, G_4\}$。应用最小相似性系数法，按公式（23-24）计算 G_5 与其他各类之间的距离。

$$d_{15} = \max(d_{12}, d_{14}) = \max(1.289, 1.803) = 1.803$$

$$d_{35} = \max(d_{23}, d_{34}) = \max(1.928, 2.168) = 2.168$$

G_1，G_3，G_5 的距离矩阵 $D^{(1)} = \begin{pmatrix} & G_1 & G_3 \\ G_3 & 3.145 & \\ G_5 & \underline{1.803} & 2.168 \end{pmatrix}$

（3）G_1，G_5 间距离最小 $d_{15}=1.803$，将 G_1，G_5 并成一新类 $G_6=\{G_1, G_5\}$。计算 G_6 与 G_3 之间的距离。

$$d_{36} = \max(d_{13}, d_{35}) = \max(3.145, 2.168) = 3.145$$

（4）最终将 G_1，G_6 合并成 $G_7=\{G_1, G_6\}$，所有指标形成一大类。

根据聚类过程，绘制出系统聚类图（图 23-3）。结合系统聚类图和专业知识认为分成两类较好：$\{G_1, G_2, G_4\}$，$\{G_3\}$。负重下蹲、引体向上、仰卧起坐三个运动项目体能消耗较大，训练时应提高膳食标准。

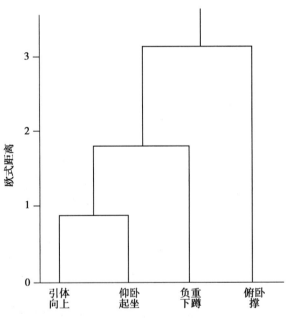

图 23-3　4 个运动项目样品聚类系统聚类图

聚类实例分析：相似性系数的定义以及类间相似性系数的定义的不同将导致系统聚类结果有所差异。聚类分析的结果解释除了要了解聚类方法外，还必须结合专业知识。

例 23-8　通过 cDNA 微阵列对急性白血病患者的外周血单个核细胞趋化因子基因表达水平的检测，研究白血病的分类和鉴定。选择按其临床表现和病理特征诊断为急性白血病患者 22 名，其中 B 细胞急性淋巴细胞白血病（ALL_B）6 名，T 细胞急性淋巴细胞白血病（ALL_T）8 名，急性髓性白血病（AML）8 名，下表为白血病患者的九种基因表达的 cDNA 微阵列扫描数据（X_1-X_9）。现以 X_1-X_9 为变量，对这 22 名白血病患者予以分类。

Notes

表 23-9 白血病患者 cDNA 微阵列扫描结果

患者编号	X_1	X_2	X_3	X_4	X_5	X_6	X_7	X_8	X_9	聚类结果
1	2.574 03	2.537 82	2.534 03	2.127 10	2.000 00	2.000 00	2.000 00	2.536 56	2.445 60	A
2	2.874 48	2.806 86	2.883 66	2.740 36	2.000 00	2.000 00	2.303 20	3.266 23	3.432 81	D
3	2.559 91	2.000 00	2.568 20	2.000 00	2.563 48	2.000 00	2.456 37	2.985 43	3.386 50	A
4	2.650 31	2.276 46	2.372 91	2.017 03	2.000 00	2.107 21	2.000 00	2.456 37	2.586 59	A
5	3.123 52	2.536 56	2.651 28	2.348 30	2.264 82	2.170 26	2.437 75	3.157 46	3.808 95	C
6	3.145 51	2.722 63	3.028 57	2.000 00	3.187 24	2.000 00	2.852 48	3.113 27	3.178 98	D
7	2.774 52	2.017 03	2.525 04	2.220 11	2.774 52	2.000 00	2.000 00	2.834 42	3.786 11	A
8	3.052 31	2.600 97	2.432 97	2.164 35	2.315 97	2.227 89	2.659 92	2.951 82	2.000 00	B
9	2.974 97	2.340 44	2.774 52	2.350 25	2.000 00	2.000 00	2.000 00	2.874 48	3.316 39	C
10	3.008 17	2.812 91	2.659 92	2.000 00	2.037 43	2.000 00	2.575 19	3.020 78	3.219 58	B
11	2.956 17	2.881 38	2.617 00	2.000 00	2.716 00	2.000 00	2.511 88	3.006 89	3.344 20	B
12	3.015 78	2.419 96	2.598 79	2.227 89	2.000 00	2.292 26	2.344 39	2.802 09	3.766 86	C
13	2.722 63	2.416 64	2.161 37	2.000 00	2.603 14	2.000 00	2.447 16	2.876 22	3.075 18	A
14	2.980 46	2.992 11	2.698 10	2.000 00	2.000 00	2.164 35	2.557 51	2.963 79	3.354 68	B
15	2.956 65	2.419 96	2.484 30	2.000 00	2.133 54	2.000 00	2.000 00	2.729 16	3.171 14	C
16	3.042 97	2.376 58	2.298 85	2.367 36	2.307 50	2.008 60	2.103 80	2.783 19	3.402 61	C
17	2.622 21	2.540 33	2.547 77	2.000 00	2.703 29	2.000 00	2.000 00	2.658 96	3.130 98	A
18	3.134 81	2.000 00	2.471 29	2.082 79	2.041 39	2.466 87	2.660 87	2.790 29	3.295 35	D
19	2.987 67	2.471 29	2.780 32	2.000 00	2.096 91	2.000 00	2.689 31	2.772 32	2.856 12	B
20	2.929 93	2.301 03	2.586 59	2.037 43	2.000 00	2.021 19	2.000 00	2.795 18	3.237 29	C
21	3.052 31	2.600 97	2.432 97	2.164 35	2.315 97	2.227 89	2.659 92	2.951 82	2.000 00	B
22	3.023 25	2.835 69	2.775 25	2.614 90	2.000 00	2.000 00	2.478 57	3.464 19	3.513 22	D

我们选择了欧氏距离下的最大相似性系数法、最小相似性系数法以及离差平方和法对数据进行聚类分析。分析结果分别见图 23-4、图 23-5、图 23-6。数据分析前，各变量已作标准化处理。3 种聚类结果有较大的出入，可见这些方法分类效果是有差异的，特别是在分类变量较多时差异愈加明显，这就要求在聚类分析前，尽可能地排除无效变量。详细解读聚类图，一般都能够获得许多有用的信息。结合临床和病理诊断，本例认为最小相似性系数法聚类结果更为合理，分类结果列入表 23-9 最后一栏。A 类为急性髓性白血病（AML）患者，B 类为 T 细胞急性淋巴细胞白血病（ALL_T）患者，C 类中，除了第 15 号病例外，其他为 B 细胞急性淋巴细胞白血病（ALL_B）患者，而 D 类则包含了 3 类患者，可见，其分类大致与临床和病理诊断相近。以下列出最大相似性系数法具体聚类过程，供参考（表 23-10）。

表 23-10 最大相似性系数法系统聚类过程

步骤	类别号	聚类过程	类内频数	距离
1	类 21	病例 8 与病例 21 合并	2	0.0000
2	类 20	病例 15 与病例 20 合并	2	0.2171
3	类 19	病例 10 与病例 14 合并	2	0.3675
4	类 18	病例 2 与病例 22 合并	2	0.3850
5	类 17	病例 1 与病例 4 合并	2	0.4157
6	类 16	病例 5 与病例 12 合并	2	0.5449
7	类 15	病例 9 与类 20 合并	3	0.5825
8	类 14	病例 3 与病例 7 合并	2	0.6225
9	类 13	类 19 与病例 11 合并	3	0.6227
10	类 12	类 15 与病例 16 合并	4	0.6566

Notes

续表

步骤	类别号	聚类过程	类内频数	距离
11	类 11	病例 13 与病例 17 合并	2	0.6833
12	类 10	类 13 与病例 19 合并	4	0.7160
13	类 9	类 14 与类 11 合并	4	0.8243
14	类 8	类 16 与类 12 合并	6	0.9088
15	类 7	类 21 与类 10 合并	6	0.9423
16	类 6	类 17 与类 9 合并	6	1.0640
17	类 5	类 8 与类 7 合并	12	1.1250
18	类 4	类 18 与类 5 合并	14	1.3362
19	类 3	类 4 与病例 6 合并	15	1.4364
20	类 2	类 6 与病例 18 合并	7	1.4638
21	类 1	类 2 与类 3 合并	22	1.7708

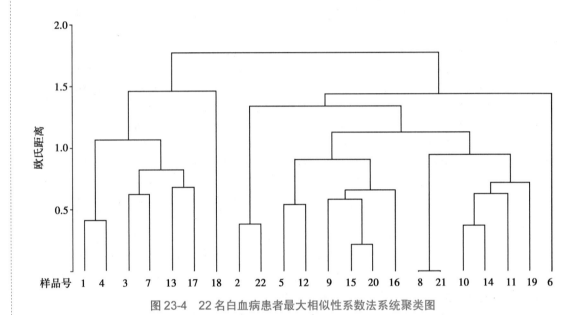

图 23-4　22 名白血病患者最大相似性系数法系统聚类图

图 23-5　22 名白血病患者最小相似性系数法系统聚类图

Notes

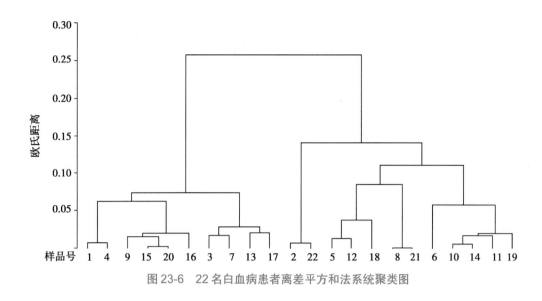

图 23-6　22 名白血病患者离差平方和法系统聚类图

三、动态样品聚类

当待分类的样品较多时,如海量数据挖掘,系统聚类分析将耗费较多的计算资源来储存相似性系数矩阵,计算速度缓慢。另外,用系统聚类方法聚类,样品一旦归类后就不再变动了,这就要求分类十分准确。针对系统聚类方法的这些缺陷,统计学者提出所谓动态聚类分析方法,这种分类方法既解决了计算速度问题,又能随着聚类的进展对样品的归类进行调整。动态样品聚类的原理是:首先确定几个有代表性的样品,称之为凝聚点,作为各类的核心,然后将其他样品逐一归类,归类的同时按某种规则修改各类核心直至分类合理为止。动态样品聚类方法中最常用的一种是 k-means 法(k-means method),此法的聚类步骤如下:

指定拟分类数目 k,随机选择 k 个样品作为凝聚点各自成一类,各类的重心分别是 k 个样品观测值构成的向量,记作 $\mathbf{x}_1,\mathbf{x}_2,\cdots,\mathbf{x}_k$;

顺序选择 n 个样品中的一个,用 $\mathbf{y}$ 表示其观测向量,分别计算 $\mathbf{y}$ 与 $\mathbf{x}_1,\mathbf{x}_2,\cdots,\mathbf{x}_k$ 间的欧氏距离,将该样品归类到距离最小的那一类,同时计算该类的重心即均值向量;重复此过程直至 n 个样品全部归类,k 类新的重心仍记作 $\mathbf{x}_1,\mathbf{x}_2,\cdots,\mathbf{x}_k$;

重复第 2 步,直至所有样品的归类与上一步相同为止。

这种方法原理简单,分类快速,一般经过几轮归类就收敛了,即使样品很多也能迅速得到分类结果。此法的缺点是要事先知道分类数目。在某些具体问题中分类数目根据专业知识是完全可以事先确定的,而在有的问题中分类数目则难以确定。为了克服这个缺点,人们提出了多种改良办法,这些改良办法虽然无需事先指定分类数目,但必须给定类似如逐步回归分析中剔选的阈值,不能根本解决问题。如果事先难于确定分类数目,一般建议尝试指定几个分类数目,结合实际考察分为多少类时,分析结果比较合理。

为了消除量纲的影响,分类前应要将观测指标标准化。

将例 23-8 的数据用 k-means 法分类,指定分类数目 k=3,最终将 {1,3,4,7,8,12,13,15,18,20,21} 号 11 名患者分为 A 类,将 { 2,5,9,10,14,16,22} 号 7 名患者分为 B 类,其他 4 名患者组成另 C 类,3 类的重心见表 23-11。

表 23-11　k-means 法聚类各类重心

类别	频数	X_1	X_2	X_3	X_4	X_5	X_6	X_7	X_8	X_9
1	11	−0.327 02	−0.604 12	−0.591 74	−0.296 60	−0.075 63	0.354 16	−0.202 20	−0.473 03	−0.346 37
2	7	0.478 25	0.627 06	0.468 97	0.891 27	−0.554 68	−0.215 26	−0.003 06	0.772 72	0.570 41
3	4	0.062 37	0.563 97	0.806 58	−0.744 07	1.178 68	−0.597 25	0.561 41	−0.051 45	−0.045 72

Notes

四、有序样品聚类

前面讲到的样品聚类分析方法,适用于无序样品的分类。在科学研究中存在另一类型的资料,各样品在时域或空域存在自然顺序,如生长发育资料的年龄顺序,发病率的年代顺序和地理位置。我们称这种样品为有序样品。对有序样品分类时要考虑到样品的顺序特性这个前提条件,分类时不破坏样品间的顺序,由此形成的样品聚类方法称为有序样品聚类(ordinal clustering methods)。本节将介绍由前面讲到的离差平方法衍生出的有序样品最优分割法。

1. 最优分割法原理   设有 n 个样品,每个样品有 m 个观测值,观测值向量用 $\mathbf{x_1}, \mathbf{x_2}, \cdots, \mathbf{x_n}$ 表示,自然排列在直线上,

$$\mathbf{x_1} \quad \mathbf{x_2} \quad \mathbf{x_3} \quad \cdots \quad \mathbf{x_r} \quad \mathbf{x_{r+1}} \quad \cdots \quad \mathbf{x_{n-1}} \quad \mathbf{x_n}$$
$$\uparrow \quad \uparrow \quad \uparrow \quad \uparrow \quad \uparrow \quad \uparrow \quad \uparrow$$

有 $n-1$ 个自然分割点(箭头所示)。欲将 n 个样品分割成 k 段(类),根据排列组合原理共有 $\binom{n-1}{k-1}$ 种分法,例如 10 个样品分为 5 类有 $\binom{10-1}{5-1}=126$ 种分法。为了找出其中最优的分割首先定义类直径:假定某种分割形成的第 r 类中有样品 $\{\mathbf{x_{i_r}}, \mathbf{x_{i_r+1}}, \cdots, \mathbf{x_{j_r-1}}, \mathbf{x_{j_r}}\}$ 记 $n_r = j_r - i_r + 1$ 个,该类的离差平方和定义为类直径 $D(i_r, j_r)$

$$D(i_r, j_r) = \sum_{l=i_r}^{j_r} (\mathbf{x_l} - \overline{\mathbf{x}}_r)'(\mathbf{x_l} - \overline{\mathbf{x}}_r) \tag{23-27}$$

其中 $\overline{\mathbf{x}}_r$ 是类重心 $\overline{\mathbf{x}}_r = \dfrac{1}{n_r}\sum_{l=i}^{j}\mathbf{x_l}$。将 k 类所有类直径之和定义为分类目标函数

$$e[p(n,k)] = \sum_{r=1}^{k} D(i_r, j_r) \tag{23-28}$$

计算所有 $\binom{n-1}{k-1}$ 种分法的目标函数值,其中最小的目标函数值所对应的分类称为最优分割,相应的目标函数值用 $p(n,k)$ 记之。计算 $p(n,k)$ 一般采用递推算法。

2. 分类数目 k 的确定   分类数目 k 的确定视不同具体问题而定。对于有些医学问题凭专业知识完全可以事先确定分类数目,例如出血热的病程,肿瘤的分期等;很多问题中分类数目则难于事先确定。为此计算 $k=2, 3, \cdots n-1$ 所对应的 $p(n,k)$ 并绘制散点图,用折线连接散点。一般图形的 X 轴表示分类数目 k,y-轴描述 $p(n,k)$。随着分类数目 k 的增加,$p(n,k)$ 迅速递减,当 $k=n$ 时,$p(n,k)=0$。分类数目 k 确定原则是使得 $p(n,k)$ 变动相对较小的最小 k 值,相当于图形中曲线拐点处 X 轴的坐标。

例 23-9   收集了正常人一日内每隔两小时的脉压差均数(表 23-12),试用有序样品聚类法对正常人脉压分期。

表 23-12   正常人脉压差均数

序号	1	2	3	4	5	6	7	8	9	10	11	12
时间	1	3	5	7	9	11	13	15	17	19	21	23
脉压差	4.26	4.45	4.60	4.66	4.66	4.65	4.64	4.88	5.22	5.20	4.85	4.54

(1) 首先按公式(23-27)计算类直径 $D(i_r, j_r)$ 列于表 23-13。

例如,$D(1,2) = (4.26-4.355)^2 + (4.45-4.355)^2 = 0.018$,$\overline{X} = (4.26+4.45)/2$;

$D(2,3) = (4.45-4.525)^2 + (4.60-4.525)^2 = 0.011$;$\overline{X} = (4.45+4.60)/2$。

Notes

表 23-13 直径 $D(i_r, j_r)$

样品序号 j_r	样品序号 i_r										
	1	2	3	4	5	6	7	8	9	10	11
2	0.018										
3	0.058	0.011									
4	0.095	0.023	0.002								
5	0.118	0.029	0.002	0.000							
6	0.131	0.032	0.002	0.000	0.000						
7	0.138	0.033	0.002	0.000	0.000	0.000					
8	0.228	0.096	0.050	0.042	0.040	0.037	0.029				
9	0.569	0.381	0.298	0.269	0.250	0.222	0.170	0.058			
10	0.823	0.586	0.469	0.416	0.377	0.321	0.231	0.073	0.000		
11	0.838	0.591	0.470	0.416	0.377	0.325	0.246	0.120	0.087	0.061	
12	0.873	0.644	0.539	0.499	0.473	0.440	0.392	0.318	0.313	0.218	0.048

（2）计算 $k = 2, 3, \cdots, 11$ 所对应的 $p(12, k)$，列于表 23-14 最后一行，绘制散点图。

表 23-14 目标函数值 $p(n, k)$

样品个数	分类数目 k									
	2	3	4	5	6	7	8	9	10	11
3	0.011 (2)									
4	0.020 (3)	0.002 (3)								
5	0.020 (3)	0.002 (3)	0.002 (5)							
6	0.021 (3)	0.002 (3)	0.002 (5)	0.002 (6)						
7	0.021 (3)	0.002 (3)	0.002 (5)	0.002 (7)	0.002 (7)					
8	0.068 (3)	0.021 (8)	0.002 (8)	0.002 (8)	0.002 (8)	0.002 (8)				
9	0.196 (8)	0.068 (9)	0.021 (9)	0.002 (9)	0.002 (9)	0.002 (9)	0.002 (9)			
10	0.211 (8)	0.068 (9)	0.021 (9)	0.003 (9)	0.002 (9)	0.002 (10)	0.002 (10)	0.002 (10)		
11	0.258 (8)	0.140 (8)	0.068 (11)	0.021 (11)	0.003 (11)	0.002 (11)	0.002 (11)	0.002 (11)	0.002 (11)	
12	0.456 (8)	0.258 (12)	0.116 (11)	0.068 (12)	0.021 (12)	0.003 (12)	0.002 (12)	0.002 (12)	0.002 (12)	0.002 (12)

（3）分类。查表 23-14 得 $p(12, 4) = 0.116$，括号内的数字代表最优分割点，分出第 4 类 {11, 12}；余下的 10 个样品被分为 3 类，查表 23-14 得 $p(10, 3) = 0.068$，括号内数字为 9，分出第 3 类 {9, 10}；剩下的 8 个样品被分为两类，查表 23-14 得 $p(8, 2) = 0.068$，括号内数字为 3，分出第 2 类 {3, 4, 5, 6, 7, 8}，余下的样品分为第 1 类 {1, 2}。同时，由临床经验可知，正常人脉压在一天中一般有两个高峰，分别位于上午和下午。于是得到了正常人脉压的 4 个分期（按 24 小时计）：0～4 点钟为第 1 期，4～16 点钟为第 2 期，16～20 点钟为第 3 期，20～24 点钟为第 4 期。

Notes

例 23-10　根据一日内每隔两小时的脉压差、收缩压和舒张压的平均值，用最优分割法将正常人一天内血压变化分为 4 期（表 23-15）。

表 23-15　正常人脉压差、收缩压和舒张压平均值

序号	1	2	3	4	5	6	7	8	9	10	11	12
时间	1	3	5	7	9	11	13	15	17	19	21	23
脉压差	4.26	4.45	4.60	4.66	4.66	4.65	4.64	4.88	5.22	5.20	4.85	4.54
收缩压	13.65	14.43	15.08	15.59	15.68	15.59	15.19	14.81	15.81	16.71	15.70	14.70
舒张压	9.39	9.98	10.48	10.93	11.02	10.94	10.55	9.93	10.59	11.51	10.85	10.16

本例是涉及多个变量的有序样品聚类问题，聚类前对变量作极差变换：$\dfrac{X_i - \min(X_i)}{\max(X_i) - \min(X_i)}$。计算得到 $p(n, k)$ 列于表 23-16。查表 23-16 得到正常人血压分期 {0～4 点}、{4～16 点}、{16～20 点} 和 {20～24 点}，与仅根据脉压差将正常人血压分期的结果一致。

表 23-16　目标函数值 $p(n, k)$

样品个数	分类数目 k									
	2	3	4	5	6	7	8	9	10	11
3	0.142 (2)									
4	0.250 (3)	0.023 (3)								
5	0.258 (3)	0.030 (3)	0.023 (5)							
6	0.259 (3)	0.031 (3)	0.023 (5)	0.023 (6)						
7	0.259 (3)	0.031 (3)	0.025 (5)	0.023 (7)	0.023 (7)					
8	0.854 (3)	0.259 (8)	0.031 (8)	0.025 (8)	0.023 (8)	0.023 (8)				
9	2.471 (8)	0.854 (9)	0.259 (9)	0.031 (9)	0.025 (9)	0.023 (9)	0.023 (9)			
10	2.660 (8)	0.856 (9)	0.261 (9)	0.034 (9)	0.028 (9)	0.025 (10)	0.023 (10)	0.023 (10)		
11	3.251 (8)	1.767 (8)	0.856 (11)	0.261 (11)	0.034 (11)	0.028 (11)	0.025 (11)	0.023 (11)	0.023 (11)	
12	5.747 (8)	3.251 (12)	1.462 (11)	0.856 (12)	0.261 (12)	0.034 (12)	0.028 (12)	0.025 (12)	0.023 (12)	0.023 (12)

第三节　案　例

案例 23-1　利用例 23-8 的资料。22 名病例中，第 1、3、4、6、7、13、17、18 名病例为 AML 患者，2、8、10、11、14、15、19、21 名病例为 ALL_T，其他病例为 ALL_B 患者。

（1）用系统聚类法（类间相似性系数采用重心法和类平均法）对此 22 名病例予以归类。比较采用不同类间相似性系数的聚类结果，试述聚类结果的异同。

（2）用系统聚类法（类间相似性系数采用最大和最小相似性系数法）进行指标聚类。比较

Notes

采用不同类间相似性系数的聚类结果,试述聚类结果的异同。

（3）试建立该资料的多类Fisher判别函数和Bayes判别函数,并比较两种判别函数。

（4）试比较判别效果与聚类效果,并试述导致效果差异的原因。

小　结

一、判别分析

1. 判别分析是通过可观察到的分类对象特征,建立分类对象类别归属的预测模型。它要求样本足够大,具有较好的代表性,样本的原始分类必须正确无误;判别指标的选择要适当,能代表分类对象主要特征,必要时应对判别指标进行筛选。

2. Bayes判别中,当用训练样本中各类的构成比作为先验概率估计值时,样本构成比必须能代表总体情况。如果抽样存在选择性偏倚,那么各类型的先验概率取1/g,更为妥当。

3. 由于判别分析存在过度拟合的倾向,因而,必须预留足够的验证样本用来考察判别函数的判别能力。在实际应用中,应不断积累新的资料,不断对判别函数进行修正。

4. 对于两类判别,Fisher判别、Bayes线性判别以及二值回归是等价的,它们都是线性判别。另外二分类logistic回归也可以用于两类判别,称为logistic判别,是非线性的。

用Y表示类别,$Y = \begin{cases} 1, & 属于A类 \\ 0, & 属于B类 \end{cases}$,建立logistic回归模型

$$P(Y=1) = \frac{\exp(\beta_0 + \beta_1 X_1 + \cdots + \beta_m X_m)}{1 + \exp(\beta_0 + \beta_1 X_1 + \cdots + \beta_m X_m)} \tag{23-29}$$

获得$\beta_0, \beta_1, \cdots, \beta_m$的最大似然估计。公式(23-29)就是logistic判别函数,判别规则如下

计算各例判别函数值$P_i(Y=1)$,如果$\begin{cases} P_i(Y=1) \geqslant 0.5, & 判为A类 \\ P_i(Y=1) < 0.5, & 判为B类 \end{cases}$。

二、聚类分析

1. 聚类分析是一类重要的数据探索性分析方法。与判别分析不同的是,聚类分析没有相当严谨的理论推导。但是,以下三个方面决定了聚类分析具有广阔的应用前景:①收集并标记大型样本集是非常耗费人力、物力和时间的工作。聚类分析能够快速地给予样本集中每个个体粗略的分类,并能够提示样本集的一些内部结构和规律。②在很多实际应用中,样本集的性质、特征或属性会随着时间发生缓慢的变化,例如,未知的新疾病等。这种性质、特征或属性的变化能够通过聚类分析予以发现,而判别分析却难以处理这类问题。③通过聚类分析,所提取样本集中的一些有用信息对于后续的分类工作提供了灵巧的、有效的前期数据处理方法。

2. 聚类分析的结果解释应密切结合专业知识,同时尝试用多种聚类方法分类,才能获得较理想的结论。

3. 聚类前,应对变量作预处理,剔除无效变量(如,变量值变化很小)、缺失值过多的变量。一般需对变量作标准化变换或极差变换,以消除量纲和变异系数大幅波动的影响。

4. 较理想的样品分类结果应使类间差异大,类内差异较小。分类后,应用方差分析检验类间差异有无统计学意义。

模糊数学(fuzzy algorithm)、神经网络(neuro-networks)、支持矢量机(support vector machine,SVM)等算法,已经用于判别分析与聚类分析,在理论和实践方面,均取得巨大成功。本章由于篇幅所限均未加介绍。需要时可登陆互联网查询。

思考与练习

一、简答题

1. 试述 Fisher 判别准则和 Bayes 判别准则。

2. 试述判别分析与回归分析的关系。

3. 试述聚类分析的类型及适用范围。

4. 试述系统聚类的聚类过程。

5. 试述 k-means 法的聚类过程，指出它的优缺点。

二、计算分析题

1. 为了明确诊断出小儿肺炎三种类型，某研究单位测得 32 名结核性、13 名化脓性和 18 名细菌性肺炎患儿共 63 名的 7 项生理、生化指标（表 23-17、23-18），试用 Bayes 判别及逐步判别建立判别函数并判别之（本资料由第四军医大学附属西京医院小儿科提供）。

表 23-17　63 例三种类型小儿肺炎 7 项生理、生化指标观测结果

X_1	X_2	X_3	X_4	X_5	X_6	X_7	肺炎类型	X_1	X_2	X_3	X_4	X_5	X_6	X_7	肺炎类型
3.0	0	0	1	2	7.0	0.683	1	4.0	1	0	0	0	7.0	4.571	1
7.0	0	0	0	0	46.0	2.857	1	84.0	1	0	1	1	48.0	1.700	2
3.0	1	0	0	1	8.0	0.667	1	30.0	1	2	0	1	21.0	1.840	2
8.0	1	0	0	1	50.0	4.500	1	96.0	0	0	0	1	30.0	11.333	2
14.0	0	0	1	1	91.5	2.150	1	132.0	1	0	0	1	75.5	5.571	2
13.0	1	0	1	1	15.0	8.500	1	96.0	0	0	1	1	48.0	7.000	2
24.0	1	0	1	2	12.0	7.600	1	96.0	1	2	0	0	73.0	4.556	2
4.0	1	0	1	2	7.0	1.625	1	120.0	1	0	0	1	41.0	4.111	2
2.0	0	0	1	1	20.0	9.250	1	60.0	0	0	0	2	77.5	1.429	2
6.0	0	0	1	1	42.0	6.071	1	144.0	0	0	0	0	43.0	0.500	2
10.0	0	0	1	1	18.0	0.278	1	18.0	1	0	0	0	60.0	1.727	2
1.3	1	0	1	0	30.0	19.500	1	24.0	1	2	0	0	22.5	3.100	2
24.0	1	0	1	1	12.0	9.500	1	48.0	0	0	0	0	65.0	2.100	2
0.3	1	0	0	1	10.0	6.750	1	84.0	0	0	0	1	74.0	4.375	2
2.0	0	0	0	0	29.0	0.306	1	108.0	0	0	0	0	6.0	17.200	3
7.5	0	2	1	0	18.0	3.111	1	3.0	1	0	0	0	68.0	3.500	3
8.0	0	0	1	1	32.0	0.167	1	36.0	1	0	0	0	70.0	10.667	3
34.0	0	1	1	1	4.0	4.333	1	3.0	1	0	0	0	25.0	2.222	3
8.0	0	0	0	0	32.0	0.400	1	12.0	1	0	0	0	23.0	4.167	3
7.0	1	1	1	1	20.0	8.600	1	24.0	1	0	0	0	78.0	3.417	3
3.0	1	0	0	2	51.0	13.000	1	36.0	0	0	0	0	43.0	10.533	3
10.0	1	2	0	0	81.0	42.000	1	24.0	0	0	0	0	53.0	24.000	3
5.0	1	0	0	1	30.0	3.000	1	12.0	1	1	0	0	78.0	13.667	3
42.0	1	0	1	2	15.5	0.102	1	120.0	0	0	0	0	25.0	5.667	3
4.0	1	2	1	2	45.0	2.200	1	72.0	0	0	0	0	39.0	46.000	3
1.0	1	0	0	2	50.5	1.579	1	84.0	0	0	0	0	15.0	12.000	3
1.5	1	0	0	1	10.5	0.733	1	21.0	0	0	1	1	74.0	9.667	3
6.0	0	0	0	0	14.0	16.000	1	18.0	0	0	0	0	84.0	12.667	3
14.0	1	0	1	0	5.0	0.563	1	12.0	1	2	0	0	37.5	3.857	3
7.0	1	2	1	1	17.5	0.933	1	120.0	1	0	0	0	50.0	27.000	3
10.0	0	0	1	1	75.0	1.067	1	19.0	0	0	0	0	70.0	10.000	3
								18.0	1	0	0	0	89.0	5.857	3

Notes

2．用 logistic 回归法对例 23-1 的资料作判别，并评价判别效果。

3．为了了解人的寿命周期规律，选取了某省通过简略寿命表计算的期望寿命表，试对该省的人的寿命周期予以划分。

表 23-18 某省 1983 年简略寿命表期望寿命（男女合计）

年龄组（岁）	0～	1～	5～	10～	15～	20～	25～	30～	35～
期望寿命（岁）	66.78	67.43	64.63	50.04	60.04	56.81	51.29	47.13	42.67
年龄组（岁）	40～	45～	50～	55～	60～	65～	70～	75～	80～
期望寿命（岁）	38.21	32.61	28.18	23.90	19.84	15.93	12.71	9.57	7.10

（夏结来）

Notes

第二十四章　主成分分析与因子分析

第一节　主成分分析

主成分分析（principal components analysis）是从多个数值变量（指标）之间的相互关系入手，利用降维的思想，将多个变量（指标）化为少数几个互不相关的综合变量（指标）的统计方法。当然，我们希望找到的综合变量能尽可能多地反映原来资料的信息，而且彼此之间还应是相互独立的。本节主要介绍主成分分析的基本理论和方法，并结合实例讨论其在医学研究中的应用。

一、主成分的概念

设有 p 个指标 $X_1, X_2, \cdots, X_p$，欲寻找可以概括这 p 个指标主要信息的综合指标 $Z_1, Z_2, \cdots, Z_p$，从数学上讲，就是寻找一组常数 $(a_{i1}, a_{i2}, \cdots, a_{ip})\, i = 1, 2, \cdots, p$，使这 p 个指标的线性组合：

$$\begin{cases} Z_1 = a_{11}X_1 + a_{12}X_2 + \cdots + a_{1p}X_p \\ Z_2 = a_{21}X_1 + a_{22}X_2 + \cdots + a_{2p}X_p \\ \qquad\qquad \cdots \\ Z_p = a_{p1}X_1 + a_{p2}X_2 + \cdots + a_{pp}X_p \end{cases} \tag{24-1}$$

能够概括 p 个原始指标 $X_1, X_2, \cdots, X_p$ 的主要信息（其中，各 $Z_i (i = 1, 2, \cdots, p)$ 互不相关）。

为使这些综合指标能够概括 p 个原始指标 $X_1, X_2, \cdots, X_p$ 的主要信息，求出的这组常数 $(a_{i1}, a_{i2}, \cdots, a_{ip})$，满足 $\sum\limits_{j=1}^{p} a_{ij}^2 = 1$, $i = 1, 2, \cdots, p$ 条件下，必须使：

（1）Z_1 是原始指标 $X_1, X_2, \cdots, X_p$ 的一切线性组合中方差最大者，Z_2 是除 Z_1 以外的 $X_1, X_2, \cdots, X_p$ 的一切线性组合中方差最大者，余者以此类推；

（2）各综合指标之间互不相关，即当 $i \neq j$ 时，主成分 Z_i 与 Z_j 之间的相关系数 $r_{Z_i Z_j} = 0$。

$Z_i (i = 1, 2, \cdots, p)$ 称为原始指标的主成分。按各主成分所提供的信息大小顺序分别称 Z_1 为第一主成分，Z_2 为第二主成分，$\cdots$，Z_p 为第 p 主成分。从理论上讲，求得的主成分个数最多可有 p 个，这时，p 个主成分就反映了全部原始指标所提供的信息。实际工作中，所确定的主成分个数总是小于原始指标的个数。

为使读者对主成分有一个直观的认识，下面以 $p = 2$ 为例来讨论主成分分析的几何意义。设个体具有两个观测指标 X_1 和 X_2，它们之间具有较强的相关性。测量 n 例这样的个体的值，将所得的 n 对数据在以 X_1 为横轴、X_2 为纵轴的二维坐标平面中描点，得到如下的散点图（图 24-1(a)）。

由图 24-1(a)可以看出，由于 X_1 与 X_2 具有较强的相关性，这 n 个点的分布呈现出直线化的趋势；同时，它们沿 X_1 轴方向和 X_2 轴方向都具有较大的变异度。个体在某个方向上的变异度可用该方向上相应观测变量的方差来定量地表示。显然，如果只考虑 X_1、X_2 中任何一个方向上的方差，就将损失原始观测数据中很大一部分信息。

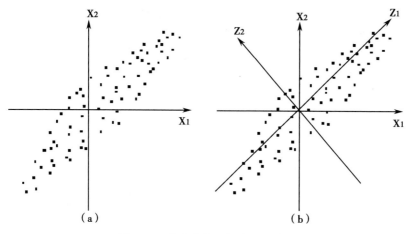

图 24-1　主成分的几何意义示意图

如果我们将坐标轴 X_1、X_2 同时按逆时针方向作一个旋转（图 24-1（b）），得到新的坐标轴 Z_1、Z_2，使得在新的坐标平面上，这 n 个点的分布基本上不再具有相关性，且它们的变异主要集中在 Z_1 方向上，而在 Z_2 方向上则变异较小。这时，若取 Z_1 作为第一主成分，则 Z_1 就反映了原始指标 X_1、X_2 所包含的主要信息。

二、主成分的计算及性质

1. 主成分的计算　假设收集到的原始数据共有 n 例，每例测得 p 个指标的数值，记录如表 24-1 的形式：

表 24-1　主成分分析的原始数据表

样品号	观测指标			
	X_1	X_2	$\cdots$	X_p
1	x_{11}	x_{12}	$\cdots$	x_{1p}
2	x_{21}	x_{22}	$\cdots$	x_{2p}
$\vdots$	$\vdots$	$\vdots$	$\vdots$	$\vdots$
n	x_{n1}	x_{n2}	$\cdots$	x_{np}

（1）对各原始指标数据进行标准化

通常先按下式

$$x'_{ij} = \frac{x_{ij} - \overline{X}_j}{S_j}, j = 1, 2, 3, \cdots, p$$

将原始指标标准化，然后用标准化的数据 x'_{ij} 来计算主成分。为方便计，仍用 x_{ij} 表示标准化后的指标数据，X 为标准化后的数据矩阵，则

$$X = \begin{pmatrix} x_{11} & x_{12} & \cdots & x_{1p} \\ x_{21} & x_{22} & \cdots & x_{2p} \\ \vdots & \vdots & \vdots & \vdots \\ x_{n1} & x_{n2} & \cdots & x_{np} \end{pmatrix}$$

（2）求出 X 的相关矩阵 R

$$R = \begin{pmatrix} r_{11} & r_{12} & \cdots & r_{1p} \\ r_{21} & r_{22} & \cdots & r_{2p} \\ \vdots & \vdots & \ddots & \vdots \\ r_{p1} & r_{p2} & \cdots & r_{pp} \end{pmatrix} = \begin{pmatrix} 1 & r_{12} & \cdots & r_{1p} \\ r_{21} & 1 & \cdots & r_{2p} \\ \vdots & \vdots & \ddots & \vdots \\ r_{p1} & r_{p2} & \cdots & 1 \end{pmatrix}$$

Notes

（3）求出相关矩阵的特征值和特征值所对应的特征向量

由 R 的特征方程

$$|\boldsymbol{R} - \lambda \boldsymbol{I}| = 0$$

求得 p 个非负特征值，将这些特征值按从大到小的顺序排列为：

$$\lambda_1 \geq \lambda_2 \geq \cdots \geq \lambda_p \geq 0$$

再由

$$\begin{cases} (\boldsymbol{R} - \lambda_i \boldsymbol{I})\boldsymbol{a}_i = 0 \\ \boldsymbol{a}_i' \boldsymbol{a}_i = 1 \end{cases} \qquad i = 1, 2, \cdots, p$$

解得每一特征值 λ_i 对应的单位特征向量 $\boldsymbol{a}_i = (a_{i1} \ a_{i2} \ \cdots \ a_{ip})'$，满足 $\boldsymbol{a}_i' \boldsymbol{a}_i = \sum_{j=1}^{p} a_{ij}^2 = 1$，从而求得各主成分：

$$Z_i = \boldsymbol{a}_i' \ \boldsymbol{X} = a_{i1}X_1 + a_{i2}X_2 + \cdots + a_{ip}X_p \qquad i = 1, 2, \cdots, p$$

2. 主成分的性质

（1）各主成分互不相关，即 Z_i 与 Z_j 的相关系数

$$r_{z_i, z_j} = 0 (i \neq j) \tag{24-2}$$

（2）总方差保持不变，即各原始指标 $X_1, X_2, \cdots, X_p$ 的方差和与各主成分 $Z_1, Z_2, \cdots, Z_p$ 的方差和相等：

$$\sum_{i=1}^{p} \sigma_{X_i}^2 = \sum_{i=1}^{p} \sigma_{Z_i}^2 \tag{24-3}$$

将数据标准化后，原始指标的方差和为 p，而主成分 Z_i 的方差 $\sigma_{Z_i}^2$ 即为其相应的特征值 λ_i，故各主成分的方差和为 $\sum_{i=1}^{p} \lambda_i$，即有 $p = \sum_{i=1}^{p} \lambda_i$。

（3）各主成分的方差依次递减，即

$$\lambda_1 \geq \lambda_2 \geq \cdots \geq \lambda_p \tag{24-4}$$

3. 几个有关的统计量

（1）主成分的贡献率及累积贡献率：由于各指标所提供的信息量是用其方差来衡量的，因此，主成分分析是把 p 个原始指标 $X_1, X_2, \cdots, X_p$ 的总方差分解为 p 个互不相关的综合指标 $Z_1, Z_2, \cdots, Z_p$ 的方差之和，使第一主成分的方差 λ_1 达到最大。$\lambda_1 / \sum_{i=1}^{p} \lambda_i$ 表明了第一主成分 Z_1 的方差在全部方差中所占的比值，称为第一主成分的贡献率，这个值越大，表明主成分 Z_1 综合原始指标 $X_1, X_2, \cdots, X_p$ 的能力越强。也可以说，由 Z_1 的差异来解释 $X_1, X_2, \cdots, X_p$ 的差异的能力越强。正是因为这一点，才把 Z_1 称为 $X_1, X_2, \cdots, X_p$ 的第一主成分，也就是 $X_1, X_2, \cdots, X_p$ 的主要部分。了解到这一点，就可以明白为什么主成分是按特征值 $\lambda_1, \lambda_2, \cdots, \lambda_p$ 的大小顺序排列的。一般地，称

$$\frac{\lambda_i}{\sum_{i=1}^{p} \lambda_i} = \frac{\lambda_i}{p} \qquad (i = 1, 2, \cdots, p) \tag{24-5}$$

为第 i 主成分的贡献率；而称

$$\sum_{i=1}^{m} \frac{\lambda_i}{p} \qquad (m \leq p) \tag{24-6}$$

为前 m 个主成分的累积贡献率。

（2）因子载荷：为了解各主成分与各原始指标之间的关系，在主成分的表达式（24-1）中，第 i 主成分 Z_i 的特征值的平方根 $\sqrt{\lambda_i}$ 与第 j 原始指标 X_j 的系数 a_{ij} 的乘积

Notes

$$q_{ij} = \sqrt{\lambda_i}\, a_{ij} \tag{24-7}$$

为因子载荷。由因子载荷所构成的矩阵

$$\mathbf{Q} = (q_{ij})_{p \times p} = \begin{pmatrix} \sqrt{\lambda_1}\, a_{11} & \sqrt{\lambda_1}\, a_{12} & \cdots & \sqrt{\lambda_1}\, a_{1p} \\ \sqrt{\lambda_2}\, a_{21} & \sqrt{\lambda_2}\, a_{22} & \cdots & \sqrt{\lambda_2}\, a_{2p} \\ \vdots & \vdots & \vdots & \vdots \\ \sqrt{\lambda_p}\, a_{p1} & \sqrt{\lambda_p}\, a_{p2} & \cdots & \sqrt{\lambda_p}\, a_{pp} \end{pmatrix}$$

称为因子载荷阵。事实上,因子载荷 q_{ij} 就是第 i 主成分 Z_i 与第 j 原始指标 X_j 之间的相关系数,它反映了主成分 Z_i 与原始指标 X_j 之间联系的密切程度与作用的方向。

(3)样品的主成分得分:将原始数据标准化后,由主成分的表达式(24-1)可求得各样品的标准化 Z_i 值,称为样品的主成分得分,利用样品的主成分得分,可以对样品的特性进行推断和评价。

4. 主成分个数的选取 通常我们并不需要全部的主成分,只用其中的前几个。一般说来,主成分的保留个数按以下原则来确定:

(1)以累积贡献率来确定。当前 k 个主成分的累积贡献率达到某一特定的值时(一般以大于70%为宜),则保留前 k 个主成分。

(2)以特征值大小来确定。即若主成分 Z_i 的特征值 $\lambda_i \geqslant 1$,则保留 Z_i,否则就去掉该主成分。

当然,在实际工作中,究竟取几个主成分,除了考虑以上两个原则之外,还要结合各主成分的实际含义来定。一般说来,保留的主成分个数要小于原始指标的个数。

例 24-1 某研究者测得 84 名 10 岁男孩的身高(cm)、坐高(cm)、体重(kg)、胸围(cm)、肩宽(cm)、肺活量(l)等 6 项生长发育指标(数据见表 24-2),试利用主成分分析找出少数几个相互独立的主成分,以便进一步对这批儿童的生长发育情况进行综合评价。

表 24-2　84 名 10 岁男孩的 6 项生长发育指标观测值

编号	身高(cm) X_1	坐高(cm) X_2	体重(kg) X_3	胸围(cm) X_4	肩宽(cm) X_5	肺活量(l) X_6
1	120.1	66.3	23.8	61.0	27.3	1210
2	120.7	67.6	23.4	59.8	27.1	1210
…	…	…	…	…	…	…
84	147.4	78.7	38.8	73.0	33.8	2370

利用 SAS 统计分析系统的 Princomp 过程,可得如下结果(表 24-3,表 24-4,表 24-5):

表 24-3　简单统计量

	X_1	X_2	X_3	X_4	X_5	X_6
Mean	131.5202	71.3893	26.4441	61.5119	28.4083	1490.4762
StD	6.1710	3.8830	3.4866	3.3972	1.4671	275.3526

表 24-4　相关矩阵的特征值

	特征值	前后特征值的差值	贡献率	累积贡献率
1	4.2388	3.6093	0.7065	0.7065
2	0.6294	0.1623	0.1049	0.8114
3	0.4672	0.1538	0.0779	0.8892
4	0.3134	0.1024	0.0522	0.9415
5	0.2111	0.0710	0.0352	0.9766
6	0.1401	—	0.0234	1.0000

Notes

表 24-5　相关矩阵的特征向量

	Z_1	Z_2	Z_3	Z_4	Z_5	Z_6
X_1	0.4203	0.4167	0.0341	−0.5391	0.0176	−0.5980
X_2	0.3724	0.7087	−0.1567	0.4620	0.1002	0.3332
X_3	0.4319	−0.2297	−0.2415	0.0775	−0.8337	0.0355
X_4	0.4078	−0.4373	−0.3622	0.3956	0.4571	−0.3820
X_5	0.4351	−0.2366	−0.0847	−0.5270	0.2925	0.6199
X_6	0.3775	−0.1554	0.8818	0.2360	0.0046	−0.0053

对计算结果的解释：

（1）主成分个数的选取：由表 24-4，虽然只有第一个特征值 $\lambda_1 = 4.238\,782\,46$ 大于 1，但从各主成分的实际意义来看，取前三个主成分较为适宜。此时累积贡献率为 88.92%，接近 90%。

（2）列出主成分的表达式：由表 24-5，根据各主成分所对应的特征向量，可得前三个主成分为：

$$\begin{cases} Z_1 = 0.420\,332X_1 + 0.372\,386X_2 + 0.431\,923X_3 + 0.407\,759X_4 + 0.435\,107X_5 + 0.377\,501X_6 \\ Z_2 = 0.416\,713X_1 + 0.708\,729X_2 - 0.229\,658X_3 - 0.437\,274X_4 - 0.236\,576X_5 - 0.155\,353X_6 \\ Z_3 = 0.034\,036X_1 - 0.156\,716X_2 - 0.241\,505X_3 - 0.362\,156X_4 - 0.084\,727X_5 + 0.881\,827X_6 \end{cases}$$

（3）求出因子载荷阵：由式（24-7）求得因子载荷矩阵（表 24-6）。

表 24-6　因子载荷矩阵

	Z_1	Z_2	Z_3	Z_4	Z_5	Z_6
X_1	0.8654	0.3306	0.0233	−0.3018	0.0081	−0.2238
X_2	0.7667	0.5623	−0.1071	0.2586	0.0460	0.1247
X_3	0.8893	−0.1822	−0.1651	0.0434	−0.3830	0.0133
X_4	0.8395	−0.3469	−0.2475	0.2215	0.2100	−0.1430
X_5	0.8958	−0.1877	−0.0579	−0.2950	0.1344	0.2320
X_6	0.7772	−0.1233	0.6027	0.1321	0.0021	−0.0020

由此可知，第一主成分 Z_1 在各原始指标上的因子载荷较为均匀，故可认为该主成分反映的是各原始指标的综合信息；第二主成分 Z_2 在 X_1（身高）、X_2（坐高）及 X_4（胸围）上的因子载荷较大，故可认为该主成分反映的是体形方面的信息；而第三主成分 Z_3 则主要反映了来自原始指标 X_6（肺活量）的信息。

从因子载荷阵可知，第一主成分 Z_1 与各原始变量之间的关系均较为密切，第二主成分 Z_2 与原始变量 X_1、X_2 及 X_4 之间的关系较为密切，而第三主成分 Z_3 与原始变量 X_6 之间的关系较为密切。

由以上讨论可知，经主成分分析，在基本保留原数据信息量的前提下，将 6 个具有一定相关性的原始指标降为 3 个相互独立的主成分，这就为利用主成分作进一步的统计分析奠定了基础。

三、主成分分析的应用

根据主成分的定义及性质，已大体上能看出主成分分析的一些应用。概括地说，主成分分析主要有以下几方面的应用。

1. 对原始指标进行综合，以少数几个互不相关的主成分来反映原始指标的主要信息，以便作进一步的统计分析。

例如，若需将多个存在多元共线性的自变量引入回归方程，由于共线性的存在，直接

Notes

建立的多元线性回归方程具有不稳定性，严重时甚至无法求得偏回归系数。若采用逐步回归，则不得不删除一些自变量，这亦与初衷相悖。如果将主成分分析与多元线性回归结合使用，则可解决这类问题。具体做法是：先对多个自变量作主成分分析，综合出少数几个主成分，然后以这几个主成分为自变量与应变量建立回归方程。这样，既减少了回归分析中自变量的个数，而且作为自变量的各主成分互不相关，保证了回归方程的稳定性，同时，由于主成分是各原始变量的线性组合，因此，通过主成分建立的回归方程实际上亦可视为应变量与各原始自变量之间的线性回归方程。这样就可把存在多元共线性的多个自变量引入回归方程。这种将主成分分析与多元线性回归分析结合使用的方法称为主成分回归（1965，W.F.Massy）。

2. **探索多个原始指标对个体特征的影响作用**　主成分分析可以视为一种探索性方法，对于多个原始指标，求出主成分后，可以利用因子载荷阵的结构，进一步探索各主成分与多个原始指标之间的相互关系，弄清原始指标对各主成分的影响作用。这在医学研究中具有较为广泛的用途，如对于观察了多个原始指标（如身高、坐高、体重、胸围、肩宽、肺活量等）的特定人群，通过主成分分析，求出了生长发育、身体素质、健康状况等方面的综合指标，然后再根据因子载荷阵，就可以对影响各综合指标的原始指标进行探索，找出影响各综合指标的主要影响因素（原始指标）。

3. **对样品进行综合评价**　求出主成分后，选择前 m 个主成分 $Z_1, Z_2, \cdots, Z_m$，以每个主成分的贡献率 $c_i = \lambda_i/p$ 作为权数，构造综合评价函数：

$$I = c_1 Z_1 + c_2 Z_2 + \cdots + c_m Z_m \tag{24-8}$$

对样品进行综合评价时，先计算出每一样品的各主成分得分，然后将其代入上式，即可求得各样品的 I 值。一般说来，这个 I 值越大，则表明该样品的综合评价效果越好。当然，这要根据各主成分的专业意义而定。

这里，用各主成分的贡献率 $c_i = \lambda_i/p$ 作为权数是合理的，因为贡献率 c_i 是 Z_i 的方差 λ_i 占全部总方差的比例，而方差越大的变量越重要，自然应该具有较大的权数。这种方法实际上是一种客观定权法，它避免了在进行综合评价时采用主观定权的诸多弊端。

第二节　因 子 分 析

因子分析（factor analysis）是一种从分析多个原始指标的相关关系入手，找出支配这种相关关系的有限个不可观测的潜在变量，并用这些潜在变量来解释原始指标之间的相关性或协方差关系的多元统计分析方法。从本质上讲，因子分析实际上就是一种探讨潜在变量是怎样影响原始观测变量的方法。因子分析主要有两种基本形式：探索性因子分析（exploratory factor analysis）和验证性因子分析（confirmatory factor analysis）。探索性因子分析（EFA）在于寻找支配原始变量的潜在因素，进而探讨事物内在的本质结构；而验证性因子分析（CFA）是用来检验事先假定的因子结构模型是否与观测数据吻合。本节仅介绍探索性因子分析的一些基本概念和具体方法，并结合实例讨论其在医学研究中的应用。

一、因子分析的基本概念

1. **因子模型**　假设观测了 n 例样品的 p 个指标 $X_1, X_2, \cdots, X_p$，得观测数据形如表 24-1。需要通过分析各指标 $X_1, X_2, \cdots, X_p$ 之间的相关性，找出起支配作用的潜在因素——公因子（common factor）$F_1, F_2, \cdots F_q (q \leqslant p)$ 使得这些公因子可以解释各指标之间的相关性，即建立如下的模型（为方便计，我们假设各 X_i 为标准化数据）：

Notes

$$\begin{cases} X_1 = a_{11}F_1 + a_{12}F_2 + \cdots + a_{1q}F_q + U_1 \\ X_2 = a_{21}F_1 + a_{22}F_2 + \cdots + a_{2q}F_q + U_2 \\ \cdots \\ X_p = a_{p1}F_1 + a_{p2}F_2 + \cdots + a_{pq}F_q + U_p \end{cases} \tag{24-9}$$

或写成如下的矩阵形式：

$$\underset{p \times 1}{\boldsymbol{X}} = \underset{p \times q}{\boldsymbol{A}} \ \underset{q \times 1}{\boldsymbol{F}} + \underset{p \times 1}{\boldsymbol{U}}$$

其中

$$\boldsymbol{X} = \begin{pmatrix} X_1 \\ X_2 \\ \vdots \\ X_p \end{pmatrix}, \quad \boldsymbol{A} = \begin{pmatrix} a_{11} & a_{12} & \cdots & a_{1q} \\ a_{21} & a_{22} & \cdots & a_{2q} \\ \vdots & \vdots & \ddots & \vdots \\ a_{p1} & a_{p2} & \vdots & a_{pq} \end{pmatrix}, \quad \boldsymbol{F} = \begin{pmatrix} F_1 \\ F_2 \\ \vdots \\ F_q \end{pmatrix}, \quad \boldsymbol{U} = \begin{pmatrix} U_1 \\ U_2 \\ \vdots \\ U_p \end{pmatrix}$$

在模型(24-9)中，要求

① 各 X_i 的均数为 0，方差为 1 ($\overline{X}_i = 0$，$s_i^2 = 1$)；各公因子 F_j 的均数为 0，方差为 1 ($\overline{F}_j = 0$，$s_{F_j}^2 = 1$)；各特殊因子 (specific factor) U_i 的均数为 0，方差为 σ_i^2 ($\overline{U}_i = 0$，$s_{U_i}^2 = \sigma_i^2$)。

② 各公因子之间的相关系数为 0 ($r_{F_i, F_j} = 0$)；各特殊因子之间的相关系数为 0 ($r_{U_i, U_j} = 0$)；各公因子与各特殊因子之间的相关系数为 0 ($r_{F_j, U_i} = 0$)；

即原始指标向量 $\boldsymbol{X}$ 的协方差矩阵 $\Sigma_{\boldsymbol{X}}$、公因子向量 $\boldsymbol{F}$ 的协方差矩阵 $\Sigma_{\boldsymbol{F}}$ 均为相关矩阵，且 $\Sigma_{\boldsymbol{F}}$ 为单位阵；特殊因子向量 $\boldsymbol{U}$ 的协方差矩阵 $\Sigma_{\boldsymbol{U}}$ 为对角阵：

$$\Sigma_{\boldsymbol{X}} = \mathbf{R}_{\boldsymbol{X}}, \quad \Sigma_{\boldsymbol{F}} = \mathbf{R}_{\boldsymbol{F}} = \mathbf{I}_{q \times q}, \quad \Sigma_{\boldsymbol{U}} = \begin{pmatrix} \sigma_1^2 & & & \\ & \sigma_2^2 & & \\ & & \ddots & \\ & & & \sigma_p^2 \end{pmatrix} \tag{24-10}$$

由此可知，求公因子的问题，就是求满足上述条件的 $p \times q$ 阶矩 $\mathbf{A}_{p \times q}$。

2. 几个有关的统计量

(1) 公共度：矩阵 $\boldsymbol{A}$ 的第 i 行元素的平方和

$$h_i^2 = \sum_{k=1}^q a_{ik}^2, \qquad i = 1, 2, \cdots, p$$

称为公共度或公因子方差 (communality)。h_i^2 的大小反映了全体公因子对原始指标 X_i 的影响。

公共度 h_i^2 的取值范围为：$0 \le h_i^2 \le 1$。当 $h_i^2 = 1$ 时，说明 X_i 只由公因子的线性组合来表示，而与特殊因子无关；当 h_i^2 接近于 0 时，表明原始指标 $X_1, X_2, \cdots, X_p$ 受公因子的影响不大，而主要是由特殊因子来描述的。因此"公共度" h_i^2 反映了原始指标 X_i 对所有公因子的依赖程度。

(2) 因子贡献及因子贡献率：矩阵 $\boldsymbol{A}$ 的第 j 列元素的平方和

$$g_j^2 = \sum_{i=1}^p a_{ij}^2, \qquad i = 1, 2, \cdots, p$$

称为 F_j 的因子贡献。g_j^2 反映了第 j 个公因子 F_j 对所有原始指标的影响。显然，g_j^2 的值越大，则 F_j 对原始指标的影响也越大。

注意到数据标准化后，全部原始指标的总方差为指标个数 p，故

$$\frac{g_j^2}{p} = \frac{\sum\limits_{i=1}^p a_{ij}^2}{p}$$

反映了公因子 F_j 对原始指标方差贡献程度的大小，因此，称 g_j^2/p 为 F_j 的因子贡献率。

(3) 因子载荷及因子载荷阵：对于满足条件①、②的因子模型(24-9)，可以证明：

$$a_{ij} = r_{X_i, F_j}$$

Notes

即 a_{ij} 就是 X_i 与 F_j 之间的相关系数。

显然，a_{ij} 作为 X_i 与 F_j 之间的相关系数，它反映了 X_i 与 F_j 之间相互联系的密切程度；另一方面，a_{ij} 作为模型（24-9）中公因子的系数，它又体现了原始指标 X_i 的信息在公因子 F_j 上的反映，因此称 a_{ij} 为原始指标 X_i 在公因子 F_j 上的因子载荷（factor loading），而称矩阵 $\mathbf{A}=(a_{ij})_{p\times q}$ 为因子载荷矩阵（factor pattern）。

二、因子载荷阵的求解

1. 因子载荷阵的求解　下面我们来讨论怎样由一组 $X_1, X_2, \cdots, X_p$ 的样本观测值求出因子载荷矩阵 A。计算步骤如下：

（1）计算相关系数矩阵 $\boldsymbol{R}_X$

① 将收集到的原始数据整理为表 24-1 的形式；

② 对各指标作标准化，并求出标准化后指标间的相关系数矩阵 $\boldsymbol{R}_X$；

$$\boldsymbol{R}_X = \begin{pmatrix} r_{11} & r_{12} & \cdots & r_{1p} \\ r_{21} & r_{22} & \cdots & r_{2p} \\ \vdots & \vdots & \ddots & \vdots \\ r_{p1} & r_{p2} & \cdots & r_{pp} \end{pmatrix} = \begin{pmatrix} 1 & r_{12} & \cdots & r_{1p} \\ r_{21} & 1 & \cdots & r_{2p} \\ \vdots & \vdots & \ddots & \vdots \\ r_{p1} & r_{p2} & \cdots & 1 \end{pmatrix}$$

（2）求出指标间的约相关矩阵 $\boldsymbol{R}^*$（reduced correlation matrix）

将相关矩阵 $\boldsymbol{R}_X$ 的对角线元素换为公因子方差 h_i^2，即得约相关矩阵

$$\boldsymbol{R}^* = \begin{pmatrix} h_1^2 & r_{12} & \cdots & r_{1p} \\ r_{21} & h_2^2 & \cdots & r_{2p} \\ \vdots & \vdots & \ddots & \vdots \\ r_{p1} & r_{p2} & \cdots & h_p^2 \end{pmatrix}$$

（3）求出约相关矩阵 $\boldsymbol{R}^*$ 所有大于零的特征值（eigenvalue）及相应的特征向量（eigenvector）

由 $\boldsymbol{R}^*$ 的特征方程

$$|\boldsymbol{R}^* - \lambda \boldsymbol{I}| = 0$$

求得 p 个特征值，取前 q 个大于等于零者，并按从大到小的顺序排列为：

$$\lambda_1 \geqslant \lambda_2 \geqslant \cdots \geqslant \lambda_q \geqslant 0$$

再由矩阵方程

$$(\boldsymbol{R}^* - \lambda_j \boldsymbol{I})\boldsymbol{l}_j = O_{p\times 1} \qquad j = 1, 2, \cdots, q$$

求得各 λ_j 所对应的特征向量 $\boldsymbol{l}_j$，并将 $\boldsymbol{l}_j$ 单位化，仍记为 $\boldsymbol{l}_j$；

（4）写出因子载荷阵 $\boldsymbol{A}$，并得出原始指标 $\boldsymbol{X}$ 的公因子表达式

$$\boldsymbol{A} = (\sqrt{\lambda_1}\boldsymbol{l}_1 \quad \sqrt{\lambda_2}\boldsymbol{l}_2 \quad \cdots \quad \sqrt{\lambda_q}\boldsymbol{l}_q)_{p\times q} = \begin{pmatrix} a_{11} & a_{12} & \cdots & a_{1q} \\ a_{21} & a_{22} & \cdots & a_{2q} \\ \vdots & \vdots & \ddots & \vdots \\ a_{p1} & a_{p2} & \vdots & a_{pq} \end{pmatrix}$$

$$\begin{cases} X_1 = a_{11}F_1 + a_{12}F_2 + \cdots + a_{1q}F_q \\ X_2 = a_{21}F_1 + a_{22}F_2 + \cdots + a_{2q}F_q \\ \cdots \\ X_p = a_{p1}F_1 + a_{p2}F_2 + \cdots + a_{pq}F_q \end{cases}$$

注意，这里得到的原始指标 $\boldsymbol{X}$ 的公因子表达式实际上仍是近似的。

2. 约相关矩阵 $\boldsymbol{R}^*$ 的估计　需要指出的是，在因子分析结束之前，约相关矩阵 $\boldsymbol{R}^*$ 中主对角线上的元素 h_i^2 是未知的。因此，在实际问题中欲建立因子分析模型，必须对约相关矩阵 $\boldsymbol{R}^*$ 进行

Notes

估计。我们知道，约相关矩阵 $\boldsymbol{R}^*$ 与相关矩阵 $\boldsymbol{R}_X$ 除主对角元素外是完全相同的，因此，只需对 $\boldsymbol{R}^*$ 的主对角元素 h_i^2 进行估计，估计的方法不同，所进行的因子分析方法就不同。下面介绍两种常用的约相关矩阵 $\boldsymbol{R}^*$ 的估计方法。

（1）主成分解：取 $h_i^2 = 1$，这时，$\boldsymbol{R}^* = \boldsymbol{R}_X$，进行分析的结果即为主成分分析的结果，按相应规则保留一定数目的主成分，所得主成分就是公因子。这样所得的解称为因子分析的主成分解。

（2）主因子解：先估计 h_i^2，一般可用

① h_i^2 取为第 i 个指标与其他所有指标的多元复相关系数的平方；

② h_i^2 取为 $\boldsymbol{R}_X$ 第 i 行上各相关系数绝对值的最大值（主对角元除外）；

③ 确定 $\boldsymbol{R}_X$ 第 i 行上最大的两个值（主对角元除外），如第 i 行上最大的两个相关系数为 r_{ik}, $r_{il,}$，取 $h_i^2 = \dfrac{r_{ik}r_{il}}{r_{kl}}$；

④ 取 $h_i^2 = 1$，它等价于主成分解；

⑤ 由分析者自行确定。

由此估计出约相关矩阵，进行因子分析的计算，所得结果即为主因子解。

注意，公因子的主成分解和主因子解实际上均为近似解，为了得到近似程度更好的解，常常采用迭代法，即将上述 h_i^2 的各种取值视为公因子方差的初始估计值，求得的因子载荷矩阵 $\boldsymbol{A}$ 则为初始解，再由解得的 $\boldsymbol{A}$，按 $h_i^2 = \sum\limits_{k=1}^{q} a_{ik}^2$ 计算出公因子方差，重复上述步骤，直至解稳定为止。

此外，还可以用极大似然法来估计因子载荷阵，该法需要较多的计算，有时还可能不收敛，但所获得的结果具有较好的统计性质。

3. 保留公因子时需要注意的几个问题　根据因子模型的性质及因子载荷阵的求解过程可知，在进行因子分析时我们总是希望：

（1）保留的公因子个数 q 远小于原始指标个数 p[1]；

（2）保留的公因子所对应的特征值 $\lambda_j(\lambda_j = g_j^2, j = 1, 2, \cdots, q)$ 最好都大于 1，且它们的和接近于 p，即 p 个原始指标的总方差基本上能被所保留的公因子解释；

（3）各公因子方差 $h_i^2(i = 1, 2, \cdots, p)$ 接近于 1，即各原始指标 X_i 的方差绝大部分能由所保留的公因子解释；

（4）所有原始指标在同一公因子 F_j 上的因子载荷的绝对值 $|a_{ij}|(i = 1, 2, \cdots, p$ 即竖读因子载荷阵 $\boldsymbol{A}$）之间的差别应尽可能大，使得公因子 F_j 的意义主要由 1 或几个 $|a_{ij}|$ 值大的原始指标所表达。

例 24-2　某医院为了合理地评价该院各月的医疗工作质量，搜集了 3 年有关门诊人次、出院人数、病床利用率、病床周转次数、平均住院天数、治愈好转率、病死率、诊断符合率、抢救成功率等 9 个指标数据，如表 24-7。试进行因子分析。

表 24-7　某医院 3 年的医疗工作质量有关指标实测值

年月 X_0	门诊人次 X_1	出院人数 X_2	病床利用率(%) X_3	病床周转次数 X_4	平均住院天数 X_5	治愈好转率(%) X_6	病死率(%) X_7	诊断符合率(%) X_8	抢救成功率(%) X_9
1991.01	4.34	389	99.06	1.23	25.46	93.15	3.56	97.51	61.66
1991.02	3.45	271	88.28	0.85	23.55	94.31	2.44	97.94	73.33
...	...	...	...	...	...	...	...	...	...
1993.12	3.77	627	86.47	1.24	23.22	91.17	3.40	98.98	89.80

[1] 关于公因子保留个数的问题，在实际工作中，一般有以下几种方法：

① 以特征值大小来决定：即保留 $\lambda \geq 1$ 所对应的公因子；

② 以累积贡献率来决定：即若前 k 个公因子的累积贡献率达到一特定的数量（一般认为达到 70% 以上为宜），则保留前 k 个公因子。

Notes

利用 SAS 系统的 FACTOR 过程,可得如下结果:

① 主成分解(取约相关矩阵 $\boldsymbol{R}^{*}$ 主对角元素 $h_i^2 = 1$)

由表 24-8,前三个特征值大于 1,但其累积贡献率仅为 0.6941,不足 70%,故考虑取前 4 个公因子,这时累积贡献率为 0.7813。

表 24-8 约相关矩阵的特征值

	1	2	3	4	5	6	7	8	9
特征值	2.8074	1.9911	1.4483	0.7851	0.6807	0.5413	0.4530	0.1745	0.1186
前后特征值的差值	0.8163	0.5428	0.6632	0.1044	0.1394	0.0882	0.2785	0.0560	—
贡献率	0.3119	0.2212	0.1609	0.0872	0.0756	0.0601	0.0503	0.0194	0.0132
累积贡献率	0.3119	0.5332	0.6941	0.7813	0.8570	0.9171	0.9674	0.9868	1.0000

竖读表 24-9 所提供的因子载荷阵,发现因子 1 在多数原始指标上都有较大的载荷;因子 2 在门诊人次、病床利用率、病床周转次数、诊断符合率、抢救成功率等指标上有较大的载荷;因子 3 在治愈好转率、病死率、平均住院天数等指标上有较大的载荷;因子 4 在出院人数、门诊人次、病床利用率等指标上有较大的载荷。由此可知,除因子 1 可初步认定为综合因子外,其余 3 个因子的意义不明显,每个公因子所解释的方差见表 24-10。

表 24-9 因子载荷阵

	因子 1	因子 2	因子 3	因子 4
X_1	−0.2546	0.7700	0.0078	0.4702
X_2	0.7659	0.1277	0.0906	0.5084
X_3	0.2443	0.7764	−0.0857	−0.4430
X_4	0.6893	0.6606	−0.0706	−0.0197
X_5	−0.7242	0.1246	0.4401	0.1894
X_6	0.0393	−0.0708	0.8882	−0.0089
X_7	−0.4046	−0.1638	−0.6633	0.2427
X_8	−0.6228	0.4019	0.0413	−0.1164
X_9	0.7373	−0.3659	0.0589	0.0209

表 24-10 由每个公因子所解释的方差 g_i^2

因子 1	因子 2	因子 3	因子 4
2.8074	1.9911	1.4483	0.7851

由表 24-11 可知,各指标的公因子方差均超过 50%,其中绝大多数都接近或超过 70%,这说明 4 个公因子已经能够较好地反映各指标所包含的大部分信息。

表 24-11 主成分因子分析后的公共度 h_i^2

X_1	X_2	X_3	X_4	X_5	X_6	X_7	X_8	X_9
0.8788	0.8696	0.8661	0.9168	0.7696	0.7956	0.6894	0.5646	0.6814

② 主因子解(取约相关矩阵 $\boldsymbol{R}^{*}$ 主对角元素 h_i^2 为 X_i 与其他所有变量的复相关系数的平方)

由表 24-12 知,本例主因子解的前两个特征值均大于 1,且它们提供的累积贡献率已超过 80%,一般说来,只取前两个公因子即可,本例为方便起见,仍取了四个公因子。

由表 24-13 的因子载荷阵可以发现,本例主因子解除因子 1 可初步认定为综合因子外,其余 3 个因子的专业意义尚不明显,用每个公因子所解释的方差见表 24-14。

Notes

表 24-12   约相关矩阵的特征值

	特征值	前后特征值的差值	贡献率	累积贡献率
1	2.4020	0.7905	0.4839	0.4839
2	1.6115	0.7102	0.3246	0.8085
3	0.9013	0.5134	0.1816	0.9900
4	0.3879	0.2703	0.0781	1.0682
5	0.1176	0.0836	0.0237	1.0919
6	0.0340	0.0597	0.0068	1.0987
7	−0.0257	0.1382	−0.0052	1.0935
8	−0.1639	0.1365	−0.0330	1.0605
9	−0.3004	−	−0.0605	1.0000

表 24-13   因子载荷阵

	因子 1	因子 2	因子 3	因子 4
X_1	−0.178 45	0.688 36	0.033 13	0.335 91
X_2	0.729 98	0.029 43	0.128 35	0.360 37
X_3	0.287 05	0.687 71	−0.064 34	−0.343 04
X_4	0.739 37	0.579 53	−0.036 13	−0.022 79
X_5	−0.655 92	0.176 95	0.381 09	0.085 71
X_6	0.020 66	−0.070 04	0.705 35	−0.084 88
X_7	−0.341 71	−0.076 58	−0.480 97	0.111 16
X_8	−0.498 09	0.361 20	0.021 59	−0.005 44
X_9	0.642 42	−0.394 27	0.061 02	0.008 49

表 24-14   由每个公因子所解释的方差 g_i^2

因子 1	因子 2	因子 3	因子 4
2.4020	1.6115	0.9013	0.3879

由表 24-15 可知，X_7、X_8 的公共度偏小（不足 40%），这说明即使取了四个公因子，也并不能很好地反映各原始指标的信息。

表 24-15   因子分析后的公共度 h_i^2

X_1	X_2	X_3	X_4	X_5	X_6	X_7	X_8	X_9
0.6196	0.6801	0.6772	0.8843	0.6141	0.5101	0.3663	0.3791	0.5719

三、因 子 旋 转

寻找公因子的主要目的在于弄清各公因子的专业意义，以便对实际问题进行分析。当求得的公因子的专业意义不清楚时，可以通过因子旋转的方法来解决。

可以证明，对任一正交阵 T 而言，若 F 是公因子，则 TF 仍是公因子；若矩阵 A 是一个因子载荷阵，则 AT 仍是因子载荷阵。从这个意义上讲，因子分析的解是不唯一的。利用这一点，在实际工作中，如果求得的因子载荷阵 A 不甚理想，则可右乘一个正交阵 T，使 AT 能有更好的实际意义。这样一种变换因子载荷矩阵的方法，称为因子轴的正交旋转，或称因子正交旋转。

正交旋转具有下列性质：

① 保持各指标的公因子方差不变；

Notes

② 旋转后所得的公因子保持互不相关。

可以按不同的原则来求得正交变换矩阵，相应地就有不同的正交旋转方法。常用的是方差最大法（varimax），该法通过旋转使每一公因子上因子载荷的平方向 0 和 1 两极分化，造成尽可能大的差别，以使各公因子尽可能支配不同的原始指标，从而使各公因子具有较为清晰的专业意义。

其他的正交旋转还有四次方最大旋转（quartimax）、均方最大旋转（equamax）等。

除正交旋转外，有时还可进行斜交旋转，即 $A \to AP$，P 不限于正交阵，但要求 P 为满秩阵。斜交旋转不能保证各公因子的互不相关性，且对因子载荷的解释要复杂得多，但在加大因子载荷平方的差别上，取得的效果一般要比正交旋转的效果好。

例 24-3（续例 24-2）　对例 24-2 所得主因子解的因子载荷阵进行最大四次方（quartimax）正交旋转（表 24-16）。

在主因子解的基础上，进行 quartimax 正交旋转，得：

表 24-16　正交变换阵

	1	2	3	4
1	−0.8573	0.4667	0.1369	0.1692
2	0.5001	0.8104	−0.0076	0.3051
3	0.1201	−0.1094	0.9797	0.1178
4	−0.0234	−0.3370	−0.1466	0.9298

表 24-17　旋转后的因子载荷阵

	因子 1	因子 2	因子 3	因子 4
X_1	0.4934	0.3578	−0.0464	0.4960
X_2	−0.6041	0.2291	0.1726	0.4826
X_3	0.0982	0.8139	0.0214	−0.0682
X_4	−0.3478	0.8263	0.0648	0.2764
X_5	0.6946	−0.2332	0.2697	0.0676
X_6	0.0340	−0.0957	0.7068	−0.0137
X_7	0.1943	−0.2064	−0.5337	−0.0345
X_8	0.6104	0.0598	−0.0490	0.0234
X_9	−0.7408	−0.0293	0.1494	0.0035

表 24-18　由每个公因子所解释的方差 g_i^2

因子 1	因子 2	因子 3	因子 4
2.1815	1.6362	0.9184	0.5666

表 24-19　因子分析后的公共度 h_i^2

X_1	X_2	X_3	X_4	X_5	X_6	X_7	X_8	X_9
0.6196	0.6801	0.6772	0.8843	0.6141	0.5101	0.3663	0.3791	0.5719

对旋转后的因子载荷阵表 24-17 进行竖读分析，可以看出：因子 1 出院人数、出院人数、平均住院天数、诊断符合率、抢救成功率等多个指标上有较大的因子载荷；因子 2 在病床利用率、病床周转次数两个指标上的载荷最大；因子 3 在治愈好转率、病死率上的载荷最大，且治愈好转率为正值，病死率为负值，与其专业意义相吻合；因子 4 在门诊人次、出院人数上的载荷最大。因此可以认为，因子 1 反映了该院医疗工作质量各方面的情况，称为综合因子，因子 2 则反映了

病床利用情况,可称为病床利用因子,因子 3 反映的是医疗水平,故称为水平因子,而因子 4 反映的是就诊患者数量,可称为数量因子。

将旋转后的因子载荷阵与主因子解的因子载荷阵进行比较,可以看出,经 quartimax 旋转后,除因子 1 的载荷仍较为均匀地分布在多数指标上外,其余三个因子的载荷都明显地集中在少数指标上,这说明该旋转对因子载荷起到了明显的分离作用,从而使各因子具有了较为清晰的专业意义。

由每个公因子所解释的方差见表 24-18,但从表 24-19 可知,X_7、X_8 的公共度偏小(不足 40%),这说明对主因子解进行 quartimax 旋转后所得的四个公因子,虽然从专业意义上有了较好的解释,但从反映各原始指标信息量的角度看,仍不甚理想。为了解决这个问题,我们尝试对主成分解作 quartimax 旋转,得如下结果:

在主成分解的基础上,进行 quartimax 正交旋转,得(表 24-20~24-23):

表 24-20   正交变换阵

	1	2	3	4
1	−0.8981	0.3954	0.1526	0.1173
2	0.4104	0.7833	0.0268	0.4662
3	0.1151	−0.1399	0.9804	0.0774
4	−0.1086	−0.4588	−0.1217	0.8735

表 24-21   旋转后的因子载荷阵

	因子 1	因子 2	因子 3	因子 4
X_1	0.4945	0.2857	−0.0678	0.7404
X_2	−0.6802	0.1569	0.1472	0.6005
X_3	0.1374	0.9200	0.0279	−0.0030
X_4	−0.3539	0.8089	0.0561	0.3661
X_5	0.7316	−0.3373	0.3013	0.1726
X_6	0.0389	−0.1601	0.8760	0.0326
X_7	0.1935	−0.3069	−0.7459	0.0368
X_8	0.7416	0.1162	−0.0296	0.0159
X_9	−0.8078	−0.0129	0.1579	−0.0613

表 24-22   由每个公因子所解释的方差 g_i^2

因子 1	因子 2	因子 3	因子 4
2.6281	1.8543	1.470 54	1.0790

表 24-23   因子分析后的公共度 h_i^2

X_1	X_2	X_3	X_4	X_5	X_6	X_7	X_8	X_9
0.8788	0.8696	0.8661	0.9168	0.7696	0.7956	0.6894	0.5646	0.6814

将主成分解的 quartimax 旋转结果与主因子解相应的旋转结果作一个比较,不难看出二者的因子载荷矩阵没有本质的变化,因子 1 仍为综合因子,因子 2 为病床利用因子,因子 3 为水平因子,因子 4 为数量因子。而在公共度上二者却有较大的差别:表 24-19 中,所有公因子在 X_6、X_7、X_8、X_9 上的公共度均不足 60%,尤其在 X_7、X_8 上的公共度甚至不足 40%,而表 24-23 则表明,基于主成分解的最大四次方旋转可使四个公因子在每个原始指标上的公共度都达到较为满意的水平。这说明本例采用基于主成分解的 quartimax 旋转效果最为理想。

Notes

四、注 意 事 项

1. 因子分析的解不唯一 由于约相关矩阵 $\boldsymbol{R}^*$ 的取法不唯一,因此,对同一问题可以有不同的因子分析解,如主成分解、主因子解、极大似然解等。在处理实际问题时,可根据具体情况选择不同的方法来获得符合客观实际的解。

即使约相关矩阵确定后,求得的因子分析解仍不唯一,还可通过各种方法进行因子旋转以获得更为满意的解。这里,选用何种方法进行因子旋转,亦需根据专业意义来确定。需要指出的是,如果一次旋转所得结果不够理想,可以用迭代的方法进行多次旋转,直到最后相邻两次旋转所得的因子载荷阵改变不大时即可停止。

2. 因子得分问题 因子模型建立起来后,是否可以将各公因子 F_j 表示为原始指标 X_1, $X_2,\cdots,X_p$ 的线性组合,从而进一步根据原始指标的观测值求各公因子的得分呢?这个问题,从数学模型上看,就是要建立如下的模型:

$$\underset{q\times 1}{\boldsymbol{F}} = \underset{q\times p}{\boldsymbol{B}}\ \underset{p\times 1}{\boldsymbol{X}}$$

上式中的矩阵 $\underset{q\times p}{\boldsymbol{B}}$ 称为因子得分阵,一般说来,因子得分阵不能直接计算,但可以用不同的方法进行估计,常用的方法是最小二乘意义下的回归法,具体计算方法可查阅有关的参考文献。

3. 主成分分析与因子分析之间的关系

(1)两者的分析重点不一致。主成分分析重点在综合原始变量的信息,而因子分析则重在解释原始变量之间的关系。此外,主成分分析中各主成分的得分是可以准确计算的,而因子分析中各公因子得分只能进行估计。

(2)两者之间具有密切的联系。由于主成分分析与因子分析都是从分析多个原始变量之间的相关关系入手,寻找各变量之间的共性因素,因此从方法学原理上讲,两种方法之间并没有本质上的差别,只是因子分析在主成分分析的基础上进行了推广,这就是为什么因子分析的主成分解与主成分分析的结果完全一致的原因。

第三节 案 例

案例 24-1 某研究者在儿童生长发育调查中测量了许多指标,其中关于心脏的指标为心脏横径、心脏纵径、心脏宽径、胸腔横径及心脏面积,数据见表 24-24。

表 24-24 33 名 8 岁正常男童心脏横径、心脏纵径、心脏宽径、胸腔横径及心脏面积的实测值

心脏横径(cm) X_1	心脏纵径(cm) X_2	心脏宽径(cm) X_3	胸腔横径(cm) X_4	心脏面积(cm²) X_5
7.50	7.90	6.40	18.60	37.76
7.10	8.30	6.80	18.90	40.29
8.50	9.10	7.20	20.70	48.10
8.33	8.80	7.20	18.40	48.28
8.60	9.20	7.20	20.50	48.47
9.10	10.20	7.70	20.90	49.09
8.30	9.30	7.40	20.20	49.74
8.80	9.30	7.30	18.50	51.37
9.00	9.70	6.90	19.80	52.27
9.00	9.60	7.10	20.20	52.49
8.90	9.20	8.00	20.90	53.41
8.60	10.00	7.30	19.39	53.79
9.00	9.40	7.60	19.70	54.05
9.40	10.00	7.40	21.00	54.30

Notes

续表

心脏横径（cm）X_1	心脏纵径（cm）X_2	心脏宽径（cm）X_3	胸腔横径（cm）X_4	心脏面积（cm²）X_5
9.00	9.60	7.70	20.50	54.63
8.60	9.80	7.60	20.40	54.66
8.80	9.70	8.00	19.80	54.73
9.00	10.00	7.80	20.00	56.08
9.50	9.90	7.80	20.80	57.00
9.20	10.40	7.60	20.60	58.73
9.30	10.20	7.70	21.90	60.10
9.40	10.40	7.20	21.50	60.61
9.40	10.10	8.30	20.40	61.56
8.80	10.20	8.30	20.40	63.19
9.30	10.40	8.00	21.30	63.85
9.40	10.70	8.00	21.00	64.10
9.10	10.50	8.00	21.70	64.10
10.30	10.50	7.60	21.70	64.71
9.60	10.70	8.50	22.50	66.16
9.60	10.30	8.10	21.60	66.89
10.30	10.90	8.40	22.10	68.61
10.20	11.10	8.40	22.40	70.95
10.30	10.80	8.60	21.50	71.72

试进行主成分分析及因子分析。

主成分分析的主要结果（表24-25，表24-26，表24-27）：

表24-25　相关矩阵

	X_1	X_2	X_3	X_4	X_5
X_1	1.0000	0.8834	0.7191	0.7809	0.8861
X_2	0.8834	1.0000	0.7723	0.8075	0.9264
X_3	0.7191	0.7723	1.0000	0.6760	0.8534
X_4	0.7809	0.8075	0.6760	1.0000	0.7899
X_5	0.8861	0.9264	0.8534	0.7899	1.0000

表24-26　相关矩阵的特征值

	特征值	前后特征值的差值	贡献率	累积贡献率
1	4.2455	3.8998	0.8491	0.8491
2	0.3457	0.1075	0.0691	0.9182
3	0.2382	0.1246	0.0476	0.9659
4	0.1136	0.0565	0.0227	0.9886
5	0.0571	—	0.0114	1.0000

表24-27　相关矩阵的特征向量

	Z_1	Z_2	Z_3	Z_4	Z_5
X_1	0.4509	−0.2442	−0.5213	0.6661	0.1472
X_2	0.4637	−0.1036	−0.2743	−0.6754	0.4928
X_3	0.4227	0.7662	0.3523	0.2145	0.2534
X_4	0.4264	−0.5635	0.7035	0.0643	−0.0400
X_5	0.4704	0.1584	−0.1842	−0.2237	−0.8183

Notes

保留 1 个公因子时的主要结果:

表 24-28　因子载荷阵

	因子 1
X_1	0.9290
X_2	0.9554
X_3	0.8710
X_4	0.8785
X_5	0.9692

表 24-29　因子所能解释的方差

因子 1
4.2455

表 24-30　最终共性估计值 总和为 4.245 467

X_1	X_2	X_3	X_4	X_5
0.8630	0.9127	0.7586	0.7718	0.9393

保留 2 个公因子时主成分因子分析的主要结果:

表 24-31　因子载荷阵

	因子 1	因子 2
X_1	0.9290	−0.1436
X_2	0.9554	−0.0609
X_3	0.8710	0.4505
X_4	0.8785	−0.3313
X_5	0.9692	0.0931

表 24-32　因子所能解释的方差

因子 1	因子 2
4.2455	0.3457

表 24-33　最终共性估计值 总和为 4.591 119

X_1	X_2	X_3	X_4	X_5
0.8836	0.9164	0.9616	0.8815	0.9480

表 24-34　正交变换阵(旋转方法: 最大方差法)

	1	2
1	0.7604	0.6495
2	−0.6495	0.7604

表 24-35　旋转后因子载荷阵

	因子 1	因子 2
X_1	0.7997	0.4942
X_2	0.7660	0.5741
X_3	0.3698	0.9082
X_4	0.8832	0.3186
X_5	0.6765	0.7003

Notes

表 24-36　因子所能解释的方差

因子 1	因子 2
2.6006	1.9905

表 24-37　最终共性估计值总和为 4.591 119

X_1	X_2	X_3	X_4	X_5
0.8836	0.9164	0.9616	0.8815	0.9480

试讨论：

（1）这 5 个指标之间是否存在较强的相关性？

（2）根据上述计算结果，你认为应该保留几个主成分？为什么？

（3）各主成分分别提取了原始指标中多大的信息量？

（4）写出第一主成分的表达式。

（5）你认为应取几个公因子更为恰当？为什么？

（6）取 2 个公因子时，进行方差最大旋转是否一定必要？旋转前、后各说明什么问题？

小　结

1. 主成分分析的目的就是从多个数值变量之间的相互关系入手，找出各变量之间的共享信息，将多个变量简化为少数几个互不相关的能充分反映总体信息的综合变量，从而在不损失主要信息的前提下解决了多元共线性问题，以便于进一步分析。因此，在实际问题的分析中，主成分分析实际上只是一种中间手段，其作用主要是为采用其他多元统计分析方法奠定基础。

2. 因子分析也是从分析多个原始变量之间的相关关系入手，找出支配这种相关关系的有限个不可观测的潜在变量——公因子，并利用这些公因子来解释原始变量之间的相关性的多元统计分析方法。由于因子分析的目的主要在于利用提取出来的公因子对原始变量之间的相关性作出解释，因此，因子分析一般要求提取出来的各公因子要有实际意义，如果提取出来的公因子的实际意义不清楚，则可通过适当的旋转，改变信息量在不同因子上的分布，以明确公因子的实际意义，使所得结果便于解释。

3. 由于主成分分析与因子分析都是从分析多个原始变量之间的相关关系入手，寻找各变量之间的共性因素，因此在方法学原理上两种方法之间并没有本质上的差别，只是因子分析在主成分分析的基础上进行了推广，这就是为什么因子分析的主成分解与主成分分析的结果完全一致的原因。当然，二者的分析重点和分析目的却是不同的。主成分分析是为了综合原始变量的信息，以便进一步分析，而因子分析则是为了寻找潜在因子，以便对原始变量反映出来的现象进行解释。

4. 本章介绍的重要概念有：主成分、相关矩阵的特征根、第 i 主成分的贡献率、前 k 个主成分的累积贡献率、公共度（公因子方差）、因子贡献及因子贡献率、因子载荷及因子载荷阵、约相关矩阵。

5. 主成分的计算步骤：

（1）对各原始指标数据进行标准化；

（2）求出相关矩阵 $\boldsymbol{R}$；

（3）求出相关矩阵的特征值和特征值所对应的特征向量；

（4）写出主成分的表达式。

Notes

6.因子分析的计算步骤：

（1）对各原始指标数据进行标准化；

（2）求出相关矩阵 R 及约相关矩阵 R^*（需要对约相关矩阵的对角线元素进行估计）；

（3）求出约相关矩阵 R^* 所有大于零的特征值及相应的特征向量；

（4）写出因子载荷阵 A，并得出原始指标 X 的公因子表达式；

7.确定主成分或公因子个数的原则：

（1）以累积贡献率来确定。当前 k 个主成分/公因子的累积贡献率达到某一特定的值时（一般以大于70%为宜），则保留前 k 个主成分/公因子。

（2）以特征值大小来确定。即若某主成分/公因子所对应的特征值大于1，则保留该主成分/公因子，否则就去掉该主成分/公因子。

在实际工作中，究竟取前几个主成分/公因子，除了考虑以上两个原则之外，还要结合各主成分/公因子的专业意义来定。一般说来，保留的主成分/公因子个数都远小于原始指标的个数。

8.因子分析的解不唯一。一是约相关矩阵 R^* 的取法不唯一，从而使同一问题可以有不同的因子分析解，如主成分解、主因子解、极大似然解等。在处理实际问题时，可根据具体情况选择不同的方法来获得符合客观实际的解；二是当约相关矩阵确定后，求得的因子分析解仍不唯一，还可用不同的方法进行因子旋转，以获得更为满意的解。选用旋转方法需根据专业意义来确定，如果一次旋转所得结果不够理想，可以用迭代的方法进行多次旋转，以获得更为理想的结果。

思考与练习

一、简答题

1.简述主成分分析的基本思想。

2.为什么主成分是按特征值的大小顺序排列的？

3.在主成分分析中，为什么要求各主成分之间互不相关？

4.名词解释：主成分的贡献率和前 k 个主成分的累积贡献率

5.简述因子分析的基本思想。

6.名词解释：公共度、因子贡献及因子贡献率、因子载荷及因子载荷阵。

7.在进行了初步的因子分析后，再作因子旋转有什么作用？

8.因子分析与主成分分析有何区别与联系？

二、计算题

某研究者在某小学测得三年级学生数学、语文、常识、音乐、美术与智商6个指标数据如表24-38：

表24-38　某小学三年级学生数学、语文、常识、音乐、美术、智商6个指标数据的实测值

数学	语文	常识	音乐	美术	智商
78	90	80	70	85	103
84	70	70	87	73	100
80	72	75	77	93	100
52	58	75	62	72	75
93	64	69	85	70	105
89	78	75	73	69	97

续表

数学	语文	常识	音乐	美术	智商
98	75	73	88	75	110
89	95	70	78	80	120
65	84	77	55	66	76
73	75	63	76	64	92
48	82	40	50	73	61
43	45	42	47	65	60
67	70	51	60	64	88
75	78	71	68	72	96
95	97	77	80	75	125
88	92	72	79	68	113
99	92	80	95	77	126
81	88	76	72	70	102

1. 试作主成分分析。

2. 试作因子分析。

（田考聪）

Notes

第二十五章 meta 分析

在医学科研中,针对同一问题常常同时或者先后有许多类似的研究。由于研究对象数量的限制、各种干扰因素的影响以及研究本身的或然性等原因,许多研究结果可能不一致,甚至相反。要获得公认可信的结论,有两种解决方法,一是通过严格设计的大规模随机试验进行验证;二是通过对这些研究及其结果进行综合分析和再评价,有时随机试验结果本身也需要综合。前者基于条件的限制往往难以实现,后者由于可利用一定的统计方法完成,有很高的"效价比"而被广泛采用,这种统计方法就是所谓的 meta 分析。

meta 分析最初应用于教育学、心理学等社会科学领域,1976 年由 Glass 命名为 meta analysis。它是通过搜集已有的或未发表的具有某一可比特性的文献,应用一定的统计学方法综合多个目的相同而相互独立的研究结果得出一个量化的合并效应结论,或者得到同类研究为什么会有不同结果的有关原因的提示,具有较强的科学性和可重复性。常用于临床试验、诊断试验和流行病学研究等方面的综合评价。

第一节 meta 分析的应用条件与基本步骤

meta 分析虽然是系统评价(systematic review,SR)中常用的一种统计方法,但也并不是万能的。对一些经过大样本、多中心的临床试验已得到明确结论的研究,不必做 meta 分析。同时,对那些设计或执行质量很差的研究,如存在严重偏倚的资料,也不能寄希望于通过 meta 分析就能得到可信的结论。

一、meta 分析的应用条件

进行 meta 分析时,基于对研究结果的可靠性和真实性的考虑,应重视如下几点应用要求:

1. 收集的研究资料要全面　全面收集研究资料是进行 meta 分析的先决条件,也是成败的关键。收集与研究目的有关的所有研究的文献资料,主要是通过计算机检索、手工检索等途径,力求全面,尽量减少选择性偏倚。同时,研究者还必须决定是否选择包括那些未发表的文章。未发表的文章一般是提供没有显示效果或提供阴性结果或无结论的文章,而发表的文章一般提供阳性结果,如果仅仅选择发表的文章做 meta 分析,结果有可能夸大阳性效果。

2. 确定 meta 分析研究资料的入选标准及排除标准　对查找到的每篇相关文献,应根据研究的目的及专业要求按预先设定的入选标准和排除标准判断其是否能纳入 meta 分析。文献质量的好坏对分析结果的影响很大,因此,预先设定纳入标准和排除标准非常重要,有时还须根据检索的文献作必要的调整。

3. 研究资料效应指标明确　纳入 meta 分析的研究资料中,计量资料应给出各组的均数($\bar{X}$)、标准差(S)或方差(S^2)、样本例数;分类资料应给出各组的比数比(OR)或相对危险度(RR),以及各组的率(P)及其标准误(Sp)等,或者给出各组的样本量和发病(或死亡)例数等可计算出上述的分类效应指标;对于生存分析资料应能提供风险比(hazard ratio,HR)及其 95% 可信区间(亦称置信区间)、例数或生存曲线图等。

4. 各研究的同质性　meta 分析的统计方法包括固定效应模型(fixed effect model)和随机效应模型(random effect model)。固定效应模型假设各个研究的效应指标统计量是同质的,即都是基于来自同一总体的独立随机样本,各个研究效应指标统计量之间的差异仅仅来自于抽样误差,不同研究间的变异很小,各研究的效应指标统计量与总体参数 θ 的差异均是抽样误差所致。因此,固定效应模型给出的合并效应量(effect size, ES)是各个研究的同一总体参数 θ 的点估计值及其 95% 可信区间。而随机效应模型则是假设各个研究的效应指标统计量是不同质的,即是基于来自不同总体的独立随机样本,各个研究效应指标统计量之间的差异不能用抽样误差来解释,各研究间的变异较大,每个研究的效应指标统计量对应各自的总体参数 $\theta_i (i = 1, 2, \cdots, k)$,但可以假定 θ_i 近似服从 $N(\theta, \tau_\theta^2)$,θ 便是 θ_i 的总体均数。因此,随机效应模型给出的合并效应量则是各个研究的总体参数 θ_i 之总体均数 θ 的点估计值及其 95% 可信区间。

二、meta 分析的基本步骤和报告规范

1. 基本步骤　为了获得一份完整的 meta 分析报告,应从问题的提出、研究资料的收集、数据分析及报告结果等步骤着手,具体如下:

(1) 提出需要并可能解决的问题,制订研究计划:问题一般来自于医学研究中的不确定或有争议方面,往往表现在相同目的的多个研究的结果不一致或相反。同时,由于生命现象的随机性,每次研究的结果很难完全一致,有时也需合并估计平均效应。确定了要进行综合评价加以解决的问题后还需拟订诸如研究目的、现况、意义、方法、资料收集与分析、结果解释、撰写报告等 meta 分析计划。

(2) 检索相关文献:为确保 meta 分析结论的可靠性和真实性,应对检索结果进行查全及查准与否的分析。

(3) 确定纳入和剔除标准,筛选 meta 分析文献:按事先确定的纳入和剔除标准从检索出的文献中筛选符合要求的文献资料。

纳入标准应包括:①各研究假设和研究方法相似;②有研究开展或发表的年限;③各研究对样本大小有明确规定;④各研究中患者的选择和病例的诊断及其分期有明确标准,干预和对照的措施明确;⑤如研究报告可提供 OR(RR、率、HR)及其 95% 可信区间,或可以转化为 OR(RR、率差、HR)及其 95% 可信区间;如为计量资料应可提供均数,标准差和样本量等。

剔除标准应包括:①重复报告;②存在研究设计缺陷,质量差;③数据不完整,结局效应不明确;④统计方法错误且无法修正,无法提供或可供转化为 OR(RR、率、HR)及其 95% 可信区间,计量资料无法提供均数和标准差。

(4) 评价纳入文献的质量:主要考察各个研究是否存在偏倚及其影响程度,评价工具很多,不同的研究类型均有相应的评价方法。如随机对照试验常用的有 Jadad 量表,病例对照研究及队列研究常用的有 NOS 量表,诊断性试验常用的有 QUADAS/QUADAS-2 等。具体内容见本章的第五节。

(5) 提取纳入文献的数据信息:包括基本信息、研究特征、研究结果等内容。

(6) 数据的统计学处理:统计分析主要包括:①效应指标的选择:根据研究资料效应指标不同,meta 分析的合并效应量也称效应尺度(effect magnitude)往往也不同。对于计量资料常用的效应尺度为均数之差、相关系数等,对于分类资料常用的为 OR、RR 和率差(rate difference, RD)等;②异质性检验:根据异质性判断结果选择合适的统计分析模型;③效应尺度的参数估计及其图示;④效应尺度的假设检验。

(7) 敏感性分析:为了了解 meta 分析结论的稳定性,需要通过几种方式来考察 meta 分析结论有无较大变化。主要包括:①选择不同统计模型时,效应合并值点估计和区间估计的差异;②剔除质量相对较差的文献后,结论的差异;③对文献进行分层分析前后,结论的差异;④改变

Notes

纳入、剔除标准前后,结论的差异。

(8)结果的讨论与分析:主要包括:①异质性及其效应尺度的影响;②偏倚的识别和控制;③各种研究类型、研究质量、发布周期等亚组分析;④meta 分析结果的实际意义等。

2. 报告规范 针对 meta 分析报告质量参差不齐的现状,国际上提出了相关的报告规范以促进 meta 分析报告的高质量和规范化。1999 年由加拿大渥太华大学 David Moher 领导的专家小组提出了针对随机对照试验 meta 分析的 QUOROM(the Quality of Reporting of Meta-analysis)声明,该声明可作为撰写 meta 分析报告的写作指南。2009 年由国际著名专家组成的系统评价和 meta 分析优先报告条目(Preferred Reporting Items for Systematic Reviews and Meta-Analysis,PRISMA)小组制定了 PRISMA 指南,主要针对随机对照试验的系统综述和 meta 分析报告,但也可以作为其他类型研究系统综述和 meta 分析报告的基础规范。而适用于流行病学中观察性研究 meta 分析的报告规范为 1997 年在美国疾病预防控制中心资助下由研究小组讨论并制定的 MOOSE(Meta-analysis of Observational Studies in Epidemiology)声明。遗传关联性研究 meta 分析的报告规范可参照 MOOSE 声明,但要注意进行异质性分析、检验哈迪温伯格平衡、避免多重比较以及选择比较敏感的遗传模型等。

第二节 计量资料的 meta 分析

计量资料进行 meta 分析可根据研究目的选择均数之差、相关系数等作为效应尺度,再根据异质性检验结果选择不同的分析模型。若各研究间具有同质性,则采用固定效应模型;否则,应选择随机效应模型。本节以均数之差作为合并效应量为例介绍计量资料的 meta 分析的过程,固定效应模型一般采用 Inverse-variance 法(倒方差加权法),随机效应模型则是在 Inverse-variance 法基础上,采用 DerSimonian-Laird 法,引入校正因子对固定效应模型中的权重进行校正后再计算合并效应量及其 95% 可信区间。

假定有 k 项具有相同目的的独立研究,记第 $i(i=1,2,\cdots,k)$ 项研究中试验组的样本量、均数、标准差分别为 n_{1i}、$\overline{X}_{1i}$、S_{1i},对照组的样本量、均数、标准差分别为 n_{2i}、$\overline{X}_{2i}$、S_{2i}。以均数之差作为合并效应量的 meta 分析的主要计算过程如下。

1. 计算各个研究的均数之差 d_i 及其标准差 S_i

$$d_i = \overline{X}_{1i} - \overline{X}_{2i} \tag{25-1}$$

$$S_i = \sqrt{\frac{S_{1i}^2 + S_{2i}^2}{n_{1i} + n_{2i}}} \tag{25-2}$$

2. 计算 d_i 基于固定效应模型的加权均数 $\overline{d}$ 和权重 w_i

$$w_i = \frac{1}{S_i^2} \tag{25-3}$$

$$\overline{d} = \frac{\sum w_i d_i}{\sum w_i} \tag{25-4}$$

3. 异质性检验

H_0: $\mu_{d_1} = \mu_{d_2} = \cdots = \mu_{d_k}$,即 k 个研究的均数差值的总体均数相同

H_1: k 个研究的均数差值的总体均数不全相同

异质性检验统计量为

$$Q = \sum w_i(d_i - \overline{d})^2 = \sum w_i d_i^2 - (\sum w_i)\overline{d}^2 \tag{25-5}$$

H_0 成立时,Q(有时也记为 Q_W)服从自由度为 $v=k-1$ 的 χ^2 分布。若 $P \leqslant \alpha$(α 一般取 0.10 或 0.05),则拒绝 H_0,可认为各研究间异质性大,采用随机效应模型;若 $P > \alpha$,则不拒绝 H_0,可认为

各研究间具有同质性,应采用固定效应模型。

4. 基于固定效应模型的合并效应量 $\bar{d}$ 的 95% 可信区间

$$\bar{d} \pm 1.96 S_{\bar{d}} \tag{25-6}$$

其中,

$$S_{\bar{d}} = \sqrt{\frac{1}{\sum w_i}} \tag{25-7}$$

5. 基于随机效应模型的合并效应量 $\bar{d}_{DL}$ 及其 95% 可信区间　若异质性检验拒绝零假设,则应采用随机效应模型。该模型由 DerSimonian 和 Laird 于 1986 年提出,当异质性检验统计量 $Q<k-1$,其与固定效应模型相似;当 $Q \geq k-1$,随机效应模型主要是对固定效应模型中的 w_i 加以校正,即计算所谓的校正因子 τ^2 值。具体计算公式如下。

(1) 合并效应量 $\bar{d}_{DL}$ 及其标准误 $S_{\bar{d}_{DL}}$

$$\bar{d}_{DL} = \frac{\sum w_i' d_i}{\sum w_i'} \tag{25-8}$$

$$S_{\bar{d}_{DL}} = \sqrt{\frac{1}{\sum w_i'}} \tag{25-9}$$

其中,

$$w_i' = \frac{1}{\frac{1}{w_i} + \tau^2} \tag{25-10}$$

$$\tau^2 = \begin{cases} \dfrac{Q-(k-1)\sum w_i}{(\sum w_i)^2 - \sum w_i^2} & \text{当} Q \geq k-1 \\ 0 & Q < k-1 \end{cases} \tag{25-11}$$

(2) $\bar{d}_{DL}$ 的 95% 可信区间

$$\bar{d}_{DL} \pm 1.96 S_{\bar{d}_{DL}} \tag{25-12}$$

6. 结论　若合并效应量的 95% 可信区间包含 0,则表明效应合并量与 0 的差异无统计学意义,即试验组与对照组间差异无统计学意义;否则,表明效应合并量与 0 的差异有统计学意义,即试验组与对照组间差异有统计学意义。

例 25-1　某学者评价研究互动多媒体式健康教育对提高癌症患者满意度的效果,按事先确定的纳入和剔除标准筛选了 3 篇符合要求的独立研究文献资料,见表 25-1。试作 meta 分析。

表 25-1　3 个互动多媒体式健康教育对提高癌症患者的满意度效果的研究结果

研究	试验组			对照组		
	n_{1i}	$\bar{X}_{1i}$	S_{1i}	n_{2i}	$\bar{X}_{2i}$	S_{2i}
1	30	22.60	1.80	35	22.70	2.20
2	121	79.10	23.84	125	76.50	23.84
3	82	4.63	0.50	93	4.45	0.82

本例按公式(25-1)～公式(25-3)计算的有关结果列于表 25-2 中。

表 25-2　3 个满意度效果研究的 meta 分析部分计算结果

研究	d_i	S_i	w_i	$w_i d_i$	$w_i d_i^2$
1	−0.10	0.50	4.06	−0.41	0.04
2	2.60	3.04	0.11	0.28	0.73
3	0.18	0.10	97.29	17.51	3.15
合计	−		101.46	17.38	3.92

Notes

按公式（25-4）有

$$\bar{d} = \frac{17.38}{101.46} = 0.17$$

异质性检验

$H_0: \mu_{d1} = \mu_{d2} = \mu_{d3}$，即 3 个研究的均数差值的总体均数相同

H_1：3 个研究的均数差值的总体均数不全相同

$\alpha = 0.10$

按公式（25-5）计算异质性检验统计量

$$Q = 3.92 - 101.46 \times 0.17^2 = 0.94$$

本例 $v = 3 - 1 = 2$，查 χ^2 分布表，$P > 0.10$，不拒绝 H_0，可采用固定效应模型进行分析。按公式（25-6）和公式（25-7），3 个研究合并效应量的标准误及 95% 可信区间为

$$S_{\bar{d}} = \sqrt{\frac{1}{101.46}} = 0.099$$

$\bar{d} \pm 1.96 S_{\bar{d}} = 0.17 \pm 1.96 \times 0.099$，即 95% 可信区间为（$-0.02, 0.37$）。

由于该区间包含 0，表明合并效应量与 0 的差异无统计学意义，即 3 个研究的 meta 分析结果表明：试验组和对照组的癌症患者平均满意度的差异无统计学意义，即：基于上述研究的结果没有足够证据可以推断多媒体式健康教育对提高癌症患者的满意度有影响。

meta 分析的统计结果简单而直观地表达形式是森林图（forestplots）。它是以一条垂直的无效线（横坐标刻度为 1 或 0）为中心，用平行于横轴的多条线段描述每个被纳入研究的效应量和可信区间，用一个棱形（或其他图形）描述合并的效应量及其可信区间，在平面直角坐标系中绘制出的一种图形。当统计指标 *OR*、*RR*、*RD* 及加权均数差和均数差的 95% 可信区间横线与森林图的无效线（横坐标刻度为 1 或 0）相交时，表明试验组的效应量与对照组相等，可认为试验因素无效；当其 95% 可信区间横线不与森林图的无效线相交且落在无效线右侧时，表明试验组的效应量大于对照组；当其 95% 可信区间横线不与森林图的无效线相交且落在无效线左侧时，试验组的效应量小于对照组。不过，对于临床研究而言，当试验组效应量大于对照组时，因研究事件性质不同而临床意义会截然相反；同样，当试验组效应量小于对照组时其临床意义亦然。本例的 meta 分析森林图见图 25-1。

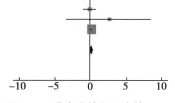

图 25-1　满意度效果研究的 meta
分析森林图

例 25-2　为评价噪声暴露程度对收缩压（SBP）的影响，现按事先确定的纳入和剔除标准筛选了 5 篇符合要求的独立研究文献资料，见表 25-3。试作 meta 分析。

表 25-3　5 个噪声暴露程度对收缩压影响的研究结果

研究	高暴露组			低暴露组		
	n_{1i}	$\bar{X}_{1i}$	S_{1i}	n_{2i}	$\bar{X}_{2i}$	S_{2i}
1	345	137.60	2.40	200	131.90	2.20
2	15	123.00	19.00	5	120.70	17.50
3	40	136.40	14.10	14	121.40	16.10
4	105	127.10	13.60	150	126.00	12.90
5	77	127.00	13.30	224	125.60	11.20

本例按公式（25-1）～公式（25-6）计算的有关结果列于表 25-4 中。

表 25-4   5 个噪声暴露程度对收缩压影响研究的 meta 分析部分计算结果

研究	d_i	S_i	w_i	w_id_i	$w_id_i^2$	w_i'	$w_i'd_i$
1	5.70	0.20	24.45	139.38	794.46	0.11	0.63
2	2.30	9.24	0.01	0.03	0.06	0.01	0.02
3	15.00	4.85	0.04	0.64	9.58	0.03	0.46
4	1.10	1.69	0.35	0.38	0.42	0.08	0.09
5	1.40	1.69	0.35	0.49	0.69	0.08	0.12
合计	-	-	25.20	140.92	805.21	0.32	1.32

按公式（25-4）有

$$\overline{d} = \frac{140.92}{25.20} = 5.59$$

异质性检验

$H_0: \mu_{d1} = \mu_{d2} = \cdots = \mu_{d5}$，即 5 个研究的均数差值的总体均数相同

H_1：5 个研究的均数差值的总体均数不全相同

$\alpha = 0.10$

按公式（25-5）计算同质性检验统计量

$$Q = 805.21 - 25.20 \times 5.59 = 17.36$$

本例 $v = 5 - 1 = 4$，查 χ^2 分布表，$P<0.05$，拒绝 H_0，应采用随机效应模型进行分析。按公式（25-8）～公式（25-12），得到

$$\tau^2 = \frac{(17.36 - (5-1)) \times 25.20}{25.20^2 - 598.1694} = 9.07$$

$$\overline{d}_{DL} = \frac{\sum w_i'd_i}{\sum w_i'} = \frac{1.32}{0.32} = 4.14$$

$$S_{\overline{d}_{DL}} = \sqrt{\frac{1}{0.32}} = 1.77$$

5 个研究的合并效应量 95% 可信区间为

$$\overline{d}_{DL} \pm 1.96 S_{\overline{d}_{DL}} = 4.14 \pm 1.96 \times 1.77$$

即 95% 可信区间为（0.67，7.62）。

由于该区间的下限大于 0，表明合并效应量与 0 的差异有统计学意义，即 5 个研究的 meta 分析结果表明：可以认为噪声暴露程度高会导致收缩压升高。本例的 meta 分析森林图见图 25-2。

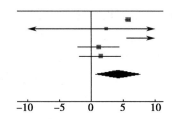

图 25-2   噪声暴露程度对收缩压影响的 meta 分析森林图

第三节   两分类数据的 meta 分析

两分类数据资料进行 meta 分析可选择 OR、RR 和 RD（相当于队列研究中的归因危险度（attributable risk，AR））等作为效应指标，再根据异质性检验结果选择不同的分析模型。若各研究间具有同质性，则采用固定效应模型；否则，应选择随机效应模型。两分类数据资料整理格式见表 25-5。

表 25-5   第 i 个研究的资料整理格式

	结果(+)	结果(-)	合计
试验组	a_i	b_i	n_{1i}
对照组	c_i	d_i	n_{2i}
合计	m_{1i}	m_{2i}	N_i

Notes

（1）以 OR 为效应指标的统计量及其标准误

$$OR_i = \frac{a_i d_i}{b_i c_i} \qquad (25\text{-}13)$$

$$SE\{\ln(OR_i)\} = \sqrt{\frac{1}{a_i} + \frac{1}{b_i} + \frac{1}{c_i} + \frac{1}{d_i}} \qquad (25\text{-}14)$$

（2）以 RR 为效应指标的统计量及其标准误

$$RR_i = \frac{a_i/n_{1i}}{c_i/n_{2i}} \qquad (25\text{-}15)$$

$$SE\{\ln(RR_i)\} = \sqrt{\frac{1}{a_i} + \frac{1}{c_i} - \frac{1}{n_{1i}} - \frac{1}{n_{2i}}} \qquad (25\text{-}16)$$

（3）以 RD 为效应指标的统计量及其标准误

$$RD_i = \frac{a_i}{n_{1i}} - \frac{c_i}{n_{2i}} \qquad (25\text{-}17)$$

$$SE\{RD_i\} = \sqrt{\frac{a_i b_i}{n_{1i}^3} + \frac{c_i d_i}{n_{2i}^3}} \qquad (25\text{-}18)$$

一、固定效应模型

对两分类变量资料而言，适用于固定效应模型的 meta 分析方法有 Mantel-Haenszel 法（简称 M-H 法）、Peto 法、Fleiss 法以及 Inverse-variance 法。由于 M-H 法、Peto 法和 Inverse-variance 法是 RevMan、Stata 等软件进行 meta 分析时的常用方法，因此，本节主要介绍这几种方法。

1. M-H 法　M-H 法是分类变量固定效应模型常用的统计方法，可用于 OR、RR、RD 等效应指标的合并。

（1）合并效应量 OR_{MH}、相应权重 $w_{MH,i}$ 及其标准误 $SE\{\ln(OR_{MH})\}$ 的计算

$$OR_{MH} = \frac{\sum w_{MH,i} OR_i}{\sum w_{MH,i}} \qquad (25\text{-}19)$$

$$w_{MH,i} = \frac{b_i c_i}{N_i} \qquad (25\text{-}20)$$

$$SE\{\ln(OR_{MH})\} = \sqrt{\frac{1}{2}\left(\frac{E}{R^2} + \frac{F+G}{R\times S} + \frac{H}{S^2}\right)} \qquad (25\text{-}21)$$

其中，$R = \sum \dfrac{a_i d_i}{N_i}$，$S = \sum \dfrac{b_i c_i}{N_i}$，$E = \sum \dfrac{(a_i+d_i)a_i d_i}{N_i^2}$，$F = \sum \dfrac{(a_i+d_i)b_i c_i}{N_i^2}$，$G = \sum \dfrac{(b_i+c_i)a_i d_i}{N_i^2}$，

$H = \sum \dfrac{(b_i+c_i)b_i c_i}{N_i^2}$

（2）合并效应量 RR_{MH}、相应权重 $w_{MH,i}$ 及其标准误 $SE\{\ln(RR_{MH})\}$ 的计算

$$RR_{MH} = \frac{\sum w_{MH,i} RR_i}{\sum w_{MH,i}} \qquad (25\text{-}22)$$

$$w_{MH,i} = \frac{c_i n_{1i}}{N_i} \qquad (25\text{-}23)$$

$$SE\{\ln(RR_{MH})\} = \sqrt{\frac{P}{U\times V}} \qquad (25\text{-}24)$$

其中，$P = \sum \dfrac{n_{1i} n_{2i} m_{1i} - a_i c_i N_i}{N_i^2}$，$U = \sum \dfrac{a_i n_{2i}}{N_i}$，$V = \sum \dfrac{c_i n_{1i}}{N_i}$

（3）合并效应量 RD_{MH}、相应权重 $w_{MH,i}$ 及其标准误 $SE\{RD_{MH}\}$ 的计算

Notes

$$RD_{MH} = \frac{w_{MH,i} RD_i}{w_{MH,i}} \tag{25-25}$$

$$w_{MH,i} = \frac{n_{1i} n_{2i}}{N_i} \tag{25-26}$$

$$SE\{RD_{MH}\} = \sqrt{\frac{J}{K^2}} \tag{25-27}$$

其中, $J = \sum \dfrac{a_i b_i n_{2i}{}^3 + c_i d_i n_{1i}{}^3}{n_{1i} n_{2i} N_i{}^2}$, $K = \sum \dfrac{n_{1i} n_{2i}}{N_i}$

（4）异质性检验统计量为：

$$Q = \sum w_i (\hat{\theta}_i - \hat{\theta}_{MH})^2 \tag{25-28}$$

其中,

$$w_i = \frac{1}{SE\{\hat{\theta}_i\}^2} \tag{25-29}$$

这里, $\hat{\theta}$ 表示 $\ln(OR)$、$\ln(RR)$ 或 RD 等指标。

在 H_0 成立时, Q 服从自由度为 $v=k\text{-}1$ 的 χ^2 分布。若 $P>\alpha$, 则不拒绝 H_0, 可认为各研究间具有同质性, 应采用固定效应模型; 否则, 拒绝 H_0, 可认为各研究间异质性大, 应采用随机效应模型。

（5）基于固定效应模型的合并效应量的 95% 可信区间

对于 OR 或 RR 而言：

$$e^{\hat{\theta}_{MH} \pm 1.96 SE\{\hat{\theta}_{MH}\}} \tag{25-30}$$

对于 RD 而言：

$$RD_{MH} \pm 1.96 SE\{RD_{MH}\} \tag{25-31}$$

例 25-3　为研究硒与冠心病发生的关系, 现搜集了满足要求的 5 项随机对照试验, 其研究结果见表 25-6, 试进行了 meta 分析。

表 25-6　硒与冠心病发生的 5 项随机对照试验研究结果

研究	试验组		对照组		RR_i	$SE\{\ln(RR_i)\}^2$	w_i	$w_i RR_i$
	+	−	+	−				
1	1	39	6	35	0.17	1.12	2.96	0.51
2	10	74	15	61	0.60	0.14	7.88	4.75
3	9	1697	12	1693	0.75	0.19	6.00	4.50
4	134	6230	137	6240	0.98	0.01	68.43	67.07
5	63	378	59	382	1.07	0.03	29.50	31.50
合计	−	−	−	−	−	−	114.77	108.32

本例按公式（25-15）～公式（25-16）计算的有关结果列于表 25-6 中。

由公式（25-22）～公式（25-23）有

$$RR_{MH} = \frac{108.32}{114.77} = 0.94$$

由公式（25-28）～公式（25-29）有

$$Q = \frac{1}{1.12} \times (\ln 0.17 - \ln 0.94)^2 + \cdots + \frac{1}{0.03} \times (\ln 1.07 - \ln 0.94)^2 = 4.94$$

本例 $v=k\text{-}1=5\text{-}1=4$, 查 χ^2 分布表, $P>0.10$, 可认为 5 个研究具有同质性, 应选择固定效应模型。

由公式（25-24）有

$P=104.79, U=108.32, V=114.77, SE\{\ln(RR_{MH})\}=0.09$。

由公式（25-30）有 RR_{MH} 的 95% 可信区间为

$$e^{\ln(0.94) \pm 1.96 \times 0.09}, \text{即为} (0.79, 1.13)$$

Notes

本例 RR_{MH} 的 95% 可信区间包含 1，则表明效应合并量与 1 的差异无统计学意义，即试验组与对照组冠心病发生率的差异无统计学意义。meta 分析森林图见图 25-3。

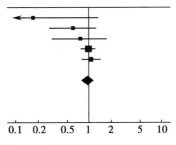

图 25-3　硒与冠心病发生的关系的 meta 分析森林图

2. Peto 法　也称改良的 M-H 法，常用于以比数比 OR 为效应指标进行多个研究的合并，是固定效应模型的经典方法。

M-H 法需要每个研究有完整的四格表，如果某个研究无法提供四格表，这个研究就得剔除。由于 meta 分析的资料来自文献报道，而往往无法获得完整的四格表，因此，限制了该法的适用性，而 Peto 法则弥补了这一不足。不过，Peto 法在四格表很不平衡或各个纳入研究的 OR 值都远离 1 时会产生较大的偏性，故常用于基于 OR 值的研究，其 OR 值及方差 V_i 的计算与一般方法的计算不同。

Peto 法的计算步骤如下：

（1）计算每个研究的 OR_i 及方差 V_i

$$OR_i = e^{\frac{Z_i}{V_i}} \tag{25-32}$$

$$Z_i = A_i - E_i \tag{25-33}$$

$$E_i = \frac{m_{1i}n_{1i}}{N_i} \tag{25-34}$$

$$V_i = \frac{m_{1i}n_{1i}m_{2i}n_{2i}}{N_i^2(N_i - 1)} \tag{25-35}$$

公式中 E_i 为每个研究中试验组某事件发生数的期望值，A_i 为与 E_i 对应的实际发生数。

（2）Peto 法的合并效应量 OR_p

$$OR_p = e^{\frac{\sum V_i \ln(OR_i)}{\sum V_i}} \tag{25-36}$$

$$SE\{\ln(OR_p)\} = \frac{1}{\sqrt{\sum V_i}}$$

（3）异质性检验

H_0：$OR_1 = OR_2 = \cdots = OR_k$，即各研究的 OR 值相同；

H_1：各研究的 OR 值不全相同。

异质性检验统计量为

$$Q = \sum V_i \{(\ln(OR_i))^2 - (\ln(OR_p))^2\} \tag{25-37}$$

在 H_0 成立时，Q 服从自由度为 $v = k-1$ 的 χ^2 分布。若 $P > \alpha$，则不拒绝 H_0，可认为各研究间具有同质性，应采用固定效应模型；否则，拒绝 H_0，可认为各研究间异质性大，应采用随机效应模型。

（4）OR_p 的 95% 可信区间

$$e^{\ln(OR_p) \pm \frac{1.96}{\sqrt{\sum V_i}}} \tag{25-38}$$

（5）结论：若 OR_p 的 95% 可信区间包含 1，则表明效应合并量与 1 的差异无统计学意义，即病例组与对照组暴露程度的差异无统计学意义；否则，表明效应合并量与 1 的差异有统计学意义，即病例组与对照组暴露程度的差异有统计学意义。

例 25-4　为了研究他汀类药物和癌症的关系，现搜集了满足要求的 6 个随机对照实验，研究结果见表 25-7，试作 meta 分析。

Notes

表 25-7 他汀类药物与癌症关系的 6 个随机对照实验结果

研究	他汀类药物 +	他汀类药物 −	非他汀类药物 +	非他汀类药物 −	E_i	Z_i	OR_i	V_i	$V_i\ln(OR_i)$
1	44	3258	49	3244	46.56	−2.56	0.89	22.93	−2.57
2	252	3052	259	3042	255.62	−3.62	0.97	117.88	−3.62
3	378	4792	369	4816	372.96	5.04	1.03	173.29	5.04
4	20	1408	30	1380	25.16	−5.16	0.66	12.28	−5.10
5	119	3747	126	3840	120.94	−1.94	0.97	59.33	−1.94
6	333	8568	372	8529	352.50	−19.50	0.89	169.28	−19.52
合计	1146	24 825	1205	24 851	−	−27.58	−	561.20	−27.70

本例按公式（25-32）～公式（25-35）计算的有关结果列于表 25-6 中。

由公式（25-36）有

$$OR_p = e^{\frac{-27.70}{561.20}} = 0.95$$

由公式（25-37）有

$$Q = 22.93 \times ((\ln 0.89)^2 - (\ln 0.95)^2) + \cdots + 169.28 \times ((\ln 0.89)^2 - (\ln 0.95)^2) = 3.63$$

本例 $v = k-1 = 6-1 = 5$，查 χ^2 分布表，$P > 0.10$，可认为 6 个研究具有同质性，应选择固定效应模型。

由公式（25-38）有 OR_p 的 95% 可信区间为

$$e^{\ln(0.95) \pm \frac{1.96}{\sqrt{561.20}}}，即为 (0.88, 1.03)。$$

本例 OR_p 的 95% 可信区间包含 1，则表明效应合并量与 1 的差异无统计学意义，即癌症组与对照组他汀类药物暴露程度的差异无统计学意义。meta 分析森林图见图 25-4。

3. Inverse-variance 法　该方法可用于计量资料的均数差等效应指标的合并，也可用于分类资料的比数比（OR）、相对危险度（RR）和危险度差（RD）等效应指标的合并。用 $\hat{\theta}$ 表示 $\ln(OR)$、$\ln(RR)$ 或 RD 等效应指标的总体估计值，其基本公式如下。

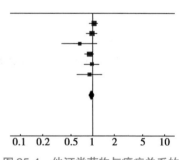

图 25-4 他汀类药物与癌症关系的 meta 分析森林图

（1）权重 w_i 的计算

$$w_i = \frac{1}{SE\{\hat{\theta}_i\}^2} \tag{25-39}$$

（2）基于固定效应模型的合并效应量 $\hat{\theta}_{IV}$ 及其标准误 $SE\{\hat{\theta}_{IV}\}$

$$\hat{\theta}_{IV} = \frac{\sum w_i \hat{\theta}_i}{\sum w_i} \tag{25-40}$$

$$SE\{\hat{\theta}_{IV}\} = \sqrt{\frac{1}{\sum w_i}}$$

（3）异质性检验统计量

$$Q_{IV} = \sum w_i (\hat{\theta}_i - \hat{\theta}_{IV})^2 \tag{25-41}$$

（4）基于固定效应模型的 $\hat{\theta}_{IV}$ 95% 可信区间

对于 OR 或 RR 而言：　　　　$e^{\hat{\theta}_{IV} \pm 1.96 SE\{\hat{\theta}_{IV}\}}$

对于 RD 而言：　　　　$\hat{\theta}_{IV} \pm 1.96 SE\{\hat{\theta}_{IV}\}$ $\tag{25-42}$

下面以 RD 作为效应指标介绍分类资料 Inverse-variance 法的计算步骤。

Notes

1）每个研究的率之差及其标准误 $SE\{RD_i\}$

$$RD_i = \frac{a_i}{n_{1i}} - \frac{c_i}{n_{2i}}$$

$$SE\{RD_i\} = \sqrt{\frac{a_i b_i}{n_{1i}^3} + \frac{c_i d_i}{n_{2i}^3}}$$

2）每个研究的权重 w_i

$$w_i = \frac{1}{SE\{RD_i\}^2} \tag{25-43}$$

3）基于固定效应模型的合并效应量 RD_{IV} 及其标准误 $SE\{RD_{IV}\}$

$$RD_{IV} = \frac{\sum w_i RD_i}{\sum w_i} \tag{25-44}$$

$$SE\{RD_{IV}\} = \sqrt{\frac{1}{\sum w_i}}$$

4）异质性检验

H_0：$RD_1 = RD_2 = \cdots = RD_k$，即各研究的 RD 值相同；

H_1：各研究的 RD 值不全相同。

异质性检验统计量为

$$Q_{IV} = \sum w_i (RD_i - RD_{IV})^2 \tag{25-45}$$

在 H_0 成立时，Q_{IV} 服从自由度为 $v=k-1$ 的 χ^2 分布。若 $P>\alpha$，则不拒绝 H_0，可认为各研究间具有同质性，应采用固定效应模型；否则，拒绝 H_0，可认为各研究间异质性大，应采用随机效应模型。

5）基于固定效应模型的 RD_{IV} 95% 可信区间

$$RD_{IV} \pm 1.96 SE\{RD_{IV}\} \tag{25-46}$$

6）结论：若 RD_{IV} 的 95% 可信区间包含 0，则表明效应合并量与 0 的差异无统计学意义，即发生率的组间差异无统计学意义；否则，表明效应合并量与 0 的差异有统计学意义，即发生率的组间差异有统计学意义。

例 25-5　为了研究阿司匹林对心血管事件发生的预防作用，搜集了满足要求的 5 项临床随机对照试验，研究结果见表 25-8，试进行了 meta 分析。

表 25-8　阿司匹林预防心血管事件发生的 5 项临床随机对照试验结果

研究	治疗组（例）		对照组（例）		RD_i	w_i	$w_i RD_i$
	发生	未发生	发生	未发生			
1	68	1194	86	1191	−0.01	11 163.05	−150.28
2	105	533	108	530	0.00	2294.02	−10.79
3	58	456	62	451	−0.01	2488.31	−19.95
4	20	499	22	490	0.00	6591.71	−29.22
5	350	1506	379	1476	−0.02	5879.51	−92.51
合计	−	−	−	−	−	22 536.10	−302.75

本例按公式（25-17）～（25-18）、（25-43）计算的有关结果列于表 25-8 中。由公式（25-44）有

$$RD_{IV} = \frac{-302.75}{22536.10} = -0.01$$

由公式（25-45）有

$$Q_{IV} = 1163.05 \times (-0.01 - (-0.01))^3 + \cdots + 5879.51 \times (-0.02 - (-0.01))^2 = 0.59$$

Notes

本例 $v = k - 1 = 5 - 1 = 4$，查 χ^2 分布表，$P>0.10$，可认为 5 个研究具有同质性，应选择固定效应模型。

由公式（25-46）有 RD_{IV} 的 95% 可信区间为

$-0.01 \pm 1.96 / \sqrt{22536.10}$，即（$-0.02, 0.00$）。

本例 RD_{IV} 的 95% 可信区间包含 0，则表明效应合并量与 0 的差异无统计学意义，即尚不能认为该药物对心血管事件的发生率会产生影响。meta 分析森林图见图 25-5。

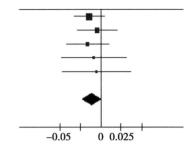

图 25-5   阿司匹林预防心血管事件发生的 meta 分析森林图

二、随机效应模型

meta 分析时，若异质性检验拒绝零假设，则应采用随机效应模型。与计量资料一样，对于分类资料，当异质性检验统计量 $Q<k-1$，其与固定效应模型相似；当 $Q \geqslant k-1$，随机效应模型主要是对固定效应模型中的 w_i 加以校正，即计算所谓的校正因子 τ^2 值。其基本公式如下。

（1）校正因子

$$\tau^2 = \begin{cases} \dfrac{Q-(k-1)}{\sum w_i - (\sum w_i^2)/\sum w_i} & Q \geqslant k-1 \\ 0 & Q < k-1 \end{cases}$$

其中，对于计量资料，Q 取 Q_{IV}（见公式（25-11））；对于分类资料，Q 取 Q_{IV} 或者 Q_{MH}。

（2）校正后的权重，计算公式同公式（25-10）

$$w_i' = \frac{1}{\dfrac{1}{w_i} + \tau^2}$$

（3）基于随机效应模型的效应合并量 $\hat{\theta}_{DL}$ 及其标准误 $SE\{\hat{\theta}_{DL}\}$

$$\hat{\theta}_{DL} = \frac{\sum w_i' \vartheta_i}{\sum w_i'} \tag{25-47}$$

$$SE\{\hat{\theta}_{DL}\} = \sqrt{\frac{1}{\sum w_i'}}$$

其中，$\hat{\theta}$ 表示 $\ln(OR)$、$\ln(RR)$ 或 RD 等效应指标。

（4）效应合并值 $\hat{\theta}_{DL}$ 的 95% 可信区间

对于 OR 或 RR 而言：

$$e^{\hat{\theta}_{DL} \pm 1.96 SE\{\hat{\theta}_{DL}\}}$$

对于 RD 而言：

$$\hat{\theta}_{DL} \pm 1.96 SE\{\hat{\theta}_{DL}\} \tag{25-48}$$

现以表 25-5 的资料格式，以 OR 为效应指标介绍随机效应模型的计算步骤如下。

1）用固定效应模型的 M-H 法或 Inverse-variance 法计算各个研究的 OR_i 和权重 w_i，并估计效应合并值 OR_{MH} 或 OR_{IV}。

2）异质性检验

H_0: $OR_1 = OR_2 = \cdots = OR_k$，即各研究的 OR 值相同；

H_1: 各研究的 OR 值不全相同。

异质性检验统计量为

$$Q_{MH} = \sum w_i (\ln(OR_i) - \ln(OR_{MH}))^2$$

或者

$$Q_{IV} = \sum w_i (\ln(OR_i) - \ln(OR_{IV}))^2$$

在 H_0 成立时，Q 服从自由度为 $v = k-1$ 的 χ^2 分布。若 $P \leqslant \alpha$，拒绝 H_0，可认为各研究间异质

Notes

性大，应采用随机效应模型。

3）每个研究的校正权重 w'_i。计算公式同公式（25-10）及公式（25-11）。

4）效应合并量 OR_{DL} 及其标准误 $SE\{\ln(OR_{DL})\}$

$$OR_{DL} = e^{\frac{\sum w'_i \ln(OR_i)}{\sum w'_i}} \tag{25-49}$$

$$SE\{\ln(OR_{DL})\} = \frac{1}{\sqrt{\sum w'_i}}$$

5）OR_{DL} 的 95% 可信区间：

$$e^{\ln(OR_{DL}) \pm 1.96 SE\{\ln(OR_{DL})\}} \tag{25-50}$$

若 OR_{DL} 的 95% 可信区间包含 1，则表明效应合并量与 1 的差异无统计学意义，即发生率的组间差异无统计学意义；否则，表明效应合并量与 1 的差异有统计学意义，即发生率的组间差异有统计学意义。

例 25-6　为研究阿司匹林对心肌梗死发生的预防作用，现搜集了满足要求的 6 项随机对照试验，研究结果见表 25-9，试进行 meta 分析。

表 25-9　阿司匹林预防心肌梗死发生的 6 项随机对照试验结果

研究	试验组（例）		对照组（例）		OR_i	w_i	$w_i \ln(OR_i)$	w'_i	$w'_i \ln(OR_i)$
	心肌梗死	未发生	心肌梗死	未发生					
1	28	1234	14	1263	2.05	9.20	6.59	4.09	2.93
2	90	548	82	556	1.11	37.13	3.99	6.15	0.66
3	36	483	24	489	1.52	13.59	5.68	4.78	2.00
4	5	514	10	502	0.49	3.29	−2.36	2.28	−1.63
5	241	1615	283	1572	0.83	111.88	−20.99	6.92	−1.30
6	11	264	26	232	0.37	7.27	−7.20	3.66	−3.62
合计	−	−	−	−	−	182.36	−14.29	27.88	−0.96

本例按公式（25-13）、（25-14）及（25-39）计算的结果列于表 25-9 中。

由公式（25-40）有

$$OR_{IV} = e^{\frac{-14.29}{182.36}} = 0.92$$

由公式（25-41）有

$$Q_{IV} = 9.20 \times (\ln 2.05 - \ln 0.92)^2 + \cdots + 7.27 \times (\ln 0.37 - \ln 0.92)^2 = 19.15$$

本例 $v = k - 1 = 6 - 1 = 5$，查 χ^2 分布表，$P < 0.05$，拒绝 H_0，可认为各研究间异质性大，采用随机效应模型。

由公式（25-10）～公式（25-11）有

$$\tau^2 = \frac{[19.15 - (6-1)] \times 182.37}{182.37^2 - 14\,228.82} = 0.1356$$

$$w'_i = \frac{1}{\dfrac{1}{w_i} + 0.1356}$$

由公式（25-49）有

$$OR_{DL} = e^{\frac{-0.96}{27.88}} = 0.97$$

由公式（25-50）有 OR_{DL} 的 95% 可信区间为：

$$e^{\ln(0.97) \pm 1.96 / \sqrt{27.88}}，即为 (0.67, 1.40)$$

本例，OR_{DL} 的 95% 可信区间包含 1，表明效应合并量与 1 的差异无统计学意义，尚不能认为阿司匹林对心肌梗死的发生有预防作用。meta 分析森林图见图 25-6。

Notes

在这里需要指出的是，本节里所介绍的异质性检验，统计量 Q 易受研究文献数量的影响。若研究文献多，合并方差小，则权重大，对 Q 值的贡献也大，这时容易得出假阳性（即拒绝 H_0，不同质）的结果；反之，如果研究文献较少，权重也较小，检验效能又往往太低，容易得出假阴性（即不拒绝 H_0，同质）的结果。从而，导致效应模型上的选择错误，特别是把理应采用随机效应模型的分析错误的选择了固定效应模型，其所得结果会相差很远，甚至结论相反。为此，可通过对统计量 Q 进行自由度的校正，来降低研究文献的数量对异质性检验结

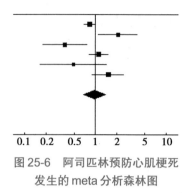

图 25-6　阿司匹林预防心肌梗死发生的 meta 分析森林图

果的影响。这就是目前也常用的另一种基于统计量 Q 的异质性判断方法，即 I^2 统计量。其计算公式为

$$I^2 = \begin{cases} \dfrac{Q-(k-1)}{Q} \times 100\% & \text{当} Q > k-1 \\ 0 & \text{当} Q \leqslant k-1 \end{cases} \tag{25-51}$$

其中，k 表示纳入 meta 分析的研究个数。

一般地，$I^2 > 56\%$ 时，提示各研究间存在较大的异质性；$I^2 < 31\%$ 时，则可认为各个研究是同质的。I^2 在 $31\% \sim 56\%$ 之间，往往无法排除其异质性的存在。

第四节　诊断试验的 meta 分析

诊断试验的 meta 分析与一般的随机对照试验的 meta 分析不同，选择的文献要有明确的诊断金标准，并可直接或间接获得诊断试验的真阳性数（TP）、假阳性数（FP）、假阴性数（FN）、真阴性数（TN）等原始数据。其资料整理格式如表 25-10。

表 25-10　第 i 个研究资料整理格式

诊断试验	金标准		合计
	+	−	
+	$a_i(TP)$	$b_i(FP)$	n_{1i}
−	$c_i(FN)$	$d_i(TN)$	n_{2i}
合计	m_{1i}	m_{2i}	N_i

一、单一评价指标的 meta 分析

诊断试验的 meta 分析常用的效应指标有灵敏度（Sen）、特异度（Spe）、阳性似然比（LR^+）、阴性似然比（LR^-）、诊断比数比（DOR）及 ROC 曲线等。传统的诊断试验 meta 分析是将各独立研究的单一评价指标进行综合估计，得到相应的合并效应值及其 95% 可信区间。

1. 基于灵敏度的 meta 分析计算过程

（1）各研究的灵敏度

$$Sen_i = \frac{a_i}{m_{1i}} \tag{25-52}$$

（2）灵敏度的合并效应量 Sen 及其标准误 $SE\{Sen\}$

$$Sen = \frac{\sum a_i}{\sum m_{1i}} \tag{25-53}$$

Notes

$$SE\{Sen\} = \sqrt{\frac{Sen(1-Sen)}{\sum m_{1i}}} \tag{25-54}$$

（3）合并效应量 Sen 的 95% 可信区间

$$Sen \pm 1.96SE\{Sen\} \tag{25-55}$$

（4）异质性检验

H_0：各研究的灵敏度相同；

H_1：各研究的灵敏度不全相同。

异质性检验统计量为

$$G^2_{Sen} = 2\sum\left\{ a_i \ln(\frac{a_i}{\frac{a \times m_{1i}}{m_1}}) + c_i \ln(\frac{c_i}{\frac{c \times m_{1i}}{m_1}}) \right\} \tag{25-56}$$

其中，$a = \sum a_i, c = \sum c_i, m_1 = \sum m_{1i}$

在 H_0 成立时，G^2_{Sen} 服从自由度为 $v = k-1$ 的 χ^2 分布。若 $P > \alpha$，则不拒绝 H_0，可认为各研究是同质的，可以采用上面的公式计算 Sen 及其 95% 可信区间。

2. 基于特异度的 meta 分析计算过程

（1）各研究的特异度

$$Spe_i = \frac{d_i}{m_{2i}} \tag{25-57}$$

（2）特异度的合并效应量 Spe 及其标准误 $SE\{Spe\}$

$$Spe = \frac{\sum d_i}{\sum m_{2i}} \tag{25-58}$$

$$SE\{Spe\} = \sqrt{\frac{Spe(1-Spe)}{\sum m_{2i}}} \tag{25-59}$$

（3）合并效应量 Spe 的 95% 可信区间

$$Spe \pm 1.96SE\{Sen\} \tag{25-60}$$

（4）异质性检验

H_0：各研究的特异度相同；

H_1：各研究的特异度不全相同。

异质性检验统计量为

$$G^2_{Spe} = 2\sum\left\{ d_i \ln(\frac{d_i}{\frac{d \times m_{2i}}{m_2}}) + b_i \ln(\frac{b_i}{\frac{b \times m_{2i}}{m_2}}) \right\} \tag{25-61}$$

其中，$b = \sum b_i, d = \sum d_i, m_2 = \sum m_{2i}$

在 H_0 成立时，G^2_{Spe} 服从自由度为 $v = k-1$ 的 χ^2 分布。若 $P > \alpha$，则不拒绝 H_0，可认为各研究是同质的，可以采用上面的公式计算 Spe 及其 95% 可信区间。

3. 基于 $LR+$、$LR-$ 及 DOR 的 meta 分析计算过程　$LR+$ 和 $LR-$ 类似于前面介绍的 RR，而 DOR 类似于前面介绍的 OR。

（1）对于 $LR+$ 有：

$$LR+_i = \frac{Sen_i}{1-Spe_i} = \frac{a_i/m_{1i}}{b_i/m_{2i}}$$

Notes

$$SE\{\ln(LR+_i)\} = \sqrt{\frac{1}{a_i} + \frac{1}{b_i} - \frac{1}{m_{1i}} - \frac{1}{m_{2i}}}$$

（2）对于 $LR-$ 有：

$$LR-_i = \frac{1-Sen_i}{Spe_i} = \frac{c_i/m_{1i}}{d_i/m_{2i}}$$

$$SE\{\ln(LR-_i)\} = \sqrt{\frac{1}{c_i} + \frac{1}{d_i} - \frac{1}{m_{1i}} - \frac{1}{m_{2i}}}$$

（3）对于 DOR 有：

$$DOR_i = \frac{LR+_i}{LR-_i} = \frac{a_i \times d_i}{b_i \times c_i}$$

$$SE\{\ln(DOR_i)\} = \sqrt{\frac{1}{a_i} + \frac{1}{b_i} + \frac{1}{c_i} + \frac{1}{d_i}}$$

（4）异质性检验

H_0：各研究的效应尺度相同；

H_1：各研究的效应尺度不全相同。

异质性检验统计量为

$$Q = \sum w_i(\hat{\theta}_i - \hat{\theta}_{MH})^2 \text{ 或 } I^2 = \frac{\chi^2 - (k-1)}{\chi^2} \times 100$$

其中，$w_i = \dfrac{1}{SE\{\hat{\theta}_i\}^2}$，$\hat{\theta}$ 为 $\ln(LR+)$、$\ln(LR-)$ 及 $\ln(DOR)$；χ^2 为 G^2 或 Q 统计量。

在 H_0 成立时，Q 服从自由度为 $v=k-1$ 的 χ^2 分布。若 $P>\alpha$，则不拒绝 H_0，可认为各研究是同质的，应采用固定效应模型；否则，拒绝 H_0，可认为各研究间异质性大，应采用随机效应模型。

4. 基于固定效应模型的合并效应量 $\hat{\theta}_{MH}$ 及其 95% 可信区间　固定效应模型一般采用 Mantel-Haenszel 法，具体计算公式如下。

（1）合并效应量 $LR+_{MH}$、标准误 $SE\{\ln(LR+_{MH})\}$ 及其 95% 可信区间的计算

$$LR+_{MH} = \frac{\sum w_{MH,i} LR+_i}{\sum w_{MH,i}}$$

$$w_{MH,i} = \frac{b_i n_{1i}}{N_i}$$

$$SE\{\ln(LR+_{MH})\} = \sqrt{\frac{P}{U \times V}}$$

$LR+_{MH}$ 的 95% 可信区间为：$e^{\ln(LR+_{MH}) \pm 1.96 \times \sqrt{\frac{P}{U \times V}}}$

其中，$P = \sum \dfrac{n_{1i} n_{2i} m_{1i} - a_i b_i N_i}{N_i^2}$，$U = \sum \dfrac{a_i n_{2i}}{N_i}$，$V = \sum \dfrac{c_i n_{1i}}{N_i}$

（2）合并效应量 $LR-_{MH}$、标准误 $SE\{\ln(LR-_{MH})\}$ 及其 95% 可信区间的计算

$$LR-_{MH} = \frac{\sum w_{MH,i} LR-_i}{\sum w_{MH,i}}$$

$$w_{MH,i} = \frac{d_i n_{1i}}{N_i}$$

$$SE\{\ln(LR-_{MH})\} = \sqrt{\frac{P}{U' \times V'}}$$

$LR-_{MH}$ 的 95% 可信区间为：$e^{\ln(LR-_{MH}) \pm 1.96 \times \sqrt{\frac{P}{U' \times V'}}}$

Notes

其中，$P = \sum \dfrac{n_{1i}n_{2i}m_{1i} - a_ib_iN_i}{N_i^2}$，$U' = \sum \dfrac{b_in_{2i}}{N_i}$，$V' = \sum \dfrac{d_in_{1i}}{N_i}$

（3）合并效应量 DOR_{MH}、标准误 $SE\{\ln(DOR_{MH})\}$ 及其 95% 可信区间的计算

$$DOR_{MH} = \frac{\sum w_{MH,i} DOR_i}{\sum w_{MH,i}}$$

$$w_{MH,i} = \frac{b_ic_i}{N_i}$$

$$SE\{\ln(DOR_{MH})\} = \sqrt{\frac{1}{2}\left(\frac{E}{R^2} + \frac{F+G}{R \times S} + \frac{H}{S^2}\right)}$$

DOR_{MH} 的 95% 可信区间为：$e^{\ln(DOR_{MH}) \pm 1.96 \times \sqrt{\frac{1}{2}\left(\frac{E}{R^2} + \frac{F+G}{R \times S} + \frac{H}{S^2}\right)}}$

其中，$R = \sum \dfrac{a_id_i}{N_i}$，$S = \sum \dfrac{b_ic_i}{N_i}$，$E = \sum \dfrac{(a_i+d_i)a_id_i}{N_i^2}$，$F = \sum \dfrac{(a_i+d_i)b_ic_i}{N_i^2}$，$G = \sum \dfrac{(b_i+c_i)a_id_i}{N_i^2}$，

$H = \sum \dfrac{(b_i+c_i)b_ic_i}{N_i^2}$

5. 基于随机效应模型的合并效应量 $\hat{\theta}_{DL}$ 及其 95% 可信区间　随机效应模型一般采用 DerSimonian-Laird 法，具体计算公式如下。

$$\hat{\theta}_{DL} = \frac{\sum w_i'\vartheta_i}{\sum w_i'}$$

95% 可信区间：$\hat{\theta}_{DL} \pm 1.96 SE\{\hat{\theta}_{DL}\}$

其中，$SE\{\hat{\theta}_{DL}\} = \sqrt{\dfrac{1}{\sum w_i'}}$，$w_i' = \dfrac{1}{SE(\ln\theta_i)^2 + \tau^2}$

$$\tau^2 = \begin{cases} \dfrac{Q-(k-1)}{\sum w_i - (\sum w_i^2)/\sum w_i} & Q > k-1 \\ 0 & Q \leq k-1 \end{cases}$$

例 25-7　为研究动脉血管造影（CTA）诊断外周血管疾病（PAD）的准确性，现收集了 5 项独立的髂主动脉 CTA 诊断试验研究结果，见表 25-11。试分别以灵敏度、特异度作为合并效应量进行 meta 分析。

表 25-11　5 项独立的 CTA 诊断 PAD 研究结果

研究	a_i	b_i	c_i	d_i
1	18	1	0	29
2	24	12	2	212
3	75	6	3	267
4	20	0	1	139
5	58	4	3	157
合计	195	23	9	804

（1）基于灵敏度的合并效应量：按公式（25-52）、公式（25-56）计算灵敏度的部分结果列于表 25-12 中。

$$G^2_{Sen} = 2 \times \{(18 \times 0.045 + 0) + \cdots + (58 \times (-0.005) + 3 \times 0.109)\} = 2.28$$

Notes

表 25-12 meta 分析部分计算结果

研究	m_{1i}	m_{2i}	Sen_i	$\ln\left(\dfrac{a_i \times m_1}{a \times m_{1i}}\right)$	$\ln\left(\dfrac{c_i \times m_1}{c \times m_{1i}}\right)$	Spe_i	$\ln\left(\dfrac{d_i \times m_2}{d \times m_{2i}}\right)$	$\ln\left(\dfrac{b_i \times m_2}{b \times m_{2i}}\right)$
1	18	30	1.00	0.045	−	0.97	−0.006	0.181
2	26	224	0.92	−0.035	0.556	0.95	−0.027	0.656
3	78	273	0.96	0.006	−0.137	0.98	0.006	−0.235
4	21	139	0.95	−0.004	0.076	1.00	0.028	−
5	61	161	0.95	−0.005	0.109	0.98	0.003	−0.113
合计	204	827	0.96	−		0.97	−	−

本例 $v = k - 1 = 6 - 1 = 5$，查 χ^2 分布表，$P > 0.10$，不拒绝 H_0，可认为各研究间灵敏度是同质的，可以采用公式（25-53）～公式（25-55）计算灵敏度的合并效应量。

$$Sen = \frac{\sum a_i}{\sum m_{1i}} = \frac{195}{204} = 0.96$$

$$SE\{Sen\} = \sqrt{\frac{Sen(1 - Sen)}{\sum m_{1i}}} = \sqrt{\frac{0.96 \times (1 - 0.96)}{204}} = 0.014$$

Sen 合并效应量的 95% 可信区间：$0.96 \pm 1.96 \times 0014$，即为（0.92, 0.98）。

meta 分析结果表明动脉血管造影诊断外周血管疾病有较好的灵敏度，其森林图见图 25-7。

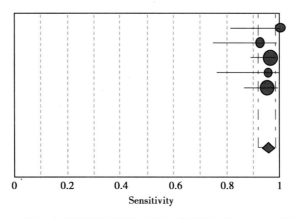

图 25-7 髂主动脉造影诊断外周血管疾病灵敏度的 Meta 分析森林图

（2）基于特异度的合并效应量：按公式（25-57）、公式（25-61）计算特异度的结果列于表 25-12 中。

由公式（25-58）～公式（25-60）有

$$Spe = \frac{\sum d_i}{\sum m_{2i}} = \frac{804}{827} = 0.97$$

$$SE\{Spe\} = \sqrt{\frac{Spe(1 - Spe)}{\sum m_{2i}}} = \sqrt{\frac{0.97 \times (1 - 0.97)}{827}} = 0.006$$

Spe 合并效应量的 95% 可信区间：$0.97 \pm 1.97 \times 0.006$，即为（0.96, 0.98）。

但是，本例进行基于 Spe 的异质性检验有：

$$G^2_{Spe} = 2 \times \{(29 \times (-0.006) + 1 \times 0.181) + \cdots + (157 \times (0.003) + 4 \times (-0.113))\} = 12.64$$

按 $v = k - 1 = 6 - 1 = 5$，查 χ^2 分布表，$P < 0.05$，拒绝 H_0，可认为各研究间特异度异质性较大。因此，采用以上方法计算特异度的合并效应量可能并不合适。其森林图见图 25-8。

Notes

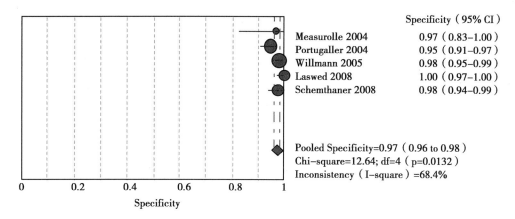

图 25-8　髂主动脉造影诊断外周血管疾病特异度的 meta 分析森林图

二、双变量随机效应模型

不同的检测阈值可产生不同的灵敏度、特异度，若进行 meta 分析的各研究阈值不尽相同，则各研究间存在较大的异质性。此时，如采用单一指标的合并效应值评价诊断性能则可能会产生偏倚。SROC 曲线，即综合受试者工作特征曲线，结合了灵敏度和特异度的信息，不受阈值的影响，是诊断试验 meta 分析中常用的方法。双变量随机效应模型（bivariate random effects model）利用灵敏度和特异度间的负相关性，以各研究灵敏度和特异度的 logit 转换值的双变量正态分布为基础构建混合效应模型，采用似然法进行模型的参数估计和合并效应值的计算，并获得 SROC 曲线及其曲线下面积 AUC，从而进行诊断试验的 meta 分析。

1. **双变量随机效应模型的分解**　双变量随机效应模型可分解为研究间模型和研究内模型，具体如下：

（1）研究间模型。将每个研究作为一个随机样本，对于 n 个随机样本组成的数据资料，令 $\eta = \log it(Sen)$，$\xi = \log it(1-Spe)$。η 和 ξ 分别表示灵敏度和（1- 特异度）经 logit 转换后的总体参数值，且服从双变量正态分布：

$$\begin{pmatrix} \xi \\ \eta \end{pmatrix} \sim N\left(\begin{pmatrix} \overline{\xi} \\ \overline{\eta} \end{pmatrix}, \begin{pmatrix} \sigma_\xi^{\,2} & \sigma_{\xi\eta} \\ \sigma_{\xi\eta} & \sigma_\eta^{\,2} \end{pmatrix} \right) \tag{25-62}$$

（2）研究内模型。对于第 i 研究，各研究的灵敏度实测值为 $\hat{Sen}_i = \dfrac{a_i}{m_{1i}}$，特异度实测值为 $\hat{Spe}_i = \dfrac{d_i}{m_{2i}}$，灵敏度和特异度均服从二项分布：

$$\hat{Sen}_i \cong B(m_{1i}, Sen) \tag{25-63}$$

$$(1 - \hat{Spe}_i) \cong B(m_{2i}, (1-Spe)) \tag{25-64}$$

令 $\hat{\eta}_i = \log it(\hat{Sen}_i)$，$\hat{\xi}_i = \log it(1-\hat{Spe}_i)$，则 $\hat{\eta}_i$ 的方差为 $\dfrac{1}{a_i} + \dfrac{1}{c_i}$，$\hat{\xi}_i$ 的方差为 $\dfrac{1}{b_i} + \dfrac{1}{d_i}$。

模型可写成：

$$\begin{pmatrix} \hat{\xi}_i \\ \hat{\eta}_i \end{pmatrix} \sim N\left(\begin{pmatrix} \overline{\xi} \\ \overline{\eta} \end{pmatrix}, \begin{pmatrix} \sigma_\xi^{\,2} & \sigma_{\xi\eta} \\ \sigma_{\xi\eta} & \sigma_\eta^{\,2} \end{pmatrix} + \begin{pmatrix} \left(\dfrac{1}{b_i} + \dfrac{1}{d_i} \right) & 0 \\ 0 & \left(\dfrac{1}{a_i} + \dfrac{1}{c_i} \right) \end{pmatrix} \right) \tag{25-65}$$

2. **模型的拟合优度检验和参数估计**　模型的总体检验也称拟合优度检验，常用的方法有似然比检验法，AIC 检验法，AICC 检验法、BIC 检验法等。检验的统计假设为：

Notes

H_0：所有参数$=0$；H_1：至少有一个参数$\neq 0$

采用似然法进行模型的参数估计，这一过程一般需借助统计软件完成。

3. 双变量随机效应模型分析的主要结果

（1）平均灵敏度及其95%可信区间，平均特异度及其95%可信区间。通过进一步计算可得到阳性似然比、阴性似然比、诊断比值比等指标值。

（2）η和ζ的方差及协方差，以此可判断研究间的变异大小以及是否存在阈值效应。

（3）各研究的95%置信轮廓和预测轮廓。

（4）SROC曲线及曲线下面积，以及SROC曲线的95%置信带和预测带。

SROC曲线表达式为：
$$Sen = (1 + \frac{1}{e^{\alpha + \beta \log(\frac{1-Spe}{Spe})}})^{-1} \tag{25-66}$$

其中，
$$\beta = \frac{\sigma_{\xi\eta}}{\sigma_\xi^2}, \ \alpha = \overline{\eta} - \frac{\sigma_{\xi\eta}}{\sigma_\xi^2}\overline{\xi}$$

例25-8　某学者为评价支气管肺泡灌洗液PCR检测对侵袭性肺曲霉菌感染的诊断效果，收集了19个独立研究的文献结果，数据资料如表25-13。试对这19个独立研究的文献结果进行meta分析。

表25-13　19个独立研究中的PCR检查结果

研究	a_i	b_i	c_i	d_i
1	28	1	20	55
2	18	0	2	24
3	10	0	13	32
4	10	8	3	73
5	8	4	3	46
6	6	2	1	8
7	22	14	10	185
8	9	4	0	50
9	6	1	0	12
10	7	2	0	33
11	10	0	0	64
12	31	0	15	47
13	9	0	5	28
14	16	18	0	116
15	16	18	0	116
16	5	1	0	17
17	3	3	0	22
18	23	1	0	32
19	5	0	0	57
合计	242	77	72	1017

本例采用双变量随机效应模型进行meta分析。由Stata软件完成分析的模型参数估计及综合指标结果见表25-14及图25-10。各研究合并灵敏度及95%CI为0.91（0.78，0.97）；合并特异度及95%CI为0.95（0.92，0.97）；各研究的灵敏度间均存在异质性（$\chi^2=73.83$，$P=0.00$；$I^2=75.62$），各研究的特异度间也存在异质性（$\chi^2=61.06$，$P=0.00$；$I^2=70.52$）。图25-9显示SROC曲线及其95%置信区域与95%预测区域，SROC曲线下面积AUC及95%CI为0.98（0.96，0.99）。以上结果表明支气管肺泡灌洗液PCR检测对侵袭性肺曲霉菌感染有很好的诊断效果。

Notes

表 25-14　双变量随机效应模型分析结果

模型参数	估计值	综合评价指标	估计值（95%CI）
平均 logit（灵敏度）	2.34	灵敏度	0.91（0.78, 0.97）
平均 logit（特异度）	3.05	特异度	0.95（0.92, 0.97）
logit（灵敏度）的方差	2.45	诊断比值比	219（70, 685）
logit（特异度）的方差	0.76	阳性似然比	20.1（11.3, 35.7）
logit（灵敏度）和 logit（特异度）的协方差	−0.03	阴性似然比	0.09（0.03, 0.25）

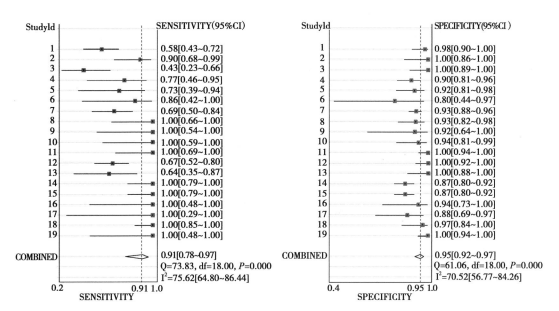

图 25-9　灵敏度和特异度的合并效应值

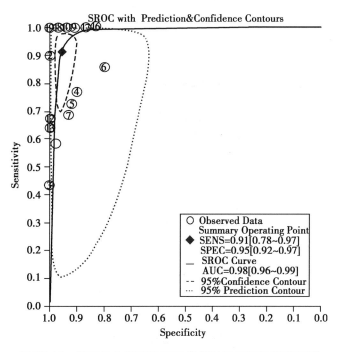

图 25-10　SROC 曲线及其 95% 置信区域与 95% 预测区域

Notes

第五节　meta 分析的偏倚考察

meta 分析中可能出现的偏倚主要包括抽样偏倚、选择偏倚和研究内偏倚。抽样偏倚主要包括发表偏倚、查找偏倚、索引偏倚、引文偏倚和语种偏倚；选择偏倚主要包括纳入标准偏倚和选择者偏倚；研究内偏倚主要包括提取者偏倚、研究质量评分偏倚和报告偏倚。其中，发表偏倚是指具有统计学意义的研究结果较无统计学意义或无效的结果被报告和发表的可能性更大，是meta 分析中最常见的偏倚。识别和控制发表偏倚的方法常有如下几种：

1. **漏斗图法**　漏斗图法（funnel plot method）的基本思想是每个纳入研究的效应值的精度随该研究的样本量的增加而增加，即样本量越小的研究，其变异就越大。一般以效应值为横坐标，精度为纵坐标绘制散点图，若纳入研究无发表偏倚，则图形呈现倒置的漏斗形；若漏斗图不对称或不完整，则提示可能存在发表偏倚。模拟的图 25-11 提示不存在发表偏倚，而图 25-12 提示可能存在发表偏倚。漏斗图最大的优点是简单易操作，只需要利用每个纳入研究的样本量和效应值就可以了，即使没有任何统计学基础的人都可以很容易掌握。缺点是此法只能对结果做定性判定，比较粗糙，适合于纳入的研究个数比较多的情况。如纳入的研究个数比较少，特别是当纳入研究的样本量变异很大时，往往很难判断是否存在发表偏倚。甚至有时不同的人看同一张漏斗图会得出不同的结论。

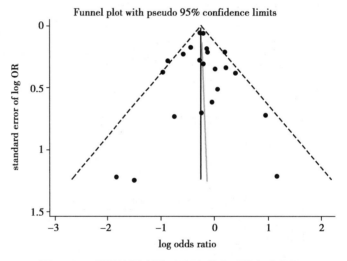

图 25-11　模拟的漏斗图（中间灰线为无效应垂直线）

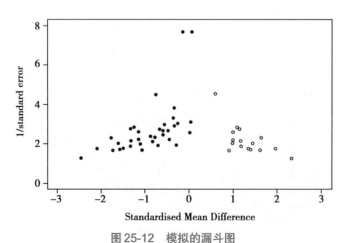

图 25-12　模拟的漏斗图
●实心点表示发表的研究；○空心点表示未发表的研究

Notes

2. 线性回归法　针对漏斗图只能进行定性判断的缺点,1977 年 Egger 等根据漏斗图的基本原理,用线性回归模型来检验漏斗图的对称性,称为线性回归法。

具体方法是先计算纳入分析的每个研究的标准正态离差(SND)和精度(precision),以精度为自变量,标准正态离差为应变量建立回归方程,即 $SND = a + b*precision$。

精度是由样本量决定,样本量趋近 0 时,精度也接近 0,SND 也趋近 0。因而小样本研究代表的散点在回归直线中接近原点。理论上,如果不是来自一个有偏倚的样本,那么散点的分布能形成一条通过原点的直线,回归直线的截距 a=0,这也对应于对称的漏斗图。a 的大小用以评价不对称性,a 的绝对值越大,表示越可能有偏倚;斜率 b 表示效应值的大小。见图 25-13(资料来源于 Macaskill P(2001).Stat Med,20:644),左侧的图提示不存在发表偏倚,而右侧的图提示可能存在发表偏倚。实际操作中,求出线性回归方程的截距,并对是否为 0 进行假设检验,进一步推断漏斗图是否对称,是否存在发表偏倚。

Egger 的线性回归法简单易懂,容易计算,但是 Egger's test 中自变量的标准误估计来自纳入研究的数据,存在抽样误差,因而回归方程的斜率和截距都为有偏估计,而且线性回归法不能解释漏斗图不对称的原因。

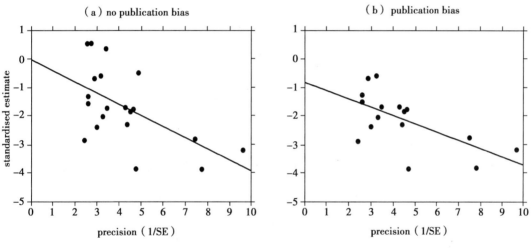

图 25-13　漏斗图的线性回归模型

3. 漏斗图回归法　针对 Egger 的线性回归其标准差的估计存在抽样误差这一局限之处,Petra Macaskill 等于 2001 年提出了一种新的方法,漏斗图回归法。其原理是以效应值为应变量,样本量 n 为自变量直接建立回归方程。若不存在发表偏倚,那么回归直线的斜率应该为 0,截距代表总体的效应值。如果得到的回归方程,经假设检验后斜率不为 0,那么提示有可能存在发表偏倚。漏斗图回归也可认为是将漏斗图顺时针旋转 90° 后再进行回归。如图 25-14(资料来源于 Macaskill P(2001).Stat Med,20:644),提示不存在发表偏倚。

4. 秩相关法　Begg 等于 1994 年提出了基于 Kendall's 的秩相关检验法,检验标准化效应值 t_i^* 与效应值方差 v_i 相关关系或标准化效应值 t_i^* 与样本 n_i 间的关系。

其基本原理是:每个研究先根据 t_i^* 和 v_i 或 n_i 分别排序,再根据对 t_i^* 的排序结果对每个秩按照 $(t_i^*、v_i)$ 的形式排序,然后对所有可能的 $\dfrac{k(k-1)}{2}$ 对 v_i 和 v_j 的秩次排序,P 表示 t_i^* 和 v_i 的秩次相同顺序的对子数,Q 表示相反顺序的对子数。其中:

$$t_i^* = (t_i - \bar{t}) / \sqrt{v_i^*} \tag{25-67}$$

$$\bar{t} = \frac{\left(\sum t_j / v_j \right)}{\sum (1/v_j)} \tag{25-68}$$

Notes

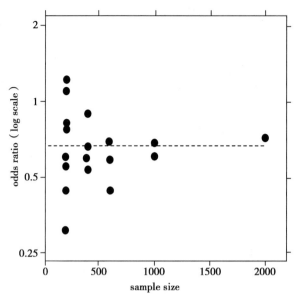

图 25-14   漏斗图回归模型

$$v_i^* = v_i - \frac{1}{\left(\sum 1 - v_j\right)} \tag{25-69}$$

计算统计量：

$$Z = \frac{P-Q}{\sqrt{\dfrac{k(k-1)(2k+5)}{18}}} \tag{25-70}$$

如果 $Z>1.96$，$P<0.05$，提示可能存在发表偏倚；如果 $Z<1.96$，$P>0.05$，则认为没有发表偏倚。

Begg 的秩相关检验被认为是漏斗图的直接统计学模拟，但对该检验效能的模拟研究结果表明，检验效能的变异性大。其漏斗图见图 25-15。

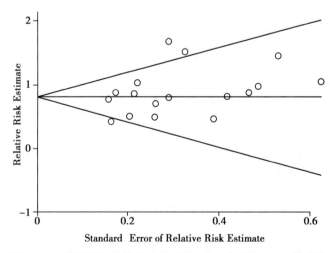

图 25-15   某吸烟与结核疾病关系的 meta 分析的 Begg 漏斗图

5. 剪补法   剪补法（trim and fill method）是一种非参数统计方法，用于估计缺失的研究个数，并对发表偏倚进行校正。剪补法是建立在漏斗图是严格对称的基础上，然而，实际情况并非如此。漏斗图可能受其他情况的影响而导致不对称，比如实验设计的不同可能会造成漏斗图的不对称。同时，采用不同的方法表达效应值可能会得出不同的结论，此时，应用剪补法就要慎重。另外用剪补法来探测发表偏倚，容易受极端值的影响。其基本步骤为：

（1）先列出各原始研究（n 个）的 OR_i 对数值（即 $\ln(OR_i)$）及其标准误（SE_i），计算合并效应

量的初估值 R_1；

（2）中心化过程。计算每个研究的 $\ln(OR_i) - \ln(R_1)$，按照绝对值从小到大排序，并赋予原来的正负号，计算正负秩和，取最大者 $T_n = \max(T_+, T_-)$，计算 k_0 值，$k_0 = \dfrac{4T_n - n(n+1)}{2n-1}$，取非负整数；

（3）去掉离中心线最远的 k_0 个研究，利用剩余的 $(n-k_0)$ 个研究重新计算合并效应量 R_2；

（4）如果绘制的漏斗图仍然不对称，再次进行中心化过程：计算每个研究的 $\ln(OR_i) - \ln(R_2)$，按照绝对值从小到大排序，并赋予原来的正负号，得到 T_n 和 k_0，去掉离中心线最远的 k_0 个研究，利用剩余的 $(n-k_0)$ 个研究重新计算合并效应量 R_3，再次计算 k_0，采用叠代的方法，直到 k_0 值趋于稳定，得到 k_0^*；

（5）复原被剪切的 k_0^* 个研究（效应量大小与剪切的原始研究相同，符号相反，标准误则完全相同），使漏斗图对称，并最终根据 $n+k_0^*$ 个研究计算效应合并值的估计值。

6. Richy 法　针对前面几种方法容易受极端值影响的局限性，Florent Richy 提出了一种新的方法，该方法引入了物理学里杠杆原理这一概念，计算这样一个统计量：

$$X = \sum_{i=1}^{i=k} f_i \times (d_i - \bar{d}) \tag{25-71}$$

其中，d 表示每个研究的效应值，$\bar{d}$ 为平均效应值，f 为精度。令

$$MF = f_i \times (d_i - \bar{d}) \tag{25-72}$$

这里，$f_i \times d_i$ 相当于物理中的力乘以力矩的概念。利用非参数方法求出所有 MF 的可信区间（一般是计算 $95\%CI$）。如果 X 的值在这个区间外，就认为存在发表偏倚。

很明显，该方法存在很多局限，比如判断标准的设定问题，利用现有的评判标准，如果研究个数越多，得到存在发表偏倚的可能性就越大。但是这个方法的提出，跳出了漏斗图这一基础限制，从另外一个角度来看待发表偏倚。

7. 失安全数法　失安全数法（fail-safe number method）也称为"抽屉文件"分析（file drawer analysis），是 Rosenthal 于 1979 年提出的一种敏感性分析的方法。其基本思想是当 meta 分析得到有统计学意义的"阳性"结果时，为了避免该"阳性"结果是由于遗漏了一些没有统计学意义的"阴性"结果文献而产生的，可以估计这些可能被遗漏了的"阴性"结果的研究数量 N_R，即最少需要再增加多少"阴性"结果的研究才能使综合分析的结论逆转，由此来评价发表偏倚的程度。N_R 越大，表明存在这种遗漏"阴性"结果的发表偏倚程度越低，此时，meta 分析的结果也就越可靠；N_R 越小，则表明存在这种遗漏"阴性"结果的发表偏倚程度越高，此时，meta 分析的结果也就越不可靠。一般，当 $N_R < 10$ 时，meta 分析所得到的"阳性"结果应慎重对待。N_R 计算的公式为

$$N_R = \frac{\left[\sum Z_{p_i}\right]^2}{Z_a^2} - n \tag{25-73}$$

其中，n 为已纳入 meta 分析的研究个数；Z_{p_i} 为已纳入分析的第 i 个研究的 P_i 对应的单侧 Z 界值，Z_a 为 α 水平下的单侧 Z 值，一般取 $\alpha = 0.05$，此时，$Z_a = 1.645$。

从严格意义上说，该方法不是一种识别发表偏倚的方法，而是一种能否确定发表偏倚可以忽略的方法，属敏感性分析范畴。优点为简便易行，缺点为当合并效应值本身无统计学意义时，则不能进行。

8. 量表评价法　除了以上提到的一些方法外，还可以采用量表进行偏倚的评估。而且采用量表进行评估，研究者可以更加清楚地知道具体在研究的哪部分产生了偏倚。

（1）Jadad 量表：Jadad 量表（Jadad scale）常用于随机对照研究的文献质量评价，表 25-15 给出了 Jadad 量表的质量评分标准，总分 1～2 分为低质量，3～5 分为高质量。许多研究者在使用 Jadad 量表评价时结合 Schulz 的隐蔽分组评价方法，即对隐蔽分组进行"充分"、"不充分"或是"不清楚"的评价，从而更全面地评价随机对照研究可能产生的偏倚。

Notes

表 25-15 Jadad 量表的质量评分标准

评价内容	评分标准	评分
随机分配序列的产生方法	通过计算机产生的随机序列或随机数字表产生的序列	2分
	试验提到随机分配,但产生随机序列的方法没有具体交代	1分
	半随机或准随机试验,采用交替分配病例的方法,如按入院顺序,出生日期单双数	0分
双盲法	描述了实施双盲的具体方法并且恰当,如采用完全一致的安慰剂等	2分
	试验仅提及采用双盲法	1分
	试验提及采用双盲法,但方法不恰当	0分
退出与失访	对退出与失访的例数和理由进行了详细的描述	1分
	没有提到退出与失访	0分

（2）NOS 量表：NOS 量表（Newcastle-Ottawa quality assessment scale）适用于非随机对照研究的文献质量评价,常用于病例 - 对照研究及队列研究的文献质量评估。NOS 量表包含"选择"、"可比性"、"暴露（病例 - 对照研究）/ 结局（队列研究）"等三个部分共 8 个条目,量表采用"*"号方式对每个条目进行评价,评给"*"表明该条目质量高。"选择"和"暴露 / 结局"部分的每个条目最多可评给一个"*","可比性"部分最多可评给两个"*"。每篇研究文献可评的"*"个数为 0～9 个,所评得的"*"个数越多,表明该研究文献的质量越高,但目前还没有制定出定性划分研究文献整体质量"高"与"低"的判定标准（表 25-16,表 25-17）。

表 25-16 病例对照研究的 NOS 量表

类别	条目	评判标准
选择	①是否恰当地确定了研究病例?	□ 是,并进行独立验证*
		□ 是,例如可链接的记录或自我报告
		□ 未描述
	②病例的代表性	□ 连贯的或具有显著代表性的病例*
		□ 具有潜在选择偏倚或未陈述
	③对照的选择	□ 社区对照*
		□ 医院对照
		□ 未描述
	④对照的确定	□ 疾病史(如果病例定义为首次发生某疾病,则对照应选择无该疾病史人群,如果病例不要求为首次发生某疾病,则有该疾病史的对照不应被剔除)*
		□ 未提及疾病史
可比性	⑤病例与对照组在研究设计或分析时的可比性	□ 研究控制了_____(选择最重要的混杂因素,按该因素配对或该因素在两组间无差异)*
		□ 研究控制了其他的混杂因素*
暴露	⑥暴露资料的来源	□ 有可靠的记录(如外科手术记录)*
		□ 在盲法的情况下进行结构化调查*
		□ 在非盲的情况下进行结构化调查
		□ 仅书面自我报告或医疗记录
		□ 未描述
	⑦病例与对照的资料获取方法相同	□ 是*
		□ 否
	⑧无应答率	□ 两组间无应答率相同*
		□ 未描述应答情况
		□ 两组无应答率不同且未说明

注:表中标有"*"的评判标准,表示对应的选项才可以评给"*"。表 25-17 类似。

Notes

表 25-17　队列研究的 NOS 量表

类别	条目	评判标准
选择	①暴露队列的代表性	□ 真实代表了人群中常见的_____（特征）*
		□ 一定程度上代表了人群中常见的_____（特征）*
		□ 选择特殊人群，如护士、学生
		□ 缺乏关于暴露队列来源的描述
	②非暴露队列的选择	□ 来自与暴露队列相同的人群*
		□ 来自与暴露队列不同的人群
		□ 未描述非暴露队列的来源
	③暴露资料的来源	□ 可靠的记录（如外科手术记录）*
		□ 结构化调查*
		□ 书面自我报告
		□ 未描述
	④研究初始未发生结局事件	□ 是
		□ 否
可比性	⑤队列在研究设计或分析时的可比性	□ 研究控制了_____（选择最重要的混杂因素）*
		□ 研究控制了其他的混杂因素*
结局	⑥结局的评估	□ 独立、盲法的评估*
		□ 链接记录*
		□ 自我报告
		□ 未描述
	⑦随访时限对于结局的发生是否足够	□ 是（选择了合适的随访期限）*
		□ 否
	⑧队列随访情况	□ 完成对所有受试者的随访*
		□ 少量失访但不造成偏倚，失访率低于____%（规定合适的百分比），或对失访进行描述*
		□ 失访率高于____%（规定合适的百分比）且没有对失访进行描述
		□ 未陈述

（3）QUADAS：2003 年 Whiting 等研究专家组讨论并制定了针对诊断性研究系统综述的循证质量评价工具，即 QUADAS，共 14 个条目，对每个条目作出"是"、"否"或"不清楚"的判断，见表 25-18。2011 年专家组根据使用者反馈的信息在原版基础上制定了 QUADAS-2，见表 25-19。QUADAS-2 分为 4 个域，分别为"病例选择"、"待评价试验"、"金标准试验"、"试验流程和进度"，并将研究的"质量评价"分解为研究设计方面的"偏倚风险评估"和从原始研究到综述问题的"适用性评估"两个方面。QUADAS-2 工具在使用时需审核每篇纳入分析的原始文献在 4 个域上是否有相应的描述，根据描述内容对每个域进行偏倚风险评估，前 3 个域还进行适用性评估，同时通过设置提示性问题辅助进行偏倚风险评估。评判为"是"的比例越高（或偏倚风险评估及适用性评估为"低"的比例越高），表明该研究文献的质量越高，但目前 QUADAS 和 QUADAS-2 均未设置评分系统，还没有制定出定性划分研究文献整体质量"高"与"低"的判定标准，可参照图 25-16 或表 25-20 表述 QUADAS-2 的评价结果。

表 25-18　QUADAS 工具

	评价条目	评判结果		
1	病例谱是否包含了各种病例及易混淆的疾病病例？	是	否	不清楚
2	研究对象的选择标准是否明确？	是	否	不清楚
3	金标准是否能准确区分有病、无病状态？	是	否	不清楚
4	金标准和待评价试验检测的间隔时间是否足够短、以避免出现疾病病情变化？	是	否	不清楚

Notes

续表

	评价条目	评判结果		
5	是否所有的样本或随机选择的样本均接受了金标准试验？	是	否	不清楚
6	是否所有病例无论待评价试验的结果如何，都接受了相同的金标准试验？	是	否	不清楚
7	金标准是否独立于待评价试验（即待评价试验不包含在金标准中）？	是	否	不清楚
8	待评价试验的操作是否描述的足够清楚且可进行重复？	是	否	不清楚
9	金标准试验的操作是否描述的足够清楚且可进行重复？	是	否	不清楚
10	待评价试验的结果判读是否是在不知晓金标准试验结果的情况下进行的？	是	否	不清楚
11	金标准试验的结果判读是否是在不知晓待评价试验结果的情况下进行的？	是	否	不清楚
12	当解释试验结果时可获得的临床资料是否与实际应用中可获得的临床资料一致？	是	否	不清楚
13	是否报告了难以解释/中间试验结果？	是	否	不清楚
14	对退出研究的病例是否进行解释？	是	否	不清楚

表 25-19　QUADAS-2 工具

域及评估项目	问题	评估结果		
病例选择				
描述	描述受试者选择方法			
	描述受试者特征，如既往检查、临床表现、待评价试验预期用途及背景			
提示性问题	试验纳入的受试者是否为连续病例或随机样本	是	否	不清楚
	是否避免采用病例-对照研究设计	是	否	不清楚
	研究是否避免了不适当的病例剔除	是	否	不清楚
偏倚风险评估	病例选择引入了偏倚	高	低	不清楚
适用性评估	纳入文献的病例特征与综述问题不相符	高	低	不清楚
待评价试验				
描述	描述待评价试验及其如何实施和解释			
提示性问题	待评价试验的结果判读是否在不知晓金标准试验结果的情况下进行	是	否	不清楚
	如果使用阈值，是否预先界定	是	否	不清楚
偏倚风险评估	待评价试验的实施和解释引入偏倚	高	低	不清楚
适用性评估	待评价试验的实施和解释与综述问题不相符	高	低	不清楚
金标准试验				
描述	描述金标准试验及其如何实施和解释			
提示性问题	金标准试验是否能准确区分有病、无病状态	是	否	不清楚
	金标准试验的结果判读是否是在不知晓待评价试验结果的情况下进行	是	否	不清楚
偏倚风险评估	金标准试验的实施和解释引入偏倚	高	低	不清楚
适用性评估	金标准试验确诊的目标疾病与综述问题不相符	高	低	不清楚
试验流程与进度				
描述	描述任何未接受待评价试验、金标准试验或从 2×2 表格中剔除的病例（参考流程图）			
	描述待评价试验和金标准试验的实施间隔，及接受的其他干预			
提示性问题	待评价试验和金标准试验的实施间隔是否恰当	是	否	不清楚
	是否所有受试者均接受了金标准试验	是	否	不清楚
	是否所有受试者均接受了相同的金标准试验	是	否	不清楚
	是否所有受试者均纳入分析	是	否	不清楚
偏倚风险评估	试验流程图引入偏倚	高	低	不清楚

Notes

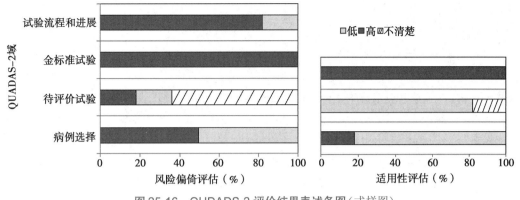

图 25-16　QUDADS-2 评价结果表述条图(式样图)

表 25-20　QUDADS-2 评价结果表(式样表)

研究	风险偏倚				适用性		
	病例选择	待评价试验	金标准试验	试验流程和进展	病例选择	待评价试验	金标准试验
1	☺	☺	☺	☺	☹	☺	☺
2	☺	☺	☺	☺	☹	☺	☺
3	☹	☹	☺	☺	☹	☺	☺
…	☹	☹	☺	☺	☹	☺	☺
…	☹	?	☺	☺	☹	☺	☺
…	☹	?	☺	☺	☹	?	☺
n	☺	?	☺	☹	☺	☺	☺

注: ☺低风险　☹高风险　?不清楚

这里值得指出的是,如果各研究之间的差异很大,存在异质性,这时直接计算合并的效应值很容易造成结果的不可靠性和不稳定性,需要仔细检查研究设计和其他可能导致异质性的原因。通常可以从设计质量、干预措施、测量结果的时点与测量方法、使用的统计模型及方法、个体效应量、纳入和排除标准等方面来考虑各研究的差异。

如果各研究间异质性较大,则可在分析异质性的来源后,根据原因作出处理,包括:①亚组分析:可以将各研究按设计方案、研究质量等分为几个亚组,分别合并及评价;②敏感性分析:将所有研究纳入分析,得出结果。再将被认为是有异常的研究排除后重新分析,通过比较前后两次分析结果的差异来评价被排除的研究对综合结果的影响;③采用随机效应模型;④采用Meta 回归,将可能的异质性来源作为协变量,分析其对效应指标的影响。

总之,在 meta 分析之前,应测量发表偏倚和评估其影响程度,如果发表偏倚较大,则需进一步收集相关资料信息,如与原文作者或者研究组联系,查阅有无阴性结果的研究,如果有,则尽量从中获得相关的资料。如果不能将发表偏倚减少到一定的低水平,则只能放弃meta 分析。

Notes

小　结

　　meta分析（Meta analysis）是对多个目的相同而相互独立的研究结果采用合并效应量（effect size, ES）也称效应尺度（effect magnitude）进行综合分析和再评价。它包括了问题的提出、研究资料的收集、数据分析及报告结果等基本步骤。如各研究结果具有良好的同质性，则可选择固定效应模型（fixed effect model）；如存在质异性，则宜选择随机效应模型（random effect model）。对于计量资料常用的效应尺度有均数之差、相关系数等，对于分类资料常用的效应尺度有比数比（OR）、相对危险度（RR）和率差（RD）等。目前，meta分析在循证医学、临床试验、诊断试验和流行病学研究等方面得到了广泛的应用。

思考与练习

一、最佳选择题

1. 在以试验组与对照组均数之差作为合并效应量的meta分析中，合并效应量的95%可信区间下限如果大于零，则可认为（　　　）

　　A. 试验组效应高于对照组　　　　　　B. 对照组效应高于试验组

　　C. 两组效应相同　　　　　　　　　　D. 只能认为两组效应不同

　　E. 无法确定

2. 在以试验组与对照组的比数比（OR）作为合并效应量的meta分析中，合并效应量的95%可信区间包含1，则可认为（　　　）

　　A. 试验组暴露程度高于对照组　　　　B. 对照组暴露程度高于试验组

　　C. 两组暴露程度相同　　　　　　　　D. 两组暴露程度不同

　　E. 无法确定

3. 在meta分析的异质性检验中，若$P<0.05$，则合并效应量的计算应选择（　　　）

　　A. 固定效应模型　　　　　　　　　　B. 随机效应模型

　　C. 计量指标采用固定效应模型　　　　D. 分类指标采用随机效应模型

　　E. 两种模型都适用

二、简答题

1. 在meta分析中，固定效应模型与随机效应模型的主要区别是什么？

2. 在meta分析中，识别和控制发表偏倚的常用方法有哪些？

3. meta分析的应用条件主要有哪些？

三、计算分析题

　　某研究者拟评价他汀类药物预防主要脑血管事件的效果，通过文献检索，收集了满足要求的9个独立研究，结果资料见25-21。试以RD为效应指标，采用M-H法对该资料进行meta分析。

表25-21　9个他汀类药物预防主要脑血管事件的研究结果

研究	试验组		对照组	
	事件发生数	患者数	事件发生数	患者数
1	46	3302	51	3293
2	14	3304	17	3301
3	61	1585	62	1654
4	209	5170	231	5185

Notes

续表

研究	试验组		对照组	
	事件发生数	患者数	事件发生数	患者数
5	166	5168	212	5137
6	21	1428	39	1410
7	27	959	29	946
8	50	3866	62	3966
9	33	8901	64	8901

（尹　平）

第二十六章　数据处理与分析时应注意的问题

统计工作包括研究设计、收集资料、整理资料及分析资料四个步骤。前面各章节中重点介绍了研究设计和统计分析的具体技术，然而在数据分析过程中，原始数据的采集、录入与质量控制、统计软件的熟练使用、结合特定医学研究问题和研究设计对统计方法进行合理选择以及对结果的正确解释等，都是非常重要的关键环节。另外对医学科研数据的统计分析还涉及医学专业知识、统计学基本原理、数据分析的经验和技术等多个方面，本章在前述章节基础上对医学科研数据统计分析的基本原则和方法进行简单概括。

第一节　数据的质量控制

一、数据来源与数据集

完整、准确的资料收集是统计工作的基础。在医学科研中，数据（data）的来源是多方面的，可来自观察性研究也可来自实验性研究。观察性研究是一种客观地观察、记录和描述事物规律或现象的认识活动。而实验性研究通常是在观察性研究的基础上，在人为控制实验条件或对研究对象施加一定干预措施的条件下，所做的进一步研究。相应的科研数据可分为观察性数据和实验性数据。观察性数据常见的有国家法定的有关卫生工作报表，如传染病报表、职业病报表、医院工作报表等，这些报表是由国家相关部门统一设计，要求有关医疗卫生机构定期逐级上报，提供居民健康状况和医疗卫生机构工作的主要数据，作为制订医疗卫生工作计划与措施、检查与总结工作的依据。病历资料也可以作为观察性数据的一个来源，病历是医疗工作的重要记录，患者就诊和接受治疗的详细记录及各项检查报告，特别是历年病历资料的积累，可为医学科研工作提供极具价值的信息，但分析时应注意其局限性，如不能以此为依据反映一般人群特征。实验性数据可以来源于临床试验中的病例记录和观察表，也可以是动物实验得到的记录或数据。随着医学的发展和科研工作的需要，医学科研的数据愈来愈趋向于大型化，即采集的样本量和变量数愈来愈多，如多中心临床试验或大型调查研究。因此，应采取一定措施来取得准确可靠的原始数据，如制定统一的数据采集标准，试验记录、病历和报表要做到规范、完整、准确、及时，要保证基础资料的质量，要提高各级医疗卫生工作人员的认识和责任感，要重视对漏报、重报和错报的检查，坚决制止伪造和篡改科研资料。

任何试验和观察的结果必须转换为数据后才能进行统计分析，医学科研的原始数据大多可用一种统一的数据结构表达，如表26-1所示。在表26-1中，每一行称为一个记录（record），或一个观察单位（case）；每一列称为一个变量（variable），用以表示观察指标。该数据集（data set）是由一个735例观察单位和7个变量组成的数据方阵，也可叫做数据矩阵。

数据集中的变量分为标识变量和分析变量。标识变量用于数据的识别、核对和修改，是数据管理和质量控制不可缺少的变量，表26-1中的老年人编号即为标识变量。分析变量是数据分析的主要内容，表26-1中除老年人编号外，其余均为分析变量。分析变量又可分为反应变量（response variable）和解释变量（explanatory variable），反应变量是表示试验效应或观测结果的指标,解释变量有时根据其作用又可称为指示变量(indicator)、分组变量(grouping variable)、因素(factor)、协变量(covariate variable)、预测变量(predictor)等。按照一般线性模型的习惯表达,分组变量或因素通常指离散分类变量,协变量通常指连续变量。如在表 26-1 中,若要研究不同性别的老年人体重是否有差别,则"性别"为分组变量,体重为反应变量。若研究目的发生改变,则分组变量和反应变量也会发生相应的变化。如研究老年人的体重是否影响冠心病的患病情况,则"体重"为解释变量,冠心病的有无为反应变量。创建数据库(database)时,变量的设置应合理。例如变量名最好用英文且不超过 8 个字符,其内容可采用变量标签加以注释而不是直接用中文变量名表示;变量的长度应足够(如姓名应考虑复姓的情况,年龄应考虑到 3 位数等);其中的分类离散型变量必须进行适当的数量化处理(具体的数量化方法见"第十三章 多元线性回归"中的有关内容)。

表 26-1 某地 2002 年 735 例 65 岁以上老年人健康检查记录

编号	性别	年龄(岁)	民族	体重(kg)	身高(cm)	冠心病	糖尿病
1	男	72	汉族	78.54	169.0	有	无
2	女	81	汉族	33.50	142.0	无	无
3	男	90	回族	65.83	170.0	无	可疑
4	男	72	汉族	86.26	181.0	无	无
5	女	70	其他	69.46	158.5	无	有
⋮	⋮	⋮	⋮	⋮	⋮	⋮	⋮
735	男	71	汉族	88.08	181.0	无	无

二、数 据 录 入

数据录入就是将研究收集到的各种信息转换为数据形式,输入到计算机进行保存、管理的过程。为了保证数据质量,录入数据前首先要经过数据审核、制定数据编码表、建立数据库等几个步骤。

数据审核是对收集到的原始资料进行审查与核实的过程。一个质量较好的调查表或临床病例报告表应由专人负责原始数据的审核。保证数据的真实性、准确性、完整性、标准性是审核的基本原则。审核过程中对发现有问题的数据应填报数据查询表进行更正和澄清。

数据录入之前需要制定统一的编码表使研究得到的信息数字化和标准化。编码表中规定了各个问题的每一个回答类别或者观测指标值取值范围的代码,此代码通常采用数字形式,这样实际上是使各个问题的实际含义与不同的数字代码之间建立了一一对应关系,从而使回答转换为数字形式。编码表至少应包含:①各项问题的数据库内命名;②各项问题的回答内容或者取值范围以及对应编码;③各项内容输入时的输入格式。制定编码表时需要针对不同问题类型考虑不同方法:①封闭性问题编码:预先确定了回答答案,只能从众多答案中选择其中之一,以编码时采用简单数字 0,1,2,3 等形式为多见。封闭性问题的编码一般应该在开始问卷调查前完成编码表的制定。②开放性问题的编码:预先没有限定回答问题的类别和答案,需要先整理研究资料得到有关信息后再进行编码,编码表一般只能在问卷调查中以及调查完成后,根据实际问卷的问题回答情况进行完善和编码。③缺失数据的编码(无回答问题的编码):对应问题观测对象没有明确的回答,编码时常采用可以输入数字的最大数据值,譬如输入数据仅为一位整数则可采用数字 9。

按照编码表的规定把信息转换成可以直接进行计算机输入的编码结果,并将此结果誊写到特定表格的过程称为数据编码。数据编码的目的是便于将资料输入到计算机,防止输入时阅读错误。传统的数据编码方法是使用转录表,即将问卷表的编码结果誊写到特制的只用于上机输入的数据表格。目前数据编码多采用问卷页边登录方式。具体做法是：①问卷中问题的各个回答一般包含编码；在问卷页上对应问题处预留编码位置（通常是白方框）；②在资料收集时观察对象或者调查员选择问题答案，通常不直接填写编码；③在资料审核、数据编码时按对应问题的答案在相应编码位置填写编码。问卷页边登录方式在配合了特定的计算机输入程序的情况下不仅能简化编码输入过程，而且能在输入数据时方便地进行错误检查。

数据库的创建和管理可采用 EPIDATA，ACCESS、EXCEL、VFOXPRO、ORACLE 等专用的数据库管理软件，同时 STATA、SPSS、SAS 等一些常用统计分析软件也具备一些数据录入和管理的功能，且上述软件之间多数情况下对录入的数据可相互读取，或者也可以利用 StatTransfer 或 dbmscopy 等软件进行多种文件格式的转换以共享数据。建立统计数据库主要包含：①数据库结构和数据库文件：根据统计数据信息特征确定具体采用何种数据结构来保存数据，通过数据结构确定数据内部间的关系；②数据输入界面：根据问卷设计在计算机终端输入数据的用户数据输入界面，确定输入数据的具体形式；③其他数据库功能：如数据核查、数据查询、数据汇总等。

数据录入是将数据输入到计算机，进而将数据保存在计算机的存储设备的过程。前述专用软件通常具有完善的数据管理、查询、修改的功能，并且还能够设计出与调查表格一致的屏幕格式，方便录入，同时还可在录入时控制数据的录入质量，如在数据的计算机录入过程中，可根据数据的取值范围，对数据的录入范围进行限定，减少出错的可能性。如在表 26-1 资料的录入中，将"性别"变量的取值限定为"0"和"1"，将"年龄"变量的取值范围限定为 65 至 100，其余变量也可根据各自的特点对取值范围进行限定，以提高数据的录入质量。在一些大型数据的录入过程中，为尽量减少或者避免输入错误，往往采用对同一资料进行双人重复录入的方法，然后应用程序对两个数据库进行比对，如有录入结果不符，则进行核查，找出其错误所在。在数据的录入过程中，应遵循方便录入、便于核查、易于转换、利于分析的原则。例如录入时数据集中一定要有标识变量，以方便数据的校对，如表 26-2 中的"number"变量即为不同个体数据的唯一标识变量；同一项研究课题的结果最好录成一个数据库文件，在后续分析时可根据要求拆分数据集而不要一开始就各自录入成多个数据文件。

表 26-2 原始数据的录入格式

Number	Sex	Age	Nationality	Weight	Height	Coronary	Diabetes
1	1	72	1	78.54	169.0	1	0
2	0	81	1	33.50	142.0	0	0
3	1	90	2	65.83	170.0	0	1
4	1	72	1	86.26	181.0	0	0
5	0	70	4	69.46	158.5	0	2
⋮	⋮	⋮	⋮	⋮	⋮	⋮	⋮
735	1	71	1	88.08	181.0	0	0

三、数据核查与清洗

数据录入后的核查清理应按照事先准备好的核查计划来进行。利用计算机来查错、纠错主要包括两个方面：①输入信息的有效性检查：对录入数据范围检查，检查各个变量是否都在编码表规定的幅度范围内，把那些超越幅度的错误找出来，也称幅度检查。例如，关于性别的调查项目回答只有两个：男、女，如果编码表确定数码 1 表示男，数码 0 表示女，那么输入数码只能是 1 或者 0，输入数据中有其他的数码都是错误的。②输入信息相互之间的一致性检查，常称逻辑检查。逻辑检查是检查同一份问卷中不同问题的回答是否相互矛盾。例如：如果某份问

Notes

卷性别项目回答男,而同时生育史项目回答有,那么该份问卷的这两个项目的回答就是不一致,是逻辑错误。

其他的数据清理工作还包括:对原始数据的编号和数据库的数据序号进行核对,看有无缺漏;利用统计分析软件,列出变量的频数表,观察其频数分布有无异常;对变量进行统计描述,观察其样本含量、最大值、最小值是否与原始数据吻合,有无离群值和缺失值(missing value);对二分类或有序分类的变量列出行列表,以观察两变量间的交互频数是否符合实际情况。通过以上多种措施来尽量减少数据录入的差错,给出核查报告,再对其中发现的错误进行更正。

第二节　数据处理中的几个常见问题

一、可疑数据的处理

在数据清理过程中,有时可能会遇到一些偏离数据主体分布较远,超出数据通常变化范围的特大或特小的观测值,会使统计分析结果出现较大的误差,该类数据就称为可疑数据,也称作离群点。在各种情况下对可疑值的识别方法是统计诊断(statistical diagnosis)这个研究方向的一部分重要内容,其中最简单直观的办法是借助一些统计图,且目前多数的专业统计软件中都有一些专门用于可疑值识别的统计诊断量,以及一些评价可疑值对统计分析结果影响的影响分析(influential analysis)诊断量。例如单变量情况下可通过观察值的频数分布直方图或箱式图来判断,如果观测值距箱式图底线(第 25 百分位数)或顶线(第 75 百分位数)过远,如超出箱体高度(四分位数间距)的两倍以上,则可视该观测值为可疑值;在回归模型或一些方差分析模型中,可借助某些残差图来初步识别可疑值。对可疑值如何处理应慎重,不宜一律简单剔除然后对剩余数据进行统计分析。理想的处理方式是在条件允许时,在可疑值附近多次抽样,以了解真实的数据分布情况。如果重复观察之后原来的可疑值仍然大量出现,这将提示原来的数据分布假设可能存在问题,对其进一步考察可能有助于修正原模型。也正因此,我们通常并不推荐异常点这个笼统的提法,而是用离群点这种客观描述。数据是否异常应结合分布假设的正确性考察和专业知识来综合判断。当重复观察之后大量观察值出现在主体数据附近而不出现可疑值,且排除原可疑值为数据录入等过失误差,才可以谨慎地认为可疑值是原来的数据分布假设成立时出现的小概率事件,此时可采用非参数统计或其他稳健统计方法来降低可疑值的影响。当现有条件无法在可疑值附近重复观察时,只有确定可疑值属于数据录入等过失误差导致才可删除,否则应充分利用专业知识直接对可疑值加以合理的解释,或者结合前期研究以及文献中的相关结果对数据分布假设进行确认,如果分布假设成立或者主要是为了刻画主体数据的情况,亦可考虑采用非参数统计或其他稳健统计方法来降低可疑值的影响。例如临床试验中前期研究累积的数据分布情况可对之后的数据分布假设提供佐证,在研究方案中即可事先对可疑值的处理给出规定。对可疑值删除前后做敏感性分析也可作为一种分析策略。

二、缺失值的处理

在资料的收集过程中,特别是大型数据的采集,常有缺失值产生,这主要来自于资料收集中的漏填和漏报。为保证资料的质量,应尽量减少数据的缺失,应该收集到的项目,要尽可能地采集到,如有缺项,应尽可能地补齐,通常认为,缺失值应控制在数据记录总量的 10% 以内。在计算机的数据录入过程中,要注意把缺失值和"0"区分开来,"0"通常用来表示"无",即该事件未发生,具有确切的含义,表明该数据已收集到,而缺失值表示该数据未填或未收集,两者要注意区分,以免混淆。在一般的数据库软件中,缺失值通常都用"."表示。当缺失比例很小时,可直接对完全记录进行数据处理,舍弃缺失记录。但当缺失数据占有较大比重,尤其是多元数

Notes

据时，前述的处理将是低效率的，因为这样做丢失了大量信息，并且可能会产生偏倚，使不完全观测数据与完全观测数据间产生系统差异。针对缺失数据问题有一些统计学方法对缺失值进行插补（imputation），即给每一个缺失数据一些替代值，如此得到"完全数据集"后，再使用完全数据统计分析方法分析数据并进行统计推断。其中的单一插补指对每个缺失值从其预测分布中取一个值填充缺失值后使用标准的完全数据分析进行处理。由于单一插补往往会低估估计量的方差，20 世纪 80 年代之后出现了一些多重插补（multiple imputation）方法并已经在 SAS 等软件中采用。多重插补是一种以模拟为基础的方法，对每个缺失值产生 m 个合理的插补值，这样插补后，得到 m 组完全数据，使用标准的完全数据方法分析每组数据并融合分析结果。具体方法可参阅相关的文献。需要指出，插补以后的缺失值与实际值间毕竟存在一定的差距，是一种不得已的办法。

第三节　统计方法选择

医学科研数据的统计分析中，统计方法的正确选择极为重要，它是得到正确可靠统计结论的基本保证。而统计方法的选择来自于研究方案中的统计学设计，方法的选择应该在正式研究启动之前的设计阶段就形成方案，而不是在拿到数据之后才考虑这个数据能做哪些统计分析。统计学设计要求研究者根据研究目的确定研究因素，选择观察指标，确定研究对象的样本量，拟定研究的实施方法及数据收集、整理、分析的模式，以达到用最少的人力、物力和时间，获得可靠的结论。在实际工作中，必须根据医学研究目的、设计类型、资料性质、样本大小和分析过程中所遇到的各种实际情况等，并结合专业方面的知识来恰当地选择和运用统计分析方法，才能得出正确的、符合实际的结论。在统计分析方法的选择时可按以下步骤进行：第一，反应变量是单变量、双变量还是多变量；第二，判断拟分析的资料属于哪种类型，是定量资料、无序分类资料或有序分类资料；第三，影响因素是单因素还是多因素；第四，资料是单一样本、两组样本还是多组样本；第五，判断资料所属的设计方式，是完全随机设计、配对设计、随机区组设计或其他的设计类型；第六，判断资料是否符合拟采用的统计分析方法的应用条件，必要时可考虑变量变换。统计分析中首先应对清理后的数据进行统计描述，对于分类变量根据研究目的选用合适的相对数，对于定量数值变量根据其分布是否对称选用算术平均、中位数等描述其集中趋势；用标准差、四分位数或特定情况下使用变异系数描述其离散趋势。考虑到本教材介绍了较多的假设检验方法，以下主要对各种假设检验方法的应用进行总结。需要强调的是，实际数据分析中，除了得到假设检验的 P 值，统计推断问题所对应感兴趣参数的可信区间估计更为重要。

一、单变量计量资料的假设检验

1. **样本均数与已知的总体均数比较**　该类资料的统计分析步骤为：①单变量分析；②资料为定量资料；③样本均数与已知的总体均数比较；④该资料是否符合正态分布；⑤若资料符合正态分布，则选用单样本 t 检验；若不符合正态分布，则考虑变量变换或者选用非参数检验方法。

2. **两样本均数比较**　该类资料的统计分析步骤为：①单变量分析；②资料为定量资料；③完全随机设计的两样本均数比较；④该资料是否符合正态分布和方差齐性的条件；⑤若资料符合正态分布和方差齐性，则选用两样本比较的 t 检验；若不符合则考虑变量变换或者选用两样本比较的秩和检验。

3. **配对样本均数比较**　该类资料的统计分析步骤为：①单变量分析；②资料为定量资料；③配对设计的样本均数比较；④该资料是否符合正态分布的条件；⑤若资料符合正态分布，则

Notes

选用配对的 t 检验；若不符合则考虑变量变换或者选用配对的秩和检验。

4. 多个样本均数比较　单变量的多个样本均数比较，较常见的可分为完全随机设计的单因素比较和随机区组设计的两因素比较两种情况。

（1）完全随机设计的单因素方差分析：该类资料为多个（$k>2$）样本均数的比较，若各组样本服从正态分布，且方差齐性，则选用单因素方差分析（one-way ANOVA），若资料不满足上述条件，则选用成组设计多样本的秩和检验（Kruskal-Wallis test）。如检验结果有统计学意义，则还需进行两两比较，如 SNK-q 法、LSD-t 法、Dunnett-t 检验等。

（2）随机区组设计的两因素方差分析：该类资料为单变量的比较，但涉及两个分组因素，一个为处理因素，一个为区组因素，也称作配伍组。如果资料满足正态分布和方差齐性的条件，则采用随机区组设计的两因素方差分析，如果不满足上述条件，则采用随机区组设计资料的秩和检验（Friedman test）。

（3）其他类型资料的方差分析：主要有析因设计、交叉设计、重复测量资料的方差分析等。析因设计中最简单的是两因素的方差分析，此时观察两个因素，每个因素两个水平，共有 $2\times2=4$ 种不同的因素水平组合，要分别计算两个因素的效应及因素间的交互作用效应。交叉设计可分为多阶段和两阶段的交叉设计，医学实际中应用较多的是后者。对于两阶段的交叉设计资料，要考虑的分别是处理因素、阶段效应和个体效应。而对于重复测量的资料，由于同一受试对象在不同时点的观察值之间彼此不独立，因此，这类资料的方差分析具有一定的特殊性，可视为有多个反应变量。上述资料，如果满足正态总体和方差齐性的条件，则可采用广义线性模型的方差分析，如果不满足上述两个条件，则选用非参数方法。单变量计量资料的分析思路可由示意图 26-1 表示。

如表 26-1 的资料中，欲比较不同性别的老年人年龄有无差别，则为单变量分析，该资料为定量资料，属于完全随机设计的两样本均数比较。经检验，该资料方差齐，因此可采用两样本均数的 t 检验。由于是大样本（总例数为 735 例，其中男性老年人有 366 例，女性老年人有 369 例），也可选用两大样本均数的 Z 检验进行比较。

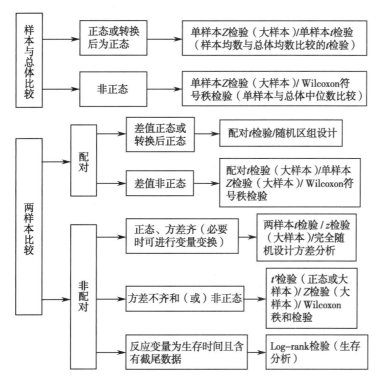

图 26-1　单变量计量资料的分析思路示意图

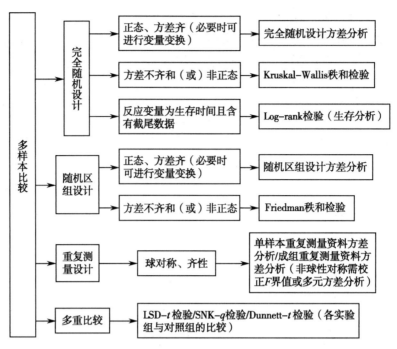

图 26-1　单变量计量资料的分析思路示意图（续）

二、单变量计数资料的假设检验

单变量计数资料的分析思路可由示意图 26-2 表示。

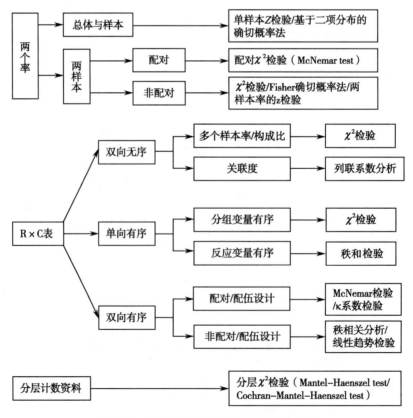

图 26-2　单变量计数资料的分析思路示意图

Notes

如表 26-1 的资料中，欲比较不同性别的老年人冠心病的患病情况有无差异，则为单变量计数资料的分析，属于非配对的两样本率的比较。可采用四格表的 χ^2 检验，也可选用两样本率比较的 Z 检验。

三、单变量等级资料的假设检验

若为两组配对等级资料的比较，可选 Wilcoxon 符号秩和检验；若为成组设计的两样本等级资料的比较，可选 Wilcoxon 两样本比较的秩和检验；若为成组设计的多样本等级资料比较，可选 Kruskal-Wallis 秩和检验。分析思路见图 26-3。

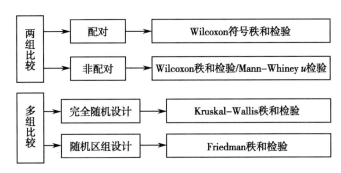

图 26-3　单变量等级资料的分析思路示意图

如表 26-1 的资料中，欲比较不同性别的老年人糖尿病的患病情况有无差异，则为单变量等级资料的分析，属于成组设计的两样本等级资料的比较，应采用秩和检验。

四、双变量资料的分析

1. 简单相关分析　分析两变量的相关关系时，若两变量满足双变量正态分布，可选 Pearson 直线相关分析；若两变量不满足双变量正态分布或是等级资料，可选 Spearman 秩相关分析。

2. 直线回归分析　分析两变量的回归关系时，若两变量的关系呈直线趋势且残差满足独立等方差的正态分布，可选直线回归分析。

3. 曲线回归分析　分析两变量的回归关系时，若两变量的关系呈曲线趋势，可进行曲线直线化变换，也可按曲线类型作相应曲线回归分析，如指数曲线、多项式曲线、生长曲线等，还可选用非线性回归分析方法。双变量资料的分析思路见图 26-4。

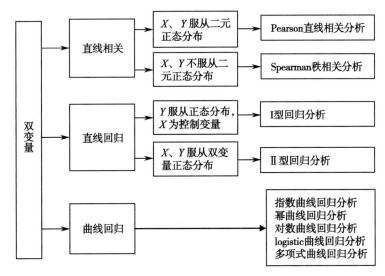

图 26-4　双变量资料的分析思路示意图

Notes

如表 26-1 的资料中,欲分析老年人的年龄与体重之间的相互关系,则为双变量资料的分析,由于两变量均为定量资料且为正态分布,因此可采用直线相关或直线回归分析。

关于多变量资料的分析,可参阅有关的文献,这里不再详述。

不同的统计分析方法都有其各自的应用条件和适用范围,实际应用时,必须根据研究目的、资料的性质以及所要分析的具体内容等选择适当的统计分析方法,不能仅关心检验结果有无统计学意义,而不考虑统计分析方法的应用条件和适用范围。

第四节　统计分析的结果与表达

在对数据进行统计分析时,其统计结果主要用统计指标(统计量)来表示,当统计指标比较多时,需借助于统计表和(或)统计图来表达。

一、统　计　量

在没有变异指标或精确性指标的情况下,不宜单独使用均数。标准差(S 或 SD)用于表示个体值的变异,而均数的标准误($S_{\bar{x}}$ 或 SE)表示样本均数的抽样误差,当多个均数比较时,多采用标准误。在"±"号后直接写具体数值而无标准误或标准差的符号表示,如 10.1±1.2 容易引起混淆,可用 10.1($S_{\bar{x}}=1.2$)或 10.1($S=5.6$)表示更为合适。可信区间用于描述总体均数,它指出了随机区间(如 95%CI),大样本时表示未知总体均数位于样本均数加减两倍标准误之间的概率(95%)。如果给出具体的界限,如(7.7,12.5),则要比用 10.1±1.2 的意思更清楚。配对 t 检验,也要给出差数的均数以及标准误(或标准差)。用非参数统计分析方法处理的资料,数据的中心位置用中位数表示,分布范围(如 95% 的分布范围)用百分位数表示。此外,若对原始数据进行了变量转换,则原始数据的均数及标准差不能很好地反映数据的中心位置及其分布范围,不必将其列出。使用百分比时,分母要交代清楚。小样本资料不宜计算百分比,当两个百分率比较时,很重要的一点是区分清楚绝对差别和相对差别。例如,从 25% 减少到 20%,既表示下降了 5%,也可解释为减少了 20%,前者是绝对差别,后者是相对差别。

二、个　体　值

由于全距受个体离群值的影响很大,并且随着样本量的增加而增加,故全距不宜作为表示一组观测值变异大小的指标。若有理由认为数据服从正态分布,则在均数加减两倍标准差的范围以外还有 5% 的个体值,若用百分位数表示同样的区间范围,则不必假定数据服从正态分布。虽然统计分析注重平均效应的比较,但在很多情况下,考察单个受试者的反应也很重要。例如,在临床上除了要了解某一治疗措施的平均疗效,经常还要了解有多少患者未达到预期的治疗效果,而平均疗效不能解释为对所有个体都有效。

三、假设检验的结果表达

不能仅仅给出 P 值,还要求给出检验统计量的实际值,如 Z 值、t 值、χ^2 值等。描述统计量,如均数、率、相关系数,无论检验结果是否有统计学意义,均应列出,并且指明哪些指标已进行过统计学检验。若用符号(如用"NS"表示 $P>0.05$,"*"表示 $P\leqslant0.05$,"**"表示 $P\leqslant0.01$)表示显著性水准,要加以说明和统一。P 值传统上习惯于取 0.05 和 0.01 两个界值,现在随着计算机和统计软件的普及,提倡在检验结果的表达时给出具体的 P 值,如 $P=0.012$ 或 $P=0.361$ 等,这样可以为读者提供更充分的信息,对研究结论的统计学证据认识更为详尽,同时也可给其他同类研究提供数据,例如用于 meta 分析。

Notes

四、统　计　图

统计图便于读者直观了解研究结果,并且提倡用图来显示个体值的分布情况,如相关和回归分析的散点图。同一个体值不同时间的重复测量值最好连成曲线,不同组别的个体值(均值)随时间变化的曲线亦可标在同一个图上。由均数加减标准误绘出的误差条图,仅能描述68.27%的可信区间,不能误解为95%的可信区间。为避免误解,大多提倡在误差条图中采用95%的可信区间。

五、统　计　表

一般采用国内外统一的"三线"表。数值结果按列(行)放置,位数要对齐,不要出现交叉换行的情况。不同类型数据(如均数、标准误)要有标目,表中应列出相应的观察例数。在表示单个患者或地域分布情况的统计表中,按某一变量的序号(如入院时间、地理位置)排列更容易查找。大量统计结果若运用统计表或统计图来表达,则会更为清晰。

六、数据精确度

一般来说,数据精确度只要足以区分个体差异即可,并非小数位数越多越好。计量资料的统计指标($\bar{X}$、S、$S_{\bar{X}}$、中位数、百分位数等)要保留的小数位数,应该与原始数据记录的小数位数相同,均数的有效位数通常不应比原始数据的有效位数多,但标准差或标准误必要时需多增加一个位数。评定测量结果的精确度时,两个数的末位应该取得一致,如5.4±0.62,应写成5.4±0.6;计数资料的百分比保留一位小数,一般不超过两位小数;病死率、发病率等按惯例选择比例基数,如1000‰、10 000/万,100 000/10万等,或自行选择合适的比例基数,使得率的表达至少有1位整数;相关系数保留两位小数;精确概率P值一般没必要给出4位小数,有时甚至保留两位小数也可以;检验统计量,如χ^2值、t值保留2~3位小数即可。

七、混杂的控制

在数据的采集过程中,不可避免地存在着混杂因素的干扰,影响着数据的正确分析,医学研究中的混杂因素应满足以下两个条件:①该因素影响阳性结果;②该因素在对比组中的分布不同。混杂因素是与暴露因素和疾病均关联的非研究因素,混杂往往造成暴露与疾病的虚假联系或掩盖暴露与疾病的真实关系。在研究工作中,研究者不可能在设计和调查的实施过程中对许多重要的混杂因素如性别、年龄、职业、社会地位等进行控制,分析时如不考虑这些因素,将会导致结果的偏倚。因此,可采用一些统计学方法对混杂因素进行控制和处理,以得到符合真实情况的结论,如Mantel-Haenszel分层分析方法或多因素分析如多重线性回归、协方差分析等方法,可参阅有关的文献。

第五节　案　　例

例26-1　根据某地2012年进行的居民营养及健康状况抽样调查数据,测得140名成年男性的血红蛋白(g/L)及空腹血糖(mmol/L)值,见表26-3。并且已知正常成年男性的血红蛋白为≥130(g/L),空腹血糖为≤6.1(mmol/L)。

上述资料经初步统计分析,得到血红蛋白的均数127.77(g/L),标准差为11.53(g/L),140人中有50.7%的人血红蛋白低于130(g/L);空腹血糖的均数为5.15(mmol/L),标准差为0.83(mmol/L),140人中有13.6%的人空腹血糖高于6.1(mmol/L)。请讨论,该资料还可作哪些统计分析?

Notes

表 26-3　140 名成年男性的血红蛋白（g/L）及空腹血糖（mmol/L）值

编号	血红蛋白	血糖	编号	血红蛋白	血糖	编号	血红蛋白	血糖	编号	血红蛋白	血糖
1	100.00	5.57	36	125.69	4.75	71	103.11	5.18	106	121.40	5.18
2	100.00	6.00	37	133.60	4.41	72	92.22	4.77	107	130.74	4.77
3	103.95	5.66	38	131.62	5.79	73	129.18	4.62	108	134.63	4.60
4	131.23	5.53	39	135.57	4.90	74	119.84	4.91	109	134.63	4.37
5	122.92	5.38	40	144.66	5.10	75	126.46	4.91	110	121.40	3.73
6	131.62	6.72	41	146.25	4.04	76	129.57	4.79	111	136.96	5.43
7	131.62	6.41	42	147.83	3.97	77	156.42	4.79	112	105.84	6.77
8	117.39	6.41	43	125.69	3.89	78	135.41	5.10	113	119.84	5.14
9	124.51	7.04	44	125.30	5.49	79	136.96	5.18	114	126.46	4.35
10	131.62	6.13	45	146.25	5.57	80	140.86	4.77	115	104.67	4.13
11	122.92	3.95	46	130.83	5.36	81	141.63	4.60	116	107.78	5.36
12	124.51	5.89	47	105.14	6.42	82	133.07	4.37	117	138.52	5.18
13	136.76	4.58	48	105.53	6.07	83	129.96	3.73	118	133.07	6.58
14	124.51	3.97	49	112.65	5.96	84	145.53	5.43	119	110.51	3.69
15	127.27	5.53	50	130.43	6.87	85	136.19	6.77	120	117.51	4.54
16	130.43	4.84	51	137.55	6.71	86	131.52	5.14	121	135.80	4.79
17	133.20	4.88	52	127.67	6.33	87	123.35	4.35	122	127.24	5.08
18	133.99	5.33	53	126.09	6.09	88	125.29	4.13	123	122.96	4.93
19	134.78	4.10	54	131.23	4.42	89	121.79	5.49	124	130.74	6.64
20	131.23	5.70	55	126.09	4.95	90	117.12	5.57	125	129.96	5.10
21	139.13	5.53	56	123.32	3.82	91	133.85	5.36	126	131.13	5.05
22	141.90	4.88	57	130.83	3.63	92	105.45	6.07	127	123.74	5.24
23	140.32	4.82	58	131.23	4.99	93	107.78	5.96	128	121.01	5.08
24	106.72	5.14	59	145.85	4.77	94	139.30	6.87	129	143.19	4.33
25	107.51	5.40	60	143.08	3.20	95	127.63	6.33	130	128.02	4.99
26	134.78	5.16	61	129.25	4.95	96	134.63	5.18	131	136.96	5.47
27	127.67	3.48	62	135.57	4.79	97	136.96	5.16	132	121.40	4.29
28	145.45	4.43	63	130.83	5.47	98	130.74	5.18	133	141.25	5.05
29	123.32	4.64	64	133.20	5.26	99	138.52	4.77	134	138.52	5.62
30	120.55	4.56	65	133.20	3.98	100	133.46	4.62	135	130.74	5.64
31	133.99	5.53	66	126.88	3.98	101	129.96	4.91	136	119.84	5.42
32	117.00	5.40	67	140.32	4.44	102	126.85	4.91	137	104.28	6.90
33	120.16	4.08	68	132.81	4.44	103	121.40	4.79	138	142.41	6.79
34	124.51	5.23	69	129.64	5.18	104	134.63	4.79	139	120.62	7.30
35	124.11	4.64	70	100.00	5.16	105	124.51	5.10	140	129.18	6.61

小　结

1. 根据研究类型的不同，医学科研数据可分为观察性数据和实验性数据。准确可靠的原始数据，是得到准确统计分析结果的基本前提。录入数据前首先要经过数据审核、制定数据编码表、建立数据库等步骤。在数据的计算机录入过程中，应遵循方便录入、便于核查、易于转换、利于分析的原则。

Notes

2. 在实际工作中,必须根据研究目的、设计类型、资料性质、样本大小和分析过程中所遇到的各种实际情况等,并结合专业方面的知识来恰当地选择和运用统计分析方法,才能做出正确的、符合客观情况的结论。

3. 在统计分析方法的选择时可按以下步骤进行:第一,反应变量是单变量、双变量还是多变量;第二,判断拟分析的资料属于哪种类型,是定量资料、无序分类资料或有序分类资料;第三,影响因素是单因素还是多因素;第四,资料是单一样本、两组样本还是多组样本;第五,判断资料所属的设计方式,是完全随机设计、配对设计或随机区组设计,抑或其他的设计类型;第六,判断资料是否符合拟采用的统计分析方法的应用条件,必要时可考虑变量变换。

思考与练习

一、最佳选择题

1. 统计资料的类型可以分为(   )

    A. 定量资料和等级资料   B. 分类资料和等级资料

    C. 正态分布资料和离散分布的资料   D. 定量资料和分类资料

    E. 二项分布资料和有序分类资料

2. 两小样本定量资料的比较,当方差不齐时,应采用(   )

    A. t 检验   B. χ^2 检验

    C. Z 检验   D. 秩和检验

    E. F 检验

3. 两大样本均数比较,推断 $\mu_1 = \mu_2$ 是否成立,可用(   )

    A. t 检验   B. χ^2 检验

    C. Z 检验   D. F 检验

    E. 以上均可

4. χ^2 检验不能用于(   )

    A. 推断两个及两个以上总体率或构成比是否有差别(   )

    B. 两个分类变量间有无关系

    C. 多个率的趋势检验

    D. 两个率的等效性检验

    E. 两个或多个样本均数的比较

5. 多因素分析时,当应变量为二分类变量时,应采用(   )

    A. 多元线性相关   B. 多元线性回归

    C. logistic 回归   D. 典型相关

    E. 聚类分析

6. 为清晰、简要地表达统计分析结果,较好的方法是(   )

    A. 统计描述   B. 统计推断

    C. 假设检验   D. 统计表与统计图

    E. 多元分析

7. 两组或多组等级资料的比较,宜采用(   )

    A. t 检验   B. χ^2 检验

    C. 秩和检验   D. Z 检验

E. F 检验

8. 样本均数与已知总体均数的比较,宜采用(　　)

A. t 检验 　　　　　　　　　　B. χ^2 检验

C. 秩和检验 　　　　　　　　　D. 直线回归

E. F 检验

二、简答题

1. 如何保证数据的质量? 你对此有何体会?

2. 如何合理地选择统计分析方法?

3. 假设检验的统计学意义与专业意义有何联系?

4. 反映定量资料集中趋势和离散趋势的指标有哪些? 其各自的适用条件如何?

5. $\bar{X} \pm S$ 提供了哪些统计信息? 应用时应该注意哪些问题?

6. 为什么在报告统计假设检验结果时,提倡使用 P 值的确切数值并给出相关参数的 95% 可信区间?

7. 常用的多因素分析方法有哪些? 各有何应用特点?

三、计算分析题

1. 随机抽取 30 名汉族和彝族居民,通过皮下注射某种菌苗对研究对象进行免疫,21 天后观察结果,分别采用三种原始记录形式,结果见表 26-4。试问:

(1) 以下三种记录各属何种类型的统计资料?

(2) 怎样对这些资料进行合理的分组整理和统计分析? 并得出结果。

表 26-4　用某菌苗对两个民族居民作皮下注射的免疫结果

编号	汉族			编号	彝族		
	抗体滴度	目测判断抗体水平	免疫效果分类		抗体滴度	目测判断抗体水平	免疫效果分类
1	1:40	++	有效	1	1:80	+++	有效
2	1:20	+	无效	2	1:160	++++	有效
3	1:160	++++	有效	3	1:160	++++	有效
4	1:40	++	有效	4	1:80	+++	有效
5	1:320	++++	有效	5	1:40	++	有效
6	1:80	+++	有效	6	1:40	++	有效
7	1:20	+−	无效	7	1:20	+	无效
8	1:20	+−	无效	8	1:80	+++	有效
9	1:40	++	有效	9	1:40	++	有效
10	1:40	++	有效	10	1:160	++++	有效
11	1:80	+−	无效	11	1:80	+++	有效
12	1:80	++	有效	12	1:80	++++	有效
13	1:160	+−	无效	13	1:160	+++	无效
14	1:20	++	有效	14	1:160	++	有效
15	1:40	+	有效	15	1:80	+++	有效

2. 对某医院的住院病历进行整理,见表 26-5。试问:

(1) 该资料中的变量各属于何种类型?

(2) 如欲研究疗效的影响因素,可采用哪些统计分析方法?

Notes

表 26-5 某医院的住院病历资料

变量代码	变量名	变量的取值				
X_1	入院情况	公费=1	社保=2	自费=3		
X_2	住院天数	天				
X_3	手术	有=1	无=2			
X_4	治疗效果	治愈=1	好转=2	未愈=3	未治=4	死亡=5
X_5	入出院诊断符合	符合=1	不符=2	待查=3		

（王　彤）

附录　统计用表

附表1　随机数字表

编号	1~10					11~20					21~30					31~40					41~50				
1	22	17	68	65	81	68	95	23	92	35	87	02	22	57	51	61	09	43	95	06	58	24	82	03	47
2	19	36	27	59	46	13	79	93	37	55	39	77	32	77	09	85	52	05	30	62	47	83	51	62	74
3	16	77	23	02	77	09	61	87	25	21	28	06	24	25	93	16	71	13	59	78	23	05	47	47	25
4	78	43	76	71	61	20	44	90	32	64	97	67	63	99	61	46	38	03	93	22	69	81	21	99	21
5	03	28	28	26	08	73	37	31	04	05	69	30	16	09	05	88	69	58	28	99	35	07	44	75	47
6	93	22	53	64	39	07	10	63	76	35	87	03	04	79	88	08	13	13	85	51	55	34	57	72	69
7	78	76	58	54	74	92	38	70	96	92	52	06	79	79	45	82	63	18	27	44	69	66	92	19	09
8	23	68	35	26	00	99	53	93	61	28	52	70	05	48	34	56	65	05	61	86	90	92	10	70	80
9	15	39	25	70	99	93	86	52	77	65	15	33	59	05	28	22	87	26	07	47	86	96	98	29	06
10	58	71	96	30	24	18	46	23	34	27	85	13	99	24	44	49	18	09	79	49	74	16	32	23	02
11	57	35	27	33	72	24	53	63	94	09	41	10	76	47	91	44	04	95	49	66	39	60	04	59	81
12	48	50	86	54	48	22	06	34	72	52	82	21	15	65	20	33	29	94	71	11	15	91	29	12	03
13	61	96	48	95	03	07	16	39	33	66	98	56	10	56	79	77	21	30	27	12	90	49	22	23	62
14	36	93	89	41	26	29	70	83	63	51	99	74	20	52	36	87	09	41	15	09	98	60	16	03	03
15	18	87	00	42	31	57	90	12	02	07	23	47	37	17	31	54	08	01	88	63	39	41	88	92	10
16	88	56	53	27	59	33	35	72	67	47	77	34	55	45	70	08	18	27	38	90	16	95	86	70	75
17	09	72	95	84	29	49	41	31	06	70	42	38	06	45	18	64	84	73	31	65	52	53	37	97	15
18	12	96	88	17	31	65	19	69	02	83	60	75	86	90	68	24	64	19	35	51	56	61	87	39	12
19	85	94	57	24	16	92	09	84	38	76	22	00	27	69	85	29	81	94	78	70	21	94	47	90	12
20	38	64	43	59	98	98	77	87	68	07	91	51	67	62	44	40	98	05	93	78	23	32	65	41	18
21	53	44	09	42	72	00	41	86	79	79	68	47	22	00	20	35	55	31	51	51	00	83	63	22	55
22	40	76	66	26	84	57	99	99	90	37	36	63	32	08	58	37	40	13	68	97	87	64	81	07	83
23	02	17	79	18	05	12	59	52	57	02	22	07	90	47	03	28	14	11	30	79	20	69	22	40	98
24	95	17	82	06	53	31	51	10	96	46	92	06	88	07	77	56	11	50	81	69	40	23	72	51	39
25	35	76	22	42	92	96	11	83	44	80	34	68	35	48	77	33	42	40	90	60	73	96	53	97	86
26	26	29	31	56	41	85	47	04	66	08	34	72	57	59	13	82	43	80	46	15	38	26	61	70	04
27	77	80	20	75	82	72	82	32	99	90	63	95	73	76	63	89	73	44	99	05	48	67	26	43	18
28	46	40	66	44	52	91	36	74	43	53	30	82	13	54	00	78	45	63	98	35	55	03	36	67	68
29	37	56	08	18	09	77	53	84	46	47	31	91	18	95	58	24	16	74	11	53	44	10	13	85	57
30	61	65	61	68	66	37	27	47	39	19	84	83	70	07	48	53	21	40	06	71	95	06	79	88	54
31	93	43	69	64	07	34	18	04	52	35	56	27	09	24	86	61	85	53	83	45	19	90	70	99	00
32	21	96	60	12	99	11	20	99	45	18	48	13	93	55	34	18	37	79	49	90	65	97	38	20	46
33	95	20	47	97	97	27	37	83	28	71	00	06	41	41	74	45	89	09	39	84	51	67	11	52	49
34	97	86	21	78	73	10	65	81	92	59	58	76	17	14	97	04	76	62	16	17	17	95	70	45	80
35	69	92	06	34	13	59	71	74	17	32	27	55	10	24	19	23	71	82	13	74	63	52	52	01	41
36	04	31	17	21	56	33	73	99	19	87	26	72	39	27	67	53	77	57	68	93	60	61	97	22	61
37	61	06	98	03	91	87	14	77	43	96	43	00	65	98	50	45	60	33	01	07	98	99	46	50	47
38	85	93	85	86	88	72	87	08	62	40	16	06	10	89	20	23	21	34	74	97	76	38	03	29	63
39	21	74	32	47	45	73	96	07	94	52	09	65	90	77	47	25	76	16	19	33	53	05	70	53	30
40	15	69	53	82	80	79	96	23	53	10	65	39	07	16	29	45	33	02	43	70	02	87	40	41	45
41	02	89	08	04	49	20	21	14	68	86	87	63	93	95	17	11	29	01	95	80	35	14	97	35	33
42	87	18	15	89	79	85	43	01	72	73	08	61	74	51	69	89	74	39	82	15	94	51	33	41	67
43	98	83	71	94	22	59	97	50	99	52	08	52	85	08	40	87	80	61	65	31	91	51	80	32	44
44	10	08	58	21	66	72	68	49	29	31	89	85	84	46	06	59	73	19	85	23	65	09	29	75	63
45	47	90	56	10	08	88	02	84	27	83	42	29	72	23	19	66	56	45	65	79	20	71	53	20	25
46	22	85	61	68	90	49	64	92	85	44	16	40	12	89	88	50	14	49	81	06	01	82	77	45	12
47	67	80	43	79	33	12	83	11	41	16	25	58	19	68	70	77	02	54	00	52	53	43	37	15	26
48	27	62	50	96	72	79	44	61	40	15	14	53	40	65	39	27	31	58	50	28	11	39	03	34	25
49	33	78	80	87	15	38	30	06	38	21	14	47	47	07	26	54	96	87	53	32	40	36	40	96	76
50	13	13	92	66	99	47	24	49	57	74	32	25	43	62	17	10	97	11	69	84	99	63	22	32	98

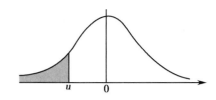

附表 2　标准正态分布曲线下的面积 $\Phi(-u)$ 值

u	0.00	0.01	0.02	0.03	0.04	0.05	0.06	0.07	0.08	0.09
−3.0	0.0013	0.0013	0.0013	0.0012	0.0012	0.0011	0.0011	0.0011	0.0010	0.0010
−2.9	0.0019	0.0018	0.0018	0.0017	0.0016	0.0016	0.0015	0.0015	0.0014	0.0014
−2.8	0.0026	0.0025	0.0024	0.0023	0.0023	0.0022	0.0021	0.0021	0.0020	0.0019
−2.7	0.0035	0.0034	0.0033	0.0032	0.0031	0.0030	0.0029	0.0028	0.0027	0.0026
−2.6	0.0047	0.0045	0.0044	0.0043	0.0041	0.0040	0.0039	0.0038	0.0037	0.0036
−2.5	0.0062	0.0060	0.0059	0.0057	0.0055	0.0054	0.0052	0.0051	0.0049	0.0048
−2.4	0.0082	0.0080	0.0078	0.0075	0.0073	0.0071	0.0069	0.0068	0.0066	0.0064
−2.3	0.0107	0.0104	0.0102	0.0099	0.0096	0.0094	0.0091	0.0089	0.0087	0.0084
−2.2	0.0139	0.0136	0.0132	0.0129	0.0125	0.0122	0.0119	0.0116	0.0113	0.0110
−2.1	0.0179	0.0174	0.0170	0.0166	0.0162	0.0158	0.0154	0.0150	0.0146	0.0143
−2.0	0.0228	0.0222	0.0217	0.0212	0.0207	0.0202	0.0197	0.0192	0.0188	0.0183
−1.9	0.0287	0.0281	0.0274	0.0268	0.0262	0.0256	0.0250	0.0244	0.0239	0.0233
−1.8	0.0359	0.0351	0.0344	0.0336	0.0329	0.0322	0.0314	0.0307	0.0301	0.0294
−1.7	0.0446	0.0436	0.0427	0.0418	0.0409	0.0401	0.0392	0.0384	0.0375	0.0367
−1.6	0.0548	0.0537	0.0526	0.0516	0.0505	0.0495	0.0485	0.0475	0.0465	0.0455
−1.5	0.0668	0.0655	0.0643	0.0630	0.0618	0.0606	0.0594	0.0582	0.0571	0.0559
−1.4	0.0808	0.0793	0.0778	0.0764	0.0749	0.0735	0.0721	0.0708	0.0694	0.0681
−1.3	0.0968	0.0951	0.0934	0.0918	0.0901	0.0885	0.0869	0.0853	0.0838	0.0823
−1.2	0.1151	0.1131	0.1112	0.1093	0.1075	0.1056	0.1038	0.1020	0.1003	0.0985
−1.1	0.1357	0.1335	0.1314	0.1292	0.1271	0.1251	0.1230	0.1210	0.1190	0.1170
−1.0	0.1587	0.1562	0.1539	0.1515	0.1492	0.1469	0.1446	0.1423	0.1401	0.1379
−0.9	0.1841	0.1814	0.1788	0.1762	0.1736	0.1711	0.1685	0.1660	0.1635	0.1611
−0.8	0.2119	0.2090	0.2061	0.2033	0.2005	0.1977	0.1949	0.1922	0.1894	0.1867
−0.7	0.2420	0.2389	0.2358	0.2327	0.2296	0.2266	0.2236	0.2206	0.2177	0.2148
−0.6	0.2743	0.2709	0.2676	0.2643	0.2611	0.2578	0.2546	0.2514	0.2483	0.2451
−0.5	0.3085	0.3050	0.3015	0.2981	0.2946	0.2912	0.2877	0.2843	0.2810	0.2776
−0.4	0.3446	0.3409	0.3372	0.3336	0.3300	0.3264	0.3228	0.3192	0.3156	0.3121
−0.3	0.3821	0.3783	0.3745	0.3707	0.3669	0.3632	0.3594	0.3557	0.3520	0.3483
−0.2	0.4207	0.4168	0.4129	0.4090	0.4052	0.4013	0.3974	0.3936	0.3807	0.3859
−0.1	0.4602	0.4562	0.4522	0.4483	0.4443	0.4404	0.4364	0.4325	0.4286	0.4247
−0.0	0.5000	0.4960	0.4920	0.4880	0.4840	0.4801	0.4761	0.4721	0.4681	0.4641

注：$\Phi(u) = 1 - \Phi(-u)$

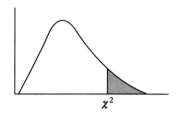

χ^2

附表 3　χ^2界值表

自由度 ν	概率,P												
	0.995	0.990	0.975	0.950	0.900	0.750	0.500	0.250	0.100	0.050	0.025	0.010	0.005
1					0.02	0.10	0.45	1.32	2.71	3.84	5.02	6.63	7.88
2	0.01	0.02	0.05	0.10	0.21	0.58	1.39	2.77	4.61	5.99	7.38	9.21	10.60
3	0.07	0.11	0.22	0.35	0.58	1.21	2.37	4.11	6.25	7.81	9.35	11.34	12.84
4	0.21	0.30	0.48	0.71	1.06	1.92	3.36	5.39	7.78	9.49	11.14	13.28	14.86
5	0.41	0.55	0.83	1.15	1.61	2.67	4.35	6.63	9.24	11.07	12.83	15.09	16.75
6	0.68	0.87	1.24	1.64	2.20	3.45	5.35	7.84	10.64	12.59	14.45	16.81	18.55
7	0.99	1.24	1.69	2.17	2.83	4.25	6.35	9.04	12.02	14.07	16.01	18.48	20.28
8	1.34	1.65	2.18	2.73	3.49	5.07	7.34	10.22	13.36	15.51	17.53	20.09	21.95
9	1.73	2.09	2.70	3.33	4.17	5.90	8.34	11.39	14.68	16.92	19.02	21.67	23.59
10	2.16	2.56	3.25	3.94	4.87	6.74	9.34	12.55	15.99	18.31	20.48	23.21	25.19
11	2.60	3.05	3.82	4.57	5.58	7.58	10.34	13.70	17.28	19.68	21.92	24.72	26.76
12	3.07	3.57	4.40	5.23	6.30	8.44	11.34	14.85	18.55	21.03	23.34	26.22	28.30
13	3.57	4.11	5.01	5.89	7.04	9.30	12.34	15.98	19.81	22.36	24.74	27.69	29.82
14	4.07	4.66	5.63	6.57	7.79	10.17	13.34	17.12	21.06	23.68	26.12	29.14	31.32
15	4.60	5.23	6.26	7.26	8.55	11.04	14.34	18.25	22.31	25.00	27.49	30.58	32.80
16	5.14	5.81	6.91	7.96	9.31	11.91	15.34	19.37	23.54	26.30	28.85	32.00	34.27
17	5.70	6.41	7.56	8.67	10.09	12.79	16.34	20.49	24.77	27.59	30.19	33.41	35.72
18	6.26	7.01	8.23	9.39	10.86	13.68	17.34	21.60	25.99	28.87	31.53	34.81	37.16
19	6.84	7.63	8.91	10.12	11.65	14.56	18.34	22.72	27.20	30.14	32.85	36.19	38.58
20	7.43	8.26	9.59	10.85	12.44	15.45	19.34	23.83	28.41	31.41	34.17	37.57	40.00
21	8.03	8.90	10.28	11.59	13.24	16.34	20.34	24.93	29.62	32.67	35.48	38.93	41.40
22	8.64	9.54	10.98	12.34	14.04	17.24	21.34	26.04	30.81	33.92	36.78	40.29	42.80
23	9.26	10.20	11.69	13.09	14.85	18.14	22.34	27.14	32.01	35.17	38.08	41.64	44.18
24	9.89	10.86	12.40	13.85	15.66	19.04	23.34	28.24	33.20	36.42	39.36	42.98	45.56
25	10.52	11.52	13.12	14.61	16.47	19.94	24.34	29.34	34.38	37.65	40.65	44.31	46.93
26	11.16	12.20	13.84	15.38	17.29	20.84	25.34	30.43	35.56	38.89	41.92	45.64	48.29
27	11.81	12.88	14.57	16.15	18.11	21.75	26.34	31.53	36.74	40.11	43.19	46.96	49.64
28	12.46	13.56	15.31	16.93	18.94	22.66	27.34	32.62	37.92	41.34	44.46	48.28	50.99
29	13.12	14.26	16.05	17.71	19.77	23.57	28.34	33.71	39.09	42.56	45.72	49.59	52.34
30	13.79	14.95	16.79	18.49	20.60	24.48	29.34	34.80	40.26	43.77	46.98	50.89	53.67
40	20.71	22.16	24.43	26.51	29.05	33.66	39.34	45.62	51.81	55.76	59.34	63.69	66.77
50	27.99	29.71	32.36	34.76	27.69	42.94	49.33	56.33	63.17	67.50	71.42	76.15	79.49
60	35.53	37.48	40.48	43.19	46.46	52.29	59.33	66.98	74.40	79.08	83.30	88.38	91.95
70	43.28	45.44	48.76	51.74	55.33	61.70	69.33	77.58	85.53	90.53	95.02	100.42	104.22
80	51.17	53.54	57.15	60.39	64.28	71.14	79.33	88.13	96.58	101.88	106.63	112.33	116.32
90	59.20	61.75	65.65	69.13	73.29	80.62	89.33	98.65	107.56	113.14	118.14	124.12	128.30
100	67.33	70.06	74.22	77.93	82.36	90.13	99.33	109.14	118.50	124.34	129.56	135.81	140.17

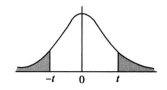

附表 4　t 界值表

自由度 v	单侧:	0.25	0.20	0.10	0.05	0.025	0.01	0.005	0.0025	0.001	0.0005
	双侧:	0.50	0.40	0.20	0.10	0.05	0.02	0.01	0.005	0.002	0.001
1		1.000	1376	3.078	6.314	12.706	31.821	63.657	127.321	318.309	636.619
2		0.816	1.061	1.886	2.920	4.303	6.965	9.925	14.089	22.327	31.599
3		0.765	0.978	1.638	2.353	3.182	4.541	5.841	7.453	10.215	12.924
4		0.741	0.941	1.533	2.132	2.776	3.747	4.604	5.598	7.173	8.610
5		0.727	0.920	1.476	2.015	2.571	3.365	4.032	4.773	5.893	6.869
6		0.718	0.906	1.440	1.943	2.447	3.143	3.707	4.317	5.208	5.959
7		0.711	0.896	1.415	1.895	2.365	2.998	3.499	4.029	4.785	5.408
8		0.706	0.889	1.397	1.860	2.306	2.896	3.355	3.833	4.501	5.041
9		0.703	0.883	1.383	1.833	2.262	2.821	3.250	3.690	4.297	4.781
10		0.700	0.879	1.372	1.812	2.228	2.764	3.169	3.581	4.144	4.587
11		0.697	0.876	1.363	1.796	2.201	2.718	3.106	3.497	4.025	4.437
12		0.695	0.873	1.356	1.782	2.179	2.681	3.055	3.428	3.930	4.318
13		0.694	0.870	1.350	1.771	2.160	2.650	3.012	3.372	3.852	4.221
14		0.692	0.868	1.345	1.761	2.145	2.624	2.977	3.326	3.787	4.140
15		0.691	0.866	1.341	1.753	2.131	2.602	2.947	3.286	3.733	4.073
16		0.690	0.865	1.337	1.746	2.120	2.583	2.921	3.252	3.686	4.015
17		0.689	0.863	1.333	1.740	2.110	2.567	2.898	3.222	3.646	3.965
18		0.688	0.862	1.330	1.734	2.101	2.552	2.878	3.197	3.610	3.922
19		0.688	0.861	1.328	1.729	2.093	2.539	2.861	3.174	3.579	3.883
20		0.687	0.860	1.325	1.725	2.086	2.528	2.845	3.153	3.552	3.850
21		0.686	0.859	1.323	1.721	2.080	2.518	2.831	3.135	3.527	3.819
22		0.686	0.858	1.321	1.717	2.074	2.508	2.819	3.119	3.505	3.792
23		0.685	0.858	1.319	1.714	2.069	2.500	2.807	3.104	3.485	3.768
24		0.685	0.857	1.318	1.711	2.064	2.492	2.797	3.091	3.467	3.745
25		0.684	0.856	1.316	1.708	2.060	2.485	2.787	3.078	3.450	3.725
26		0.684	0.856	1.315	1.706	2.056	2.479	2.779	3.067	3.435	3.707
27		0.684	0.855	1.314	1.703	2.052	2.473	2.771	3.057	3.421	3.690
28		0.683	0.855	1.313	1.701	2.048	2.467	2.763	3.047	3.408	3.674
29		0.683	0.854	1.311	1.699	2.045	2.462	2.756	3.038	3.396	3.659
30		0.683	0.854	1.310	1.697	2.042	2.457	2.750	3.030	3.385	3.646
31		0.682	0.853	1.309	1.696	2.040	2.453	2.744	3.022	3.375	3.633
32		0.682	0.853	1.309	1.694	2.037	2.449	2.738	3.015	3.365	3.622
33		0.682	0.853	1.308	1.692	2.035	2.445	2.733	3.008	3.356	3.611
34		0.682	0.852	1.307	1.691	2.032	2.441	2.728	3.002	3.348	3.601
35		0.682	0.852	1.306	1.690	2.030	2.438	2.724	2.996	3.340	3.591
36		0.681	0.852	1.306	1.688	2.028	2.434	2.719	2.990	3.333	3.582
37		0.681	0.851	1.305	1.687	2.026	2.431	2.715	2.985	3.326	3.574
38		0.681	0.851	1.304	1.686	2.024	2.429	2.712	2.980	3.319	3.566
39		0.681	0.851	1.304	1.685	2.023	2.426	2.708	2.976	3.313	3.558
40		0.681	0.851	1.303	1.684	2.021	2.423	2.704	2.971	3.307	3.551
50		0.679	0.849	1.299	1.676	2.009	2.403	2.678	2.937	3.261	3.496
60		0.679	0.848	1.296	1.671	2.000	2.390	2.660	2.915	3.232	3.460
70		0.678	0.847	1.294	1.667	1.994	2.381	2.648	2.899	3.211	3.435
80		0.678	0.846	1.292	1.664	1.990	2.374	2.639	2.887	3.195	3.416
90		0.677	0.846	1.291	1.662	1.987	2.368	2.632	2.878	3.183	3.402
100		0.677	0.845	1.290	1.660	1.984	2.364	2.626	2.871	3.174	3.390
200		0.676	0.843	1.286	1.653	1.972	2.345	2.601	2.839	3.131	3.340
500		0.675	0.842	1.283	1.648	1.965	2.334	2.586	2.820	3.107	3.310
1000		0.675	0.842	1.282	1.646	1.962	2.330	2.581	2.813	3.098	3.300
∞		0.6745	0.8416	1.2816	1.6449	1.9600	2.3263	2.5758	2.8070	3.0902	3.2905

注：表上右上角图中的阴影部分表示概率 P，以后附表同此

附表 5　F 界值表（单尾面积，方差分析用）

$$P\ (F>F_\alpha)\ =\ \alpha$$

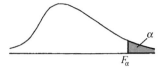

$\alpha=0.10$

ν_2	ν_1																		ν_2
	1	2	3	4	5	6	7	8	9	10	15	20	30	50	100	200	500	∞	
1	39.9	49.5	53.6	55.3	57.2	58.2	58.9	59.4	59.9	60.2	61.2	61.7	62.3	62.7	63.0	63.2	63.3	63.3	1
2	8.53	9.00	9.16	9.24	9.29	9.33	9.35	9.37	9.38	9.39	9.42	9.44	9.46	9.47	9.48	9.49	9.49	9.49	2
3	5.54	5.46	5.39	5.34	5.31	5.28	5.27	5.25	5.24	5.23	5.20	5.18	5.17	5.15	5.14	5.14	5.14	5.13	3
4	4.54	4.32	4.19	4.11	4.05	4.01	3.93	3.95	3.94	3.92	3.87	3.84	3.82	3.80	3.78	3.77	3.76	3.76	4
5	4.06	3.78	3.62	3.52	3.45	3.40	3.37	3.34	3.32	3.30	3.24	3.21	3.17	3.15	3.13	3.12	3.11	3.10	5
6	3.78	3.46	3.29	3.18	3.11	3.05	3.01	2.98	2.96	2.94	2.87	2.84	2.80	2.77	2.75	2.73	2.73	2.72	6
7	3.59	3.26	3.07	2.96	2.88	2.33	2.78	2.75	2.72	2.70	2.63	2.59	2.56	2.52	2.50	2.48	2.48	2.47	7
8	3.46	3.11	2.92	2.81	2.73	2.67	2.62	2.59	2.56	2.54	2.46	2.42	2.38	2.35	2.32	2.31	2.30	2.29	8
9	3.36	3.01	2.81	2.69	2.61	2.55	2.51	2.47	2.44	2.42	2.34	2.30	2.25	2.22	2.19	2.17	2.17	2.16	9
10	3.28	2.92	2.73	2.61	2.52	2.46	2.41	2.38	2.35	2.32	2.24	2.20	2.16	2.12	2.09	2.07	2.06	2.06	10
11	3.23	2.86	2.66	2.54	2.45	2.39	2.34	2.30	2.27	2.25	2.17	2.12	2.08	2.04	2.00	1.99	1.98	1.97	11
12	3.18	2.81	2.61	2.48	2.39	2.33	2.28	2.24	2.21	2.19	2.10	2.06	2.01	1.97	1.94	1.92	1.91	1.90	12
13	3.14	2.76	2.56	2.43	2.35	2.28	2.23	2.20	2.16	2.14	2.05	2.01	1.96	1.92	1.88	1.86	1.85	1.85	13
14	3.10	2.73	2.52	2.39	2.31	2.24	2.19	2.15	2.12	2.10	2.01	1.96	1.91	1.87	1.83	1.82	1.80	1.80	14
15	3.07	2.70	2.49	2.36	2.27	2.21	2.16	2.12	2.09	2.06	1.97	1.92	1.87	1.83	1.79	1.77	1.76	1.76	15
16	3.05	2.67	2.46	2.33	2.24	2.18	2.13	2.09	2.06	2.03	1.94	1.89	1.84	1.79	1.76	1.74	1.73	1.72	16
17	3.03	2.64	2.44	2.31	2.22	2.15	2.10	2.06	2.03	2.00	1.91	1.86	1.81	1.76	1.73	1.71	1.69	1.69	17
18	3.01	2.62	2.42	2.29	2.20	2.13	2.08	2.04	2.00	1.98	1.89	1.84	1.78	1.74	1.70	1.68	1.67	1.66	18
19	2.99	2.61	2.40	2.27	2.18	2.11	2.06	2.02	1.98	1.96	1.86	1.81	1.76	1.71	1.67	1.65	1.64	1.63	19
20	2.97	2.59	2.38	2.25	2.16	2.09	2.04	2.00	1.96	1.94	1.84	1.79	1.74	1.69	1.65	1.63	1.62	1.61	20
22	2.95	2.56	2.35	2.22	2.13	2.06	2.01	1.97	1.93	1.90	1.81	1.76	1.70	1.65	1.61	1.59	1.58	1.57	22
24	2.93	2.54	2.33	2.19	2.10	2.04	1.98	1.94	1.91	1.88	1.78	1.73	1.67	1.62	1.58	1.56	1.54	1.53	24
26	2.91	2.52	2.31	2.17	2.08	2.01	1.96	1.92	1.88	1.86	1.76	1.71	1.65	1.59	1.55	1.53	1.51	1.50	26
28	2.89	2.50	2.29	2.16	2.06	2.00	1.94	1.90	1.87	1.84	1.74	1.69	1.63	1.57	1.53	1.50	1.49	1.48	28
30	2.88	2.49	2.28	2.14	2.05	1.98	1.93	1.88	1.85	1.82	1.72	1.67	1.61	1.55	1.51	1.48	1.47	1.46	30
40	2.84	2.44	2.23	2.09	2.00	1.93	1.87	1.83	1.79	1.76	1.66	1.61	1.54	1.48	1.43	1.41	1.39	1.38	40
50	2.81	2.41	2.20	2.06	1.97	1.90	1.84	1.80	1.76	1.73	1.63	1.57	1.50	1.44	1.39	1.36	1.34	1.33	50
60	2.79	2.39	2.18	2.04	1.95	1.87	1.82	1.77	1.74	1.71	1.60	1.54	1.48	1.41	1.36	1.33	1.31	1.29	60
80	2.77	2.37	2.15	2.02	1.92	1.85	1.79	1.75	1.71	1.68	1.57	1.51	1.44	1.38	1.32	1.28	1.26	1.24	80
100	2.76	2.36	2.14	2.00	1.91	1.83	1.78	1.73	1.70	1.66	1.56	1.49	1.42	1.35	1.29	1.26	1.23	1.21	100
200	2.73	2.33	2.11	1.97	1.88	1.80	1.75	1.70	1.66	1.63	1.52	1.46	1.38	1.31	1.24	1.20	1.17	1.14	200
500	2.72	2.31	2.10	1.96	1.86	1.79	1.73	1.68	1.64	1.61	1.50	1.44	1.36	1.28	1.21	1.16	1.12	1.09	500
∞	2.71	2.30	2.08	1.94	1.85	1.77	1.72	1.67	1.63	1.60	1.49	1.42	1.34	1.25	1.18	1.13	1.08	1.00	∞

$\alpha=0.05$（方差齐性检验 $\alpha=0.10$ 用表）

续表

ν_2	ν_1															ν_2
	1	2	3	4	5	6	7	8	9	10	12	14	16	18	20	
1	161	200	216	225	230	234	237	239	241	242	244	245	246	247	248	1
2	18.5	19.0	19.2	19.2	19.3	19.3	19.4	19.4	19.4	19.4	19.4	19.4	19.4	19.4	19.4	2
3	10.1	9.55	9.28	9.12	9.01	8.94	8.89	8.85	8.81	8.79	8.74	8.71	8.69	8.67	8.66	3
4	7.71	6.94	6.59	6.39	6.26	6.16	6.09	6.04	6.00	5.96	5.91	5.87	5.84	5.82	5.80	4
5	6.61	5.79	5.41	5.19	5.05	4.95	4.88	4.82	4.77	4.74	4.68	4.64	4.60	4.58	4.56	5
6	5.99	5.14	4.76	4.53	4.39	4.28	4.21	4.15	4.10	4.06	4.00	3.96	3.92	3.90	3.87	6
7	5.59	4.74	4.35	4.12	3.97	3.87	3.79	3.73	3.68	3.64	3.57	3.53	3.49	3.47	3.41	7
8	5.32	4.46	4.07	3.84	3.69	3.58	3.50	3.44	3.39	3.35	3.28	3.24	3.20	3.17	3.15	8
9	5.12	4.26	3.86	3.63	3.48	3.37	3.29	3.23	3.18	3.14	3.07	3.03	2.99	2.96	2.94	9
10	4.96	4.10	3.71	3.48	3.33	3.22	3.14	3.07	3.02	2.98	2.91	2.86	2.83	2.80	2.77	10
11	4.84	3.98	3.59	3.36	3.20	3.09	3.01	2.95	2.90	2.85	2.79	2.74	2.70	2.67	2.65	11
12	4.75	3.89	3.49	3.26	3.11	3.00	2.91	2.85	2.80	2.75	2.69	2.64	2.60	2.57	2.54	12
13	4.67	3.81	3.41	3.18	3.03	2.92	2.83	2.77	2.71	2.67	2.60	2.55	2.51	2.48	2.46	13
14	4.60	3.74	3.34	3.11	2.96	2.85	2.76	2.70	2.65	2.60	2.53	2.48	2.44	2.41	2.39	14
15	4.54	3.68	3.29	3.06	2.90	2.79	2.71	2.64	2.59	2.54	2.48	2.42	2.38	2.35	2.33	15
16	4.49	3.63	3.24	3.01	2.85	2.74	2.66	2.59	2.54	2.49	2.42	2.37	2.33	2.30	2.28	16
17	4.45	3.59	3.20	2.96	2.81	2.70	2.61	2.55	2.49	2.45	2.38	2.33	2.29	2.26	2.23	17
18	4.41	3.55	3.16	2.93	2.77	2.66	2.58	2.51	2.46	2.41	2.34	2.29	2.25	2.22	2.19	18
19	4.38	3.52	3.13	2.90	2.74	2.63	2.54	2.48	2.42	2.38	2.31	2.26	2.21	2.18	2.16	19
20	4.35	3.49	3.10	2.87	2.71	2.60	2.51	2.45	2.39	2.35	2.28	2.22	2.18	2.15	2.12	20
21	4.32	3.47	3.07	2.84	2.68	2.57	2.49	2.42	2.37	2.32	2.25	2.20	2.16	2.12	2.10	21
22	4.30	3.44	3.05	2.82	2.66	2.55	2.46	2.40	2.34	2.30	2.23	2.17	2.13	2.10	2.07	22
23	4.28	3.42	3.03	2.80	2.64	2.53	2.44	2.37	2.32	2.27	2.20	2.15	2.11	2.07	2.05	23
24	4.26	3.40	3.01	2.78	2.62	2.51	2.42	2.36	2.30	2.25	2.18	2.13	2.09	2.05	2.03	24
25	4.24	3.39	2.99	2.76	2.60	2.49	2.40	2.34	2.28	2.24	2.16	2.11	2.07	2.04	2.01	25
26	4.23	3.37	2.98	2.74	2.59	2.47	2.39	2.32	2.27	2.22	2.15	2.09	2.05	2.02	1.99	26
27	4.21	3.35	2.96	2.73	2.57	2.46	2.37	2.31	2.25	2.20	2.13	2.08	2.04	2.00	1.97	27
28	4.20	3.34	2.95	2.71	2.56	2.45	2.36	2.29	2.24	2.19	2.12	2.06	2.02	1.99	1.96	28
29	4.18	3.33	2.93	2.70	2.55	2.43	2.35	2.28	2.22	2.18	2.10	2.05	2.01	1.97	1.94	29
30	4.17	3.32	2.92	2.69	2.53	2.42	2.33	2.27	2.21	2.16	2.09	2.04	1.99	1.96	1.93	30
32	4.15	3.29	2.90	2.67	2.51	2.40	2.31	2.24	2.19	2.14	2.07	2.01	1.97	1.94	1.91	32
34	4.13	3.28	2.88	2.65	2.49	2.38	2.29	2.23	2.17	2.12	2.05	1.99	1.95	1.92	1.89	34
36	4.11	3.26	2.87	2.63	2.48	2.36	2.28	2.21	2.15	2.11	2.03	1.98	1.93	1.90	1.87	36
38	4.10	3.24	2.85	2.62	2.46	2.35	2.26	2.19	2.14	2.09	2.02	1.96	1.92	1.88	1.85	38
40	4.08	3.23	2.84	2.61	2.45	2.34	2.25	2.18	2.12	2.08	2.00	1.95	1.90	1.87	1.84	40
42	4.07	3.22	2.83	2.59	2.44	2.32	2.24	2.17	2.11	2.06	1.99	1.93	1.89	1.86	1.83	42
44	4.06	3.21	2.82	2.58	2.43	2.31	2.23	2.16	2.10	2.05	1.98	1.92	1.88	1.84	1.81	44
46	4.05	3.20	2.81	2.57	2.42	2.30	2.22	2.15	2.09	2.04	1.97	1.91	1.87	1.83	1.80	46
48	4.04	3.19	2.80	2.57	2.41	2.29	2.21	2.14	2.08	2.03	1.96	1.90	1.86	1.82	1.79	48
50	4.03	3.18	2.79	2.56	2.40	2.29	2.20	2.13	2.07	2.03	1.95	1.89	1.85	1.81	1.78	50
60	4.00	3.15	2.76	2.53	2.37	2.25	2.17	2.10	2.04	1.99	1.92	1.86	1.82	1.78	1.75	60
80	3.96	3.11	2.72	2.49	2.33	2.21	2.13	2.06	2.00	1.95	1.88	1.82	1.77	1.73	1.70	80
100	3.94	3.09	2.70	2.46	2.31	2.19	2.10	2.03	1.97	1.93	1.85	1.79	1.75	1.71	1.68	100
125	3.92	3.07	2.68	2.44	2.29	2.17	2.08	2.01	1.96	1.91	1.83	1.77	1.72	1.69	1.65	125
150	3.90	3.06	2.66	2.43	2.27	2.16	2.07	2.00	1.94	1.89	1.82	1.76	1.71	1.67	1.64	150
200	3.89	3.04	2.65	2.42	2.26	2.14	2.06	1.98	1.93	1.88	1.80	1.74	1.69	1.66	1.62	200
300	3.87	3.03	2.63	2.40	2.24	2.13	2.04	1.97	1.91	1.86	1.78	1.72	1.68	1.64	1.61	300
500	3.86	3.01	2.62	2.39	2.23	2.12	2.03	1.96	1.90	1.85	1.77	1.71	1.66	1.62	1.59	500
1000	3.85	3.00	2.61	2.38	2.22	2.11	2.02	1.95	1.89	1.84	1.76	1.70	1.65	1.61	1.58	1000
∞	3.84	3.00	2.60	2.37	2.21	2.10	2.01	1.94	1.88	1.83	1.75	1.69	1.64	1.60	1.57	∞

α=0.05（方差齐性检验 α=0.10 用表）　　　　　　　　　　　　　　　　　　　　　续表

ν_2	ν_1															ν_2
	22	24	26	28	30	35	40	45	50	60	80	100	200	500	∞	
1	249	249	249	250	250	251	251	251	252	252	252	253	254	254	254	1
2	19.5	19.5	19.5	19.5	19.5	19.5	19.5	19.5	19.5	19.5	19.5	19.5	19.5	19.5	19.5	2
3	8.65	8.64	8.63	8.62	8.62	8.60	8.59	8.59	8.58	8.57	8.56	8.55	8.54	8.53	8.53	3
4	5.79	5.77	5.76	5.75	5.75	5.73	5.72	5.71	5.70	5.69	5.67	5.66	5.65	5.64	5.63	4
5	4.54	4.53	4.52	4.50	4.50	4.48	4.46	4.45	4.44	4.43	4.41	4.41	4.39	4.37	4.37	5
6	3.86	3.84	3.83	3.82	3.81	3.79	3.77	3.76	3.75	3.74	3.72	3.71	3.69	3.68	3.67	6
7	3.43	3.41	3.40	3.39	3.38	3.36	3.34	3.33	3.32	3.30	3.29	3.27	3.25	3.24	3.23	7
8	3.13	3.12	3.10	3.09	3.08	3.06	3.04	3.03	3.02	3.01	2.99	2.97	2.95	2.94	2.93	8
9	2.92	2.90	2.89	2.87	2.86	2.84	2.83	2.81	2.80	2.79	2.77	2.76	2.73	2.72	2.71	9
10	2.75	2.74	2.72	2.71	2.70	2.68	2.66	2.65	2.64	2.62	2.60	2.59	2.56	2.55	2.54	10
11	2.63	2.61	2.59	2.58	2.57	2.55	2.53	2.52	2.51	2.49	2.47	2.46	2.43	2.42	2.40	11
12	2.52	2.51	2.49	2.48	2.47	2.44	2.43	2.41	2.40	2.38	2.36	2.35	2.32	2.31	2.30	12
13	2.44	2.42	2.41	2.39	2.38	2.36	2.34	2.33	2.31	2.30	2.27	2.26	2.23	2.22	2.21	13
14	2.37	2.35	2.33	2.32	2.31	2.28	2.27	2.25	2.24	2.22	2.20	2.19	2.16	2.14	2.13	14
15	2.31	2.29	2.27	2.26	2.25	2.22	2.20	2.19	2.18	2.16	2.14	2.12	2.10	2.08	2.07	15
16	2.25	2.24	2.22	2.21	2.19	2.17	2.15	2.14	2.12	2.11	2.08	2.07	2.04	2.02	2.01	16
17	2.21	2.19	2.17	2.16	2.15	2.12	2.10	2.09	2.08	2.06	2.03	2.02	1.99	1.97	1.96	17
18	2.17	2.15	2.13	2.12	2.11	2.08	2.06	2.05	2.04	2.02	1.99	1.98	1.95	1.93	1.92	18
19	2.13	2.11	2.10	2.08	2.07	2.05	2.03	2.01	2.00	1.98	1.96	1.94	1.91	1.89	1.88	19
20	2.10	2.08	2.07	2.05	2.04	2.01	1.99	1.98	1.97	1.95	1.92	1.91	1.88	1.86	1.84	20
21	2.07	2.05	2.04	2.02	2.01	1.98	1.96	1.95	1.94	1.92	1.89	1.88	1.84	1.82	1.81	21
22	2.05	2.03	2.01	2.00	1.98	1.96	1.94	1.92	1.91	1.89	1.86	1.85	1.82	1.80	1.78	22
23	2.02	2.00	1.99	1.97	1.96	1.93	1.91	1.90	1.88	1.86	1.84	1.82	1.79	1.77	1.76	23
24	2.00	1.98	1.97	1.95	1.94	1.91	1.89	1.88	1.86	1.84	1.82	1.80	1.77	1.75	1.73	24
25	1.98	1.96	1.95	1.93	1.92	1.89	1.87	1.86	1.84	1.82	1.80	1.78	1.75	1.73	1.71	25
26	1.97	1.95	1.93	1.91	1.90	1.87	1.85	1.84	1.82	1.80	1.78	1.76	1.73	1.71	1.69	26
27	1.95	1.93	1.91	1.90	1.88	1.86	1.84	1.82	1.81	1.79	1.76	1.74	1.71	1.69	1.67	27
28	1.93	1.91	1.90	1.88	1.87	1.84	1.82	1.80	1.79	1.77	1.74	1.73	1.69	1.67	1.65	28
29	1.92	1.90	1.88	1.87	1.85	1.83	1.81	1.79	1.77	1.75	1.73	1.71	1.67	1.65	1.64	29
30	1.91	1.89	1.87	1.85	1.84	1.81	1.79	1.77	1.76	1.74	1.71	1.70	1.66	1.64	1.62	30
32	1.88	1.86	1.85	1.83	1.82	1.79	1.77	1.75	1.74	1.71	1.69	1.67	1.63	1.61	1.59	32
34	1.86	1.84	1.82	1.80	1.80	1.77	1.75	1.73	1.71	1.69	1.66	1.65	1.61	1.59	1.57	34
36	1.85	1.82	1.81	1.79	1.78	1.75	1.73	1.71	1.69	1.67	1.64	1.62	1.59	1.56	1.55	36
38	1.83	1.81	1.79	1.77	1.76	1.73	1.71	1.69	1.68	1.65	1.62	1.61	1.57	1.54	1.53	38
40	1.81	1.79	1.77	1.76	1.74	1.72	1.69	1.67	1.66	1.64	1.61	1.59	1.55	1.53	1.51	40
42	1.80	1.78	1.76	1.74	1.73	1.70	1.68	1.66	1.65	1.62	1.59	1.57	1.53	1.51	1.49	42
44	1.79	1.77	1.75	1.73	1.72	1.69	1.67	1.65	1.63	1.61	1.58	1.56	1.52	1.49	1.48	44
46	1.78	1.76	1.74	1.72	1.71	1.68	1.65	1.64	1.62	1.60	1.57	1.55	1.51	1.48	1.46	46
48	1.77	1.75	1.73	1.71	1.70	1.67	1.64	1.62	1.61	1.59	1.56	1.54	1.49	1.47	1.45	48
50	1.76	1.74	1.72	1.70	1.69	1.66	1.63	1.61	1.60	1.58	1.54	1.52	1.48	1.46	1.44	50
60	1.72	1.70	1.68	1.66	1.65	1.62	1.59	1.57	1.56	1.53	1.50	1.48	1.44	1.41	1.39	60
80	1.68	1.65	1.63	1.62	1.60	1.57	1.54	1.52	1.51	1.48	1.45	1.43	1.38	1.35	1.32	80
100	1.65	1.63	1.61	1.59	1.57	1.54	1.52	1.49	1.48	1.45	1.41	1.39	1.34	1.31	1.28	100
125	1.63	1.60	1.58	1.57	1.55	1.52	1.49	1.47	1.45	1.42	1.39	1.36	1.31	1.27	1.25	125
150	1.61	1.59	1.57	1.55	1.53	1.50	1.48	1.45	1.44	1.41	1.37	1.34	1.29	1.25	1.22	150
200	1.60	1.57	1.55	1.53	1.52	1.48	1.46	1.43	1.41	1.39	1.35	1.32	1.26	1.22	1.19	200
300	1.58	1.55	1.53	1.51	1.50	1.46	1.43	1.41	1.39	1.36	1.32	1.30	1.23	1.19	1.15	300
500	1.56	1.54	1.52	1.50	1.48	1.45	1.42	1.40	1.38	1.34	1.30	1.28	1.21	1.16	1.11	500
1000	1.55	1.53	1.51	1.49	1.47	1.44	1.41	1.38	1.36	1.33	1.29	1.26	1.19	1.13	1.08	1000
∞	1.54	1.52	1.50	1.48	1.46	1.42	1.39	1.37	1.35	1.32	1.27	1.24	1.17	1.11	1.00	∞

$\alpha=0.01$ 续表

ν_2	ν_1															ν_2
	1	2	3	4	5	6	7	8	9	10	12	14	16	18	20	
1	405	500	540	563	576	586	593	598	602	606	611	614	617	619	621	1
2	98.5	99.0	99.2	99.2	99.3	99.3	99.4	99.4	99.4	99.4	99.4	99.4	99.4	99.4	99.4	2
3	34.1	30.8	29.5	28.7	28.2	27.9	27.7	27.5	27.3	27.2	27.1	26.9	26.8	26.8	26.7	3
4	21.2	18.0	16.7	16.0	15.5	15.2	15.0	14.8	14.7	14.5	14.4	14.2	14.2	14.1	14.0	4
5	16.3	13.3	12.1	11.4	11.0	10.7	10.5	10.3	10.2	10.1	9.89	9.77	9.68	9.61	9.55	5
6	13.7	10.9	9.78	9.15	8.75	8.47	8.26	8.10	7.98	7.87	7.72	7.60	7.52	7.45	7.40	6
7	12.2	9.55	8.45	7.85	7.46	7.19	6.99	6.84	6.72	6.62	6.47	6.36	6.27	6.21	6.16	7
8	11.3	8.65	7.59	7.01	6.63	6.37	6.18	6.03	5.91	5.81	5.67	5.56	5.48	5.41	5.36	8
9	10.6	8.02	6.99	6.42	6.06	5.80	5.61	5.47	5.35	5.26	5.11	5.00	4.92	4.86	4.81	9
10	10.0	7.56	6.55	5.99	5.64	5.39	5.20	5.06	4.94	4.85	4.71	4.60	4.52	4.46	4.41	10
11	9.65	7.21	6.22	5.67	5.32	5.07	4.89	4.74	4.63	4.54	4.40	4.29	4.21	4.15	4.10	11
12	9.33	6.93	5.95	5.41	5.06	4.32	4.64	4.50	4.39	4.30	4.16	4.05	3.97	3.91	3.86	12
13	9.07	6.70	5.74	5.21	4.86	4.62	4.44	4.30	4.19	4.10	3.96	3.86	3.78	3.71	3.66	13
14	8.86	6.51	5.56	5.04	4.70	4.46	4.28	4.14	4.03	3.94	3.80	3.70	3.62	3.56	3.51	14
15	8.68	6.36	5.42	4.89	4.56	4.32	4.14	4.00	3.89	3.80	3.67	3.56	3.49	3.42	3.37	15
16	8.53	6.23	5.29	4.77	4.44	4.20	4.03	3.89	3.78	3.69	3.55	3.45	3.37	3.31	3.26	16
17	8.40	6.11	5.18	4.67	4.34	4.10	3.93	3.79	3.68	3.59	3.46	3.35	3.27	3.21	3.16	17
18	8.29	6.01	5.09	4.58	4.25	4.01	3.84	3.71	3.60	3.51	3.37	3.27	3.19	3.13	3.08	18
19	8.18	5.93	5.01	4.50	4.17	3.94	3.77	3.63	3.52	3.43	3.30	3.19	3.12	3.05	3.00	19
20	8.10	5.85	4.94	4.43	4.10	3.87	3.70	3.56	3.46	3.37	3.23	3.13	3.05	2.99	2.94	20
21	8.02	5.78	4.87	4.37	4.04	3.81	3.64	3.51	3.40	3.31	3.17	3.07	2.99	2.93	2.88	21
22	7.95	5.72	4.82	4.31	3.99	3.76	3.59	3.45	3.35	3.26	3.12	3.02	2.94	2.88	2.83	22
23	7.88	5.66	4.76	4.26	3.94	3.71	3.54	3.41	3.30	3.21	3.07	2.97	2.89	2.83	2.78	23
24	7.82	5.61	4.72	4.22	3.90	3.67	3.50	3.36	3.26	3.17	3.03	2.93	2.85	2.79	2.74	24
25	7.77	5.57	4.68	4.18	3.86	3.63	3.46	3.32	3.22	3.13	2.99	2.89	2.81	2.75	2.70	25
26	7.72	5.53	4.64	4.14	3.82	3.59	3.42	3.29	3.18	3.09	2.96	2.86	2.78	2.72	2.66	26
27	7.68	5.49	4.60	4.11	3.78	3.56	3.39	3.26	3.15	3.06	2.93	2.82	2.75	2.68	2.63	27
28	7.64	5.45	4.57	4.07	3.75	3.53	3.36	3.23	3.12	3.03	2.90	2.79	2.72	2.65	2.60	28
29	7.60	5.42	4.54	4.04	3.73	3.50	3.33	3.20	3.09	3.00	2.87	2.77	2.69	2.63	2.57	29
30	7.56	5.39	4.51	4.02	3.70	3.47	3.30	3.17	3.07	2.98	2.81	2.74	2.66	2.60	2.55	30
32	7.50	5.34	4.46	3.97	3.65	3.43	3.26	3.13	3.02	2.93	2.80	2.70	2.62	2.55	2.50	32
34	7.44	5.29	4.42	3.93	3.61	3.39	3.22	3.09	2.98	2.89	2.76	2.66	2.58	2.51	2.46	34
36	7.40	5.25	4.38	3.89	3.57	3.35	3.18	3.05	2.95	2.86	2.72	2.62	2.54	2.48	2.43	36
38	7.35	5.21	4.34	3.86	3.54	3.32	3.15	3.02	2.92	2.83	2.69	2.59	2.51	2.45	2.40	38
40	7.31	5.18	4.31	3.83	3.51	3.29	3.12	2.99	2.89	2.80	2.66	2.56	2.48	2.42	2.37	40
42	7.28	5.15	4.29	3.80	3.49	3.27	3.10	2.97	2.86	2.78	2.64	2.54	2.46	2.40	2.34	42
44	7.25	5.12	4.26	3.78	3.47	3.24	3.08	2.95	2.84	2.75	2.62	2.52	2.44	2.37	2.32	44
46	7.22	5.10	4.24	3.76	3.44	3.22	3.06	2.93	2.82	2.73	2.60	2.50	2.42	2.35	2.30	46
48	7.20	5.08	4.22	3.74	3.43	3.20	3.04	2.91	2.80	2.72	2.58	2.48	2.40	2.33	2.28	48
50	7.17	5.06	4.20	3.72	3.41	3.19	3.02	2.89	2.79	2.70	2.56	2.46	2.38	2.32	2.27	50
60	7.08	4.98	4.13	3.65	3.34	3.12	2.95	2.82	2.72	2.63	2.50	2.39	2.31	2.25	2.20	60
80	6.96	4.88	4.04	3.56	3.26	3.04	2.87	2.74	2.64	2.55	2.42	2.31	2.23	2.17	2.12	80
100	6.90	4.82	3.98	3.51	3.21	2.99	2.82	2.69	2.59	2.50	2.37	2.26	2.19	2.12	2.07	100
125	6.84	4.78	3.94	3.47	3.17	2.95	2.79	2.66	2.55	2.47	2.33	2.23	2.15	2.08	2.03	125
150	6.81	4.75	3.92	3.45	3.14	2.92	2.76	2.63	2.53	2.44	2.31	2.20	2.12	2.06	2.00	150
200	6.76	4.71	3.88	3.41	3.11	2.89	2.73	2.60	2.50	2.41	2.27	2.17	2.09	2.02	1.97	200
300	6.72	4.68	3.85	3.38	3.08	2.86	2.70	2.57	2.47	2.38	2.24	2.14	2.06	1.99	1.94	300
500	6.69	4.65	3.82	3.36	3.05	2.84	2.68	2.55	2.44	2.36	2.22	2.12	2.04	1.97	1.92	500
1000	6.66	4.63	3.80	3.34	3.04	2.82	2.66	2.53	2.43	2.34	2.20	2.10	2.02	1.95	1.90	1000
∞	6.63	4.61	3.78	3.32	3.02	2.80	2.64	2.51	2.41	2.32	2.18	2.08	2.00	1.93	1.88	∞

$\alpha=0.01$ 续表

ν_2	ν_1															ν_2
	22	24	26	28	30	35	40	45	50	60	80	100	200	500	∞	
1	622	623	624	625	626	628	629	630	630	631	633	633	635	636	637	1
2	99.5	99.5	99.5	99.5	99.5	99.5	99.5	99.5	99.5	99.5	99.5	99.5	99.5	99.5	99.5	2
3	26.6	26.6	26.6	26.5	26.5	26.5	26.4	26.4	26.4	26.3	26.3	26.2	26.2	26.1	26.1	3
4	14.0	13.9	13.9	13.9	13.8	13.8	13.7	13.7	13.7	13.7	13.6	13.6	13.5	13.5	13.5	4
5	9.51	9.47	9.43	9.40	9.38	9.33	9.29	9.26	9.24	9.20	9.16	9.13	9.08	9.04	9.02	5
6	7.35	7.31	7.28	7.25	7.23	7.18	7.14	7.11	7.09	7.06	7.01	6.99	6.93	6.90	6.88	6
7	6.11	6.07	6.04	6.02	5.99	5.94	5.91	5.88	5.86	5.82	5.78	5.75	5.70	5.67	5.65	7
8	5.32	5.28	5.25	5.22	5.20	5.15	5.12	5.00	5.07	5.03	4.99	4.96	4.91	4.88	4.86	8
9	4.77	4.73	4.70	4.67	4.65	4.60	4.57	4.54	4.52	4.48	4.44	4.42	4.36	4.33	4.31	9
10	4.36	4.33	4.30	4.27	4.25	4.20	4.17	4.14	4.12	4.08	4.04	4.01	3.96	3.93	3.91	10
11	4.06	4.02	3.99	3.96	3.94	3.89	3.86	3.83	3.81	3.78	3.73	3.71	3.66	3.62	3.60	11
12	3.82	3.78	3.75	3.72	3.70	3.65	3.62	3.59	3.57	3.54	3.49	3.47	3.41	3.38	3.36	12
13	3.62	3.59	3.56	3.53	3.51	3.46	3.43	3.40	3.38	3.34	3.30	3.27	3.22	3.19	3.17	13
14	3.46	3.43	3.40	3.37	3.35	3.30	3.27	3.24	3.22	3.18	3.14	3.11	3.06	3.03	3.00	14
15	3.33	3.29	3.26	3.24	3.21	3.17	3.13	3.10	3.08	3.05	3.00	2.98	2.92	2.89	2.87	15
16	3.22	3.18	3.15	3.12	3.10	3.05	3.02	2.99	2.97	2.93	2.89	2.86	2.81	2.78	2.75	16
17	3.12	3.08	3.05	3.03	3.00	2.96	2.92	2.89	2.87	2.83	2.79	2.76	2.71	2.68	2.65	17
18	3.03	3.00	2.97	2.94	2.92	2.87	2.84	2.81	2.78	2.75	2.70	2.68	2.62	2.59	2.57	18
19	2.96	2.92	2.89	2.87	2.84	2.80	2.76	2.73	2.71	2.67	2.63	2.60	2.55	2.51	2.49	19
20	2.90	2.86	2.83	2.80	2.78	2.73	2.69	2.67	2.64	2.61	2.56	2.54	2.48	2.44	2.42	20
21	2.84	2.80	2.77	2.74	2.72	2.67	2.64	2.61	2.58	2.55	2.50	2.48	2.42	2.38	2.36	21
22	2.78	2.75	2.72	2.69	2.67	2.62	2.58	2.55	2.53	2.50	2.45	2.42	2.36	2.33	2.31	22
23	2.74	2.70	2.67	2.64	2.62	2.57	2.54	2.51	2.48	2.45	2.40	2.37	2.32	2.28	2.26	23
24	2.70	2.66	2.63	2.60	2.58	2.53	2.49	2.46	2.44	2.40	2.36	2.33	2.27	2.24	2.21	24
25	2.66	2.62	2.59	2.56	2.54	2.49	2.45	2.42	2.40	2.36	2.32	2.29	2.23	2.19	2.17	25
26	2.62	2.58	2.55	2.53	2.50	2.45	2.42	2.39	2.36	2.33	2.28	2.25	2.19	2.16	2.13	26
27	2.59	2.55	2.52	2.49	2.47	2.42	2.38	2.35	2.33	2.29	2.25	2.22	2.16	2.12	2.10	27
28	2.56	2.52	2.49	2.46	2.44	2.39	2.35	2.32	2.30	2.26	2.22	2.19	2.13	2.09	2.06	28
29	2.53	2.49	2.46	2.44	2.41	2.36	2.33	2.30	2.27	2.23	2.19	2.16	2.10	2.06	2.03	29
30	2.51	2.47	2.44	2.41	2.39	2.34	2.30	2.27	2.25	2.21	2.16	2.13	2.07	2.03	2.01	30
32	2.46	2.42	2.39	2.36	2.34	2.29	2.25	2.22	2.20	2.16	2.11	2.08	2.02	1.98	1.96	32
34	2.42	2.38	2.35	2.32	2.30	2.25	2.21	2.18	2.16	2.12	2.07	2.04	1.98	1.94	1.91	34
36	2.38	2.35	2.32	2.29	2.26	2.21	2.17	2.14	2.12	2.08	2.03	2.00	1.94	1.90	1.87	36
38	2.35	2.32	2.28	2.26	2.23	2.18	2.14	2.11	2.09	2.05	2.00	1.97	1.90	1.86	1.84	38
40	2.33	2.29	2.26	2.23	2.20	2.15	2.11	2.08	2.06	2.02	1.97	1.94	1.87	1.83	1.80	40
42	2.30	2.26	2.23	2.20	2.18	2.13	2.09	2.06	2.03	1.99	1.94	1.91	1.85	1.80	1.78	42
44	2.28	2.24	2.21	2.18	2.15	2.10	2.06	2.03	2.01	1.97	1.92	1.89	1.82	1.78	1.75	44
46	2.26	2.22	2.19	2.16	2.13	2.08	2.04	2.01	1.99	1.95	1.90	1.86	1.80	1.75	1.73	46
48	2.24	2.20	2.17	2.14	2.12	2.06	2.02	1.99	1.97	1.93	1.88	1.84	1.78	1.73	1.70	48
50	2.22	2.18	2.15	2.12	2.10	2.05	2.01	1.97	1.95	1.91	1.86	1.82	1.76	1.71	1.68	50
60	2.15	2.12	2.08	2.05	2.03	1.98	1.94	1.90	1.88	1.84	1.78	1.75	1.68	1.63	1.60	60
80	2.07	2.03	2.00	1.97	1.94	1.89	1.85	1.81	1.79	1.75	1.69	1.66	1.58	1.53	1.49	80
100	2.02	1.98	1.94	1.92	1.89	1.84	1.80	1.76	1.73	1.69	1.63	1.60	1.52	1.47	1.43	100
125	1.98	1.94	1.91	1.88	1.85	1.80	1.76	1.72	1.69	1.65	1.59	1.55	1.47	1.41	1.37	125
150	1.96	1.92	1.88	1.85	1.83	1.77	1.73	1.69	1.66	1.62	1.56	1.52	1.43	1.38	1.33	150
200	1.93	1.89	1.85	1.82	1.79	1.74	1.69	1.66	1.63	1.58	1.52	1.48	1.39	1.33	1.28	200
300	1.89	1.85	1.82	1.79	1.76	1.71	1.66	1.62	1.59	1.55	1.48	1.44	1.35	1.28	1.22	300
500	1.87	1.83	1.79	1.76	1.74	1.68	1.63	1.60	1.56	1.52	1.45	1.41	1.31	1.23	1.16	500
1000	1.85	1.81	1.77	1.74	1.72	1.66	1.61	1.57	1.54	1.50	1.43	1.38	1.28	1.19	1.11	1000
∞	1.83	1.79	1.76	1.72	1.70	1.64	1.59	1.55	1.52	1.47	1.40	1.36	1.25	1.15	1.00	∞

附表 6　F 界值表（双尾面积，方差齐性检验用）

$\alpha=0.05$

ν_2 \ ν_1	1	2	3	4	5	6	7	8	9	10	12	15	20	24	30	40	60	120	∞
1	647.8	799.5	864.2	899.6	921.8	937.1	948.2	956.7	963.3	968.6	976.7	984.9	993.1	997.1	1001	1006	1010	1014	1018
2	38.51	39.00	39.17	39.25	39.30	39.33	39.36	39.37	39.39	39.40	39.41	39.43	39.45	39.46	39.46	39.47	39.48	39.49	39.50
3	17.44	16.04	15.44	15.10	14.88	14.73	14.62	14.54	14.47	14.42	14.34	14.25	14.17	14.12	14.08	14.04	13.99	13.95	13.90
4	12.22	10.65	9.98	9.60	9.36	9.20	9.07	8.98	8.90	8.84	8.75	8.66	8.56	8.51	8.46	8.41	8.36	8.31	8.26
5	10.01	8.43	7.76	7.39	7.15	6.98	6.85	6.76	6.68	6.62	6.52	6.43	6.33	6.28	6.23	6.18	6.12	6.07	6.02
6	8.81	7.26	6.60	6.23	5.99	5.82	5.70	5.60	5.52	5.46	5.37	5.27	5.17	5.12	5.07	5.01	4.96	4.90	4.85
7	8.07	6.54	5.89	5.52	5.29	5.12	4.99	4.90	4.82	4.76	4.67	4.57	4.47	4.42	4.36	4.31	4.25	4.20	4.14
8	7.57	6.06	5.42	5.05	4.82	4.65	4.53	4.43	4.36	4.30	4.20	4.10	4.00	3.95	3.89	3.84	3.78	3.73	3.67
9	7.21	5.71	5.08	4.72	4.48	4.32	4.20	4.10	4.03	3.96	3.87	3.77	3.67	3.61	3.56	3.51	3.45	3.39	3.33
10	6.94	5.46	4.83	4.47	4.24	4.07	3.95	3.85	3.78	3.72	3.62	3.52	3.42	3.37	3.31	3.26	3.20	3.14	3.08
11	6.72	5.26	4.63	4.28	4.04	3.88	3.76	3.66	3.59	3.53	3.43	3.33	3.23	3.17	3.12	3.06	3.00	2.94	2.88
12	6.55	5.10	4.47	4.12	3.89	3.73	3.61	3.51	3.44	3.37	3.28	3.18	3.07	3.02	2.96	2.91	2.85	2.79	2.72
13	6.41	4.97	4.35	4.00	3.77	3.60	3.48	3.39	3.31	3.25	3.15	3.05	2.95	2.89	2.84	2.78	2.72	2.66	2.60
14	6.30	4.86	4.24	3.89	3.66	3.50	3.38	3.29	3.21	3.15	3.05	2.95	2.84	2.79	2.73	2.67	2.61	2.55	2.49
15	6.20	4.77	4.15	3.80	3.58	3.41	3.29	3.20	3.12	3.06	2.96	2.86	2.76	2.70	2.64	2.59	2.52	2.46	2.40
16	6.12	4.69	4.08	3.73	3.50	3.34	3.22	3.12	3.05	2.99	2.89	2.79	2.68	2.63	2.57	2.51	2.45	2.38	2.32
17	6.04	4.62	4.01	3.66	3.44	3.28	3.16	3.06	2.98	2.92	2.82	2.72	2.62	2.56	2.50	2.44	2.38	2.32	2.25
18	5.98	4.56	3.95	3.61	3.38	3.22	3.10	3.01	2.93	2.87	2.77	2.67	2.56	2.50	2.44	2.38	2.32	2.26	2.19
19	5.92	4.51	3.90	3.56	3.33	3.17	3.05	2.96	2.88	2.82	2.72	2.62	2.51	2.45	2.39	2.33	2.27	2.20	2.13
20	5.87	4.46	3.86	3.51	3.29	3.13	3.01	2.91	2.84	2.77	2.68	2.57	2.46	2.41	2.35	2.29	2.22	2.16	2.09
21	5.83	4.42	3.82	3.48	3.25	3.09	2.97	2.87	2.80	2.73	2.64	2.53	2.42	2.37	2.31	2.25	2.18	2.11	2.04
22	5.79	4.38	3.78	3.44	3.22	3.05	2.93	2.84	2.76	2.70	2.60	2.50	2.39	2.33	2.27	2.21	2.14	2.08	2.00
23	5.75	4.35	3.75	3.41	3.18	3.02	2.90	2.81	2.73	2.67	2.57	2.47	2.36	2.30	2.24	2.18	2.11	2.04	1.97
24	5.72	4.32	3.72	3.38	3.15	2.99	2.87	2.78	2.70	2.64	2.54	2.44	2.33	2.27	2.21	2.15	2.08	2.01	1.94
25	5.69	4.29	3.69	3.35	3.13	2.97	2.85	2.75	2.68	2.61	2.51	2.41	2.30	2.24	2.18	2.12	2.05	1.98	1.91
26	5.66	4.27	3.67	3.33	3.10	2.94	2.82	2.73	2.65	2.59	2.49	2.39	2.28	2.22	2.16	2.09	2.03	1.95	1.88
27	5.63	4.24	3.65	3.31	3.08	2.92	2.80	2.71	2.63	2.57	2.47	2.36	2.25	2.19	2.13	2.07	2.00	1.93	1.85
28	5.61	4.22	3.63	3.29	3.06	2.90	2.78	2.69	2.61	2.55	2.45	2.34	2.23	2.17	2.11	2.05	1.98	1.91	1.83
29	5.59	4.20	3.61	3.27	3.04	2.88	2.76	2.67	2.59	2.53	2.43	2.32	2.21	2.15	2.09	2.03	1.96	1.89	1.81
30	5.57	4.18	3.59	3.25	3.03	2.87	2.75	2.65	2.57	2.51	2.41	2.31	2.20	2.14	2.07	2.01	1.94	1.87	1.79
40	5.42	4.05	3.46	3.13	2.90	2.74	2.62	2.53	2.45	2.39	2.29	2.18	2.07	2.01	1.94	1.88	1.80	1.72	1.64
60	5.29	3.93	3.34	3.01	2.79	2.63	2.51	2.41	2.33	2.27	2.17	2.06	1.94	1.88	1.82	1.74	1.67	1.58	1.48
120	5.15	3.80	3.23	2.89	2.67	2.52	2.39	2.30	2.22	2.16	2.05	1.94	1.82	1.76	1.69	1.61	1.53	1.43	1.31
∞	5.02	3.69	3.12	2.79	2.57	2.41	2.29	2.19	2.11	2.05	1.94	1.83	1.71	1.64	1.57	1.48	1.39	1.27	1.00

续表

$\alpha=0.01$

ν_2	\\ ν_1 = 1	2	3	4	5	6	7	8	9	10	12	15	20	24	30	40	60	120	∞
1	16211	20000	21615	22500	23056	23437	23715	23925	24091	24224	24426	24630	24836	24940	25044	25148	25253	25359	25465
2	198.5	199.0	199.2	199.2	199.3	199.3	199.4	199.4	199.4	199.4	199.4	199.4	199.4	199.5	199.5	199.5	199.5	199.5	199.5
3	55.55	49.80	47.47	46.19	45.39	44.84	44.43	44.13	43.88	43.69	43.39	43.08	42.78	42.62	42.47	42.31	42.15	41.99	41.83
4	31.33	26.28	24.26	23.15	22.46	21.97	21.62	21.35	21.14	20.97	20.70	20.44	20.17	20.03	19.89	19.75	19.61	19.47	19.32
5	22.78	18.31	16.53	15.56	14.94	14.51	14.20	13.96	13.77	13.62	13.38	13.15	12.90	12.78	12.66	12.53	12.40	12.27	12.14
6	18.63	14.54	12.92	12.03	11.46	11.07	10.79	10.57	10.39	10.25	10.03	9.81	9.59	9.47	9.36	9.24	9.12	9.00	8.88
7	16.24	12.40	10.88	10.05	9.52	9.16	8.89	8.68	8.51	8.38	8.18	7.97	7.75	7.65	7.53	7.42	7.31	7.19	7.08
8	14.69	11.04	9.60	8.81	8.30	7.95	7.69	7.50	7.34	7.21	7.01	6.81	6.61	6.50	6.40	6.29	6.18	6.06	5.95
9	13.61	10.11	8.72	7.96	7.47	7.13	6.88	6.69	6.54	6.42	6.23	6.03	5.83	5.73	5.62	5.52	5.41	5.30	5.19
10	12.83	9.43	8.08	7.34	6.87	6.54	6.30	6.12	5.97	5.85	5.66	5.47	5.27	5.17	5.07	4.97	4.86	4.75	4.64
11	12.23	8.91	7.60	6.88	6.42	6.10	5.86	5.68	5.54	5.42	5.24	5.05	4.86	4.76	4.65	4.55	4.44	4.34	4.23
12	11.75	8.51	7.23	6.52	6.07	5.76	5.52	5.35	5.20	5.09	4.91	4.72	4.53	4.43	4.33	4.23	4.12	4.01	3.90
13	11.37	8.19	6.93	6.23	5.79	5.48	5.25	5.08	4.94	4.82	4.64	4.46	4.27	4.17	4.07	3.97	3.87	3.76	3.65
14	11.06	7.92	6.68	6.00	5.56	5.26	5.03	4.86	4.72	4.60	4.43	4.25	4.06	3.96	3.86	3.76	3.66	3.55	3.44
15	10.80	7.70	6.48	5.80	5.37	5.07	4.85	4.67	4.54	4.42	4.25	4.07	3.88	3.79	3.69	3.58	3.48	3.37	3.26
16	10.58	7.51	6.30	5.64	5.21	4.91	4.69	4.52	4.38	4.27	4.10	3.92	3.73	3.64	3.54	3.44	3.33	3.22	3.11
17	10.38	7.35	6.16	5.50	5.07	4.78	4.56	4.39	4.25	4.14	3.97	3.79	3.61	3.51	3.41	3.31	3.21	3.10	2.98
18	10.22	7.21	6.03	5.37	4.96	4.66	4.44	4.28	4.14	4.03	3.86	3.68	3.50	3.40	3.30	3.20	3.10	2.99	2.87
19	10.07	7.09	5.92	5.27	4.85	4.56	4.34	4.18	4.04	3.93	3.76	3.59	3.40	3.31	3.21	3.11	3.00	2.89	2.78
20	9.94	6.99	5.82	5.17	4.76	4.47	4.26	4.09	3.96	3.85	3.68	3.50	3.32	3.22	3.12	3.02	2.92	2.81	2.69
21	9.83	6.89	5.73	5.09	4.68	4.39	4.18	4.01	3.88	3.77	3.60	3.43	3.24	3.15	3.05	2.95	2.84	2.73	2.61
22	9.73	6.81	5.65	5.02	4.61	4.32	4.11	3.94	3.81	3.70	3.54	3.36	3.18	3.08	2.98	2.88	2.77	2.66	2.55
23	9.63	6.73	5.58	4.95	4.54	4.26	4.05	3.88	3.75	3.64	3.47	3.30	3.12	3.02	2.92	2.82	2.71	2.60	2.48
24	9.55	6.66	5.52	4.89	4.49	4.20	3.99	3.83	3.69	3.59	3.42	3.25	3.06	2.97	2.87	2.77	2.66	2.55	2.43
25	9.48	6.60	5.46	4.84	4.43	4.15	3.94	3.78	3.64	3.54	3.37	3.20	3.01	2.92	2.82	2.72	2.61	2.50	2.38
26	9.41	6.54	5.41	4.79	4.38	4.10	3.89	3.73	3.60	3.49	3.33	3.15	2.97	2.87	2.77	2.67	2.56	2.45	2.33
27	9.34	6.49	5.36	4.74	4.34	4.06	3.85	3.69	3.56	3.45	3.28	3.11	2.93	2.83	2.73	2.63	2.52	2.41	2.29
28	9.28	6.44	5.32	4.70	4.30	4.02	3.81	3.65	3.52	3.41	3.25	3.07	2.89	2.79	2.69	2.59	2.48	2.37	2.25
29	9.23	6.40	5.28	4.66	4.26	3.98	3.77	3.61	3.48	3.38	3.21	3.04	2.86	2.76	2.66	2.56	2.45	2.33	2.21
30	9.18	6.35	5.24	4.62	4.23	3.95	3.74	3.58	3.45	3.34	3.18	3.01	2.82	2.73	2.63	2.52	2.42	2.30	2.18
40	8.83	6.07	4.98	4.37	3.99	3.71	3.51	3.35	3.22	3.12	2.95	2.78	2.60	2.50	2.40	2.30	2.18	2.06	1.93
60	8.49	5.79	4.73	4.14	3.76	3.49	3.29	3.13	3.01	2.90	2.74	2.57	2.39	2.29	2.19	2.08	1.96	1.83	1.69
120	8.18	5.54	4.50	3.92	3.55	3.28	3.09	2.93	2.81	2.71	2.54	2.37	2.19	2.09	1.98	1.87	1.75	1.61	1.43
∞	7.88	5.30	4.28	3.72	3.35	3.09	2.90	2.74	2.62	2.52	2.36	2.19	2.00	1.90	1.79	1.67	1.53	1.36	1.00

附表 7.1　百分率的可信区间

上行：95％可信区间　　　下行：99％可信区间

n	X													
	0	1	2	3	4	5	6	7	8	9	10	11	12	13
1	0—98													
	0—100													
2	0—84	1—99												
	0—93	0—100												
3	0—71	1—91	9—99											
	0—83	0—96	4—100											
4	0—60	1—81	7—93											
	0—73	0—89	3—97											
5	0—52	1—72	5—85	15—95										
	0—65	0—81	2—92	8—98										
6	0—46	0—64	4—78	12—88										
	0—59	0—75	2—86	7—93										
7	0—41	0—58	4—71	10—82	18—90									
	0—53	0—68	2—80	6—88	12—94									
8	0—37	0—53	3—65	9—76	16—84									
	0—48	0—63	1—74	5—83	10—90									
9	0—34	0—48	3—60	7—70	14—79	21—86								
	0—45	0—59	1—69	4—78	9—85	15—91								
10	0—31	0—45	3—56	7—65	12—74	19—81								
	0—41	0—54	1—65	4—74	8—81	13—87								
11	0—28	0—41	2—52	6—61	11—69	17—77	23—83							
	0—38	0—51	1—61	3—69	7—77	11—83	17—89							
12	0—26	0—38	2—48	5—57	10—65	15—72	21—79							
	0—36	0—48	1—57	3—66	6—73	10—79	15—85							
13	0—25	0—36	2—45	5—54	9—61	14—68	19—75	25—81						
	0—34	0—45	1—54	3—62	6—69	9—76	14—81	19—86						
14	0—23	0—34	2—43	5—51	8—58	13—65	8—71	23—77						
	0—32	0—42	1—51	3—59	5—66	9—72	13—78	17—83						
15	0—22	0—32	2—41	4—48	8—55	12—62	16—68	21—73	27—79					
	0—30	0—40	1—49	2—56	5—63	8—69	12—74	16—79	21—84					
16	0—21	0—30	2—38	4—46	7—52	11—59	15—65	20—70	25—75					
	0—28	0—38	1—46	2—53	5—60	8—66	11—71	15—76	19—81					
17	0—20	0—29	2—36	4—43	7—50	10—56	14—62	18—67	23—72	28—77				
	0—27	0—36	1—44	2—51	4—57	7—63	10—69	14—74	18—78	22—82				
18	0—19	0—27	1—35	4—41	6—48	10—54	13—59	17—64	22—69	26—74				
	0—26	0—35	1—42	2—49	4—55	7—61	10—66	13—71	17—75	21—79				
19	0—18	0—26	1—33	3—40	6—46	9—51	13—57	16—62	20—67	24—71	29—76			
	0—24	0—33	1—40	2—47	4—53	6—58	9—63	12—68	16—73	19—77	23—81			
20	0—17	0—25	1—32	3—38	6—44	9—49	12—54	15—59	19—64	23—69	27—73			
	0—23	0—32	1—39	2—45	4—51	6—56	9—61	11—66	15—70	18—74	22—78			
21	0—16	0—24	1—30	3—36	5—42	8—47	11—52	15—57	18—62	22—66	26—70	30—74		
	0—22	0—30	1—37	2—43	3—49	6—54	8—59	11—63	14—68	17—71	21—76	24—80		
22	0—15	0—23	1—29	3—35	5—40	8—45	11—50	14—55	17—59	21—64	24—68	28—72		
	0—21	0—29	1—36	2—42	3—47	5—52	8—57	10—61	13—66	16—70	20—73	23—77		
23	0—15	0—22	1—28	3—34	5—39	8—44	10—48	13—53	16—57	20—62	23—66	27—69	31—73	
	0—21	0—28	1—35	2—40	3—45	5—50	7—55	10—59	13—63	15—67	19—71	22—75	25—78	
24	0—14	0—21	1—27	3—32	5—37	7—42	10—47	13—51	16—55	19—59	22—63	26—67	29—71	
	0—20	0—27	0—33	2—39	3—44	5—49	7—53	9—57	12—61	15—65	18—69	21—73	24—76	
25	0—14	0—20	1—26	3—31	5—36	7—41	9—45	12—49	15—54	18—58	21—61	24—65	28—69	31—72
	0—19	0—26	0—32	1—37	3—42	5—47	7—51	9—56	11—60	14—63	17—67	20—71	23—74	26—77

附表 7.2　百分率的可信区间

上行：95%可信区间　　　下行：99%可信区间

n	X													
	0	1	2	3	4	5	6	7	8	9	10	11	12	13
26	0—13	0—20	1—25	2—30	4—35	7—39	9—44	12—48	14—52	17—56	20—60	23—63	27—67	30—70
	0—18	0—25	0—31	1—36	3—41	4—46	6—50	9—54	11—58	13—62	16—65	19—69	22—72	25—75
27	0—13	0—19	1—24	2—29	4—34	6—38	9—42	11—46	14—50	17—54	19—58	22—61	26—65	29—68
	0—18	0—25	0—30	1—35	3—40	4—44	6—48	8—52	10—56	13—60	15—63	18—67	21—70	24—73
28	0—12	0—18	1—24	2—28	4—33	6—37	8—41	11—45	13—49	16—52	19—56	22—59	25—63	28—66
	0—17	0—24	0—29	1—34	3—39	4—43	6—47	8—51	10—55	12—58	15—62	17—65	20—68	23—71
29	0—12	0—18	1—23	2—27	4—32	6—36	8—40	10—44	13—47	15—51	18—54	21—58	24—61	26—64
	0—17	0—23	0—28	1—33	2—37	4—42	6—46	8—49	10—53	12—57	14—60	17—63	19—66	22—70
30	0—12	0—17	1—22	2—27	4—31	6—35	8—39	10—42	12—46	15—49	17—53	20—56	23—59	26—63
	0—16	0—22	0—27	1—32	2—36	4—40	5—44	7—48	9—52	11—55	14—58	16—62	19—65	21—68
31	0—11	0—17	1—22	2—26	4—30	6—34	8—38	10—41	12—45	14—48	17—51	19—55	22—58	25—61
	0—16	0—22	0—27	1—31	2—35	4—39	5—43	7—47	9—50	11—54	13—57	16—60	18—63	20—66
32	0—11	0—16	1—21	2—25	4—29	5—33	7—36	9—40	12—43	14—47	16—50	19—53	21—56	24—59
	0—15	0—21	0—26	1—30	2—34	4—38	5—42	7—46	9—49	11—52	13—56	15—59	17—62	20—65
33	0—11	0—15	1—20	2—24	3—28	5—32	7—36	9—39	11—42	13—46	16—49	18—52	20—55	23—58
	0—15	0—20	0—25	1—30	2—34	3—37	5—41	7—44	8—48	10—51	12—54	14—57	17—60	19—63
34	0—10	0—15	1—19	2—23	3—28	5—31	7—35	9—38	11—41	13—44	15—48	17—51	20—54	22—56
	0—14	0—20	0—25	1—29	2—33	3—36	5—40	6—43	8—47	10—50	12—53	14—56	16—59	18—62
35	0—10	0—15	1—19	2—23	3—27	5—30	7—34	8—37	10—40	13—43	15—46	17—49	19—52	22—55
	0—14	0—20	0—24	1—28	2—32	3—35	5—39	6—42	8—45	10—49	12—52	14—55	16—57	18—60
36	0—10	0—15	1—18	2—22	3—26	5—29	6—33	8—36	10—39	12—42	14—45	16—48	19—51	21—54
	0—14	0—19	0—23	1—27	2—31	3—35	5—38	6—41	8—44	9—47	11—50	13—53	15—56	17—59
37	0—10	0—14	1—18	2—22	3—25	5—28	6—32	8—35	10—38	12—41	14—44	16—47	18—50	20—53
	0—13	0—18	0—23	1—27	2—30	3—34	4—37	6—40	7—43	9—46	11—49	13—52	15—55	17—58
38	0—10	0—14	1—18	2—21	3—25	5—28	6—32	8—34	10—37	11—40	13—43	15—46	18—49	20—51
	0—13	0—18	0—22	1—26	2—30	3—33	4—36	6—39	7—42	9—45	11—48	12—51	14—54	16—56
39	0—9	0—14	1—17	2—21	3—24	4—27	6—31	8—33	9—36	11—39	13—42	15—45	17—48	19—50
	0—13	0—18	0—21	1—25	2—29	3—32	4—35	6—38	7—41	9—44	10—47	12—50	14—53	16—55
40	0—9	0—13	1—17	2—21	3—24	4—27	6—30	8—33	9—35	11—38	13—41	15—44	17—47	19—49
	0—12	0—17	0—21	1—25	2—28	3—32	4—35	5—38	7—40	9—43	10—46	12—49	13—52	15—54
41	0—9	0—13	1—17	2—20	3—23	4—26	6—29	7—32	9—35	11—37	12—40	14—43	16—46	18—48
	0—12	0—17	0—21	1—24	2—28	3—31	4—34	5—37	7—40	8—42	10—45	11—48	13—50	15—53
42	0—9	0—13	1—16	2—20	3—23	4—26	6—28	7—31	9—34	10—37	12—39	14—42	16—45	18—47
	0—12	0—17	0—20	1—24	2—27	3—30	4—33	5—36	7—39	8—42	9—44	11—47	13—49	15—52
43	0—9	0—12	1—16	2—19	3—23	4—25	5—28	7—31	8—33	10—36	12—39	14—41	15—44	17—46
	0—12	0—16	0—20	1—23	2—26	3—30	4—33	5—35	6—38	8—41	9—43	11—46	13—49	14—51
44	0—9	0—12	1—15	2—19	3—22	4—25	5—28	7—30	8—33	10—35	11—38	13—40	15—43	17—45
	0—11	0—16	0—19	1—23	2—26	3—29	4—32	5—35	6—37	8—40	9—42	11—45	12—47	14—50
45	0—8	0—12	1—15	2—18	3—21	4—24	5—27	7—30	7—32	9—34	11—37	13—39	15—42	16—44
	0—11	0—15	0—19	1—22	2—25	3—28	4—31	5—34	6—37	8—39	9—42	10—44	12—47	14—49
46	0—8	0—12	1—15	2—18	3—21	4—24	5—26	7—29	8—31	9—34	11—36	13—39	14—41	16—43
	0—11	0—15	0—19	1—22	2—25	3—28	4—31	5—33	6—36	7—39	9—41	10—43	12—46	13—48
47	0—8	0—12	1—15	2—17	3—20	4—23	5—26	6—28	8—31	9—34	11—36	12—38	14—40	16—43
	0—11	0—15	0—18	1—21	2—24	2—27	3—30	5—33	6—35	7—38	9—40	10—42	11—45	13—47
48	0—8	0—11	1—14	2—17	3—20	4—22	5—25	6—28	8—30	9—33	11—35	12—37	14—39	15—42
	0—10	0—14	0—18	1—21	2—24	2—27	3—29	5—32	6—35	7—37	8—40	10—42	11—44	13—47
49	0—8	0—11	1—14	2—17	2—20	4—22	5—25	6—27	7—30	9—32	10—35	12—37	13—39	15—41
	0—10	0—14	0—17	1—20	1—24	2—26	3—29	4—32	6—34	7—36	8—39	9—41	11—44	12—46
50	0—7	0—11	1—14	2—17	2—19	3—22	5—24	6—26	7—29	9—31	10—34	11—36	13—38	15—41
	0—10	0—14	0—17	1—20	1—23	2—26	3—28	4—31	5—33	7—36	8—38	9—40	11—43	12—45

附表 7.3　百分率的可信区间

上行：95%可信区间　　　下行：99%可信区间

n	X											
	14	15	16	17	18	19	20	21	22	23	24	25
26												
27	32—71 27—76											
28	31—69 26—74											
29	30—68 25—72	33—71 28—75										
30	28—66 24—71	31—69 27—74										
31	27—64 23—69	30—67 26—72	33—70 28—75									
32	26—62 22—67	29—65 25—70	32—68 27—73									
33	26—61 21—66	28—64 24—69	31—67 26—71	34—69 29—74								
34	25—59 21—64	27—62 23—67	30—65 25—70	32—68 28—72								
35	24—58 20—63	26—61 22—66	29—63 24—68	31—66 27—71	34—69 29—73							
36	23—57 19—62	26—59 22—64	28—62 23—67	30—65 26—69	33—67 28—72							
37	23—55 19—60	25—58 21—63	27—61 23—65	30—63 25—68	32—66 28—70	34—68 30—73						
38	22—54 18—59	24—57 20—61	26—59 22—64	29—62 25—66	31—64 27—69	33—67 29—71						
39	21—53 18—58	23—55 20—60	26—58 22—63	28—60 24—65	30—63 26—68	32—65 28—70	35—68 30—72					
40	21—52 17—57	23—54 19—59	25—57 21—61	27—59 23—64	29—62 25—66	32—64 27—68	34—66 30—71					
41	20—51 17—55	22—53 19—58	24—56 21—60	26—58 23—63	29—60 25—65	31—63 27—67	33—65 29—69	35—67 31—71				
42	20—50 16—54	22—52 18—57	24—54 20—59	26—57 22—61	28—59 24—64	30—61 26—66	32—64 28—67	34—66 30—70				
43	19—49 16—53	21—51 18—56	23—53 19—58	25—56 21—60	27—58 23—62	29—60 25—65	31—62 27—66	33—65 29—69	36—67 31—71			
44	19—48 15—52	21—50 17—55	22—52 19—57	24—55 21—59	26—57 23—61	28—59 25—63	30—61 26—65	33—63 28—68	35—65 30—70			
45	18—47 15—51	20—49 17—54	22—51 19—56	24—54 20—58	26—56 22—60	28—58 24—62	30—60 26—64	32—62 28—66	34—64 30—68	36—66 32—70		
46	18—46 15—50	20—48 16—53	21—50 18—55	23—53 20—57	25—55 22—59	27—57 23—61	29—59 25—63	31—61 27—65	33—63 29—67	35—65 31—69		
47	18—45 14—19	19—47 16—52	21—49 18—54	23—52 19—56	25—54 21—58	26—56 23—60	28—58 25—62	30—60 26—64	32—62 28—66	34—64 30—68	36—66 32—70	
48	17—44 14—49	19—46 16—51	21—48 17—53	22—51 19—55	24—53 21—57	26—55 22—59	28—57 24—61	30—59 26—63	31—61 28—65	33—63 29—67	35—65 31—69	
49	17—43 14—48	18—45 15—50	20—47 17—52	22—50 19—54	24—52 20—56	25—54 22—58	27—56 23—60	29—58 25—62	31—60 27—64	33—62 29—66	34—64 31—68	36—66 32—70
50	16—43 14—47	18—45 15—49	20—47 17—51	21—49 18—53	23—51 20—55	25—53 21—57	26—55 23—59	28—57 25—61	30—59 26—63	32—61 28—65	34—63 30—67	36—65 32—68

附表 8 Poisson 分布的可信区间

样本计数 X	95%		99%		样本计数 X	95%		99%	
	下限	上限	下限	上限		下限	上限	下限	上限
0	0.0	3.7	0.0	5.3					
1	0.1	5.6	0.0	7.4	26	17.0	38.0	14.7	42.2
2	0.2	7.2	0.1	9.3	27	17.8	39.2	15.4	43.5
3	0.6	8.8	0.3	11.0	28	18.6	40.4	16.2	44.8
4	1.0	10.2	0.6	12.6	29	19.4	41.6	17.0	46.0
5	1.6	11.7	1.0	14.1	30	20.2	42.8	17.7	47.2
6	2.2	13.1	1.5	15.6	31	21.0	44.0	18.5	48.4
7	2.8	14.4	2.0	17.1	32	21.8	45.1	19.3	49.6
8	3.4	15.8	2.5	18.5	33	22.7	46.3	20.0	50.8
9	4.0	17.1	3.1	20.0	34	23.5	47.5	20.8	52.1
10	4.7	18.4	3.7	21.3	35	24.3	48.7	21.6	53.3
11	5.4	19.7	4.3	22.6	36	25.1	49.8	22.4	54.5
12	6.2	21.0	4.9	24.0	37	26.0	51.0	23.2	55.7
13	6.9	22.3	5.5	25.4	38	26.8	52.2	24.0	56.9
14	7.7	23.5	6.2	26.7	39	27.7	53.3	24.8	58.1
15	8.4	24.8	6.8	28.1	40	28.6	54.5	25.6	59.3
16	9.4	26.0	7.5	29.4	41	29.4	55.6	26.4	60.5
17	9.9	27.2	8.2	30.7	42	30.3	56.8	27.2	61.7
18	10.7	28.4	8.9	32.0	43	31.1	57.9	28.0	62.9
19	11.5	29.6	9.6	33.3	44	32.0	59.0	28.8	64.1
20	12.2	30.8	10.3	34.6	45	32.8	60.2	29.6	65.3
21	13.0	32.0	11.0	35.9	46	33.6	61.3	30.4	66.5
22	13.8	33.2	11.8	37.2	47	34.5	62.5	31.2	67.7
23	14.6	34.4	12.5	38.4	48	35.3	63.6	32.0	68.9
24	15.4	35.6	13.2	39.7	49	36.1	64.8	32.8	70.1
25	16.2	36.8	14.0	41.0	50	37.0	65.9	33.6	71.3

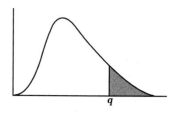

附表9　q 界值表（Newman-Keuls 法用）

上行：$P=0.05$　　下行：$P=0.01$

v	组数，a								
	2	3	4	5	6	7	8	9	10
5	3.64	4.60	5.22	5.67	6.03	6.33	6.58	6.80	6.99
	5.70	6.98	7.80	8.42	8.91	9.32	9.67	9.97	10.24
6	3.46	4.34	4.90	5.30	5.63	5.90	6.12	6.32	6.49
	5.24	6.33	7.03	7.56	7.97	8.32	8.61	8.87	9.10
7	3.34	4.16	4.68	5.06	5.36	5.61	5.82	6.00	6.16
	4.95	5.92	6.54	7.01	7.37	7.68	7.94	8.17	8.37
8	3.26	4.04	4.53	4.89	5.17	5.40	5.60	5.77	5.92
	4.75	5.64	6.20	6.62	6.96	7.24	7.47	7.68	7.86
9	3.20	3.95	4.41	4.76	5.02	5.24	5.43	5.59	5.74
	4.60	5.43	5.96	6.35	6.66	6.91	7.13	7.33	7.49
10	3.15	3.88	4.33	4.65	4.91	5.12	5.30	5.46	5.60
	4.48	5.27	5.77	6.14	6.43	6.67	6.87	7.05	7.21
12	3.08	3.77	4.20	4.51	4.75	4.95	5.12	5.27	5.39
	4.32	5.05	5.50	5.84	6.10	6.32	6.51	6.67	6.81
14	3.03	3.70	4.11	4.41	4.64	4.83	4.99	5.13	5.25
	4.21	4.89	5.32	5.63	5.88	6.08	6.26	6.41	6.54
16	3.00	3.65	4.05	4.33	4.56	4.74	4.90	5.03	5.15
	4.13	4.79	5.19	5.49	5.72	5.92	6.08	6.22	6.35
18	2.97	3.61	4.00	4.28	4.49	4.67	4.82	4.96	5.07
	4.07	4.70	5.09	5.38	5.60	5.79	5.94	6.08	6.20
20	2.95	3.58	3.96	4.23	4.45	4.62	4.77	4.90	5.01
	4.02	4.64	5.02	5.29	5.51	5.69	5.84	5.97	6.09
30	2.89	3.49	3.85	4.10	4.30	4.46	4.60	4.72	4.82
	3.89	4.45	4.80	5.05	5.24	5.40	5.54	5.65	5.76
40	2.86	3.44	3.79	4.04	4.23	4.39	4.52	4.63	4.73
	3.82	4.37	4.70	4.93	5.11	5.26	5.39	5.50	5.60
60	2.83	3.40	3.74	3.98	4.16	4.31	4.44	4.55	4.65
	3.76	4.28	4.59	4.82	4.99	5.13	5.25	5.36	5.45
120	2.80	3.36	3.68	3.92	4.10	4.24	4.36	4.47	4.56
	3.70	4.20	4.50	4.71	4.87	5.01	5.12	5.21	5.30
∞	2.77	3.31	3.63	3.86	4.03	4.17	4.29	4.39	4.47
	3.64	4.12	4.40	4.60	4.76	4.88	4.99	5.08	5.16

附表 10.1　Dunnett-t检验q'界值表（单侧）

（表中横行数字，上行 $P=0.05$，下行 $P=0.01$）

误差的自由度（ν）	处理组数（不包括对照组）T								
	1	2	3	4	5	6	7	8	9
5	2.02	2.44	2.68	2.85	2.98	3.08	3.16	3.24	3.30
	3.37	3.90	4.21	4.43	4.60	4.73	4.85	4.94	5.03
6	1.94	2.34	2.56	2.71	2.83	2.92	3.00	3.07	3.12
	3.14	3.61	3.88	4.07	4.21	4.33	4.43	4.51	4.59
7	1.89	2.27	2.48	2.62	2.73	2.82	2.89	2.95	3.01
	3.00	3.42	3.66	3.83	3.96	4.07	4.15	4.23	4.30
8	1.86	2.22	2.42	2.55	2.66	2.74	2.81	2.87	2.92
	2.90	3.29	3.51	3.67	3.79	3.88	3.96	4.03	4.09
9	1.83	2.18	2.37	2.50	2.60	2.68	2.75	2.81	2.86
	2.82	3.19	3.40	3.55	3.66	3.75	3.82	3.89	3.94
10	1.81	2.15	2.34	2.47	2.56	2.64	2.70	2.76	2.81
	2.76	3.11	3.31	3.45	3.56	3.64	3.71	3.78	3.83
11	1.80	2.13	2.31	2.44	2.53	2.60	2.67	2.72	2.77
	2.72	3.06	3.25	3.38	3.48	3.56	3.63	3.69	3.74
12	1.78	2.11	2.29	2.41	2.50	2.58	2.64	2.69	2.74
	2.68	3.01	3.19	3.32	3.42	3.50	3.56	3.62	3.67
13	1.77	2.09	2.27	2.39	2.48	2.55	2.61	2.66	2.71
	2.65	2.97	3.15	3.27	3.37	3.44	3.51	3.56	3.61
14	1.76	2.08	2.25	2.37	2.46	2.53	2.59	2.64	2.69
	2.62	2.94	3.11	3.23	3.32	3.40	3.46	3.51	3.56
15	1.75	2.07	2.24	2.36	2.44	2.51	2.57	2.62	2.67
	2.60	2.91	3.08	3.20	3.29	3.36	3.42	3.47	3.52
16	1.75	2.06	2.23	2.34	2.43	2.50	2.56	2.61	2.65
	2.58	2.88	3.05	3.17	3.26	3.33	3.39	3.44	3.48
17	1.74	2.05	2.22	2.33	2.42	2.49	2.54	2.59	2.64
	2.57	2.86	3.03	3.14	3.23	3.30	3.36	3.41	3.45
18	1.73	2.04	2.21	2.32	2.41	2.48	2.53	2.58	2.62
	2.55	2.84	3.01	3.12	3.21	3.27	3.33	3.38	3.42
19	1.73	2.03	2.20	2.31	2.40	2.47	2.52	2.57	2.61
	2.54	2.83	2.99	3.10	3.18	3.25	3.31	3.36	3.40
20	1.72	2.03	2.19	2.30	2.39	2.46	2.51	2.56	2.60
	2.53	2.81	2.97	3.08	3.17	3.23	3.29	3.34	3.38
24	1.71	2.01	2.17	2.28	2.36	2.43	2.48	2.53	2.57
	2.49	2.77	2.92	3.03	3.11	3.17	3.22	3.27	3.31
30	1.70	1.99	2.15	2.25	2.33	2.40	2.45	2.50	2.54
	2.46	2.72	2.87	2.97	3.05	3.11	3.16	3.21	3.24
40	1.68	1.97	2.13	2.23	2.31	2.37	2.42	2.47	2.51
	2.42	2.68	2.82	2.92	2.99	3.05	3.10	3.14	3.18
60	1.67	1.95	2.10	2.21	2.28	2.35	2.39	2.44	2.48
	2.39	2.64	2.78	2.87	2.94	3.00	3.04	3.08	3.12
120	1.66	1.93	2.08	2.18	2.26	2.32	2.37	2.41	2.45
	2.36	2.60	2.73	2.82	2.89	2.94	2.99	3.03	3.06
∞	1.64	1.92	2.06	2.16	2.23	2.29	2.34	2.38	2.42
	2.33	2.56	2.68	2.77	2.84	2.89	2.93	2.97	3.00

附表 10.2　**Dunnett-*t* 检验 *q*′界值表**（双侧）

（表中横行数字，上行 *P*＝0.05，下行 *P*＝0.01）

误差的自由度（ν）	处理组数(不包括对照组)T								
	1	2	3	4	5	6	7	8	9
5	2.57	3.03	3.39	3.66	3.88	4.06	4.22	4.36	4.49
	4.03	4.63	5.09	5.44	5.73	5.97	6.18	6.36	6.53
6	2.45	2.86	3.18	3.41	3.60	3.75	3.88	4.00	4.11
	3.71	4.22	4.60	4.88	5.11	5.30	5.47	5.61	5.74
7	2.36	2.75	3.04	3.24	3.41	3.54	3.66	3.76	3.86
	3.50	3.95	4.28	4.52	4.71	4.87	5.01	5.13	5.24
8	2.31	2.67	2.94	3.13	3.28	3.40	3.51	3.60	3.68
	3.36	3.77	4.06	4.27	4.44	4.58	4.70	4.81	4.90
9	2.26	2.61	2.86	3.04	3.18	3.29	3.39	3.48	3.55
	3.25	3.63	3.90	4.09	4.24	4.37	4.48	4.57	4.65
10	2.23	2.57	2.81	2.97	3.11	3.21	3.31	3.39	3.46
	3.17	3.53	3.78	3.95	4.10	4.21	4.31	4.40	4.47
11	2.20	2.53	2.76	2.92	3.05	3.15	3.24	3.31	3.38
	3.11	3.45	3.68	3.85	3.98	4.09	4.18	4.26	4.33
12	2.18	2.50	2.72	2.88	3.00	3.10	3.18	3.25	3.32
	3.05	3.39	3.61	3.76	3.89	3.99	4.08	4.15	4.22
13	2.16	2.48	2.69	2.84	2.96	3.06	3.14	3.21	3.27
	3.01	3.33	3.54	3.69	3.81	3.91	3.99	4.06	4.13
14	2.14	2.46	2.67	2.81	2.93	3.02	3.10	3.17	3.23
	2.98	3.29	3.49	3.64	3.75	3.84	3.92	3.99	4.05
15	2.13	2.44	2.64	2.79	2.90	2.99	3.07	3.13	3.19
	2.95	3.25	3.45	3.59	3.70	3.79	3.86	3.93	3.99
16	2.12	2.42	2.63	2.77	2.88	2.96	3.04	3.10	3.16
	2.92	3.22	3.41	3.55	3.65	3.74	3.82	3.88	3.93
17	2.11	2.41	2.61	2.75	2.85	2.94	3.01	3.08	3.13
	2.90	3.19	3.38	3.51	3.62	3.70	3.77	3.83	3.89
18	2.10	2.40	2.59	2.73	2.84	2.92	2.99	3.05	3.11
	2.88	3.17	3.35	3.48	3.58	3.67	3.74	3.80	3.85
19	2.09	2.39	2.58	2.72	2.82	2.90	2.97	3.04	3.69
	2.86	3.15	3.33	3.46	3.55	3.64	3.70	3.76	3.81
20	2.09	2.38	2.57	2.70	2.81	2.89	2.96	3.02	3.07
	2.85	3.13	3.31	3.43	3.53	3.61	3.67	3.73	3.78
24	2.06	2.35	2.53	2.66	2.76	2.84	2.91	2.96	3.01
	2.80	3.07	3.24	3.36	3.45	3.52	3.58	3.64	3.69
30	2.04	2.32	2.50	2.62	2.72	2.79	2.86	3.91	2.96
	2.75	3.01	3.17	3.28	3.37	3.44	3.50	3.55	3.59
40	2.02	2.29	2.47	2.58	2.67	2.75	2.81	2.86	2.90
	2.70	2.95	3.10	3.21	3.29	3.36	3.41	3.46	3.50
60	2.00	2.27	2.43	2.55	2.63	2.70	2.76	2.81	2.85
	2.66	2.90	3.04	3.14	3.22	3.28	3.33	3.38	3.42
120	1.98	2.24	2.40	2.51	2.59	2.66	2.71	2.76	2.80
	2.62	2.84	2.98	3.08	3.15	3.21	3.25	3.30	3.33
∞	1.96	2.21	2.37	2.47	2.55	2.62	2.67	2.71	2.75
	2.58	2.79	2.92	3.01	3.08	3.14	3.18	3.22	3.25

附表 11　*T* 界值表（配对比较的秩和检验用）

N	单侧:0.05 双侧:0.10	0.025 0.05	0.01 0.02	0.005 0.010
5	0—15	⌐·	⌐·	⌐·
6	2—19	0—21	⌐·	⌐·
7	3—25	2—26	0—28	⌐·
8	5—31	3—33	1—35	0—36
9	8—37	5—40	3—42	1—44
10	10—45	8—47	5—50	3—52
11	13—53	10—56	7—59	5—61
12	17—61	13—65	9—69	7—71
13	21—70	17—74	12—79	9—82
14	25—80	21—84	15—90	12—93
15	30—90	25—95	19—101	15—105
16	35—101	29—107	23—113	19—117
17	41—112	34—119	27—126	23—130
18	47—124	40—131	32—139	27—144
19	53—137	46—144	37—153	32—158
20	60—150	52—158	43—167	37—173
21	67—164	58—173	49—182	42—189
22	75—178	65—188	55—198	48—205
23	83—193	73—203	62—214	54—222
24	91—209	81—219	69—231	61—239
25	100—225	89—236	76—249	68—257
26	110—241	98—253	84—267	75—276
27	119—259	107—271	92—286	83—295
28	130—276	116—290	101—305	91—315
29	140—295	126—309	110—325	100—335
30	151—314	137—328	120—345	109—356
31	163—333	147—349	130—366	118—378
32	175—353	159—369	140—388	128—400
33	187—374	170—391	151—410	138—423
34	200—395	182—413	162—433	148—447
35	213—417	195—435	173—457	159—471
36	227—439	208—458	185—481	171—495
37	241—462	221—482	198—505	182—521
38	256—485	235—506	211—530	194—547
39	271—509	249—531	224—556	207—573
40	286—534	264—556	238—582	220—600
41	302—559	279—582	252—609	233—628
42	319—584	294—609	266—637	247—656
43	336—610	310—636	281—665	261—685
44	353—637	327—663	296—694	276—714
45	371—664	343—692	312—723	291—744
46	389—692	361—720	328—753	307—774
47	407—721	378—750	345—783	322—806
48	426—750	396—780	362—814	339—837
49	446—779	415—810	379—846	355—870
50	466—809	434—841	397—878	373—902

附表 12 **T** 界值表（两样本比较的秩和检验用）

	单侧	双侧
1 行	$P=0.05$	$P=0.10$
2 行	$P=0.025$	$P=0.05$
3 行	$P=0.01$	$P=0.02$
4 行	$P=0.005$	$P=0.01$

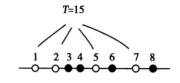

n_1（较小 n）	n_2-n_1										
	0	1	2	3	4	5	6	7	8	9	10
2				3—13	3—15	3—17	4—18	4—20	4—22	4—24	5—25
					3—19	3—21	3—23	3—25	4—26
3	6—15	6—18	7—20	8—22	8—25	9—27	10—29	10—32	11—34	11—37	12—39
		6—21	7—23	7—26	8—28	8—31	9—33	9—36	10—38	10—41
			6—27	6—30	7—32	7—35	7—38	8—40	8—43
				6—33	6—36	6—39	7—41	7—44
4	11—25	12—28	13—31	14—34	15—37	16—40	17—43	18—46	19—49	20—52	21—55
	10—26	11—29	12—32	13—35	14—38	14—42	15—45	16—48	17—51	18—54	19—57
		10—30	11—33	11—37	12—40	13—43	13—47	14—50	15—53	15—57	16—60
			10—34	10—38	11—41	11—45	12—48	12—52	13—55	13—59	14—62
5	19—36	20—40	21—44	23—47	24—51	26—54	27—58	28—62	30—65	31—69	33—72
	17—38	18—42	20—45	21—49	22—53	23—57	24—61	26—64	27—68	28—72	29—76
	16—39	17—43	18—47	19—51	20—55	21—59	22—63	23—67	24—71	25—75	26—79
	15—40	16—44	16—49	17—53	18—57	19—61	20—65	21—69	22—73	22—78	23—82
6	28—50	29—55	31—59	33—63	35—67	37—71	38—76	40—80	42—84	44—88	46—92
	26—52	27—57	29—61	31—65	32—70	34—74	35—79	37—83	38—88	40—92	42—96
	24—54	25—59	27—63	28—68	29—73	30—78	32—82	33—87	34—92	36—96	37—101
	23—55	24—60	25—65	26—70	27—75	28—80	30—84	31—89	32—94	33—99	34—104
7	39—66	41—71	43—76	45—81	47—86	49—91	52—95	54—100	56—105	58—110	61—114
	36—69	38—74	40—79	42—84	44—89	46—94	48—99	50—104	52—109	54—114	56—119
	34—71	35—77	37—82	39—87	40—93	42—98	44—103	45—109	47—114	49—119	51—124
	32—73	34—78	35—84	37—89	38—95	40—100	41—106	43—111	44—117	45—122	47—128
8	51—85	54—90	56—96	59—101	62—106	64—112	67—117	69—123	72—128	75—133	77—139
	49—87	51—93	53—99	55—105	58—110	60—116	62—122	65—127	67—133	70—138	72—144
	45—91	47—97	49—103	51—109	53—115	56—120	58—126	60—132	62—138	64—144	66—150
	43—93	45—99	47—105	49—111	51—117	53—123	54—130	56—136	58—142	60—148	62—154
9	66—105	69—111	72—117	75—123	78—129	81—135	84—141	87—147	90—153	93—159	96—165
	62—109	65—115	68—121	71—127	73—134	76—140	79—146	82—152	84—159	87—165	90—171
	59—112	61—119	63—126	66—132	68—139	71—145	73—152	76—158	78—165	81—171	83—178
	56—115	58—122	61—128	63—135	65—142	67—149	69—156	72—162	74—169	76—176	78—183
10	82—128	86—134	89—141	92—148	96—154	99—161	103—167	106—174	110—180	113—187	117—193
	78—132	81—139	84—146	88—152	91—159	94—166	97—173	100—180	103—187	107—193	110—200
	74—136	77—143	79—151	82—158	85—165	88—172	91—179	93—187	96—194	99—201	102—208
	71—139	73—147	76—154	79—161	81—169	84—176	86—184	89—191	92—198	94—206	97—213

附表 13 *H* 界值表（三样本比较的秩和检验用）

n	n₁	n₂	n₃	P 0.05	P 0.01	n	n₁	n₂	n₃	P 0.05	P 0.01
7	3	2	2	4.71			5	3	2	5.25	6.82
	3	3	1	5.14			5	4	1	4.99	6.95
8	3	3	2	5.36		11	4	4	3	5.60	7.14
	4	2	2	5.33			5	3	3	5.65	7.08
	4	3	1	5.21			5	4	2	5.27	7.12
	5	2	1	5.00			5	5	1	5.13	7.31
9	3	3	3	5.60	7.20	12	4	4	4	5.69	7.65
	4	3	2	5.44	6.44		5	4	3	5.63	7.44
	4	4	1	4.97	6.67		5	5	2	5.34	7.27
	5	2	2	5.16	6.53	13	5	4	4	5.62	7.76
	5	3	1	4.96			5	5	3	5.71	7.54
10	4	3	3	5.73	6.75	14	5	5	4	5.64	7.79
	4	4	2	5.45	7.04	15	5	5	5	5.78	7.98

附表 14 *M* 界值表（随机区组比较的秩和检验用）

（$P=0.05$）

区组数(n)	处理组数(g)													
	2	3	4	5	6	7	8	9	10	11	12	13	14	15
2	—	—	20	38	64	96	138	192	258	336	429	538	664	808
3	—	18	37	64	104	158	225	311	416	542	691	865	1063	1292
4	—	26	52	89	144	217	311	429	574	747	950	1189	1460	1770
5	—	32	65	113	183	277	396	547	731	950	1210	1512	1859	2254
6	18	42	76	137	222	336	482	664	887	1155	1469	1831	2253	2738
7	24.5	50	92	167	272	412	591	815	1086	1410	1791	2233	2740	3316
8	32	50	105	190	310	471	676	931	1241	1612	2047	2552	3131	3790
9	24.5	56	118	214	349	529	760	1047	1396	1813	2302	2871	3523	4264
10	32	62	131	238	388	588	845	1164	1551	2014	2558	3189	3914	4737
11	40.5	66	144	261	427	647	929	1280	1706	2216	2814	3508	4305	5211
12	32	72	157	285	465	706	1013	1396	1862	2417	3070	3827	4697	5685
13	40.5	78	170	309	504	764	1098	1512	2017	2618	3326	4146	5088	6159
14	50	84	183	333	543	823	1182	1629	2172	2820	3581	4465	5479	6632
15	40.5	90	196	356	582	882	1267	1745	2327	3021	3837	4784	5871	7106

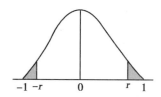

附表 15　r 界值表

自由度	单侧:	0.25	0.10	0.05	0.025	0.01	0.005	0.0025	0.001	0.000
ν	双侧:	0.50	0.20	0.10	0.05	0.02	0.01	0.005	0.002	0.001
1		0.707	0.951	0.988	0.997	1.000	1.000	1.000	1.000	1.000
2		0.500	0.800	0.900	0.950	0.980	0.990	0.995	0.998	0.999
3		0.404	0.687	0.805	0.878	0.934	0.959	0.974	0.986	0.991
4		0.347	0.608	0.729	0.811	0.882	0.917	0.942	0.963	0.974
5		0.309	0.551	0.669	0.755	0.833	0.875	0.906	0.935	0.951
6		0.281	0.507	0.621	0.707	0.789	0.834	0.870	0.905	0.925
7		0.260	0.472	0.582	0.666	0.750	0.798	0.836	0.875	0.898
8		0.242	0.443	0.549	0.632	0.715	0.765	0.805	0.847	0.872
9		0.228	0.419	0.521	0.602	0.685	0.735	0.776	0.820	0.847
10		0.216	0.398	0.497	0.576	0.658	0.708	0.750	0.795	0.823
11		0.206	0.380	0.476	0.553	0.634	0.684	0.726	0.772	0.801
12		0.197	0.365	0.457	0.532	0.612	0.661	0.703	0.750	0.780
13		0.189	0.351	0.441	0.514	0.592	0.641	0.683	0.730	0.760
14		0.182	0.338	0.426	0.497	0.574	0.623	0.664	0.711	0.742
15		0.176	0.327	0.412	0.482	0.558	0.606	0.647	0.694	0.725
16		0.170	0.317	0.400	0.468	0.542	0.590	0.631	0.678	0.708
17		0.165	0.308	0.389	0.456	0.529	0.575	0.616	0.662	0.693
18		0.160	0.299	0.378	0.444	0.515	0.561	0.602	0.648	0.679
19		0.156	0.291	0.369	0.433	0.503	0.549	0.589	0.635	0.665
20		0.152	0.284	0.360	0.423	0.492	0.537	0.576	0.622	0.652
21		0.148	0.277	0.352	0.413	0.482	0.526	0.565	0.610	0.640
22		0.145	0.271	0.344	0.404	0.472	0.515	0.554	0.599	0.629
23		0.141	0.265	0.337	0.396	0.462	0.505	0.543	0.588	0.618
24		0.138	0.260	0.330	0.388	0.453	0.496	0.534	0.578	0.607
25		0.136	0.255	0.323	0.381	0.445	0.487	0.524	0.568	0.597
26		0.133	0.250	0.317	0.374	0.437	0.479	0.515	0.559	0.588
27		0.131	0.245	0.311	0.367	0.430	0.471	0.507	0.550	0.579
28		0.128	0.241	0.306	0.361	0.423	0.463	0.499	0.541	0.570
29		0.126	0.237	0.301	0.355	0.416	0.456	0.491	0.533	0.562
30		0.124	0.233	0.296	0.349	0.409	0.449	0.484	0.526	0.554
31		0.122	0.229	0.291	0.344	0.403	0.442	0.477	0.518	0.546
32		0.120	0.225	0.287	0.339	0.397	0.436	0.470	0.511	0.539
33		0.118	0.222	0.283	0.334	0.392	0.430	0.464	0.504	0.532
34		0.116	0.219	0.279	0.329	0.386	0.424	0.458	0.498	0.525
35		0.115	0.216	0.275	0.325	0.381	0.418	0.452	0.492	0.519
36		0.113	0.213	0.271	0.320	0.376	0.413	0.446	0.486	0.513
37		0.111	0.210	0.267	0.316	0.371	0.408	0.441	0.480	0.507
38		0.110	0.207	0.264	0.312	0.367	0.403	0.435	0.474	0.501
39		0.108	0.204	0.261	0.308	0.362	0.398	0.430	0.469	0.495
40		0.107	0.202	0.257	0.304	0.358	0.393	0.425	0.463	0.490
41		0.106	0.199	0.254	0.301	0.354	0.389	0.420	0.458	0.484
42		0.104	0.197	0.251	0.297	0.350	0.384	0.416	0.453	0.479
43		0.103	0.195	0.248	0.294	0.346	0.380	0.411	0.449	0.474
44		0.102	0.192	0.246	0.291	0.342	0.376	0.407	0.444	0.469
45		0.101	0.190	0.243	0.288	0.338	0.372	0.403	0.439	0.465
46		0.100	0.188	0.240	0.285	0.335	0.368	0.399	0.435	0.460
47		0.099	0.186	0.238	0.282	0.331	0.365	0.395	0.431	0.456
48		0.098	0.184	0.235	0.279	0.328	0.361	0.391	0.427	0.451
49		0.097	0.182	0.233	0.276	0.325	0.358	0.387	0.423	0.447
50		0.096	0.181	0.231	0.273	0.322	0.354	0.384	0.419	0.443

附表 16 r_s 界值表

		概率,P								
	单侧:	0.25	0.10	0.05	0.025	0.01	0.005	0.0025	0.001	0.0005
n	双侧:	0.50	0.20	0.10	0.05	0.02	0.01	0.005	0.002	0.001
4		0.600	1.000	1.000						
5		0.500	0.800	0.900	1.000	1.000				
6		0.371	0.657	0.829	0.886	0.943	1.000	1.000		
7		0.321	0.571	0.714	0.786	0.893	0.929	0.964	1.000	1.000
8		0.310	0.524	0.643	0.738	0.833	0.881	0.905	0.952	0.976
9		0.267	0.483	0.600	0.700	0.783	0.833	0.867	0.917	0.933
10		0.248	0.455	0.564	0.648	0.745	0.794	0.830	0.879	0.903
11		0.236	0.427	0.536	0.618	0.709	0.755	0.800	0.845	0.873
12		0.217	0.406	0.503	0.587	0.678	0.727	0.769	0.818	0.846
13		0.209	0.385	0.484	0.560	0.648	0.703	0.747	0.791	0.824
14		0.200	0.367	0.464	0.538	0.626	0.679	0.723	0.771	0.802
15		0.189	0.354	0.446	0.521	0.604	0.654	0.700	0.750	0.779
16		0.182	0.341	0.429	0.503	0.582	0.635	0.679	0.729	0.762
17		0.176	0.328	0.414	0.485	0.566	0.615	0.662	0.713	0.748
18		0.170	0.317	0.401	0.472	0.550	0.600	0.643	0.695	0.728
19		0.165	0.309	0.391	0.460	0.535	0.584	0.628	0.677	0.712
20		0.161	0.299	0.380	0.447	0.520	0.570	0.612	0.662	0.696
21		0.156	0.292	0.370	0.435	0.508	0.556	0.599	0.648	0.681
22		0.152	0.284	0.361	0.425	0.496	0.544	0.586	0.634	0.667
23		0.148	0.278	0.353	0.415	0.486	0.532	0.573	0.622	0.654
24		0.144	0.271	0.344	0.406	0.476	0.521	0.562	0.610	0.642
25		0.142	0.265	0.337	0.398	0.466	0.511	0.551	0.598	0.630
26		0.138	0.259	0.331	0.390	0.457	0.501	0.541	0.587	0.619
27		0.136	0.255	0.324	0.382	0.448	0.491	0.531	0.577	0.608
28		0.133	0.250	0.317	0.375	0.440	0.483	0.522	0.567	0.598
29		0.130	0.245	0.312	0.368	0.433	0.475	0.513	0.558	0.589
30		0.128	0.240	0.306	0.362	0.425	0.467	0.504	0.549	0.580
31		0.126	0.236	0.301	0.356	0.418	0.459	0.496	0.541	0.571
32		0.124	0.232	0.296	0.350	0.412	0.452	0.489	0.533	0.563
33		0.121	0.229	0.291	0.345	0.405	0.446	0.482	0.525	0.554
34		0.120	0.225	0.287	0.340	0.399	0.439	0.475	0.517	0.547
35		0.118	0.222	0.283	0.335	0.394	0.433	0.468	0.510	0.539
36		0.116	0.219	0.279	0.330	0.388	0.427	0.462	0.504	0.533
37		0.114	0.216	0.275	0.325	0.382	0.421	0.456	0.497	0.526
38		0.113	0.212	0.271	0.321	0.378	0.415	0.450	0.491	0.519
39		0.111	0.210	0.267	0.317	0.373	0.410	0.444	0.485	0.513
40		0.110	0.207	0.264	0.313	0.368	0.405	0.439	0.479	0.507
41		0.108	0.204	0.261	0.309	0.364	0.400	0.433	0.473	0.501
42		0.107	0.202	0.257	0.305	0.359	0.395	0.428	0.468	0.495
43		0.105	0.199	0.254	0.301	0.355	0.391	0.423	0.463	0.490
44		0.104	0.197	0.251	0.298	0.351	0.386	0.419	0.458	0.484
45		0.103	0.194	0.248	0.294	0.347	0.382	0.414	0.453	0.479
46		0.102	0.192	0.246	0.291	0.343	0.378	0.410	0.448	0.474
47		0.101	0.190	0.243	0.288	0.340	0.374	0.405	0.443	0.469
48		0.100	0.188	0.240	0.285	0.336	0.370	0.401	0.439	0.465
49		0.098	0.186	0.238	0.282	0.333	0.366	0.397	0.434	0.460
50		0.097	0.184	0.235	0.279	0.329	0.363	0.393	0.430	0.456

附表 17.1　两样本率比较时样本量（单侧）

上行：$\alpha=0.05$，$1-\beta=0.80$
中行：$\alpha=0.05$，$1-\beta=0.90$
下行：$\alpha=0.05$，$1-\beta=0.95$

较小率（%）	两组率之差（%），δ													
	5	10	15	20	25	30	35	40	45	50	55	60	65	70
5	330	105	55	35	25	20	16	13	11	9	8	7	6	6
	460	145	76	48	34	26	21	17	15	13	11	9	8	7
	850	270	140	89	63	47	37	30	25	21	19	17	14	13
10	540	155	76	47	32	23	19	15	13	11	9	8	7	6
	740	210	105	64	44	33	25	21	17	14	12	11	9	8
	1370	390	195	120	81	60	46	37	30	25	21	19	16	14
15	710	200	94	56	38	27	21	17	14	12	10	8	7	6
	990	270	130	77	52	38	29	22	19	16	13	10	10	8
	1820	500	240	145	96	69	52	41	33	27	22	20	17	14
20	860	230	110	63	42	30	22	18	15	12	10	8	7	6
	1190	320	150	88	58	41	31	24	20	16	14	11	10	8
	2190	590	280	160	105	76	57	44	35	28	23	20	17	14
25	980	260	120	69	45	32	24	19	15	12	10	8	7	
	1360	360	165	96	63	44	33	25	21	16	14	11	9	
	2510	660	300	175	115	81	60	46	36	29	23	20	16	
30	1080	280	130	73	47	33	24	19	15	12	10	8		
	1500	390	175	100	65	46	33	25	21	16	13	11		
	2760	720	330	185	120	84	61	47	36	28	22	19		
35	1160	300	135	75	48	33	24	19	15	12	9			
	1600	410	185	105	67	46	33	25	20	16	12			
	2960	750	340	190	125	85	61	46	35	27	21			
40	1210	310	135	76	48	33	24	18	14	11				
	1670	420	190	105	67	46	33	24	19	14				
	3080	780	350	195	125	84	60	44	33	25				
45	1230	310	135	75	47	32	22	17	13					
	1710	430	190	105	65	44	31	22	17					
	3140	790	350	190	120	81	57	41	30					
50	1230	310	135	73	45	30	21	15						
	1710	420	185	100	63	41	29	21						
	3140	780	340	185	115	76	52	37						

附表 17.2 两样本率比较时样本量（双侧）

上行：$\alpha=0.05$，$1-\beta=0.80$
中行：$\alpha=0.05$，$1-\beta=0.90$
下行：$\alpha=0.05$，$1-\beta=0.95$

较小率（%）	两组率之差（%），δ													
	5	10	15	20	25	30	35	40	45	50	55	60	65	70
5	420	130	69	44	31	24	20	16	14	12	10	9	9	7
	570	175	93	59	42	32	25	21	18	15	13	11	10	9
	960	300	155	100	71	54	42	34	28	24	21	19	16	14
10	680	195	96	59	41	30	23	19	16	13	11	10	9	7
	910	260	130	79	54	40	31	24	21	18	15	13	11	10
	1550	440	220	135	92	68	52	41	34	28	23	21	18	15
15	910	250	120	71	48	34	26	21	17	14	12	10	9	8
	1220	330	160	95	64	46	35	27	22	19	16	13	11	10
	2060	560	270	160	110	78	59	47	37	31	25	21	19	16
20	1090	290	135	80	53	38	28	22	18	15	13	10	9	7
	1460	390	185	105	71	51	38	29	23	20	16	14	11	10
	2470	660	310	180	120	86	64	50	40	32	26	21	19	15
25	1250	330	150	88	57	40	30	23	19	15	13	10	9	
	1680	440	200	115	77	54	40	13	24	20	16	13	11	
	2840	740	340	200	130	92	68	52	41	32	26	21	18	
30	1380	360	160	93	60	42	31	23	19	15	13	10		
	1840	480	220	125	80	56	41	31	24	20	16	13		
	3120	810	370	210	135	95	69	53	41	32	25	21		
35	1470	380	170	96	61	42	31	23	18	14	11			
	1970	500	225	130	82	57	41	31	23	19	15			
	3340	850	380	215	140	96	69	52	40	31	23			
40	1530	390	175	97	61	42	30	22	17	13				
	2050	520	230	130	82	56	40	29	22	18				
	3480	880	390	220	140	95	68	50	37	28				
45	1560	390	175	96	60	40	28	21	16					
	2100	520	230	130	80	54	38	27	21					
	3550	890	390	215	135	92	64	47	34					
50	1560	390	170	93	57	38	26	19						
	2100	520	225	125	77	51	35	24						
	3550	880	380	210	130	86	59	41						

附表 18 λ 值（多个样本率比较时样本量估计用） α＝0.05

ν	β								
	0.9	0.8	0.7	0.6	0.5	0.4	0.3	0.2	0.1
1	0.43	1.24	2.06	2.91	3.84	4.90	6.17	7.85	10.51
2	0.62	1.73	2.78	3.83	4.96	6.21	7.70	9.63	12.65
3	0.78	2.10	3.30	4.50	5.76	7.15	8.79	10.90	14.17
4	0.91	2.40	3.74	5.05	6.42	7.92	9.68	11.94	15.41
5	1.03	2.67	4.12	5.53	6.99	8.59	10.45	12.83	16.47
6	1.13	2.91	4.46	5.96	7.50	9.19	11.14	13.62	17.42
7	1.23	3.13	4.77	6.35	7.97	9.73	11.77	14.35	18.28
8	1.32	3.33	5.06	6.71	8.40	10.24	12.35	15.02	19.08
9	1.40	3.53	5.33	7.05	8.81	10.71	12.89	15.65	19.83
10	1.49	3.71	5.59	7.37	9.19	11.15	13.40	16.24	20.53
11	1.56	3.88	5.83	7.68	9.56	11.57	13.89	16.80	21.20
12	1.64	14.05	6.06	7.97	9.90	11.98	14.35	17.34	21.83
13	1.71	4.20	6.29	8.25	10.23	12.36	14.80	17.85	22.44
14	1.77	4.36	6.50	8.52	10.55	12.73	15.22	18.34	23.02
15	1.84	4.50	6.71	8.78	10.86	13.09	15.63	18.81	23.58
16	1.90	4.65	6.91	9.03	11.16	13.43	16.03	19.27	24.13
17	1.97	4.78	7.10	9.27	11.45	13.77	16.41	19.71	24.65
18	2.03	4.92	7.29	9.50	11.73	14.09	16.78	20.14	25.16
19	2.08	5.05	7.47	9.73	12.00	14.41	17.14	20.56	25.65
20	2.14	5.18	7.65	9.96	12.26	14.71	17.50	20.96	26.13
21	2.20	5.30	7.83	10.17	12.52	15.01	17.84	21.36	26.60
22	2.25	5.42	8.00	10.38	12.77	15.30	18.17	21.74	27.06
23	2.30	5.54	8.16	10.59	13.02	15.59	18.50	22.12	27.50
24	2.36	5.66	8.33	10.79	13.26	15.87	18.82	22.49	27.94
25	2.41	5.77	8.48	10.99	13.49	16.14	19.13	22.85	28.78
26	2.46	5.88	8.64	11.19	13.72	16.41	19.44	23.20	28.78
27	2.51	5.99	8.79	11.38	13.95	16.67	19.74	23.55	29.19
28	2.56	6.10	8.94	11.57	14.17	16.93	20.04	23.89	29.60
29	2.60	6.20	9.09	11.75	14.39	17.18	20.33	24.22	29.99
30	2.65	6.31	9.24	11.93	14.60	17.43	20.61	24.55	30.38
31	2.69	6.41	9.38	12.11	14.82	17.67	20.89	24.87	30.76
32	2.74	6.51	9.52	12.28	15.02	17.91	21.17	25.19	31.13
33	2.78	6.61	9.66	12.45	15.23	18.15	21.44	25.50	31.50
34	2.83	6.70	9.79	12.62	15.43	18.38	21.70	25.80	31.87
35	2.87	6.80	9.93	12.79	15.63	18.61	21.97	26.11	32.23
36	2.91	6.89	10.06	12.96	15.82	18.84	22.23	26.41	32.58
37	2.96	6.99	10.19	13.12	16.01	19.06	22.48	26.70	32.93
38	3.00	7.08	10.32	13.28	16.20	19.28	22.73	26.99	33.27
39	3.04	7.17	10.45	13.44	16.39	19.50	22.98	27.27	33.61
40	3.08	7.26	10.57	13.59	16.58	19.71	23.23	27.56	33.94
50	3.46	8.10	11.75	15.06	18.31	21.72	25.53	30.20	37.07
60	3.80	8.86	12.81	16.38	19.88	23.53	27.61	32.59	39.89
70	4.12	9.56	13.79	17.60	21.32	25.20	29.52	34.79	42.48
80	4.41	10.21	14.70	18.74	22.67	26.75	31.29	36.83	44.89
90	4.69	10.83	15.56	19.80	23.93	28.21	32.96	38.74	47.16
100	4.95	11.41	16.37	20.81	25.12	29.59	34.54	40.56	49.29
110	5.20	11.96	17.14	21.77	26.25	30.90	36.04	42.28	51.33
120	5.44	12.49	17.88	22.68	27.34	32.15	37.47	43.92	53.27

附表 19　样本均数与总体均数比较（或配对比较）时所需样本例数

δ/α	单侧:α=0.005 / 双侧:α=0.01					α=0.01 / α=0.02					α=0.025 / α=0.05					α=0.05 / α=0.1					δ/α
1−β=	.99	.95	.9	.8	.5	.99	.95	.9	.8	.5	.99	.95	.9	.8	.5	.99	.95	.9	.8	.5	
0.05																					0.05
0.10																					0.10
0.15																				122	0.15
0.20										139					99					70	0.20
0.25					110				115	90				128	64			139	101	45	0.25
0.30				134	78			109	85	63			119	90	45		122	97	71	32	0.30
0.35			125	99	58		101	85	66	47		109	88	67	34	101	90	72	52	24	0.35
0.40		115	97	77	45	110	81	68	53	37	117	84	68	51	26	80	70	55	40	19	0.40
0.45		92	77	62	37	90	66	55	43	30	93	67	54	41	21	65	55	44	33	15	0.45
0.50	100	75	63	51	30	75	55	46	36	25	76	54	44	34	18	54	45	36	27	13	0.50
0.55	83	63	53	42	26	63	47	39	31	21	63	45	37	28	15	46	38	30	22	11	0.55
0.60	71	53	45	36	22	55	41	34	27	18	53	38	32	24	13	39	32	26	19	9	0.60
0.65	61	46	39	31	20	47	35	30	24	16	46	33	27	21	12	34	28	22	17	8	0.65
0.70	53	40	34	28	17	42	31	27	21	14	40	29	24	19	10	30	24	19	15	8	0.70
0.75	47	36	30	25	16	37	28	24	19	13	35	26	21	16	9	27	21	17	13	7	0.75
0.80	41	32	27	22	14	33	25	21	17	12	31	22	19	15	9	24	19	15	12	6	0.80
0.85	37	29	24	20	13	29	23	19	16	11	28	21	17	13	8	21	17	14	11	6	0.85
0.90	34	26	22	18	12	27	21	18	14	10	25	19	16	12	7	19	15	13	10	5	0.90
0.95	31	24	20	17	11	25	19	16	13	9	23	17	14	11	7	18	14	11	9	5	0.95
1.00	28	22	19	16	10	21	16	14	12	9	21	16	13	10	6	15	13	11	8	5	1.00
1.1	24	19	16	14	9	18	14	12	10	8	18	13	11	9	6	13	11	9	7		1.1
1.2	21	16	14	12	8	16	13	11	9	7	15	12	10	8	5	11	10	8	6		1.2
1.3	18	15	13	11	8	14	11	10	9	6	14	10	9	7		10	8	7	6		1.3
1.4	16	13	12	10	7	13	10	9	8	6	12	9	8	7		9	8	7	5		1.4
1.5	15	12	11	9	7	12	10	9	7	5	11	8	7	6		9	7	6			1.5
1.6	13	11	10	8	7	11	9	8	7		10	8	7	6		8	6	6			1.6
1.7	12	10	9	8	6	10	8	7	6		9	7	6	5		8	5	6			1.7
1.8	12	10	9	8	6	10	8	7	6		8	6	6			7		5			1.8
1.9	11	9	8	7	6	9	7	7	5		8	6	5			7					1.9
2.0	10	8	8	7	5	8	7	6			7	6				6					2.0
2.1	10	8	7	6		8	6	6			7	5				6					2.1
2.2	9	7	7	6		8	6	6			7					6					2.2
2.3	9	7	7	6		7	5	6			6					5					2.3
2.4	8	6	6	5		6		5			6										2.4
2.5	8	6	6			6					6										2.5
3.0	7	5	5			5					5										3.0
3.5	6																				3.5
4.0	6																				4.0

附表 20　两样本均数比较所需样本例数

$\delta=\dfrac{\mu_1-\mu_2}{\sigma}$	单侧：α=0.005　双侧：α=0.01					α=0.01　α=0.02					α=0.025　α=0.05					α=0.05　α=0.1				
1−β=	0.99	0.95	0.9	0.8	0.5	0.99	0.95	0.9	0.8	0.5	0.99	0.95	0.9	0.8	0.5	0.99	0.95	0.9	0.8	0.5
0.05																				
0.10																				
0.15																				
0.20															124					137
0.25										123				100	87				102	88
0.30								101	90		105		79	64	108			78	61
0.35							106	82	70		106	85	64	50		108	86	62	45
0.40						106	88	68	55	104	87	71	53	39	112	88	70	51	35
0.45					110	104	90	74	58	45	88	74	60	45	32	89	73	58	42	28
0.50				118	85	90	77	64	49	38	76	63	51	39	27	76	61	49	36	23
0.55			101	96	68	79	66	55	43	32	67	55	44	34	23	66	52	42	30	19
0.60		101	85	79	55	70	58	49	38	27	59	48	39	29	20	57	45	36	26	16
0.65	100	87	73	67	46	62	51	43	33	24	52	42	34	26	17	50	40	32	23	14
0.70	88	75	63	57	39	55	46	38	30	21	47	37	31	23	15	45	35	28	21	12
0.75	77	66	55	50	34	50	41	34	27	19	42	34	27	21	14	40	31	25	18	11
0.80	69	58	49	44	29	45	37	31	24	17	38	30	25	19	12	36	28	22	16	10
0.85	62	51	43	39	26	41	33	28	22	15	34	27	23	17	11	33	25	20	15	9
0.90	55	46	39	35	23	38	28	23	19	14	30	23	19	14	10	30	23	18	14	8
0.95	50	42	35	31	21	32	24	20	16	13	27	20	16	12	9	27	19	15	12	7
1.00	42	38	32	28	19	28	21	17	14	11	23	17	14	11	8	23	16	13	10	7
1.1	36	32	27	26	17	24	18	15	12	9	20	15	12	10	7	20	14	11	9	6
1.2	31	27	23	22	15	21	16	14	11	8	18	13	11	9	6	17	12	10	8	5
1.3	27	23	20	18	13	19	14	12	10	8	16	12	10	8	6	15	11	9	7	5
1.4	24	20	17	16	11	17	13	11	9	7	14	11	9	7	5	14	10	8	6	4
1.5	21	17	15	14	10	15	12	10	8	6	13	10	8	6	5	12	9	7	6	4
1.6	18	15	13	13	9	14	11	9	7	6	12	9	7	6	4	11	8	7	5	4
1.7	17	14	11	11	8	13	10	9	6	5	11	8	6	6	4	10	7	6	5	3
1.8	16	13	11	10	7	12	9	8	6	5	10	8	6	5	4	9	7	6	4	
1.9	14	11	10	10	7	10	9	7	5	4	9	7	5	5	3	8	6	5	4	
2.0	13	11	9	9	6	9	8	7	5	4	8	6	5	4		8	6	5	4	
2.1	12	10	8	8	5	8	7	6	4		7	6	4	4		7	5	4	4	
2.2	11	8		7	5	6	6	5	4		6	5	4	3		6	4	4	3	
2.3	11	6		5	5	5	5	4	3		5	4	3			5	4	3		
2.4	10	5		4	4		4				4	4				5	3			
2.5	8			4	3											4				
3.0	6			3																
3.5	6																			
4.0	5																			

附表 21　Ψ值表(多个样本均数比较时所需样本例数的估计用)

$$\alpha=0.05, \beta=0.1$$

ν_2	ν_1																
	1	2	3	4	5	6	7	8	9	10	15	20	30	40	60	120	∞
2	6.80	6.71	6.68	6.67	6.66	6.65	6.65	6.65	6.64	6.64	6.64	6.63	6.63	6.63	6.63	6.63	6.62
3	5.01	4.63	4.47	4.39	4.34	4.30	4.27	4.25	4.23	4.22	4.18	4.16	4.14	4.13	4.12	4.11	4.09
4	4.40	3.90	3.69	3.58	3.50	3.45	3.41	3.38	3.36	3.34	3.28	3.25	3.22	3.20	3.19	3.17	3.15
5	4.09	3.54	3.30	3.17	3.08	3.02	2.97	2.94	2.91	2.89	2.81	2.78	2.74	2.72	2.70	2.68	2.66
6	3.91	3.32	3.07	2.92	2.83	2.76	2.71	2.67	2.64	2.61	2.53	2.49	2.44	2.42	2.40	2.37	2.35
7	3.80	3.18	2.91	2.76	2.66	2.58	2.53	2.49	2.45	2.42	2.33	2.29	2.24	2.21	2.19	2.16	2.18
8	3.71	3.08	2.81	2.64	2.51	2.46	2.40	2.35	2.32	2.29	2.19	2.14	2.09	2.06	2.03	2.00	1.97
9	3.65	3.01	2.72	2.56	2.44	2.36	2.30	2.26	2.22	2.19	2.09	2.03	1.97	1.94	1.91	1.88	1.85
10	3.60	2.95	2.66	2.49	2.37	2.29	2.23	2.18	2.14	2.11	2.00	1.94	1.88	1.85	1.82	1.78	1.75
11	3.57	2.91	2.61	2.44	2.32	2.23	2.17	2.12	2.08	2.04	1.93	1.87	1.81	1.78	1.74	1.70	1.67
12	3.54	2.87	2.57	2.39	2.27	2.19	2.12	2.07	2.02	1.99	1.88	1.81	1.75	1.71	1.68	1.64	1.60
13	3.51	2.84	2.54	2.36	2.23	2.15	2.08	2.02	1.98	1.95	1.83	1.76	1.69	1.66	1.62	1.58	1.54
14	3.49	2.81	2.51	2.33	2.20	2.11	2.04	1.99	1.94	1.91	1.79	1.72	1.65	1.61	1.57	1.53	1.49
15	3.47	2.79	2.48	2.30	2.17	2.08	2.01	1.96	1.91	1.87	1.75	1.68	1.61	1.57	1.53	1.49	1.44
16	3.46	2.77	2.46	2.28	2.15	2.06	1.99	1.93	1.88	1.85	1.72	1.65	1.58	1.54	1.49	1.45	1.40
17	3.44	2.76	2.44	2.26	2.13	2.04	1.96	1.91	1.86	1.82	1.69	1.62	1.55	1.50	1.46	1.41	1.36
18	3.43	2.74	2.43	2.24	2.11	2.02	1.94	1.89	1.84	1.80	1.67	1.60	1.52	1.48	1.43	1.38	1.33
19	3.42	2.73	2.41	2.22	2.09	2.00	1.93	1.87	1.82	1.78	1.65	1.58	1.49	1.45	1.40	1.35	1.30
20	3.41	2.72	2.40	2.21	2.08	1.98	1.91	1.85	1.80	1.76	1.63	1.55	1.47	1.43	1.38	1.33	1.27
21	3.40	2.71	2.39	2.20	2.07	1.97	1.90	1.84	1.79	1.75	1.61	1.54	1.45	1.41	1.36	1.30	1.25
22	3.39	2.70	2.38	2.19	2.05	1.96	1.88	1.82	1.77	1.73	1.60	1.52	1.43	1.39	1.34	1.28	1.22
23	3.39	2.69	2.37	2.18	2.04	1.95	1.87	1.81	1.76	1.72	1.58	1.50	1.42	1.37	1.32	1.26	1.20
24	3.38	2.68	2.36	2.17	2.03	1.94	1.86	1.80	1.75	1.71	1.57	1.49	1.40	1.35	1.30	1.24	1.18
25	3.37	2.68	2.358	2.16	2.02	1.93	1.85	1.79	1.74	1.70	1.56	1.48	1.39	1.34	1.28	1.23	1.16
26	3.37	2.67	2.35	2.15	2.02	1.92	1.84	1.78	1.73	1.69	1.54	1.46	1.37	1.32	1.27	1.21	1.15
27	3.36	2.66	2.34	2.14	2.01	1.91	1.83	1.77	1.72	1.68	1.53	1.45	1.36	1.31	1.26	1.20	1.13
28	3.36	2.66	2.33	2.14	2.00	1.90	1.82	1.76	1.71	1.67	1.52	1.44	1.35	1.30	1.24	1.18	1.11
29	3.36	2.65	2.33	2.13	1.99	1.89	1.82	1.75	1.70	1.66	1.51	1.43	1.34	1.29	1.23	1.17	1.10
30	3.35	2.65	2.32	2.12	1.99	1.89	1.81	1.75	1.70	1.65	1.51	1.42	1.33	1.28	1.22	1.16	1.08
31	3.35	2.64	2.32	2.12	1.98	1.88	1.80	1.74	1.69	1.64	1.50	1.41	1.32	1.27	1.21	1.14	1.07
32	3.34	2.64	2.31	2.11	1.98	1.88	1.80	1.73	1.68	1.64	1.49	1.41	1.31	1.26	1.20	1.13	1.06
33	3.34	2.63	2.31	2.11	1.97	1.87	1.79	1.73	1.68	1.63	1.48	1.40	1.30	1.25	1.19	1.12	1.05
34	3.34	2.63	2.30	2.10	1.97	1.87	1.79	1.72	1.67	1.63	1.48	1.39	1.29	1.24	1.18	1.11	1.04
35	3.34	2.63	2.30	2.10	1.96	1.86	1.78	1.72	1.66	1.62	1.47	1.38	1.29	1.23	1.17	1.10	1.02
36	3.33	2.62	2.30	2.10	1.96	1.86	1.78	1.71	1.66	1.62	1.47	1.38	1.28	1.22	1.16	1.09	1.01
37	3.33	2.62	2.29	2.09	1.95	1.85	1.77	1.71	1.65	1.61	1.46	1.37	1.27	1.22	1.15	1.08	1.09
38	3.33	2.62	2.29	2.09	1.95	1.85	1.77	1.70	1.65	1.61	1.45	1.37	1.27	1.21	1.15	1.08	0.99
39	3.33	2.62	2.29	2.09	1.95	1.84	1.76	1.70	1.65	1.60	1.45	1.36	1.26	1.20	1.14	1.07	0.99
40	3.32	2.61	2.28	2.08	1.94	1.84	1.76	1.70	1.64	1.60	1.44	1.36	1.25	1.20	1.13	1.06	0.98
41	3.32	2.61	2.28	2.08	1.94	1.84	1.76	1.69	1.64	1.59	1.44	1.35	1.25	1.19	1.13	1.05	0.97
42	3.32	2.61	2.28	2.08	1.94	1.83	1.75	1.69	1.63	1.59	1.44	1.35	1.24	1.18	1.12	1.05	0.96
43	3.32	2.61	2.28	2.07	1.93	1.83	1.75	1.69	1.63	1.59	1.43	1.34	1.24	1.18	1.11	1.04	0.95
44	3.32	2.60	2.27	2.07	1.93	1.83	1.75	1.68	1.63	1.58	1.43	1.34	1.23	1.17	1.11	1.03	0.94
45	3.31	2.06	2.27	2.07	1.93	1.83	1.74	1.68	1.62	1.58	1.42	1.33	1.23	1.17	1.10	1.03	0.94
46	3.31	2.60	2.27	2.07	1.93	1.82	1.74	1.68	1.62	1.58	1.42	1.33	1.22	1.16	1.10	1.02	0.93
47	3.31	2.60	2.27	2.06	1.92	1.82	1.74	1.67	1.62	1.57	1.42	1.33	1.22	1.16	1.09	1.02	0.92
48	3.31	2.60	2.26	2.06	1.91	1.82	1.74	1.67	1.62	1.57	1.41	1.32	1.22	1.15	1.09	1.01	0.92
49	3.31	2.59	2.26	2.06	1.92	1.82	1.73	1.67	1.61	1.57	1.41	1.32	1.21	1.15	1.08	1.00	0.91
50	3.31	2.59	2.26	2.06	1.92	1.81	1.73	1.67	1.61	1.56	1.41	1.31	1.21	1.15	1.08	1.00	0.90
60	3.30	2.58	2.25	2.04	1.90	1.79	1.71	1.64	1.59	1.54	1.38	1.29	1.18	1.11	1.04	0.95	0.85
80	3.28	2.56	2.23	2.02	1.88	1.77	1.69	1.62	1.56	1.51	1.35	1.25	1.14	1.07	0.99	0.90	0.77
120	3.27	2.55	2.21	2.00	1.86	1.75	1.66	1.59	1.54	1.49	1.32	1.22	1.09	1.02	0.94	0.83	0.68
240	3.26	2.53	2.19	1.98	1.84	1.73	1.64	1.57	1.51	1.46	1.29	1.18	1.05	0.97	0.88	0.76	0.56
∞	3.24	2.52	2.17	1.96	1.81	1.70	1.62	1.54	1.48	1.43	1.25	1.14	1.01	0.92	0.82	0.65	0.00

1. Altman DG. Practical Statistics for Medical Research. London：Chapman & Hall，2006.

2. Armitage P，Colton T. Encyclopedia of Biostatistics，Volume 5. New York：John Wiley & Sons，1998：3892-3914.

3. Rosner B. Fundamentals of Biostatistics.5th ed. New York：Thomson Learning and Science Press，2004.

4. Bolland MJ, Barber PA，Doughty RN, et al. Vascular events in healthy older women receiving calcium supplementation：randomised controlled trial. BMJ，2008，336：262-266.

5. Cohen AS，Burns B，Goadsby PJ. High-Flow Oxygen for Treatment of Cluster Headache：A Randomized Trial. JAMA，2009，302（22）：2451-2457.

6. Corder GW，Foreman DI. Nonparametric Statistics for Non-Statisticians：A Step-by-Step Approach. Hoboken：Wiley，2009.

7. DeLong ER，DeLong DM，Clarke-Pearson DL. Comparing the areas under two or more correlated ROC curves：A nonparametric approach. Biometrics，1988，44：837-845.

8. Desu MM，Raghavarao D. Sample Size Methodology. New York：Academic press，1990.

9. Dieras V，Extra JM，Bellissant E，et al. Efficacy and tolerance of vinorelbine and fluorouracil combination as first-line chemotherapy of advanced breast cancer：results of a phase II study using a sequential group method. J Clin Oncol，1996，14（12）：3097-3104.

10. Cox DR，Reid N. The Theory of the Design Experiments. London：Chapman & Hall，2000.

11. Lehmann EL，D'Abrera HJM. Nonparametrics：Statistical Methods Based on Ranks. San Francisco：Holden-Day, Inc.，1975.

12. Everitt BS. Statistical Methods for Medical Investigations. 2nd ed. New York：John Wiley & Sons，1994：77-90.

13. Berardis GD，Sacco M.，Strippoli GFM，Rober to Pastor-Barriuso et al. Aspirin for primary prevention of cardiovascular events in people with diabetes：meta-analysis of randomized controlled trials. BMJ，2009，339：b4531.

14. Flores-Mateo G，Navas-Acien A，Pastor-Barriuso R，et al. Selenium and coronary heart disease: a meta-analysis.Am J Clin Nutr，2006，84（4）：762-773.

15. Tomei G，Fioravanti M，Cerratti D，et al. Occupational exposure to noise and the cardiovascular system：A meta-analysis. Science of the Total Environment，2009，408：681-689.

16. Norman GR，Streiner DL. Biostatistics：The Bare Essentials.2nd ed. Hamilton：BC Decker，2000：6-26.

17. Gibbons JD，Chakraborti S. Nonparametric Statistical Inference. 4th ed.Boca Raton：CRC press，2003.

18. Hanley JA．The robustness of the binormal model used to fit ROC curves.Med Decision Making，1988，8：197-203.

19. Brugts JJ，Yetgin T，Hoeks SE，et al. The benefits of statins in people without established cardiovascular disease but with cardiovascular risk factors：meta-analysis of randomized controlled trials. BMJ，2009，338：2376-2376.

20. Klein JP，Moeschberger ML. Survival Analysis：Techniques for Censored and Truncated Data.Berlin：Springer，2003.

21. John Neter．Applied Linear Statistical Models．4th ed.New York：McGraw-Hill，1996：631-662.

22. Deeks JJ，Higgins JPT. Statistical Algorithms in Review Manager 5 on Behalf of the Statistical Methods Group of The Cochrane Collaboration.2007.

23. Kirkwood BR，Sterne JAC. Essential Medical Statistics. 2nd ed. Oxford：Blackwell Publishing Company，2003.

24. Lachenbruch PA. Discriminant Analysis. New York：Hafner Press，1975：196-237.

25. Landis JR，Koch GG. The measurement of observer agreement for categorical data. Biometrics，1977，33：159.

26. Le CT. Introductory Biostatistics. New York：John Wiley & Sons，2003：208-245.

27. Sullivan LM. Essentials of Biostatistics in Public Health. Sudbury: Jones & Bartlett Publishers, 2007: 29-58.

28. Lyman O. An Introduction to Statistical Methods and Data Analysis.3rd ed. Boston: PWS-Kent Publishing Company, 1987.

29. Gysels M, Higginson IJ. Interactive technologies and videotapes for patient education in cancer care: systematic review and meta-analysis of randomized trials. Support Care Cancer, 2006, 15: 7-20.

30. Bates MN, Khalakdina A, Pai M, et al. Risk of tuberculosis from exposure to tobacco smoke: A Systematic Review and Meta-analysis. Arch Intern Med, 2007, 167: 335-342.

31. Macaskill P, Walter SD, lrwiq L, et al. A comparison of methods to detect publication bias in meta-analysis.Stat Med, 2001, 20(4): 641-654.

32. Machiels JP, Henry S, Zanetta S, et al. Phase Ⅱ study of sunitinib in recurrent or metastatic squamous cell carcinoma of the head and neck: GORTEC 2006-01. J Clin Oncol, 2006, 28: 21-28.

33. Pagano M, Gauvreau K. Principles of Biostatistics.2nd ed. Pacific grove: Duxbury Press, 2000.

34. Pett MA. Nonparametric Statistics in Health Care Research: Statistics for Small Samples and Unusual Distributions. New York: Sage Publications, Inc., 1997.

35. Campbell MJ, Machin D. Medical Statistics. 3rd ed. New York: John Wiley &Sons, 1999.

36. Montgomery DC. Design and Analysis of Experiments. 5th ed. New York: John Wiley & Sons, 2001: 170-286.

37. Mugyenyi P. Walker AS, Hakim J, et al. Routine versus clinically driven laboratory monitoring of HIV antiretroviral therapy in Africa(DART): a randomised non-inferiority trial. Lancet, 2010, 375: 123-131.

38. Arabie P, Hubert LJ, De Soete G. Clustering and Classification. River Edge: World scientific, 1996: 116-142.

39. Pagano M, Gauvreau K. Principles of Biostatistics. 2nd ed. Pacific grove: Duxbury Press, 2000.

40. Cronin P, Dwamena BA, Kelly AM, et al. Solitary pulmonary nodules: Meta-analytic comparison of crosssectional imaging modalities for diagnosis of malignancy.Radiology, 2008, 246(3): 772-782.

41. Met R, Bipat S, Legemate DA, et al. Diagnostic performance of computed tomography angiography in peripheral arterial disease: A systematic review and Meta-analysis .JAMA, 2009, 301(4): 415-424.

42. Rosner B.Fundamentals of Biostatistics. 6th ed. New York: Thomson, 2006: 557-618.

43. Rothman, Kenneth J. Modern Epidemiology. Boston: Little, Brown & Co., 1986.

44. S. 西格耳. 非参数统计. 北星译. 北京: 科学出版社, 1986.

45. SAS Institute Inc.(1999). SAS/STAT User's Guide, Version 8, Cary, NC: SAS Institute Inc. 1999, 1903-2040

46. Sharon L Lohr. Sampling: Design & Analysis(抽样调查: 设计与分析). 北京: 中国统计出版社, 2002.

47. Bernstein S, Bernstein R. Schaum's Outline of Elements of Statistics I: Descriptive Statistics and Probability.New York: McGraw-Hill, 1998: 72-257.

48. Wasserman L. All of Nonparametric Statistics. Berlin: Springer, 2007.

49. Waters DD, Edwin L, Alderman, et al.Effects of Hormone Replacement Therapy and Antioxidant Vitamin Supplements on Coronary Atherosclerosis in Postmenopausal Women: A Randomized Controlled Trial. JAMA, 2002, 288(19): 2432-2440.

50. Woodward M. Epidemiology: Study Design and Data Analysis. London: Chapman &Hall, 1999.

51. Zamora J, Muriel A, Abraira V, et al. Meta-Disc Statistical. Methods Clinical BioStatistics Unit - Hospital Ramo'ny Cajal.

52. Zhou XH, Obuchowski NA, McClish DK. Statistical Methods in Diagnostic Medicine. New York: John Wiley & Sons, 2002.

53. 曹云霞, 邱林霞, 张庆玲, 等. 不良妊娠与 TORCH 感染的关系. 中华妇产科杂志. 1999, 34(9): 517-519.

54. 陈长生, 徐勇勇, 曹秀堂, 等. 重复观测资料的轮廓分析. 中国卫生统计, 1997, 14(6): 1-3.

55. 陈峰. 医用多元统计分析方法. 北京: 中国统计出版社, 2000: 22-48.

56. 陈华, 陈冠民. 重复测量数据的防查分析与 SAS 程序实现. 数理医药学杂志, 2001; 14(4): 325-326.

57. 陈家鼎, 戴中维译, Elisa T Lee 著. 生存数据分析的统计方法. 北京: 中国统计出版社, 1998.

58. 陈平雁, 黄浙明. SPSS13.0 统计软件应用教程. 北京: 人民卫生出版社, 2005: 143-147, 149-158.

59. 陈卫, 陈湘莹, 许佳章. 深圳市健康成人的尿 2, 5- 已二酮生物限值的探讨. 中华预防医学杂志, 2003, 37(5): 354.

60. 程宗,程玮,范华.随机区组设计资料的 Quade 检验.中国卫生统计,2002,19(6):373-374.

61. 方积乾,孙振球.卫生统计学.第6版.北京:人民卫生出版社,2008.

62. 方积乾.生物医学研究的统计方法.北京:高等教育出版社,2007.

63. 方积乾.医学统计学与电脑实验.第2版.上海:上海科学技术出版社,2001.

64. 方积乾.医学统计学与电脑实验.第3版.上海:上海科学技术出版社,2006.

65. 方积乾.卫生统计学.第5版.北京:人民卫生出版社,2003.

66. 方积乾.医学统计学与电脑实验.上海:上海科学技术出版社,1997.

67. 复旦大学.概率论 第一册.概率论基础.北京:人民教育出版社,1979:6-183.

68. 高惠璇.SAS 系统 SAS/STAT 软件使用手册.北京:中国统计出版社,1997.

69. 郭秀花.医学现场调查与统计分析.北京:人民卫生出版社,2009:117-143.

70. 郭祖超.医学统计学.北京:人民军医出版社,1999.

71. 郭祖超.医用数理统计方法.第3版.北京:人民卫生出版社,1988.

72. 何晓群.现代统计分析方法与应用.北京:中国人民大学出版社,1998.

73. 胡良平.如何比较重复测量结果.中华预防医学杂志,2003,37(4):293-294.

74. 黄丽娟,彭伟杰.重复测量数据处理间差异的检验.中国卫生统计,1994,11(2):55-57.

75. 黄悦勤.临床流行病学.北京:人民卫生出版社,2002.

76. 黄正南.医用多因素分析.第3版.长沙:湖南科技出版社,1995.

77. 金丕焕.医用统计方法.上海:上海科技出版社,1993:290-294.

78. 李晓松.医学统计学.第2版.北京:高等教育出版社,2008.

79. 李宗花,何凤云,王成文.郁金对低张性缺氧小鼠脑组织的保护作用.长春医学,2006,4(3).

80. 梁万年.医学科研方法学(供研究生用).北京:人民卫生出版社,2002.

81. 凌莉.生物统计学基础.第3版.北京:人民卫生出版社,2010.

82. 刘定远.医药数理统计方法.第3版.北京:人民卫生出版社,1999:1-68.

83. 刘少奎,杨桂美,王筱梅,等.不同剂量阿托伐他汀对心肌梗死兔内皮祖细胞水平的影响.中国现代医学,2009,19(23):3572-3576.

84. 刘勋,陈立丰,常用的等级分组资料检验方法之二:秩和检验.临床荟萃,1996,11(22):1054-1055.

85. 米杰,林良明,马官福,等.西藏自治区六岁以下儿童血清维生素 A 缺乏情况调查.中华预防医学杂志,2003,37(6):419-422.

86. 莫传伟,梁进权,刘启德.重复测量设计的统计分析方法选择.中药新药与临床药理,2001,12(3):224-226.

87. 倪宗瓚.卫生统计学.第4版.北京:人民卫生出版社,2000.

88. 孙振球,徐勇勇.医学统计学.第2版.北京:人民卫生出版社,2006:136-156.

89. 孙振球,徐勇勇.医学统计学.北京:人民卫生出版社,2002:9-20,74-86,169-180.

90. 孙振球.医学统计学.第2版.北京:人民卫生出版社,2005.

91. 孙振球.医学统计学.北京:人民卫生出版社,2002.

92. 田考聪,曾庆,王润华,等.医用多元统计分析.成都:西南交通大学出版社,1995.

93. 万崇华,方积乾,陈丽影,等.纵向生命质量资料处理的伪多变量方差分析及轮廓分析法. Journal of Mathematical Medicine,2000,13(3):208-209.

94. 汪仁官,陈荣昭译.实验设计与分析.北京:中国统计出版社,1998:123-128,238-240,252.

95. 吴天敏,陈金水,陈丽芹.参芪扶正注射液对心力衰竭大鼠心肌纤维化的影响.广东医学,2009,30(12):1805-1807.

96. 徐勇勇,赵清波.如何在论文中正确表达和解释统计结果.中华预防医学杂志,2002,36(4):284-285.

97. 徐勇勇,倪宗瓚.医学统计学与卫生统计学.北京:科学技术文献出版社,2002:11-25,75-88,165-182

98. 徐勇勇.医学统计学.北京:高等教育出版社,2001.

99. 徐勇勇.医学统计学.第2版.北京:高等教育出版社,2004.

100. 杨树勤.卫生统计学.第3版.北京:人民卫生出版社,1993.

101. 杨树勤.中国医学百科全书·医学统计学.北京:人民卫生出版社,1985.

102. 杨树勤. 中国医学百科全书·医学统计学. 上海: 上海科学技术出版社, 1982: 89-91.

103. 易东. 军事医学统计学. 北京: 人民军医出版社, 2004: 147-165.

104. 余松林. 医学统计学(供七年制临床医学等专业用). 北京: 人民卫生出版社, 2002: 60-75.

105. 詹绍康. 现场调查技术. 上海: 复旦大学出版社, 2003.

106. 张文彤. SPSS11 统计分析教程. 北京: 北京希望电子出版社, 2002.

107. 张尧庭, 方开泰. 多元统计分析引论. 北京: 科学出版社, 1983: 393-444.

108. 赵耐青, 陈峰. 卫生统计学. 北京: 高等教育出版社, 2008.

109. 赵耐青. 医学统计学. 北京: 高等教育出版社, 2004: 47-59.

110. 庄严, 陈平雁. 方差分析中离差平方和的简化计算. 中国卫生统计, 2008, 25(6): 652-654.

491

继承与创新是一本教材不断完善与发展的主旋律。在该版教材付梓之际，我们再次由衷地感谢那些曾经为该书前期的版本作出贡献的作者们，正是他们辛勤的汗水和智慧的结晶为该书的日臻完善奠定了坚实的基础。以下是该书前期的版本及其主要作者：

7年制规划教材
全国高等医药教材建设研究会规划教材
全国高等医药院校教材·供7年制临床医学等专业用

《医学统计学》（人民卫生出版社，2001）

主　编　余松林

全国高等医药教材建设研究会·卫生部规划教材
全国高等学校教材·供8年制及7年制临床医学等专业用

《医学统计学》（人民卫生出版社，2005）

主　编　颜　虹
副主编　徐勇勇　赵耐青

全国高等医药教材建设研究会规划教材·卫生部规划教材
全国高等学校教材·供8年制及7年制临床医学等专业用

《医学统计学》（第2版，人民卫生出版社，2010）

主　编　颜　虹
副主编　徐勇勇　赵耐青
编　委（以姓氏笔画为序）

马　骏（天津医科大学）	陈　峰（南京医科大学）
王　彤（山西医科大学）	陈平雁（南方医科大学）
王乐三（中南大学湘雅医学院）	易　东（第三军医大学）
尹　平（华中科技大学同济医学院）	赵耐青（复旦大学公共卫生学院）
田考聪（重庆医科大学）	贺　佳（第二军医大学）
毕育学（西安交通大学医学院）	夏结来（第四军医大学）
刘启贵（大连医科大学）	徐勇勇（第四军医大学）
宇传华（武汉大学公共卫生学院）	凌　莉（中山大学公共卫生学院）
孙振球（中南大学湘雅医学院）	郭秀花（首都医科大学）

李　康（哈尔滨医科大学）　　　　　　颜　虹（西安交通大学医学院）

李晓松（四川大学华西公共卫生学院）　薛付忠（山东大学公共卫生学院）

沈其君（宁波大学医学院）

学术秘书　党少农（西安交通大学医学院）

　　　　　　李　强（西安交通大学医学院）